U0393976

眼科手术操作技术

第 3 版

主 编　管怀进　颜　华

科学出版社

北　京

内 容 简 介

　　本书以当今眼科手术的操作技术特别是手术技巧为主题，全面论述了眼科手术操作的原理、方法、技术、技巧及注意事项。全书共 6 篇 31 章，第一篇详尽介绍了眼科手术时的镊取、切开、分离、缝合、打结、止血等基本操作的器械与技巧，以及眼科手术中无菌、麻醉、暴露、软化眼球、黏弹剂应用等基础性操作；第二篇叙述眼科显微手术与微创手术、激光手术的基本操作技术；第三篇主要介绍结膜、角膜、角膜缘、巩膜、虹膜、晶状体等组织的切开、缝合等基本操作；第四篇介绍眼科常见手术，如结膜手术、屈光性手术、角膜移植手术、青光眼手术、白内障及超声乳化手术、玻璃体及视网膜手术、眼外伤、斜视、眼肿瘤、眼整形等手术的操作原理、细节、技巧及操作注意事项等；第五篇介绍眼科手术操作技术的实验室训练的方法及技巧；第六篇简单介绍眼科人工智能与机器人手术。

　　本书紧密结合临床实际，内容丰富，图文并茂，叙述详细，科学实用，既瞄准当今眼科手术的新方向，又结合我国的具体国情，可供各级眼科医生、五官科医生、显微外科医生及医学院校师生、规培医生参考。

图书在版编目（CIP）数据

眼科手术操作技术 / 管怀进，颜华主编 . —3 版 . —北京：科学出版社，2020.6
ISBN 978-7-03-065389-5

Ⅰ. ①眼⋯　Ⅱ. ①管⋯ ②颜⋯　Ⅲ. ①眼外科手术　Ⅳ. ① R779.6

中国版本图书馆 CIP 数据核字（2020）第 093592 号

责任编辑：戚东桂 / 责任校对：张小霞
责任印制：肖　兴 / 封面设计：龙　岩

科 学 出 版 社 出版
北京东黄城根北街16号
邮政编码：100717
http://www.sciencep.com
三河市春园印刷有限公司　印刷
科学出版社发行　各地新华书店经销
*
1994年5月第 一 版　由人民军医出版社出版
2012年3月第 二 版　开本：787×1092　1/16
2020年6月第 三 版　印张：45 1/4
2020年6月第二次印刷　字数：1 042 000
定价：328.00元
（如有印装质量问题，我社负责调换）

《眼科手术操作技术》（第3版）编写人员

主　编　管怀进　颜　华

副主编　陈　辉　范先群　姚　勇　朱蓉嵘

编　委　（以姓氏汉语拼音为序）

　　　　　陈　辉　陈陶阳　范先群　管怀进　黄正如

　　　　　李一壮　刘　虎　王智崇　魏锐利　颜　华

　　　　　姚　勇　原慧萍　张晓俊　朱蓉嵘

编　者　（以姓氏汉语拼音为序）

　　　　　陈　辉　南通大学附属医院

　　　　　陈　晖　南京大学医学院附属鼓楼医院

　　　　　陈　佳　南通大学附属医院

　　　　　陈　松　天津医科大学总医院

　　　　　陈　威　南通大学附属医院

　　　　　陈明新　如东县中医院

　　　　　陈陶阳　启东市人民医院

　　　　　程新梁　南通大学附属医院

　　　　　崔　尘　南通大学附属医院

　　　　　段海霞　珠海市中西医结合医院

　　　　　范先群　上海交通大学医学院附属第九人民医院

　　　　　傅东红　无锡市人民医院

　　　　　管怀进　南通大学附属医院

　　　　　赫天耕　天津医科大学总医院

　　　　　黄　蓉　上海交通大学医学院附属第九人民医院

　　　　　黄　潇　海军军医大学长征医院

　　　　　黄正如　常熟市第二人民医院

　　　　　季　敏　南通大学附属医院

　　　　　李　健　江苏省人民医院

　　　　　李一壮　南京大学医学院附属鼓楼医院

　　　　　刘　虎　江苏省人民医院

刘 锦　南京医科大学第二附属医院

刘海燕　上海交通大学医学院附属第九人民医院

娄 斌　南京市儿童医院

孙 超　无锡市人民医院

孙静波　哈尔滨医科大学附属第二医院

万鹏霞　中山大学附属第一医院

王 勇　南通大学附属医院

王智崇　中山大学中山眼科中心

魏锐利　海军军医大学长征医院

吴 坚　南通大学附属医院

谢田华　无锡市人民医院

解正高　南京大学医学院附属鼓楼医院

颜 华　天津医科大学总医院

姚 勇　无锡市人民医院

殷 丽　无锡市人民医院

于金国　天津医科大学总医院

袁 鹂　南京医科大学第二附属医院

原慧萍　哈尔滨医科大学附属第二医院

张静楷　天津医科大学总医院

张晓俊　南京医科大学第二附属医院

周天球　南通大学附属医院

朱 寅　吴江市第一人民医院

朱蓉嵘　南通大学附属医院

插 图　陈 强　周天球　黄正如

序　言

我很高兴应邀再次为管怀进教授主编的《眼科手术操作技术》（第3版）作序。

管怀进教授长年奋斗在眼科临床第一线，是一位理论知识和实践经验丰富的眼科手术专家。同时，他又长期在教学医院从事教学工作，懂得如何让学员掌握眼科学的基本知识和手术技能。他于1994年主编出版了《现代眼科手术操作技术》，这是一本学习眼科手术的必读之书。之后，他又不断积累经验和资料，在这本书的基础上完成了《眼科手术操作技术》（第2版）的编著。第2版篇幅明显扩大，字数大量增加，内容更加丰富，既介绍了眼科手术的基本操作技术，又介绍了眼科显微手术的基本操作技术，同时对眼科各种手术的技巧也作了介绍。经过几年的实践，管怀进教授再一次对该书进行了修订，增加了眼科微创手术、飞秒激光手术等新内容，对眼科的各种常用手术的技术细节和技巧进行了详细介绍。因此，该书不但是眼科住院医师的学习参考用书，而且也是眼科同道的参考用书。

眼科手术是眼科专科医师必须掌握的技能。但是，要使一名初学眼科的年轻医师熟练地掌握手术方法，并不是一件易事。手术一般是有创的操作，不允许我们出现任何差错，特别是在当今医患关系相对紧张的情况下。要成为一名优秀的眼科手术医师，不但需要"精于勤"，反复实践，长期积累，更需要"知其理"，了解施行一刀一剪、一针一线的原理和原则，以便更加自觉、成熟地完成各种眼科手术。长期以来，眼科手术医师的成长主要是依靠观摩上级高年资医师的手术，在他们的言传身教中获得必要的知识和技能，实质上仍然是"师傅带徒弟式"的培训方式。在今天，虽然仍然需要这种培训方式，但我们更需要"学院式"的培训，以便提高培训眼科手术医师的效率和速度，来满足我国人民不断增长的眼保健的需要。今天的医疗环境也不允许年轻的医师、医学生直接在患者身上学习手术，而需要在手术培训室内应用动物眼进行训练，包括手术模拟器的训练，来掌握眼科手术技能，逐步过渡到人体上的手术。管怀进教授编写的《眼科手术操作技术》（第3版）可以作为这种手术培训的教学参考用书。

我深信，该书的再版将对眼科医师学习、了解、掌握和传授眼科手术技能提供有用的参考。为此，我特向眼科同道推荐该书。

赵家良

2019年11月22日于北京

前　言

眼科手术历来以其精巧细致而著称，一刀一剪、一针一线都要按照一定的手术原理和操作规范来进行，力求步步到位，处处准确微创。一名眼科医师要正确使用刀、剪、针、线、超声乳化针头、玻璃体切除头、激光及手术显微镜、数字化导航系统等基本器械稳、准、快、细、轻、巧地在精细娇嫩的眼组织上进行切剪、分离、暴露、止血、缝合、打结、剪线、拆线；要迅速、正确、熟练地掌握现代眼科手术操作技术，既必须勤于实践，反复训练，又必须学习理论，掌握基本操作原理和规范。

初学眼科手术的医师，虽有一些大学阶段学习的外科手术操作技能，但由于眼科手术的基本操作和手术器械与外科大不相同，使得年轻医师所具备的外科基本操作技术远远不能满足眼科手术的需要，故几乎必须从头开始进行眼科手术基本操作训练，包括动物眼部手术训练、计算机模型眼操作训练等。不仅如此，当今眼科新手术技术日新月异，手术器械不断更新，手术方式不断改进，特别是新的显微手术、微创手术技术的出现，使眼科手术进入了一个更加精准的微创、无创、数字化甚至智能化（手术机器人）时代，这样使得原有一定手术经验的高年资医师也面临着更新操作方法、学习新技术的问题。

然而，无论是传统、宏观的眼科手术，还是现代、微观的显微操作技术；无论是操作规范，还是操作技巧，目前很少有专著详细论述，这些重要的眼科手术基本功在以往的眼科手术学专著中只简单提及或一笔带过。为此，笔者搜集了国内外有关资料，以自己学习眼科手术的笔记为主，结合自己的临床经验和教学经验，在同道们的帮助下，于1994年主编出版了《现代眼科手术操作技术》。在取材上，以手术操作为主题，以操作原理和技术方法为中心，分别阐述了眼科手术及显微手术每种操作的基础理论、基本方法、基本技巧及操作时的注意事项等，同时回答了一个精准的眼科手术操作应怎样做和为什么这样做、怎样做是不恰当的等问题。此外，为了从理论和实践两方面来认识、理解和掌握基本手术操作及进一步提高本书的实用性、先进性，我们还着重从手术操作角度详细介绍眼科常用且重要的手术，如抗青光眼显微手术、白内障摘除及人工晶状体植入术、玻璃体视网膜手术等操作的原理、细节、方法、技巧及注意事项等。

《现代眼科手术操作技术》于1994年出版发行。由于当时国内出版的眼科手术特别是眼科显微手术方面的专著不多，更由于该书与一般的眼科手术学不同，侧重详细讲述手术的操作技术、技巧、细节和注意事项，实用性和对初学手术者的指导性强，因此，深受很多读者特别是年轻医师的欢迎，得到了同行的好评，曾经多次印刷发行。不过，《现代眼科手术操作技术》第1版出版后，国内外眼科手术不断变化，出现了许多新的手术技术和操作技巧。2010年笔者邀请国内有关眼科第一线的手术专家，共同编写了第2版《眼科手术操作技术》。

第2版《眼科手术操作技术》在保留第1版特色的基础上，从以下方面进行了完善：①编写人员的专业水平更高，不少章节是国内眼科相关专业一流的专家撰写的；②插图全为彩色且绝大多数为新绘制的，层次感强、清晰度佳，示教效果更好；③对新手术的操作技术、技巧、细节和注意事项进行了详细阐述，如白内障超声乳化技术、玻璃体切除技术、准分子激光屈光手术等；④增加了内镜泪道、青光眼、玻璃体、眼眶等手术基本操作技术；⑤增加了眼科手术实验室训练技术等手术培训方法。

从1994年《现代眼科手术操作技术》第1版到25年后今天的第3版，眼科手术的操作技术和技巧发生了翻天覆地的变化，当今，微创、精准、数字化，甚至人工智能已成为各种眼科手术的发展趋势。鉴此，在科学出版社的大力支持下，我们启动了《眼科手术操作技术》第3版的编写工作。第3版在保留第1版、第2版主要内容的基础上，增加了眼科微创手术、激光手术特别是飞秒激光辅助角膜屈光、白内障屈光手术的基本操作技术，还介绍了数字化导航技术、人工智能技术（手术机器人）在眼科手术方面的应用进展及近几年新开展的眼科手术。

管子曰："一年之计，莫如树谷；十年之计，莫如树木；终身之计，莫如树人"。笔者作为"九合诸侯，一匡天下"的中华第一相管仲的第80世孙，从事眼科医疗、教学、科研和防盲工作30多年来，时刻牢记管子语录，始终把人才培养作为自己的重要使命，在繁忙的日常及会诊工作中，尽量把自己所掌握的手术技术传授给年轻医师，使更多的同事胜任防盲治盲工作，让更多的患者重见光明。希望《眼科手术操作技术》（第3版）能够帮助各级眼科医师尤其年轻医师较快掌握眼科手术基本窍门，提高手术技能，正规化、现代化地掌握眼科基本操作及常见眼科手术，提高手术质量并有所创新。同时，期望本书也能给有一定手术经验的眼科医师以新的启迪，更新知识、更新手法，进入更高的微创、精准、数字化、智能化手术境界。

如何学习和做好手术是每一位眼科医师都会面临的实际而严峻的问题。笔者的体会是，既必须学习理论知识，掌握基本操作原理和规范，又必须勤于实践操作，苦练基本功。当然，仅仅有技术还是不够的，我们还得用心、用智慧，以一丝不苟的态度来开展每一台手术。即使是看似非常简单容易的手术，倘若术者麻痹大意、掉以轻心，手术往往会复杂化甚至归于失败。面对高难度病例，我们"在战略上要藐视，战术上要重视"，只要基本功扎实，遇事不慌，用心思考，一定会让患者在受伤害最小的状态下顺利地完成手术。

在第3版的编写过程中，得到了许多领导、老师、朋友和学生的支持，特别是赵家良教授在百忙中为本书作序，陈辉教授认真审阅全书，朱蓉嵘主任医师作为副主编做了大量细致的工作，陈强、周天球、黄正如为本书的插图及绘图付出了十分辛勤的劳动。此外，第1版、第2版的大部分作者及我科的很多同仁，颜华教授领导的天津医科大学总医院眼科同道都给予了不少支持，在此表示衷心感谢！笔者在从事眼科工作中，得到中山大学中山眼科中心我的导师易玉珍教授及毛文书、吴乐正、李绍珍、冯官光、谢楚芳、刘金陵等教授；南通大学附属医院陈锁、龚启荣教授及田明华、范金凯、王旭光等前辈的培养和帮助，我的妻子张丽华、女儿管宇也给予了大力支持，值此《眼科手术操作技术》（第 3 版）出版之际，一并表示衷心感谢！

管怀进

南通大学附属医院

中国眼科博物馆

2019 年 11 月 19 日

目　　录

第三篇　眼组织基本操作技术

第四篇　眼科常见手术与显微手术

第五篇 眼科手术的实验室训练

第六篇 眼科人工智能概述与机器人手术

第一篇 基本操作技术

第一章 眼组织的镊持

眼组织的镊持是贯穿整个眼科手术过程中的基本操作，只有镊持或提起组织，才能顺利进行剪切、缝合、暴露、固定等。夹持眼组织的工具主要为眼科手术镊，特殊情况下也可使用血管钳、鼠齿钳。我们在本章主要介绍手术镊的作用原理及其操作技巧与选用。

第一节 镊子的种类、特性和作用原理

一、镊与镊取的基本原理

从力学角度看，要夹住或牵拉某一组织，必须在镊子和组织间产生足够的摩擦力，且这一摩擦阻力应高于镊子牵拉方向上的力（图 1-1）。这一摩擦阻力是由以下 3 个方面来决定的：①作用于组织上的力；②镊片尖的接触；③夹持方向和牵拉方向间的角度。由于眼科手术中镊子夹持的对象是精细娇嫩的眼组织，故夹持时应尽可能避免高压，以防损伤组织。这样，必要的摩擦力只可通过另外两种因素来产生，即增加镊子与组织间的接触面积（如用无齿镊时）和通过使组织表面变形来产生最理想的夹持方向（如用凹槽镊或有齿镊时）。当然，当镊子用于持针或夹取缝线时，可以使用高压，因为这时不可能改变上述两种因素。

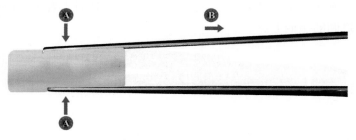

图 1-1　镊取组织的原理

镊尖与组织间的摩擦力（A）大于牵拉力（B）时，才能镊起并控制组织

二、镊子的种类与作用原理

眼用手术镊的种类很多，大小、形状各不相同。从镊尖看，大体可分为有齿镊和无齿镊（包括凹槽镊）两类；从镊体柄看，主要可分为直镊和弯镊两类；从镊柄内的结构看，

有的有制动挡，有的则无；从大小和用途看，有一般的眼科手术镊和显微手术镊；从功能看，有通用的和个别组织专用的镊，特殊设计的专用镊如虹膜镊、晶状体囊膜镊、角巩膜镊、睫毛镊、眼肌镊、人工晶状体植入镊、眼内镊、内界膜镊等，这些特殊用途的镊子将在以后章节中分别介绍。本节主要讨论眼科手术常用的有齿镊和无齿镊等的特性和作用原理。

（一）无齿镊

根据夹持面的情况可将无齿镊分为：①夹持面可变化的无齿镊；②夹持面固定的无齿镊；③夹持面有凹槽沟的无齿镊；④夹持面呈环形的无齿镊。它们的特性及作用原理有所不同。

1. 夹持面可变化的无齿镊　夹（镊）持面可变化的镊子的镊片柔韧可变。当增加对镊片的夹力时，被夹取的组织面积也增加或对组织的夹力增强（图1-2）。如果镊片非常坚硬而不能弯曲，显著增加夹力时则可能压碎镊破组织。反之，若镊片很容易弯曲，压力不易提高，尽管夹持面大，但对组织的摩擦力增加甚微。

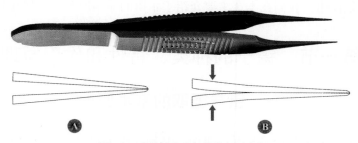

图1-2　镊持面可变化的无齿镊

作用于镊子的力越大，镊取组织的面积越大

2. 夹持面固定的无齿镊　这种镊如果夹力太低，仅镊尖接触，夹力太高，则夹持部反而张开（图1-3）。因此，这种镊子常配备一个压力控制装置（制动挡）来限制作用到镊片（柄）上的力。仅设一个制动挡的镊子，术者的两手指应直接置于挡的相应处，若手指握持在制动挡的后方，则随着夹力的增加，镊子的夹持部反而张开。设有两个相隔一定距离的双桥式制动挡的镊子，则增加了术者手指捏持的面积，不过，这时术者手不应放在制动挡处，而应置于两个挡之间的镊柄上。

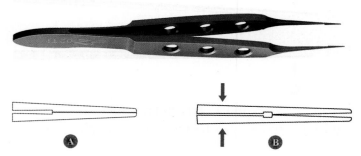

图1-3　镊持面积固定的无齿镊

A.夹持力合适，镊持面接触良好；B.夹持力太大或力点过远，镊口张开

3. 镊尖有凹槽的无齿镊　这种凹槽镊夹取组织的摩擦力明显增加。因为槽沟既增加了与组织的接触面积，又改变了夹持组织的角度（图1-4A）。凹槽镊的夹取能力取决于槽

沟的方向，横行凹槽（平行小沟）增加了牵拉方向（纵向）上的夹取力；纵行凹槽则增加了横向上的夹取力；而十字交叉式凹槽则增加了各个方向上的夹取力。但是，凹槽镊仅对槽沟能陷入的软组织有效，对不能陷入的坚硬组织如巩膜，此镊反而削弱了其夹取能力（因为与硬组织的接触面积反而减少了）（图1-4B）。

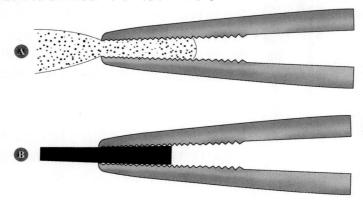

图1-4 凹槽与镊取组织的关系

A.软组织能嵌入凹槽内；B.坚硬的组织不能嵌入凹槽，镊取时接触面积反而减小

4.夹持面呈环形的无齿镊 环形镊可增加对组织的接触面积，适用于夹取精细组织，且可随环向各方向牵拉。

（二）有齿镊

有齿镊的镊取功能主要在于镊齿可使组织变形，尽管它的夹持面很小，但却有良好的牵拉能力，尤其适合于精密的"点"夹持和固定。有齿镊的应用取决于齿的方向，主要有直角齿和成角齿两类；又有单齿、双齿、多齿等之分。

1.直角齿镊 其夹取力在两齿之间。外表光滑，关闭镊后可作为一种钝性器械，故可通过精细组织，如可无创伤地进出眼内（图1-5A）。有齿直镊的齿的大小和尖锐度必须

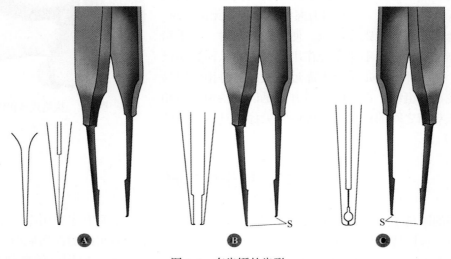

图1-5 有齿镊的齿形

S为制动挡，可避免镊子完全关闭

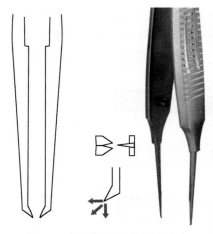

图 1-6 鼠齿镊可能的镊取方向

鼠齿镊有向前的作用力，可镊取扁平组织，也可刺入创缘

与要被镊取组织的厚度和质量相符。一旦镊齿咬住了组织，作用力就告完成，进一步的作用仅限于维持这一位置。因此，完全关闭镊取部（即两齿完全闭合）并不是夹取组织的目标，反而会损害组织。因而，为防止镊齿损伤组织，现代的有齿镊多配有制动挡来预防镊尖及镊齿完全关闭，对于坚韧的组织如角膜和巩膜，镊齿必须尖锐才能穿入组织内（图 1-5B）；对于软组织如结膜和虹膜，则要选用无撕裂作用的钝齿镊（图 1-5C）。

2. 成角齿镊 又称鼠齿镊，其特点是具有前方作用的力的成分，因而可夹取位于镊尖之前的组织。鼠齿镊操作时应倍加小心，若鼠齿已变钝或弯曲，最好仅作为一般手术镊使用或弃之不用（图 1-6）。

第二节 镊子的操作技巧与选用

一、镊子的使用方法

在大多数情况下，镊子为术者不离手的工具，一般以左手执笔式持镊来夹取组织（图 1-7），以便右手操作（如剪切、缝合）。使用前应检查镊尖是否相互紧密接触（在显微镜下检查最好），不要使用对合不佳及错位的镊子。夹持精细的眼组织应避免高压。新型眼科手术镊尤其显微镊在镊柄内面设有两个制动挡以控制镊取组织的压力（图 1-8）。过度用力握持单挡镊或无齿镊时，镊尖则会张开而不能镊住组织。使用双挡镊时，若手指握持的位置太高，就不能充分作用到镊尖，从而影响镊取功能；另一种错误是手指太靠近镊尖，这时镊尖容易张开而夹不住组织。正确的持镊方法是以拇指和食指相对地置于双挡之间的镊柄上，确保镊尖稳固且压力足够（图 1-8）。

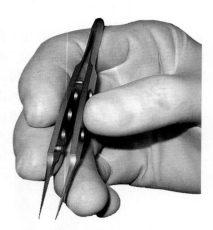

图 1-7 执笔式持镊法

二、镊子的选择

不同的眼科手术镊用于夹取不同的眼组织，不过，有些镊子则有多种用途，如小无齿平镊可轻巧地镊持眼睑切口的皮肤缘及结膜创缘，这种小平镊对组织的损伤最小。有齿镊有助于镊取小切口，但操作应轻巧，用力过大而镊尖的齿完全咬合时则可能撕裂和（或）

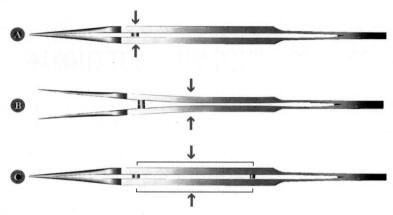

图 1-8　通过制动挡调节夹持力

A. 手指应准确置于单挡对应的镊柄上；B. 若手指于单挡远端，加压时镊尖张开；

C. 双挡镊手指可置于两档之间，放置区域增大

夹伤皮肤、结膜等组织。有槽沟的无齿镊对所夹组织的损伤程度最小，特别适用于球结膜的缝合。

　　总的说来，有齿镊主要利用其末端的小齿来抓取较坚硬的组织，如眼睑皮肤、筋膜、肌腱、骨膜以及角膜、巩膜等，而无齿镊主要用于夹持脆弱娇嫩的组织，如球结膜、血管、神经等。对角膜、巩膜等坚韧组织应使用尖齿镊，以便镊齿能穿入组织而达到牢固夹持的目的。对软组织如结膜和虹膜，除可用无齿镊外，也可选用无撕裂作用的钝齿镊。进入眼内的镊子应为外表光滑的直角齿镊（齿镊有利于镊取组织），不过，镊尖应处于关闭状态才可无创伤地进出眼内（图 1-5A）。

　　使用鼠齿镊应十分小心，因其有向前作用的力的成分，故可夹取到镊片末端之前的组织。在显微镜下应用成角弯镊具有一定的优越性。手术者既可稳固地握持成角弯镊，而其手指又在视野之外，长柄直镊也有这种"入洞"而不干扰手术野的特性。例如，在眼眶凹陷或高鼻梁者，若不使用长柄直镊或成角弯镊，则很难夹取鼻侧角膜缘创口以置切口缝线。这种情况下，使用短柄直镊则有遮挡手术野的可能。

　　选用有齿镊时还应注意镊齿的长短，做角膜、青光眼、白内障等手术时，最佳齿长为 0.12mm，故 0.12mm 镊齿的镊子是目前最常用的显微手术镊。此外，双齿微镊对夹取微小组织更为适用。Pierse-Hoskins 角镊具有良好的夹持功能且又不穿透组织的优点，特别适用于抗青光眼手术，如在小梁切除术中夹持巩膜瓣或在其他滤过手术中镊取巩膜等组织。

（管怀进　黄正如）

第二章　眼组织的切开和破坏

第一节　用手术刀切开

一、眼用手术刀

眼组织的切开、解剖和分离最常用的器械是手术刀，它有多种类型，由可装卸的刀片和刀柄组成（图 2-1）。使用时用血管钳等夹住刀片背侧，与刀柄对合后，安装于刀柄上；使用后再用血管钳夹住刀片的尾部，稍提起刀片，向上推开取下。这种自由装卸刀片，便于在刀刃变钝或损坏时随时更换，以保证刀片的锋利性。有的刀如目前大多数手术用的一次性手术刀，其刀柄和刀片连在一起（图 2-1E）。刀片和刀柄都有多种类型，现将其种类、特性及作用原理等分述如下。

（一）刀片

眼科手术刀片按其刀刃刀尖的形态可分为尖刀片（点刃）（图 2-1A、B、E、G）、线状刀刃（图 2-1F、G、I）、环形刀刃（图 2-1L）；按其制作材料可分为不锈钢刀片、宝石刀片、钻石刀片等。

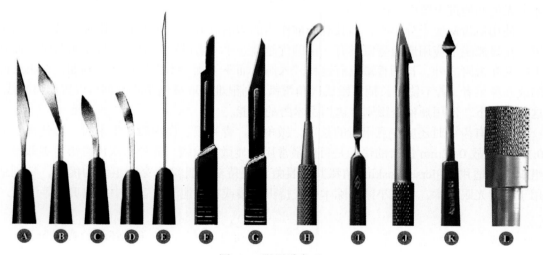

图 2-1　眼用手术刀

A.15°角巩膜穿刺刀；B.5.2mm 晶状体植入扩大刀；C.3.2mm 穿刺刀；D.2.8mm 隧道刀；E.巩膜穿刺刀；F.15 号圆刀；G.11 号尖刀；H. 曲棍球刀；I. 线状刀；J. 剃须刀；K. 角膜刀；L. 环形刀

1.点刃（尖点）刀片　除特制的眼用点刃刀片外，还有过去国内外最常用的点刃刀片（由安全剃须刀片折成）和目前广泛使用的一次性手术刀。理想的剃须刀片应硬、脆、含碳高。

薄而硬的不锈钢剃须刀片比软的铬或铂不锈钢剃须刀片好。刀片的形状与大小取决于掰折剃须刀片的方式。掰折刀片，一般先把剃须刀对半折断，然后以适当的角度（如45°）把刀面扭断成小片段（图2-2A）。如需窄而长的刀片（眼科最常用），则应用血管钳等靠近剃须刀边折断之（图2-2B）；若要短而宽的刀片则由包括剃须片全宽及大角度掰折而得（图2-2C）。掰折时应注意血管钳等勿伤及剃须刀片锋利的刀刃。折得的小片断刀片可装于专用的持刀器上，也可用蚊式血管钳钳夹使用。剃须刀片可经器械液浸泡消毒，也可用γ射线消毒，现已少用。

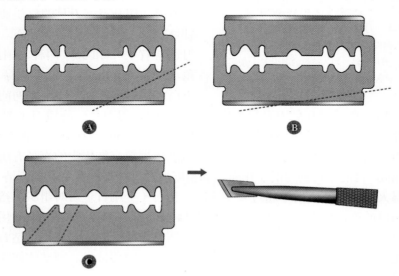

图 2-2　剃须刀片的制作方法

A. 三角形刀片；B. 长条形刀片；C. 宽短刀片

尖点刀刃的特点是自由运动度很大，它可切向任何方向，并可切成任何所需形状的切口。但要达到这一切开特性，必须仅用刀尖切，而刀刃的其他部分不参与切开，即除尖点外，其他刀刃不可深透到组织中去（否则刀片载体也成为切开的因素，侧面阻力增大，刀片不能自由运动）。相邻区域的连续线状切开可形成一个切面，并具有"开口状"外观（图2-3）。

2.线状刃刀片　刀刃呈线状，其擅长的切口为"直切口"，切道为一平面（图2-4），侧面阻力对称。为切得"直切面"，需将整个

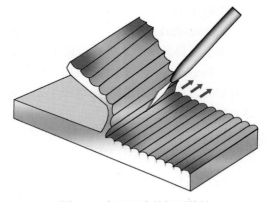

图 2-3　点刃刀片的切开特性

刀面都置于切口之中，且刀片位置低。若要用线状刃刀片如11号尖刀片、15号圆刀片来做弧形、弯曲的切口，则仅允许少量刀面切入组织，也就是说，要将刀片直立（利用刀尖刃）以减少侧面阻力，便于刀片转弯行切，以切得弯曲及弧形的切口。此外，刀的旋转轴也可以改变其切口方向，如以刀刃本身为轴，则切得一光滑的切面，但若刀刃与转轴成角交叉，则每一旋转切点的半径不一，切面也就不规则。

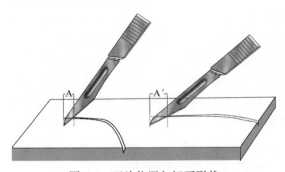

图 2-4　刀片位置与切开形状

A. 刀片直立，切入组织的刀刃少，侧面阻力小，可切成弧形或弯曲形切口；A'. 刀片倾斜，切入组织的刀刃多，侧面阻力大；易切得直切口

3. 环刃刀片（环钻）　使用环钻等环圆形刀片时，若仅以钻头外面为刀刃，其切口呈锥形；若钻头两侧均为刀刃，则切口呈柱状（见第十一章第一节）。环钻主要用于钻取角膜片，也曾用于抗青光眼术钻取巩膜等。

4. 白内障手术刀具　白内障超声乳化吸除手术通常使用三种刀具：角巩膜穿刺刀、隧道刀、切开刀。刀具的材质通常为表面磨砂处理的不锈钢、宝石或钻石。角巩膜穿刺刀通常有 15° 和 30° 两种，国内常用 15° 角巩膜穿刺刀（图 2-2A）。穿刺刀一般用于白内障超声乳化吸除手术的前房辅助穿刺切口。当然，15° 角巩膜穿刺刀是目前国内最常用的点刃刀片。隧道刀（图 2-2D）的刀头成月形，用于制作光滑的角巩膜隧道，宽度通常是 2.8mm。切开刀（图 2-2B）用于制作白内障超声乳化吸除手术裂隙状主切口，其宽度依据超声乳化头的直径有所不同，通常是 2.6 ～ 3.2mm。目前不锈钢刀的制作质量和精度达到了很高的水平，虽然是一次性使用，但通常可高温灭菌后重复使用不超过 4 ～ 5 次。钻石（金刚石）刀对组织的挤压、牵拉损伤小，利于伤口的迅速愈合；其硬度是宝石的 140 倍，比不锈钢刀锋利而耐用，正确保养和使用下可以高温灭菌后反复使用数千次，较不锈钢刀或宝石刀更经济。钻石刀除用于白内障超声乳化吸除手术外，还广泛用于青光眼手术、角膜移植术、玻璃体切除术、放射状角膜切开术等。

（二）刀柄

眼科手术刀柄主要有 3 种不同类型。

1. Bard-Parker 刀柄　即普通的扁刀柄，主要用于装配 15 号圆刀片和 11 号尖刀片。除不适用于眼科显微手术外，可用于其他眼科手术，最适合于整形手术。

2. Bearer 刀柄　有多种类型，可安装多种显微手术刀片。刀柄可以弯曲或呈圆柄形。成角形的刀柄有利于做板层切开（如做板层巩膜瓣），而圆柄运动灵活，可满足旋转的需要（如白内障角膜缘切口）。

3. 折刀器　主要用于安装剃须刀片。多用于显微手术。刀柄与刀片成 45° 角则便于显微镜操作而不干扰手术野。

（三）手术刀的使用方法

1. 执刀法　正确的执刀方法有 4 种，即执笔式、反挑式、执弓式、握持式（指压式）（图 2-5）。眼科手术时的执刀以前两种方法较常用。执笔式操作时，用拇指、食指和中指握住刀柄，控制要稳，动作和力量主要放在手指，用于切割短小切口如大多数眼科手术切口，用力轻柔而操作精细，适用于需要轻巧、短距离的精细切开，故执笔式执刀特别适用于眼组织的切开。反挑式执刀主要用于深板层组织的切开（特别是内口的扩大），向上挑开的目的主要在于避免损伤创口下的组织，如巩膜下的葡萄膜。但挑开时要避免刀尖上带有深层组织。

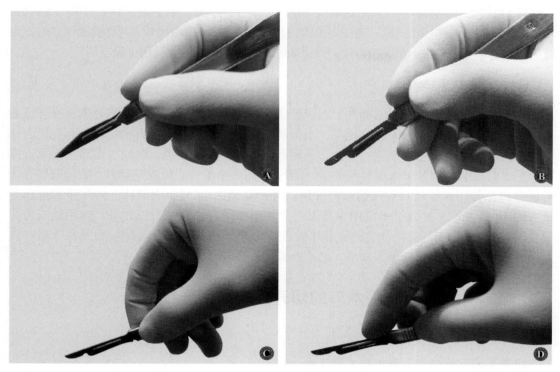

图 2-5　各种执刀法
A.反挑式；B.执笔式；C.握持式；D.执弓式

2. 手术刀的使用方法　用刀切开时，应遵循的最基本的原则是刀片应绝对垂直于所切组织而平行于切开面，不能倾斜、弯曲，这样才能切得一个最直、最清洁的切口。

术者还应考虑用刀刃的哪一部分来切开组织。例如，11 号尖刀片虽为线状刀刃，但其尖端则为点刃，术者可用线状刃或点刃来切开组织，此外，如上文所述，刀刃进入组织的深度也须考虑在内。例如，要分离组织时，不需用点刃，用线状刃即可，如可用圆刀刃从角巩膜沟上反折分离正常球结膜。但若在原来已做过手术的巩膜上做以角膜缘为基底的结膜瓣时，可用带些刀刃的 11 号尖刀，用其刀尖精细地解剖分离结膜。又如，做巩膜瓣的边缘切开时，使用点刃可确保切口不扩展。缺点是点刃易切穿巩膜下组织（如脉络膜）。

术者还应根据所用的刀片和手术的目标而更换手指的运动及方位，特别是握持圆刀柄时更应注意此点。如用 15 号圆刀时，刀轴围绕以刀柄连接处为支点转动，这样刀柄的尖端与刀片的尖端的运动方向相反，如此则导致刀尖做潜在性的弓形运动，这样切口的中央比周围深。如果能够用中指稳固地抵住刀片，则可避免弓形地切开侧面。

使用尖锐的刀片（如剃须刀片）时应将整个刀划向前，这样刀柄不会旋转。即以稳定不动的中指作为引导，刀柄在拇指和食指之间划向前，如此刀柄就不能转动了（图2-6）。这一刀片运动不改变刀柄轴向的原则同样适用于角

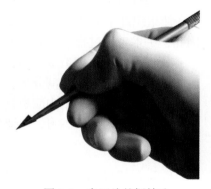

图 2-6　尖刀片的握持法

膜穿刺、角膜切开、房角切开等精细操作。如做角膜穿刺时,拇、食指捏住刀柄,中指、无名指、小指并排一起导向并稳住刀柄。当使用角膜切开刀片或 Swan 房角切开刀片做斜面切口时,也应采用上述运刀握刀法。而成角刀片向前运动时却不改变柄轴,故适用于板层切开。

(四)手术刀的选择

切开前,术者应根据手术部位、组织性质、手术方式以及自己的习惯等来选择合适的手术刀。做切口的手术刀刀刃应锐利,不锋利的钝刀不仅会切成锯齿状切口,而且还因挤压作用而破坏更多的组织细胞。因此,不锋利的刀片应及时更换。眼睑、泪器的手术以及整形手术时皮肤的切开可选用锐利的 15 号圆刀;而更精细的眼睑皮肤切开、眼球壁切开、睑板腺肉芽肿切开等以及其他精细的带角切开则要选用 11 号小尖刀片。开眶手术也选用较大的 10 号刀片。显微手术应用尖点刃刀片,如剃须刀片、钻石刀片等,如用钻石刀片做角膜切开,用 15° 穿刺刀或剃须刀片做巩膜切开。钻石刀以及各种新型刀片等新一代刀具造成组织的损伤和变形非常小,已不断推广和普及。

二、手术刀的切开原理和切开技术

(一)切开分离的种类与原理

眼科手术常用的切开分离技术有 3 种。

1.去除分离(切除)　在钻取、锯开和烧灼等"隧道"式分开眼组织的过程中,被分离组织之间的那一部分组织或残渣(如角膜片、骨片渣)被去除、丢弃。当再连接被分离的组织时,由于残渣组织的丢失,则组织不能完全回复到原来的状态。这种去除分离技术在眼科手术中主要用于分开组织或去除组织为目的的手术,如青光眼小梁切除术、虹膜切除术、肿块切除、眼球摘除等。

2.钝性分离(劈开)　用楔形刀头等进行钝性分离,在其劈开过程中,纵向的组织纤维被过度伸长,形成楔形的组织间隙,且在不同部位宽度不一。劈开撕裂过程中,刀头并不直接接触要被分开的纤维,可见刀头在劈开时并不起作用。钝性分离仅导致疏松插入性纤维的破裂,仅使原先就存在的潜在性间隙分开。它不取决于术者的愿望,而是利用组织本身的特性。不过,有时钝性剥离时,会因挤压、牵拉等作用而较严重地损伤组织。

3.锐性分离(切开)　锐性分离(即切开)时,局部集中性压力(刀刃的压力和反压力)使组织纤维分开。切开的效果取决于局部压力的大小,切口的方向取决于刀刃的运动,因此,手术者通过指引刀刃,可直接控制切开过程。

锐性分离对组织造成的损伤最小,故常用于精细的眼组织的手术中。操作越是精细,就越需要用锐器进行解剖分离。不过,锐性切开对组织的损伤虽小,但易损伤血管、神经及穿透组织,故在手术中应根据情况相互配合应用锐性切开和钝性分离。不管是哪种切开分离,术者都要勤于练习,只要训练有素,刀法就能随心所欲,反之,手不从心,任何举动都是有危险的。

(二)切开过程及其影响因素

影响切开过程的三大因素是刀具的形状、组织的性质和术者的运刀方向。这些因素也影响刀的切开效果（锋利性）和切口的形状。手术刀的锋利性（或称分离组织的能力）是手术刀的切开能力和组织可切性的产物，但并不严格取决于这两个因素，还依术者的切开方向而变化。

1. 手术刀的切开能力 手术刀的切开能力主要取决于刀锋（刃）的性质。如果刀刃呈点状或弧线状，则任何力作用时压力均无限高，而刀刃的抵抗力无限低。

切开能力还受手术刀所致的组织变形的影响。因为手术刀是由刀刃和其载体所组成。刀刃的抵抗力决定刀的实际切开能力，而载体的抵抗力即侧面阻力（取决于载体表面的成角）决定了刀穿透组织的能力。刀片窄，侧面阻力低，切开能力强，但刀片的稳定性降低了。凹面刀片则具有高锋利性（侧面阻力低）和高稳定性（宽背）的双重特性，这种刀既锋利又稳。

导向运动可进一步改善切开能力，当刀刃划过即平行于组织纤维时，每一根纤维都顺序成为切点。

2. 组织的可切性 组织的可切性取决于组织纤维的移动能力，而不是切的本身。组织及纤维的移动性高，则可切性低，反之，组织纤维的移动能力低，则可切性高。例如，刀刃切的组织可移动则切不开。因此，如果组织的可切性低，锋利的刀也将成为"钝"刀（图2-7）。可切性的意义在于：如果刀片通过可切性不同的组织时，仅可切性高的组织被切开，而可切性低的组织因移动而切不开，故保持完整。这一可切性原理可用来当可切性高的组织层被切开后保护可移动的、可切性低的组织免受损伤。例如，当小幅度切开角膜时可不损伤移动性大的正常虹膜（即虹膜若无前、后粘连而运动受限）。

可切性原理尚可用来通过选择张力（即控制组织的紧张度，如绷紧或松开组织）来控制刀的锋利性，使得可切部位直接限于刀刃之前，而邻近的组织纤维不被切开。也就是说，通过改变组织的紧张度可调整组织的可切性（图2-8）。

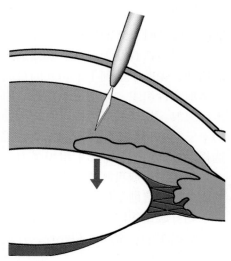

图 2-7 组织的可切性
若刀刃前的组织移动，则切不开

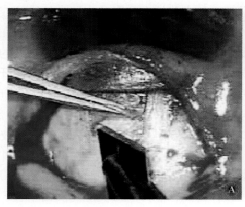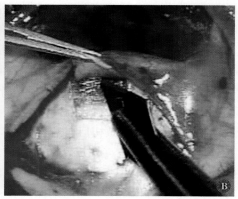

图 2-8 组织可切性的调节
A.镊子垂直拉起组织，众多纤维的张力增加，可切性范围大；B.镊子向后牵拉，拉力仅作用于最外围的纤维，其他纤维张力不变，外围纤维选择性可切，避免大范围损伤组织

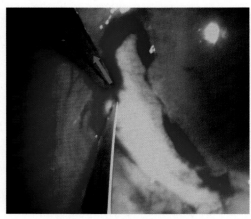

图2-9　用镊子反向牵拉可改善组织的可切性

增加组织可切性的方法有：①组织下垫器械；②提高眼压，增加组织（眼球壁）的张力；③用镊子反向牵拉（图2-9）。这些方法均可阻止组织的移动，从而增加了组织的可切性。

当然，切开（口）的形状还取决于刀刃在组织内的过道。

（三）切开技巧

切开眼组织时，除上面已述及的刀片应垂直于所切组织、注意选用不同的刀片及刀刃部位外，术前手术者应计划好所做切口的构造，包括切口的长度、深度、斜度。下刀时位置要准确，收刀时最终的切口应整齐、够深、精确。初学者，甚至有些相当有经验的手术医生常将缓慢与认真混为一谈。要知道，企图缓慢地拖拉刀片通过组织仅仅产生压缩力，却不能切开，无助于达到手术切开的目的。这样反复拖拉操作不仅浪费时间，事倍功半，而且过多地牺牲组织，切口也不整齐。原则上，切口深度应该一致，且与组织面垂直，以减少术后瘢痕。切开时刀刃应垂直往深处切，不偏不斜，用力均匀，不应像锯开皮肤似的来回切上三五刀。剥离切口时动作要轻柔，少用钝性剥离。在再次手术或多次手术时，应注意选择手术部位，若不影响组织张力、外形、功能，则可把前次的瘢痕切除一些。

做角膜瓣或巩膜瓣等板层切开时，刀片应尽可能与要做成的组织平面平行。曲棍球式的成角刀片有助于板层切开。

切开眼组织时，还应注意在能达到手术目的的前提下，尽可能减少组织的损伤，以便不影响组织的正常功能和外观，并减少术后炎症反应。

（四）眼科成形手术切开的注意事项

1. 切开的位置要准确　可在注射麻药前先用红汞、煌绿、亚甲蓝、甲紫等有色物质准确地画出切口的行走方向，以免注射麻药后组织肿胀而致切口方向和大小错误。

2. 切口要隐蔽，术后瘢痕要少　应尽量沿颜面部皮肤纹理和眼睑皮肤自然皱纹或特殊部位如发际、眉毛、睑缘等处做切口，这样的创口愈合后形成的小线状瘢痕可隐蔽在皱纹之中。此外，由于皮肤的弹力纤维的排列与皮纹方向一致，顺纹理皱纹切开时切断的弹力纤维就少，术后瘢痕也较少。另外，切口方向与轮匝肌方向一致，术后创口不易哆开且减少了术中对深层组织（肌肉）的损伤。切口整齐且与组织面垂直也有助于减少术后瘢痕形成。斜切口不仅瘢痕多些，而且会影响创口愈合与平整（如植皮时）。但是，在有毛发的部位，如在眉弓部或邻近睫毛处做切口，应该使切口与毛干的方向一致，以减少对毛囊的破坏。

3. 切口的深浅应一致　切皮肤时，常用11号尖头刀，用力适中，除特殊情况外，要一次性切透皮肤全层。手术刀刃应锐利，不然可造成锯齿状切口，同时尽量不要用刀尖做切口，否则不易控制其深度。切口的深浅要一致，为此，进刀时刀尖应与皮面垂直，行进时用刀腹之前半并与切面平行，终止时提起刀腹用刀尖结束切口（图2-10），这样，皮肤表面切口与深部切口大小相等。

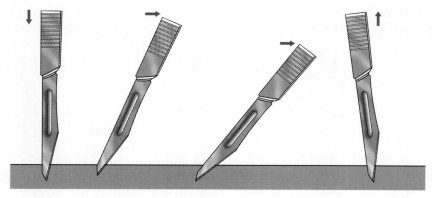

图 2-10　切开皮肤时刀的运行方向

4.切开时要避开重要组织　如血管、神经等被切开时可引起出血及功能障碍，应尽力避免。

（管怀进　黄正如）

第二节　用手术剪剪切

眼科手术剪除少数是用来剪缝线等外，绝大多数是用于分离、解剖和剪切眼组织。

一、手术剪的剪切方式及使用规则

手术剪的切开性质相当复杂，不仅是两片剪叶各自切开的总和，而且是一种具有独特特性的全新手术器械。总的说来，一把手术剪可通过三种不同的方式来切开组织，即关闭剪刀、打开剪刀和使用剪尖来切开组织。

（一）关闭剪刀切开

1.剪刀的类型与刀尖的形状　从形态上看，剪刀可分为直剪（如普通眼科直剪，环形柄，剪道为一平面）、弯剪（成角弯曲剪，弹性柄，剪面呈锥形）、高度弯曲剪（铰链柄）。刀尖的形状及特点见图 2-11 和表 2-1。

2.剪切的基本原理和切面特性　关闭剪刀时随着两个刀刃的相互挤压就形成了切点（图 2-12）。随着剪切的进行，切点沿着剪刀叶不断向前，同时两叶间的组织被压榨和夹紧，最终组织被剪切开来。因此，剪刀的切开功能既不是通过两个线状刀刃接触来"咬开"组织，也不是通过线状剪刀刃压向组织的"打孔"机制。

剪刀作为一种尖点切刃，可沿切点产生一条切线。但较厚的组织在切开前必须先被压扁。然而，由于剪叶的挤压作用增加了组织的可切性，使原来是钝性的刀面（斜面）也变为有切开能力，即除剪刃外，又出现了一个额外的切点，这两个切点（刀刃、刀斜面）并不能重合，这样被剪开的较厚的组织的侧面总是呈一个弯曲、复杂的"S"形（图2-13）。切开侧面的"S"形的弯曲度取决于组织的阻力、移动性、厚度及刀面的坡度。对一较厚

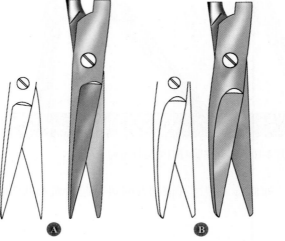

图 2-11　剪刀尖的形状
A.尖头；B.半圆头；C.圆头

表 2-1　剪刀尖形状及特点

	尖剪	半圆头剪	圆头剪
刀尖的形状	尖	半圆	圆
刀刃达到剪刀的末端	是	是	否
刺入组织时刀尖的作用			
刀叶张开	尖	尖为主	钝
刀叶关闭	尖	钝	钝
剪切时刀尖的切开作用			
关剪	尖	尖	钝
开剪	尖	钝	钝

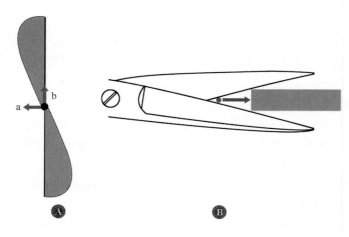

图 2-12　剪切过程中的切开原理

A.两片剪刀刃间的接触点形成切点，就是切点来自垂直结合轴（关剪）的矢量 a 和平行于结合轴（剪压力）的矢量 b 的合成；B.切点不断向前移动，关闭刀叶，分开组织（位于刀叶内的剪道上），同时通过刀叶的挤压作用夹住组织

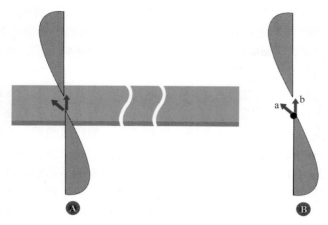

图 2-13 剪切的侧面

剪刀刃和斜面的共同剪切结果使剪切的切面总是呈"S"形

的组织（如角巩膜）来说，若先用手术刀切开一个直的板层侧面，然后用剪刀去完成切口，则剪开的侧面并不完全与手术刀切开的切面方向一致，而是呈弯曲的切面，即总是产生一个"S"形的"台阶"，台阶的大小和形状取决于手术刀切开后剩下的板层组织的厚度，显然，剩下的组织越薄，台阶越小（图 2-14）。

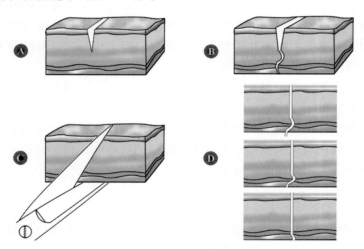

图 2-14 对厚的组织可先切后剪

A. 用手术刀将组织垂直切开；B. 用剪刀完成全层切开，剪切的深层切面并不与手术刀切开的方向一致，而是与剪切特性一致的弯曲；C. 剪切的结果总是产生一个"S"形的台阶；D. 台阶的大小与形状取决于手术刀切口下残留的组织的厚度。预先的切口深度不同所形成的台阶形状和部位不同

3. 关剪切开的优势　剪刀的主要优势是在剪切过程中，因刀叶的挤压作用可防止组织变形、退缩，从而增加了组织的可切性。另一优势是剪刀作为一种"点"刃，可自由地向任何方向运动，最终的切开线与刀叶的行进方向一致。通过改变引导方向（即在向前剪切过程中，通过改变方向而改变剪刀的支点及切点），术者可剪成任何所需形状的切口。

4. 剪切存在的问题和避免方法　剪刀存在的问题除上述的"S"形台阶外，尚有随着向前剪切，剪刀的张开角度减小，剪切的阻力增加，这样随着向前剪切，剪开的环境将不断改变。剪刀的工作阻力或对关闭运动的阻力，随着刀叶间的组织量的多少而变化。不过，向前关闭剪切时，稳定性却增加了。同时，随着杠杆臂长度的加长，机械优势丧失，以致增加的力必须作用到向前闭剪的关闭的剪刀上。

由于组织的移动取决于阻力的大小，故切开侧面的弯曲性随着刀叶的关闭而改变。如果剪刀的张开角度（口径）突然发生变化，所剪开的侧面也随之突然变化。若剪切某块组织时，当剪刀几乎完全（并非完全）关闭（口径极小）剪切组织后，突然移开剪刀（已做成台阶），接着以一个改变了的较大的张开角度再置剪于组织上，继续剪切组织（又形成一个不同的台阶），这样反复置剪剪切的结果使切口成为凹凸不平的锯齿状。这种锯齿效应是剪刀的特征，是不可避免的。但是发生于改变剪刀方向过程中的或刀叶完全关闭时刀尖所引起的锯齿是可以避免的（图 2-15）。例如，重新下剪时仍按原方向继续剪切，可避免方向不一致所致的交角。如果剪刀尖完全穿透组织，其刀头侧缘也成为切刃而产生一个小的、与主剪口相垂直的侧向切开。只要每次剪切时不完全关闭剪刀即可避免这种垂直性剪尖锯齿。

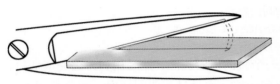

图 2-15　完全关闭剪刀时刀尖所致的侧向切开

5. 使用剪刀时应遵循的规则　使用剪刀时一个重要的安全措施是两剪刀叶间的有被剪切危险的组织应尽量少而局限，以防剪开时意外损害。采用小张开度可缩小危险区。若刀叶的形态与要切开的形态一致时几乎没有任何问题，整个切开通过单纯的关剪运动即可完成。限于两刀叶间的危险区内的组织也易看到。

分阶段剪切时，不完全关剪（许多新型剪配有制动挡来控制）即可减少或避免形成锯齿切口。重新下剪时也不要改变刀叶原先的方向，要严格沿原切开方向行进。

用剪刀做高精细性的切口的最大困难与被切组织的厚度有关，先用手术刀将厚组织切薄（板层切开），再用剪完成切口，则可提高切口的精确性。预先的切口越深，使剪时要克服的阻力就越小，剪切的精密度也越高。

（二）张开剪刀切开

张开剪刀，用其叶背分离切开组织，实际上剪刀成为一钝性器械，用来分离解剖原先就存在的组织空隙。切开分离的结果主要取决于组织阻力（极微的）。通过选择刀叶的形状和刀叶的位置可导向性地做一剪道，以控制切开的形状，避免对周围组织的不必要的创伤。例如，眼球摘除时，张开剪刀紧贴巩膜面则可避免对眼眶组织的损害。这主要是由于眼科手术部位窄小，组织结构精细，在进行分离时，要求操作准确，要在正常的组织间隙内进行，尽量减少组织的损伤，故用剪刀分离时应以尽量减少对周围组织的损伤为原则。

（三）用剪刀尖切开

剪刀完全关闭后，可用剪刀尖作为切点切开组织，显然，剪刀尖是尖的或半尖（半圆形的）的剪刀才具有切开功能。不过，尖头剪刀在任何状态与组织纤维直接接触均可形成切点，然而，较厚的剪刀仅垂直位才有切开功能。

一片刀叶尖也具有单件手术器械的性质。一方面，无论剪刀开关，在切开的起点，每片刀尖均能刺入组织内。尖锐的剪刀能强行通过所指的组织，如穿透后发性白内障机化膜的尖剪或在虹膜嵌顿术时穿刺虹膜。钝头剪刀则具有铲的作用，这样剪叶进入组织空隙时不损害周围结构。例如，肌肉剪在眼球表面沿着巩膜上腔行进或角膜剪进入前房时，可不损害其他组织。另一方面，在开、关剪刀过程中，随着剪尖的运动，也具有切开或分离的作用。尖锐的剪头无论开关着都有刀刃切开功能，但切开仅限于剪道上，且形成的线状切开不同于点刃手术刀片。圆头剪刀在任何方向和位置都是钝性的，半圆形头剪的切开能力取决于其方向，即开剪时钝，关剪时尖。

二、手术剪的使用方法和选用

使用剪刀前应首先检查剪尖能否闭严。手术剪的握持方法根据剪刀的大小而有所不同，基本上可分为单手操作和双手操作（图 2-16）。用单手持剪时，应将拇指和无名指插入剪柄的两环，不宜插入过深，中指放在无名指环前方柄上，食指放在剪柄和剪刃交界的轴节处。拇指、中指和无名指控制剪刀的关闭动作，食指用于稳定和控制剪刀的方向。对新型弹簧式显微手术剪可仅用拇、食指握持双柄操作即可。用传统的角膜剪扩大角膜缘切口时，初学者可用两手操作，一手持剪，同时用另一手的食指固定剪柄与剪刃交界处的轴节。剪切时将持剪的手轻轻置于患者的头巾上，以此作为支撑点，稳握剪刀进行操作。

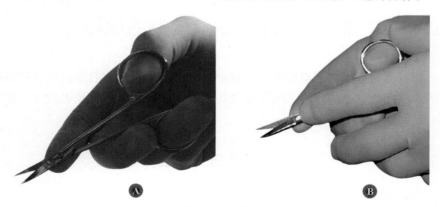

图 2-16　持剪法
A. 单手持眼科剪；B. 双手持眼科剪

眼科手术剪可分为尖头剪与圆头剪、直剪与弯剪、普通剪与显微手术剪、一般剪与专用剪，它们各有相应的用途。术前准备多种剪刀可方便术中操作。使剪时，无论剪开或者剪断，都要剪得干净、利落、整齐，这在精细的眼组织手术更为重要。手术刀与手术剪虽有某些相似功能，但在某些特殊情况下，如眼内操作（膜切开）或眶深部暴露不满意的手术（如剪视神经）等必须使用剪。用于钝性分离时应选用钝的圆头弯剪为宜，操作时，先将剪尖伸入组织间隙，然后张开剪柄以分离原有的腔隙或疏松粘连及肿瘤包膜等。另外，还可手握闭合的剪刀，用其钝的一面推分疏松组织，若遇到不能分断的纤维，随即剪断之，不必更换器械，以提高分离速度。

Stevens 肌腱剪开剪有各种长度，柄强健而头钝，广泛用于外眼手术。一般弯头剪常用来剪缝线和开始手术时剪开披盖屏障组织。环形柄剪较强健，便于牢固握持。弹簧柄剪可做精细的剪切。如 Wescott 弹性柄剪具有多种用途。例如，剪头稍钝的弹性剪，特别适用于做结膜瓣或切开眼外肌。术者在应用前应检查弹性剪的铰链金属连接圈是否啮合良好。为避免损伤剪尖，可在剪刀头上套一静脉注射塑料管。

手术中选用多大的剪刀（包括刀柄的长度和剪尖的长度），应与功能需要相宜，如视神经剪应为较长的曲棍球柄式的钝头剪；Gastroviejo 直角剪的柄长，便于牢固握持，又适应在手术显微镜下操作；Barraquer-DeWeeker 虹膜剪剪叶 7mm，可在密不漏水的地方操作，虹膜剪的双尖可为双钝、双尖、一钝一尖的。使用虹膜剪时，应注意旋紧螺丝，确保刀叶互相适应，使用前还应注意检查开关的灵活性，特别应注意是否能自动张开，不然做虹膜切除撤刀时，易撕破虹膜；Vannas 剪是常用于眼科显微手术的较小的一种剪刀，其剪叶可直、弯或成角形，剪尖可为钝性的或尖锐的。

剪切弧形的角膜缘及角巩膜切口常用具有与切口弧度一致的剪刀。如角膜剪有左右一对，可十分方便地剪切右左侧角巩膜。小的弹簧柄剪特别适合于显微内眼手术。握持环形柄剪时，术者的手、腕成角弯曲，时久可致不适甚至抽筋，难以完成细微操作。若以食指为支点握持之，则可控制良好，减轻不适。

（陈明新　管怀进　黄正如）

第三节　眼组织有控制的破坏

眼科可通过多种有控制的组织破坏实现手术目标。目前常用的眼组织有控制的理化破坏方法包括冷冻疗法、透热疗法（参见电烧灼技术）、睫毛电解、放射治疗、化学治疗和激光治疗（参见其他章节）等。

一、冷 冻 疗 法

（一）基本原理

冷冻疗法的组织反应和基本原理是基于不同类型细胞对寒冷的敏感性不同，因而可造成特殊类型细胞的有差别性破坏。在损害小且无差别性时，冷冻则成为简单的组织破坏方法。冷冻引起细胞死亡的机制是细胞内冰晶形成，从而破坏细胞的脂质膜和细胞器。重新冷冻刚解冻的细胞能导致更大的组织细胞损害，因此，临床上标准操作常规是进行两个以上冷冻 - 解冻循环，即双重冷冻 - 解冻技术来加强组织破坏。

冷冻疗法的可控因素不多，往往只有速度和温度。冷冻头降温方法为两类：第一种是使用预冷敷贴器（例如使用前由液氮冷却的探头）；第二是使用连续冷却的方式。后一种方式以两种物理原理中的一种工作方式即相变和焦耳 - 汤普森效应。大多数情况下，冷冻疗法并没有考虑特定组织细胞的冷冻-解冻的循环次数，可见,冷冻疗法是一个不十分精确、相对不易控制的技术。

（二）临床应用

目前，冷冻疗法在白内障手术和难治性青光眼方面几乎已被其他新技术所取代，但仍广泛应用于以下领域：

1. 封闭视网膜裂孔　冷冻是封闭视网膜裂孔非常有效的方法，能引起局部组织破坏，激发炎症反应，导致局部瘢痕形成以闭塞视网膜下间隙，从而极大地减小了视网膜脱离的风险。应当注意治疗目的是激发炎症反应而不是破坏组织本身。不能过度冷冻，否则导致视网膜崩解、坏死。停止冷冻的指标是冷冻头上的视网膜变白。

2. 治疗肿瘤　冷冻可毁灭眼睑肿瘤和结膜病变，尤其可作为结膜恶性黑色素瘤或鳞状细胞癌的辅助治疗。

3. 治疗睫毛异常　冷冻可破坏双行睫的毛囊和治疗倒睫。技术关键点是用 $-20℃$ 的温度破坏毛囊，而 $-30℃$ 的温度则导致睑缘破坏和组织坏死，可见安全范围有限。热电偶冷冻头应放置距睑缘 2mm 处毛囊存在部位。使用双重冷冻 - 解冻操作技术，达到 $-20℃$ 需要 30 ～ 60 秒。如果只有 1 ～ 2 根倒睫，则优先采用睫毛电解技术。

二、放射治疗与化学治疗

（一）放射治疗

放射治疗是控制性细胞破坏技术，它优先杀死正在分裂的细胞和淋巴细胞。对大部分组织，在有丝分裂活性和放射敏感性之间存在明显的关系，但淋巴细胞并不适合这一原则，淋巴细胞虽然是有丝分裂后细胞，但仍有极高的放射敏感性。放射疗法用于治疗炎症、肿瘤、控制伤口愈合等。眼科应用放射疗法的主要指征是眼部恶性肿瘤。此外，放射治疗还用作调节高危小梁切除术后伤口愈合，将来可能会用于更多的眼科常规治疗。

（二）化学治疗

有控制的组织破坏也可通过局部化疗来实现，如眼睑皮肤原位鳞状细胞癌可选择局部化疗，使用 5% 的氟尿嘧啶乳膏 2 次 / 天，1 次 / 周，共 12 周。病变的皮肤区域（包括没有临床表现的部分）会变红、脱皮然后愈合。应用丝裂霉素 C、维生素 A 酸、干扰素 $-\alpha_2$ 局部化疗对结膜恶性肿瘤、视网膜母细胞瘤、后发性白内障防治也有一定的前景。

（管怀进　黄正如）

第三章 眼组织的缝合与切口关闭和愈合

缝合眼组织、关闭切口和愈合的基本原则是将组织对合良好，力争达到瘢痕形成最少的一期愈合。缝合是关闭切口的关键技术。

第一节 缝针与持针

一、缝 针

（一）缝针的结构与特性

缝针由针头（针尖和侧面切刃，用于穿凿组织，形成针道及缝道）、针杆（用于持针）和针眼（穿缝线用）三部分组成，眼科显微缝针大多是带缝线的无针孔缝针（图 3-1）。

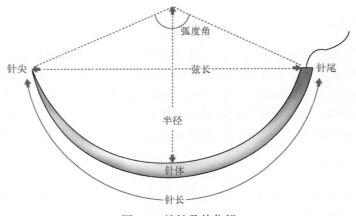

图 3-1　缝针及其分部

针道的横切面取决于切刃的情况，每种针头的切刃有自己特殊的切道（图 3-2），例如三角针有三个切刃，可做出三面切道；铲针有两个切刃，可切得两面相同的两个面切道。圆针无侧切刃，针过之处仅撕开组织而形成一个缝道。显然，若针头的横切面大于针杆和针眼的横切面，则针杆和针眼及缝线通过针道时阻力很低，反之，则阻力很大。

针道的纵侧面与针尖缝合时的过道一致，在理论上，针尖为一个几何点，可缝向任何方向。实际上，针头的可动性受侧面阻力的限制，并随侧刃的形成切道和针杆的形状而变化。

当针尖的过道与针杆的弯曲度相适应即针形与设计的缝道一致时，侧面阻力最低。事实上，这一期待的一致性常与需要相反，往往针杆比缝道长，这样缝针进出组织时易被持针器夹取。不过针形与缝道的不一致并无明显不利，因为它并不影响缝道的形状，后者完全取决于针尖的方向。当针尖穿过组织露出组织表面后，针道的形成就完成了，不再受

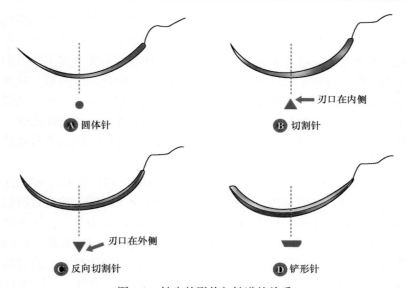

图 3-2 针尖的形状与针道的关系

针头的侧面切刃及其形成的切道决定针道的横切面形状

A. 圆针尖，经钝性分离而穿过组织；B、C. 三刃针尖，有三个切刃，形成"Y"或"人"形针道，其中心点与针尖形成的切道一致，但在中心点上、下尚有切刃所致的针道；D. 铲针，两切刃，针道呈裂隙状，其中心轴与针尖形成的切道一致

针杆通过的影响。从这一点看，术者的后续任务只不过是平稳地将针带出缝道。任何改道企图仅仅使组织变形或针本身变形，因为拉出针杆时仅增加侧面阻力。因此，针道要求与针的稳定性相一致，针和针道之间的不一致性越大，组织的阻力越大，针也要更坚固些。

针眼的形态取决于缝线材质的厚度，因为缝线直径的增加不会显著增加总的横切面。眼科手术缝线极细，在这一点上并无问题。因而，无损伤缝线的方便性大于其真正的技术优势。

（二）缝针的种类与选用

眼用缝针多种多样，有普通手术用的，也有显微手术用的。根据不同的手术目的及所要缝合的组织，术者应选用不同缝针。缝针有不同的针尖、大小（长度）、形状（弯曲度）、针尾、粗细等。

从针尖上看，缝针大致可分为圆针、扁针和角针。圆针只有穿刺而无切割作用，适用于缝合结膜、皮下组织等娇嫩而易破的组织，肌肉等软组织也应选用圆针缝合。扁针的前部两侧有切割刃，针体较薄，适合于韧而薄的角膜、巩膜等坚韧组织的缝合。角针除前部两侧有切割刃外，其上方或下方还有割棱，易于穿过角膜、巩膜或皮肤等较坚韧的组织。无论选用何种缝针，针尖和针刃都必须锋利，凡发现针尖已钝秃、断尖或带钩者，应即弃之不用。重要而精细的手术如角膜移植术和白内障摘除术的角、巩膜切口可因一针失误或不当而导致手术失败、创口裂开等。

按针的形状及针刃情况，可将缝针大致分为渐渐尖的针（圆针）、传统切针（正三角针）、倒（反）切针（倒三角针）和铲（刮）针。渐渐尖的针主要用于容易穿透的组织，缝道最小。传统的正三角针有两个相反的切刃，第三个切刃在针的内（上）弯曲面上，三个锐利的切割刃，能穿透较坚硬的组织，适用于缝合皮肤等，但对组织的损伤较大，且因上弯曲面上有一切刃而易缝豁组织。倒三角针的第三个切刃在针的外（下）弯曲面上，故适用于穿透巩膜等硬组织，且不易缝豁。铲针的扁平性（具有宽而扁平的截面）有助于将缝针保持在适当的板层面内（层间），十分适用于缝合层间组织如角膜、巩膜、睑板，在眼科显微手术中极为有用，也适用于斜视和传统的视网膜脱离手术。铲针之锐而扁的切割刃利于其不太深地迅速通过角、巩膜组织且不易切到组织外去，而传统的正、反三角针均易切到组织外去。但是铲针宽阔的截面造成的针道远大于缝线，因而有导致从针道渗漏的可能，特别是缝合角膜时。

缝针从针尾上又可分为普通带有针眼的临时穿线缝针和已预制好的无针孔的带线缝针。显微手术用的缝针大多数带线，这种带线针针杆细又无针眼，故过针时阻力很小，又称为无创伤缝针（线）。此外，从针的弯曲度看，可将缝针分为直针、半弯针、弯针等。

除直针外，有许多不同曲率的缝针可用，包括1/4圆周、3/8圆周、1/2圆周、5/8圆周和混合曲率缝针。大部分缝针是3/8圆周，对大多数组织较为理想。直针最常用于皮内缝合，这种交替的进针要求针的曲线方向相反，而直针是折中办法，以免每缝一针就要换缝针。选择缝针时还应根据组织性质来选用合适的缝针。如眉弓部皮肤较厚，可用长15mm以上、3/8圆周的三角针。泪囊鼻腔吻合等深部软组织的缝合，宜用1/2圆周的短圆针，以便在狭小的空间内转动操作。缝合眼眶骨膜等深部硬组织时则应选用较粗大的三角针以防折断缝针。如缝道过长，如五针一线矫正睑内翻时，可用较长的半直针。角、巩膜缝针要求高，缝针可采用切割性好、针身细窄、跨度长约5mm、3/8圆周左右的铲针（最好用无创伤缝针），也可使用三角针，以便缝合顺利且组织损伤小。

在青光眼滤过泡前的透明角膜切口中预置缝线时应选用短小、弯曲度大的显微缝针。斜视手术缝针以具1/4圆周弯曲度的较大圆针为佳。预置上直肌牵引缝线时可用长而渐尖的3/8圆周的圆针。用于白内障和角膜手术的缝针的针头应尖锐，铲杆侧刃要锋利，故以无针眼（缝线已经嵌入针尾）的无创伤缝针最佳。后者由坚硬锋利的不锈钢制得，是白内障和角膜手术的无价之宝。而缝合结膜、眼外肌和眼睑等外眼组织所需要的针比角巩膜缝针要求低些，且要粗大些。弯曲度可在90°～180°，一般8～10mm弧长，以圆针为佳。

（三）穿线

除带线缝针外，一般缝合组织前都应首先穿线。按缝针的不同穿线的方法也不同，卡鼻针用卡线法，而圆孔针用穿线法，可用右手穿线，也可用左手穿线（图3-3）。穿线前应观察针眼情况，若有异物应予清除，若孔内有棱刃应予废弃。还应处理好线尾，线尾越尖越易穿入针孔，越扁也越好，若线已劈开应先用水粘连。穿线后助手可用镊子将线尾拉出，也可由穿线者用左手拇、食指捻转拉出。拉出的线端应短于未过针眼的线尾长度，以利缝合操作。

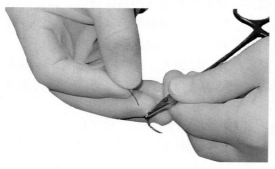

图 3-3　穿线法

二、持　针

（一）持针器的工作原理

从物理学角度看，如果缝针要穿过组织，则针在持针器上的阻力必须大于组织的阻力，这要通过增加持针器对缝针的夹持力来实现，从而也就要求持针器的结构要坚硬、稳定。

但是，高压作用于缝针时，缝针有滑脱或弯曲变形的危险。若持针器夹持部位的横切面与针的弯曲度一致则不会引起缝针弯曲或破裂折断。从这一点看，似乎每种类型的缝针都需要相应的特殊类型的持针器，但实际上还是可以通用的。从持针器持针部位的横切面看，若夹持面是扁平的，它将以三个点接触夹持一弧形或弯曲的缝针，当关闭夹持部时，针则可能被折断或弯曲变形，这一危险程度随着夹持叶片的宽度与针的弯曲度的比例而变化。中空性持针器仅与缝针的两点接触，从而减少了损害针的危险（图 3-4）。

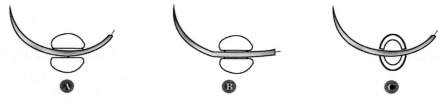

图 3-4　持针器持针部位的切面与针的关系

A、B. 夹持面扁平，将以三点接触一弯针，关闭时可引起缝针变形或折断；C. 中空持针器以两点接触缝针，损伤缝针的可能性较小

若持针器的夹力与针轴不成直角，则缝针有滑脱的危险。例如，夹持部呈"V"形开口状，则不能抓住缝针。持针器两叶平行时，力成直角，确保夹针，这时若持针器空关，在靠近关节处会留下空隙，其大小取决于夹持针的直径。若无这一空隙，夹持时，两夹叶张口呈"V"形，作用力斜，针易滑脱而出（图 3-5）。

若仅仅需要轻微的夹持力，例如缝合软组织或缝针极尖时，对夹持部位的要求无需太高，如用尖针缝球结膜时，小镊子也可作为持针器。

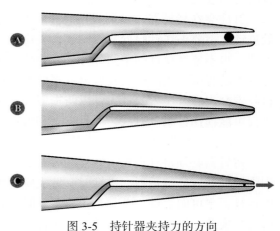

图 3-5　持针器夹持力的方向

A. 两叶平行，夹持力垂直，确保持针；B. 空关时，近关节处存在空隙；C. 若无上述空隙，持针时两叶张开，夹持力倾斜，针可被推出

（二）持针器的种类与选择

眼科手术持针器要求能稳定且无损伤地夹持细小的缝针，操作要容易，握持应轻便舒适，还应具有良好的平衡和释放松开装置，术中操作时持针器的夹持部位不会跳跃。可以作眼科手术的持针器形式较多，其共同特点是咬合口细窄，可以夹持小的甚至特小的缝针，便于做精细的缝合甚至眼内缝合。咬合口以具有上下凹槽，由四个点夹持针者为佳（即中空性持针器），这样既少损伤针体，操作时缝针也难以转动。对眼科持针器还要求能及时

方便地松开缝针、指距适当、手柄在术者掌心内不会转动等。如果用外科大型持针器握持眼科小缝针，则很易使针体变形、折断，且因手指距缝针较远，缝合操作不便，不能做精细的组织缝合，故眼科手术不能选用外科大持针器。若没有合适的持针器可选时，可用蚊式直血管钳来持针。

各种不同形式的眼科手术持针器适用于不同的眼科手术操作。Kalt 锁式持针器可夹持较大的缝针，夹持部宽（约 0.75～1.0mm），特别适用于缝合预置上直肌牵引缝线（4-0 黑丝线），持针器带锁扣，有助于预置上直肌缝线，便于及时松开缝针。Silcock 持针器在柄的前方有一宽而扁的弯曲末端，适于放置术者的拇指，固定闩由拇指推动向前而加压控制。Pierse 短持针器具有良好的平衡性和稳定性，可仅以拇指关闭和食指握持。Barraquer 持针器的平衡性和可调性是完美的，对角、巩膜的缝合极为有利。持细小缝针及缝线时，应选用夹持部小而无锁扣的持针器。因为若有锁扣存在，则需手术者在置线后紧压持针器，这一压迫动作会引起针的移位，不利于精细显微缝合。

（三）持针方法与持针器的使用方法

用持针器持针的目的在于缝合各种组织。灵活运用持针器是眼科手术医生的基本功之一。术者应掌握所用持针器的性能，并学会左右手均能握持持针器。执一般持针器的方法与执剪刀的姿势相同。为了方便缝合，也可以握住柄的近侧部而不将拇指和无名指套入柄环中。显微持针器用拇、食指捏持即可做精细缝合。一般用持针器夹针是针尖向左侧，也有人习惯于针尖向右。后一种持针方法倒是不妨碍第一助手的视线，适用于深部缝合。进针时要对准预定的出针点，拔针用力的方向要与针的弧度一致。

针应夹在持针器的尖端或稍后。应夹在缝针的中后 1/3 交界处或者咬着缝针中央偏后处进针。不要夹在针眼处，否则容易夹伤缝线与针孔，从而减弱缝线的拉力，给手术带来不便，也不要夹在针的中间部分，以免缝合时影响出针，缝针穿过组织后，视针头出现于组织外的程度，或再稍后咬着近针尾处推针进一步向前，使针尖完全推离高出组织，或直接咬着针尖后方（禁咬针尖，以防损害其锋利性）把针完全拔出组织。一般咬着针尾进针不仅可能损伤针眼及缝线，而且支点和力点相距远，难以控制入针准确度，在缝合坚硬组织时，还会折断缝针。不过，夹持特短的角膜缝针或显微缝针，有时不得不靠近针尾进针。

持针器必须将针夹紧，这样缝合时缝针才不致改变方向，但挤压夹力也不宜过大，否则细缝针就容易被折断。进针时，针尖应与组织表面垂直，穿过组织时，应顺着缝针弯曲度运针，不可向上挑（尤其是正三角针时），以免撕裂组织或折断缝针。持针器与夹持部可适当成角，以便仅通过旋转手指使针通过一个适当的弧形缝道。圆柄持针器便于旋转运针。食、拇指之间转动持针器可引起持针器扭转。

总之，要选用大小合适的持针器，以免损伤持针器或缝针。持针器的尖端可以是直的或弯的。缝针通常被夹持在针体的后 2/3 处，过分靠近针尖会使缝针损坏或变钝；过分靠近缝线端则夹持不稳，易向侧方翻转而失控。常犯的错误是当试图拉缝针穿过组织时夹取针尖部而使其变钝。为此，良好的缝合技术应当是在将缝针拉出前尽可能远地把缝针穿出组织。快速缝合的技巧主要在于以正确的方法用持针器夹取缝针（手掌向上而不是向下夹缝针），为了下一次进针节约调整或重新夹持缝针的时间。缝合的基本技术是进针路线顺缝针的形状进行，通常是圆周形。旋转动作的完成方式可不同。对大缝针和持针器，旋转动作由手腕和前臂完成，使持针器钳口的运动曲线朝向术者则起协助作用。对小缝针和持针器，旋转动作由拇指和其他手指旋转持针器完成，而持针器钳口的运动曲线背离术者。

第二节　缝线与缝合

一、缝　　线

（一）概述

缝线在眼科手术中起着十分重要的作用，可以说，没有过去20年间发展起来的极好的眼科缝线尤其是显微缝线，就很难有现代眼科手术及显微手术。微细的8-0、9-0、10-0缝线可以铁模嵌入到几乎和缝线一样细的针尾上，可以精确地缝合组织。众多的缝线和缝针扩大了眼科医生的手术操作范围和能力，使手术水平明显提高。缝线往往按照粗细或规格和组成分类。欧美国家的药典采用公制分类法，并参照1/10mm确定缝线的规格（如公制单位0.1的缝线的直径是1/100mm）。缝合材料可分为吸收与非吸收两种。

"完美"的手术缝线应该是：①牢固缝合组织且不断裂；②柔软度高，易弯曲，操作时不易折断；③易穿过组织；④易见；⑤易打结且结牢靠；⑥不管弹性缝线或非弹性的，都应最适于操作；⑦在组织愈合后全部吸收；⑧不引起炎症反应；⑨可预先嵌入到合适的针尾上。但是，目前生产的缝线没有一种是没有缺点而完全达到上述要求的。最理想的创口愈合是不用缝合而愈合良好。目前的缝线都有一定的优、缺点，如一般的外科肠线容易吸收，但却会引起显著的组织反应；钢丝线所致的组织反应最小却难以操作；尼龙线缓慢吸收，对角膜等愈合很慢的组织的安全愈合有明显的优势；另一方面，快速吸收的缝线对拆线困难的组织有明显优势。

为获得最佳的创口愈合，手术者应注意下列原则：①切口设计合理，大小正好与手术野相符；②熟悉局部解剖；③对任何组织均应轻柔处置，尽可能少剪切钳夹；④止血应完全彻底；⑤创口对合准确；⑥应重视病人的全身状况，慢性疾病如贫血、肿瘤、糖尿病以及高龄、营养不良的病人创口愈合显著减慢；⑦应重视药物对创口愈合的影响，如皮质类固醇、氟尿嘧啶、普罗碘胺等均不利于创口愈合；⑧选用合适的缝线是创口愈合的重要保证。

缝线应尽可能对组织无损伤，无变形，且要确保创口愈合，组织对其耐受良好。眼科手术中使用的缝线都可以牢固地缝合组织。当然，缝线越细，越易穿过组织，缝线越粗，越易产生炎症反应及使组织变形、移位。编织缝线增加了缝线的强度，但没有单股缝线或搓捻缝线那么容易通过组织，而且搓捻后编织线趋于解开。此外，编织线间的空隙可泄漏液体或进入细菌。

缝线应具有一定的柔软性，例如，细丝线的线头柔软，无刺激性，而尼龙（nylon）线或普罗林（prolene，polypropylene）线的线头尖而僵直，故尼龙线或普罗林线反应虽小，但难以埋藏，且线头可侵蚀刺激表面组织，使病人不舒服。更严重的是这些缝线若侵蚀撕破青光眼术后的结膜瓣，则使滤泡破溃，青光眼手术告以失败。

编织线比单股线容易打结且牢固。合成缝线如尼龙（聚酰胺）和美尔什林（聚酯）具有高度的回弹性，线结有自动松开的趋势。涤纶织物（的确良，dacron）编织线和单股普罗林（聚丙烯）线容易打结且易抽紧。此外，合成吸收缝线聚乙醇酸（polyglycolic acid）和聚交酯910（polyglactin 910，Vicryl®，维克利尔）也趋于自动解结，尤其是使用单股聚交酯910线时。正因为这些缝线具有高度弹性（尤其单股线时），打结时需在第一个结扎上绕4圈，以紧固方结而贴紧第一个结扣。如果不需埋线，最好打4个结。

目前使用的最有弹性的缝线是聚丙烯线，尼龙线也有高度弹性，这两种线打结时易被拉长（尤其9-0或10-0的细缝线）。实际上所有细微缝线均易伸长（包括合成吸收缝线和较细的丝线）。缝线的弹性对术后早期的组织水肿有一定的好处，因为弹性大的缝线可伸长从而减轻细微缝线切割水肿组织的可能性。但是，缝线的弹性越大，缝合切口时越难保证适当的张力。因此，用任何缝线，尤其是合成缝线时，手术者都必须小心避免将缝线拉得太紧来打结。由于聚丙烯和尼龙线在组织内可保持数月之久，缝线打结太紧的后果是使切口变形，如此在白内障摘除术后则可导致5D以上的散光。若用单股聚交酯910缝线可牵拉组织而致创口裂开。

所有缝线均可导致不同程度的炎症反应，有时炎症反应需要避免，但另一些情况下，如角膜移植术，炎症反应越轻越好。缝线所致的炎症反应不仅有缝线的因素，还有缝线数量的影响。如8-0缝线的体积是10-0缝线的10倍以上。因此，比较小号（粗）的缝线反应更大。另外，缝线所置的组织也是炎症反应的一个因素，例如，乙醇酸缝线在角、巩膜比在皮肤引起的反应更小而更易耐受。

（二）缝线的分类、结构与特性

1. 缝线的种类、基本结构与特性

（1）可吸收缝线：缝线基本上可分为可吸收缝线和不吸收（或吸收缓慢）缝线两大类。首先，我们应认识到缝线的松脱（抗张力强度下降）与吸收是两个不同的概念。缝线的抗张力强度可能迅速下降而使缝线及线结松开，但其仍可保留在组织内相当一段时期。在肠线和胶原线尤为明显，它们在缝置后1年仍存在于组织中，但早已失去其拉紧创口的能力了。反过来，有些缝线可在很长时期内保持足够的抗张力强度以利创口愈合，然后却迅速吸收，如合成的可吸收缝线就是如此，其适当地拉紧对合创口可持续3周左右，此后1～2周后缝线完全消失。

可吸收缝线包括天然材料制成的（如手术肠线包括一般肠线和铬化肠线、手术胶原包括一般胶原和铬化胶原、鼠尾腱等）和人工合成的（如聚交酯910、乙醇酸等）。

手术胶原和手术肠线均由胶原丝组成（手术肠线由羊肠的黏膜下层或牛肠的浆膜制成；手术胶原由牛的屈肌腱制得；鼠尾线由鼠尾腱制得），可被体内的酶比较迅速地消化。普通的肠线或胶原线不足以支持对合创口1周时间。用铬盐液处理后，胶原可抵抗酶的消化作用，吸收时间可延长两倍，而且铬化缝线在创口愈合早期引起的组织反应较小，刺激性也小。由于热力消毒可致肠线和胶原线的张力丢失，故最好用放射性钴消毒。单纤维线干滑可顺利穿过组织。大号肠线抗张力强度大，但8-0胶原线易碎易断。羊肠线是用绵羊肠子的黏膜下层制成，其主要缺点是吞噬作用引起的可吸收性，能导致显著的炎症反应。羊肠线正逐渐被合成线替代而废弃。

人工合成的可吸收缝线包括聚交酯910和乙醇酸，可满足许多眼科手术尤其是显微手术的需要。微细的合成线可与粗大的天然线一样长时间地保持抗张强度。聚交酯910最早于 1974 年使用，是羟基乙酸和乳酸 9 ∶ 1 比例的聚合物。聚交酯 910 有非染色（褐色或金黄色）和染色（紫色）线两种。其降解主要是水解成 CO_2 和水，辅以吞噬作用。由于羟基乙酸和乳酸是天然的代谢产物，因此组织反应很小。8-0 及更粗的聚交酯 910 是覆有涂层（65% 的丙交酯与 35% 的乙交酯的共聚物和硬脂酸钙的混合物）的多股线，而 9-0 和 10-0 的聚交酯 910 是无涂层的单纤维线。

有涂层的聚交酯 910 在所有时间点上的强度更高，而降解方式相似。聚交酯 910 对伤口的支持作用在 30 天左右，8 ～ 14 周完全吸收。9-0 和 10-0 的聚交酯 910 的吸收要快些，对伤口的支持作用只有 10 ～ 15 天。当需要可吸收缝线缝合时（如皮下缝合和深部缝合），聚交酯 910 是良好选择。Vicryl Rapide® 是辐照后制成的、吸收迅速的改良型，辐照能使缝线结构部分片段化。其初始强度相当于丝线，1 周时强度下降 50%，2 周时消失。缝线快速吸收的目的是使缝线适合于拆线，特别是对比较困难的组织如皮下组织、巩膜等。

聚羟基乙酸酯（Dexon®）是缓慢可吸收的缝线，是聚羟基乙酸的同聚物。其强度 1 周时保留 55%，3 周时保留 20%，8 ～ 14 周时完全吸收。Dexon® 通过水解作用降解，因此导致的炎症反应较肠线明显减轻。Dexon® 是多股线，操作性良好，线结可靠。Poliglecapone 25 单纤维线（Monocryl®）是非染色的合成单纤维线，能提供完全的伤口支持 20 天，然后在接下去的 70 ～ 90 天内降解吸收。斜视手术中缝合肌肉可选用这种缝线。Polydioxanone（PDS® 和 PDS Ⅱ®）是新近合成的单纤维线，是 Para-dioxanone 的聚合物。较 Dexon® 和 Vicryl® 的优点是强度高 1/5，弹性强 4 倍。

（2）不吸收（或吸收缓慢）缝线：不吸收缝线（更确切地讲为吸收缓慢线）包括天然的编织丝（由脱胶丝制得）、处女丝（Virgin）（天然的蚕丝的丝胶包裹的丝纤维）、不锈钢丝（为铁镶铬合金配制）等以及人工合成的尼龙（聚酰胺的多聚体）、聚酯纤维、普罗林（聚丙烯）等缝线。

单股不吸收缝线可抵抗酶的降解，但不吸收缝线中的大多数并非真正的“不吸收”，最终还是要变质的。例如，尼龙线并不是一种永久性的缝线，对需用永久性缝线的地方（如缝合固定人工晶状体祥），尼龙线是不理想的，应该选用聚丙烯线。即便是细丝线最终也会迅速降解。

处女丝线是由天然纤维丝胶构成，可捻搓形成一股小直径缝线（8-0 或 9-0），而单个丝纤维表面十分光滑，很容易通过组织。正常处女丝线为奶白色，甲基蓝染色后可增加其能见度，此外也可由操作者临时术中染色。

编织丝线由染色丝纤维编织而成，丝纤维也有天然的丝胶包裹。编织线直径一致，张力也比处女丝稍高。但是编织线也有前文所述的那些缺点，如编织间的空隙可泄漏液体或进入细菌。编织丝线易打结，缝合牢固，线尾扁平，但线尾较处女丝线稍硬些。处女丝和编织丝线都可使组织轻度变形，在组织内还可产生中度炎症反应（不过，罕有病人不耐受）。

捻合纯丝线是含有天然胶质的生丝线，相对于编织线的优点是能制成更细的缝线。8-0 纯丝线曾是缝合白内障切口的选择材料，但胶质降解并在术后 6 ～ 12 周产生短暂的、不可避免的角巩膜炎。因此，不再适合缝合角膜。编织线由提取天然胶质的纯丝线制成，减小了丝线 30% 的体积，这种线属非吸收类，但事实上可缓慢吸收；其强度 1 年后丧失 50%，2 年时完全丧失。编织线有相对的致炎性。特点是具有优越的操作性，特别适用于皮肤缝合和牵引缝线。

尼龙是人工合成的聚酰胺的多聚体，聚合形式有两种以上，其特性稍有不同。尼龙可编织成 4-0 和 5-0 大小，但这种规格的尼龙缝线很少用于眼科手术。单股尼龙线是眼科最常用的显微缝线，具有相当高的张力和微小的组织反应。尼龙线具有高度弹性，这一点对缝合组织既有利又有弊。特别是打结时既不要太紧又要牢固，否则会自动解结。尼龙线完全不吸收的概念是错误的，它不是永久而不吸收的，它在体内缓慢降解，1 年内即丧失 15% 以上的张力。

10-0 的单纤维尼龙线通常用于关闭角膜伤口，但 90% 的病例可见缝线断裂，其中 1/2 有临床症状，故 1 年内应拆除缝线。在葡萄膜内尼龙线的吸收非常迅速，因此，不宜用于虹膜缝合固定和需缝线固定的人工晶状体植入，此时应该选用聚丙烯缝线和聚酯纤维缝线。尼龙线的消融速度还取决于缝针距角膜缘的距离，缝线在中央角膜（角膜移植术后）的存在时间比在周边角膜（白内障术后）更长。此外，缝线的张力也可加速其降解的速度。角膜上断裂的尼龙线可引起巨乳头性结膜炎、表皮葡萄球菌等微生物感染。

聚酯纤维线有许多商品名 Ethibond®、Tecron®、Mersilene®、Dacron®。这是另一种合成的非吸收缝线，在许多方面优于尼龙线。它是最强的单纤维丝，11-0 的 Mersilene® 强度与 10-0 尼龙相当；摩擦系数较高，导致良好的线结可靠性。这种缝线也吸收非常少的水分，因此较尼龙线不易被吸收，保持张力的时间更长。有研究观察用 11-0 Mersilene® 缝合的角膜切片，发现在 2 年后没有确定的临床降解表现和最小的显微镜降解表现。聚酯纤维可被编织成多纤维的高张力丝，但通过组织时有拖拉组织的缺点。

聚丙烯是最疏水的合成塑料，是一种几乎不起化学反应的物质，吸水率小于 0.1%，因此它不易被吸收。9-0 的聚丙烯角膜缝线在 30 个月时未发生临床可检测得出的消融。可称得上是真正的"永久性"缝线。它制成单纤维丝，组织对其耐受良好，反应小。比尼龙线弹性还好。打结时缝线易变形，故比其他合成线打结更紧、更好，缝合也紧。但留下的线头僵硬且锐利。聚丙烯是合成的非吸收缝线，弹性较尼龙线相对为好。出于其弹性可代偿缝合中的张力变化从而减少白内障囊外摘除术后散光的考虑，聚丙烯缝线已用于缝合角膜。有研究显示两种缝线对散光的影响没有差异，但虹膜突出的发生率高 4 倍，提示该缝线的弹性并不适合需要水密和组织紧密的伤口缝合。

尼龙、聚丙烯（普罗林）和聚酯线保留在组织内达 1 年以上。尼龙和聚丙烯可制成显微缝线，适用于角膜等组织的缝合。因为角膜创口的愈合很慢，需要数月之久，在无炎症反应时愈合更慢。这类缝线的"永久性"既是其优点又是其缺点。这类缝线缝得太紧会导致组织及创口不断变形，在那些不能变形的地方（如角膜缘切口变形则会引起角膜散光），需要适时切除或松解缝线。拆线时用锋利刀尖或 4 号针尖就很容易割断这类缝线。由于尼龙线和聚丙烯线弹性大而坚韧，必须用特殊的打结技术。剪线后线头必须埋藏在组织内，以避免长达数月之久的线头刺激症状。聚丙烯和尼龙线的高度弹性也是其缺点和不足之处。由于缝线弹性大，术者打结时常常拉线打结太紧，从而使缝合区域的切口扭曲变形（尤其用小于 8-0 的缝线，即 9-0、10-0 缝线时，更易打得过紧）。不仅聚丙烯和尼龙线是这样，所有 9-0 更细的缝线均易犯打结过紧的错误。因此显微丝线、聚交酯 910、尼龙、聚丙烯线打结时不要拉得太紧。

2. 各种缝线一般特性的比较　眼科手术常用缝线的一般特性比较见表 3-1。

表 3-1　眼科手术常用缝线的一般特性比较

缝线		张力强度	缝紧时间	组织反应	管理	特殊结	线头	平均粗细
肠线/胶原	普通	6	1 周	++++	一般	不需要	僵直	4-0 ～ 6-0
	铬化	6	＜2 周	+++	一般	不需要	僵直	4-0 ～ 8-0
聚交酯 910	编织	9	2 周	++	好	需要	僵直	4-0 ～ 9-0
	单股	9	2 周	++	好	需要	僵直	9-0 ～ 10-0
乙醇酸丝线	处女丝	9	2 周	++	好	需要	僵直	9-0 ～ 10-0
	编织丝	7	2 周	+++	极好	不需要	最软	8-0 ～ 9-0
		8	2 周	+++	好	不需要	软	4-0 ～ 9-0
尼龙聚酯		9	6 个月	+	一般	需要	僵且锐	8-0 ～ 11-0
		10	＞1 年	+	一般	需要	僵直	4-0 ～ 6-0

注：表 3-1 中的相对张力（抗张）强度的数据越高，相对张力越大。张力随材料的大小而变化，表中所列数据指8-0 大小的缝线。相对能缝紧的时间随缝线的大小、部位和病人的健康状况、用药情况而变化。所列的时间是能缝紧组织的平均时间，此时约有 30% 的张力丢失。相对组织反应中，"+"表示轻的炎症反应，"++++"最重。一般来说，10-0 的缝线平均直径为 0.02mm，9-0 为 0.03mm，8-0 为 0.05mm，6-0 为 0.10mm，4-0 为 0.20mm。

（三）缝线的选择

眼科手术中选用的缝线不应超过所缝合组织的强度，针线粗细要一致，以使用无损伤针线最好。只要抗张力强度够用，针线越细，对组织的损伤越小，组织的反应也越轻。发达国家近年来多采用合成缝线，其在组织中 3 周内的抗张力强度要比同号丝线或肠线强。目前，丝线、肠线在发达国家的手术室内几乎绝迹。不过这些合成缝线的价格昂贵，现今尚不适合于我国眼科手术中普遍采用。

以往眼科手术以丝线最为常用。丝线的结构有扭合、编织及丝胶粘合等。常用的为三股扭合丝线，它具有柔顺、易染色、打结不易松脱等优点，目前仍广泛应用于普通外眼等非显微手术中。丝线有较多缺点，如：①韧度较差，高压或煮沸消毒后容易变脆。②液体容易浸入纤维内，编织丝线容易吸附藏菌，引起线头感染、创口感染。上皮细胞还可沿缝线生长。③引起的组织反应大，角膜缝线可因此而脱线，埋藏缝线可引起肉芽反应，缝线太粗尚可能引起无菌性脓肿。不过较细的丝胶胶合数根生丝形成的丝线（约 8-0）引起的组织反应小，曾用作白内障手术的埋藏缝线或角膜缝线。目前，丝线多用于外眼手术如开睑缝线、上直肌牵引缝线。缝合皮肤可用 3-0 ～ 1-0 丝线，缝合巩膜可用 0 号丝线，缝合结膜可选用 3-0 ～ 5-0 丝线。4-0 编织丝线可用于泪道、眼眶、眼外肌缝合等。以往曾用 9-0白丝线（将 3-0 拆开三股即成）作角膜缘埋藏缝线。

目前，国内外眼科手术尤其显微手术应用最多的缝线是合成线。我国常用的是尼龙线，它有单丝、编织、扭合（外表光滑，内里为细纤维）等结构，具有 6-0 ～ 10-0 等多种规格，尼龙线具有光滑、强韧（弹性好）、组织耐受性好、缝合阻力小、吸附细菌少和上皮不易沿着缝线生长等优点。不足的是尼龙线欠柔顺，打结易松脱。目前多用于角膜、白内障等显微手术以及整形、眼外肌手术等。因其有刺激性，不作埋线时线头要留长一些。合成线聚乙醇酸因其可在体内解聚成乙醇酸而被吸收，故不必要拆线，聚交酯 910 也是一种可吸收的合成缝线，也不必拆线。

目前国内眼科手术常用的缝线为丝线和尼龙线，而羊肠线、胶原线、其他合成线用得较少，如羊肠线，其优点是可吸收而术后不必拆线，但缝线较硬，吸水后易发胀，易松脱，组织反应重，吸收时间不定，还有抗原性。通常仅用于皮下、骨膜（也曾用于眼外肌）的缝合。6-0 铬制肠线强度不足，往往 7 天左右断裂，故不宜做角膜缝合。生物胶原线目前已很少使用，曾有人用鼠尾韧带纤维缝合小儿眼球穿通伤的介绍；在骨移植或内眦韧带断离修复时可选用细小的不锈钢丝线。

角膜手术和白内障角膜缘切口的缝线选择越来越细，从 6-0～8-0 的处女丝直至现今流行的 9-0～11-0 的合成线。后者组织反应小、刺激性小是其优势之一，尚可作埋线，因此不会像粗糙的丝线那样引起上皮侵蚀和细菌感染以及充血、畏光、异物感等刺激症状。埋藏后的缝线也不易看见。10-0 的尼龙线等对技术不太熟练者来说，操作十分艰巨和缓慢，甚至在显微镜下也难以看到漂浮在表面液体内或飘荡在流动空气中的细微缝线。然而，缝线越小，越适应在显微镜下灵活操作。

5-0 编织聚酯线可用于眼外肌后退或切除手术，也可用于视网膜脱离手术的硅胶带和填压物的固定缝线，这种缝线既不吸收，对组织的刺激性又小。10-0 聚酯线作埋线时无刺激性，适合做白内障的切口缝合关闭。

二、缝　　合

（一）缝合的原理与目的

缝合是连接被分离切开组织的一种主要方法。生物组织的连接好比可以产生慢性凝固粘连的胶粘过程。手术者的任务则是确保创口边缘的坚实密切对合直至"胶水"凝固。因此，所需的手术联结技术取决于"凝固"过程的速度，若有人工快速粘胶，术者简单地用镊子将两侧的创缘压在一起就行了。可惜这种生物粘胶尚未出现，我们眼科医生目前不得不仍旧依赖于组织的瘢痕形成来联结组织，且必须选择一种足以在组织内较长时间保持张力的物质如缝线来对合组织。当因组织的解剖结构（如无血管区）、手术创伤（电凝、过度缝合）、有障碍物存在（异物埋在创口内等）时，组织不易融合、愈合趋于不良时，选用可长期保留的缝线尤为重要。

通过缝合手术联结组织有两个主要目的，即压缩创缘和确保它们夹合在一起而不移位。缝合由内部部分（内部）和自由外露的外盖部分（外部）组成，两部分均有压缩功能，内部则又有夹住功能。如果压缩功能是由其他外力产生（如内源性力即眼内压、眼睑压力或外源性力如接触镜帮助），缝线仅需要夹住创口（对合缝线）。只要缝合的线袢是恰好达缝道长度并完全充满缝道，任何缝合形式均可提供满意的对合（对位）。但是，若缝合本身必须产生压缩功能，那么情况就不同了。为保持创缘间的压力，必须拉紧缩短缝线，以抵抗被缝组织的顺应性（张开性），这可通过缩短缝线来完成。但拉紧缝线时，间断缝线趋向呈环形，连续缝线趋向呈直线形（此即缝线收紧规则）。如此，缝线周围的组织会因过分受力而变形移位，可见，缩短缝线可使整个创口变形。预期的变形状况可由缝线收紧规则来推测。缩短缝线时组织的变形是不可避免的，故应用压缩缝合时应预先将其考虑在手术计划内。显然，在任何时候都应尽可能避免使用压缩缝线，最好利用其他外力的作用来压缩创口。但是，即使使用简单的对位缝合，缝线也可能紧张而起压缩创缘的作用。事实上，只要缝线不紧张压缩，所有缝线形式都是可取的。如果手术后期缝线因外力作用而紧张，缝线及组织就可能会变形。因此，在选择任何形式的缝合时，都要根据缝线紧张规则考虑到组织变形的问题。

从眼科手术角度看，缝合的作用和目的在于：①使创口对合整齐，消灭死腔，以利创口愈合；②缝线张力适中，防止创口变形、哆开；③通过缝线的牵引作用对抗组织收缩；④利用缝线线道引起的线状瘢痕，改变眼组织的位置和形态。对合创口促进愈合是缝合的主要目的。

（二）缝合的种类

缝合的方式很多，各种分类方法有交叉重叠。基本上可分为间断缝合和连续缝合两大类。各大类中又有许多亚型。褥式缝合是一种特殊的缝合方法。现将现代眼科手术中常见的缝合方式介绍如下（图3-6）。

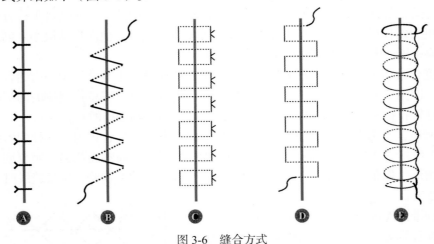

图3-6 缝合方式
A.间断缝合；B.连续缝合；C.间断横褥式；D.连续褥式缝合；E.连续链状缝合

1.间断缝合（结节缝合、袢状缝合、环形缝合） 间断缝合是最常用的缝合方法，它具有以下优点：①创缘闭合良好；②每根缝线可单独调节张力；③不会像连续缝合那样可能造成创缘扭曲；④如一根缝线松脱，不会影响整个创口；⑤有时还有不需拆线而线结自行脱落的优点（如球结膜的结节缝线）。这种缝合最常用于眼睑皮肤、结膜、巩膜切口的缝合。

袢状（线圈状、环形）缝合是最典型而简单的间断缝合。这种缝合，进出针间的缝合面内的压缩作用最大而侧面方向逐渐减弱。缝线的效力取决于适当地压缩组织区和紧紧夹持创口以抵抗反作用的区域大小。总之，当适当压缩的组织区与另一相接触时，就达到了压缩闭合创缘的作用。这些区域的范围取决于缝线环袢的直径大小和缝线的紧张度。缝线间的空间增加，需要缝线的长度或袢的紧张度相应增加。根据缝线紧张规则，当袢紧张得导致创缘内翻或外翻时，任何缝线均可引起组织变形。袢状缝线与切口线呈直角时，仅有压缩作用，不呈直角（斜线）时，张力平行于创口线，当拉紧缝线时，创缘则出现侧面移动。

2.连续缝合 连续缝合的特点是可以均匀地将张力分布于它所涉及范围内的组织上，而缝线某点上的张力并不能任意变化，也不能抵抗局部外力的作用（图3-7）。连续缝合现多用于结膜、角膜的缝合，如结膜切口、结膜遮盖、结膜成形、角膜创口、角膜缘切口等

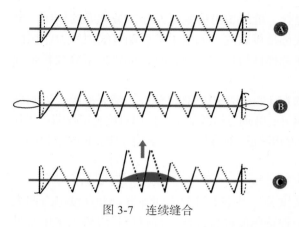

图 3-7　连续缝合

的缝合。连续缝合主要有单纯（简单）连续缝合（连续结节缝合）、系鞋带式来回连续缝合和链式连续缝合（锁边缝合）。此外，尚有用于整形手术的皮内连续缝合（用于顺皮纹的切口，皮面无针孔及线痕，缝线拉紧后创口自然闭合）、连续褥式缝合等。

（1）单纯连续缝合：单纯连续缝合总是有一平行于创缘的力的成分，拉紧缝线后总是导致创缘的侧面移动（横向移动）。当创口平行向上的力成分在两个方向相等时，移行即告停止。理论上，当缝形是等腰三角形时就停止移行了。但事实上，即使创口有侧向移动的趋势，由于力在每一方向遇到的阻力不等，外部缝线方向上的阻力低于内部部分方向的阻力，使创口平行方向上的力成分具有更大的作用。其实，当外部部分垂直于创口缘线时，横向移动最小。创缘横向移动的距离取决于针出口点之间的距离或缝距宽的距离。

连续缝合常用于球结膜、角巩膜切口的缝合。操作时一边对合组织一边缝合，并随即拉紧缝线。因结膜瓣、角膜缘切口多呈弧形，在结束缝合时，切忌将缝线的两端拉成一直线，因为这样拉扯会使结膜瓣的上下唇不能正确对位而影响创口的对合。

如上所述，当收紧缝线呈直线时，创口区的组织发生变形，正因为这种变形作用而限制了单纯连续缝合的应用范围（尤其是需要压缩缝线时）。通过连续缝合闭合创口的理想形创口是圆形（如角膜移植时），因为圆形创口的侧面移动不重要，拉紧缝线时，缝线的水平面不改变。

（2）鞋带式连续缝合：为了减轻上述单纯连续缝合的侧面移动，可选用反向连续缝合或适当的缝距。反向鞋靴带式缝合通过正反两方向相等的张力及移动趋势来中和侧向移动（图 3-8）。

（3）链式连续缝合：所谓链式连续缝合是指在针再进入组织内前，缝线先从原来的袢扣内绕过。如此缝合，一方面具有袢状缝合的特点即外部和内部两部分落在同一平面，另一方面，它们又像连续缝合那样可平均分配其张力，

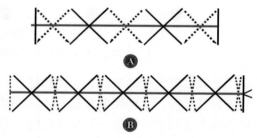

图 3-8　鞋带式连续缝合

通过正反方向的缝合来中和侧向移动

A. 斜向鞋带缝合；B. 垂直向鞋带缝合

因为单个袢仅通过链状部分的相对轻微摩擦而被固定。

连续链状缝合（图 11-31）可像袢状缝线那样对合和加压创缘，或将一个组织层缝到另一组织层上如将结膜瓣缝到角巩膜上（连续加压区由缝线外部产生）。收紧连续链状缝线并不引起创口移位。缝线的缩短可导致链状部分的紧张。随着它们的直线趋势，而被强迫到连续缝线两端的最短的道路上。利用这种趋势可选择适当的斜线缝合调整链状部分的位置。用曲线缝合方向可避免链状部分的移动趋势。

3. 特殊形式的缝合

（1）褥式缝合：褥式缝合具有较强的拉力及创口不易移位、哆开等优点，常用于整形

手术、巩膜手术和某些睑内翻矫正手术以及缝合几个创口的集合点时。褥式缝合又有以下几种：①水平褥式缝合，适用于缝合张力较大的创口。②垂直褥式缝合，适用于缝合切口松弛、创缘卷曲的伤口。③皮内褥式缝合，缝合皮内后可以不再缝合表皮，因而不遗留缝合针线的痕迹。特别适用于整形手术。④三角皮瓣的褥式缝合法：适用于三角形皮瓣尖端的缝合，避免直接缝合造成的尖端供血不良甚至坏死。具体的缝合方法是：先将缝线从三角形缺损尖端的一侧进入皮肤，由皮下穿出，然后缝合皮瓣的尖端（缝于皮内！），最后缝合三角形缺损的另一侧，缝针从皮下进入，自皮肤面穿出，拉紧两线头使皮瓣与三角形缺损缘靠拢对合、打结。⑤线结在下的皮下组织缝合法，由伤口一侧的皮下进针，自皮内出针，再由对侧伤口相对应的皮内入针，经皮下出针，然后打结。线头留于皮下组织深层，这样切口表面平整光滑。⑥皮肤皮下组织移行缝合法，主要用于皮片与受皮区创缘的缝合。

（2）"8"字缝合：有水平"8"字缝合和垂直"8"字缝合两种。垂直"8"字缝合主要用于较深创口的缝合，具有深层双层缝合的性质。水平"8"字缝合主要用于关闭切口或固定植入物等。

（3）减张缝合：为减少大创口附近的张力，防止创口哆开时可以应用减张缝合。减张缝合的特点是进针和出针的位置距创口较远，缝线行走较深，缝线较粗，因而具有较强的牵引力和对合创口的能力。减张缝合方式可为结节状间断缝合或褥式缝合。

（4）深层错位缝合：适用于创口两侧高度不一致时。

（三）缝线与针道的关系

只有当缝线完全充满针道时，缝线才能行使它的夹持功能，但这种情况在眼科手术中很少遇到，因为眼科缝线比缝针要细些甚至细得多，这样缝线比针道也就细些。结果可致缝线在针道内移动，创缘可向夹持方向移动。

只要在较宽的线道中拉紧细线，细线的位置将不同于术者的企图和导向的限制。它趋向于以最小直径连接通道，其可能位于最近于表面处（上）、创缘处（内）或靠近邻近的缝线（侧向），这取决于线道的横切面和打结的情况。如果线道是斜的，则最终的线位尤其难以预料，但通过张力试验可事先估计，也可通过调整缝线张力得到一定程度的矫正。

缝线在线道内的移动可使得缩短缝线后而不伴有组织变形，因而可弥补线道位置的某些不足。但是，由于术者意图（针尖的方向）和结果（线轴的位置）的不一致，如此情况下，总存在位置不精确的危险。因此，用显微缝线时，必须预计缝线的移动趋势，选择适当的缝线（其决定线道的横切面）。

细微缝线的夹持作用在大多数情况下在创口愈合的过程中可得到改善。随着线道逐渐愈合，其横切面接近线的横切面，然而，相反的作用过程也可发生：随着炎症反应的发生，线道可渐渐扩大。炎症反应的强度随缝线物质的组织相容性而变化（表3-1）。炎症性线道可在原来的缝线周围逐渐形成（图3-9）。如果伤口粘连在这点上仍然不

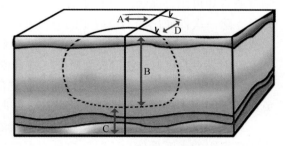

图3-9 线道的炎症性反应

线道炎症反应的发生缩短了未损组织到创缘的长度（A）、外表面的长度（B）、内表面的长度（C）和相邻缝线间的距离（D）。使用可诱发炎症反应的缝线时，A、B、C、D的距离应比使用无刺激缝线时宽些

适当，创口将重新裂开（图3-10A），但是，炎症线道也趋于影响愈合的过程，它通过放松紧张的缝线（即压缩缝线）而调整缝线张力。这样，它们可导致相反的组织变形（图3-10B）。

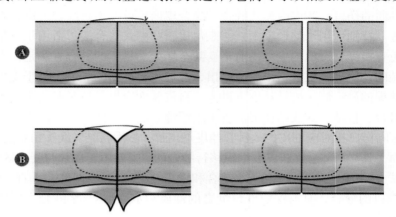

图3-10　线道炎症反应在创口对合中的应用

A. 原本对合良好的创口可因炎症反应使线道扩大，缝线松弛而裂开；B. 原本缝合过紧的创口可因炎症反应使线道扩大，缝线松弛而缓解

炎症性线道形成的可能性在手术计划中总是允许的，但可影响缝线物质的选择，即缝线靠近创缘、组织表面或邻近缝线处时，需要尽可能用无刺激性的缝线（如单股塑料丝），而缝线最初产生的轻微的组织变形可通过以后的组织反应和继之的松开作用来矫正。

（四）缝合技巧和注意事项

缝合的目的是为了拉拢对合切开分离的组织，消灭空隙和死腔，促进术后创口的愈合，恢复组织的结构和功能。为达到上述目的，缝合时必须注意采用下列技术和注意下列事项。

1. 选择合适的缝针与缝线　缝针必须尖锐，长短、粗细适宜。对粗硬的组织如皮肤选用三角针缝合，对精细而坚硬的组织如角、巩膜可选用倒三角针，但最好选用铲针及无损伤缝针。缝合结膜、眼外肌等软组织时应选用圆针。一般皮肤缝合可选用1号或0号丝线，但整形缝合时应更细些。缝合结膜应选用3-0～5-0的黑丝线。白内障、角膜手术应选用显微合成纤维线关闭切口。深层组织如眼眶骨膜的缝合可用2-0～4-0的肠线。固定内眦韧带或骨片可用金属线。缝线不宜过长、过短，一般一次缝合打结者，缝线长10～20cm即可。除一次性使用的消毒好了的显微缝线外，所有缝线都必须是新灭菌的。反复灭菌的丝线脆而易断，故不应使用（尤其视网膜脱离手术时缝合固定植入物等）。

2. 创缘对合良好，创口表面平整　缝合创口前应先对合好创口，创口均匀而紧密贴合，创缘应无内卷外翻，以便术后创口能迅速愈合及减少瘢痕形成。不过创缘可略向外翻，以免愈合后因瘢痕收缩而呈向下凹陷状态，在眼睑成形缝合睑缘切口时尤应注意。

3. 进、出针距应相等而适当　针距以恰能使创缘完全对合为宜。进针角度一般以垂直于所缝组织的表面为佳。不过，进针时可略向创口内侧倾斜。进针后应与针的弯曲度即弧度成一致的方向推进，不向上挑针，以免挑穿表层组织或折断缝针。进针与出针的位置与创缘的距离应相等，通常以1.5～2mm为宜，显微手术应更小些。过窄则拉力小，易撕裂；过宽易形成皱褶或使创缘组织卷曲。总之，操作时，先用镊子轻轻翻转切口边缘，入针不宜离边缘过远，并使经过深部组织的缝针通道离切口边缘更远些，这样结扎缝线后，切口深浅层组织均能紧密结合，切口边缘表面向上隆起。如只做浅层缝合或进出针离创缘过远，则结扎后浅层组织收紧，切口表面凹陷，深部组织遗留死腔，或浅层组织直接与深层组织愈合，以致日后切口形成凹陷的瘢痕。

4. 缝线间距不宜过短或过长　眼科手术缝合各针间距离要适当，总的说来针距比一般外科要密些，但也不宜过小。因为过小时，缝线太多，不利于血液供应，伤口内的缝线异物多，刺激性较强。针距过宽，则两线间的创缘对合不良，容易哆开。

5. 缝合要有足够的深度　现代眼科手术缝合倾向越来越深。深度因组织及创口深度而异，一般缝针均应通过创口底部，结扎后不致留下空隙，两侧组织的深度要一致以消灭死腔。如创口较深，为预防各层组织错位以及消灭死腔等，宜分层缝合即分别做深、浅层缝合。缝合深部组织时，可用细肠线或丝线。缝针先经切口底部，使结扎后线结埋在最底层而不致刺激表层组织。结扎深层的线头要短，缝线也不宜过粗。缝合深层后再做表层缝合。应用"8"字垂直缝合可以避免埋藏缝线的刺激，但要注意深、浅层组织准确对合。缝合深度与切口对合的关系密切，见图 3-11。

6. 创口高低不平，宜用"高浅低深"缝合法即高侧浅缝，低侧深缝，缝线拉向创缘高的一侧打结可使切口变得平整。

7. 应用内翻、外翻缝合法　对创口边缘内陷者，宜用外翻缝合法；创口边缘外翻者，宜用内翻缝合法。

8. 横切纵缝与纵切横缝的应用　延长切口时可用横切纵缝法，若要缩短切口长度可用纵切横缝法。

9. 切口的张力应适中　切口张力过大（常见于整形手术或创缘组织有丢失时），即使勉强拉拢对合缝合，也会引起创口供血不足、坏死、对合不良、创口哆开、崩裂或愈合后瘢痕明显。此时应及时对附近组织做适量的板层下（如皮下）潜行分离，解除或缓解张力后再行缝合。还可做辅助切开及"Z"字成形术来减少皮肤切口张力。此外，可在间断缝合的基础上，间隔做近、远式的缝合或垂直褥式缝合，以加强切口外周的固定力量及消灭死腔。

对于顺着皮纹而没有张力的切口，为减少瘢痕，可用 7-0 细尼龙线做皮内连续缝合。缝好之后两端拉紧，分别用胶布将线端固定于皮肤上，拆线时拉出便可。较长的切口，若某段张开，可补充做 1～2 针结节缝合。

10. 缝线打结适宜　不能过紧或过松，以创缘密切对合、平整为度。

（五）眼部重要组织伤口的缝合

眼科经常遇到角膜、巩膜、结膜、皮肤等伤口的缝合，不同的组织缝合原则往往明显不同。

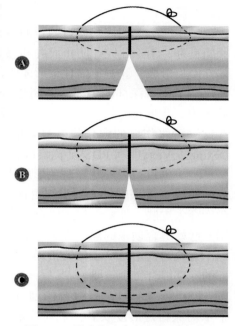

图 3-11　缝合深度与切口的对合关系

A.1/3 厚度缝合时，内切口对合不良；B.1/2 厚度缝合时，内切口对合欠佳；C.3/4 厚度缝合时，内切口对合良好

1. 角膜　角膜伤口缝合后必须水密，以免房水渗漏导致眼球塌陷、低眼压、眼内感染等。角膜还是主要的屈光间质，缝合不当（特别是过紧）可导致术后散光。角膜切口的制作也非常重要，缝合设计恰当可减少缝合量。尼龙线最常用于角膜伤口的缝合。

2. 结膜　结膜伤口二期愈合能力极好，几乎不形成瘢痕疙瘩。小的结膜撕裂往往不需要缝合。结膜缝合不良可造成明显的美容缺陷，主要是 Tenon 囊嵌入创口所致，特别容易发生在斜视手术后。青光眼手术缝合结膜要达到水密程度。结膜缝线可存在数周或更长时间。尼龙线结应埋藏，以免产生异物感。可降解线没有异物感，但吸收时会引起一定程度的组织反应。

3. 皮肤　关闭皮肤伤口的目的是将瘢痕形成最小化。涉及的原则包括：①创口深部应关闭良好，消除死腔、防止血肿和感染、预防凹陷性瘢痕形成。②创口边缘外翻以避免凹陷性瘢痕形成。③避免猫耳朵形成。

（1）创口深部的关闭：关闭创口深部有两个功能，即消除死腔和解除皮肤缝合方向的张力。皮肤缝合不能带有张力，因为皮肤缝线常规在 5 ~ 7 天拆除以防线道上皮化，在这一阶段伤口的愈合强度只有最终强度的 5%。缝线必须有适当的强度并能降解，如 Dexon®、Vicryl® 和 PDS®。优良缝合，创口边缘必定非常接近，线结埋藏。

（2）创口边缘外翻：避免形成凹陷创口的第二个因素是创口边缘必须外翻。这可通过皮肤缝线穿入深度较表层组织更深来达到。缝合时翻转创口边缘以便缝针以小于 90° 的角度穿入皮肤。外翻创口边缘可通过下列三种方法完成：①用镊子或皮肤拉钩翻转边缘是用于起始缝合创缘的最佳方法。②使用其他物体提供反向压力，和缝针一起作用而外翻创缘。有人建议用另一手的拇指提供反向压力。③使用褥式缝合。由于面部存在表情肌，面部的深部缝合特别重要。

（3）避免猫耳朵：缝合的创口边缘不等长时会出现猫耳朵。如眼睑整形或眉部抬高手术切除新月形皮肤后，下列技术可预防处理这一问题：①二等分法：第一针首先缝在创口中央，因而将缺损二等分。接下去的第二针缝在余下的两个缺损中央，如此等等。② Bürow 三角法：在较长的创缘做楔形切除以缩短其轮廓。楔形切除可设置于较长创缘的任何部位。③反弧形延长创口，眉部抬高手术的最佳选择。④"Z"字成形：优点是能将瘢痕分割成小片段。但因创口设计的复杂性而很少使用。

（4）皮内缝合：皮内缝合的创口愈合呈细线状，美容效果极好。可用可吸收缝线如非染色的 Vicryl® 缝线，不需拆线；或使用不吸收缝线，由于不会导致线道上皮化，缝线留置时间较间断缝合长（可至 12 天）。

第三节　打结、剪线及拆线

一、打　结

打结是眼科手术最基本的操作技术之一，每个眼科医生都必须正确掌握打结技术，才能有效地缝合、结扎。手术时所用的结扣要求牢固而不易松动、脱落，操作起来既简单又迅速。

（一）打结的器械与方法

眼科手术野较小，缝线较细，结扎打结多不用外科所用的手指打结法，而采用器械打结法。如用持针器、无齿平镊、蚊式血管钳。器械打结法简单易行，不妨碍视线，即使线很短也可以打结。眼科手术结还可使用手指与器械相结合的打结法，如一手用平台镊或持针器，另一手用手指（器械法时用镊子）。若用显微打结镊，镊尖必须尖锐（图3-12），以便顺利夹取组织表面的缝线，同时又要注意不要损伤精细的缝线。若需做很多个间断缝合，缝线可稍长些，在第一针打结后剪断缝线，再缝第二针，以免反复穿针引线。

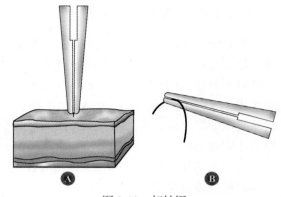

图 3-12　打结镊

A. 用平台镊的镊尖拾起并夹住组织表面的缝线；B. 将缝线夹于距尖端稍有一点距离的平台部，以免尖锐的镊尖倾斜割断缝线

普通打结的方法有三种，即单手打结、双手打结、持针器或血管钳打结。一般眼科手术多用持针器或平台镊打结，如用持针器放在缝合后的长线与其近侧创缘之间，并绕长线一圈，再钳夹短线，进行打结（图3-13）。眼科显微手术多用两把打结镊或一把持针器、一把打结平台镊（详见第八章）。

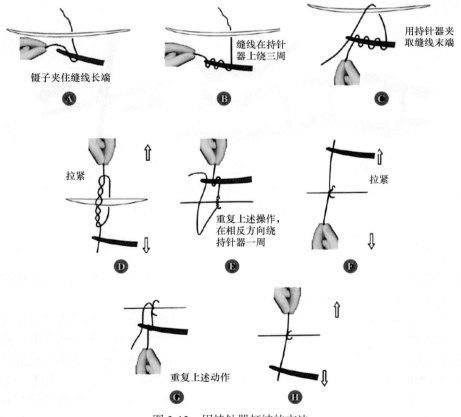

图 3-13　用持针器打结的方法

（二）结的构成与打结原理

线结夹持组织的强度及其牢固度主要取决于拉紧后的结扣内产生的摩擦力。而缝线的质量如表面粗糙度、伸缩性和柔软性则起主要作用。显然两根缝线间产生的摩擦力越小，打结时所要建立的缝线间的接触区就要越大。对于高摩擦力的缝线（如搓捻线、编织线、胶丝线），只要简单的双结（方结）就足够了（图 3-14A），而对十分平滑和不柔软的缝线（合成单股线如尼龙线、聚丙烯线），则要打几个结袢，且线要绕每一个袢几次（图 3-14B），线结才牢而不脱。

第一个结扣（单结、结袢）称为对合结，其作用是使创缘对合固定于正确位置，实际上起的就是缝合功能。而其他结扣（第二个结扣以后）仅是为了加固第一个结扣，提高对合结袢的安全性，故其他结扣都称为安全结或加固结。若首先将对合结置于其决定性的位置，然后用一个加固结扣紧之，此结称为方结（图 3-14A、图 3-15）。如果对合结和加固结都先疏松地打置，然后才一起拉到线结位，这种结则为滑结。方结与滑结的第一个结扣的安置是相同的，仅是牵引第二个线结扣的方向不同，方结的拉线方向与缝线平面成直角，两根线是向相反方向牵拉的。

粗线有利于打方结，因粗线在对合袢中的摩擦夹持力大，且在其到位前结已关闭，故不易滑脱。相反，平滑的线易打成滑结，这是由于在打安全袢前对合袢趋于疏松，故平滑线不易打成方结。通过线重复绕袢数次可增加缝线接触及互相间的摩擦力，但这样打成的结体积会相当大（图 3-14B）。

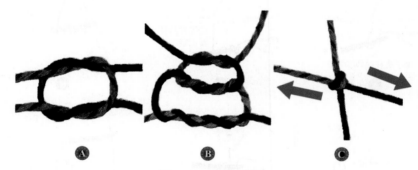

图 3-14　结及其结构
A.方结；B.加固结；C.打结的用力方向

（三）结的种类

正确的缝合结扎结有方结、三重结、外科结、显微手术用的多重结。不正确的结扎结有滑结、假结。用于临时结扎时可打成活结（图 3-15）。

第一个单结扣和第二个单结扣成相反方向打成的结称为方结，可见方结是由方向相反的两扣组成（图 3-14A、图 3-15）。打成后的方结越拉越紧，不会松开或脱落，适用于各种结扎或缝扎的打结。打方结时，两手用力要均匀，不可一紧一松，否则形成滑结。若向同一方向打结则为假结（顺结）。所谓三重结，就是在完成方结之后，再加上一结扣（即第三个结），这样使结扣得更牢固。三重结常用于重要的切口、组织的打结缝合和固定，也常用于尼龙线等的合成线的打结。多重结顾名思义是指打三个以上的结扣。常用于显微缝线的打结。外科结就是在做第一个结扣时绕两次，这样缝线间的摩擦面较大，再做第二个结扣时不易滑脱，其用途和三重结基本相同。第一扣不易松开是其优点，但比较麻烦且费时，一般情况下，有了方结和三重结两种打法，常不需采用外科结（图3-15）。

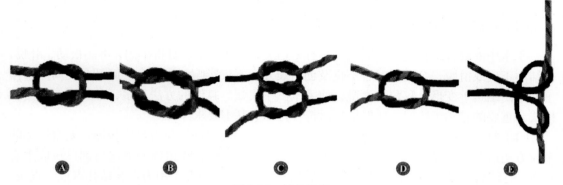

图 3-15 结的种类
A. 方结；B. 外科结；C. 三重结；D. 顺结；E. 滑结

手术中使用的基本线结是外科结或 2-1-1 结。典型的外科结是一个二绕结，而后接两个单绕结。以二绕结开始的目的是防止打第二个结或锁结时第一个结松动，而第三个结是为了适当的可靠性。眼科常用的合成缝线（如 10-0 尼龙线）的线结可靠性较差，因而这些缝线的手术结往往采用 3-2-1 或 3-1-1 结。由于眼科手术的特定性质和使用缝线规格的精细，眼科总是用器械打结。

线结的打法要正确，否则很有可能造成一系列可滑动的半结。正确的打结是缝线两端的拉力相等，并确保牵拉的方向要朝向线结坐落的方向。这就是说在每个单结间的牵拉方向相反。有时，打滑结的目的是在锁定前能调整缝线的张力，主要用于缝合角膜伤口，因为角膜伤口缝线的张力对术后散光的影响非常明显。滑结包括单滑结与双滑结。单滑结的打法有两种：平行缝线法与交错缝线法（图3-16）。牵拉缝线长端能抽紧线结；牵拉缝线

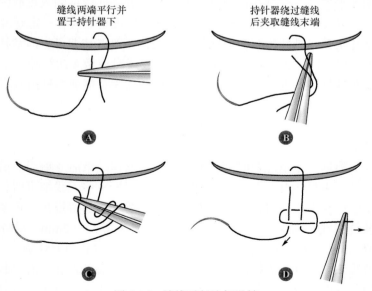

图 3-16 缝线平行法打滑结

短端能放松线结。滑结的优点是能调整到需要的张力，一旦调整好，必须再在上面打至少两个方结或一个完整的手术结以保证安全。在缝线张力非常重要的情况下，如白内障囊外手术后角膜伤口的缝合，一些手术者偏爱这种方法。

（四）打结的技巧与注意事项

手术中的缝合结扎是否牢固与打结有密切关系，结一定要打得牢固，不能松动、滑脱，打结不正确或滑脱，会造成对合不良及创口裂开，不仅影响创口愈合，而且会使周围结构（如眼内结构）变形、移位、紊乱，使手术归于失败。打结的方法很多，并无固定不变的模式，重要的是勤于练习，熟能生巧，符合打结的基本要求即可。

（1）打结必须注意用力的大小和方向，结扎时两股线的牵拉力量应相等。安全结扣的牵拉方向应与对合结扣成直角（图3-14C）。打结前应先将线道外的缝线与创口拉成垂直状态。打结后，创缘的位置应不改变。器械打结收紧时要使两手用力点与结扎点成一直线。不可把线向上提起而形成一角度，以免滑脱甚至撕裂结扎点组织或使创口缝合不紧。

（2）打第一个结时，松紧要合适，过松则切口对合不良，过紧则妨碍血液循环，且易割伤线圈内的组织。结本身当然要打得坚实紧固，结口的交叉要正确，不要打成顺结或滑结。尼龙线等人工合成显微缝线起码要两绕三结扎，以防松脱。

（3）打结前后均要检查缝线是否完好无损，有时缝线会被持针器夹伤或过线时劈开而易断裂，缝线不良及损坏后应及时更换而重新打结，以防术后崩线。

（4）第一结扣打成后，为防结扣松弛，常用镊子夹持固定，固定时应选用无齿平镊进行，尽量不用锐利的镊尖夹持缝线，以防损害缝线。

（5）所有的结均应打在进针或出针的根部，而不应压在创口上或将缝线头夹在创缘中间，以免影响愈合。一般皮肤缝线的线头留3～4mm，结膜线头留下2mm即可，无需拆线的线结头可留得更短些。微细缝线缝合时，只要结的大小比线道直径小、线头短（靠近结剪），可将结拉入线道埋藏起来以减少线结的刺激作用。

（6）为使创面平展及不因缝线拉力过强或因组织肿胀使线结陷入皮肤内而引起组织坏死，在褥式或结节缝线下面可垫以纱布条、橡皮卷、橡皮垫等具有一定硬度的小枕。

（7）线结结扎次数与结扎内容及缝线材料有关，一般方结即可，但结扎角膜缘等重要切口、张力大的切口、固定植入物以及用尼龙线、肠线时应做多次结扎。

（8）显微缝线的打结技术不同于一般打结，技巧和注意事项参见第八章。

二、剪　　线

打结完毕，应根据手术情况及时剪线或待下一步操作结束后才剪线。剪线所留的线头长短与用线型号及所用材料有关。一般来说，线粗可留短一些，线细可留长一些；肠线留长些，丝线留短些；要拆线的留长些，不需拆线的或要埋藏的留短些；重要部位留长些。如前所述，皮肤缝线线头留3～4mm；结膜缝线的线头留1～2mm，结膜下埋线和角巩膜缝线的线头留1mm。剪线的方法主要有两种，即用剪刀剪和用刀片割。

1.用剪刀剪线法　　正确的剪线法是在直视下将剪刀尖端稍张开，沿拉起的双线滑至结扎处，稍向上倾斜，剪断双线。剪刀倾斜角度取决于留下线头的长短，剪刀与双线倾斜度越大，所留的线头越长。当然，要求留下的线头越短操作越困难。剪线时应注意先将两根线尾平行拉紧同时稍拉起结，张开剪叶靠近线结剪断多余的线尾（图3-17）。由于结被剪刀遮盖而躲藏在刀叶下，剪线不是在直视下操作，精确地剪线是困难的，无经验者常会剪断线结或留下的线头太长。初学剪线者，最好用左手托住剪刀，顺着缝线滑下至线结，再将剪刀侧转45°剪线，这样就可避免线头留得过长。

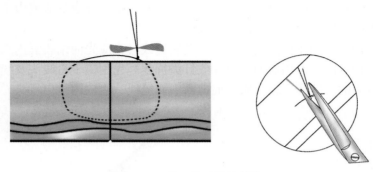

图 3-17　剪刀靠近线结剪线

2. 用刀尖割线法　常用剃须刀尖或三角刀尖等刀片割线。如果缝线不太紧张，可将结拉起一点，抬高刀刃，这样可提高可见度，便于直视下准确切线（图3-18A）。对着刀刃拉起线结后，将线向刀刃所指的反方向牵拉，刀刃固定不动，在迅速牵拉缝线过程中稍压向刀刃将线折断（图3-18A）。若缝合太紧，拉不起线结时，则将剃须刀尖刃与线结齐平接近线结。拉回缝线的同时迅速折断缝线（图3-18B）。这种不抬高线结的割线方法的缺点是能见度差。刀刃与缝线的接触点一经接触就不会再变，就在此点刃割，因此置刀时要很准确。

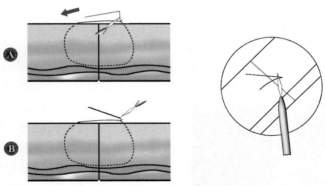

图 3-18　用刀尖靠近线结割线法

剪线时必须注意不要将打好的线结剪断，否则需要重新缝合，不仅浪费时间而且增加了对组织的损伤。

三、拆　　线

眼睑皮肤和眼球表面（如结角膜）的缝线除自行脱落外，一般应予拆除。拆线是一项细致的基本操作，如果操作不当，可能引起严重的并发症，如创口裂开、出血等。至于拆线的时间，一般眼睑皮肤为术后 5 ～ 7 天，结膜线 5 ～ 6 天，植皮线术后 10 天，上睑下垂悬吊线 10 ～ 14 天，角膜的丝线于术后 11 ～ 12 天拆除而尼龙线等显微合成线则应于术后 2 个月左右拆除。必须记住，拆线的具体时间取决于创口愈合的情况，一般待创口愈合良好后才可拆除，但病人严重不适或角膜移植线刺激症状重，诱发新生血管长入时在不影响创口的情况下可提早拆除部分缝线。对切口对合不严密、炎症反应或由于手术的需要以及创缘张力较大时，拆线的时间可以延迟或行间隔拆线。

拆线时应在消毒无菌条件下进行。拆结角膜缝线时，应先向结膜囊内点表面麻醉剂。拆线动作要轻、稳、准。可用剪刀或刀片或针尖拆线。先用镊子将线头及线结提起，露出埋没部分，将剪刀的一叶伸入长线圈下面剪断一侧缝线，由皮内拉出线头，拔掉整段缝线（图 3-19）。

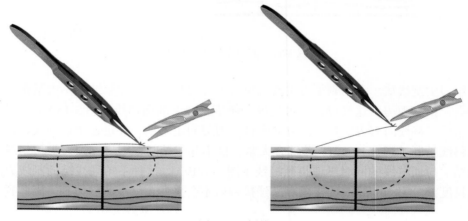

图 3-19　拆线

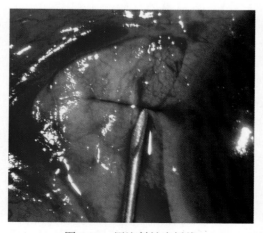

图 3-20　用注射针尖拆线

拆除皮肤线结时，先予局部清洁消毒，然后一手持镊夹住线结，轻轻向一侧的上方提起，另一手持剪，看准缝线的一股后，插入剪尖剪断之。注意切勿同时剪断两股缝线；若还有缝线残留，须用镊子取出，不能立即取出者，不必勉强，否则撕裂局部组织，可改日再取。拆除结膜连续缝线时，可于表面麻醉后，用手指或开睑器撑大睑裂，嘱患者将眼球转向拆线部位的相反方向，用镊子夹住缝线中央处，轻轻提起缝线，剪断后自创口两端分别抽出缝线。切口不长的结膜连续缝线，可先剪断其一端的线头，直接自同侧或另一侧轻轻抽出。如缝线牵引很紧，不易抽出，可在缝线中段剪断之，轻轻拉出，或待他日缝线松动后再抽出。拆除角膜缝线可用剪刀、剃须刀片、锋利的针尖等进行（图 3-20）。局麻后，用无齿角膜镊夹住并略提起线结，利用尖锐的刀尖伸入一侧线圈下，面向角膜缘由内向外挑起而割断缝线的一股后抽出。拆线时必须固定眼球，可先做间断拆线，遗留的线结隔日再拆，以确保切口不裂开等。

拆线时应注意以下事项：①拆线时应先告知病人，消除其紧张心理，以便配合操作，防止骤然转动而撕裂伤口；②动作要准而轻，视野开阔，在直视下操作，避免用力提拉，防止创口哆开与出血；③剪刀宜贴近组织面，剪断缝线埋入组织的部分；④不应同时剪断两根线头，以免残存的缝线留在组织下；⑤应注意不要使原来显露在皮肤等组织外面的线段经过皮下组织；⑥拆线时若发现创口愈合不良或裂开等应停止拆线，必要时再予缝合；⑦缝线较多而创口愈合欠佳有哆开倾向时，可间断、间隔拆线，隔 2～3 天后再拆除其余部分；⑧小儿、老人的创口拆线不配合或不便时，尽量采用间断缝合，若无其他影响可待其自然脱落而不予拆线（球结膜缝线）；⑨深层内部缝线如青光眼巩膜瓣、白内障巩膜切口、眼外肌的缝线，只有当缝线严重露出结膜，病人不适时才予拆除；⑩矫形手术拆线时，要根据组织的形态、位置来选择合适的拆线时间，如眼睑位置过矫时早些拆线，矫正不足延迟拆线；拆线时不应遗留被分泌物或血痂覆盖的线结；拆线后的创口仍应加盖消毒辅料 1～2 天，以防感染。

白内障手术的术后散光可通过拆除缝线来矫正，一般在术后 6 周拆线，过早拆线将影响伤口愈合。选择角膜曲率陡的子午线上的缝线，将其拆除。散光 2D 拆 1 针，3～4D 拆 2 针，> 4D 拆 3 针。断线可用刀片和 YAG 激光。也有人用一次性注射器针头轻轻插入缝线下，以其侧刃轻挑缝线即断。Jackson 等研究认为白内障术后的角膜尼龙线均应常规在术后 3 个月～1 年内予以拆除。因为不仅是矫正散光的需要（更早拆除），还因为缝线留在原位时间越长，引起症状的机会越多，且缝线裂解开始，由于拆线时缝线容易在组织中断裂，拆除缝线将更为困难。

（管怀进　黄正如）

第四节　关闭切口的其他方法

一、皮　肤　胶　带

胶带关闭皮肤切口不会出现线道感染、皮肤异物反应、线道上皮化。但只有正确使用，才能粘贴、闭合伤口，此外，使用胶带相对较耗时。黏性胶带有强力型和弹力型两种类型，如果估计伤口可能出现肿胀或水肿，则选择弹力型黏性胶带。

使用胶带前用脱脂剂安息香酊（酒精溶液）清洁、干燥皮肤表面，以增强胶带的黏性。粘贴时不能产生横向张力，否则造成皮肤的机械损伤。大多数黏合剂是压力依赖性的，粘贴后要按摩或按压胶带数秒钟。使用粘贴带的并发症包括：①横向张力过大，引起机械损伤，粘贴带的两端出现水疱。②撕除粘贴带时，可出现非张力性机械损伤，因此，撕除应当轻柔、顺着伤口方向、始终支托皮肤，以免伤口裂开。③胶带可能浸软皮肤，如使用薄的粘贴带时可以避免。④偶见过敏反应。⑤罕见并发症还有皮肤剥离、毛囊炎、化学损伤、黏合剂残留等。

二、组织黏合剂

组织黏合剂有不需拆线、不形成线道等优点。目前多使用丁基 -2- 氰基丙烯酸酯（enbucrilate），该黏合剂本来透明的，为便于观察而染成蓝色（Histoacryl®），接触少量水后发生聚合。

1. 皮肤与球结膜创口　目前，组织黏合剂在眼科主要用于皮肤表浅伤口、球结膜创口的闭合。使用时必须非常小心，因为创缘之间有黏合剂会形成难以通透的屏障而抑制创伤愈合。一旦黏合剂发挥作用（20 秒～ 2 分钟，取决于接触的水量），组织对合的任何差错均不可能纠正。同时还必须小心确保角膜或结膜不接触黏合剂（可通过涂眼膏形成保护膜而预防）。使用时干燥皮肤并稳固地把伤口边缘捏合在一起，然后把黏合剂涂在伤口表面，在其发挥作用的过程中保持创口边缘对合 2 分钟。

2. 角膜微小穿孔　enbucrilate 在关闭微小角膜穿孔中有良好的使用价值，不过，它仅适用于小或微小的穿孔，渗漏区必须干燥以便胶水结合。具体操作包括：①术前准备同一般眼内手术。②重建前房，对浅前房者，通过穿刺口注入黏弹剂重建前房以免把虹膜或晶状体黏合于角膜。使用前助手用小拭子干燥穿孔部位的角膜，清除穿孔周围的坏死组织和上皮，以免黏合剂紧紧结合坏死组织与上皮一并脱落。③可裁剪一小片塑料粘贴单，滴一滴黏合剂于其上，然后精确地放置于穿孔处。也可使用软性加压接触镜，否则粗糙的表面会导致巨乳头性结膜炎样反应。术后密切随访，黏合剂的存在可能掩盖细菌性角膜炎的表现。

3. 其他应用　黏合剂还可用于定位眼眶移植物、视网膜手术巩膜较薄时外植物的黏合、直接封闭视网膜裂孔等。

三、纤维蛋白胶水

纤维蛋白胶由同种异体血制备，使用较为局限，其优点是可吸收。有两个注射器包装，一个是纤维蛋白原；另一个是凝血因子Ⅷ、其他凝血因子和氯化钙。与 enbucrilate 一样，它需要干燥表面，但起作用时间较长（至少 2 分钟，最长 30 ～ 60 分钟）。虽然纤维蛋白胶也曾经用于封闭角膜穿孔，但不如 enbucrilate。

四、液　　体

角膜等组织整齐的隧道切口，往往能自行闭合，但手术结束时应检查切口的密闭性，尽可能做到气密、水密，必要时从切口两侧边缘注射平衡液使切口周围组织水肿而加强切口的闭合性。

第五节　包　　扎

包扎有助于避免形成血肿和感染，早期阶段保护伤口免受机械性外伤，为伤口愈合提供适宜的局部环境。

不同的手术，包扎的特点也明显不同。例如，白内障术后包扎的重要功能是防止可引起切口破裂的意外机械外伤；大部分眼睑手术后包扎的主要目的是防止血肿形成；对二期愈合的伤口，其关键的作用是提供理想的局部环境。包扎敷料不能粘于手术伤口，如果预期有排出物时尤其重要。对眼科手术，避免粘连的有效方法是让眼睛闭合。

两种最常用的不粘连敷料是凡士林纱布和 Melolin™。凡士林纱布是浸透液状石蜡的纱布，因而其纱线被包被但网眼依然开放。这种纱布不能折叠，否则多孔的特点会丧失。Melolin™ 是伤口敷料衬垫，其面向伤口的一面有不粘层，大部分敷料就盖在上面。

加压包扎是指垂直向下的压力，以防止出血，特别是从小血管来源的低压性渗出。这对眼睑手术尤为重要，因为眼睑的组织张力较身体其他部位低，组织液容易积聚。为了达到加压目的，有必要把胶带的加压作用点抬起高出创口表面，这可通过敷料衬垫完成。使用的加压胶带必须具有弹性。最后，这种加压胶带包扎产生横向张力较垂直张力更强，意味着加压胶带的黏附存在问题。保证表面清洁（如用安息香酊清洁）和干燥有助于胶带黏附。这种形式的包扎显然存在和皮肤粘贴带相同的问题，特别是有关皮肤机械性损伤。

特别需要大压力时可使用绷带。因为绷带可包裹头部，可产生向下的压力而没有横向张力，这样能获得较弹性胶带更强的压力。

垫枕用于皮肤移植，以对移植物提供持续加压而有助于成活。常规眼科手术极少使用垫枕。

护罩用于保护眼睛免受意外的机械伤害。当角膜或巩膜伤口大而用纤细缝线缝合时（如白内障囊外摘除术后），护罩显得尤为重要。轻微的钝挫伤造成眼内压突然升高，可能引起缝线断裂，导致破坏性后果。因而白内障囊外摘除术后的第一个月，患者夜间应戴眼罩；如果患者有揉眼的倾向，则白天也应戴眼罩。

第六节　切口愈合和处理技术

切口愈合分为一期愈合和二期愈合。全层切口两种愈合的主要区别在于：一期愈合没有组织缺损需要修复，二期愈合切口边缘之间有组织缺损，必须在愈合期间进行修复，且愈合后会留下明显瘢痕。从眼科手术观点出发，两种切口的愈合最主要的区别是一期愈合留下的瘢痕比二期愈合的小得多。因此，眼科手术切口要力争一期愈合，设计和关闭切口时，要做到对合关闭而不留间隙。不过，半层伤口能以二期愈合方式不留瘢痕而愈合良好。

一、一 期 愈 合

（一）拆线时机

一期愈合的关键是掌握好创口抗拉强度的发展变化情况。一般需要早期拆线以防线道上皮化。皮肤拆线 1 周左右，前额等特别敏感部位可早至 5 天拆线，不过，此时伤口的强度只有正常的 5%，因此需要深层缝合以防伤口裂开，也需继续使用胶带 2 ～ 3 周。拆线的第一步是切断缝线。皮试针头的边缘能很好地切割角膜缝线。对皮肤缝线，可使用剪刀或刀片。拆线的关键点是向伤口方向拉线，以最低限度降低切口裂开的风险。

（二）切口愈合

皮肤切口的愈合分为以下三个阶段。

1. 炎症阶段　术后第1周以内。最早(伤后6～12小时)出现于伤口的细胞是淋巴细胞。但最关键的细胞是单核细胞，从第4天开始积聚。缺乏单核细胞者伤口不能正常愈合。炎症阶段末期，伤口基本上被纤维蛋白和类似的蛋白结合在一起，其强度只有正常皮肤强度的5%。这一阶段可看做"填塞裂隙"的修复，旨在加快创口闭合速度，预防感染。

2. 细胞阶段　术后第2～3周，并延伸至最终阶段。该阶段的关键过程是清除纤维蛋白和出现一过性蛋白基质。纤维蛋白可能是细胞移行的屏障，纤溶酶是这一过程重要的蛋白酶。临床上"潮湿是最佳"——如果创口保持湿润，湿润抑制了结痂（实质上有纤维蛋白组成），残留的需要二期愈合的创口愈合更快。这一阶段关键细胞是成纤维细胞和内皮细胞。

3. 挛缩与改建阶段　开始于第3～4周直至数月，甚至1年后仍有活动。创伤愈合的细胞阶段和收缩阶段往往有重叠。伤口的收缩开始于第7天，持续数月，直到1年才完成。特征是胶原纤维重组。最终伤口的强度稳定于原有组织强度的70%～80%。

（三）药物调控伤口愈合

理论上，有许多药物（如上皮生长因子）可加速正常伤口的愈合，但常规使用的很少。临床上，有许多药物可用于延缓伤口的愈合，如用于青光眼小梁切除术和预防瘢痕疙瘩形成等。最早使用延缓伤口愈合的药物是糖皮质激素，它能明显抑制炎症阶段的创伤愈合。目前常使用抗代谢药物氟尿嘧啶（5-FU）和细胞毒药物丝裂霉素（MMC），它们主要作用于成纤维细胞，抑制细胞阶段的创伤愈合。放射治疗是另一种选择，能抑制创伤炎症阶段和细胞阶段的愈合。虽然伤口调节药物最常用于青光眼手术，但5-FU也联合用于瘢痕性眼睑异常；5-FU和MMC均可用于泪囊手术。延缓伤口愈合药物的应用领域将会不断扩展。

二、二 期 愈 合

（一）基本特性

创伤的二期愈合依赖于伤口是半层还是全层。半层伤口的再上皮化来自上皮组织的附件结构，而再上皮化的速度取决于这些结构的密度。半层伤口的二期愈合效果非常好。在全层伤口，所有上皮再生必须来自于伤口边缘。经过大约1周的迟缓阶段，上皮以指数方式生长而闭合伤口。因此，4倍大的伤口只需2倍长的时间闭合。这一迟缓阶段与伤口愈合的炎症阶段一致。

在二期愈合中，伤口的底部在几天内形成毛细血管环，表现为红色的颗粒状肉芽组织。对于二期愈合的实用要点为：①湿润最佳，伤口应保持湿润，因为干燥后细胞不能移行。②伤口闭合时间由伤口最小尺度决定。因此设计伤口时应将此纳入考虑。③半层伤口的二期愈合效果非常好。④二期愈合后瘢痕的多少取决于伤口的表面形状：凹面伤口二期愈合效果较好（如内眦角）而凸面伤口的愈合效果较差（如额部）。⑤愈合速度取决于部位，面部伤口愈合最快。

（二）创口护理

二期愈合伤口最好在湿润环境中，每天应轻柔地清洗两次以去除痂皮。半封闭薄层凡士林敷料覆盖可保持创面湿润。黏膜自身湿润，因而二期愈合速度特别快，但仍能形成由坏死黏膜构成的痂皮（如在泪囊鼻腔造瘘术后的鼻腔），而这些痂皮可成为感染的部位，采用鼻腔灌洗可以去除痂皮，如术后 2 周每天灌洗 2 次。

三、伤口愈合的并发症

（一）早期并发症

1.伤口裂开　许多因素可造成伤口裂开，最主要的两个因素是伤口缝合带有张力和伤口运动。

（1）张力问题：皮肤、结膜、角膜、巩膜的伤口应无张力缝合。基本原则是如果伤口关闭需要过度的张力则应使用移植物。如：①直接关闭伤口时缺少皮肤，应移植皮肤。②青光眼小梁切除术后持续的滤过泡渗漏，当结膜下瘢痕收缩导致可用组织缺乏时，可移植羊膜。③角膜植片通常大于植床，以免有张缝合。没有移植物时的另一替代方法是让伤口二期愈合。大部分结膜伤口和许多皮肤缺损能很好地二期愈合。当然，角膜和巩膜的缺损不能以此途径愈合，必须做移植术。

（2）运动问题：运动是伤口开裂的第二位主要原因，因此，手术后切口处应该制动。制动上睑是个特殊问题，必要时（如上睑重建移植），可应用肉毒杆菌毒素麻痹上睑运动。

（3）其他问题：伤口感染引起缝合松动；糟糕的缝合技术可致线圈割断和线结松开。

2.伤口炎症　作为创伤愈合的一个正常部分，所有伤口都经历炎症阶段。但过度的炎症反应则需要关注。异常伤口炎症反应最常见的三个原因是伤口感染、脂溢性皮炎、接触或过敏性皮炎。

（1）伤口感染：伤口感染是最严重的并发症，如果不能控制，可威胁生命。面部良好的血液供应意味着伤口通常迅速愈合以及容易制作皮瓣。伤口具有潜在威胁生命的根本原因是面部危险区域的血液通过海绵窦回流，引起海绵窦血栓形成。

（2）脂溢性皮炎：脂溢性皮炎是最近认识到的、最常见的手术后弥漫性红斑的原因之一，可伴有表层糜烂。脂溢性皮炎没有疼痛、不会化脓。先期存在脂溢性皮炎的患者容易患此并发症。脂溢性皮炎主要侵袭男性，发生于任何年龄，病灶相互分离，特征是红斑、鳞屑和轻度的刺激症状，特别容易侵犯头皮、耳后、鼻唇沟、胸骨部、腋窝、乳腺下沟及腹股沟部位。在存在疑问时，检查这些部位有助于诊断。脂溢性皮炎可累及眼睑，是睑皮炎的病因，在这些部位的伤口特别易受影响。脂溢性皮炎急性加重的治疗是局部应用酮康唑，可加用激素。典型的治疗方案是 2% 酮康唑香波洗头，2 次 / 周，用 1 个月；或 2% 酮康唑乳膏 2 次 / 天；如果皮肤皮疹持续存在，可联合应用 1% 氢化可的松和硝酸咪康唑

2次/天。

（二）晚期并发症

1. 伤口凹陷　没有缝合伤口深部或没有外翻伤口皮肤的边缘等糟糕的缝合技术可引起瘢痕凹陷。

2. 缝合痕迹　缝合痕迹由线道上皮化引起，因此一般皮肤缝线应在1周时拆除，额部皮肤缝线5天拆线。5天时伤口的强度只有正常的5%，拆线后应继续用胶布支持伤口2周。如果皮肤缝线需要在原位保留超过1周，就应考虑应用皮内缝合技术（拆线时间10～14天）。

3. 色素改变　伤口要经历不同的颜色变化并往往影响美容。所有的伤口开始时有血管而呈粉红色并维持9个月后逐渐褪色。成熟伤疤将以比周围组织更苍白而告终。患者应避免在伤口的愈合阶段暴露于阳光中以减轻色素沉着问题。

4. 瘢痕疙瘩　过度的胶原纤维沉积于真皮层引起的瘢痕疙瘩受部位和种族的影响。由于真皮层很薄和缺乏皮下脂肪，眼睑很少形成瘢痕疙瘩，但额部却容易形成瘢痕疙瘩。

5. 挛缩　挛缩可进行性发展直到伤后1年。因此，修复性手术应当延期至少6个月，最好是1年。角膜和巩膜损伤不会出现挛缩。结膜损伤和皮肤损伤后可发生挛缩，并能引起眼睑和眼球运动受限。皮肤挛缩导致的线形收缩和螺栓垫片样畸形的基本处理原则是做"Z"字成形手术。

（黄正如　管怀进）

第四章　眼组织的止血

眼科手术中，止血是手术最基本的操作之一，它除可减少失血外，主要是为了保持手术野的清晰。此外，出血流入眼内如前房时，还会影响术中操作和术后恢复等。因此，确实有效的止血可保持创面清洁，解剖层次清楚，有利于手术的进行。为预防术中出血，对范围较广的手术如鼻腔泪囊吻合术、白内障摘除术等术前应检查血小板及出、凝血时间，必要时口服或注射止血剂，甚至输血或输血小板等。在麻醉药中加入少量肾上腺素，手术时尽量避开血管等也有助于预防出血。

第一节　概　　述

一、出血的原因与分类

眼科手术所遇见的出血可分为毛细血管的渗出性出血和小血管破裂性的出血，很少有因损伤大血管而致大出血者。

二、出血的危害性

出血可以给患者和术者造成许多麻烦和问题，包括：①大量出血威胁患者血流动力学甚至生命。当然，眼科手术几乎不会遇到。②出血能完全阻碍手术野的可视性。③血肿形成是术后感染的危险因素之一；特别是眼眶血肿可以致盲。④出血可以促进创伤愈合，这对大多数手术是有利的，却不利于青光眼滤过手术的滤道通畅。

三、预防措施

对术中出血可能性大的患者可以采取以下预防措施：①术前1周患者停止应用阿司匹林或阿司匹林样作用的药物。②对口服抗凝药物（通常是华法林）的患者，检查凝血酶原时间，考虑术前3周中断治疗。③即使手术在全身麻醉下进行，也要考虑术前使用含肾上腺素的局麻药；患者在手术台上处于头高体位；必要时采用控制性低血压麻醉。

四、出血的清理

1.擦除　最普遍使用的擦除出血的材料有棉纱布和纤维素海绵。纤维素海绵拭子因为坚实而不会破碎，也不易残留，因而对显微手术更为可取。但纤维素海绵拭子在干燥状态时吸收能力非常强，能使接触的任何组织脱水，故使用前需稍稍湿润。棉纱布是粗糙的、平织的棉纱织物，大小尺寸不一，具有吸收性；由于柔软，它又可用来遮盖、保护组织边缘。

2.吸除　吸引器用来吸除大量的出血。手术室吸引装置的工作机制是"文丘里"原理，由压缩空气驱动。吸引器不但能吸除血液，也能吸住组织。因此，所有吸引器的吸引头有侧面开孔，开放此孔能解除吸引作用从而退出被吸引的组织。

第二节　止血技术

止血的方法较多，不同类型和部位的出血，应采用不同的止血方法，如喷射性的小动脉出血或泉涌状的小静脉出血，可用止血钳夹持结扎；一般结膜面或巩膜面的出血，可用大头针或双极电凝烧灼止血；渗出性出血经滴用肾上腺素后可以停止；广泛大出血要考虑全身应用止血药物；眶内手术大出血时，除止血外还要考虑输血。眼局部出血之后，还可用生理盐水冲洗或用棉签轻轻蘸去，切忌粗暴擦拭，以免损伤组织。

一、压迫止血法

压迫止血是眼科常用的止血方法。所有的出血均可由加压止住。出血通常在持续加压6分钟内停止，在这段时间内，凝血机制已被激活。

眼内手术（特别是白内障囊内或囊外手术）则存在特殊问题：手术切口使眼内压降为零。在此情况下，即使是最低压力的出血也能持续不止，也有可能导致驱逐性眼内出血。当前手术操作的发展趋势是日益向小切口"闭合"发展和应用灌注管道，这样能在整个手术过程中维持眼内压。对角巩膜缘等处的渗出性小出血可用湿棉签或小纱布压迫止血，也可用蘸了0.1%肾上腺素的棉球压迫出血点。眼睑手术时，可用"T"形金属板翘起压迫眼睑，或用手指由眼睑外面压向"T"形板而止血。霰粒肿夹也是一种压迫止血的器械。眼眶手术时，对骨膜或骨壁的出血，可用止血海绵贴敷或涂以骨蜡，或将出血处骨质凿陷而压迫止血。术后包扎的目的之一就是通过加压而减少出血和血肿的形成。

二、结扎止血法

结扎是用线扎住中～大的血管。眼科手术中遇到的血管大部分是细小的，最好用其他技术处理。颞动脉活检是个例外，在切口远端和近段都应使用可吸收缝合线结扎血管以便切除。"Z"形缝合技术是普通外科用以控制难以确定的出血点的技术。改良血管缝扎可用于关闭先天性泪腺瘘管。缝线先穿过瘘管以防线结滑脱，然后绕血管两侧结扎。

三、钳夹止血法

外眼及开眶手术时的小血管破裂性出血常需用血管钳钳夹止血。止血应分层进行。皮下组织切开后即可进行止血，先以纱布压住出血处，放开纱布后，用止血钳尖端对准出血处，斜着夹住出血点，但不应伤及皮肤及少夹四周的组织。对较大的出血可用丝线结扎。结扎时，助手先把血管钳竖起，以便术者将线绕过，随即放低血管钳，使其尖端翘起，待第一个结扣打好后，在助手松开并移去血管钳的同时，将结继续扎紧，再打第二个结扣，这样形成方结，对大血管可再打一结，形成三重结。然后剪线，留下的线头要短，但若结扎较大的血管的线结，线头可留下较长 2mm。应注意结扎止血不应太多，尤其是植皮手术时，以免影响血供而对植皮的存活不利。浅层组织止血，钳夹数分钟后若出血停止可不予结扎。

四、烧灼止血法

白内障、青光眼等从角巩膜进路的手术最常用的止血方法是烧灼止血。烧灼止血主要有两种方式，即大头针等烧灼止血和电凝烧灼止血。

（一）大头针等烧灼法

将大头针、烧灼器甚至斜视钩在酒精灯上烧热变红后，与出血点上方的小血管或直接与出血点接触片刻即可止血。本法简单有效，但烧灼范围不能太大，否则可形成瘢痕粘连或影响创口愈合。也可边烧灼边注水，这样既可看清出血点，又可防止烧伤深层组织。一般认为显微手术和全麻手术不要用酒精灯大头针烧灼止血。

（二）电凝烧灼法

电凝烧灼是在电凝波形下的瞬态放电产生凝固和相对较大面积的碳化以达到止血作用。用电凝器进行，有单极（电刀、电凝放液针等）和双极电凝之分，双极系统的正极和负极均在手术位置，在眼科手术中使用最普遍，其用途局限于电凝，通过的电流也限于镊子两齿间夹持的组织。即通电后在两个细长的电凝镊片之间或两镊片夹取的组织内或镊片浸入的液体（膜）内产生电压，形成火花跳跃而产生热量即热烧灼。这种烧灼方法可引起血管凝固且对周围组织损伤极小。

双极电凝止血器的使用有两种方法：①直接"干性"烧灼：用两个电极镊片直接夹取组织，这样火花将直接通过两镊片间的组织，引起所涉及组织的皱缩（同时叶片间隙减小），可致相当大的组织破坏。可见，这种直接电凝法有电凝过度的危险，操作难以控制。②湿性烧灼法：在生理盐水等含电解质的液体冲洗出血处组织及出血点的同时，将电极两镊片插入夹取相当潮湿的出血区组织面，这样电凝火花通过在表面液体（膜）内跳跃，使液体加热，热量传递到血管组织使之凝固而止血。可见，湿性烧灼可预防相当大的热量穿透入深层，从而对深层组织破坏极小。因而，通过液体点滴即可改变烧灼器的使用方法，从而影响被烧灼组织的深度和范围。除液体冲洗外，改变电压、改变电极镊片间的距离（夹取组织的多少），也可控制电凝的范围和深度。电压越大，火花越大，烧灼的程度和范围也越大。不过，当用于湿性烧灼时，烧灼器不变，烧灼结果也会显著改变。

充分的止血除减少切口等手术操作时的出血外，还可加速手术的进度。止血方法还可影响到手术效果。以白内障手术为例，若将切口周围巩膜表面甚至切口区全面烧灼或电烙会产生较明显的不规则瘢痕，使术后发生角膜散光，其中以大头针烧灼止血时，引起的组织收缩范围最大和程度最深，因此，导致手术后较严重的角膜散光的可能性最大。湿性电凝止血引起组织损伤的范围和程度都最小，导致的手术后角膜散光的可能性最小。因此，如有条件，应选择湿式电凝止血器止血为好。

五、药物与材料止血

（一）药物止血

术前可应用凝血酶原预防出血，手术中可应用 0.1% 肾上腺素药物止血。曲安奈德玻璃体腔内注射有助于糖尿病视网膜病变的止血。

（二）材料止血

1. 黏弹剂　黏弹性的硫酸软骨素是促凝剂，可作为眼内出血合适的填压止血物质。

2. 止血骨蜡　骨质出血烧灼难以发挥作用，可用骨蜡来填塞出血处。骨蜡在干燥条件下效果更好。使用技巧是用力将骨蜡按进骨质，然后抹平表面。骨蜡可能的不利之处是可成为创伤愈合的障碍。

3. 其他材料　氧化纤维素的止血效果并不令人满意，但对出血点不明确的持续出血是有效的，可用于鼻腔泪囊造瘘术等腔内出血时。氧化纤维素白色多孔、具有吸收和止血作用，可用于填塞"死腔"，在 6 周内完全被吸收。明胶海绵与胶原毡的特性与氧化纤维素相似，用处也相同。胶原具有极强的止血作用，可能因为是体内凝血过程的激活因子，因此使用胶原后的凝血明显短于氧化纤维素。明胶海绵与胶原毡在 3～4 周内被吸收。

附　引流

引流是外科手术的一项基本技术，在眼科手术中应用较少，限于一些大的眼眶和眼整形手术。不必要的引流会增加感染的机会，只有正确应用引流才能预防感染并促进积血的排出，从而有利于创口的愈合。眼眶手术和泪囊鼻腔吻合术中可安置引流物，以避免术后组织间隙内积血、积液、积脓，并减少局部组织内的压力和感染的可能性。眼科常用的引流物是橡皮片，要求皮片表面光滑，放在创面最低或最侧方位置。出口不宜太紧，以便引流通畅。一般橡皮片留置 24～48 小时，如引流液较多，可适当延长，逐日转动并拔出 0.5～1cm，以利引流。

（陈陶阳　管怀进）

第五章　手术基础性操作

眼科手术基础性操作即一般准备性操作如眼局部无菌术、麻醉技术、暴露技术、软化眼球技术以及黏弹剂应用技术等是眼科手术尤其是内眼手术的基本操作技术，每一位手术者都必须以认真仔细的态度做好手术野的准备工作，并掌握好无菌、麻醉、暴露等眼科手术基本功。在多数内眼手术前，都必须检查是否已达到以下目标：痛觉消失；眼外肌制动；被动眼球运动未受限制；无眼眶浸润所致的眼球突出、眼睑接触眼球；眼内压下降或不增加，眼球不变形。

第一节　无　菌　技　术

一、手术室管理

设置眼科手术室的目的主要在于预防术后感染，此外，还为了满足应用多种眼科手术专业设备开展复杂眼科手术的实际需要。大多数眼科手术术后感染的发生是术中污染了微生物所致，包括由缓慢生长的低毒病原体所致内眼术后迟发性眼内炎。手术室无菌状态的建立与保持包括以下几个方面：

1. 分区管理　手术室往往由下列区域组成：①一般接触区域：包括手术室的接收区域、存放区域和更衣室。②有限制接触区域：包括人员休息室、回收区域和行政办公区。③严格限制接触区域：由手术区域构成，包括手术室、麻醉室、洗手区域、准备室、公用室（用于清理或处理使用过的器械）。

分区管理，单向通行要求确保污染物流与洁净物流间人员不交叉。达到无菌程度的限制因素取决于：①患者本身的微生物区系（眼科手术中存在于眼睑与结膜的微生物）。②手术者本身的微生物区系：通过手术衣能将其控制至最低程度，最好脸部皮肤也能完全覆盖。③处理技术：规范的处理过程能避免微生物的直接传播。④空气 - 空气传播的细菌孢子具有潜在的传染性和不确定性。

2. 通风　手术室通风的目的是为了提供洁净的空气，处理空气中的污染物（包括麻醉气体），控制温度与湿度。目前的通风系统主要有三种类型：①增压通风系统：使用最广泛。该系统通过房顶风扇抽吸空气，过滤后适当调节湿度与温度，最后通过管道从天花板或墙面送入手术室。保持手术室的气压稍高于其他部位，从而形成从洁净区到污染区的单向气流。很明显，手术准备室的气压最高，公用和处理区的气压最低；目的是空气以 0.1～0.3m/s 的较低速度交换 20～30 次 / 小时。当然，只有手术室门关闭的情况下才能维持有效的气压差。②其他两种通风系统：超净通风系统和超纯进气 / 排气封闭系统，主要用于无菌要求极高的手术。与隔离衣联合使用时，超净通风系统能使脓毒血症的发生率降至原来的 1/2，感染的发生率降至原来的 1/4。

3. 植入物与抗生素

（1）植入物：应用植入物能增加感染的危险性。一般而言，接种 100 万个金黄色葡萄球菌能引起皮肤的感染，但存在缝线的情况下，这一数字降低至 100 个。虽然白内障手术是使用植入物的无菌手术，但其感染率远低于在传统通风系统手术室中所做的身体其他手术如全髋置换术的感染率。原因是多因素的，包括白内障创口较小、手术时间较短、前房的房水流动。但缝合遮盖技术较差时，眼内炎的发生率会增加。没有证据表明超净系统能将目前 0.1% ～ 0.4% 的发生率降得更低。

（2）抗生素：预防眼内炎的目前趋势是在灌注液中预防性使用抗生素，两个大样本研究报道在此条件下眼内炎发生率在 0.01% 左右。术毕前房内注射头孢呋辛也能显著降低白内障术后细菌性眼内炎。在这么低的发生率下，任何进一步的发展事实上几乎不可能，因此，绝大部分眼科手术室很可能继续使用增压通风系统。绝大部分手术室的气温调节在 20 ～ 22℃，湿度调节为 4% ～ 60%。

4. 噪声问题　在手术室内，人们往往会自然而然地说话。说话可使人们比较放松，有利于发挥"团体作用"，完全静默会让人恐惧。说话不利的方面有：①说话动作能散播细菌；②噪声分散术者的注意力；③噪声影响术者与患者的交流；④突然的噪声可能引发惊吓性反射。解决噪声问题的办法是播放合适的背景音乐，以表达情绪，营造平静气氛；局部麻醉手术时还可考虑播放患者喜欢的音乐。

二、器械的消毒与灭菌

器械准备最重要的是确保器械无菌。灭菌通常定义为灭活或去除所有活的微生物。但发现朊病毒后，这一定义不得不稍作修改，因为只有焚烧才能破坏朊病毒。灭菌必须和消毒、抗菌相区分。消毒是指去除有生长活性的微生物，但对孢子不一定有效，适用于无生命的物体；抗菌是指应用抗生素消灭皮肤和创口有潜在致病性的细菌。

目前一次性使用的器械日益增多，其清洁度是有保证的。对于非一次性使用的器械，应当日益强调使用情况的跟踪以确保鉴明、销毁接触过感染朊病毒相关疾病患者的器械，因为目前无法杀灭朊病毒。

灭菌的方法有加热、化学物或气体熏蒸、过滤、放射线照射。灭菌前清洁所有器械与无生命物件是非常重要的：①清洁能减少带有的细菌，微生物的杀灭按对数等级减少，大量的微生物残留增加了不完全灭菌的可能性。②有机物影响灭菌，这对化学灭菌尤其明显，特别是血液，它是高效"抑制剂"而保护细菌。③死亡的细菌带有内毒素，仍能引起炎症。

1. 加热法　热空气烤箱常用于不能用蒸汽灭菌物品的灭菌，如滑石粉、各种油类、棉签、液状石蜡纱布。烤箱是一个密封箱，加热至 160℃ 1 小时可达到灭菌效果；也可将时间缩短至 22 分钟，但温度需升至 180℃。利用加压蒸汽湿热的高压锅最常用于加热灭菌。蒸汽冷凝时释放大量的热量，能迅速、有效地将器械加热至需要的温度。121℃的温度保持 12 分钟足以灭菌，但考虑到 50% 的安全储备，绝大多数情况下时间保持 18 分钟。高压锅需要定期检验以保证达到准确的温度与压力。Bowie-Dick 试验是常规的检查，当受到既定热量的加热时，灰色带状条纹变暗，便于目视检查。

2. 气体　常用的灭菌气体有两种。甲醛蒸汽主要用于房间与大件物体如毯子、床垫的消毒。环氧乙烷用于不能承受高压灭菌的精密器械的灭菌，它在55℃温度和潮湿空气中发挥灭菌作用，时间相对较长（高压真空条件下为1小时；塑料袋法为12小时）。孢子试验能确定灭菌效果，这需要两天时间。更明显的不足之处是有些物质如橡皮、塑料能吸收环氧乙烷，因此，在灭菌后5天内不得使用。环氧乙烷在室温下是气体，具有潜在的爆炸性和对皮肤、黏膜的毒性。

3. 化学物　有些化学物质能用于灭菌，但具有较强的毒性和腐蚀性，目前只有毒性和腐蚀性较弱的化学物适用于消毒、灭菌。戊二醛能迅速杀死细菌、真菌、病毒，能在60分钟内杀死结核杆菌，在3～10小时左右杀死芽孢。因此，10～60分钟可作为高效消毒剂；用于灭菌时则最少使用3小时。戊二醛的灭菌作用不如高压锅，但它没有腐蚀性，对透镜仪器没有损害作用，主要用于其他灭菌方法不宜使用的精密仪器如内镜的灭菌处理。戊二醛溶液是酸性的，故不能杀死芽孢；为使其具有杀孢子作用，戊二醛溶液必须配成碱性溶液（pH7.5～8.5）。戊二醛对眼、鼻黏膜具有刺激作用，其职业性暴露的限制浓度为0.2ppm[①]。

4. 其他方法　微生物能通过空气、液体过滤的方法去除。这种方法历史悠久，用于眼内注射用空气或气体的灭菌。过滤孔的直径是0.22μm或更小。球菌的直径约为1μm，杆菌的直径更大；衣原体、立克次体的大小在0.3～0.5μm范围内，故它们可被有效地滤除。但过滤不能去除病毒、细菌芽孢和所有支原体（直径0.05～0.3μm）。因此，过滤法只用于无其他灭菌方法可用时。

微生物也可通过放射线照射灭活。这种方法是商业应用的首选方法，也用于一次性使用器械的灭菌。

三、术者准备

1. 洗手　术者的无菌准备十分重要。要十分警惕术者可能将病原体从病房等场所带进手术室。18世纪60年代维也纳产科病房12%的死亡率多死于产褥热，是由于查看病人的医生在病理实验室工作后没有洗手所致。让术者皮肤灭菌是不可能的，特别是毛孔往往充当微生物的避难所。当然，感染的发生率取决于携带的微生物，而洗手能降低感染的发生。最常用的洗手剂是聚乙烯吡酮碘和氯己定碘（洗必泰碘）。这两种制剂刷手2分钟能减少98%的细菌数。

2. 口罩、帽子、手术衣　穿戴口罩、帽子和手术衣的目的在于对微生物起屏障作用，以保护患者不被源于手术者的微生物污染；反之亦然。口罩能预防从术者鼻腔和喉咙中进出的细菌感染创口。口罩的屏障、滤过效率为95%。其与面部的结合部有约5%的漏气，因而将口罩与面部相匹配和正确的佩戴位置是全面评价口罩效率的重要因素。大多数口罩的上缘有塑形带以保证与术者的脸部形状一致，其目的是改善口罩的密封性；防止湿气使术者的眼镜和显微镜蒙上蒸汽。目前也有防雾口罩供应，它的上边缘有塑料片制成的瓣膜以进一步减轻上述问题。当口罩潮湿后，其屏障作用会降低，随时间延长而逐渐丧失功能。口罩的屏障作用至少能维持20分钟，这对有经验的白内障手术医生来说已足够，提示了口罩在其中的作用比其他手术中更有效。每两个手术之间必须更换口罩。戴口罩后，面

---

① 1ppm=10^{-6}。

部运动可增加细菌污染的可能，因此，有人认为术中保持沉默比使用口罩更有效。

手术衣必须从术者颈部遮盖至膝部，并在背部系结。在背后系结是由于手术衣的衣襟需绕过背部以保证无菌的外表。手术衣的袖口要有弹性，这样手套才能箍在其外并保证紧密连接。腰部以下的任何物体均有可能是污染的，因此，彻底洗手后双手应保持于腰部以上。

微生物从皮肤播散时，尘埃显得非常重要。细菌作为单细胞微生物不会从皮肤散发，但会随脱落皮肤细胞播散。皮肤最外层 24 小时不停地脱落，总计有 109 个 / 天。每个细胞直径约 40μm，但会破碎而散发更多的微粒；医院中携带细菌的细胞碎屑的平均大小为 12 ～ 14μm。携带金黄色葡萄球菌主要部位是鼻腔，人群检出率约为 40%，其次为会阴，人群检出率约为 12%。对于未穿外套的人，封闭的内衣能减少金黄色葡萄球菌空气传播 80%。

3. 手套　手套能保护手术者免于接触毒物和感染，也保护患者免于感染。理想的手套应是无毒的、能提供交叉感染的屏障作用、有足够的强度防止锋利器械的偶然性穿孔，同时具有良好的贴附性、不影响术者的触觉。对眼科手术而言，手套的贴附性和触觉的敏感性尤其重要，目前已有具备这些特点的手套应用。不过，手套本身也是有毒的，如手套粉有 5 个问题，包括过敏反应、增加感染危险、术后无菌性炎症、延迟创口愈合和导致误诊。此外，还有手套穿孔问题，手套穿孔危及术者和患者的安全。由于眼科手术用的标准手套较普通外科的薄些，以提高触觉灵敏度和可操作性，因此抵抗刺穿的能力较差。手套穿孔的发生率在 5% 和 50% 之间，大部分发生在左手，提示手套穿破可能和缝合技术有关。切开与缝合时使用镊子可减少手套穿破风险。

四、患 者 准 备

1. 衣着　出于基本的卫生和所穿衣服易于清洗的原因，手术前患者和医生均要更换干净的衣服。在手术室，患者被铺单覆盖，因此，患者被微生物轻度污染的衣服对外眼手术而言不成问题。对小手术而言，允许患者穿日常衣服进入手术室也可接受。对术中会产生污物的手术，穿着易于清洗和可消耗的便宜服装合乎需要。对眼内手术（特别是植入手术），即使轻微沾染也不能接受，因此，患者进入手术室前应当更换洁净的衣服。

2. 患者的安置　手术台必须稳固、舒适、可调节，也必须有抗静电涂层以防电火花和受压缺血。对大多数手术而言，正确的头位是保持完全水平（颏尖和额部在同一水平面，眼向正上方注视）。如果头位斜向术眼对侧，内眦部易于积水而导致手术困难。不过，有些手术头位偏斜却容易操作，如颞动脉活检和泪囊鼻腔造瘘术，头位偏离时手术容易。

头托可看做手术台的延伸，它们的功能非常相似。普遍使用的头托是 Reubens 枕和 Halliday 枕。Halliday 枕非常深，其边缘和眼在同一水平，因此对手部有良好的支撑作用。有些情况下，头夹更具优越性，特别对全麻患者。这是头部制动的最可靠方法，因此得到玻璃体视网膜手术医生的偏爱。

五、手术野准备

手术野准备的目的主要是通过眼部消毒将创口感染的发生率降至最低，同时优化手术入路。

（一）消毒

1. 消毒技术

（1）擦洗眼面部皮肤：病人眼部消毒的第一步是用肥皂液把睑部、前额及颌部的皮肤充分擦洗干净，然后再用生理盐水冲洗掉肥皂液，用消毒纱布揩干。如两眼同时手术或术中要求观察他眼作对照（如斜视、整形手术），则两侧同时消毒。

（2）冲洗结膜囊：用抗生素滴眼液点滴结膜囊后，再用 0.05% 聚维酮碘溶液及 250ml 生理盐水反复冲洗结膜囊。

（3）眼部消毒：给病人戴帽、包裹头发、擦洗眼面部皮肤、冲洗结膜囊等操作可在手术预备室内进行。病人躺到手术台上后，术者洗手（现多用 0.5% 聚维酮碘溶液或专用洗手消毒剂擦洗）后应正式进行眼部消毒，用 0.5% 聚维酮碘溶液涂布眼部，先从睫毛根部涂起，以离心方式绕睑裂向四周扩散，上至眉弓上 1.5cm，下至鼻尖、上唇及口角，内侧略过鼻中线，外侧达颞部发际前。反复涂抹消毒 3 次即可达到消毒目的。眼部消毒，常用的消毒剂包括①卤素：能释放氯离子和碘离子的药剂表现出良好的抗病毒和抗细菌作用。聚维酮碘临床上最为常用，是表面活性去污剂，通常是聚烯吡酮和碘的混合液，作用机制是氧化 -SH 基团。不利之处是碘过敏相当常见。②酒精：起蛋白凝固剂作用。酒精常用于消毒，其优点是作用迅速、液体清亮、容易挥发而不留痕迹，但酒精不能很好地穿透有机物质。临床上目前趋向于使用异丙醇酒精。③氯己定（洗必泰）：是氯化的联二苯，能抑制 G^+、G^- 细菌和分枝杆菌的活性。它无毒性，也不存在过敏问题，应用于许多消毒制剂。

2. 消毒技巧与注意事项

（1）尽管采用各种措施，手术野也不能完全无菌。因此，眼局部有感染灶存在时就不能进行内眼手术，须等到感染灶治愈后才手术。特别应注意的是轻度慢性泪囊炎，若术前未冲洗或未仔细冲洗泪道，可致漏诊。

（2）眼睑和睫毛是眼部消毒的重点。术前是否剪睫毛仍有争议，有人觉得以剪除为好。睑腺的消毒既重要也易被忽视。我们常于酒精涂抹结束时，用拇指与食指夹紧上下睑缘可挤出睑板腺内的物质以防术中眼睑退缩时的挤压作用而溢出睑腺内的细菌。现多应用无渗透性的粘连塑料膜，开睑状态下贴于整个眼睑并从睑裂区横行剪开，以开睑器将其反折于睑结膜面，从而包裹上下睑缘睑板腺开口（图5-1）。这种情况下，是否剪睫毛便无所谓了。这种膜有柔软性和顺应性，可顺着皮肤运动且眼睑退缩时并不产生张力，这种粘连膜粘贴睑板腺开口可有效地防止术中细菌溢出。

（3）冲洗结膜囊宜用缓和的消毒液，冲洗量要大，且要渗透到各个穹隆的皱褶中去。最好翻转上、下睑冲洗。冲洗结束后不要使用开封过的或无菌条件不高的滴眼液（或散瞳剂）滴注。手术切开眼球前最好再用 0.5% 聚维酮碘溶液作用 3 分钟及庆大霉素冲洗一

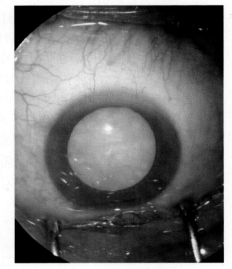

图5-1 开睑器将贴膜反折于睑结膜面，从而包裹上下睑缘睑板腺开口和睫毛

次结膜囊。

（4）正如上所述，手术野尽管消毒也不能完全无菌，随着手术操作的进行和时间的延长，手术野污染的危险越来越大，因而任何眼内操作均有引起感染的危险。只有严格减少和限制操作如减少不必要的切开、冲洗等才可减少感染的机会。积蓄于结膜囊内的液体必须不断地去除，以免经过伤口流入前房。器械进入眼内的那部分不应与手指、眼睑、睫毛或结膜接触，谨防将细菌带入眼内。

（二）铺巾

1. 铺巾技术　铺巾分三部分进行：①包头巾：将 2 块包头四角巾错位重叠，用食指、拇指及第三、第四指分别夹住上、下两巾的两角，病人抬起头部，持巾者将 2 块四角巾同时放入病人颈后的手术枕上，放开的底巾作为枕部垫巾；上巾则向上包裹住病人头部（单眼手术时包覆术眼至耳际及整个非手术眼；双眼手术时仅包裹额部及双耳际而裸露双眼及鼻根）。左右折叠两次再把左右两巾角在前额处交折，用布巾钳夹好（勿夹住皮肤）。②铺中单：自下睑向下至胸腹部。③铺小洞巾：只露出术眼。铺巾后应留给患者足够的呼吸空间，保证患者的氧气供应。术中铺巾的移动一般向离心方向移动。若术时未剪睫毛，有人用无菌胶布将睫毛固定于无菌手术巾下。

目前多采用上述传统的内眼手术的铺巾方法（外眼小手术一般仅铺一块小洞巾即可），今后将逐渐过渡使用专为眼科设计并消毒的、使用十分方便的一次性手术巾。

2. 铺巾技巧与注意事项

（1）注意确保铺巾的屏障作用：手术铺巾和手术衣的作用一样，在手术者和患者可能互相直接接触的、并非完全洁净的区域提供无菌的覆盖。所用材料必须对液体和微生物具有屏障作用、无纤维屑和微粒、可灭菌和防火。目前铺巾材料大多为棉布，主要的优点是可折叠、透气，非常舒适。但其对微生物的屏障作用很弱，却能更有效地防御较大的微粒（这些微粒对引发创口感染或许更具重要性）。棉布很容易浸湿，一旦浸湿就丧失屏障功能并可能通过毛细作用促进细菌的迁移。棉布重复洗涤后屏障作用降低。有人认为许多棉布手术衣和手术铺单在洗涤 30 次后就丧失了屏障性能，而且天然纤维容易撕裂，这严重影响了屏障功能。另外，棉布也容易脱落下纤维屑，可进入眼内。

（2）一次性手术单：使用由纤维素制成、合成多聚物加强的一次性手术单是发展趋势。虽然它们相对僵硬、穿戴不舒适，但毫无疑问具有优异的屏障功能，阻止细菌散布的效能是普通棉布的 10 倍。使用一次性手术单和手术衣后，创口感染率和棉布相比降低了 3 倍。

（3）粘贴单：塑料粘贴单具有透明、黏性、弹性、无刺激性、易切开等特点。这种粘贴单最初用于腹部手术，出发点是阻止邻近皮肤细菌的运动。抗菌物质如黏合剂中的碘伏增强了它的抗菌作用。塑料粘贴单对眼内手术特别有用，它能覆盖睫毛（睫毛暴露是术后发生眼内炎的危险因素）。

第二节　麻醉技术

任何眼科手术的首要问题都是预防术后感染及其全身并发症，第二位的问题是如何使患者耐受手术。后者主要通过麻醉来达成。麻醉虽然只需要几分钟，但却是眼科手术不可缺少的条件。总的说来，眼部麻醉有两个目的：①消除感觉神经支配，导致无感觉；②麻痹运动神经支配，以防肌肉收缩以及通过减少肌张力而增加眼球被动运动。但是，没有一种普通的麻醉技术能满足上述理想的麻醉需要，幸运的是，并非每一手术均要求达到上述麻醉效果。只要选择合适的方法及操作得当，就可以解除术时病人的痛苦，减少术中意外，顺利完成手术。

因眼科手术涉及的范围较小、手术时间较短，一般多采用局部麻醉。局部麻醉除可取得患者的合作外，还可避免全麻清醒时的挣扎、恶心、呕吐等反应而影响手术效果。但对一些特殊情况，如局麻不配合的儿童、精神失常或紧张者或较大手术如开眶手术则选用全麻。全身麻醉不但没有疼痛与运动，而且有记忆缺失。但是，全身麻醉能抑制心血管和呼吸系统。在我国，眼部局部麻醉多由眼科医生自己施行，是眼科手术的基本技术之一，故应予熟练掌握。现就常用的眼局部麻醉如表面麻醉、浸润麻醉、神经阻滞麻醉等的操作技术简介如下。

一、表面麻醉

结膜和角膜是对疼痛最敏感的眼组织，但仅用滴表面麻药就可达到麻醉目的。表面麻醉可用于角、结膜小手术及拆线，近来也用于白内障超声乳化术和青光眼手术。但对多数眼部手术而言，表面麻醉只作为局部麻醉的补充，如减轻注射麻醉剂的疼痛及冲洗结膜囊时的不适感觉。

表面麻醉剂可选用利多卡因、丙氧苯卡因、丁氧普鲁卡因、丁卡因等。0.4% 盐酸奥布卡因（倍诺喜）和 0.5% 盐酸丙美卡因（爱尔卡因）是眼科最常用的表面麻醉剂，毒性较低，麻醉作用持久，无散瞳作用。传统的 0.3% ～ 1% 丁卡因容易引起结膜充血及角膜上皮干燥脱落，目前已很少使用。滴药前应先拭去眼泪，然后拨开下睑，把 1 滴药液滴在下结膜囊内，再轻轻闭合眼睑，此时眼球可上下转动，使药液均匀弥散，麻醉作用持久，无散瞳作用。通常隔 2 ～ 5 分钟滴眼 1 次，共 3 次。由于其点眼后会影响角膜的透明性，故对视网膜脱离手术、白内障囊外摘除人工晶状体植入手术等需要角膜透明的手术不要使用丁卡因麻醉。点药后闭合眼睑可防止角膜上皮干燥，减轻上皮剥脱。

二、浸润麻醉

浸润麻醉是一种注射麻醉，是把麻药直接注射在手术区组织内，使该区组织得到麻醉，其操作简单，一般眼部手术都可获得满意的麻醉效果。常用的浸润麻醉药物有 2% 普鲁卡因、2% 利多卡因（或称赛罗卡因），后者较普鲁卡因作用迅速，渗透力较强，麻醉时间亦较长，但分解较慢，较易出现毒性反应。1% ～ 2% 利多卡因全注射量（一次用药最大剂量）为 0.4g（2% 利多卡因 20ml，双眼白内障手术的常用量），因此双眼白内障手术时，可用 0.5% 布比卡因与 2% 利多卡因对半稀释，以防药物毒性反应。

目前趋向用长效的布比卡因（bupivacaine）与利多卡因混合注射，具有药效作用快而持久的优点。在手术完毕后数小时内仍可保持麻醉作用，故可减轻病人的痛苦。常用混合方法为 1% ～ 2% 利多卡因与 0.5% ～ 0.75% 布比卡因各半混合。利多卡因和布比卡因作用机制相同，即阻滞细胞内 Na^+ 通道从而导致传导阻滞。血管内吸收与麻醉作用无关，但麻醉作用的消失和药物毒副作用却依赖于此。局部麻醉的毒性反应轻微至严重。轻微毒性反应包括多话、口腔金属味、兴奋、发音困难、震颤、脉搏加快、呼吸急促、抽搐、血压升高。应做停止注药和监护处理。中度毒性反应包括血压下降、脉搏降低、昏睡、强直 - 痉挛发作。患者需密切监护，静脉注射地西泮治疗痉挛，扩张血容量提高血压。严重毒性反应以心血管系统衰竭和呼吸抑制为特征。需要转 ICU 复苏抢救，包括气管插管与通气，必要时使用阿托品、肾上腺素等药物。

最大安全剂量利多卡因为 3mg/kg 而布比卡因为 2mg/kg（对 70kg 的患者而言，1% 利多卡因 21ml；0.5% 布比卡因 28ml），大多数眼部阻滞的麻醉药体积少于 10ml，如果体重较轻的患者使用更高浓度的麻醉药（如眼科手术最常用 2% 利多卡因）时应小心谨慎，防止超量。利多卡因持续时间 40 ～ 60 分钟，与肾上腺素一起使用可延长至约 1.5 小时。利多卡因与布比卡因联合麻醉作用可达 5 ～ 12 小时，对预计时间超过 1 小时的眼科手术，可联合应用布比卡因。麻醉阻滞日间手术病例在患者离开医院时仍起作用，可能出现视物模糊或复视现象。

肾上腺素经常和局部麻醉剂联合使用。肾上腺素有两个主要优点：减少出血和延缓局部麻醉剂的吸收。缺点是混合液变为酸性，从而导致麻醉疼痛。此外，肾上腺素具有潜在毒性，可导致血管收缩，总剂量不能超过 500μg，浓度通常是 1∶200 000（5μg/ml）。在普鲁卡因或利多卡因中加入少许 1∶1000 肾上腺素（10ml 麻药中 5 号针头的 2 ～ 3 滴），通过肾上腺素这一血管收缩剂的血管收缩作用，而抑制麻药的吸收，减少全身毒副作用，加强麻醉效果，延长麻醉时间和减少出血。但对高龄、高血压动脉硬化及甲状腺功能亢进者，应不用或减量慎用。肾上腺素的收缩血管作用也可减少某些组织（如视神经）的危象血流，应予注意。

眼科麻醉剂中常常加入透明质酸酶，以其破坏部分细胞外基质中的透明质酸的作用而促进局部麻醉剂的扩散。透明质酸是组织间隙的正常成分，但由于毛细血管壁不存在透明质酸，因而透明质酸酶不会影响毛细血管的通透性，没有致炎性。新的透明质酸合成很快，组织的通透性在 48 小时内恢复正常。标准安瓿含有 1500U 的透明质酸酶，稀释至 15U/ml 应用。该酶能提高球后和球周麻醉的效果，而没有毒副作用，但有人提出透明质酸酶可能有肌肉毒性和脑干麻醉作用。

眼科常用的浸润麻醉包括皮下注射、结膜下注射、筋膜囊下注射、直肌鞘注射等。用于眼内手术的麻醉阻滞部位包括球后、球周、Tenon 筋膜下、表面和眼内用药。选择何种阻滞取决于如下三个要求，即麻醉、眼球运动的麻痹（运动失能）、眼轮匝肌麻痹以免术中挤眼。利多卡因和布比卡因是用于浸润麻醉的标准制剂。组织浸润的目的是能在浸润区域手术，而浸润麻醉与透明质酸酶和肾上腺素合用有利于麻醉剂均匀地弥散且减少出血。

1. 皮下注射 眼睑皮肤切开时，可将麻药沿切开线注在皮下。注射时应先在入针点注入少量麻药，再边注边进针，亦可先推针前进，然后边退边注药。注药后用纱布按摩，使药液扩散及减少出血。

2. 结膜下注射 球结膜下注射麻醉宜选用一次性注射针头。先用针尖避开血管挑起结膜，使结膜紧张，然后以快速动作入针或旋转针头入针；为防止进针时牵拉眼球，可用小镊子提起结膜后入针。青光眼及白内障等手术需做前部球结膜剪开时，入针位置应避开结膜瓣区，可选在直肌止端旁侧进针。针尖刺破球结膜后即注入药液，待结膜隆起后再推针前进。为防止刺破表层巩膜血管，入针后针尖斜面应向着巩膜（图 5-2）。注射后可用棉签或其他扁平器械把麻药推压至所需麻醉的区域。上、下穹隆部结膜下注射时，应先翻转上、下睑，露出穹隆部结膜后，以水平方向入针，以免误伤眼球。因结膜神经较丰富，痛觉比较敏感，手术时间如较长，麻醉效果即消失；因此，超过 40 分钟的手术，缝结膜时即感到疼痛，必要时可在离结膜切口数毫米处重新注射麻药。结

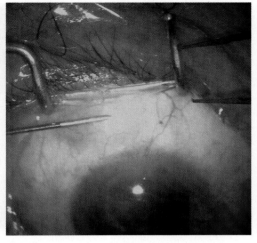

图 5-2　麻醉进针的针尖方向
针尖斜面面向眼球壁，即便球后或 Tenon 囊下麻醉碰到球壁，也可擦边而过而不穿通眼球

膜下麻醉尽管总能观察到注射针头，但仍有意外穿通眼球的报道。上方结膜下注射往往还可减弱上直肌力量而抑制 Bell 现象。

3. 筋膜囊下注射　可用于眼球摘除、视网膜脱离、白内障等手术。筋膜囊下麻醉最早于 1956 年由 Swan 描述，并由 Stevens 发展与推广。筋膜下麻醉技术使用一种钝的针头，因此没有意外损伤敏感结构的危险。首先应用表面麻醉；然后用显微剪和镊子在距角膜缘 4mm 处做结膜和 Tenon 筋膜的纽扣样孔；可位于鼻下或颞下象限，但前者更可取，因为下斜肌位于颞下象限。用钝头针穿入 Tenon 筋膜下间隙，在赤道部会感觉到阻力，这是因为眼外肌插入而导致 Tenon 筋膜在筋膜下间隙形成反折缘故。推动针头能通过。阻力的产生是由于针头抬起眼球、穿入 Tenon 筋膜并被阻碍，但通过确保针头紧贴眼球可避免这种阻力。一旦通过赤道部就可注射麻醉剂，麻醉溶液似波浪扩散而包绕眼球。眼球的感觉神经穿过 Tenon 筋膜下间隙，故可迅速获得麻醉效果。这一麻醉技术的特点是如果针头位置正确，眼球可向前突出。Tenon 筋膜囊后部是不完整的，因此，麻醉溶液可扩散至肌锥间隙而使眼球运动麻痹。这种麻醉技术的不利之处是技术要求较其他麻醉更高，如果操作不当会导致结膜气球样向前隆起，即球结膜水肿，可导致白内障手术困难。

4. 直肌鞘注射　白内障或眼外肌的手术，为达到眼球制动或麻醉肌肉的目的，可在直肌鞘直接注射麻药。先用有齿镊固定直肌止端，注射针穿过结膜和筋膜囊后，移至肌前或肌后，把麻药注在肌鞘处。注意不要穿过肌肉本身，以免发生血肿（图 5-3）。

5. 球周麻醉

（1）概述：球周麻醉主要用于白内障人工晶状体植入手术，也可用于青光眼和视网膜脱离手术，特别适用于仅有管状视野的晚期青光眼和高度近视有后葡萄肿的患眼。许多眼科医师偏爱球周阻滞麻醉，因为它能明显降低脑干麻醉和眼球穿破这两种严重并发症的发生。球周麻醉可使用更短的针头；针头不需要指向球后，减少了针头自下向上成角的必要性；此外，球周麻醉可联合眼轮匝肌麻醉而无需单独的面神经阻滞。由于传统的球后麻醉

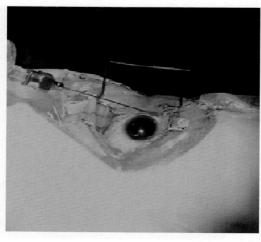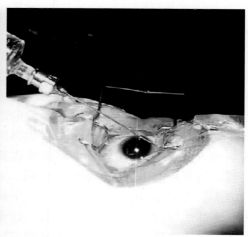

图 5-3　上直肌浸润麻醉

针头钝面从外侧穹隆旋转进入上穹隆，然后将针头朝眶尖方向进入，做上直肌浸润麻醉

需将注射针头进入肌锥内，而该处有视神经、眼动脉等重要组织，偶可引起严重的并发症，故目前国内外均趋于用球周麻醉代替球后麻醉。球周麻醉的要点是采用注射针头为 2.5cm 的短针，将 2% 利多卡因和 0.75% 布比卡因等量混合液注射于球旁即眼球周围，而不进入肌锥内。可在眶外下、眶内上或数点进针，共注射麻药 5 ～ 8ml。也可使用罗哌卡因注射液（长效）。

（2）优点：球周麻醉可起到与球后麻醉相似的效果，且比较安全，并发症尤其是严重并发症很少发生。归纳起来，球周麻醉有以下优点：①方法简单而安全；②注射时疼痛较轻；③可致瞳孔扩大，可满足白内障摘除的要求；④不会发生球后麻醉可能带来的球后出血、刺伤眼球和视神经等副作用和严重的并发症。但是，球周麻醉也有一些缺点，如需多次穿刺皮肤进针，有时麻醉的起始时间较迟等。如果球周麻醉没有注入最理想的位置，通常需要多次注射和更多麻醉剂 6 ～ 8ml。

（3）操作技术：球周（眼周或称球旁）麻醉的方法各家略有不同，主要操作技术包括：①患者平仰卧位，眼球正视上方，用酒精等消毒眼睑皮肤；②用利多卡因和布比卡因混合液作为麻醉剂，6 号注射针（长 2.5 ～ 3cm）配 5 ～ 10ml 注射器；③内上方注射：于眶上缘内 1/3 与外 2/3 交界处，垂直刺入眼眶内，如触及眶壁则沿着眶壁继续推进，不进入肌锥内，进针深度为 2 ～ 2.5cm，回抽无血后，注入麻药 2 ～ 3ml，然后边缓慢退针边注入麻药 1 ～ 2ml，在此点注射可麻醉上、内直肌和上斜肌及内上方球旁组织；④颞下方注射：于眶下缘外 1/3 与内 2/3 交界处，用同样方法进针 2 ～ 2.5cm，注入麻醉剂 2 ～ 3ml 后即退出注射针。此点注射以麻醉下、外直肌和下斜肌及其支配神经的直接浸润麻醉。

（4）注意事项：球周麻醉操作时应注意：①进针深度为 2 ～ 2.5cm，过浅则在眼球赤道部或其前方，麻醉易向前扩散，造成球结膜"水肿"脱出而影响手术操作；过深进针则有进入肌锥或深入到眶尖损伤血管和神经的可能，尤其是眼眶较浅、眶脂肪萎缩的患眼。因此，深度最好不超过 3cm。②与球后麻醉一样，要同时做面神经阻滞麻醉以获得良好的眼轮匝肌松弛作用。上方注射可经上穹隆结膜进行。嘱患者向下注视，针头以切线方向经过眼球。由于最近眼球接触点直接可见，而相切的进针路线会使针尖远离眼球，显得非常安全。这种方法能非常有效地阻滞上睑眼轮匝肌，当结合经皮颞下注射时就不需要单独的面神经阻滞。上方注射也以上直肌为目标，可一定程度阻滞 Bell 现象的倾向。③球周麻醉还可选择内侧注射。针头经泪阜、内眦韧带和估计可能经过泪囊似乎不会受到任何损伤的泪囊基底部直接向后进针。这也是安全的注射位置，因为眼球赤道与眼眶内侧壁间有适当的 4～10mm 的距离。相对无血管，最近的大血管是筛前动脉与静脉，在进针路线的上方。该部位进针能导致局部麻醉剂良好扩散，成为极好的附加麻醉。④如果需要眼球制动，可予进一步麻醉注射，但唯一不应直接注射的部位是鼻上象限，因为这一部位血管丰富。⑤麻醉剂用量的增加可引起眶压升高。采取两个防范措施可克服眶内压升高，第一是应使用加压装置。Honan 球是能用于加压眼眶至预定压力水平（通常是 30～50mmHg）的装置，有利于麻醉剂的弥散而使过量的麻醉剂扩散。第二是在阻滞麻醉与开始手术之间有一定的时间延迟使麻醉起效。眶内注射的压力波峰 15 分钟后衰减，使用降压装置后这一过程可缩短至 10 分钟。

（5）并发症：虽然球周麻醉与球后麻醉技术讲述相互独立，但在实践中它们的区别比较模糊。据统计，两种麻醉均可发生脑干麻醉、眼球穿通、视力减退、眼球运动障碍、上睑下垂、球后出血等并发症，且发生率差别不大。①眼球穿通：内上方注射时容易刺入眼内甚至眼球双穿孔。球周麻醉眼球穿通可能性较小的概念可能是错误的，英国的调查显示球周与球后麻醉的眼球穿通率可能非常接近，为 0.1%。不过，眼球穿通的发生和麻醉者的经验明显相关。②眼球运动障碍：白内障手术后的眼球运动问题的主要原因可能是手术前就存在眼球运动缺陷。双眼单视丧失往往继发于长期白内障引起的感觉剥夺和屈光参差。局部麻醉剂偶尔会引起长期的眼球运动问题，有证据表明局部麻醉剂可有肌肉毒性，高浓度的药剂、使用透明质酸酶或使用肾上腺素能使麻醉溶液更具肌肉毒性。但更可能是肌肉直接损伤的结果，特别是下直肌。③上睑下垂：白内障等手术后的上睑下垂只有少数情况能直接归结于局部麻醉剂。手术前超过一半的患者往往就存在继发于腱膜老化、功能不全的上睑下垂。

三、神经阻滞麻醉

所谓神经阻滞麻醉，是指把麻药直接注射在神经干或神经分支的旁侧，以麻醉该神经支配区域。如使用得当，注射部位准确，用较少量的麻药即达到良好的麻醉作用。因为麻药仅注射在供给手术区域的神经或神经节而不是直接注射在手术区域，该处不会因大量注药所致的组织肿胀和出血及其所引起的解剖学改变而妨碍手术操作。此外，对有炎症的组织其麻醉效果也较好。显然，麻醉注射时必须熟悉解剖上的神经走向及其支配范围。眼科手术最常用的神经阻滞麻醉是面神经阻滞和睫状神经节阻滞（球后注射麻醉）。

（一）面神经阻滞

眼轮匝肌痉挛可导致眼压很高，在眼球存在开放伤口（例如白内障囊外手术）的情况下可引起眼内容物驱逐。这也是现代眼科手术偏爱"闭合"性方法的原因之一。面神经阻滞麻醉的目的就是暂时麻痹眼睑轮匝肌，达到眼睑制动，消除眼睑闭合动作及由此而产生

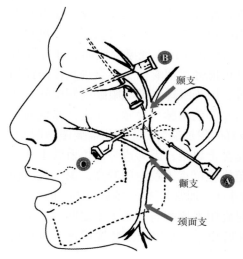

图 5-4 面神经的分支及其麻醉法
A. O'Brien 法；B. van Lint 法；C. Atkinson 法

的对眼球的压力，也就是说面神经阻滞的目的在于减少眼轮匝肌对眼球的压力，以防术中的闭睑动作将大创口手术时的眼球内容物挤出。面神经阻滞麻醉对需大切口的内眼手术，特别是穿透性角膜移植、白内障摘除等至关重要。

1. 局部解剖　面神经从茎乳孔出颅后即穿入腮腺内，部分形成腮腺丛，穿出腮腺后分成 5 个分支（面神经表情肌支），即颞、颧、颊、下颌、颈支。前两支与眼睑轮匝肌的支配有关。①颞支：源于颞面支，分为颞后支和颞前支。后支到耳前，前支经过下颌骨髁状突的颈部沿着颧骨表面向前向上行走至额骨颧突后 1.2 ～ 2.0cm 处越过颧弓，到额肌、皱眉肌、上睑轮匝肌。②颧支：沿下颌骨面、颧骨面行走后，越过颧骨前下方跨过颧弓到下睑轮匝肌（图 5-4）。总之，支配上、下睑轮匝肌的面神经的颞支和颧支均经颧骨面行走。应注意，面神经的 5 个分支单独行走而无吻合支存在的仅占 13%，这样，有时单纯麻醉颞、颧支并不能满意制动眼睑。

2. 操作技术　由于直接浸润上下眼睑肌肉可致严重的眼睑水肿而干扰手术操作，故直接浸润肌肉来制动眼睑的方法是不可取的，因而临床上为制动眼睑常行面神经阻滞麻醉。面神经阻滞麻醉的方法较多，按照从近端到末梢的解剖顺序有：Nadbath/Rehman 法、Spaeth 法、O'Brien 法、Wright/Atkinson 法和 van Lint 法，还有众多的改良方法。

（1）Nadbath/Rehman 法：该法利用了面神经最恒定的部位即离开茎乳孔处，正确的阻滞能在"针头末端"引起面神经完全麻痹的效果。不足之处是这种方法需要良好的局部解剖知识，因为整个半侧面部受到影响，而且此部位邻近迷走神经与舌咽神经，麻醉后暂时影响说话、饮食、吞咽，且这种方法绝对不能给予双侧麻醉。该法有面神经永久损害的报道，临床应用明显没有 O'Brien 法和 van Lint 法广泛。

（2）O'Brien 法：又称近端阻滞法、耳前麻醉、颞支麻醉等。O'Brien 法（耳前）阻滞是在面神经跨越下颌骨颈进入腮腺的途中阻断面神经，其目标是在颧弓到下颌角的上 1/3 与下 2/3 距离的交界处注射 2 ～ 4ml 麻醉剂至骨膜下。阻滞作用能影响到面神经的下方和上方分支。也就是说本法将麻药注射在下颌骨髁状突及其颈部的骨膜上，以麻醉颞支。操作时用手指按在耳屏前的颧弓下处，嘱病人做张口、闭口动作，此时在耳屏前可触摸到下颌骨髁状突的移动而定位。用 25mm 长的针头在髁状突和颧弓的交角处略下方（相当于颈部）皮肤面直接刺向髁状突骨面靠外缘处垂直刺入 1cm 达骨面，抽吸无回血后即在此注入麻药 2ml。出针后按摩局部，约 7 分钟后，眼睑即不能闭合。O'Brien 法的优点是麻醉的是颞支（甚至是总支），麻醉彻底，仅需注射少量麻药，有利于暴露手术野。缺点是往往因同时麻醉了面神经下降支（颈面支）而致颜面及下颌暂时性（数天内）运动不适（面肌麻醉、口腔麻痹）且注射时局部疼痛，此外，本法麻醉操作要求高，有可能将麻药误注入关节囊内等。有阻滞后面神经持久损害的报道。目前临床上已很少应用本法。

（3）van Lint 法：又称远端阻滞法、眶缘麻醉。van Lint 法阻滞最容易理解和操作，基本上用针头在外眦部直接浸润眼轮匝肌。支配眼轮匝肌的神经纤维来自其深面，因此，为达到最大麻醉效果，注射必须在肌肉深部紧贴骨面。这种方式能"捕获"所有进入眼轮匝肌的面神经分支。作为最末端的神经阻滞，其作用最局限。van Lint 法麻醉眶缘部的面神经进入眼轮匝肌的终末支即上睑的额支（颞前支的小分支）和下睑的颧支。操作时取约 4cm 长的 5 号细针尖，从外眦角外侧约 1cm 处（或此处稍下方的颧弓最高处）的皮肤面垂直进针，先在皮下及骨膜面注射麻药 0.5ml，稍停后沿眶外缘和上缘眶骨面（轮匝肌下骨性眶缘）推进至眶上缘中央处，也注射 2ml 麻药。如注射方法正确则在眶上缘和眶下缘处有一条形肿胀组织，几分钟后眼睑即不能闭合。拔针后加压按摩，并可轻轻按摩眼睑，使麻药扩散。操作中应注意麻药必须注射深达骨膜，沿着眶骨前进，针尖不要接近眼睑，以免引起眼睑肿胀而不能开大，或太靠近结膜囊而将麻药进入结膜下，影响手术进行且麻醉效果也不好。注射太浅（皮下或肌内），非但不起麻痹作用，还能产生眼睑水肿，使睑裂变窄而妨碍手术顺利进行。总之，本法优点是操作简单较易掌握，成功率高。缺点是最靠近手术部位，会引起眼睑邻近组织肿胀，偶然形成的血肿可能会影响手术。van Lint 法是目前临床上最常用的眼轮匝肌麻痹方法。

（4）Atkinson 法：又称中段阻滞法。它阻滞面神经颞支分向眼轮匝肌的分支。其优点是同样可以避免眼睑区的肿胀，又不致发生 O'Brien 法连面神经其他分支也同时麻醉或误把麻药注入关节囊内的弊病。操作时用 4.0cm 长的针头从眶外侧和颧弓下缘入针，取 30°角偏向颞上方向越过颧弓，直至相当眉毛的高度，在此径路上注入麻药 4ml，拔针后加压按摩使麻药扩散。但是本法由于颧骨高低因人而异，颧弓下缘难以定位，不易控制进针深度和方向，故临床上最少使用。

（5）其他改良的眼轮匝肌麻醉法：我们鉴于上述经典面神经阻滞麻醉法的某些缺点及面神经分支的解剖特点，设计了两种改良方法，简介如下：①眶旁法：鉴于 van Lint 眶缘法有引起眼睑邻近组织肿胀的缺点，我们改眶缘注射为眶旁注射。方法是自外眦角外侧 1.5cm 进针达骨膜面注入麻药 0.5～1ml，然后沿进针点与同侧口角连线上紧贴骨膜面进针至针全长，边注射边退针注射 2ml 麻药（可见颌面部组织逐渐肿胀隆起），退针至原点后再转向进针点与眉毛上缘中点的连线［或继续沿同侧口角延长线进针至眉梢上缘（可称为斜行线注射法）］，紧贴骨面推进，在进针和退针的同时注射麻药约 2ml，拔针后加压按摩注射麻药处。②颧骨面颞支麻醉：鉴于经典方法的缺点及面神经支配上下睑轮匝肌的颞前支和颧支均途经颧骨面的解剖特点，我们设计了颧骨面阻滞法。方法是取颞侧眶缘外 1cm 处向下引垂直线，摸颧弓最高面走向引横向线，两线相交皮肤面为进针点。从该点垂直进针达骨面，注少量麻药隆起成小丘后，用针斜面贴紧颧弓骨面向耳屏方向进针 3.5cm 左右（不超过颧骨突），边进针边注麻药 2ml。颧弓上形成麻药隆起嵴；然后退针至进针处，改向鼻翼方向沿颧骨骨面进针 2cm（阻断下方来的吻合支），再以同样方法注射麻药 1ml 后退针，退针后加压按摩，约 5～7 分钟后，眼轮匝肌即被麻痹。本法是沿颧弓骨面注射麻药，容易定位，且能较满意地达到横断阻滞神经干的目的。

3.注意事项　无论采用何种面神经阻滞法，操作时均要注意：①注射位置要准确到位，尤其要注意紧贴骨面注射，否则影响麻醉效果；②麻药注射完毕后，局部要按摩 3～5 分钟，压迫与按摩也能增强麻醉的作用；③面神经的几个分支间常常有交通支，单独行走无吻合支存在的仅占13%，吻合支及交通支的存在可致麻醉效果不佳。若麻醉后闭睑仍有力，均应做补充麻醉或改用其他麻醉方法如眶缘阻滞麻醉、在眉毛中点向两侧眉弓下骨膜面直接注射的方法。

（二）球后麻醉

1. 概述　球后阻滞麻醉能以非常小量（可少至2ml）的麻醉剂产生良好的麻醉和运动失能效果，眼眶被眶骨封闭了五面中的四面，注射大量的麻醉剂能导致明显的眶压升高和眼球突出而影响手术操作。目标是将局部麻醉剂注入球后靠近眶尖前10mm的睫状神经节的肌锥空间内，以阻滞睫状神经节及睫状神经和麻痹眼肌。这样球后麻醉不仅通过阻滞睫状神经节而麻醉结膜、角膜、葡萄膜（虹膜）达到止痛作用，而且通过麻痹眼外肌而降低眼外肌张力，使眼球运动减弱或消失而达到眼球制动作用。此外，球后麻醉还可使眶内血管收缩，加上眼外肌张力下降，而达到降低眼压的作用。可见理想的球后麻醉可达到眼前段止痛、眼球制动和降低眼压三大作用。

球后麻醉的常用麻药为2%利多卡因或2%利多卡因和0.75%的布比卡因混合液（比单用前者麻醉时间长），或单独使用罗哌卡因。麻药可加入以下药物：①加入肾上腺素（1：100 000或每10ml麻药中加盐酸肾上腺素0.1mg）或八肽加压素等血管收缩剂。通过使血管收缩而抑制麻药的吸收，延长麻醉时间，减少其全身毒性，血管的收缩还可减少出血的危险，即有止血作用。②加入透明质酸酶（每毫升麻药中加透明质酸酶10～20U）。透明质酸酶对组织间质中的透明质酸有解聚作用，从而促进麻药在组织内弥散，使得麻醉加快加深。机械加压（如压迫、按摩）注射区可增强透明质酸酶的作用，进一步增强麻药弥散而缩短麻药作用的时间。透明质酸酶对蛋白质、毛细血管壁、巩膜、纤维蛋白或血凝块并无解聚作用，故广泛地用于球后麻醉。值得注意的是，透明质酸酶应联合应用肾上腺素，因为透明质酸酶只是增加药物的扩散作用，若没有肾上腺素来限制其吸收，就必然会影响其效果。

2. 操作技术　用3.5～4.5cm长、针尖较钝的针头（如牙科5号针头），从眶下缘的中、外1/3交界处经皮肤刺入眶内（经皮肤面进针法），或先拨开下睑，从同上位置的颞下侧穹隆部结膜囊进针刺入眶内（经结膜面进针法），然后嘱患者眼球转向内上方（即患者向鼻上方看），使下斜肌前移，以免被刺伤；也可嘱患者向正上方注视，以减少视神经损伤的可能（图5-5）。进针后针先紧靠眶下壁垂直刺入数毫米，便会碰到眶隔膜的抵抗，稍用力穿过眶隔腔进入眶内脂肪组织后，即不再有明显的抵抗感觉（否则应考虑到刺中眼球）。再进针约20mm越过眼球赤道部或碰到眶底骨壁后，即改以30°转向眼上方徐徐推进，针指向眶尖深入眶内而到外直肌与视神经之间。全程进针总深度25～30mm，不宜超过35mm。反抽无回血即可注入麻药1.5～2ml（一般内眼

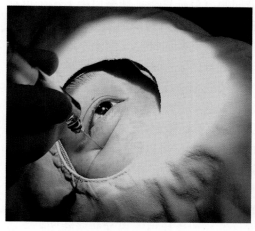

图5-5　经皮肤面球后注射
注射点在下睑中1/3与外1/3交界处，距离睑缘6mm

手术）或 3ml（白内障摘除术）。拔针后即以纱布压迫按摩。

3. 操作技巧与注意事项

（1）注射针头的选择：理想的球后注射针头应是：①长度不超过 3.5cm，这样进针再深也达不到眶尖；②针应较硬，硬针不易改变方向，而软针即使遇到很小阻力也易改变方向，而偏离术者设计的方向，但若强制矫正方向反而达到相反的作用（图 5-6）；③针尖应钝，以减少切割能力，而不应过细、过锐。基于半钝针头不会穿透巩膜和视神经鞘膜的假设，过去流行球后或球周麻醉使用半钝针头。

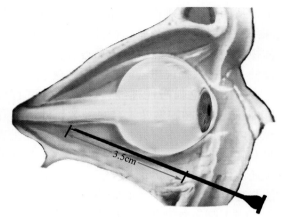

图 5-6　球后注射针尖的进路

但这并不正确且可导致严重损伤。钝针头还能导致较锋利针头更明显的疼痛。此外，针头越钝，需要的力量越大，控制就越难。

（2）注射点的选择：进针点一般选在中、外 1/3 交界处的眶缘。途径有二，即经皮肤面注射和经结膜面注射。经皮肤面注射时，可先在局部皮下浸润麻醉，以减轻进针时的疼痛。针头经刺入眼睑、眶隔、筋膜和眶脂肪而到达肌锥内。皮肤面的注射点在颞下象限距睑缘 6mm（若在睑板面则妨碍穿刺；若太近骨性眶缘，则妨碍针头的正确行进）。但是，经皮肤注射时若以陡峭的角度进针，针接近眼球表面时几乎垂直于眼球（尤其眼球增大、高度近视眼、后巩膜葡萄肿者）有穿通眼球的危险。此外，皮肤面阻力大，使判断深部结构所产生的阻力发生困难。经结膜面注射时，针头刺入穹隆，通过球周筋膜直接进入肌锥内。进针前先在结膜囊内做表面麻醉，然后按上文所述，在中、外 1/3 交界处进针入肌锥内。有人报道可在经距外眦部约 5mm 处的下穹隆部结膜囊处（与角膜缘平行）进针。总之，经球结膜注射时针尖是在眼球最大径（赤道）以外、后进针，针头总是与眼球呈切线方向推进，不可能穿通眼球，尤其当针尖的斜面对着眼球时，针尖将沿着巩膜和视神经鞘面无害地滑行。

经皮肤和经结膜注射的最大差别是前者有穿通眼球的危险而后者则无。此外，针尖经结膜疼痛较轻，经皮肤时部分麻醉剂可沉积于眼轮匝肌而将其麻醉。操作时，进针点位于眶缘中外 1/3 的交界处。将手指置该处眶缘，能将眼球向上推同时感觉眼球赤道，因而可将意外穿透眼球的危险降至最低。当将针头向后上定向时，指向的解剖标志是枕后部。在经过赤道前不要向上转以减小眼球穿透的危险。

（3）注意针头的推进方向：进针时先沿眶壁垂直进针（2cm 左右）达赤道部附近后改变进针方向即成 30° 转向内上方推进，但针头不要过于偏向鼻侧。

（4）进针的深度与速度：球后注射既不能太浅，也不能太深。太浅将使麻药进入眼球筋膜中，形成下穹隆部球结膜水肿，使麻醉不充分；太深则易刺入眶尖部这一危险区（视神经、静脉、动脉等），如刺破血管可发生球后出血。因此，总进针量不超过 3.5cm（不超过球后 1.5cm）。进针速度宜慢不宜快。

（5）患者注视方向：传统的教学是让患者向背离进针路线的方向注视，也就是说颞下方注射时向内上（鼻上方）注视。理由是：①内上方注视后，下斜肌移前，离开了针尖通道，从而免于被刺伤。②球周筋膜被伸展，注射针更易戳穿过去。但是最近有人提出，在深部注射时，为避免刺伤视神经，应嘱患者向正上方注视，而不是鼻上方，因为向鼻上方注视的结果，可使视神经更靠近针尖，增加了损伤视神经的机会。除患者保持注视的原眼位外，还有人提议患者应向内下注视。

（6）避免刺伤视神经：球后麻醉可直接损伤视神经、视网膜脉管系统，还可出现Putscher型视网膜病变（与眼静脉压的突然升高相关）。CT或MRI影像检查可证实视神经鞘内血肿。大部分并发症的发生很可能是直接损伤的结果，清除伴随的血肿对结局可能只有轻微的影响。为避免损伤视神经，除上述的进针不要太深（≤3.5cm）、正视外，针头还应保持于眼眶的颞侧半，穿刺不超过球后1.5cm等。此外，眼科手术后视神经萎缩可能与球后麻醉（特别是麻醉液中的肾上腺素）有关。

（7）刺伤血管及球后出血问题：球后针尖靠近眶尖过近，除脑干麻醉外的另一个问题是由于眶尖部位血管最丰富，加上注射技术"盲目"操作，可能会穿破眼眶血管而导致球后出血。球后出血是最常见的并发症，"严重"的球后出血发生率为0～3%。针头刺入过深、过速、针尖太锋利或过于细软而不能控制方向，可刺伤眶内血管，造成球后出血。主要表现为眼球突出，眼压、眶压增加，与球后出血相关的视觉丧失可能是局部麻醉剂的直接作用或视神经受压。即使没有血液供应破坏，眶压本身也会引起神经传导阻滞，此外，已有继发于球后出血的视网膜中央动脉阻塞的个例报道。出现球后出血，一般应停止手术，不做任何处理，或给予加压包扎，必要时，做眦角切开术以降低眼眶压力。麻醉操作时，使用钝头针尖记着针头的长度，并从正面观察和控制入针方向、深度、速度可以避免球后出血。另外，进针时边进针边注射少量麻药，以推开针尖前面的血管，可避免刺破血管，同时也可以减少患者的疼痛。当然，通过指向除鼻上象限外的前部眼眶的相对无血管的部分进行麻醉可将该并发症降至最少。

（8）刺穿眼球问题：刺穿眼球的主要原因在于进针方向不对，进针速度过快，针尖太锐利。眼轴长度的增加也是刺穿眼球的危险因素，曾有研究显示眼轴长者眼球穿通的发生率可高达0.7%。眼球穿通的临床特征包括低眼压、红光反射消失而苍白，然而许多情况下或许只是作为术后常规眼底检查的偶然发现而诊断。刺穿眼球后有较明显的落空感，继续进针可致血管破裂、脉络膜上腔出血、玻璃体积血、视网膜脱离等。但是，临床上穿破眼球往往没有明显体征而易漏诊，在术后观察随访时发现有关并发症后才推测术中球后麻醉时刺穿了眼球壁。如果有穿通眼球的表现，必须撤出针头而不能抽吸或注射，因为损伤常常是球内注射麻醉剂的后果而非来自针道。若不确定是否穿透，可将针头保持原位而让患者左右转动眼球，如果针头不动，那么针尖不可能在眼内。然而这一动作可增加球后出血的危险，应谨慎应用。

眼球穿通的预后因损害的程度而异。累及巩膜、脉络膜并导致线状伤痕的眼球穿通的预后较好。但如果有外伤性视网膜撕裂，损伤部位多，预后很差。特别是眼内注射了液体，预后则进一步恶化，眼内或球壁注射麻醉剂将会增加眼压，造成视网膜或脉络膜脱离，药物及其添加剂还可能有直接的毒性。眼球穿通的处理可以从简单观察到复杂的玻璃体视网膜手术而有所不同，主要取决于损害的部位和程度。预防眼球穿通的方法除使用钝尖、速度不宜过快、患者应正上方而不是鼻上方注视等外，还应注意结膜囊进针时方向应平行于角膜缘，进针过程中要始终弄清针尖与眼球的关系。注射麻药前一定要先回抽，在肯定没有回血且没有玻璃体回流、回抽时没有较大的阻力后再注射麻药。若不确定是否穿透，可将针头保持原位而让患者左右转动眼球，如果针头不动，那么针尖就不可能在眼内。然而这一动作可增加球后出血的危险，应谨慎地应用。

（9）麻药注入视神经鞘内或血管内的问题：使用的针头太尖、进针太快太深可将麻药注入视神经鞘内或血管内。球后麻醉罕见的主要危险是导致呼吸抑制、威胁生命的脑干麻醉，推测麻醉剂进入脑干的途径是经蛛网膜下腔，且只有针尖刺穿视神经鞘膜下时才会发生。视神经在视神经孔固定处最危险，其距眶缘 42～54mm。如果针尖接近视神经孔至 1cm 以内，则非常危险。估计标准的 38mm 球后麻醉针头 11% 人群会侵入该危险区域，因而目前推荐针头安全的最大长度是 31mm。麻醉剂如何进入鞘膜下间隙尚不清楚，可能与使用透明质酸酶、注射部位过分靠近视神经、视神经鞘膜缺乏解剖变异等因素有关。脑干麻醉的发作非常迅速，第一个症状出现的时间约为 2 分钟，最大麻醉效应出现于10～20 分钟。实际的临床表现的变化相当多，取决于麻醉剂颅内实际的分布。主要有：①全身不自主的颤动、精神混乱、脑神经麻痹、惊厥、偏瘫、四肢瘫痪；②意识逐渐消失；③对刺激的反应减弱或消失，腱反射减弱或消失；④双侧瞳孔散大；⑤心血管变化，血压下降；⑥呼吸抑制；⑦昏迷。应紧急会诊抢救，首先注意维持生命体征。为此，建议球后麻醉或球周麻醉时应有麻醉师在场。预防方法同（8）。英国的全国性调查报告，眼科手术局部麻醉的严重反应（死亡、需要转往 ICU、抽搐）的发生率为 0.034%。

（10）麻醉不充分的问题：常因操作不当、部位不准确、用药量不足、病人耐受性大有关。主要表现为注药 10～15 分钟后眼球仍可以转动，结、角膜仍有刺激痛等，压迫眼球降压时病人疼痛难忍。可用手指或小鱼际经闭合的眼睑轻轻按摩眼球使麻药扩散。球后麻醉不能麻痹眼轮匝肌，对许多眼内手术需要麻痹眼轮匝肌者，可补充眼轮匝肌麻醉。对眼球未制动者应考虑加用上、内、外直肌鞘膜中浸润麻醉。如仍未能充分麻醉应再次注射麻药（如布比卡因 2～4ml）做补充麻醉（可以更换注射部位，如筋膜囊下麻醉）。

安全、有效的球后麻醉或球周麻醉的关键包括：①选择合适的麻醉剂，如加入肾上腺素的利多卡因适合于大多数内眼手术。②术前常规检查眼轴长度，切记眼球穿通的危险性随眼轴长度的增加而增大。③在下方注射时避免眼球向上注视，以免视神经损伤。④使用锋利且长度不超过 31mm 的针头。⑤避免直接将麻醉剂注入眼外肌。⑥避免麻醉剂过量（超过 8ml）。⑦如果麻醉剂用量较大，则使用减压器械。⑧确保注射麻醉剂后由麻醉师观察 / 监护患者 20 分钟。

第三节　暴露技术

暴露是利用某种方法扩大眼部尤其手术部位的手术野，使术者很清楚地观察所要观察和操作的组织，以利于手术顺利进行。手术野的充分显露是保证手术顺利进行的先决条件，尤其是深部手术。在良好的暴露情况下，手术野的解剖关系清楚，不但操作容易、方便，手术也更安全、更准确到位。当然，显露良好与病人的体位、手术野的可见度、麻醉时肌肉的松弛与否、助手的配合等密切相关。此外，选择适当的切口和做好组织分离，是显露手术野的基本要求。目前眼科常用的几种暴露方法有开睑、固定眼球、拉钩暴露等。

一、开　　睑

白内障、青光眼、视网膜脱离等内眼手术常需要开大眼睑（扩大睑裂）以充分暴露角膜、巩膜、结膜等手术野。最简单的开睑是自然的开睑运动，但这种开睑仅能在很短时间内提供很小的手术野，且不能消除眼睑对眼球的压力。理想的开睑应能充分暴露手术野、不压迫眼球、不损伤提上睑肌及 Müller 肌、不影响手术操作等。临床上目前常用的开睑方法有：开睑器、缝线开睑、金属钩开睑以及外眦切开术等。

（一）开睑器开睑

开睑器的主要作用是提供手术入路和暴露手术部位，开睑器的种类很多，可分为刚性开睑器和钢丝开睑器两大类。具体地说，有弹性开睑器、螺旋夹式开睑器、杠杆式开睑器、非磁性开睑器等。

1. 螺旋夹式开睑器　螺旋夹式开睑器（刚性开睑器）可根据需要放置和调整开睑器的张开度，能提供最佳的入路，因为开得较宽并锁定在此位置。这些普通开睑器的优点是可以直接放入结膜囊内开大睑裂，操作方便。缺点是开睑器有一定重量（尤其螺旋夹式），体积较大，用力张开能引起外眦压迫眼球而增高眼内压，此外，在开大睑裂的同时可使眼睑下沉，对眼球有一定的压迫作用（尤其是眼球有突出者），也可导致术中眼压增高，因而对白内障摘除术、角膜移植术、眼球穿通伤等需要眼球绝对软化的眼内手术是不适合的。解决办法：①由于螺旋夹式开睑器的中心部或螺丝端是重力的来源，若在开睑器的螺旋端与外眦之间置一块絮枕可减少这种危险。②改用能个别调整的眼睑拉钩。③临时撤离开睑器，在白内障摘除晶状体前提起或撤离开睑器，减除压迫，然后再摘除晶状体是安全可行的。

2. 钢丝开睑器　弹力性开睑器（如钢丝开睑器）开大睑裂的程度取决于眶睑的张力和开睑器的弹性，一般不可调整（有时可以拉大以增强其弹性）。眼内手术普遍使用钢丝开睑器，在较好提供手术入路的同时避免了过度张开眼睑。有标准式钢丝开睑器和为超声乳化设计的、为避免绊住超乳头而去除水平横杆的钢丝开睑器。Pierce 式开睑器用于儿童和眼睑组织不正常的病例，也能调节大小。

3. 防护性开睑器　开睑器的第二个功能是防护性开睑器（如 Lang 开睑器），具有把睫毛阻挡于手术野之外的作用。这种开睑器和标准开睑器的不同之处是具有睫毛防护器。这种开睑器较易移动，特别是眼睑松弛的情况下（如眼球摘除）。防护性开睑器基本已被塑料粘贴单取代，如果使用正确，粘贴单更有效地阻挡睫毛于手术野之外。对大部分眼内手术，最常使用的组合是塑料粘贴单和钢丝开睑器。

（二）金属钩开睑法

最理想的手术野暴露是上、下睑完全离开眼球而睑板保持其正常的平面。因此，使用上、下睑独立牵开器（金属钩）或上下睑牵引缝线可获得理想的手术野暴露。以金属钩最佳。这种钩由有弹性的不锈钢制成的上下睑独立的牵开器。其弯曲端适合于睑板大小，牵开器还适合于睑板下的弧形段与睑板接近。因此不会引起睑板的弯曲或皱褶。金属钩处于上下睑活动的直径平面，对眼球不产生压迫，可获得满意的手术野暴露。总之，金属钩开睑简单，容易制作，操作方便，对眼球无压迫，较开睑器开睑法和眼睑牵引缝线开睑法为优。使用时用金属钩直接拉开眼睑，将其尾端的丝线用止血钳固定在无菌巾上。必要时助手根据术中情况牵拉调整。

（三）缝线开睑法

某些情况下，特别是眼睑手术，手术者希望能闭合或翻转眼睑；这种情况下不用开睑器，而单独应用睑缘牵引缝线（如 4-0 丝线）或睑缘牵引缝线联合 Desmarres 拉钩。缝线开睑具有可使上下睑独立牵开、不压迫眼球，便于手术操作等优点，有单线开睑法和双线开睑法两种。

1. 单线开睑法　上、下睑皮下浸润麻醉后，分别在上睑外 1/3 和内 1/3 处及下睑中央部用 4-0 黑丝线各缝一针，缝线距睑缘 3mm，深度达睑板面组织，用缝线拉开睑裂，将线端用止血钳固定在消毒布巾上。应注意缝线不要过紧或太靠近睑缘，以防眼睑产生轻度外翻，使睑板上缘（或下睑板下缘）抵压眼球，致眼压增高。但缝线也不可距离睑缘太远，否则睑裂不能充分开大。

2. 双线开睑法　应用双线开睑可避免单线开睑可能发生的翻转上睑板、压迫眼球等弊病，且可根据术中需要调整睑裂大小。具体操作方法包括：①缝上睑第一根缝线：4-0 黑丝线缝于上睑板上缘，进出针距离为上睑皮肤的中 1/3 ～ 2/3 区（8 ～ 10mm），进出针应与睑缘平行。拉紧缝线后，不仅将睑向额部拉，而且向上拉上睑，使其远离眼球。②缝上睑第二根缝线：距睑缘约 3mm，进出针仍与睑缘平行，缝针自外 1/3 区中央处刺入皮肤，中 1/3 区穿出后再刺入，内 1/3 区中央处皮肤穿出，然后在缝线中央剪断之，中央两根线相互交叉分别与两侧的缝线被拉紧后固定在手术巾上。拉紧第二根缝线后的效果同拉紧第一根缝线后的效果一样。③缝下睑第一根缝线：缝于下睑板下缘，进出针应与睑缘平行，针距应为下睑皮肤的中 1/3 ～ 2/3 区，拉起此缝线后，不仅向下颌方向拉下睑，而且向上拉下睑，使其远离眼球。④缝下睑第二根缝线：缝于距睑缘 3mm 处，针距同第一根缝线，拉紧后效果同第一根缝线。本法操作较复杂，且可导致眼睑皮下出血，但开睑效果较好。

（四）外眦切开术

对小眼球、睑裂短、眼球严重内陷、高度近视的大眼球、眼眶异常者，仅用开睑器等上述方法难开大眼睑而充分暴露眼球，必须做外眦切开术以扩大睑裂、增加手术野和减少外眦对眼球外侧的压迫，以便白内障摘除、视网膜脱离手术、有葡萄肿的眼球摘除等。具体方法是：用蚊式止血钳钳夹中线稍偏上方（稍向上成角）的外眦角处，然后分开眼睑并紧推向鼻侧，将直剪插入外眦，剪尖直压向眶缘，于钳夹处将皮肤、肌肉、外眦韧带和结膜一起剪开。手术关键是切断皮下紧压眼球的外眦韧带（必要时用剪稍向上或向下剪断外眦韧带的上支或下支或二者同时剪断，此称外眦韧带切开）（图 5-7，图 5-8），而皮肤切口的宽度和长度是次要的。切开后可用止血钳止血或电灼止血，也可压迫止血。待所有手术结束后，对切口小的外眦切开不需缝合，但大的外眦切开应予缝合（6-0 丝线、尼龙线或 7-0 铬制肠线），以避免术后下睑外侧部外翻。

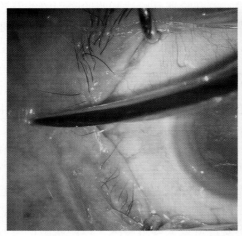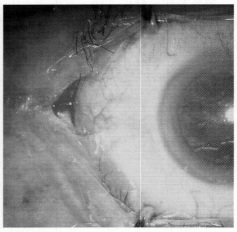

图 5-7 外眦切开术

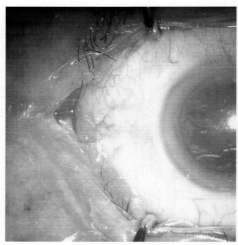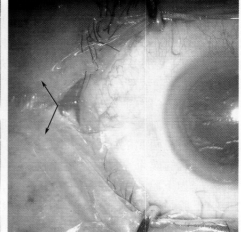

图 5-8 外眦切开加韧带切断术

二、固 定 眼 球

通过缝线、器械（如固定镊）等固定眼球，防止术中眼球运动（尤其是被动运动，主动运动已经麻醉而麻痹），以保证手术操作及手术器械的作用力准确、到位。此外，将眼球固定于某一特定位置，还有利于手术野的充分暴露等。根据固定的部位可分为单点固定（如单把镊子牵引固定巩膜、巩膜瓣、角膜瓣等；上直肌牵引缝线）、两点及两点以上固定（如两把镊子固定角膜缘、上下直肌同时牵引缝线固定等）、条带状固定（如特殊"T"形固定器、棉签侧面固定等）、全眼球固定（缝置眼球紧身环）。固定器具的接触部位可以是眼球本身（角、巩膜）或其附属器（如球结膜、眼外肌等）。固定用具可为固定镊、斜视钩、棉签、特殊眼球固定装置、缝线牵引等。

固定的效果取决于固定器械和巩膜间组织的坚实度。显然，直接抓取缝合巩膜而固定眼球的效果最好。如接触眼球的附属器如肌肉、角膜缘处的球结膜不但效果好，而且有利于手术的暴露，不因暴露的需要而干扰手术。显然，固定点应选择在器械作用力的方向或反方向上，且要通过眼球旋转中心。

镊子是最常用的暂时性固定眼球的器械，操作方便，可根据手术器械的操作随时调整以获得最有效的操作。固定镊要与眼球垂直，放在靠近角膜缘的地方，连同球结膜下组织一起夹住，如夹的部位距角膜缘较远，因球结膜下组织很疏松，不易达到固定眼球的作用。还应注意固定眼球时，切忌压迫眼球。缝合眼球紧身环（如 Flieringa 环）可稳定眼球壁上的切口，以便平稳操作，环要缝得松些，若缝得太紧，环本身可压迫眼球。

缝线固定眼球是最常用的持续性可调节的固定眼球的方法。缝线可缝合在球结膜上、下直肌下、浅层巩膜上等。

（一）角膜缘球结膜牵引缝线

可用于那些不打开球结膜的手术，如角膜手术（角膜移植、角膜穿通伤等）。在 12 点钟和（或）6 点钟角膜缘外 3mm 处作缝线（通过球结膜及巩膜面组织，必要时经过浅层巩膜）而固定眼球。

（二）眼外肌牵引缝线

眼外肌牵引缝线是固定眼球最常用的方法，可以分别或同时做上、下、内、外直肌固定缝线，其中以上直肌牵引缝线最常应用。以下详细介绍上直肌牵引缝线的方法与技巧。

上直肌牵引缝线除固定眼球、防止眼球突然转动外，还可使眼球保持在轻度下转位，充分暴露上方角巩膜缘处的解剖区域，有利于该区域的手术操作（如白内障摘除、青光眼小梁切除等）。此外，上直肌牵引缝线有助于将结膜瓣牵离角膜缘和提起内陷于眶内的眼球。

1. 上直肌牵引缝线的基本操作方法

（1）表面麻醉和上直肌浸润麻醉。

（2）嘱病人向下看（若眼球已制动，可用镊子夹住 12 点或 6 点钟处角膜缘向下旋转眼球或用斜视钩在下穹隆部向下旋转眼球），使眼球位于下转位。

（3）左手持闭合的有齿镊，镊体处于眼球子午线切线位，从 12 点钟处角膜缘顺结膜面（或打开球结膜后紧贴巩膜）向后伸入 12mm 左右（相当于上直肌止端稍后）后，将镊子由切线位转为与眼球壁的垂直位（即垂直压向眼球壁），同时张开有齿镊（3～4mm），夹取结膜、筋膜和其下的上直肌（图 5-9）。闭合有齿镊后上下或左右移动夹住组织的镊，如眼球同时很自由地同方向移动，说明夹住的组织是上直肌，否则夹住的仅仅是球结膜，应放松镊子，重新操作夹住上直肌（要往后上方夹一些）。

（4）右（左）手用夹带有 3-0 的黑丝线的针的持针器，左（右）手轻轻提起上直肌使之离开巩膜，右（左）手将针紧贴巩膜面平行地

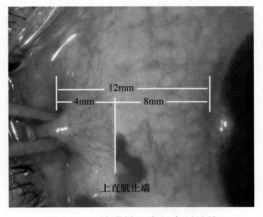

图 5-9 经结膜做上直肌牵引缝线

从角膜缘后 12mm 处抓取肌腱并提起，将缝针紧贴巩膜穿过

穿过镊子下方（相当于肌止端后约 3mm 直肌底下）肌肉下，出针。

（5）拉紧缝线的两端，用血管钳将其固定在无菌孔巾上。

2. 上直肌牵引缝线操作技巧与注意事项

（1）要稳准地夹取上直肌，镊子的行进方向非常重要，开始应平行于巩膜面；待到达角膜缘后 12mm 左右时，镊子一定要垂直压向眼球壁（暴露不佳时，助手应向下旋转眼球）。

（2）压下后应迅速张开镊子达 3～4mm，使镊尖间的间隙大于肌肉的宽度，这样才能完全夹起肌肉（图 5-10）；太小夹不起肌肉，但也不能张得过大，否则仅夹住过多的球结膜而不能夹住肌肉。

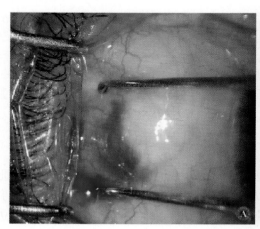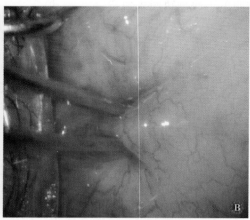

图 5-10 经结膜抓取上直肌

A. 镊子张开度大于肌肉宽度，才能滑至肌腱下；B. 关闭镊子，肌肉就可从眼球表面提起

（3）夹取部位在角膜缘后 10～12mm 处（8mm 以上，即肌止端之后），太前显然夹不到肌肉，太后即向穹隆部夹取而离开眼球壁，也仅可夹住大量球结膜而夹不住肌肉。有时即使夹住肌肉但太后，缝合后固定和下转眼球的效果欠佳。

（4）当缝针在肌腱下通过时，镊子仍应夹住其内所有组织且轻轻提起，以便缝针顺利从肌下通过。缝针正穿过下方时不应松开夹肌肉的镊子，以防眼球上转带走缝针。出针处若有球结膜覆盖，助手应及时将此结膜牵向后方，以便顺利出针。

（5）特别要注意缝针及其缝线应在肌腱止点后 2～3mm 直肌底下穿过。也就是说，正确的上直肌缝线应确实地位于上直肌止端后 2～3mm 的肌腹下面而不是肌肉内。这样牵拉缝线时眼球即下转，同时由于缝线的张力，可起到闭合上方角巩膜切口的作用。如果将缝线错误地缝在上直肌肌腱上或肌腱止点处，缝线必然在巩膜上加压，从而挤压眼球，使眼压升高，眼内组织脱出。这种错误的缝合因其固定线的张力作用还可使上方角膜缘切口张开或裂开，对手术不利，且眼球不易下转。此外，如果缝针及缝线从肌肉内穿过，可引起肌肉出血；但仅缝在球结膜上，将不能起到或很少起到固定眼球和使眼球下转的作用（图 5-11）。

（6）缝合过针时针尖不能垂直或旋转刺向巩膜，以免穿通巩膜，应绝对平行于巩膜面进针。

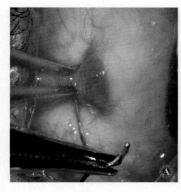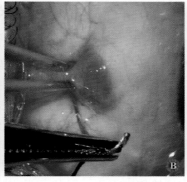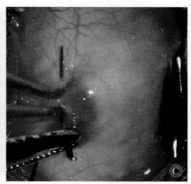

图 5-11　上直肌下缝线

A、B.针尖平行于巩膜面，在提起的肌腱下通过，若做旋转运动，针尖可刺向巩膜而有穿通眼球的风险；C.出针后可做旋转运动，引出缝线

（7）做穹隆部为基底的结膜瓣时，可待切开球结膜后，做上直肌牵引线，而不包括结膜在内。这种操作方法不仅方便而且准确。目前很多眼科医生都先做穹隆部为基底的结膜瓣，然后在直视下做上直肌牵引线。这种方法特别适用于上穹隆部浅、眼球不能下转、不易夹住上直肌的病例。

（8）上直肌缝线有时会因牵引及压迫眼球作用而使角膜缘切口张开，眼内组织尤其虹膜脱出。因此，在白内障手术娩出晶状体前，应完全或部分放松上直肌牵引缝线，以降低对眼球的压力，降低眼压，减少眼内虹膜及玻璃体脱出的危险。

（三）浅层巩膜固定缝线

由于上直肌牵引缝线常常引起上睑下垂，为避免这一并发症的发生，目前不少学者逐渐放弃了经典的上直肌固定缝线而改用浅层巩膜固定缝线甚至角膜固定缝线来代替。操作时，先做结膜瓣，电凝止血，用 6-0 黑丝线于上直肌止端前方的巩膜上做 1/3 ～ 2/3 巩膜或角膜厚度的缝线穿过，拉紧缝线两端，将缝线固定于洞巾上。

三、拉 钩 技 术

拉钩主要用来暴露深部组织。对于皮下组织，可应用镊子和皮肤拉钩，但以能充分暴露、牵拉组织而又不损伤组织为原则。如此，拉钩要优于镊子，虽然微小的穿孔对皮肤没有影响，但镊子粗暴夹持皮肤边缘可引起组织坏死而促进瘢痕形成。

当手术部位切开后，尤其是深部的手术，如视网膜脱离手术、泪囊鼻腔吻合术、提上睑肌缩短术等，可根据手术部位及切口大小不同，采用不同的拉钩，将切口拉开，使手术野暴露。拉钩用力要适当，以暴露手术野为度，如用力过猛，常引起术后严重反应。应用于眼眶手术的拉钩有深部拉钩、甲状腺拉钩等；用于眼睑手术的拉钩有开睑钩（狄马拉钩）；用于视网膜脱离手术的拉钩有狄马拉钩、黄斑区拉钩等；用于斜视手术的斜视钩；用于白内障手术的虹膜拉钩等。

第四节　软化眼球技术

需大幅度切开眼球壁的手术（传统白内障摘除、穿透性角膜移植术等），为了避免术中眼内容尤其玻璃体脱出创口，术前都需要充分软化眼球，即降低眼内压。眼压能否降低有时甚至是手术成败的关键，因此，软化眼球、降低眼压是眼球手术的基本技术之一。软化眼球的措施很多，如术前做好病人的思想工作，并给予镇静剂，解除紧张情绪；对短颈而脖子粗的患者尤应注意松解颈部衣扣；充分的眼轮匝肌麻醉和球后麻醉、球周麻醉可降低眼轮匝肌的张力和松弛眼外肌，减少其对眼球的压迫；选用对眼睑无压迫的开睑方法，必要时做外眦切开等，这些措施虽然相当重要，但最主要的软化眼球的方法是药物降眼压和机械性降眼压法。

一、药物降眼压

可以降眼压的药物很多，如口服脱水性利尿药（50% 甘油盐水）、碳酸酐酶抑制剂、降眼压滴眼液（如噻吗洛尔、布林佐胺）。不过上述药物一般并不用来软化眼球。手术前及手术中最有效、最常用的降眼压药物是 20% 甘露醇，它是一种渗透性利尿剂，主要降压机制是使玻璃体脱水浓缩。一般应快速静脉滴注，剂量为 1.5g/kg 体重或 20% 甘露醇 250～500ml。要求在 10～30 分钟内滴完。对一般病人，特别是 50 岁以下的病人，其安全性很大，最大副作用是利尿，有时术中（尤其高龄者）病人尿急而眼压上升，甚至在手术关键时刻却要等待病人排尿后（甚至多次）才能继续进行。目前临床上甘露醇并不是白内障等手术前降眼压的主要措施，且不是常规要应用的。仅仅用于：①术前估计眼压难以下降或者有玻璃体脱出危险（如 50 岁以下较年轻的非儿童病人；另眼手术时出现过高眼压、白内障青光眼联合手术者等）；②机械性降眼压软化眼球不满意者；③术中眼压突然升高或有脉络膜大出血倾向时。此外，应注意肾功能衰竭者禁用，心力衰竭者慎用甘露醇。④急性闭角型青光眼散瞳后做白内障手术易致房角关闭，眼压升高，因此散瞳的同时应予噻吗洛尔、布林佐胺降低眼压。

二、机械性降眼压

机械性降眼压是最常用、最主要的软化眼球的措施，是白内障、角膜移植等手术的降低眼压的措施，有指压眼球和多种眼球压迫器等多种方法。机械压迫降低眼压、软化眼球的主要机制有：通过向眶内压迫眼球，放松了眼外肌，使其对眼球的压力消失；压迫眼球眼眶后，使眶内血流尤其静脉内血流量大大减少，眶内压下降；促进房水的排出；在外力作用下，可能使玻璃体的体积有极少量的减少及脱水而致眼压下降。

（一）指压眼球法

眼轮匝肌、球后麻醉后施行指压眼球降眼压。嘱病人闭合眼睑并向下注视（已制动者术者应帮助拉拢上下睑使眼睑闭合），手术者用双拇指或食指或小鱼际交叉重叠，按摩覆盖纱布的眼睑向后压迫眼球，施加压力约 1kg 重量。每压迫 15～30 秒停歇 5 秒（以防视网膜中央动脉阻塞），也就是说不宜持续压迫眼球，中间应放松几次，使眼球后段能不断获得血液供应，每次压迫眼球之前，都应确认眼睑已均匀闭合，以免加压时擦伤角膜上皮。压迫时间 5～30 分钟，使玻璃体脱水等而致眼压下降。如持续指压超过 5 分钟而不间歇，可能引起眼压过低，会发生更危险的并发症。术中可指触感觉或用斜视钩尖压陷角膜来估计眼压，一般无需用灭菌的眼压计来测量眼压。

（二）自动加压器法

目前国内外不少单位传统的指压眼球降压法已被自动加压器逐渐代替。其作用主要是通过机械性的外部压力装置对眼球施加一定压力，使眼压降低，术中一般不会出现玻璃体压力。如果持续外部加压，不仅可使玻璃体脱水浓缩而且可减少眼球后部内容物的容积，获得非常满意的软化眼球、降低眼压的目的。自动加压器有充气式眼球压迫计、海绵棉球式眼球压迫计、水银橡皮球压迫计、铅球压迫计等。最常用的是 Honan 眼球减压器，由水银压力表、橡皮气囊、绕头带等构成。眼睑闭合，放好纱布垫，气囊压在上面，调节压力至 4.0kPa（30mmHg），间断加压 30～60 分钟，眼压可降至 1.3kPa（10mmHg）以下。

第五节　黏弹剂及其在眼科手术中的应用

一、基本特性

（一）液体的基本性质

黏弹剂已经广泛应用于现代眼科手术，被称为眼科软性手术器械。黏弹剂是一种特殊的液体，具有液体的基本性质：黏度、分散性或湿润性。

1. 黏度　液体是有固定体积而无固定形状的物质。如果受压力差的作用，液体就会流动，而流动的速率和其黏度相关。液体流动有两种基本模式：层流和紊流。层流发生于各个分子的运动方向一致时（因而与液体流动的方向一致）；当所有的分子以杂乱无章的方式运动而只有一个与流动方向一致的总的漂移方向时，紊流就会发生。

液体流动的标准模型假定层流液体在固体管壁的分界面上是静止的，在流体断面的速度梯度也是恒定的。在这种状态下的切变率是恒定的，这与恒定的、不依赖于液体切变率的黏度相一致。这样的液体称为牛顿流体，许多液体接近地遵循这一模型，包括水和大多数输注液。

有些液体并不遵循这一模型。其黏度可随切变率的增加而增大，这种状态的液体称为胀流型流体；或黏度可随切变率的增加而减小，这种状态的液体称为假塑性流体。在眼科，我们把假塑性称为"黏弹性"。

2. 分散性能（湿润性能）　湿润能力取决于表面张力和接触角度。表面张力是液体表面的力量，其大小和液体表面形成的界线长度成比例，作用方向与之垂直。表面张力取决于温度和液体另一侧的介质。

当分界面的另一介质是固体时就会有接触角。接触角越小，湿润性越强。表面张力及湿润能力与液体分子间相互的吸引力和液体分子与另一介质分子间的吸引力的比值相关。

（二）黏弹剂

液体具有固定的体积，但无固定的形状；而固体既有固定的体积，又有特定的形状。有许多物质其表现的行为介于这两种极端之间。可塑体这样一种物体，其静力学表现如同固体，但动力学表现类似液体，但需要外力启动，这种物质在眼科被冠以术语"黏弹剂"。

弹性是指物体变形后恢复的能力。黏性物质通过抵抗变形力而能维持前房；但如果前房塌陷，则不会重新形成前房。相反，弹性物质可允许前房在压力作用下变形，但撤消压力后又可重新形成前房。这两种特性均有用处，也能被不同程度地结合起来。正是具有弹性性质使黏弹剂能通过小的针管注射；而纯粹的黏性物质需要大的针管。

二、眼科常用黏弹剂

（一）羟丙基甲基纤维素

羟丙基甲基纤维素（HPMC）是黏弹性弱的高黏性物质，它衍生于甲基纤维素（Methocel®），其 1% 的溶液最初当作"黏弹剂"使用，作为植入前涂盖人工晶状体的介质而被描述。1% 的溶液不能很好地维持前房，但 2% 的溶液却能很好地维持前房。HPMC 从甲基纤维素纯化而来，就其是植物衍生物而不是天然产品而言，HPMC 和其他黏弹剂不同。HPMC 在 24 小时内从前房被清除，但并不了解其如何代谢与排泄。HPMC 很廉价；能用高压灭菌器纯化（虽然纯化过程本身可能花费很高）；由于较低的表面张力和小的接触角，因而具有优良的分散性能和浸湿性能，从而易于覆盖晶状体和角膜。但是，HPMC 的黏弹性很弱，不能很好地保持形状，因此对复杂性手术不太适合。

（二）透明质酸钠和硫酸软骨素

20 世纪 70 年代，眼科引入透明质酸钠。透明质酸钠可从雄鸡冠中提取（例如 Healon®），也可以细菌发酵生产（例如 Provisc®，奇胜®产自于链球菌）。使用浓度是 10mg/ml（Healon®、Amivisc®、Provisc®）、14mg/ml（Healon GV®）和 16mg/ml（Amivisc Plus®）。透明质酸钠的表面张力相对较高，接触角较大，因而分散性能较差。

Visocoat® 是 4% 的硫酸软骨素和 3% 透明质酸钠 1∶3 的混合物。硫酸软骨素的分子较透明质酸钠小很多，分子链也短很多。浓度合适的溶液用作黏弹剂将导致过高的渗透压，因而对眼有毒性。而混合物的黏性较各成分单独测量的黏性要高。硫酸软骨素的优点是它的分散性和浸湿性，与透明质酸钠的高黏度联合是为了结合两种物质的优点。硫酸软骨素同时也是一种促凝剂。

三、黏弹剂在眼科手术中的应用

黏弹剂是非常有用、非常重要的软性手术器械和保护性物质。对眼前节手术，特别是现代白内障摘除手术、白内障超声乳化手术而言，黏弹剂的使用已经成为重要的手术过程。

（一）黏弹剂在白内障手术中的主要作用

1. 保护角膜的作用　高分子的黏弹剂可吸附大量的水分子，当滴于角膜表面时可防止手术过程中角膜上皮脱水，利于维持角膜的透明度。前房内注入黏弹剂，可依靠其黏弹性衬垫作用保护角膜内皮细胞免受器械、超声能量等的机械性损伤。

2. 维持手术空间的功能　黏弹剂的假塑性可维持和扩大前房空间，充盈晶状体囊袋，利于完成撕囊、截囊、人工晶状体植入等手术操作；同时前房空间的扩大可减少手术器械、人工晶状体等损伤眼内组织的可能。

3. 分离粘连组织的功能　可将黏弹剂注射于粘连的虹膜 - 角膜、虹膜 - 晶状体囊膜之间而达到分离的目的。

4. 散大瞳孔及维持瞳孔散大的功能　瞳孔区注射黏弹剂，可散大瞳孔 1 ～ 2mm，并可维持瞳孔的散大状态，利于撕囊、去除晶状体核、注吸晶状体皮质和植入人工晶状体的操作。

5. 协助晶状体前囊膜的撕囊或截囊　黏弹剂可使晶状体囊膜贴紧皮质，阻止晶状体皮质特别是液化的皮质溢出，保证截囊或撕囊的顺利完成。

6. 黏性阻塞作用　手术过程中，如果发生晶状体后囊膜破裂，可利用黏弹剂阻止玻璃体的进一步脱出。

7. 协助娩出晶状体核　将黏弹剂注射于晶状体核与皮质之间可起到分离的作用；将黏弹剂注射于晶状体囊袋中、晶状体核的下面，黏弹剂向切口方向流动的过程中可将晶状体核无损伤娩出。

8. 协助清理晶状体皮质作用　白内障手术清理皮质的过程中，可利用黏弹剂的黏性固定作用相对固定晶状体皮质，并维持前房和囊袋空间，增加清理皮质的安全性。

9. 黏性止血作用　将黏弹剂注射于小的出血点上可起到止血作用，同时黏弹剂可将前房内的出血与其他组织隔离开，利于出血的准确清除。

10. 物理缓冲作用　黏弹剂的黏弹性可缓冲其他物体、组织在其周围的运动速度。白内障手术过程中前房内、器械表面及人工晶状体表面注射黏弹剂可减缓其运动速度，减少可能的组织损伤。

（二）黏弹剂在其他眼科手术中的应用

1. 黏弹剂在青光眼手术中的应用　青光眼手术中将黏弹剂注入前房，可在术中、术后维持前房深度，降低术后浅前房、脉络膜脱离等的发生率；将黏弹剂注于结膜瓣、巩膜瓣下可提高术后功能性滤过泡的形成率；黏弹剂的分离和止血作用也可用于青光眼手术。黏弹剂也用于一些特殊类型的青光眼手术：在引流阀植入术中，引流管中注射黏弹剂可防止术后早期的引流过度，减少浅前房的发生；黏小管切开术中注射黏弹剂可以达到扩张、切开 Schlemm 管的目的。

2. 黏弹剂在穿透性角膜移植中的应用　黏弹剂在穿透性角膜移植术中起着重要的作用，黏弹剂滴在供体角膜表面可维持角膜植片的透明度，滴于角膜内皮面可保护内皮细胞；在钻取病变角膜时前房注射黏弹剂可避免切穿角膜时误伤眼内结构；前房内注射黏弹剂可避免玻璃体脱出，对无晶状体眼尤其重要；术中可用黏弹剂分离粘连和暂时止血；缝合角膜植片时可用黏弹剂填充前房，维持眼球形状；黏弹剂的黏弹性衬垫作用可减少器械对组织的损伤。

3. 黏弹剂在眼外伤手术中的应用　黏弹剂在眼外伤手术中的作用非常广泛：黏弹剂的黏性固定作用可固定球内异物而利于夹取；可临时止血、阻塞创口；保护角膜和眼内组织；利于嵌顿、脱出的虹膜等组织复位；可维持前房深度而利于手术操作；可分离组织粘连。

四、黏弹剂的不良作用

透明质酸钠、硫酸软骨素是人体组织的正常组成成分，主要存在于结缔组织的细胞外基质中。黏弹剂具有以下的生物、物理特性：高分子化合物、无抗原性、无致热源性、无色透明、高度弹性、高度黏性、极其轻微的致炎性。因此，眼科手术中正确使用黏弹剂不会引起明显的不良反应。手术目的以外的反应往往和黏弹剂的残留有关。

（一）暂时性高眼压

黏弹剂在眼内并不降解，而是以完整的分子形式经房角排出，一般需要 6 天左右才能从眼内完全清除。手术目的以外的黏弹剂残留可导致短期高眼压。眼压升高的时间、持续的时间与残留的量有关：残留的总量越多，眼压升高越早，越明显，持续时间越长。因此，在白内障手术结束时，将残留的黏弹剂，包括前房内和人工晶状体后囊袋内的黏弹剂，注吸干净非常重要。分散性能强的黏弹剂有延展覆盖眼内表面结构的趋势，较难完全清除；黏度高的黏弹剂容易聚集成团，较容易完全清除。对手术目的以内的黏弹剂存留，应当注意观察眼压，必要时给予降眼压治疗，包括穿刺前房放出部分黏弹剂。

（二）轻度的炎症反应

黏弹剂具有极其轻微的致炎性，在充分清除的情况下一般不引起炎症反应。术后可能的轻微炎症反应与黏弹剂的纯度、分子质量大小有关。黏弹剂的纯度越高，分子质量越大，导致术后炎症反应的程度越轻。与黏弹剂相关的炎症反应一般极其轻微，不需要特殊处理。

（三）其他

黏弹剂还可引起眼前段毒性综合征和感染性眼内炎等不良反应。

（管怀进　黄正如）

第二篇 显微手术与微创手术基本操作技术

第六章 眼科显微手术概述

第一节 眼科显微手术的历史与现状

眼科显微手术（或称显微眼科手术）是显微外科学的一个分支，它起源于欧洲，不久传入美国和日本等国。显微眼科手术的 3 个基本条件是借助光学放大工具（包括手术显微镜和手术放大镜）和使用显微手术器械、用显微技术进行精细手术和有显微手术基础理论指导。在上述 3 个基本条件下，进行眼部组织的分离、切割、缝合、结扎、移植，都属于显微眼科的范畴。显微手术技术的应用和发展，使眼科手术操作由宏观进入到微观，手术的精确度和手术效果明显提高。一些过去在肉眼下无法进行的手术，经用显微手术技术而获得成功。

Harms 在 1953 年就首次将双目手术显微镜用于眼科手术，但在 20 世纪 60 年代末至 70 年代初，国外很多眼科专家仍旧认为眼科显微手术操作费时，仪器设备费用高，对眼科手术似乎无多大帮助，甚至认为眼科手术不需要显微技术，没有显微技术照样可以做好眼科手术。然而，视觉器官解剖和功能的复杂性、精细性和重要性，决定了眼科手术必须具有高度的精确性。70 年代后期，通过大量的显微手术临床操作实践，人们逐步认识到要提高手术质量及手术疗效，必须采用显微手术技术。目前，世界上先进国家的眼科手术已完全进入了显微手术时代。我国的显微眼科手术及眼科手术显微镜与显微手术器械的研制和生产等方面也得到了较迅速的发展。特别是近几年来，我国白内障囊外摘除、白内障超声乳化联合人工晶状体植入术和玻璃体视网膜手术的广泛开展，也促进了显微眼科手术在我国的应用与推广。可以预见，今后眼科显微手术的应用范围必将更加广阔，一个训练有素的眼科医生如果没有显微手术技能就很不合时宜了。只有掌握宏观、微观两种手术技能，才能称得上较全面、合格的眼科医生。

显微手术发展到今天，技术水平已有了明显提高，国外先进国家的眼科手术几乎都是在显微镜下进行，我国不少单位的眼科手术也已进入显微手术时代。目前显微手术在眼科手术的应用及优势主要有：

（1）眼睑和泪器手术：尤其有助于寻找并准确吻合泪小管。

（2）结膜手术：如有助于分层解剖，避开潜在的出血点。

（3）角膜手术：在显微镜下操作，可以看见切口的准确深度，有利于准确地修复角膜创口。显微手术技术的应用还为穿透性和板层角膜移植和角膜屈光手术等带来了极大的成功，并使角膜移植联合青光眼小梁手术或联合白内障囊外摘除及后房型人工晶状体植入成为可能；显微技术的应用还使角膜异物的剔除和缝线的拆除更为精确。

（4）青光眼手术：目前所有青光眼手术都是在显微镜下进行的，显微镜的应用有助于正确认识 Schlemm 管等房角组织，使 Schlemm 管切开、小梁切开、小梁切除等手术得以更精确、更安全地进行。而且，在显微镜下的细致操作，大大减少了联合手术（如小梁手术联合白内障摘除术、联合角膜移植术、人工晶状体植入术等）的危险性。

（5）虹膜手术：在显微镜下应用显微器械可以分离虹膜粘连和括约肌切开而不损伤晶状体囊膜，可以进行虹膜板层分离。

（6）晶状体手术：应用显微手术最多且得益最大的是白内障手术，尤其是现代白内障囊外摘除、白内障超声乳化联合人工晶状体植入术，由于采用了显微手术技术，使手术的质量大大提高，大多数病例能恢复到正常视力。

（7）玻璃体视网膜手术：可以说，没有显微手术技术，就没有现代的玻璃体视网膜手术的发展。闭合式眼科显微手术是除白内障人工晶状体植入术外的眼科手术最突出的成绩之一。在显微直视下，应用新型眼科显微手术器械，通过角膜缘或睫状体扁平部的密闭切口进入眼内，在前房存在、眼压维持正常，眼球形态几乎不改变的状态下，进行各种高难度的眼内显微操作如逐层切除玻璃体、分离切开或剥除视网膜前膜及其他增殖膜甚至内界膜、电凝视网膜新生血管、排放视网膜下液、封闭视网膜裂孔、夹出眼内异物甚至进行视网膜移植手术。

（8）巩膜和葡萄膜的手术：可以在显微镜下通过"活瓣"式切口做精细的葡萄膜肿瘤切除和异物摘除。

（9）屈光手术：如准分子激光角膜切削术、有晶状体眼人工晶状体植入手术等，近几年已经在国内外得到飞速发展。

（10）其他手术：应用显微镜的同轴光路，十分便于进行眼眶手术、爆裂性骨折、视神经减压、鼻腔泪囊吻合术等。

（11）展望性手术：利用显微技术可以在切断眼外肌时保留睫状前血管（目前已有开展）。利用显微镜的血管吻合技术，也许可以进行视网膜 - 眼眶血管吻合术、视网膜 - 视网膜血管吻合术，从而可以恢复被阻塞的视网膜血液循环。

总之，以"在眼科手术显微镜下（或放大镜下），使用特制的眼科显微手术器械及显微缝合针线，对精细、娇嫩而复杂的眼组织进行细致的显微切开、缝合、打结、止血等手术操作"为特征的眼科显微手术代表了当今眼科手术学的发展方向。

第二节　显微手术的优、缺点

眼科手术显微镜的应用，使术者的手术视野从宏观进入微观世界，在高放大倍数下，术者能清楚地看到原来肉眼下看不清的细微组织结构；同时由于应用了精密细小的显微手术器械，从而大大减少了对精细、娇嫩的手术区及其周围的组织的创伤，提高了手术的精确度，减少了手术的副损伤及并发症。如此手术操作精确是眼科显微手术的主要优点。这种高准确性的手术技术可以无创伤地对小至毫米甚至微米大小的细微组织进行手术；可以进行肉眼下根本不能进行的或虽能进行但成功率较低的手术。也就是说，有些手术操作只有在显微镜下才能顺利完成，如人工晶状体植入术、穿透性角膜移植术、玻璃体视网膜手术、严重的眼前段创伤修复及眼前段重建术、放射状角膜切开术等，从而使手术的范围不断扩大，适应证更加广泛。有时通过显微技术可保住以往需要摘除的眼球，甚至还可使其恢复部分功能。在显微镜下操作，手术视野清晰、组织分辨率高、对创缘的观察清楚、切口整齐、对合准确、缝合深度也准确、缝线张力分布均匀、切口闭合严密、平整，术后反应轻，对组织的刺激小，术后愈合快。加上眼科显微手术的全过程或大部分过程是切口处于闭合状态下进行的，术中可保持正常的眼内压和眼球形态，维持眼内各部分组织之间的正常生理位置关系，如此闭合式眼内显微手术为眼内各种复杂而精细的手术操作提供了良好条件。这样在进行复杂手术时成功率高、效果好。总之，显微眼科手术作为一种划时代的新技术，使眼科常规手术面临着深刻的变革，为了提高眼科手术的精确性与安全性及开创性的手术方法，世界各地的眼科医生都逐渐用现代显微手术技术代替传统的肉眼手术操作。

　　显微眼科手术也有一些缺点，对初学眼科显微手术者来说，很难在较短时间内适应从普通手术的"宏观、动态"转入显微手术的"微观、静态"操作。在显微镜下，手术视野和景深都局限在一个较小的范围内，在此小范围内操作时，动作受到很大限制，同时丧失了正常的视野深度、失去了普通手术操作时的参照点（看不到邻近组织，无较多的解剖关系可供术者定位参考）。手术者也不能利用触觉进行手术操作。在放置手术器械时常会出现失误，必须依靠一位配合默契的助手在手术者的视野内传送器械、安置缝线。手术者比传统常规手术时更易疲劳，手术的复杂性使手术的时间相对增加。此外，由于手术仪器设备、手术材料（如显微无创伤缝线）昂贵，显微眼科手术会增加医院和患者的经济负担。

　　然而眼科显微手术作为一种新的手术技术，应该尽快地为眼科手术医生所掌握，以提高眼科的手术水平，促进更多患者视功能的康复。作为一名现代眼科医生，一定要掌握显微手术技术，学会宏观、微观两种手术技术，以提高手术效果。

（黄正如）

第三节　常见的光学问题

一、照　　明

　　一般手术照明光源必须具有恰当的色温（4000K），背景照度在500Lux左右。多点反射或多灯光源提供额外的手术照明，由于光线来源较大，阴影最小化。眼科显微手术操作需要特殊的照明系统，原因有二：照明强度与放大倍率的平方成反比；白内障等手术需要同光路照明。同光路照明能产生后照明效果，为微小或半透明物体提供最理想的可视性。后照明法使物体边缘呈黑色，原因并非光的吸收，而是散射；如果光线稍偏离光轴，则呈现为黑色背景上的高亮部分。同样的原因使微小的颗粒也能被看清。应用后照明时，对比度是非常重要的。降低直接照明亮度能提高对比度。因此，应尽可能暗淡或关闭手术室的背景灯并遮掩手术室的窗户。

二、放 大 率

手术中使用显微镜有助于克服视觉分辨力问题。提高放大率能增加分辨力，直至光的波动性质限制的、所能区分的两点间最小距离。光学显微镜出现这种情况时的放大率约为1000 倍，但是这种情况在手术中永远不会遇到。因为照度的衰减与放大率的平方成正比；景深的减小与放大率的平方成正比。照度的问题可通过提高光源亮度克服，但受视网膜光损伤的制约。景深的变浅却是真正的制约。因此，使用必要的、最低的放大率是手术的有益原则。

放大镜是安装在眼镜上的伽利略望远镜，能提供有限的 2 ～ 4 倍的放大率，适用于较小的操作。不足之处包括缺少光源；必须保持头位。手术显微镜则解决了上述问题：它有自身的照明系统、独立安装以提供良好的稳定性、标准的图像放大系统以提供可变的放大率。放大系统的重要的设计特点就是变换放大率时不改变焦点。

三、光 损 伤

影响照度的限制因素之一就是光损伤，特别是白内障手术中最常见报道的同光路手术显微镜的视网膜光损伤。光损伤分为 3 个阶段：①即刻阶段：视网膜外观正常。② 48 小时内可见视网膜色素上皮轻度紊乱，有时可见明显的视网膜水肿；荧光造影可见早期强荧光和晚期着染。视网膜损害本身反映光源的形状：钨灯泡易形成椭圆形灼伤而线状灯丝的光源易形成圆形灼伤。损害灶通常位于黄斑上下，因为大部分显微镜并非完全同光路（例如 Zeiss 显微镜偏差 6° 而 Wild 显微镜偏差 1.5° ）。③修复阶段：以视网膜色素上皮色素增生、堆积和色素缺失的合并出现为特征。

尽管光源亮度、波长以及患者的因素在光损伤过程中均起作用，但与临床视网膜光损害关系最密切的是暴露时间。有研究表明，白内障手术中，手术时间短于 100 分钟时视网膜光损伤的发生率为 0.9%；超过时发生率为 39%。而其他研究认为临界区分时点可能在60 分钟左右。几乎肯定的是大量光损伤病例并未得到诊断，更多的病例误诊为 Irvine-Gass综合征，因为荧光造影表现非常相似。

（陈明新　管怀进　黄正如）

第七章　眼科显微手术器械与缝合材料

第一节　眼科手术显微镜

一、基本结构与特点

眼科手术显微镜是现代眼科手术最基本、最重要的工具，随着眼科显微手术技术的不断提高，手术显微镜不断得到改进与完善。但是有了好的手术显微镜，不等于能充分发挥其优势，手术者只有对显微镜的原理、结构及使用等方面有了详尽了解和掌握之后，才能在手术中得心应手地运用它而获得最佳的手术条件，取得最好的手术效果。

眼科手术显微镜由以下部分组成。

（一）光学系统（图 7-1）

1. 双目三棱镜及其目镜　为双目镜筒，放大倍率多为 10×、12.5×，其上端放置目镜片，下端为三棱镜片。双目镜上均配有一组 ±5 ～ 8D 球镜片的调节套筒，可以按照手术者的屈光度进行调节，三棱镜也可依据手术者的瞳孔距离旋转调节，从而获得良好的立体视觉。

2. 变倍放大镜　为一系列镜片组合，安装于目镜与物镜之间。可通过改变镜片组合来调整放大倍率（分级变倍）；现代新式显微镜功能更加趋于完善，可通过自动变焦来连续调整放大倍率（无级变倍）。放大倍率与视野大小成反比。

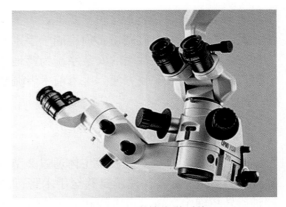

图 7-1　显微镜光学系统

3. 物镜　为单片镜，安装于变倍放大镜下方的显微镜身末端。物镜的焦距决定着显微镜的工作距离（物镜与术野的空间距离），合适的工作距离，使手术者长时间地连续操作而不易疲劳。工作距离过长，身材比较矮小的术者会感觉不舒适，较容易疲劳；工作距离过短，操作时显微手术器械容易碰到显微镜。在实际应用中，一般手术者的双眼与术野适宜的距离为 350 ～ 400mm，亦即眼科手术显微镜适宜的工作距离为 150 ～ 200mm。

4. 助手镜　可以是完全独立的光学系统，也可由安装于双目棱镜与变倍放大镜之间的分光镜引出。前者具备独立放大控制系统，可产生真实的立体感和完整的观察视野。早期的手术显微镜由于助手镜与术者镜存在一定夹角，故术者与助手的观察视野存在一定差别；新型手术显微镜则实现了助手镜与术者镜 0° 夹角，使二者同步保持在同一观察视野，助手术中的作用得到有效提高。后者助手与术者"分享"同一光源照明，由于一部分光"分流"至助手镜，术者镜的照明度会减低，一些较先进的机型配有提高光照度的装置。此外，助手镜可围绕主镜转动，调整助手相对术者的位置，以配合术者进行右眼或左眼的手术操作。

（二）照明系统

眼科手术显微镜具有三种类型的照明，即斜照明、斜裂隙照明和同轴照明（即光线来自镜中与被照物垂直）。对于高品质的手术显微镜而言，倾斜光照明与同轴光照明系统都是必要的。斜照光源为眼前节手术常用的照明，因为它可在光学界面形成反射，增加深度感；而同轴光源照明则适于进行现代白内障手术、人工晶状体植入术及玻璃体视网膜手术，因为同轴光线可通过瞳孔映照出眼底红光，增加手术操作的准确性。

光源多采用冷光源，不会因为长时间手术使照明部位发热以致引起组织损伤。早期显微镜的光源位于显微镜主体内（内光源），大多是钨丝灯，亮度有限；而新式显微镜其光源远离镜体（外光源），通过光导纤维将光源引入显微镜中，并通过物镜射向手术区域，且光源性质改为卤素灯或氙灯，光学质量大大提高。在光导纤维引入的光路中还可插入不同类别的滤光镜片，以备特殊情况下使用。

（三）安装系统

手术显微镜的安装系统包括落地式、天花板式、墙壁式和台式等，无论是何种安装系统，关键在于手术中显微镜必须稳固于手术野，因此就稳固性而言，天花板式安装系统最为理想。但临床上最常用的安装系统为落地式，这类手术显微镜的特点是可灵活移动，位置可以任意摆放，安装方便。手术前术者调整好显微镜的位置后要注意将制动锁扣好，避免术中镜身移动。

（四）调节系统

1. 同轴旋转系统　显微镜主体通过 2 节等长横臂固定于显微镜立柱上，横臂可以围绕立柱进行 360° 旋转，使镜身移至手术野；同时，镜身悬吊固定于支持横臂游离端下方的同轴旋转枢纽上，镜身可围绕此枢纽旋转以使双目镜刚好对准术者双眼。

2. 水平纵横向运动装置　又称 X-Y 运动装置，可使显微镜镜身在水平方向做前后和左右运动。在术中通过调节该装置，始终保持光源照明在手术野的正中心区域。

3. 焦距与放大倍率的调节器　为一全自动脚踏控制面板，其上安装有按照一定顺序排列的控制开关。通过脚踏调节相应开关，再经由电动机控制显微镜的升降、X-Y 运动、聚焦及变倍，从而术者可任意地对镜下物像的清晰度和放大倍率进行调节。一般脚踏控制面板上有控制镜身升降的粗调和细调控制器各两个，快速变倍及 X-Y 运动控制器各一个，光源开关及亮度调节按钮等。

（五）附加组件

为满足眼科显微手术更加精准操作、教学示教及资料保存的需求，新型眼科手术显微镜通常还附设许多附加组件，包括眼底影像系统、示教镜、监视录像系统等。例如蔡司

RESIGHT® 眼底观察系统和反转镜搭配在手术显微镜下使用，可为视网膜外科医生提供清晰的视网膜影像，体验流畅的手术过程。示教镜和录像系统等附加装置通过特殊接口与主镜相连，由分光镜自主光路引出，进行观察、拍照、录像等。

目前国内常用的国产眼科手术显微镜主要是苏州六六视觉的 YZ 等系列（图 7-2），进口的有德国 Carl Zeiss 公司的 OPMI 系列（图 7-3）、德国 Leica 公司的 M 系列和日本 Topcon 公司的 OMS 系列等（图 7-4），还有与其他学科合用的普通手术显微镜。使用显微镜前一定要详细阅读其说明书。

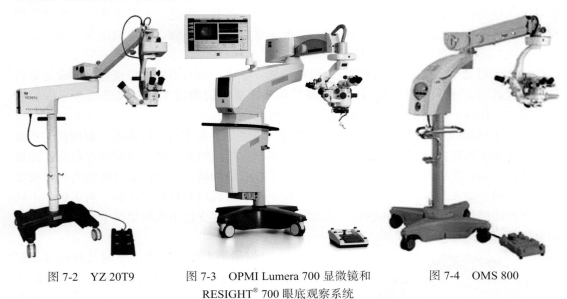

图 7-2　YZ 20T9　　　　图 7-3　OPMI Lumera 700 显微镜和　　　　图 7-4　OMS 800
　　　　　　　　　　　　　　　RESIGHT® 700 眼底观察系统

二、操作方法

（一）术前准备显微镜

术者及助手进入手术室后，在洗手和消毒手术眼前，应先按下述程序检查和调节手术显微镜以供术中使用。

1. 安置手术显微镜　如果应用落地式手术显微镜，首先要预判支持横臂伸展开后显微镜物镜与患者头部的位置关系，是否需要移动底座。位置调整好后，必须将底座的锁定装置锁住，以免术中误碰导致镜体移动影响操作。一般手术床与显微镜的位置调节合适后不再移动。按下镜身上部的"0"位按钮，使镜头在 X-Y-Z 轴均复位到中心起始位置，以便术中获得最大调节范围。再将悬吊显微镜的支持横臂的两个大旋钮拧松，打开照明系统开关，将照明光线调到手术野中心区，最后旋紧以上两个大旋钮。

2. 调节高度　包括调整显微镜、手术床和座椅的高度，使三者关系适当，从而术者和助手在手术中可以稳定舒适地进行操作。

3. 调节瞳孔距离　以便术者获得双眼单视及良好的立体视觉。

4. 调节目镜屈光度和目杯　手术者为正视眼者要将目镜套筒调在"0"位，若有单纯近视或远视应调到相应的屈光度，超出显微镜屈光补偿范围或有散光时术者应戴镜矫正。同时调节目杯于合适位置，使能看到整个视野。

术者及助手在做好以上准备工作后，将显微镜暂时推离手术区，使其不至于干扰手术区的消毒、铺巾等工作。

（二）术中调节显微镜

手术进程中随着操作步骤、部位和深度的变化及局麻下患者头部的移动等均需要及时地对显微镜的位置、焦距和放大倍率进行快速准确的调节，因此，术者必须对于电动脚踏控制面板各踏板、按钮和操纵杆的位置、功能非常熟悉，眼、脚、手协调配合，对于初学者需要花一定时间训练才能得心应手。

1. 在术野发生改变时及时调节显微镜的位置　手术中要对不同部位进行操作或是患者头部位置改变，术者都要及时通过脚踏来控制手术显微镜附设 X-Y 运动装置使显微镜做前后或左右移动，以调节显微镜的位置适应术野变化。

2. 在不同深浅层次操作时及时调节显微镜的焦距　手术中可通过脚踏控制板使手术显微镜升降调整焦距，焦点准确地落在正进行手术操作的组织上，使手术始终在最清晰的视野下进行。调整显微镜焦距时，应使目镜视场中心处最清晰，一般以能清晰地看到虹膜纹理或球结膜小血管为标准。目前大多数高质量手术显微镜具有良好的景深，对术野中不同深浅部位均能观察清楚，立体感强。因此，如在深浅范围变化不大的情况下，一般不需要调整焦距，从而提高手术效率。

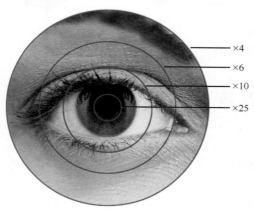

图 7-5　显微镜放大倍数与手术野之间的关系
放大倍数越大，手术野越小

3. 根据手术组织的大小不同及时调节显微镜的放大倍率　在眼科显微手术中不同阶段或不同部位需不同的放大倍率，选择具有无极变倍功能的手术显微镜迅速放大或缩小倍率，既可节省时间，又能方便手术操作。基本原则是用最低的放大倍率，获得最佳操作效果。由于显微镜的放大倍率越高，手术野越小（图 7-5），且物像的景深越短（图 7-6），照明度越暗，这样给术者带来的困难也越大，对术者的要求越高，操作技术越要熟练和精巧。所以，在一般情况下，手术者的显微镜放大倍率范围为 6 ～ 10 倍，而助手镜为 4 ～ 8 倍。具体讲，在缝线打结时，一般用 4 ～ 6 倍的放大率；做角膜缘缝线、小梁切除、角膜移植术等时，可用 10 ～ 15 倍；做小梁切开辨认 Schlemm 管时可用 20 ～ 25 倍。

4. 根据手术需要调节显微镜的倾斜度　在进行需要较佳红光反射的手术操作（如注吸晶状体皮质）时，要将显微镜的光线垂直射入眼底；而不需要在红光反射下操作时，应及时改变显微镜的倾斜度或改用斜照明，避免光线直射视网膜而损伤黄斑。

5. 术者视线离开手术野时注意事项　手持器械先移出手术野，然后视线再离开，以免器械等误伤术眼。

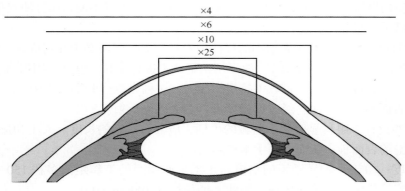

图 7-6　显微镜放大倍数与深度觉之间的关系

放大倍数越大，深度觉越小

（三）显微镜的维护与保养

由于显微镜的照明灯泡有使用寿命，每次开关机时要将照明系统开关关闭或亮度调到最小，以免电压冲击损坏光源。手术显微镜使用完毕应关闭电源，收拢支持横臂，目镜扣上防尘杯，用显微镜罩罩好设备，将其存放在干燥、无尘、无腐蚀性气体的环境中。为了防止显微镜内部光学系统受到灰尘侵蚀，切忌在不安装目镜或物镜的情况下放置显微镜。

此外，为了始终保持清晰的图像效果，要及时对显微镜光学部件（如物镜和目镜）的外表面进行检查和清洁。例如用小吹风机或细毛刷拂去表面的灰尘，镜头纸蘸无水乙醇轻轻擦拭表面沾染的指纹等污渍。近来使用新型专用抗静电清洁布使得这项工作变得非常简便有效。

第二节　眼科显微手术器械

虽然常用的眼科手术器械与外科手术器械相比已经十分精细小巧，但在显微镜下它们则显得非常笨拙与粗大。普通的眼科持针器在显微镜下像老虎钳一样粗笨；最小的三角针，看起来犹如一把利剑；即使在肉眼下应用的最细的 5-0 缝线，也如缆绳一样粗大，用这些器械是不可能达到显微手术精细的要求，而且会对眼组织造成较大创伤。因此，眼科显微手术除了需要手术显微镜，还要求具备一套特殊的、适合于显微镜下操作的显微手术器械，以完成切开、止血、缝合、结扎等精细的显微手术操作。

一、基本要求

在显微镜下操作手术器械，由于受到工作距离的限制及光照的影响，必须对手术器械设定一些特殊的技术要求。眼科显微手术器械的基本要求包括：

1.小型化或微型化　器械轻巧而纤细，不宜过长，使其能在有限的工作距离下灵活操作，并避免阻挡显微镜的光路；但也不宜过短，否则操作不仅不便，而且使双手进入视野，这是眼科显微手术最忌的。

2. 结构简单，操作便利 做精细的显微手术操作时，手腕必须相对固定，绝大多数操作仅需手指的转动来完成各种动作，故多用执笔式来握持器械，也可仅用拇指、食指握持。

3. 具有一定弹性和韧性 过软夹持组织无力，过硬则操作时手易疲劳。

4. 器械表面不反射光线 经过亚光处理，表面无光反射。

5. 手柄的设计 眼科显微手术器械的手柄，应具有一定的长度、大小和形状，手指捏持处需要粗糙的表面等，从而提高手术操作效率。

（1）长度：由于手术显微镜的物镜与手术平面相距的工作距离多在 150 ～ 200mm，过长的器械容易碰触显微镜而污染，因此手柄最长以 100mm 为宜。

（2）直径：手柄的直径大致与铅笔和钢笔的直径相当，为 5 ～ 8mm，如此设计符合人们日常习惯，便于握持。

（3）形状：手术操作时显微器械常需转动，例如刀片夹持器、持针器等，器械手柄横断面制成圆形或六边形，使手术器械能沿其纵轴转动；不需转动的器械手柄，例如显微剪、显微镊等应呈扁平状，便于手指握持。

（4）握持部：器械手柄的握持部位上应刻有细锯齿状、滚花状或六边形的柄花，其作用：①增加摩擦力，便于稳固握持防止滑脱；②指示正确的握持部位，最有效发挥显微手术器械的作用。

6. 鳃部及弹簧 显微手术器械可采用多种类型的鳃部，使器械两叶片能准确地关闭。多数器械的鳃部具有弹簧装置，器械使用后其头端可自动回到张开的位置，在弹簧放松时，手可得以休息，这样可在较长时间的显微手术操作中减轻手部的疲劳。弹簧不能过紧，不然拇收肌及第一背侧骨间肌很容易疲劳，而手部过于疲劳会导致指腕抖动，不利于进行精细操作；弹簧太松也不行，因握持器械时容易脱落，不利于稳固夹持。

不同用途的器械其鳃部的位置及与器械头端的距离设计均有不同，例如夹持器械的鳃部距离头端较近，而切割器械其鳃部远离头端。因此，使用中要注意专物专用，不可互相混用，更不能把显微手术器械作为普通眼科器械使用。

7. 特殊材质要求 有的显微器械要求用特殊材料制成，如钻石、特殊金属、无磁性材料等。

二、常用眼科显微手术器械

随着眼科显微手术不断发展，国内外厂家已研发生产了诸多种类显微手术器械，每年均有新型器械问世投入临床使用。但最基本的眼科显微手术器械共有 5 种，即 1 把显微持针器、1 对平板无齿结线镊（供结扎缝线用）、1 把精细的显微手术镊（如有齿组织镊）、1 把显微手术剪和 1 把夹持剃须刀片的刀柄（或钻石刀）。这类器械质量较好的有美国 Storz 公司、Kanata 公司、日本 Inami 公司、英国 Keeler 公司的产品，国内（如苏州六六视觉）生产的显微手术器械的质量基本上与进口产品相同。除上述 5 种基本器械外，尚有大量用于特定组织和手术的显微手术器械如角膜剪、虹膜钩、人工晶状体镊等。

（一）显微镊子

眼科显微手术镊是显微手术中最基本的器械（图7-7），两把得心应手的显微镊对眼科医生来说犹如外科医生有一双灵巧的手一样。随着手术器械研制的发展及生产工艺水平的提高，显微镊子也不断向重量更轻、质地更硬及更小巧精致发展。

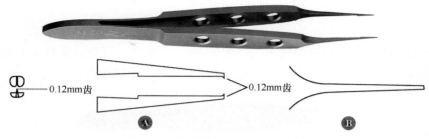

图7-7　显微有齿镊（带打结平面）

镊子头端非常精细，最基本要求是将镊子对合时，两镊柄的头端（镊尖）应互相牢固接触吻合，只有如此才能在术中有效地发挥功能，要夹什么一下子就夹住，不滑脱，滑脱一次就会使组织损伤一次，反复损伤会导致严重的创伤性组织反应。因此，每次应用镊子前，最好在显微镜下检查一下镊尖，如有粗糙不平，应予油石磨光或暂不应用；若镊尖或夹持面已严重扭曲变形，则必须予以废弃。

显微手术镊依据镊尖形状不同可分为多种类型，最主要的作用是夹持组织便于进行其他操作，还可对微小组织进行分离、夹持显微缝线进行打结等。常用的显微镊如下。

1. 结线镊　又称无齿镊，顶端无齿，5mm平台对合严密，适用于8-0～11-0尼龙线结扎，常用一对结线镊，头部弯、直各一（图7-8）。无齿镊尚可用于夹持软组织如球结膜。

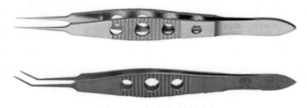

图7-8　直弯头结线镊

2. 齿状镊

（1）犬齿镊：镊尖的头唇钩一侧为三角形单钩，对侧为相同大小三角形凹面沟槽，顶端闭合时两侧的齿恰好吻合。

（2）斜齿镊：与犬齿镊类似，镊尖一侧为尖形单钩，而对侧为尖形裂隙沟槽呈双钩状。

以上两种齿状镊作用均为夹持组织，但夹持不同部位组织，齿钩大小也各有不同。例如齿长0.5～0.7mm的犬齿镊，可牢固地夹持组织，除可作为上直肌固定镊外，还可夹持较厚的组织；又如齿长0.12mm的Bonn镊，特别适用于夹持角膜、角巩膜、小梁组织块等精细度较高的组织。

（3）环状齿镊：因其对组织的损伤轻，常用其夹持柔软而细嫩的组织如球结膜。

3. 角膜镊 其顶端内侧面有半圆形切口，直径约 0.1mm。夹持角膜组织牢固，且不产生副损伤，有的角膜镊还带有结线平台，可发挥结线镊的作用。

4. 虹膜镊 顶端有钩，弯曲成一定角度，易于通过角膜切口夹持虹膜（图 7-9）。

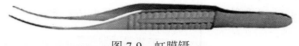

图 7-9　虹膜镊

5. 人工晶状体镊 顶端呈鸭嘴形，弯曲成 30° ～ 50°，可稳固夹持人工晶状体光学部边缘和袢脚（图 7-10）。此外，夹持人工晶状体也可用结线镊代替。

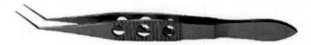

图 7-10　人工晶状体镊

显微镊子的张开度不能像普通手术镊一样张开过大（如达 20 ～ 40mm），否则在高倍显微镜下镊子的一叶片将伸出手术野；而且张开度过大，操作时必然过多用力握持，这样术者手指易疲劳而颤抖。除镊子外，其他显微手术器械的张开度均不宜过大，仅以达到良好地夹持组织、缝针及缝线为度。

显微镊是眼科显微手术医生手的精细延伸，显微镜下夹持、分离、协助缝合及打结等操作，都是使用精细的显微镊来完成的。由于显微镊尖端的宽度细的只有 1.5 ～ 3.0mm，接触面积仅为 1 ～ 2mm^2，因此，这种细小的镊子很易被损坏，如碰弯、变形、对合不良等，从而把一把昂贵的显微镊报废。因此，显微手术者必须注意正确使用和保养显微镊，不能用其夹持粗大的组织如皮肤、肌腱、肌肉等，只能夹持微细眼组织、8-0 ～ 11-0 缝线，以及协助拔针打结等细柔的操作。还要注意手捏显微镊的力量要适当，夹捏力太小，夹不住组织而容易滑脱；夹捏力太大，镊子尖端反而错开或撬起，这样也夹不住组织，甚至损坏镊尖。许多新设计的显微镊在镊柄内侧面特定部位装置两个横行止挡，当术者拇指与食指握在两止挡间，镊尖刚好吻合发挥最佳作用，不至由于握持部位、夹捏力度不正确而使镊尖未达吻合或错位。

（二）显微持针器

理想的眼科显微持针器应是重量轻，长度适度（总长度不超过 120mm），钳口对合严密，可确实夹紧显微缝针缝线，且钳口边缘应圆钝以免割线，手柄表面有滚花状柄花以增加摩擦，便于握持，闭合时其手柄的横剖面呈圆形以便利用手指的旋转动作进行操作，尾部为薄的弹簧片。

常用的显微持针器有直、弯两种，可根据手术医生的习惯选用，弯头持针器较适用于较深部位的缝合（图 7-11）。持针器的柄部有带锁扣的和不带锁扣的两种类型。带锁扣型持针器为夹持较大缝合针专用，可保证牢固夹持缝针；无锁扣型持针器

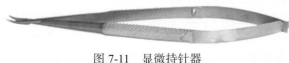

图 7-11　显微持针器

则用于夹持 7-0 ～ 11-0 缝合针线，显微手术一般均使用该种持针器，以免在缝合微细组织时，由于开关锁扣的弹动等使缝针震动而影响操作的准确性。操作时用手捏持持针器的力量要适当，过紧过松都不利于操作，以夹稳针线而在缝合时不滑动为宜。通常采用执笔式握持持针器（图 7-12）。

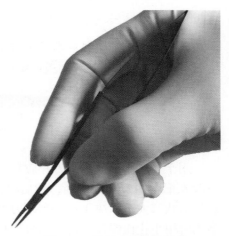

图 7-12　执笔式握持持针器

（三）显微手术剪

眼科显微手术剪有直、弯两种，一般长度为 150mm 左右。要求刀叶薄滑平整，刀刃锋利；剪柄多为弹簧式，即在尾部装有弹簧片以利操作。其质量及锋利性一般以能剪断单条蚕丝为好。

常用的眼科显微剪有：

1. 结膜剪　结膜剪尖端两叶片间相距较长（5mm），以便连续地做较长的结膜切口，以及解剖分离结膜下组织，因此，剪柄末端带有弹性良好的钢质弹簧片。剪尖为钝头，便于做结膜瓣或钝性分离组织。结膜剪一般为弯剪，刀叶长约 15mm，其弯曲度一般与巩膜的弯曲度一致。剪柄与刀叶间成 30°，如此设计使显微镜下只能见到剪刀叶片，剪刀柄在手术野之外而不妨碍手术。

2. 角膜剪　用于做角膜或角膜缘的垂直或斜行切开，有右侧和左侧剪共一对。下方的刀叶常较上方的刀叶略长一点，剪尖头钝以防虹膜损伤。角膜剪的刀叶也具有一定弯曲度，且弯曲度不同以用于不同角膜区的切开（图 7-13）。例如做白内障手术的角膜缘切口所用角膜剪弯曲度要小于做角膜移植术角膜中央切口的剪刀。

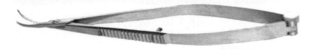

图 7-13　显微角膜剪

3. Vannas 剪　为眼前节显微手术中最细小的剪刀，其特点是刃部纤细锋利，可通过极小切口部伸入前房进行操作（图 7-14）。前端刀叶有直、弯形，剪尖可为尖或钝形，最常用于青光眼小梁切除术中剪除角巩膜小梁组织，还可作为线剪、囊膜剪、虹膜剪用于剪断缝线、囊膜切开、瞳孔缘切开及其他类型瞳孔成形术。

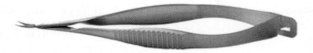

图 7-14　显微手术剪

4. 眼内剪　有细长的颈部，顶端弯曲成不同角度，可通过扁平部穿刺口伸入玻璃体腔进行操作。

新型显微手术剪已向更微型发展，可通过极小的切口伸入眼内，剪切虹膜前后粘连、玻璃体内病变组织及玻璃体视网膜条索等。

（四）显微手术刀

目前最常用的眼科显微手术刀是安全剃须刀片及显微手术刀柄组合（图7-15），此外，钻石刀、前房穿刺刀（Wheeler刀）、晶状体刺囊刀（Ziegler刀）等也常用于眼科显微手术。

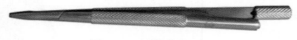

图7-15　显微手术刀柄

用于显微手术的剃须刀片应硬、脆、含碳高，薄而硬的不锈钢剃须刀片比较符合要求。一般先把剃须刀对半折断，然后以适当的角度（如45°）把刀面扭断成小片段。所得刀片的形状与大小取决于掰折剃须刀片的方式，应按照手术切割组织的具体要求加以制作。制作时用小止血钳仅夹持小部分刀片边缘，可得到细长形的刀片；若夹持较多部分的刀片边缘，则可得到短而宽的刀片。然后将制得的小片断刀片装于专用的持刀器上，刀柄应与刀片成45°，便于显微镜下操作而不干扰手术野。应注意的是，在使用这种自制的刀片前，需在显微镜下仔细检查刀尖是否缺刃、弯钝、碎裂，主要的预防方法是掰折刀片时止血钳等勿触及刀刃。

钻石刀（金刚石刀）（图7-16）有一边刀刃的，也有矛状双边刀刃的，由宝石级的钻石抛光而成。钻石刀以刀刃十分锋利为特点，可以精准地切开目标组织而对周围组织无任何损伤，多用于高度精细的切开如放射状角膜切开术等。

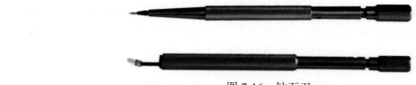

图7-16　钻石刀

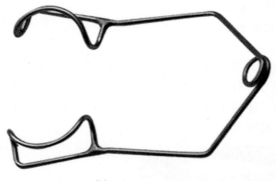

图7-17　开睑器

（五）其他常用显微手术器械

1. 开睑器　常用的有：①弹性丝状开睑器（图7-17），结构简单轻便，使用极为方便，对眼球不会施加压力，也不会挂线；②滑杆式开睑器，靠滑杆调整张开程度，使用亦较普遍。

2. 虹膜钩　其顶端弯成90°，用于钩拉瞳孔，例如双手技术植入人工晶状体时，钩住上方虹膜将人工晶状体上袢送入虹膜后面；还有一种推拉式虹膜钩，钩呈戟形，向前可推，向后可拉，使用极为方便。

3. 晶状体调位钩　用于旋转和调整人工晶状体位置（图7-18）。

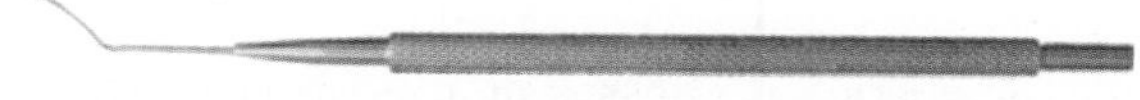

图7-18　晶状体调位钩

4.晶状体核旋器　顶端为分叉状，可卡住晶状体核赤道部推动使其旋转，用于超声乳化白内障吸出术中调整晶状体核的位置。

5.虹膜恢复器　与常规恢复器不同之处是前端更为扁平细长，且有一定韧性（图7-19）。

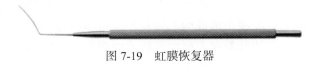

图7-19　虹膜恢复器

第三节　显微缝针与缝线

在现代眼科显微手术中，精细的无损伤显微缝针、缝线对显微手术的发展起着十分重要的作用，如果没有得心应手高质量的显微针线，将会严重影响手术质量。因此，根据手术种类和手术部位不同选择合适的针线，是现代显微手术的重要组成部分。显微缝针与缝线的主要内容已在第三章中作了较详细的介绍，现从显微手术角度简述如下。

一、显 微 缝 针

理想的眼科显微缝针应具备如下条件：

（1）有足够的钢性，不易弯折。

（2）有足够的长度，通过持针器夹持后，仍能穿透一定的组织深度，并便于重新夹持取出。

（3）有足够的直径，使之产生锋利的尖端和锐缘，并使其针道足以允许埋藏线结。

（4）尽可能不损伤组织。

高质量的显微缝针一般由最佳质量的不锈钢制成，不仅锋利，而且不易变钝，可以反复使用多次。决定缝针不同规格型号的主要参数是：①针长；②针体直径（针粗）；③针弯曲度；④针弯半径；⑤弦长。显微缝针按照针尖与针体横断面形状不同分为4种类型，即针身圆形圆尖型、针身圆形三角尖型、针身反三角形反三角尖型、针身铲形铲形尖型。目前均采用自带缝线的无损伤型缝针（对眼组织的损伤极轻微），其中以无损伤铲形针为国内外眼科显微手术最常用（图7-20）。

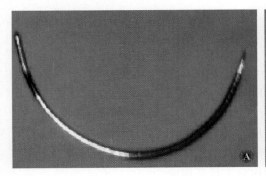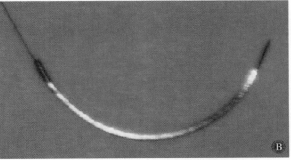

图7-20　显微手术缝针的比较

A.带针眼的角巩膜缝针；B.无针眼、带缝线的无损伤铲针微尖铲形针是专为眼科显微手术设计的一种铲形缝针，其断面呈倒置的扁平梯形，具有薄而扁平的外形，穿透角膜和巩膜能力特别强，广泛用于白内障、角膜移植术中。由于其"侧刃"（铲针两侧均有针锋）使缝针能分开角膜或巩膜组织的超薄纤维板层，并在各层之间的平面内移动。这种特殊设计的缝针在外表面层上没有长的反角针利刃，以便将缝针穿刺的深度超过预期的危险减至最低而不致损伤针道所经过的深层组织；此外也没有内侧或传统角针的利刃，不会朝外割向表面而撕豁表面组织。这种微尖铲形针有最理想的宽度、形状及精密的锐利度，使得缝针在通过各组织层之间时，很容易穿刺及控制。

显微缝针有各种不同的形状与大小。缝针的弯曲度可为 5/8 环针（230°）、1/2 环针（180°）、3/8 环针（140°）、1/4 环针（90°）等。一般来说，针体曲度越大，越适于做深度及短跨度缝合；相反，针体曲度小如 1/4 环针，则适于大跨度缝合。因此，为使角膜及角巩膜组织获得较深部的对位，缝针以 1/2 环针及 3/8 环针最为适用。无损伤缝针的缝线被嵌压在针尾部，为避免在缝合时损坏针尖或针尾的缝线嵌压部，显微缝针长度应不短于 5mm。否则用持针器夹持的部位较前，既有损针尖又不利于操作；若夹持较后部有可能损坏或折断针尾的缝线嵌压部而使缝针报废。

二、显 微 缝 线

显微缝合的目的是用显微缝针引导显微缝线至被缝合的组织中，以达到理想的对位与深度。缝合时采用高质量且精细的缝线，可实现最佳的组织复位，只产生最小程度的眼组织损伤。可以说，没有过去 30 年间发展起来的极好的眼科显微缝线，就很难有现代眼科显微手术。

（一）理想的眼科显微缝线要求

理想的眼科显微缝线应具有以下特性：

（1）有一定的柔软性且不易断裂，便于在显微镜下操作。

（2）缝合时易穿过被缝合组织，有一定色调以便术者辨认，容易结扎打结，且可形成牢固的线结。

（3）在组织愈合前，缝线能保持适度的张力，以增进切口的愈合，且对组织无刺激作用；一旦组织愈合后，缝线即完全自行吸收。

但迄今为止尚无一种缝线能完全达到上述要求。

（二）眼科显微缝线的种类和特性

1. 制作材料　用于制作缝线的材料有肠线、丝线、鼠尾线及各种人工合成纤维线，如尼龙、聚酯、聚丙烯及丙交酯和乙交酯共聚物（Polyglactin 910）。

2. 制作方法　单纤维缝线，由单一纤维制成；多纤维缝线，由多根单一纤维编织制成。

3. 缝线直径　以规格型号来表示缝线直径，从 6-0 到 11-0 不等，0 号越多，直径越小，抗张强度亦越低。随着缝线直径增加，组织对缝线的反应也随之增加，因此，应选用能使组织安全对合的最细型号缝线，使缝合所致的创伤减至最低限度。

4. 常用缝线　目前，国产缝针、缝线无论从规格型号上还是质量上都与国外产品有较大的差距，远远满足不了临床手术的需要。国内缝针的主要问题是刚度和锐度不够，且易弯曲，重复使用率低。缝针、缝线与我国的显微手术整体水平相比是一个薄弱环节。

目前我国常用的眼科显微缝线是 9-0 ～ 10-0 的尼龙单纤维缝线和聚丙烯蓝色单纤维缝线。

进口缝针缝线大多为美国强生（Ethicon）公司及爱尔康（Alcon 公司）的产品，有多种规格型号供眼科显微手术专用，并不断有新产品问世。

（1）爱惜良缝线（Ethilon）：为尼龙 6 或尼龙 66 长链脂肪多聚物单纤维缝线，其表面光滑，不牵挂组织，细菌不易生长，无抗原性，组织对其反应轻微。有较好弹性和抗张强度，组织能获得良好复位，适于在所有类型显微手术中应用。在组织中存留时间较长后可发生生物降解，故主张不用此类缝线作为人工晶状体缝合固定材料。眼科用与 5mm、6mm 等铲针相连的 10-0 缝线。

（2）美丝林缝线（Mersilene）：由多根聚酯纤维编织而成，表面光滑均匀，具有高抗拉强度。其强度不受湿度及组织环境影响，在体内有较好组织相容性。已有 11-0、10-0 规格供眼科使用。

（3）普理灵缝线（Prolene）：为聚丙烯单纤维缝线，柔软而易弯曲，表面光滑极易穿过组织而手感顺滑，并能牢固打结。组织相容性强，生物稳定性高，不可吸收，在组织中可长时间存留并保持其张力强度。因此，可作为人工晶状体固定、虹膜修复的最佳选择。眼科用 10-0、9-0 规格。

（4）爱惜邦缝线（Ethibond）：为多纤维缝线，采用优质聚酯纤维以特殊编织工艺制造，表面有聚酯纤维涂层，使缝合时具有一定的润滑性。眼科可采用 5-0 缝线 8mm 铲形针做巩膜外加压缝合及直肌牵引缝合。

（5）尼龙缝线（Nurolon）：紧密编织的尼龙 66 长链脂肪多聚物纤维和蜡浸工艺结合的多纤维缝线，表面光滑而均匀，柔韧而有弹性，打结时手感与丝线相同。最细规格为与 15mm 角针相连的 6-0 和 5-0 缝线。

（6）美尔丝缝线（Mersilk）：采用特殊工艺除去生丝中外来杂质后紧密编织在一起。它既不浸吸液体又不失去弹性或变脆。规格有与 6mm 铲针相连的 8-0、7-0 缝线。

（7）保护薇乔缝线（Coated VICRYL）：由聚交酯（Polyglactin 910）合成纤维编织，外涂 Polyglactin 370 和硬脂酸钙而成，编织成缝线的每一根纤维都涂有 Polyglactin 370 涂剂，而不是整个缝线表面单涂一层，因此，其涂层在有液体的情况下不会脱落。有较大的抗拉强度和极小的组织反应，能支持伤口达 28 ～ 35 天，21 天时仍保留原强度的 30% ～ 40%，经水解作用 50 ～ 70 天可完全被吸收。有与 6mm 铲针相连的 8-0、7-0 缝线供选用；与 8mm 铲针相连的 6-0 和 5-0 缝线特别适于做板层角膜移植片缝合。

（三）可吸收缝线与不吸收缝线

要强调的是缝线对切口维持张力的时间与缝线被组织吸收的时间是两个不同的概念。例如，普通肠线术后抗张强度仅能维持 7 ～ 10 天，而其完全被组织吸收大约需要 70 天；保护薇乔缝线对切口维持张力的时间可达 28 ～ 35 天，之后再过 2 ～ 3 周才完全被吸收。

所谓"不吸收缝线"是相对可吸收缝线而言，缝线最终还是会被组织所摧毁，只是吸收过程缓慢。例如，尼龙缝线在活体组织内每年以 15% ～ 20% 的速度降解。聚丙烯缝线材料性质稳定，在组织内长期存留，可谓"永久性"缝线。

吸收快的缝线（可吸收缝线）有：肠线、胶原线、鼠尾线及 Polyglactin 910 线等。

吸收慢的缝线（不吸收缝线）有：丝线、尼龙线、聚酯线、聚丙烯线等。

保护薇乔（Polyglactin 910）缝线的问世和成功应用代表了合成可吸收缝线正逐步趋于完美，它既非蛋白质又不具抗原性，所以不会引起组织反应，能保留最佳的伤口抗张强度，且可以预测其吸收速率，在伤口愈合关键时期之后全部吸收。Polyglactin 910 是用途广泛、值得信赖的显微缝线，但也应注意，这种缝线是可吸收的，当组织需要缝合范围较广且伤口张力较大的情况下不可使用。

（张静楷　颜　华）

第八章　显微手术基本操作技术

第一节　基本操作原则和技巧

　　显微眼科手术通过手术显微镜的放大作用和精细的显微器械下的准确操作，以及眼手术显微解剖学等理论的指导，使宏观眼科手术操作提高到了微观的精细手术操作。这使过去在肉眼自然视力下无法实施的精细手术，在显微条件下获得成功。眼显微手术的诞生和发展给传统的眼手术基本操作技术带来的变革，使肉眼宏观下的基本操作技术几乎都不能适应显微手术操作的需要。例如肉眼下用普通持针器和手指打结的方法就不适用于显微镜下操作，而手腕旋转进行缝合的操作动作也不能用于显微镜下缝合。因此，显微眼外科技术虽然是从眼外科的基本技术中发展而来，但它又比普通眼手术的操作更加精细，不论是分离、切开、缝合、结扎等操作都比肉眼直视下更不相同了。因而，初学显微眼科手术者，必须像初学外科和眼外科基本功一样，从基本技术学起，刻苦训练，才能逐渐习惯于显微镜下操作，成为一名熟练的眼显微手术医生。

　　显微眼科基本技术的基本要求和操作要点就是在手术显微镜下，使用精细的显微器械，进行各种精细操作，所有操作都必须做到稳、准、轻、巧。对组织的切开、切除去留等要以毫米计算，对组织的修复要做到对位准确、修复精细，从而使组织的损伤减少到最低限度，达到"显微无创"的操作要求。这样，使组织的修复尽量恢复其解剖和功能位置，提高其愈合和功能效率。为此，眼科医生在做显微手术前及手术过程中必须掌握以下显微眼科手术的基本原则和操作技巧。

一、影响眼科显微手术成功的因素

　　眼科手术常以精巧著称，而眼科显微手术则更为精巧细致。显微手术器械是术者双手的延伸，显微镜则使术者双眼"视力"拓展。显微手术的整个操作过程都需要在显微镜下进行，手术的成功与否常取决于下列因素：①术者的手术操作技术；②助手包括手术助手和护士的配合；③患者的合作；④显微镜的质量及其正确使用；⑤显微手术器械的质量及其正确使用；⑥缝针、缝线的质量；⑦其他因素，如无菌技术、暴露技术、器械的安置和管理等。

二、基本训练原则

　　眼科显微手术的基本训练对每一个眼科医生来说都是非常重要的。由传统手术操作过渡到显微手术操作是一个重大转折，在此转变过程中，初学显微手术者应遵循显微手术操作训练的基本原则。

1. 熟悉眼科手术显微镜、显微手术器械和缝合材料　这些显微手术仪器设备的基本构造、组成、性能、使用及操作方法是每个初学眼科显微手术的医生首先需要掌握的知识，只有这样，才能在使用时得心应手。有关内容参见第七章。

2. 注意理论学习，培养严谨的态度和严格的作风　只有认真学习，掌握了现代显微眼科手术的基础理论才能进一步掌握显微眼科基本技术。首先要认真学习和研究显微眼科解剖及眼科组织学方面的理论，熟练掌握视觉器官尤其眼球各部位的显微应用解剖学知识。必须懂得大体解剖和局部解剖学知识只能作为基础，但远远不能满足眼科显微手术的需要。此外，培养自己严谨的科学态度和严格的工作作风，提高手术者的心理素质对一例成功的显微手术来说也是相当重要的。因为显微眼科手术要求的精细程度高、准确性强，一针一线操作不当都将造成不良后果，甚至会导致整个手术的失败。因此，不论在动物体上或人体上操作，一针一线不符合要求时都必须重新缝合而绝不迁就，养成一丝不苟、严格谨慎的作风。

3. 勤于实践，反复训练　显微镜下操作和肉眼操作有很大的差别，对于未经训练的医生直接在病人眼上进行显微操作，容易引起术中和术后并发症，所以对初学者或以往未涉足过显微手术的医生进行显微手术练习是绝对必要的。对刚参加临床工作的年轻医生，一开始就要求在显微镜下操作，这样就直接进入显微手术领域，免得走弯路。对习惯于传统肉眼手术的高年资医生来说，由传统手术改为显微手术是一个重要的飞跃过程，也是一个非常困难的过程，需要花一定的精力和时间才能逐步掌握显微手术技术，而要彻底改变传统的操作习惯，手和眼形成新的显微协调动作并成为习惯，是要勇于反复实践才能完成的。训练时可以首先从动物实验（如猪眼或模型眼）开始，进行正规的显微镜下切开分离、缝合打结等基本操作技术，经过反复的动物实验，然后逐步过渡到临床，做一些外眼手术的间断缝合、翼状胬肉切除等，以不断提高操作的熟练程度，并总结经验和改进操作方法，使自己的手术技能渐趋娴熟，从简单的手术再逐步向复杂的内眼手术过渡。

4. 循序渐进，自然过渡　习惯于肉眼下操作的医生初在显微镜下操作时，常感到视野狭小、光线暗淡，手眼不能协调，针线常常弯曲折断，加之强迫姿势，时间久了常出现头晕眼花，甚至心烦意乱，许多人在开始十分不习惯，难以坚持显微镜下操作。有时会使手术者留恋传统的操作方法，觉得裸眼操作反而得心应手。因此，初学显微镜下操作时，不可急于求成，可以采取循序渐进、逐渐适应的方法，然后才可在较好的显微眼科技术的基础上，较快地提高显微外科操作技术，逐渐达到熟练操作水平。否则，欲速则不达。初期显微镜下训练不当所致的不良反应，如不及时纠正，常给术者造成不良印象，甚至一看到手术显微镜就感到不愉快，产生畏难情绪，这样十分不利于掌握显微手术技术。所谓循序渐进，是指在显微镜下操作的训练初期，没有必要强制性地改变其习惯的手术方法和技巧，可先把某些操作仍放在肉眼下进行，以后逐步适应显微环境，把越来越多的操作放在显微镜下进行。在开始训练时，所使用的显微镜放大倍数、施行的组织大小及缝合针线，应由低到高、由大到小、由粗到细。避免一开始就使用放大倍数较高、很细的缝针缝线进行操作而产生不良反应。手术者经过一段时间的由低到高、由粗到细的逐渐适应，操作水平自然会提高，而且还会深刻认识到显微手术操作的优点，会自愿地逐步采用显微手术方法。硬要求手术者在一开始就用复杂的显微手术操作方法，反而会增加术者的心理负担，产生畏难情绪而最终用消极态度对待显微手术新技术的学习。此外，还应注意，如果没有确切的优点，术者不要轻易改变自己最熟悉的手术方法。

三、准确操作和配合原则

（一）准确操作的基本原则

要达到操作准确、到位，术者必须遵守下列基本原则：①操作要轻巧；②选用最精细的器械；③在显微镜直视下操作；④操作时要始终利用可见线索，避免仅凭感觉来操作；⑤根据需要及时调节手术显微镜的焦点，使每一操作都在最清晰的视野下进行，如有可能应在高倍视野下操作。

（二）尽量使用较低放大倍数的原则

如前文所述，较高的放大倍数会造成狭窄的视野和较小的景深，因而增加了操作的困难。至于使用什么样的放大倍数最为适宜，目前尚没有一个统一的标准，一般应以便于准确、方便地操作和术者的习惯为度。只有在积累经验和操作熟练后才能在高倍放大镜下操作自如。一般说来，缝线打结选用 4～6 倍，角膜或角膜缘切开时选用 10 倍，而在很小范围内剖切时可选用 15 倍左右的放大率。总之，以选用较低放大倍数为好，常规眼前段手术一般不要超过 10 倍。因为 4～6 倍的放大率可以获得一个 35～50mm 的良好手术野范围，而视野越大，光线越好，便于适应手眼协调配合训练。4～6 倍时还可得到一个合理的景深。而过高的放大倍率时手术野和景深很小，术者的手指的正常生理颤动也会被充分放大，这样都会影响手术操作。放大倍率太高还会增加手术时间，因此，在显微手术操作中应尽量使用低放大倍数的显微镜。

（三）术者与助手密切配合的原则

术者与助手配合的好坏，直接影响显微手术的质量和速度。为保证两人密切配合，术前应使术者和助手的显微镜目镜视度和瞳距都调到最佳使用位置和使用效果，以获得视觉上的同步，特别要注意调节瞳距以消除复视。只有术者和助手有一个共同清晰的手术野才能做到两人相互之间密切配合。当然，助手也应像术者一样，必须进行过严格的显微手术基本训练，熟练掌握眼科显微手术操作技能。术者的任务主要是具体制订手术方案和完成各种手术操作，而助手则应参加手术方案的制订，当好参谋，并明确手术全过程的操作程序和了解术者的意图，提醒术者的错误操作，以协助术者顺利完成手术。平时，术者和助手就应多进行协调操作训练，熟悉并适应各自的操作风格和操作常规，使两人之间的配合主动、默契，达到提高手术质量和缩短手术时间的效果。若两人相互不了解，配合不默契，反而妨碍操作。有时手术者不愿使用助手，什么事都自己做，这样既费时费力，又达不到显微手术效果（术眼视线不断离开视野去取器械、找针找线等）。有时术者用显微镜进行手术，而助手因未经显微手术训练而用裸眼进行手术配合，这种显微与肉眼的配合通常不能达到预期效果，有时助手反而妨碍了手术者操作，自己却还不察觉。可见显微手术通常需要一名训练有素的助手协助术者操作。在整个手术过程中，助手应在显微镜下主动、及时、有效地做好牵线、暴露、冲洗、擦血、吸引、协助打结和剪线等工作。良好而默契的配合，不仅可以缩短手术时间，还可使组织达到精密的缝合，使手术获得预期效果。否则，术者与助手之间如缺乏协调的配合，常可导致组织不必要的损伤或缝针缝线发生弯曲、变形、折断，组织的对合和缝合不能获得显微技术的精确要求，费时又费力，最终达不到较肉眼下缝合更满意的效果。

四、显微器械操作的原则和技巧

（一）显微手术器械的放置方法

做显微眼科手术时，要求手术台上要保持安静、平稳、清洁、整齐，沾血的纱布、用过的器械甚至棉球、线头都会影响显微镜下操作。因此，在显微手术开始之前，必须将手术台上整理妥当，多余的器械放到器械桌上，最好手术桌上再铺上干净的无菌单，创面周围的血迹擦净，四周盖上湿白纱布，只显露镜下操作的手术野。手术器械可放在病人胸前的托盘上，持针器和剪刀放在右侧，组织镊和棉签放在左侧，缝针、缝线放在中央，这样在镜下缝合、打结、剪线等操作时，顺手即可拿取。手术中更换器械时，术者一般不应将视线离开目镜及手术野，而由助手递给器械。如果没有一名很好的助手，术前器械应放在术者身边的上述合理位置上。术中器械的放置也应有合理位置，且应相对固定，以便随时取用。例如，每缝完一针打结时，应将缝针放在视野内，这样在缝合下一针时即可很容易地在直视下夹住缝针，不必费力寻找。

（二）显微镜下手脚运动的基本原则

（1）要始终保持手稳、器械稳。可利用腕托、臂托放松手臂的张力，以加强手的稳定性；也可将小指固定在患者的额头上，以减少操作中手的颤抖。

（2）可靠手的旋前与旋后运动完成较大幅度的操作。

（3）可靠手指的环状运动完成小幅度的操作。

（4）每次操作仅移动一个器械。

（5）利用直视线索进行手术，避免仅靠感觉线索的操作。

（6）及时调节手术显微镜的焦点，为了更准确地操作，最好赤脚控制脚踏开关。

（7）及时利用脚踏开关调节显微镜的放大倍数及视野的大小。

（三）显微镜下器械操作的基本方法

显微镜下手术训练的重要内容之一是使用显微器械。如显微组织的缝合，在手术显微镜放大的条件下，要通过显微器械精细操作来完成，持针器与镊子是显微器械中最常用和最重要的器械。在显微镜下，它们代替医生双手的动作，一般术者右手拿持针器，左手拿镊子。持针器的主要用途是夹针、拔针、打结。运用持针器末端1mm的夹持部位进行操作最为方便。持针器应夹在针的中、后1/3的部位以便持针稳健、操作方便、对针线无损。持针部位偏前，则不能缝合较厚的组织；持针于尾部，则针的方向不稳，容易弯曲和折断。手指持针力量不足，可引起针的偏歪或脱落；手指持针力量过大，又可导致针的弯曲和断裂。训练手指主要是拇指、食指、中指的三指协同操作，持针器握持采用执笔式，夹于拇指、食指之间，放在中指之上。执针力量应适当，做到持针稳健，且方向可以随时调节。

镊子主要用于分离、夹持组织，并协助进针与出针，夹线打结。由于显微镊尖细而尖，使用时动作要轻柔，不要损伤重要的眼组织。夹线时力量要恰当，不要侧折，否则容易损坏缝线或引起缝线滑脱与断裂。持针器与镊子的协同动作是在显微镜下打结。打结是缝合中最多的动作，每缝合一针要打三个结。持针器与镊子协同幅度过小时，往往不容易形成套结；幅度过大时容易超出显微镜的视野与景深，甚至将线尾拉脱。如结不牢，会影响组织对合，导致漏水。所以打结的速度和质量是衡量显微技术熟练程度的一个重要指标。另外，要养成在镜下及时找到缝针、缝线的习惯，而不要每缝合一针，就得离开目标找针一次，这样不但费时同时也容易引起眼睛的疲劳。找针的方法

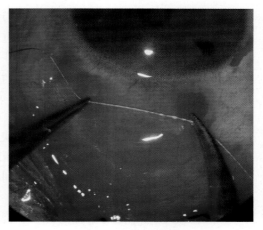

图 8-1　逆行法找针

有两种：一种为顺式找针，即每缝合一针后，手术者应将针放在视野内，在缝合下一针时，可直接找到，但针放的位置不应妨碍打结的操作；另一种为逆式找针法（图 8-1），即手术者在缝合一针后，如针拉出视野，而未放在视野内，在打好三个结剪线后，应用镊子夹住缝线的尾部牵拉，使线在持针器中滑移，找到针后，用持针器将其夹住。这样手术者两眼可以在不移开目镜的条件下连续操作，节省缝合时间，缩短整个手术过程。而要达到这一点，必须经过刻苦训练。

五、显微手术基本操作要点

　　显微眼科手术基本操作要点，概括起来说就是稳、准、轻、巧。因为显微手术操作与既往在肉眼下手术操作大不相同。肉眼下的手术基本操作，例如切开、剪切、分离、缝合、打结等，都是用手或较粗的眼科手术器械进行，而且多是通过手腕、前臂等动作来完成的。然而显微手术的基本操作，手腕以上几乎不参加动作，而主要是通过手，尤其是手指的动作来完成的，加之显微镜下的视野只有 2～3cm 范围，动作稍大，就移出视野而无法进行操作。同时显微镜下进行的手术，都是组织细小、薄弱，要求手术做得精细、准确。这些都决定了显微手术操作必须是稳、准、轻、巧，才能获得理想的效果。否则手术中稍有粗糙、笨拙、牵拉、挤压等，均可造成组织损伤甚至眼内组织脱出，甚至一针一线的操作不当都可导致不良后果，甚至可致手术失败。因此，要成为一名技艺高超的显微手术医生，就必须下一番工夫，练好稳、准、轻、巧、快、细的显微手术基本功。

　　1.稳　所谓稳就是在显微镜下的每一个手术动作都要稳健。为此，手术者的前臂尤其双手必须稳妥地放置在病人头额部适当的位置，最好坐着手术，坐凳要牢稳，姿势要自然舒适，精神不要紧张。显微镜下各种操作要应手得当，顺势利导，手不颤抖，不可粗暴迁就。除了术者要保持稳健以外，助手的各种动作亦要稳妥。这就要助手一方面要保持手术部位于显微镜的视野范围稳定，稍有偏移要做及时轻稳的调整。另一方面，助手还要协助手术者缝合、打结、剪线和冲洗等操作。这每一种操作都必须动作稳妥、符合术者的要求。剪线要准确稳妥，手不能抖动、摇摆，线头一般留 0.2～0.3mm，不可过长、过短，尤其

是要看清线已剪断以后，再拿开剪子。另外，麻醉师、护士等的各种可涉及头部的操作和病人的头部活动也都要保持稳当以及保持手术台及显微镜的平稳。

2. 准　就是要求术者在显微镜下操作的每一动作，都要准确无误。显微眼科手术是在细小薄弱的组织上进行操作，要求精细而准确，细小的误差都可影响手术质量。要求每一针的刺入点要准确，并且要求一针完成，避免反复刺针而增加眼组织的损伤。针距、边距、线距等也要均匀一致。

3. 轻　要求显微镜下操作要敏捷轻快。镜下操作，应避免粗笨和不必要的重复和不顺手的动作。更不可过度牵拉、夹镊、挤压细小的组织。

4. 巧　显微镜下操作要求做到顺势利导，用灵巧的技艺去进行操作。术者手中的镊子、持针器等显微器械，常以执笔式捏在拇、食指中，这就为各种操作的灵活性创造了条件。手上的显微器械可以通过手指的伸屈、旋转等动作，灵巧地进行操作。例如，缝合角膜缘切口时，右手执持针器，夹住针的中、后1/3交界处，当针尖垂直轻巧地刺透巩膜板层时，手指以灵巧而轻微的旋转动作，缝针即可顺其弧形穿出，此时右手即放开持针器、轻压针尾部，针尖翘起；左手用镊子与针的纵轴平行夹住前端，三个手指以屈伸动作，顺针的弧形一部分一部分地向外拔，直至将针完全拔出。如此操作可以减少针弧度的阻力。缝合显微组织，最好不用反手进行或用手指打结，也不可用镊子交叉打结，更应避免强拉硬扯地拔针。提线和打结也必须轻巧，以避免损伤组织和缝线。因此，显微眼科手术医生最好能练习在显微镜下左右手都能拔针、持镊、用剪，并能缝合打结。如此反复训练，就会使显微镜下的操作，既像精密的镶嵌，又如灵巧的艺雕，操作得心应手，顺势自如，显微手术的成功率也将大大提高。

六、显微手术操作中常见的错误及纠正方法

手术显微镜下操作有其特殊的规律性，即使肉眼下手术有一定经验的医生，如不经过训练，在刚开始做显微手术时，使用显微镜很不习惯，易犯以下错误：如使用显微镜时的身体姿势不正确；未养成双眼同时看手术显微镜的习惯，易犯操作幅度过大的错误；器械定位不准，用力不当、手指抖动等。开始时，常常出现手和眼的不协调情况，当眼睛通过目镜看清视野时却看不见自己的器械，辨不准方位，无法进入手术区。初学者常先在肉眼下把手术器械放入视野内，再看显微镜的目镜，这样的动作有时要重复多次。在操作时不习惯在放大的情况下使用显微器械，对持针器、小镊子等器械的握持力量可能掌握不均。力量过小，容易引起针的偏歪，线夹不住而脱落；力量过大，针又容易被折断、变形、弯曲或拉断缝线等情况。动作幅度过大时，针线超过视野看不到，偏离焦点则视物不清。动作粗暴时甚至可撕破和损伤重要组织。这些焦点对不准、操作视野小、使用显微器械不习惯等情况，费时费力，有时使手术者留恋肉眼操作的老方法，甚至推开显微镜仍旧进行肉眼下操作。

为纠正上述常见错误与不当，最基本的方法是多练习、多操作、多实践，在实践中掌握正确的显微手术操作方法。例如，为减少较长时间手术所致的疲劳，可以适当调整座椅、手术台及显微镜三者的高度，颈部与腰部保持自然放松，两肘分开与臂部呈三点支撑以稳定躯干。初学显微手术者一开始就训练双眼观察的习惯，并特别注意调节好瞳距，这样在

显微镜下视物有立体感，操作准确性好，减少组织及缝线的损伤。操作时术者手的动作应在焦点清晰的平面上进行，也可以将手术器械先在物镜与手术平面之间晃动，一旦目镜中看到器械的模糊影像，即将器械放低，这样就能准确到达操作平面，还可做大幅度的上下或左右移动。手指抖动是由于情绪紧张和上肢位置不当所造成的。纠正的方法除消除紧张情绪外，应注意将肘部和腕在手术台上及病人的头额部找到合适的位置，并为无名指和小指找一个支撑点，尽量多使用拇指、食指和中指握持手术器械。如此经过一段时期的训练后基本上可以克服初学者手抖动的毛病。为使眼、手在显微镜下协调一致，应使眼和手在显微镜放大的条件下建立动作定型反射，这样就可逐渐地在显微镜下准确定位手术器械。

第二节　眼科显微手术基本操作

一、切　　开

在手术显微镜下应用 15° 角巩膜穿刺刀、钻石刀、剃须刀片等显微刀具时，除遵照一般眼科手术切口的基本原则外，还应注意：①手术刀片应垂直于切口平面；②争取一次性切开切口全长，避免拖扯拉锯；③掌握每次切开的深度，若分层切开时，应注意仍沿原切面下刀，逐渐在同一切面上加深切口深度，直至切透全层；④拟做不同的切口时，应选择相应的显微手术刀；⑤在较高倍的放大倍数下操作可提高切开的准确性。

二、缝　　合

（一）缝针的夹持与进出

最好选用弯头显微持针器，特别是缝合的组织较深或缝合有一定弧度的切口时。持针器应夹在缝针的中后部，用力时应沿着针的自然弧度做一轻微的旋转动作，使针自然向前方推动而从切口对侧所预计的部位穿出，在针尖露出 2mm 左右后，松开持针器，去夹持露出的针身，沿针的弧度方向轻轻旋转拔出缝针，引出缝线。应用弯持针器夹针时，针尖方向应在持针器头的凸弧侧，选准进针点，先垂直进针，当针尖达到预计的深度（如角膜的后弹力层）时，依靠手指的轻轻旋转的力量，水平运针而推针身在组织水平行进，当到达预计的出针点时即将针推出组织表面，然后沿针的弧度轻轻将针拔出。

（二）缝线的准备

（1）使用缝线前应详细阅读其使用说明书，掌握缝线的性质。

（2）左手拇指与食指拿好缝线的包装，右手用线剪在标志处剪断缝线；也可根据手术需要的长短剪断缝线，或不剪断缝线而使用单针或双针缝线；然后术者右手用持针器在带线无损伤缝针的中后或后（短针）1/3 处夹住缝针。

（3）手术中重新夹针的方法前文已介绍。常用的方法是：左手拿打结镊夹住缝线，使缝线及大部分缝针悬空，部分针尖位于组织（如球结膜上）；然后用右手的持针器在缝针中后 1/3 处夹住缝针。在右手持持针器夹针过程中，左手用镊子可调整并固定缝针的方向与位置，以利右手夹针。

（三）缝合切口的方法

1. 缝合方式　显微缝合主要有间断缝合和连续缝合两种方法，各自的优、缺点可参见第三章。在显微镜下做连续缝合时必须注意间距均匀一致，术毕拉紧时松紧度均匀适当，以免术后创口不平、房水外漏、高度散光等，必要时可用双链缝线技术密闭创口（图8-2）。

2. 缝合边距　即缝线进出点与创缘的距离，边距一般为1.0～1.5mm，两侧相等。不过边距的大小还应根据不同的组织和手术情况及缝线而定，如缝合角膜中央区时边距应为0.75～1mm。

3. 缝合的方向　缝线一般应与切口方向垂直，而对弧形或弯曲的创口，如角膜移植的圆形切口、角膜缘的弧形切口，缝线方向应呈放射状（图8-3），每一针长轴的延长线应通过瞳孔中央，这样就会使缝线自始至终形成一个均匀的放射环。

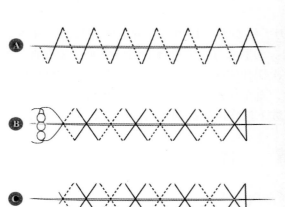

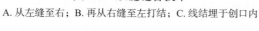

图8-2　双链缝合技术

A.从左缝至右；B.再从右缝至左打结；C.线结埋于创口内

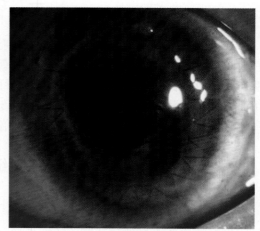

图8-3　连续放射状缝合

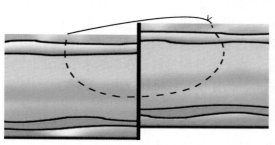

图8-4　错误的高低错位缝合

4. 缝合的深度　显微缝合的深度与所用的缝线有关。如目前公认用10-0单丝尼龙线等合成线时，深度最好穿入创口2/3以上，以免术后创口哆开。用10-0合成线缝合角膜创口时深度一般为2/3～4/5，最深处可达角膜后弹力层。此外，创口两侧缘的深度要一致，以免错位而影响对合（图8-4），缝合深度不足或深浅错位都会影响术后创口愈合。但也不能太浅或太深，如缝合过浅，后部创口哆开，需经过几个月才能形成瘢痕愈合。缝合太深，如全层厚度时则可引起术后房水外漏、上皮植入、眼内感染等并发症。但是，如术中发生角膜后弹力层剥离，则可在局部穿透缝合角膜全层。当然，对球结膜、皮肤、肌肉等组织则可做全层缝合。

5. 缝合的松紧度　显微缝合时一定要掌握好缝合的松紧度，尤其是使用合成缝线时。

角膜和角膜缘切口缝合过紧，缝线则有切割组织、术后崩线的危险，而且接口处瘢痕也较大，术后散光程度重。缝合过松则创口闭合不良，可漏气、漏水、术后前房难以形成。此外，还应注意各线结结扎的松紧度一致，不应有明显差别，否则会使手术创口皱缩。创口两侧的边距也要一致，以达到对称缝合、张力均匀，这样有利于术后创口愈合并减轻手术性散光。

6.缝线的间距　各缝线间的距离根据不同的组织、不同的手术要求有所不同。角膜移植术创口和白内障摘除时的角膜缘切口，缝线间的距离以 1.0 ～ 1.5mm 为宜。没有必要过密，因为缝合过密会增加正常组织的损伤和手术的时间。缝线太稀则创口闭合不良，术后房水渗漏。如术中发现渗漏则应补充缝合，并且应避开原来缝线的位置且加深缝合深度。

7.缝合时的注意事项　做显微手术时，应注意：①最好在较高倍下缝合切口，以便精确操作；②缝合前先恢复切口的正常解剖关系，避免切口周围组织上下左右错位；③选择大小合适、针刃锋利、弧度恰当的缝针进行操作；④进针、运针、出针时均应适应缝针的弯曲度，避免折断缝针并可减少组织的阻力；⑤操作中密切观察缝针的位置，始终控制缝针的运动方向；⑥可用显微固定镊等固定创缘，防止切口组织移动，增加创口的可切性，以便顺利出针，同时还可防止切口周围组织变形、错位。

三、打　　结

显微镜下缝线打结是持针器与镊子在显微手术中协同最多的操作，也是显微手术中难度高且易发生故障的地方。

（一）显微打结器械

应用精巧的显微打结平镊（如 Harms 直打结镊、弯打结镊）可以灵巧、安全、牢固地打好显微手术结。最好用直、弯镊各 1 把来打结，无弯镊时可用显微持针器代替。持镊时拇、食指应放在两个制动挡之间的镊柄上，以便镊尖可以稳固地夹线打结。

（二）调整缝线

出针后，将显微镜调至较低的放大倍数，并调整好缝线长度。如果缝线较长，则应分次牵拉或予剪断。牵线时应在视野中进行，双手在视野外时不应牵拉缝线，牵线受阻时，应及时寻找原因，并用左手的打结镊来解除阻力。右手牵拉缝线时，左手的打结镊应轻轻夹住远端缝线（或由助手帮助观察），以防右手将缝线拉出针道。调节缝线后，较短的一端（短线头）位于远离操作者的一侧，其长度也要适当，一般以能达到对侧角膜缘为度。但有的术者待打好第一个结绕数圈后夹取远端缝线后才将其剪短（即打好一个结扣后才剪去多余的远端缝线），留线头约 1cm 长，足以轻易地镊取而又不在打结时拖拉切口。缝线长的一端应在操作者一侧（近侧），一般缝线上仍带着缝针。

（三）显微线结的构成特点

显微缝线尤其是合成线表面光滑，摩擦力小，加上弹性大（趋于回到原来的位置），线结非常容易滑脱（尤其反打成方结时）。为防止显微线结滑脱，显微线结有其构成特点：

1. 第一个结扣（固定结）的绕线次数　第一个结扣要绕圈2次以上，以增加线结内的摩擦力，防止滑脱。缠绕的次数取决于缝线的粗细和材料以及创口的张力。10-0尼龙线常需绕4次，9-0尼龙线或聚交酯910绕3次。9-0尼龙丝线绕3次，但创口对合良好者绕两次就足够了。6-0～8-0丝线通常绕2次。总的说来，表面平滑的缝线都得绕3次。合成显微线如聚交酯910、聚乙醇酸、尼龙、聚丙烯、聚酯纤维线打第一个结扣时都应绕4次。

2. 第二个结扣以上的结的绕线次数　一般绕1～2次就可以了。

3. 打结数目　一般打3～4个结。

4. 结的性质　各个结都为方结，这样做是因为显微手术结为三重结、四重结。

（四）打结方法及技巧

具体的打显微结的方法如下。

（1）在低倍镜下，左手用直头打结镊夹住距切口有一定距离的长线端（带针端）缝线。

（2）右手持弯头打结镊（或显微持针器），将其置于长（近端）、短（远端）两线头所构成的"V"形缝线区内。

（3）直镊夹住长线在闭合的弯镊尖上（因镊尖弯曲成角，故缠绕很容易），将缝线从里向外绕2～4圈[按缝线性质等决定绕圈次数，见上文"三、（三）1."]。

（4）旋转移动闭合的弯镊尖，使其靠近短线头一端，张开镊尖，拾起并夹住短线头（如果线头短且干燥，趋于竖立在眼球表面则很容易镊起；如线头躺在眼球表面，最好以弯镊的镊尖拾起并夹住线头）。短线头也可由助手协助将其送入弯镊尖内。

（5）一旦弯镊尖夹住了短线头，即将其拉至操作者近侧（即向与原来相反的方向牵拉），同时左手直镊将长线头拉离操作者，两线头相互拉成直线并且与切口垂直。直到线结达到了合适的张力及紧张度，即缝线将切口两侧的组织紧靠在一起，同时在缝线方向又看不到张力线。

（6）将远端的缝线拉向操作者，以锁上第一个结扣，即使在下面打第二个结扣时第一结扣不会松脱（否则由助手用无齿平镊夹持固定第一结扣），拉紧结扣时，镊子不能急转弯，不然易折断线，尤其是用像8-0铬胶原线或9-0丝线这类易断、易碎的缝线时。

（7）在确证第一结扣张力适当后，松开弯头镊而放开短线头，再闭合弯头镊且移向长线端（即再置于两线头间的"V"形区内），直镊仍夹住长线头，并在闭合的弯头镊上由外向里绕1～2圈。

（8）移动弯头镊，使其靠近短线头处，张开、拾起并夹住短线头。

（9）将弯头镊短线头拉离操作者，同时将直镊长线头拉向操作者，两线头呈直线牵拉，打第二个结扣，直至线结达到合适的张力及松紧度，即第一结扣与第二结扣平行并紧密相贴（结袢完全闭合）。

（10）同（7）～（9）法打第三、第四个结扣。

（11）打结完毕后，将线结拉向创口的一侧（角膜缘切口拉向巩膜侧，角膜创口拉向周边侧）。剪短后继续牵拉缝线使线结埋于切口周围的组织中，然后向外轻拉线结，以减少缝线的张力，同时有利于术后拆线时减少对组织的损伤，此时线结仍在组织内（图8-5）。

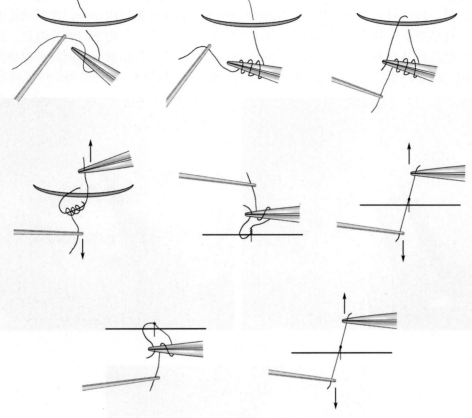

图 8-5　显微缝线打结法

四、剪线与埋线

（一）剪切线结

打结后应将线结的末端剪齐，以防线头刺激和损伤上皮组织。准确地剪断缝线的末端有两种方法：一种是用剪刀（如 Vannas 剪）；另一种是用剃须刀切断缝线。具体操作原则及方法见第三章第三节。

（二）埋藏线结

只有将线结埋藏后，上皮才能覆盖生长，才不产生刺激症状。间断单结缝线，可通过轻轻地拉线结进入到针道内而埋藏起来。方法是：剪线结后，将线结拉向切口的一侧（如巩膜侧）。用平台镊轻轻地镊取缝线，旋转，使线结埋入于组织深部（图 8-6）；若通过旋转不能埋入线结，则应尽力将缝线拉向相反方向使之埋入（图 8-7）。用显微有齿镊夹住创缘也有助于埋线。线结埋入组织后，可向外轻轻拉下线结。如果埋入后的线结术后又稍向原来的位置（创口表面）返回，以后可拆除缝线。如果尼龙线或聚丙烯线头突出，产生明显的刺激症状，可用激光烧灼而缩短。激光甚至还可用来松解埋藏缝线。此外，可用连接缝合法较方便地埋入线结。方法是缝针一端穿入巩膜或角膜创口，再从创口内表面上穿出来，另一段缝针亦用此法从另一侧创口内穿出，两针在创口内会合，这时结扎缝线，剪线之后线结就会自然埋藏于创口内。若用单针的线，则先从一侧创口内缘进针，从创口面出针，然后再从对侧创口面进针，从对侧创口内缘出针，打结剪线后同样可以将线结埋于创口内。线结埋于创口内可能影响创口愈合，最好将其拉向一侧创缘组织内埋藏起来。

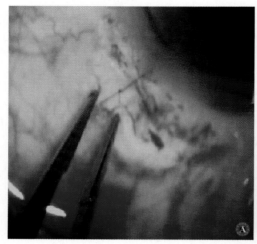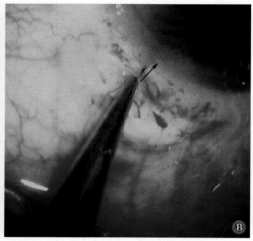

图 8-6　埋结（1）

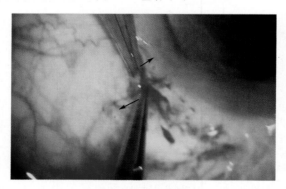

图 8-7　埋结（2）

（黄正如　管怀进）

第九章　眼科微创手术基本操作技术

第一节　微创手术概述

　　微创是微小创伤手术（minimally invasive surgery，MIS）的简称，是在保证手术治疗效果最佳的前提下，力求组织器官创伤最小、炎症反应最轻、整形美容效果最好。它代表了一种外科新哲学思维方式与现代科学技术相结合的工作手段，其主导思想是最大程度减轻患者生理解剖与心理上的创伤度，充分体现出以人为本的人文关怀精神，确立患者在医疗过程中的主体地位，是医学科学技术发展的必然趋势。1983年英国泌尿外科医生Wickhanm首次提出微创的理念，1987年法国医生Mouret成功施行了世界上第一例腹腔镜胆囊切除术，标志着微创手术的兴起，微创理念逐渐被世人接受。微创手术是有创手术向无创手术发展的过渡阶段，它和基因生物工程、器官移植并称为21世纪医学发展的三大主流。临床医生必须培养微创手术的基本理念，重视微创手术发展的必然趋势。

　　从狭义上来说，微创手术是以电子镜像代替肉眼直视，以细长器械代替手术刀进行操作，以腔镜外科、内镜外科替代传统外科，从而达到微创、有效、省时、经济的目的；从广义上来说，微创手术包括一切通过最小切口路径和最少组织损伤，将特殊器械、物理能量或化学药剂送入人体内部，完成对体内病灶的观察、诊断及治疗的操作手段，包括B超或CT引导下的穿刺/注射、射频、冷冻、热凝及微波等治疗技术和各种放射介入治疗技术。

　　近十几年来，随着经济水平的提高和医疗技术的进步，我国的微创手术取得了长足的发展，无论是手术技术还是涉及领域，都已接近发达国家水平。在国内一些大型医疗单位，微创手术量已占外科手术总量的一半以上。目前开展微创手术较多的专科有普外科、妇产科、泌尿外科、小儿科、脑外科和眼科，其中以前两者最多。比较成熟的微创技术包括内镜外科技术、腔镜外科技术、介入超声手术、介入放射手术，以及微创化外科技术等。一方面，高精手术器械制造、生物计算机、影像数码成像、纳米材料等技术的迅猛发展，促进了微创手术技术的进步；另一方面，微创手术领域的拓展，又转而促进了大量专用精密器械和辅助技术的涌现，使微创手术技术得以迅猛壮大。尤其是近年来，随着手术机器人辅助新技术的研发和精准医学的兴起，微创手术越来越受到全社会的广泛关注，未来中国的微创手术技术将向着更加安全有效的方向发展。

　　虽然与传统手术相比，微创手术具有创口小、出血少、疼痛轻、恢复快、住院时间短、术后并发症少等较为明显的优势，但临床医生应该认识到，微创手术脱胎于传统手术，传统手术的一般处理原则和操作方法仍然适用于微创手术的实践。同时，术者要严格把握手术适应证和禁忌证，不能一味追求手术切口的微小，因为切口变小的同时会带来操作空间减少、操作难度加大的问题。如果术者技术不熟练，会造成延长手术时间、误伤重要组织等后果。此外，微创手术的疗效是否与传统手术相似或者更好，需要借助循证医学方法来进行评估。

第二节　眼科微创手术

　　一般人认为，在显微镜下操作、器械极为"袖珍"的眼科手术本身就已经是微创手术了，实则不然，正因为眼球是个精细的器官，在常人眼里"微不足道"的手术创伤有可能会对术后功能的恢复产生影响，因此对手术切口及组织创伤大小的控制要求更高。

一、微创玻璃体切除手术

　　1971 年，美国 Machemer 设计了一种玻璃体注吸切割器应用于内眼手术。它需要剪开球结膜，然后在巩膜上做 2.3mm 大小的切口，将直径 1.5mm 的 17G 玻切刀经睫状体平坦部进入玻璃体腔完成切割手术。自此以后，玻璃体视网膜手术开始飞速发展。1974 年，O'Malley 和 Heitz 设计了直径为 0.89mm 的 20G 玻切刀，大大减小了切口对眼球的损伤，这种系统沿用至今。在此基础上，加拿大 McGill 大学 Chen 于 1996 年尝试采用经巩膜自闭式隧道切口进行玻璃体切除手术，避免了插拔巩膜塞时眼内灌注液外流或气体逸出，可以维持眼内压的稳定，这种方法被广泛采用并且不断改进。不过术毕仍然需要缝合巩膜和球结膜手术切口，并没有达到真正的微创化。

　　2001 年，美国南加利佛尼亚大学 Fujii 等使用刀头直径为 0.515mm 的 25G 手术器械和与之配套的系统进行玻璃体切除手术，由于巩膜切口极为细小且不需要剪开球结膜就能直接插入隧道套管，术后无需缝合巩膜和球结膜切口，称为微创玻璃体切除手术（ microincision vitrectomy surgery，MIVS ）。这一成果标志着玻璃体切除手术真正达到了微创化，微创玻璃体切割手术由此诞生。不过，由于早期的 25G 玻璃体切除器械材质偏软，刚性不够，实际应用中切割效率较低，操作难度较大，故在后来很长一段时间内，手术医生更倾向于使用刀头直径为 0.6mm、材质更硬、流量更大的 23G 玻璃体切除系统。而随着新型材质的开发，25G 玻璃体切除器械也在不断改进，其实用性已逐渐赶超 23G 系统。尽管无需缝合，23G 和 25G 玻璃体切除手术仍然存在切口渗漏的问题，相应并发症的报道屡见不鲜。

　　得益于 21 世纪精密器械制造技术的迅猛发展，27G 玻璃体切除系统（图 9-1）开始崭露头角。它由日本学者 Oshima 于 2008 年开始设计，并于 2010 年正式推出。27G 玻璃体切除系统将刀头直径缩小为 0.409mm，配合超高速玻璃体切除机、高通量吊顶灯和高清晰度广角镜，使玻璃体切除手术进入"超微创"时代。目前，改进版的 27G+ 玻璃体切除系统已进入中国市场，其适用性和未来发展趋势逐渐成为广大眼科医生关注的焦点。微创玻璃体切除术基本操作技术详见第二十四章。

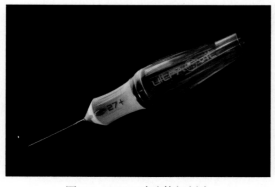

图 9-1　27G+ 玻璃体切割头

二、微创白内障摘除手术

白内障手术是最古老的外科手术，它可以追溯到公元前 600 年，当时有一位名叫 Susruta 的印度医生使用特制的小刀将患者混浊的晶状体推入玻璃体腔，以此恢复部分视力。这种叫做 Couching 的方法后来传入中国，起名"金针拨障术"。1753 年法国医生 Daviel 发明了下方角膜透明切口白内障摘除术，1865 年德国医生 von Graefe 用更小的巩膜切口完成了手术。1948 年英国医生 Ridley 首次将人工晶状体植入患者眼内，从此白内障囊外摘除联合人工晶状体植入术开始在全世界普及。1967 年美国医生 Kelman 发明了白内障超声乳化手术，大大提高了手术质量和手术效率。

在长期的实践中，手术医生发现，白内障手术切口会造成手术源性散光，影响术后视功能的恢复，因此数十年来，眼科医生一直想方设法缩小切口使手术效果趋向完美，由此诞生了"微小切口白内障手术"。

微小切口白内障手术又叫微创白内障手术（microincision cataract surgery，MICS），是指利用相应的器械和手术系统将白内障手术切口从标准的 3.2mm 缩小到 2.0mm 及以下的技术。它基于传统技术的改进和创新，需要配套的手术技巧、手术器械和仪器设备来支持。比较常见的有双手微切口超声乳化术、同轴微切口超声乳化术等。

传统超乳针头外包有一层硅胶袖套，灌注液自针头与袖套间的间隙流入眼内，起到眼内灌注和给针头降温双重作用，如果用无袖套的针头进行超乳，可以将手术切口大大缩小，但需要解决灌注和降温的问题。1998 年印度医生 Agarwal 首次采用无袖套超乳针头和带灌注功能的一体式灌注劈核器通过 0.9mm 切口进行双手微切口超声乳化手术，术中由助手不断向超乳针头喷洒冷平衡液降温。因为没有配套的人工晶状体，所以植入 IOL 时需要将切口扩大至 2.0mm，术后统计发现手术源性散光较传统超乳手术明显减小。由于双手法改变了传统法的手术习惯，学习曲线较长，同时需要配备特殊器械，这种名为 Phakonit 的方法尽管获得了认可，在当时并没有普及。

相比较而言，不用改变手术习惯的同轴微切口超声乳化术更受欢迎。这种方法和传统超乳手术没有太大的区别，仅仅减小了超乳针头和袖套直径，配合新型折叠式 IOL，可以将主切口大小控制在 2.2mm 以下。目前，1.8mm 同轴微切口超声乳化术正在逐渐普及（图 9-2）。

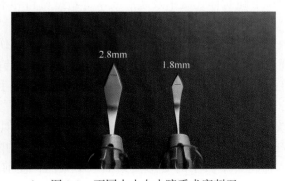

图 9-2　不同大小白内障手术穿刺刀

最近，英国剑桥顾问公司正在研发一款叫做艾希斯（Axsis）的微创白内障手术机器人（图9-3），据说它能够完成比人手更为精确细微的操作，可以最大程度避免手术中出现的失误。微创白内障手术基本操作技术详见第二十、二十一章等章节。

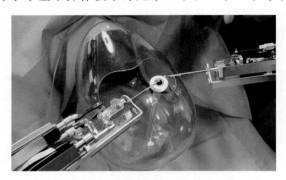

图 9-3　机器人模拟白内障手术

图片来源：Axsis / Cambridge Consultants

三、微创青光眼手术

抗青光眼手术距今已有近 200 年的历史。1830 年 Mackenzie 首次发明了巩膜造瘘术，但手术失败率很高。1867 年 Deweker 提出青光眼手术成功的关键在于"滤过作用"持续存在。1905 年 La Grange 设计出部分巩膜切除合并虹膜切除术，使房水流入结膜下以实现长期降眼压的目的。1968 年，Cairns 将全层巩膜切除改良为板层下巩膜切除，也就是今天我们仍常用的小梁切除术，它减少了早期滤过性手术术后出现的浅前房、低眼压等问题，一直沿用至今。目前开展的各种改良型小梁切除术都是在此基础上对巩膜瓣和造瘘制作技术的细节改进。

尽管小梁切除术最为经典，但在青光眼医生眼里，这种需要较大范围切开板层巩膜的手术方式与"微创"理念相去甚远，如何能做到在减少手术创伤的同时控制眼压的稳定，一直是青光眼医生关注的问题。

在近几年召开的美国白内障与屈光手术年会上，微创青光眼手术（microinvasive glaucoma surgery，MIGS）的新进展总会成为热门话题，微型引流管和植入式支架、小梁网切割器手术系统、内镜下睫状体光凝术及超声波术等新型材料和术式已成功应用于临床（图9-4）。

传统小梁切除术由于需要切除部分小梁和虹膜组织，对眼球创伤大，前房炎症反应明显，术后易出现滤过通道瘢痕化。新型 EX-PRESS 青光眼微型引流钉直径小于 0.4mm，只需用植入器将其放置在房角位置即可，不用切除小梁和虹膜组织，手术切口小、损伤少，而且组织相容性稳定，可以明显减少滤过通道的瘢痕化。

新型小梁切割系统（Trabectome surgical system）是用一种形似玻璃体切割头的长管样工具从前房进入眼内咬切部分小梁和相邻组织，减少房水排出的阻力。iStent 小梁微型绕道支架手术是用植入器将一个微小的 L 形支架插入小梁网，使前房与 Schlemm 管直接沟通，同样可以减少房水排出的阻力。

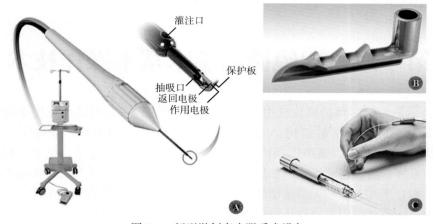

图 9-4　新型微创青光眼手术设备

A. 小梁切割系统（Neomedix）；B. iStent 小梁微型绕道支架（Glaukos）；C. ABiC 微导管（Ellex）

　　对于绝对期疼痛性青光眼，目前常用的方法是通过睫状体冷凝术减少房水的生成，这种方法在破坏睫状体组织的同时也会损伤巩膜组织，可能带来巩膜坏死等并发症。而新型内镜下睫状体光凝术（endoscopic cyclophotocoagulation，ECP）可以利用内视镜在直视下进行，不仅适用于绝对期青光眼，还可以和白内障手术联合进行。

　　近年来，一种针对原发性开角型青光眼的新型微创手术方式：内路小管黏弹剂扩张成形术（Ab interno canaloplasty，ABiC）进入公众视线。它通过透明角膜切口经内路途径在 Schlemm 管壁上做一个 1mm 的切口，插入直径约为 250μm 的微导管做 360°环形扩张，之后撤出微导管注入黏弹剂扩张小梁网、Schlemm 管和集液管，减少房水流出通道的阻力，恢复生理性房水引流。而另一种内路黏小管牵张成形术，是从内路将缝线引入全周 Schlemm 管内并持续牵拉扩张，达到重建房水流出通道的目的。这种方法用普通的缝线材料替代高额的植入物，在做到微创的同时降低了手术费用。这些新型手术的出现都为 MIGS 的研究打开了新的思路。

　　除此以外，泪道病、眼眶病、眼部整形美容等各个眼科分支领域的手术都在向微创化方向发展，相信不久的将来，眼科手术将全面步入微创化时代。

（周天球）

第十章　内镜微创手术基本操作技术

内镜最早是为摄影师拍摄狭缝中的物体而设计的，因为它可以通过狭小的孔洞伸入物体的深部观察物体内部的结构，后来被应用于医学检查和治疗。1806年，德国医生Bozzini最早将内镜用于观察声带和消化系统的疾病。随着现代光学、电子、材料和其他相关学科的发展，内镜得到迅速的发展，已经从硬性内镜发展为光导纤维内镜和更先进的电子内镜。配合激光、电钻等其他部件，现代的医用内镜已经集检查、治疗、三维立体成像、录像为一体。其应用领域也从最初的内科检查发展到临床各科。

目前眼科用的内镜主要是电子内镜和激光电子内镜，按探头的不同可以分为眼内镜、泪道内镜和鼻内镜。眼内镜能够观察到普通手术显微镜难以达到的解剖部位，能够克服由于眼前段屈光间质混浊阻挡了手术视野而影响手术操作的问题。眼内镜已经能为眼科医生提供直视下多种眼部的检查和治疗操作。泪道内镜和鼻内镜也在不断地发展改良，而且具有创伤小、疗效好、无颜面部手术瘢痕的优点，其在泪器和眶部疾病的应用也是近年来研究的热点。眼内镜的应用开创了眼科微创手术时代，在泪道疾病、球后及眶内病变、青光眼、晶状体疾病、玻璃体及视网膜疾病的诊疗中，均有其不可替代的作用。

第一节　眼科医用内镜的工作原理

首先简单介绍一下眼科内镜的基本组成。眼科内镜（图10-1）主要包括如下几个系统：成像系统（图10-2）、光源系统（图10-3）、内镜探头（图10-4）、激光、环钻等辅助工

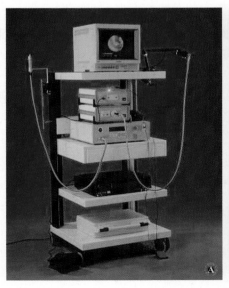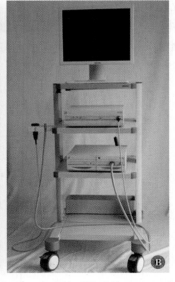

图 10-1　眼内镜系统（德国 POLYDIAGNOST）（A）；鼻内镜系统（德国 XION）（B）

具（图 10-5）。在使用过程中，不同的手术需要不同的内镜探头，例如有专用的泪道探头（图 10-6A、B）、房角显微探头（图 10-6C）、有晶状体眼睫状突探头等。探头根据临床需要可以设计成不同的视角、角度、放大倍率和有没有辅助工具通道等，可结合不同的辅助工具如显微钻（图 10-7）、激光（图 10-8）、纤维钻石刀、异物钳和组织钳（图 10-9）等，很大地方便了临床的使用。

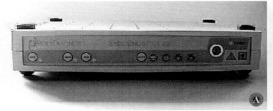
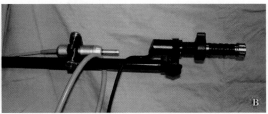
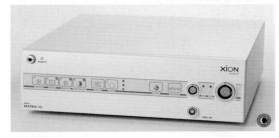

图 10-2　眼内镜成像系统（A、B）；鼻内镜成像系统（C）

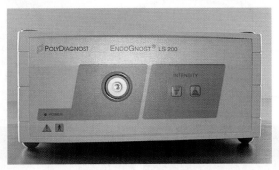

图 10-3　光源系统

POLYDIAGNOST—氙内镜光源

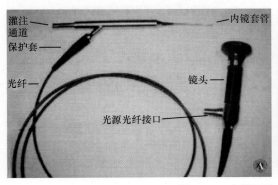
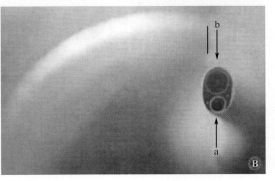

图 10-4　内镜探头（泪道二腔探头）

A. 探头构成；B. 从内镜前端看过去的正视图：a. 光学观察端；b. 工作通道端

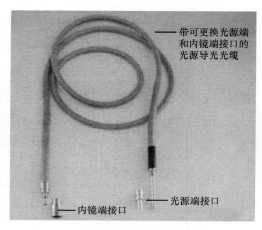

图 10-5　光导纤维

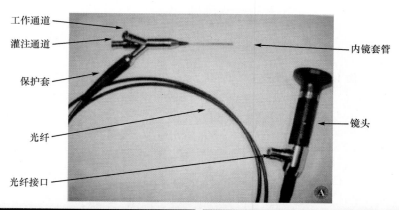

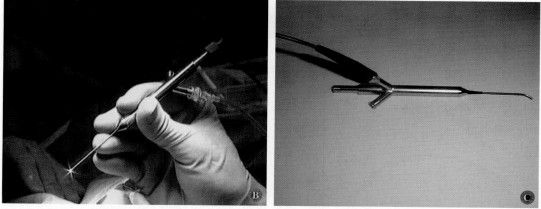

图 10-6　内镜探头（泪道三腔探头）（A、B）；青光眼探头（C）

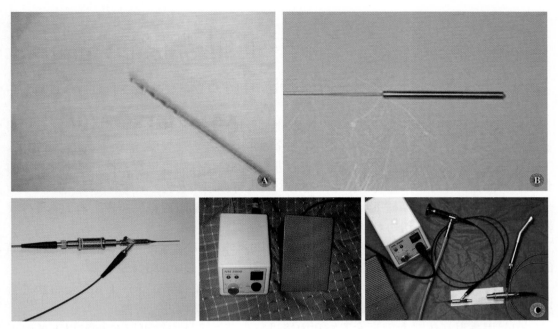

图 10-7　辅助工具（微型钻头）（A）；泪道微型电钻头（B）；辅助工具（微型环钻）（C）

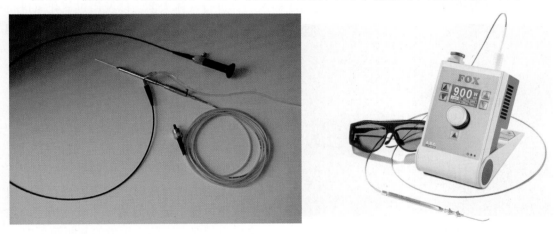

图 10-8　辅助工具（激光）

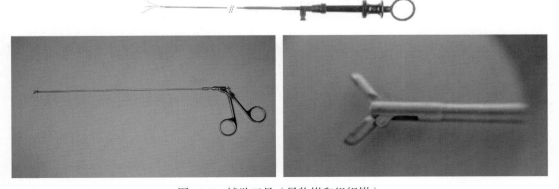

图 10-9　辅助工具（异物钳和组织钳）

第二节　内镜清洗消毒操作方法

一、内镜清洗消毒方法

内镜、光缆和照相机头的玻璃表层残留物可以用蘸酒精的棉球去除。应该使用木质棉签或耐酒精塑料棉签，金属材料不适合，因为金属可能刮花玻璃表层。酒精不适于去除血渍。

必须先将所有可拆卸的器械进行组装后进行检测，确保内镜正常工作。再将检测后的器械重新拆卸，才可灭菌。要根据生产商的说明进行拆卸和安装。

硅橡胶制成的柔性器械不可用硅油处理，否则器械会膨胀而丧失功能。为了避免橡胶器械和胶乳器械膨胀，切勿对其使用含石蜡类的制剂。

对于刚性内镜及高频器械的灭菌一般按照外科器械的灭菌方式进行。对于可蒸汽灭菌的镜头，应该在134℃下进行灭菌，因为134℃下所需的灭菌时间比121℃短。

柔性内镜由于其耐热性差，所以不可进行蒸汽灭菌。必要情况下，要用低温方法进行灭菌。对于在内镜上使用的器械（钳子、光纤导管）要用蒸汽进行灭菌。

切勿用高温气体对微创手术器械和内镜进行灭菌。柔性内镜可以在60℃以下低温灭菌。所谓低温灭菌方法是指用乙烯氧化物或福尔马林进行气体灭菌，以及用过氧化氢进行气体等离子灭菌的方法。柔性内镜尽可能地展开，包装于透明灭菌软管内，以便灭菌。务必注意在进口上放置排气盖，否则会造成不可挽回的损失。

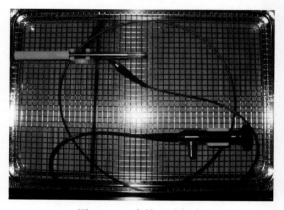

图 10-10　内镜过滤托盘

为了防护器械损伤，需要把柔性内镜放置在一个灭菌的过滤托盘内（图10-10）。请注意，弯曲直径至少30cm。灭菌和通风后，柔性内镜应该展开保存，以避免变形或弯折损伤。无菌内镜存放时，无菌内镜管不可扭折，也不可放于过小的鞘中。进行相应的除气之后将其保存在防止污染的密闭箱子中。

二、内镜操作方法

（1）检查氙光源、摄像机、显示器、刻录等组件的连接和电源线是否正常连接（接口有无松动）。

（2）将目镜适配器固定到万向臂上。

（3）将 CCD 连接线与 TV 适配器连接。

（4）将 TV 适配器与目镜适配器连接。

（5）将目镜适配器与内镜探头正确连接。

（6）组装套管式内镜（连接套管式内镜延长器和两端口或三端口内镜套管）。

（7）将氙光源光缆与内镜探头和光源正确连接。

（8）打开氙光源、摄像机、显示器、刻录机等组件的电源开关。

1）调节氙光源，使其亮度可以满足手术要求。

2）需要时，可调节万向臂的方向，使得满足操作范围的需要。

3）手术前，应调节目镜适配器，使显示图像大小符合手术医生的要求。

4）调节 TV 适配器的焦距，使得成像清晰。

（9）手术过程中需要经常从灌注腔进行冲灌，防止探头堵塞。

（10）手术后，关闭氙光源、摄像机、显示器、刻录机等组件电源。

（11）拆下光源的光缆、微型钻头等。

（12）使用后，首先应马上对内镜探头和内镜套管进行清洁，用无菌棉将组织碎屑擦掉，对各腔道用清水进行冲洗。晾干后，放入专用的探头储存盒中保存，或带到清洗室进行清洗和消毒，以备下次使用。

（13）折叠好万向臂，将仪器移动到合适地点存放，以备下次使用。

（14）手术后，应对内镜及套管进行冲洗和消毒。

第三节　内镜在眼科应用的径路

眼科内镜可以广泛地使用在眼科的各个专业中，包括青光眼手术、玻璃体视网膜手术、泪道手术、眼眶手术，甚至在白内障手术中也有一定的应用价值。

内镜在眼科的使用，根据其手术目的不同和内镜的类型不同，可选择：

（1）眼内镜从角巩膜缘进入前房、后房或虹膜后面，进行眼前节的手术操作，这时前后房内应注满黏弹剂。

（2）眼内镜从睫状体平坦部进入玻璃体腔，进行眼后节的手术操作，多联合玻璃体切割进行。

（3）泪道内镜从泪点进入泪道系统，进行观察、治疗。

（4）应用鼻内镜可经鼻腔进行泪囊鼻腔吻合术，以及术后的观察；鼻内镜经鼻腔入副鼻窦，切开眶壁，进入眶内和视神经管进行手术。

（5）应用鼻内镜可经皮肤、内眦部结膜等眶周进入眶内进行手术，便于深部手术的精确观察。

第四节　内镜在眼科的应用

一、青　光　眼

应用内镜的抗青光眼手术主要有两大类：一类是内镜睫状突光凝术，另一类是内镜选择性小梁手术。除了协助手术外，内镜还用于睫状体及周边视网膜的荧光血管造影检查。

（一）内镜睫状突光凝术

睫状突光凝术是目前应用最广泛的睫状体破坏性手术。内镜下经眼内睫状突光凝术是目前唯一不受屈光介质及瞳孔大小的影响，能针对单个睫状突准确光凝的手术方法。由于准确度高，对周围组织损伤少，对视功能的损害程度及眼球痨的发生率明显低于其他睫状体破坏性手术（图 10-11，图 10-12）。

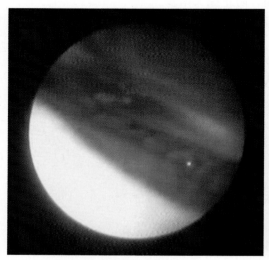

图 10-11　内镜下睫状体

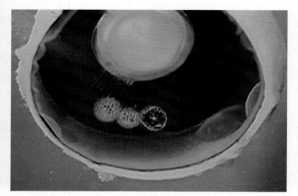

图 10-12　睫状体光凝

1. 睫状体平坦部切口　手术切口与标准闭合式玻璃体切除术的切口相似，位于角膜缘后 3.5 ～ 4mm，取代原导光纤维的位置。因为晶状体的弧度妨碍杆状探头接近睫状突进行光凝，因此该方法多用于无晶状体眼。最近新研制出一种弯探头可用于有晶状体眼的睫状突光凝。玻璃体及视网膜的手术与否则根据继发性青光眼的原发病变情况同时行玻璃体切除、视网膜光凝等。

2. 角膜缘切口　角膜缘切口与白内障超声乳化手术切口相似，一般采用隧道式自闭切口，约 2.5mm。可用于有晶状体眼、人工晶状体眼及无晶状体眼，也可在联合白内障手术时经同一切口进入。对于有晶状体眼和后房型人工晶状体眼，内镜探头进入眼内前先用黏弹剂注入虹膜后、囊膜前或人工晶状体前，扩大虹膜晶状体间隙，以避免探头损伤晶状体前囊或引起人工晶状体位置的改变。

（二）眼内镜下选择性小梁手术

选择性小梁手术属于内引流手术，不影响健康的巩膜、筋膜、结膜等组织，避免了滤过性手术由于外滤过所引起的一系列并发症，对先天性青光眼及原发性开角型青光眼有明显的降眼压效果。过去，由于青光眼引起的角膜水肿、混浊等常影响前房角结构的观察，限制了该手术的广泛应用。近年来，随着内镜技术在眼科显微手术的发展，选择性小梁手术重新引起了人们的兴趣。内镜选择性小梁手术目前有以下三种。

1. 内镜前房角切开术　前房角切开术是根据先天性青光眼的发病机制，用前房角切开刀在增厚的葡萄膜小梁网或小梁柱的表层切开，使虹膜根部后退、巩膜突后旋，暴露出角巩膜小梁薄板，以缓解房水排出的阻力，促进房水经 Schlemn 管正常循环，达到降低眼压的目的。用内镜前房角切开术可以不受角膜混浊的影响，获得前房角结构的清晰图像，使前房角的切开控制在一个精确的水平上（图 10-13，图 10-14）。

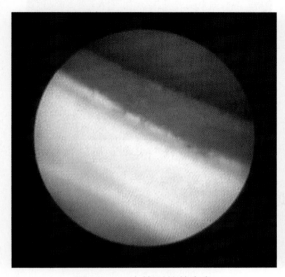 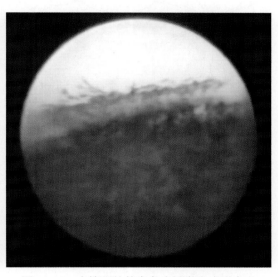

图 10-13　内镜下的前房角　　　　　图 10-14　内镜下的前房角小梁激光成形术后

2. 内镜前房角勺刮术　对于原发性开角型青光眼，是一种新的有效的手术方法。通过内镜的使用，可以不受角膜混浊及结膜瘢痕的影响，很清楚地看见整个小梁网被勺刮器刮除达 Schlemn 管，留下一条与巩膜沟相对应的白色带。并发症包括少许的周边后弹力层脱离及来自 Schlemn 管的出血。手术效果与前房角镜下前房角刮除术相似。

3. 内镜激光前房角穿刺术　激光前房角穿刺术是使用激光通过光汽化效应，产生穿透小梁网达 Schlemn 管的小穿刺口，以增加房水的流畅系数，尤其适用于小梁网手术。激光后小梁网上可见圆形或卵圆形、如弹坑样的白色激光点。

二、玻璃体视网膜疾病

眼内镜下可进行玻璃体切割和眼内光凝术，当进行玻璃体切割、膜剥离等操作时，还可充当眼内照明用。此外，探头还可以提供极周边视网膜的清晰图像，或者即使出现了瞳孔缩小、角膜混浊、后囊膜混浊等情况时，一样能顺利进行光凝（图 10-15，图 10-16）。另外，手术结束时，通过内镜检查周边视网膜的情况，可以代替间接镜操作。眼内镜口径与普通光凝探头一致，因此术中无需扩大巩膜伤口。

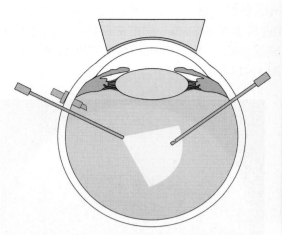

图 10-15　内镜下玻璃体视网膜手术示意图

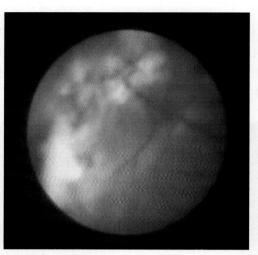

图 10-16　内镜下眼底

三、泪 道 手 术

（一）泪道内镜

泪道内镜主要为泪道疾病的诊断和治疗设计，探头内含有三个管道，一个管道通过内镜的照明和摄像纤维，一个连接冲洗装置，中间的通道为工作通道，可以通过激光纤维或微型钻。因为内镜的管径较小，特别是现代的眼内镜做得非常灵巧，可以到达泪道的任何部位，通过显示器的放大作用可以清楚地观察到泪道内的细小改变，配合使用激光和微型电钻，泪道疾病的检查和治疗得到了划时代的改变。眼科内镜在泪道病中的用途广泛，任何需要明确诊断的泪道疾病都可以用内镜进行检查。

内镜治疗泪道病的适应证主要有：①单纯性鼻泪管阻塞；②泪小管或泪总管阻塞；③慢性泪囊炎；④先天性鼻泪管阻塞；⑤行泪道插管或泪囊鼻腔吻合术后复发者；⑥泪道内异物的清除；⑦泪道瘘管。

内镜对泪道病诊治的禁忌证主要有：泪囊的急性炎症或有严重全身疾病者。

1. 手术过程

（1）麻醉：2% 利多卡因筛前及眶下神经阻滞麻醉（图 10-17）。

（2）泪道冲洗：泪点扩张器扩张泪点（图 10-18），插入双侧出水的 8 号冲洗针头冲洗并初步探查泪小管及泪总管情况，观察反流方式、可否探及骨壁及有无脓性分泌物（图 10-19）。冲洗液选用 2% 利多卡因，在泪道冲洗的同时对泪道管壁进行浸润麻醉。

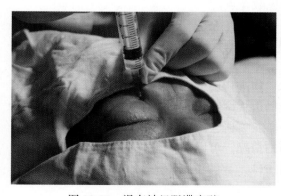

图 10-17　滑车神经阻滞麻醉

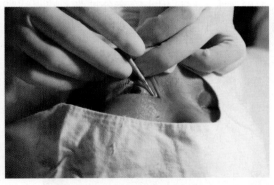

图 10-18　泪小点扩张

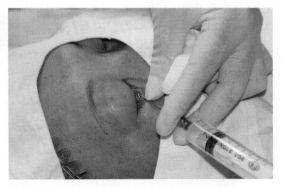

图 10-19　泪道冲洗

（3）泪道内镜检查：打开内镜系统冷光源（Endoscopy-System ENDOGNOST® LS 200 POLYDIAGNOST– 氙内镜光源），软件系统进入采图状态。

泪道内镜探头有两种：二通道和三通道。二通道内镜探头：分别为摄像通道、注水通道，探头直径 0.9mm，主要用于检查诊断。

三通道内镜探头：分别为摄像通道、注水通道和工作通道，探头直径 1.1mm，其中工作通道直径 400μm，主要用于治疗。

用拇指将下眼睑向颞下方绷紧，将内镜从泪点插入，沿泪道逐步向前，并通过显示器屏幕观察其获取的图像（图 10-20，图 10-21）。观察泪小管及泪总管，如管壁光滑，无泪小管或泪总管阻塞，则向前继续观察泪总管进入泪囊处及鼻侧泪囊壁。当内镜顶及骨壁时向下成90°转成垂直位，进入泪囊。观察泪囊大小、泪囊壁状况及鼻泪管开口是否阻塞（图 10-22～图 10-24）。如鼻泪管开口开放，内镜头可观察鼻泪管开口。如在观察过程中发现某段泪道发生阻塞或狭窄，则予泪道激光或高速螺旋钻头疏通阻塞段，然后继续向下观察。

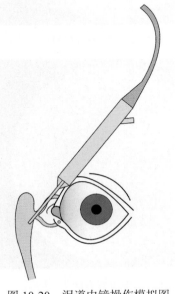

图 10-20　泪道内镜操作模拟图

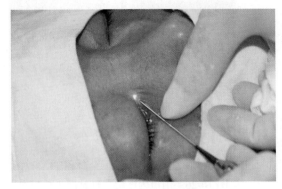

图 10-21　泪道内镜操作

内镜观察过程中由助手通过注水通道间断注入生理盐水，保证泪小管充分扩张，获得清晰图片，并可将炎症分泌物、出血、瘢痕等冲向远端（图 10-25 ～图 10-33）。

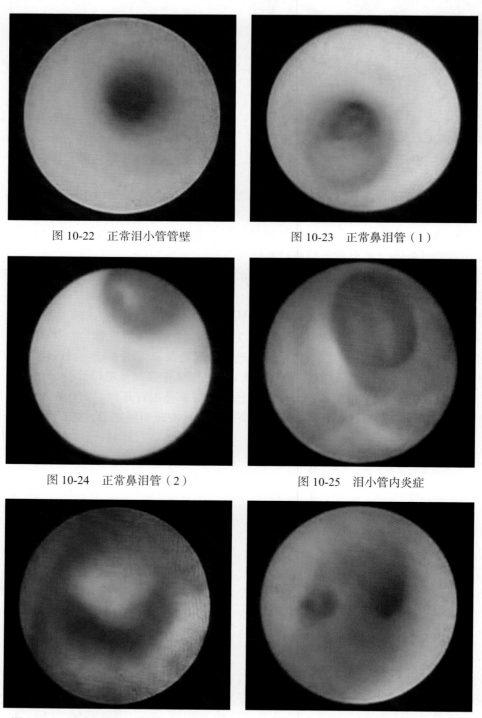

图 10-22　正常泪小管管壁

图 10-23　正常鼻泪管（1）

图 10-24　正常鼻泪管（2）

图 10-25　泪小管内炎症

图 10-26　泪道内瘢痕，环钻时少量出血

图 10-27　泪道假道存在（1）

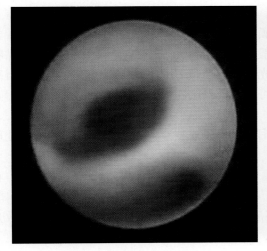

图 10-28　泪道假道存在（2）

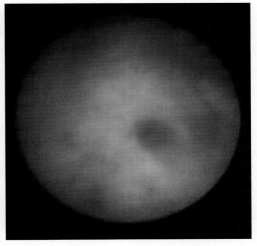

图 10-29　泪囊内纤维组织增殖及出血（1）

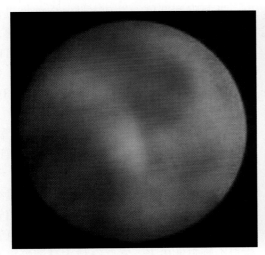

图 10-30　泪囊内纤维组织增殖及出血（2）

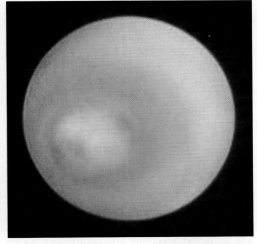

图 10-31　鼻泪管膜性阻塞（1）

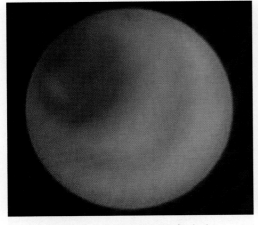

图 10-32　鼻泪管膜性阻塞（2）

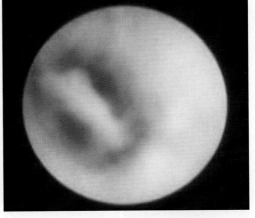

图 10-33　慢性泪囊炎鼻泪管内瘢痕

内镜下泪道病变鉴别诊断：一般情况下，正常泪道黏膜在内镜下表现为光滑的带有光泽的淡红色，冲洗时稍有移动。有炎症的黏膜则较厚，呈深红色或红褐色，有时可以看到大的乳头和肉芽。泪道瘢痕性狭窄和阻塞一般表现为白色无弹性的膜样物，应注意与黏膜皱褶相鉴别，黏膜下皱褶看上去像较厚的反光较强灰白色的狭窄。泪道瘢痕性狭窄和阻塞也要与泪道内的碎屑和分泌物相鉴别，后者可以移动且会随高压水的冲洗而减少。肿瘤则表现为局部的肿块或菜花样改变。

（4）内镜泪道手术：探查过程中若发现泪道阻塞段或狭窄段，则对其进行处理。处理方式为：

1）使用泪道激光：左手固定眼睑及内镜，使内镜获得的图像保持相对固定状态，右手于工作通道插入带红色指示光的激光光纤，使光纤头抵及阻塞部位，发射激光，输出能量控制在 260 ～ 280mJ，频率为 20Hz。观察激光效果，如仍未完全疏通则继续发射激光直至阻塞部位完全疏通。

2）使用高速螺旋钻头：同法固定内镜，右手将钻头插入工作通道，固定推进器，向前推动推进器使螺旋钻头由内镜工作通道头伸出，抵及阻塞部位，发动电钻，向前推进，直到阻塞部位通畅。转速 500 ～ 1000 转 / 分。通过内镜观察，确认泪道阻塞已完全疏通，且患者自感咽部有水流入后，缓慢退出内镜。冲洗泪道，如泪道畅通，准备置管；如泪道冲洗不通，再行泪道内镜检查（图 10-34 ～图 10-38 ）。

（5）置管：可分为顺行置管、逆行置管、联合置管等（图 10-39，图 10-40 ）。顺行置管：适用于泪小管、泪总管阻塞。分别自上、下泪小管植入泪小管再通管的两端，下端缝线固定，置于鼻腔。逆行置管：适用于鼻泪管阻塞。联合置管：对鼻泪管阻塞合并泪总管或泪小管阻塞患者，需联合植入鼻泪管再通管和泪小管再通管。

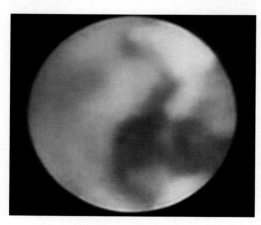

图 10-34　环钻清除瘢痕组织（1）

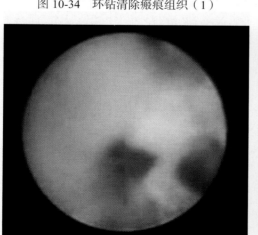

图 10-35　环钻清除瘢痕组织（2）

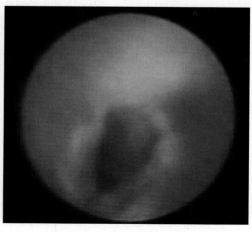

图 10-36　泪道出血（1）

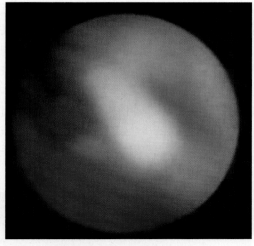

图 10-37　泪道出血（2）

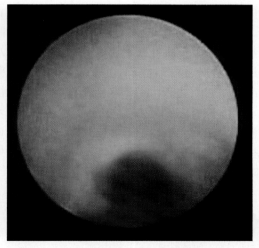

图 10-38　泪道再通术后管道形成

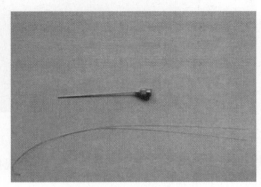

图 10-39　泪道探通导引针

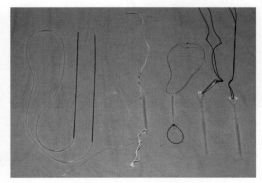

图 10-40　泪道再通管

2. 术后处理　眼部滴抗生素滴眼液，每天 4 次；鼻部滴 1% 呋麻液，每天 2 次。如术中见出血较多的患者及慢性泪囊炎则予口服抗生素 3 ～ 5 天，预防感染。1 ～ 3 个月拔管，拔管后每周泪道冲洗，如冲洗通畅，则逐渐延长冲洗间隔时间；如冲洗有阻力，使用糜蛋白酶溶液冲洗。

3. 并发症及其处理

（1）泪小点豁开：麻醉充分后再行泪小点扩张，泪小点豁开可能性较小，如果在表面麻醉后就立即行泪小点扩张，泪小点豁开可能性大。如果泪道冲洗针头或探通针能够进入泪小点，则不行泪小点扩张，尽量减少对泪小点的机械刺激，降低术后瘢痕的发生率。

（2）泪道出血：泪道黏膜因长期慢性炎症，极易出血，在清除泪道阻塞物时，出血较多往往影响术野，可用泪道内镜行泪道探通，镜头顶端先达鼻泪管开口处，然后边退边清除泪道阻塞物，即使有出血，也会通过助手注水冲走，不会影响手术进程。鼻腔大量出血一般出现在反复多次自鼻腔内插入引线钩的病例，重在预防，要熟悉鼻腔解剖结构，注意操作轻柔。

（3）眼睑水肿：如果有泪小管或泪总管阻塞或（和）狭窄，经微型电钻或激光疏通后，极易出现眼睑水肿，嘱助手在注水时不要施加太大的压力，只要稍扩张泪道获得清晰图像即可。此外，应尽量避免假道的产生，如患者泪道内已经有假道，在内镜操作时应注意辨别，假道内操作更易导致眼睑水肿。轻度眼睑水肿不影响手术及治疗效果，如眼睑高度肿胀甚至无法暴露泪小点，暂停手术，待眼睑水肿消退后再行手术。因此，在手术过程中应通过泪道内镜仔细观察泪道管壁情况，有无假道，并避免人为假道的形成，如泪道冲洗不通或推水时阻力很大，不要强行进行，应寻找可能的原因并解决之。

（4）肉芽组织形成：与手术操作粗暴、术后过多冲洗、拔管间隔时间过长、患者自身体质等因素有关。重在预防，术后可使用适量糖皮质激素以减少炎症反应，并掌握好拔管时机。如肉芽已经形成，不影响泪道功能及外观的，可随访观察；如有影响，则需行手术切除（图 10-41，图 10-42）。

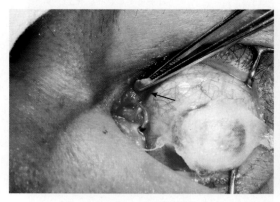

图 10-41　泪小点周围肉芽形成

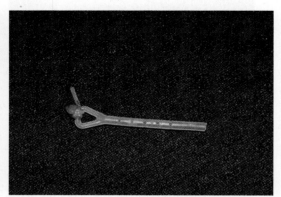

图 10-42　泪囊内肉芽组织

（5）拔管困难：如鼻腔内管线较短，可导致置管位置过深甚至滑落至咽喉部，出现找不到置管、无法拔管的情况。必要时可使用鼻内镜检查并拔管。

4.临床经验

（1）充分扩大泪点。

（2）保持连续灌注以扩张泪道。

（3）随时调整探针方向以保证图像清晰，并避免形成假道。

（4）在直视下再用微型电钻清除阻塞物。

（二）鼻窦内镜

经鼻内镜的泪囊鼻腔吻合术相对于传统泪囊鼻腔吻合术有着明显的优点：术中可视性好、手术时间短、出血少、组织损伤少、术后无面部皮肤切口瘢痕形成。

1.手术过程

（1）麻醉：采用 1% 丁卡因 10ml+1% 呋麻滴鼻液 10ml 浸润的棉片进行患侧填塞，15分钟后，用 1% 利多卡因 5ml+0.75% 布比卡因 5ml+0.1% 肾上腺素 5 滴，对筛前神经、眶下神经行阻滞麻醉；再往鼻腔内鼻丘的鼻黏膜区域进行局部浸润麻醉。

（2）应用 0° 和 30° "Storz" 鼻内镜，以中鼻甲附着缘为上界，下鼻甲附着缘为下界，钩突前缘为后界，将鼻腔外侧壁前端黏膜切开至骨面（图 10-43），制作成 "U" 形黏 - 骨膜瓣，向后上方掀开，显露泪颌缝及上颌骨额突（图 10-44），以泪骨为后界，用咬骨钳向前咬除部分上颌骨额突骨质（图10-45），形成一直径为1.0～1.5cm的骨窗孔，暴露泪囊（图10-46）。

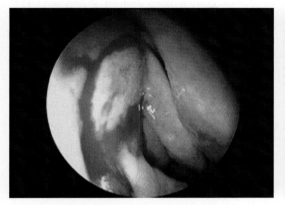

图10-43 鼻内镜下鼻腔内鼻黏膜切口

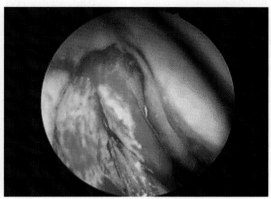

图10-44 鼻内镜下沿切口剥离鼻腔黏膜，暴露泪颌缝

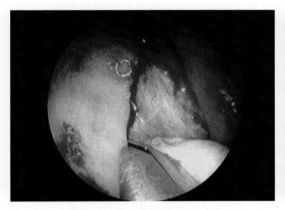

图10-45 鼻内镜下咬骨钳造骨

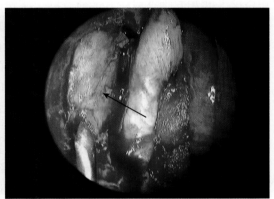

图10-46 鼻内镜下泪囊

（3）用探针自上泪小点插入至泪囊，顶起泪囊内壁，分清前、后界限，泪囊内壁前下方全层切开，向后做"["形（左侧）或"]"形（右侧）泪囊瓣（图10-47），注意避免损伤泪总管，向后翻转泪囊瓣，覆盖骨窗孔后缘，泪囊瓣嵌入钩突前缘的黏骨膜下，固定；复位"U"形黏-骨膜瓣，覆盖泪囊内壁切口及骨窗孔前缘。生理盐水冲洗泪道。

（4）创面以美乐胶（美国美敦力公司，美乐胶鼻用敷料）贴敷，地塞米松注射液1ml局部浸润，仅留泪囊造瘘口。鼻腔予明胶海绵适当填塞止血。

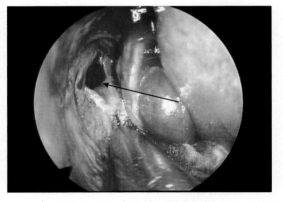

图10-47 鼻内镜下泪囊切开

2. 术后处理 术后全身使用抗生素治疗，2～3天抽取鼻腔填塞物，予生理盐水冲洗

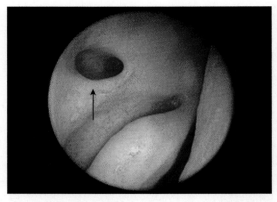

图 10-48 手术后 3 个月鼻内镜下所见

鼻腔，地塞米松＋庆大霉素冲洗泪道，丙酸氟替卡松鼻喷剂喷鼻 1 次 / 天，氧氟沙星及妥布霉素地塞米松眼液点眼 3 ～ 4 次 / 天，术后 5 ～ 7 天出院。定期来院复查，术后 1 个月每周 1 次，术后 1 ～ 2 个月每 2 周 1 次，术后 2 个月后每月一次，随访 6 ～ 12 个月。复查时除泪道冲洗外，主要在鼻内镜下观察造口的形态、大小等情况，及时清除鼻腔内尤其是造口周围分泌物、血痂、假膜、囊泡及肉芽组织等，注意勿损伤已上皮化组织（图 10-48）。

3. 并发症及其处理

（1）术中出血：是鼻内镜下泪囊鼻腔吻合术最常见的并发症，也是直接或间接导致手术失败的最主要原因。鼻腔外侧壁的血管丰富，主要有中鼻甲动脉和下鼻甲动脉，分布于相应区，并相互吻合成丰富的血管网，镰状刀切开鼻黏膜极易切断中鼻甲动脉的分支，损伤丰富的毛细血管网，造成术中出血使手术野模糊，解剖结构窥不清，影响手术操作，手术时间长，最后导致手术失败。目前常规的止血方法是用肾上腺素棉片压迫止血，需压迫范围大，等待时间久，可用于毛细血管出血的止血，而对于小动脉出血的止血效果差；而采用高频电刀切开鼻黏膜，在切开黏膜的同时可以电凝毛细血管止血，术中出血少，手术野清晰，有利于鼻腔内手术操作；高频电刀还可以精确地烧灼小动脉出血点，止血速度快，止血效果好，有效地缩短了手术时间，提高手术成功率。

（2）泪囊定位不准，骨孔过小及骨孔位置偏移：是术中另一个常见的并发症。可采用枪状镊定位法，将枪状镊一脚放于鼻侧内眦部，鼻腔内另一脚对应的位置即为造孔的上界，于定位点向下切开鼻黏膜，以泪颌缝为中心造孔，暴露出泪囊，染成蓝色的泪囊与周围红色的组织形成鲜明的对比，可以泪囊作为参照，向泪囊四周扩大骨孔，使泪囊充分暴露即可，从而有效地避免了骨孔过小及位置的偏移。

（3）泪囊黏膜板层切开，黏膜瓣制作不理想：也是常常导致手术失败的原因。慢性泪囊炎患者，由于长期炎症刺激，泪囊黏膜增厚，甚至瘢痕化，常常导致术中泪囊黏膜没有完全切开，黏膜瓣制作困难。可使用亚甲蓝泪囊染色，切开泪囊后有蓝色液体流出，并露出被染成深蓝色的泪囊内层，与周围组织形成鲜明的对比，可判断泪囊黏膜是否完全切开，有助于泪囊黏膜瓣的制作。

4. 临床经验

（1）术前常规行鼻内镜检查鼻腔、泪道造影 CT 等检查，了解鼻腔结构、泪囊形态大小、毗邻关系及泪道阻塞部位，充分评估手术难度及预后。

（2）术中鼻内泪囊准确定位直接关系到术后效果，泪囊造口位置及大小是影响手术成功的重要因素。

（3）鼻腔黏 - 骨膜瓣与泪囊瓣的吻合固定，保持造口通畅，是手术成功的关键步骤。

（4）鼻腔逆行性感染是慢性泪囊炎的常见原因之一。对于合并鼻部疾病患者如鼻息肉、慢性鼻窦炎、鼻中隔偏曲、泡性中鼻甲、鼻甲肥大等，既影响术中操作，术后造口又易粘连闭锁，故均需同期处理。

（5）熟练的内镜操作技巧是手术成功的保证。

四、眼 眶 手 术

鼻内镜在眼科的应用除了经鼻腔进行泪囊鼻腔吻合术之外，还用于眼眶多种疾病的诊治。眼眶的各壁毗邻副鼻窦，因而经鼻内通过直接的解剖进路可到达眶周、眶内、眶尖进行手术。眼眶的内侧壁纸样板是筛窦的外侧壁、眶底是上颌窦顶壁，经此可完成眶减压术、眶内异物取出术、眶骨折整复术、眶内肿物的活检和摘除等。视神经管的内侧壁就是蝶窦外侧壁的一部分，经蝶窦进路可以完成视神经管减压术。在后组筛窦切开眶筋膜，可以完成眶尖肿瘤切除术。这些手术统称内镜眼鼻相关手术，与外路颜面部切口手术比较，其优势相当明显：①进路直接，可明显缩短手术时间；②手术创伤小，没有颜面部的瘢痕；③解剖标志清晰，术野宽敞，并发症少；④手术结束时封闭进路的方式简单；⑤疗效明显好于鼻外进路。内镜鼻眼相关手术对眼科主要的贡献为眶减压术和视神经管减压术，尤其是后者。经鼻内镜视神经管减压术出现之前，对外伤性视神经损伤的治疗多采用药物治疗，疗效很差，而鼻外的视神经管减压术进路复杂、损伤大、并发症多而疗效欠佳。鼻内镜技术的进步，为蝶窦区域的手术创造了良好的鼻内进路条件。

1.眼眶肿瘤（图10-49）

（1）海绵状血管瘤：采用内镜经筛骨摘除眶尖肿瘤损伤小。术中出血少，无皮肤切口，术中及术后并发症较少。

（2）眶上壁肿瘤：某些眼眶肿瘤，如嗜酸性肉芽肿、眼眶皮样囊肿及郎格汉斯细胞增多症等，如果使用经鼻内镜就能够清楚地看到位于眶上壁靠近前部的病变，并且能够安全清除病变。

（3）眶内容摘除术：鼻窦肿瘤伴眼眶侵犯的患者在影像介导下，联合内镜和软组织切除器技术实施手术，保留眼睑，出血量少。这一手术方式有3个优点：①直接经鼻控制来自视神经孔的眼动脉。②能够保留未受累的上、外眶骨膜，空腔黏膜化后不必组织移植或填塞。③在可视下切除眶内病变组织。

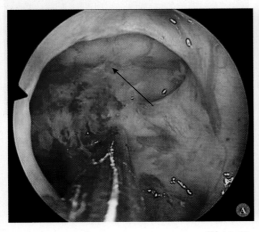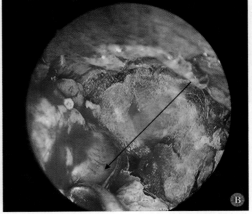

图 10-49　眶内肿瘤

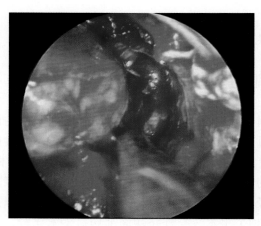

图 10-50 Graves 眼病眶减压术

2. 眼眶减压治疗甲状腺相关眼病 近一半的 Graves 眼病的患者会出现眼部症状。眼球突出引起眼睑闭合不全最终导致暴露性角膜炎，眼外肌的纤维化导致斜视、复视的出现，眶压增高视神经受压进而导致视力下降、色觉的减退及视野的缺损。当 Graves 眼病发展到晚期需要进行手术眼眶减压。随着内镜技术的发展，内镜下的眼眶减压术日益成熟。术后患者的视力提高，眼球突出改善、眼压降低，外观也得到极大的改善（图 10-50）。

3. 骨折整复 对于眼眶壁骨折，传统的眼科手术方法一般采用内眦皮肤切口，缺点是手术视野小，容易损伤周围组织，如内眦韧带、泪囊、内直肌等，影响面部美观，造成眶内粘连等。近几年，随着鼻内镜技术的发展，经鼻内途径来治疗眼眶壁骨折得到眼科医生的认可，尤其是对于单纯性眼眶爆裂性击出性骨折效果良好。鼻内镜的良好视野为眼眶骨折经鼻或鼻窦径路进行修复提供了良好的条件。鼻内镜手术创伤小，术野暴露清晰，可直接接近眼眶内侧壁，直视下回纳嵌顿的眶内容物，准确放置植入物，重构眼眶内侧壁，操作更加精细准确，这是传统的眼科手术途径所不能比拟的（图 10-51）。

4. 视神经减压 假性脑瘤容易引起特发颅内压增高，导致剧烈头痛及视力下降，当药物难以控制病情的时候需要手术进行视神经减压。外伤引起视神经管壁骨折、视神经水肿等均须进行视神经管减压术。通过内镜经鼻窦进行视神经鞘开放术创伤小，出血少，术后并发症较少（图 10-52）。

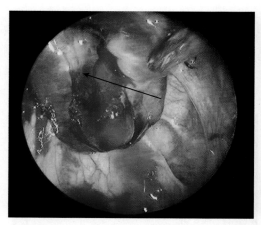

图 10-51 眼眶骨折

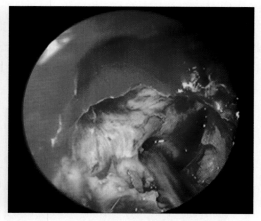

图 10-52 视神经管减压手术

（张晓俊 袁 鹘 刘 锦）

第十一章　眼科激光手术基本操作技术

20世纪60年代问世的激光技术是具有划时代意义的科技成就。在激光技术与现代医学结合形成的激光医学中，眼科是结合最早、最成熟的学科之一。激光手术的出现使某些原来需用手术刀等器械进行手术的眼病在门诊即能治疗。激光手术已成为眼科常用和重要的治疗手段和微创技术，并以其独特的优点弥补了其他治疗方法的不足。

第一节　眼科激光基本特性

激光是"受激辐射光放大"的简称，源自英文 light amplification by stimulated emission of radiation（Laser），其产生原理是利用受激辐射原理使光在某些受激发的工作物质中放大、发射。1960年，美国 Theodore H. Maiman 制作出第一台激光器——红宝石激光器；1963年，Campbell 和 Weng 等首先将激光应用于眼科临床。产生激光的激光器由三部分组成：①工作物质：产生激光的物质，可以是气体、液体、固体或半导体，决定激光波长，以及激光器的分类。②泵浦源：又名激励源，激励工作物质产生高能量粒子。③光学谐振腔：实现粒子反转，是产生激光的重要结构，影响激光的输出特性（图11-1）。

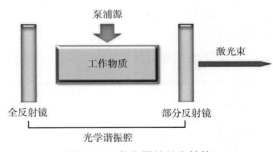

图 11-1　激光器的基本结构

激光产生过程为：以光学、电学及其他方法为激励源，对工作物质进行激励，使工作物质中一部分粒子激发到更高级的能量状态中去，再从高能级回落到低能级的时候，所释放的能量以光子的形式放出。被激发出来的光子光学特性高度一致，因此激光具有单色性好，方向性好，相干性好，能量密度高几个相互关联的物理特性。极小能量即能发挥治疗作用，不致损害治疗部位以外的组织，临床应用比较安全，正是激光能够被广泛应用于眼科临床治疗的根本原因。

一、激光在眼组织手术应用基础

激光对眼科的促进作用远胜于其他医学专业，这主要是因为眼球是人体的光学器官，激光产生的光能可以直接进入眼球的绝大部分组织，为过去认为难治甚至不能治的多种眼病提供了全新的治疗手段。

（一）眼组织结构特点

（1）眼球屈光介质透明，具有光穿透性，为眼底病激光治疗提供了先决条件。

（2）葡萄膜和视网膜色素上皮形成一个暗室，可以使由瞳孔进入眼内的激光不被干扰，被眼内照射点的不同组织所吸收。

（3）眼底组织的层次、结构及光吸收特点，为眼底病激光治疗提供了可行性。

（二）激光对眼组织的光学特性

1. 激光的透射特性　正常人眼屈光介质是高度透明的，允许光通过而很少吸收，450～1000nm 波长的激光在眼内透明屈光介质的透射率达到 95%。但在短波段，波长小于 400nm 的激光（如准分子激光）透射率很低，难以通过眼屈光介质。在红外波长段，波长大于 1200nm 的激光（如 CO_2 激光）透射率也很低，因此不同的治疗目的所选的激光不同。

2. 激光的光散射特性　光通过眼内介质时，介质的不同折光指数使光产生不同的散射。角膜、房水、晶状体、玻璃体都有不同程度的光散射。激光波长越短，散射越多；随年龄增加，眼内介质生理性病理性混浊，光散射加重。散射光从直行光束中分离出来，降低了治疗点的光强度。因此，治疗中光散射严重时，可以提升激光输出功率，以达到有效的治疗靶点处的光能量。但是，增加的散射光被眼内其他组织吸收，增加了非治疗区域的光损伤。更好的方式是采用波长更长、散射更低的激光，如红色波长激光，以增加光穿透性。

3. 激光的光吸收特性　眼组织含有十分丰富的水分，水分子、蛋白质及色素等大分子

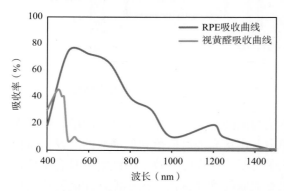

图 11-2　眼内不同组织对不同波长的光吸收率不同

吸收不同波长的光（图 11-2）。角膜和晶状体主要由水组成，主要吸收红外光（如 HO：YAG 激光等），蛋白质主要吸收光谱为紫外线，而眼底色素主要吸收光谱为可见光。氩离子激光及氪离子激光均有 60% 以上被色素上皮吸收，因此上述激光均能用于视网膜光凝。黄斑区叶黄素对 488nm 的氩离子蓝激光有较高吸收率，而对 514nm 的氩离子绿激光、氪离子红激光的吸收率很低，因此黄斑区的光凝不能用氩离子蓝激光，以避免损伤视功能。在进行激光治疗时，针对不同性质和不同部位的疾病，要注意选择合适的波长，使激光在靶组织上发挥最大效率，而对靶组织邻近的组织则产生最小的损害。

（三）激光治疗的作用原理

激光作用于眼球，并被组织吸收后，眼球组织会发生一系列的变化，这就是激光治疗的作用原理。这些作用大致可以分为三大类：光化学效应、热效应和离子化效应。

1. 光化学效应

（1）光辐射治疗：血卟啉衍生物受到波长为 625～635nm 的光照射时，受激处于兴

奋状态，与氧分子相互作用，结果产生具有细胞毒性的单态氧，损伤血管组织。这种血卟啉衍生物易于在异常的新生血管或肿瘤血管中存积，激光照射后可以闭塞新生血管及肿瘤血管。这种使用特定波长激光照射吸收光敏剂的组织进行治疗的方法称为光辐射疗法，亦称为光动力疗法（photodynamic therapy，PDT），目前此方法主要用于治疗脉络膜新生血管（CNV）、息肉状脉络膜血管病变（PCV）、孤立的肿瘤及其伴随的血管。

（2）光切除术：波长<300nm的紫外光通常引起生物组织的光化学效应，例如准分子激光，其紫外线光子有足够的能量打断目标分子键，并以超音速驱逐打断的分子碎片，从而实现激光对组织的切割作用。例如，193nm氩氟（ArF）准分子激光及5倍频钇铝石榴石晶体（Nd：YAG）远紫外光的穿透深度非常浅，切口边缘非常锐利，并且极少产生热效应，因此可以应用于角膜手术。

2. 热效应

（1）光凝固效应：当可见光或红外光被组织色素吸收后即可发生热效应，常见的视网膜光凝就是利用这种效应使得局部组织变性凝固。眼底有多种色素可吸收不同波长的激光能量。叶黄素是锥体的感光色素，主要位于视网膜内、外丛状层，尤其是黄斑部最多，也存在于晶状体核中，对蓝光有较高的吸收峰。因此，视网膜光凝时一般不主张使用蓝光，以避免对视锥细胞的损伤。血红蛋白吸收蓝、绿及黄波长，黄波长吸收最多，几乎不吸收600nm以上（红和接近红外的部分）波长的激光。所以，当不希望激光能量被血红蛋白吸收消耗时，可以选择600nm以上的激光。黑色素主要位于视网膜色素上皮的黑色素颗粒及脉络膜黑色素细胞内，吸收绝大部分可见波长。绿色波长的激光约57%被视网膜色素上皮（retinal pigment epithelium，RPE）吸收，43%被脉络膜吸收；黄色激光RPE和脉络膜各吸收50%；红色激光随着波长的增加被脉络膜吸收逐渐增多。视网膜光凝术是通过黑色素吸收光能量，使局部组织温度上升，产生变性或凝固。温度超过40℃，蛋白质开始变性，温度在45℃以下，蛋白质变性可逆，温度超过45℃，蛋白质凝固。眼底温度的升高具有高度的局限性，只限于烧灼中心1mm范围内。眼底光凝的强度取决于功率密度，功率密度与曝光时间和功率大小成正比，与光斑的大小成反比。

（2）温热效应：经瞳孔温热疗法（transpupillary thermotherapy，TTT）是运用半导体近红外激光（波长810nm），用大光斑（0.5～4mm），长时间（1～10分钟）照射，通过适配的透镜经瞳孔将热能输送至脉络膜、色素上皮或视网膜上的病变区域，使局部温度升高4～10℃而达到治疗眼底肿瘤或新生血管的作用。视网膜温度升高至41℃可使DNA、RNA、蛋白质合成及呼吸酶受到抑制，43℃以上可以使自由基广泛释放而蛋白质发生变性，诱导细胞凋亡或坏死。另外，有研究认为TTT可诱导产生热休克蛋白，热休克蛋白可以保护细胞抵抗高热、辐射、贫血、缺氧、细胞质分裂、氧自由基及代谢毒素的有害作用，从而起到一定程度的保护作用。

（3）汽化效应：高功率密度的连续波激光作用于生物组织，并被生物组织吸收致热，所致温度达到100℃时，含水量达60%～80%的组织其内的液体开始沸腾，出现蒸汽压力，但由于表面封闭，犹如压力锅那样，当连续吸收激光能量时，组织内的温度和气压迅速提高，直至超过密封组织的弹力限度时，蒸汽冲破表面喷射而出，同时组织碎片也被气流裹挟而出。CO_2激光或过强的氩离子激光可以产生汽化。大多数情况下，光汽化伴随着光凝固，如CO_2激光手术的切割过程中，凝固作用提供了一个完全无血的手术野。在眼科主要应用于对增生组织或病灶进行切除。

3. 离子化效应　短脉冲 Nd：YAG 激光（1064nm）可以分裂透明和非透明组织，其效果是通过应用小光斑和极短的脉冲而获得的高辐射照度使激光聚焦处小范围空间的物质发生离子化，蜕变成离子和电子的共同体——等离子体。等离子体一旦形成，将会发生下列变化：①吸收或散射即将到来的脉冲，挡住下面组织免受随之而来的脉冲光子的作用（等离子屏障）；②快速膨胀，产生震动和声波，后者机械性地分裂蜕变周围组织，由于潜在的压力使其他组织也发生分裂。Q 开关倍频 Nd-YAG 激光（532nm）造成的化学击穿，通常用于周边虹膜切除术、后发障囊膜切开术和人工晶状体前纤维蛋白膜切开术。

二、眼科常用激光及其应用

（一）氩离子激光

氩离子（Ar$^+$）激光是气体激光，其波长为 488.0nm 和 514.5nm。Ar$^+$ 激光为连续光，功率最大可达 3 ～ 5W。Ar$^+$ 激光不仅被视网膜色素上皮及脉络膜色素颗粒吸收，而且可被血红蛋白吸收，因此，常用于视网膜裂孔、变性，开角型青光眼，也可用于血管系统疾病，如糖尿病性视网膜病变、视网膜静脉阻塞等病变。Ar$^+$ 激光还可通过导光纤维及眼内探子，在经睫状体平坦部的玻璃体手术中行眼内光凝。

（二）氪离子激光

氪离子（Kr$^+$）激光也是气体激光器，可产生 647.1nm 波长的红光、568.2nm 的黄光和 530.8nm 的绿光。组织学上，氪离子红激光主要作用于视网膜深层的色素上皮和脉络膜，前者吸收约 45%，后者吸收约 55%。同 Ar$^+$ 相比，Kr$^+$ 红激光被黄斑区叶黄素吸收更少，对视网膜内层损害更小，因此，理论上更适合治疗黄斑病变，尤其是视网膜下脉络膜新生血管膜。由于水肿的视网膜对长波长的激光散射较少，故 Kr$^+$ 激光治疗糖尿病性视网膜病变的黄斑水肿疗效好。

（三）掺钕钇铝石榴石激光

掺钕钇铝石榴石（简称 Nd：YAG）激光，波长为 1064nm，位于近红外端。调 Q 或锁模 Nd：YAG 激光是 20 世纪 80 年代用于眼科临床、具有划时代意义的激光，它为眼内手术开辟了一条新的途径。目前，调 Q 或锁模 Nd：YAG 激光用于膜性白内障（包括白内障囊外摘出术后出现的后囊混浊、外伤性白内障及部分先天性白内障等）、周边虹膜切除、前房及玻璃体腔内玻璃体条索等组织或膜状物的切开。一过性眼压升高为其常见并发症。连续 Nd：YAG 激光则主要用于巩膜睫状体光凝。

（四）固体多波长激光

随着激光技术的进一步发展，以 Nd：YAG 为激光工作物质的固体多波长激光问世，它包括 532nm 的绿光、561nm 的黄光、659nm 的红光。与氪离子气体多波长激光相比，固体多波长激光体积小、能耗低、易于散热，是目前临床应用最主要的激光器，也是氩离子气体多波长激光的替代者（图 11-3）。

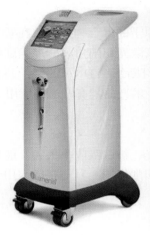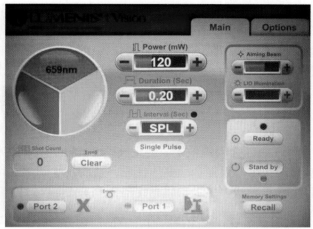

图 11-3　多波长激光机

（五）多点模式扫描激光

激光器的进步不仅表现在输出波长的多样化，近年来激光器的另一重大进展则是表现在输出模式的多样化，即由单点模式发展到多点及多种扫描模式，治疗的效率大为提高（图 11-4）。这种新型激光采用的曝光时间较传统激光短，一般为 10 ～ 30ms，产生的光斑反应也更淡，因此对视网膜的损伤较轻。多点扫描激光是对传统激光的补充，并不意味着要否定传统单点治疗模式，治疗过程中如何选择输出模式要看具体情况而定，不能一概而论。

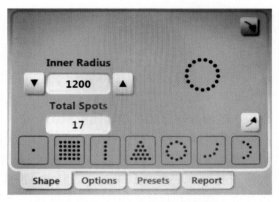

图 11-4　眼底多点激光模式

（六）半导体二极管激光

最常用的半导体激光为 GaALAs（砷化镓），其输出波长在 800 ～ 850nm。目前，二极管激光可治疗视网膜疾病，还可用于经瞳孔温热疗法和光动力疗法。二极管激光的优点在于机器体积小、便于携带、不用冷却。缺点是视网膜光凝时激光散射角大、治疗时有痛感。

（七）二氧化碳激光

二氧化碳（CO_2）激光为波长 1060nm 的红外光，工作方式可以是脉冲式，也可为连续式。眼科 CO_2 激光可用于眼眶切开术、眼眶肿瘤切除术、眼睑和结膜肿瘤切除，眼内应用包括治疗新生血管性青光眼的小梁造口术、眼内肿瘤切除术等。

（八）准分子激光

准分子激光是指激光介质为一种稀有气体原子和卤素原子的混合物，波长在紫外区。常用的为氟化（ArF）准分子激光，波长为 19.3nm，由于该激光切削角膜时准确度极高，且很少损伤切口周围组织，无热效应，其切削组织原理是打断组织 DNA 的分子共价键，因此可用于切削角膜组织，改变角膜的曲率，在角膜屈光手术方面具有广泛的应用。

（九）Er：YAG 激光

Er：YAG 激光为固体激光，产生波长 2940nm 的红外光，被水吸收率最大。能量足够大时，被照组织因升温而产生高压膨胀，从而发生切割或切削作用。目前正研究用于玻璃体视网膜手术、晶状体手术和屈光性角膜手术等。

（十）Ho：YAG 激光

Ho：YAG 激光也是固体激光，波长为 2140nm，能被水大量吸收。穿透率明显高于 Er：YAG 激光，其生物学作用机制与 Er：YAG 激光相似。目前正研究用于泪囊鼻腔吻合术和屈光性角膜手术等。

（十一）飞秒激光

飞秒（1 飞秒 = 千万亿分之一秒）激光波长为 1053nm，是最短脉冲形式的近红外光。这种可产生能量（做功）和功率（做功的速度）的超短脉冲具有特殊的激光 - 组织相互作用，眼科手术主要利用其光爆破的特性。光爆破分离是基于一个叫做激光诱导光学击穿的现象，超短脉冲激光聚焦后能量密度较高，可以将任何物态（固态、液态、气态）的组织激发形成等离子体，产生的热等离子体以超音速的速度膨胀，并通过冲击波向周围组织扩张。等离子体传热扩张发生在非常短的时间内，因此几乎不产生热损伤。同时，小部分组织伴随着等离子体的冷却会被蒸发掉，形成主要由 CO_2、N_2 和 H_2O 组成的气泡，引起组织分离。成千上万紧密相连的激光脉冲产生数以万计的小气泡连在一起，结果达到极其精密的组织切割效应。相较于 Nd：YAG 等纳秒脉冲激光的持续时间和高光爆破阈值，飞秒激光脉冲持续时间缩短到几百飞秒范围内（商业上可获得的飞秒激光脉冲持续时间范围是 200～800 飞秒），光爆破阈值也明显减小，从而产生更小的冲击波和空泡，可以对周边组织造成更小的损伤，提高了切割的精准度。在实际使用时，为了降低周围组织的损伤，会把激光脉冲的能量设定在尽可能接近爆破阈值的范围。理论上，激光光斑直径越小越好，光斑越小产生的气泡越小，切割的深度越容易控制，不同的设备具有不用的光斑大小，很多设备声称光斑尺寸在 2～3μm 范围。脉冲重复率，即每秒脉冲的次数，是脉冲持续时间的倒数，在飞秒激光的发展过程中也是关键的技术之一，目前市场上所有系统均有很高的重复率，从 150kHz 到兆赫不等。尽管重复率十分重要，但是高重复率的激光会使用低能量脉冲，这在一定程度上限制了操作时间的缩短。

飞秒激光可由计算机精确控制距离和能量，根据临床手术需求，可以创建特定的几何图形和切除平面，聚焦于特定的组织进行切割。因此，飞秒激光手术是眼科显微手术领域一个真正的革命性进展。美国 FDA1999 年批准飞秒激光用于治疗眼科角膜疾病和矫正屈光不正（图 11-5），其后又批准用于白内障手术，将来会用于更多的其他眼科治疗，如翼状胬肉、青光眼、远视眼、视网膜疾病等。目前主要用于屈光手术和白内障手术。

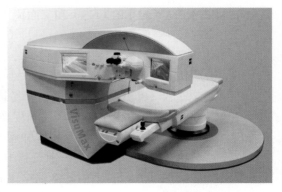

图 11-5　飞秒激光机

（十二）强脉冲光

强脉冲光（intense pulsed light，IPL）是一种宽光谱，为 500 ～ 1200nm 的可见光与近红外光，利用光能来治疗面部红斑痤疮、葡萄酒色痣、脂溢性角化病、肥厚性瘢痕等皮肤科疾病，并因其良好的治疗效果被广泛应用。其脉冲宽度为毫秒级，可控性强、高效、安全。目前认为 IPL 能够改善睑板腺功能障碍（meibomian gland dysfunction，MGD）相关干眼（dry eye disease，DED）患者的症状和体征，作用机制可能包括：首先，IPL 产生的热量转移到薄的眼周皮肤，这种热效应可以软化异常的睑板腺油脂并促进其分泌排出；第二，IPL 发射的能量优先被血红蛋白中的发色团吸收，封闭睑板腺周围扩张的毛细血管从而减少局部炎症因子的释放；第三，IPL 治疗可能具有减轻炎症和神经源性疼痛的作用，这与 MGD 相关 DED 患者临床症状的改善高度相关；最后，IPL 治疗可以直接减少睑缘和眼附属器的细菌载量及其引起的相关炎症。

第二节　眼科门诊中激光技术的应用

一、激光操作技术

（一）热效应激光治疗

1. 术前准备

（1）眼部检查：眼前部检查，患者在其眼表有活动性炎症时应避免进行眼底激光操作。眼底疾病需要充分散瞳检查眼底，必要时可以通过眼底荧光血管造影（fluorescein fundus angiography，FFA）、吲哚青绿血管造影（indocyanine green angiography，ICGA）和光学相干断层成像（optical coherence tomography，OCT）等检查明确疾病的类型、分期，明确眼底激光操作的必要性。周边视网膜变性、裂孔，小范围视网膜脱离需要激光治疗的病变需要结合三面镜全面检查，明确病变范围和位置。

（2）患者准备：向患者交代病情，为何需要激光治疗，激光对于病情所起的作用，术中和术后可能出现的并发症：疼痛、畏光、出血，视物颜色改变，视物发暗，视野缺损等，激光的治疗效果并非激光操作后立即产生，告知患者原发疾病的并发症仍有可能在治疗效果产生前发生。签署知情同意书，充分散瞳后，点表面麻醉剂（如盐酸丙美卡因滴眼液）。

（3）器械准备：眼底激光需要配合接触性眼底镜。常用的包括全视网膜镜（如 OCULAR®

MAINSTERPRP165LASERLENS）和三面镜（如 OCULAR® THREE MIRROR UNIVERSAL LASERLENS）。

2. 参数设置

（1）光斑大小：黄斑区的光凝光斑大小一般设置在直径 100～200μm，如果非常接近中心凹，可以选择 50μm，但光斑过小容易造成玻璃膜穿孔。黄斑区外的光斑可以设置在直径 200～600μm，或者更大。脉络膜新生血管膜的光凝范围必须超过新生血管膜的边界。肿瘤的光凝也要使用大光斑，范围超过肿瘤的边界。

（2）曝光时间：在黄斑区内一般选择 0.1 秒，黄斑区外选择 0.2 秒。光动力学激光和温热激光的曝光时间较长，前者达 83 秒，后者达 60 秒，治疗肿瘤时甚至达 120 秒。如果固定光斑大小和激光功率，长曝光时间比短曝光时间产生更大的容积，因此在治疗肿瘤时需要选择更长的曝光时间。

（3）激光功率：当固定光斑大小和暴露时间时，激光功率越大则反应容积越大。光凝时，首先确定光斑大小和曝光时间，将激光的起始功率放到较小的位置，如 50mW，如果光凝无反应，逐渐上调功率，如 100mW、150mW、200mW，直至视网膜出现白色反应灶。

3. 术后注意事项　眼底激光治疗是一种损伤性治疗，术后需要避免激光照射点附近的血管压力过高。同时由于操作中使用角膜接触镜，长时间的激光操作或由于患者不配合需要反复置入接触镜可以损伤角膜上皮。患者术后需要注意以下几点：

（1）由于角膜被麻醉，避免患者术后无意识下揉搓术眼，加重角膜上皮损伤，加重术后异物感或疼痛感。

（2）避免 Valsalva 动作：憋气、咳嗽、提重物等，防止血管压力过高而诱发出血。

（3）术后用药：可以使用非甾体消炎药（如双氯芬酸钠滴眼液）以减轻患者术后炎性反应及疼痛。

（4）告知患者明确的复查时间或下一次激光的时间。

（二）ND：YAG 激光治疗

ND：YAG 激光主要应用于后发性白内障及急性闭角型青光眼缓解期或临床前期虹膜截孔。

1. 术前准备

（1）眼部检查：需行眼前部检查，避免患者并发活动性眼部炎症时行激光治疗，明确激光部位的视觉通路上无明显的混浊遮挡。

（2）患者准备：向患者交代病情，为何需要激光治疗，激光对于病情所起的作用，术中和术后可能的并发症：晶状体或人工晶状体损伤，出血，眼压升高，飞蚊症等。签署知情同意书。青光眼患者需缩瞳（毛果芸香碱滴眼液，5 分钟点一次，点 3 次后，等待 15 分钟）。激光前点表面麻醉剂。

（3）器械准备：Nd：YAG 激光同样需要配合接触性眼底镜。治疗后发性白内障，接触镜可为囊膜切除激光镜（如 VOLK® CAPSULOTOMY LASER DOUBLE ASPHERIC）。治疗青光眼的接触镜为虹膜激光镜（如 OCULAR® ABRAHAM IRID LASER LENS）

2. 参数设置　根据后囊膜、虹膜的厚薄及后囊膜混浊的部位不同，选择设置不同的激光能量：①如后囊膜混浊较轻，通常较薄，激光能量选择可较低，通常小于 1mJ；反之则激光能量选择可稍高。②如后囊膜混浊虽呈珍珠状改变，其囊膜一般都较脆，这时如能量设置较大，激光爆破时后囊膜极易向周边爆裂。③如后囊膜混浊呈机化膜样改变，其囊膜较厚且坚韧，激光能量通常设置大于 1.5mJ；如能量设置过小则不易被激开；④切开周边虹膜时一般用 3 ～ 4mJ 的激光能量，为了避免不必要的其他损伤，可以先从低能量尝试，如一次不能击穿，可多次发射激光。总之，激光能量的设置要因地制宜，原则上是从低能量开始，由最初设定的安全值逐渐增加到有效的治疗值，逐步加以调整。

3. 术后注意事项　虹膜富含血管，虹膜激光可能损伤虹膜血管，术后要避免增大血管压力导致出血增加的风险。患者术后注意事项参考热效应激光治疗术后注意事项。

二、固体多波长激光治疗眼底病

视网膜脉络膜疾病光凝治疗的主要目的是通过凝固效应使得视网膜缺血的区域变成瘢痕组织，降低视网膜外层的新陈代谢和耗氧量，使内层获得更多的营养和氧供，封闭大片无灌注区使视网膜缺血改善，减少释放不利的生长因子，已出现的新生血管由于得不到足够的氧及缺少必需的生长因子如 VEGF 而消退；使视网膜神经上皮、视网膜色素上皮和Bruch 膜产生粘连，增强视网膜色素上皮液体转运功能，促进视网膜下液的吸收，维持黄斑区的结构、功能、血流动力学和流体动力学保持相对正常；破坏有病变的视网膜血管，减少这些病变血管引起的渗漏。

（一）糖尿病性视网膜病变

1. 全视网膜光凝（PRP）　适用于治疗：①特别是 FFA 显示较多无灌注区的重度非增生性糖尿病视网膜病变（non-proliferative diabetic retinopathy，NPDR）；②增生性糖尿病视网膜病变（proliferative diabetic retinopathy，PDR）；③糖尿病视网膜病变伴虹膜新生血管患者。

激光治疗方法：首先要根据糖尿病性视网膜病变（diabetic retinopathy，DR）的性质及程度确定适宜的光凝范围、光斑密度，选择合适的激光波长，以减少副损伤并争取高比例的有效光斑。

激光波长选择：首选绿色激光，对晶状体混浊重的患眼可采用黄色激光，对玻璃体少量积血的部位可调整为红色激光。

激光参数设置：光斑大小，后极部光斑直径 200 ～ 300μm，向周边逐渐加大，赤道部可用 300 ～ 500μm。曝光时间 0.2 ～ 0.4 秒。输出功率达到Ⅲ级光斑反应。

光斑反应分级基于激光后视网膜脉络膜可见的组织反应，国内外临床上大多分为四级。Ⅰ级：仅依稀可辨的阈值下反应，仅仅是视网膜色素上皮变白；Ⅱ级：淡灰色光斑；Ⅲ级：中间为致密的白色、周围呈灰白色的光斑；Ⅳ级：完全致密的白色光斑（图 11-6）。

治疗范围：依据病变范围及严重程度，全

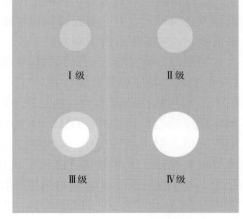

图 11-6　激光斑分级

视网膜光凝分为：①标准全视网膜光凝（S-PRP）：后界近于卵圆形，在视盘鼻侧 1 个视盘直径（PD）以外，视盘上、下距视盘 1PD 以外，上、下血管弓（或黄斑中心上下 2PD）以外，以及黄斑区颞侧 2PD 外，前界达到赤道部。间隔 1 ～ 2 个光斑，光斑总数 1200 ～ 2000 点（根据光斑大小不同有一定变数）。DR 增生前期 1600 点左右，PDR2000 点左右。PRP 分 3 ～ 4 次进行，一般每周一次，时间间隔至少 3 天，不宜超过两周。每次 1 个象限，光斑数每次 300 ～ 500 点。②次全视网膜光凝（Sub-PRP）：对于 NPDR，病变集中在后极部，可进行后极部播散光凝，范围为黄斑区颞侧和下方至少 2PD 以外，视盘鼻侧 500μm 以外的后极部椭圆形区域。Sub-PRP 光斑间隔大，总数 650 ～ 1200 点，分 1 ～ 2 次进行。③超全视网膜光凝（E-PRP）：是针对视乳头新生血管（NVD）、多发广泛视网膜新生血管（NVE）、合并虹膜新生血管（NVI）或新生血管性青光眼（NVG）的加强 PRP。激光治疗范围由视盘上下及鼻侧 0.5PD 以外，上、下血管弓以外，以及黄斑区颞侧 1 ～ 2PD 外，至远周边。光斑更密集，间隔 0.5 ～ 1 个光斑直径，总数 1600 ～ 2400 点。E-PRP 分 3 ～ 4 次进行，每 3 ～ 4 天进行一次激光治疗，以缩短疗程，减少并发症发生。

PRP 分次完成。通常按照眼底 4 个象限，或按上、下、鼻侧、颞侧 4 个部分，分为 4 次。多次间断进行有利于减少黄斑水肿，防止渗出性视网膜脱离及脉络膜脱离。首先做下方视网膜光凝治疗，一旦治疗过程中玻璃体少量出血，可沉积在下方，有利于继续完成视网膜光凝。如果伴有黄斑水肿，应首先控制黄斑水肿，通过抗 VEGF 治疗或者黄斑部光凝，然后进行 PRP，以避免水肿的加重。

治疗过程中应避开视网膜出血、视网膜血管、视网膜脉络膜瘢痕或机化膜。直接光凝视网膜出血灶，会引起其表面的视网膜内层损伤；光凝视网膜血管，会引起血管管径狭窄甚至血管闭塞；光凝视网膜脉络膜瘢痕或机化膜，可引起瘢痕挛缩导致牵拉出血或视网膜裂孔。

治疗后随访，FFA 检查显示无灌注或 NVE 未消退，应补充、加密光凝治疗（图 11-7）。

发生下述情况时，应行玻璃体切除手术：增生加重、牵拉性视网膜脱离加重；玻璃体积血 2 ～ 3 个月无吸收，对于已经完成 PRP 的患眼，如单纯玻璃体积血不伴有玻璃体机化及视网膜牵拉，可延长观察时间至 6 个月（近年来，由于玻璃体切除手术设备及技术的发展，等待时间有所缩短）；玻璃体视网膜增生致使视盘或黄斑移位者；牵拉性视网膜脱离累及黄斑部；合并孔源性视网膜脱离或混合性视网膜脱离者；黄斑部视网膜前出血、黄斑前膜，或牵拉引起的黄斑水肿。

控制高血糖是糖尿病视网膜病变的根本治疗。所有糖尿病患者，控制血糖稳定能延缓 DR 的发展。糖尿病患者多合并高血压和高血脂，应做相应检查并治疗。

2. 糖尿病性黄斑水肿　在过去 30 多年，视网膜局灶 / 格栅样激光光凝一直被认为是治疗糖尿病性黄斑水肿（DME）的标准。虽然它可以降低中度视力丧失和失明的风险，但改善视力的可能性很小。近年来，血管内皮生长因子（VEGF）抑制剂在 DME 治疗中取得很好疗效，大多数患者的视觉质量得到改善。2018 年 EURETINA 发布的 DME 治疗指南是基于循证医学证据提出的指导和建议，该指南认为对于新发的 DME 患者，不论是否累及黄斑中心凹，抗 VEGF 均是一线治疗方法。在水肿未累及中心凹、视力尚佳、水肿厚度小于 300μm 并存在持续玻璃体黄斑粘连的情况下，激光光凝可以作为一线治疗方法，

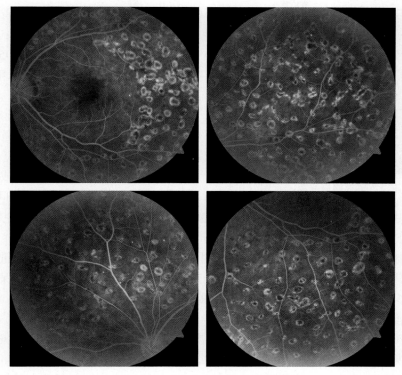

图 11-7　S-PRP 术后的 FFA 照片

其治疗效果与抗 VEGF 相当；在患者近期有新发心脏、脑血管疾病，不愿意多次注射或随诊，有人工晶状体眼时，可以采用眼内注射糖皮质激素 Ozurdex 方法作为首选；若存在黄斑前膜或黄斑区前后纵向的牵引，经抗 VEGF 或糖皮质激素类药物治疗无效后可以选择玻璃体切割术。美国 AAO 于 2017 年发布的指南中，DME 的治疗仍以水肿是否累及黄斑中心凹为依据，如累及中心凹者首选抗 VEGF 治疗，而未累及中心凹时可选择激光光凝治疗或抗 VEGF 治疗。2014 年，中华医学会眼科学分会眼底病学组发布的糖尿病视网膜病变的治疗指南中将 DME 分为局灶型和弥漫型，对于局灶型 DME 可以选择激光光凝治疗或联合抗 VEGF 治疗，弥漫型 DME 可选择抗 VEGF 治疗或糖皮质激素治疗。因此，抗 VEGF 药物不仅在很大程度上取代了局灶/格栅样光凝治疗 DME 的选择，也改变了治疗的目的和视角。但在大量的临床试验中，接受抗 VEGF 单药治疗的患者中，仍有 20% ～ 50% 的患者需要激光治疗作为联合治疗手段。此外，更多的研究已经证明，联合治疗可以带来更低的再治疗率和更稳定的视网膜厚度的降低。

适应证：有临床意义的黄斑水肿（CSME）。一旦发生 CSME 即可进行黄斑区光凝治疗。因为激光治疗可能导致视力下降，一般对于视力较好者相对保守。另外在 FFA 检查中发现黄斑区明显无灌注区，提示患者视力及预后较差，激光治疗的选择需要相对谨慎。对需要进行全视网膜光凝的患者在治疗开始前建议行抗 VEGF 治疗或者激光治疗控制黄斑水肿，因为全视网膜光凝会加重黄斑水肿导致患者视力进一步下降。

治疗方法：

（1）针对微动脉瘤的局部光凝：激光对象：距离黄斑中心凹 750 ～ 3000μm 的微

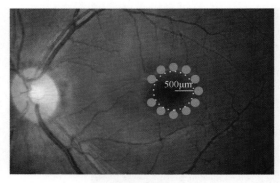

图 11-8　黄斑部格栅光凝示意图

动脉瘤。光凝参数：氩激光，首选黄光，无黄光可用绿光代替。光斑反应：1 级光斑。光斑直径：50μm。曝光时间 0.05 ～ 0.1 秒。第一点用 100μm 覆盖微动脉瘤，然后用 50μm 激光包绕微动脉瘤。

（2）黄斑区格栅光凝：针对黄斑区弥漫水肿。光凝参数：氩激光，首选黄光，无黄光可用绿光代替。光斑反应：Ⅰ级反应或Ⅱ级反应，即隐约可辨光斑或使用稍弱能量。光斑直径：50μm。曝光时间 0.05 ～ 0.1 秒。距黄斑中心凹 500μm 向外做 C 形播散激光，黄斑鼻侧禁行激光，避免损伤乳斑束（图 11-8）。

（3）微脉冲激光：是一系列短促高频的重复脉冲激光，微脉冲激光的能量和传统激光相比，低至其 10% ～ 25%，且持续产生的光热效应仅局限于 RPE 层，能够保护视网膜感觉神经层组织，在治疗黄斑水肿方面比传统激光更加安全。

参数设置：调至微脉冲模式，激光波长：577nm，占空比：5%（开 0.1ms，关 1.9ms），光斑直径：100μm，曝光时间：0.2 秒。微脉冲模式下观察光斑，显现 Ⅰ 级光斑的时候能量减半，进行视网膜微脉冲激光光凝。光凝方法同黄斑区格栅光凝。

由于抗 VEGF 药物应用的不断推广，抗 VEGF 药物已成为控制黄斑水肿的主流药物，其对视力的提高及视功能的保护作用明显优于黄斑区光凝，黄斑区光凝的应用明显减少。

3. 糖尿病视网膜新生血管　视网膜新生血管扁平、未突入玻璃体时，在 PRP 时可以激光包绕 NVE，或对其进行直接光凝，PRP 完成后 3 个月复诊，如果 NVE 未退行，对其补充激光治疗。单个光斑或多个融合光斑直接光凝 NVE，光斑直径 300 ～ 500μm；曝光时间 0.2 ～ 0.3 秒；输出功率达到使 NVE 变白的反应；光凝 NVE 的根部血管，光斑直径 100 ～ 200μm，单个光斑曝光时间 0.2 秒；输出功率达到使 NVE 根部血管变细的反应。对于明显突入玻璃体的 NVE 及伴发广泛增生的 NVE，不能进行直接光凝，以防诱发玻璃体积血或玻璃体视网膜增生加重，导致牵拉性视网膜脱离等并发症。

（二）视网膜静脉阻塞

一旦确诊视网膜静脉阻塞（RVO），就应该进行全面的查体和仔细的病史询问。需要考虑如下的问题：其他鉴别诊断、黄斑水肿存在与否，以及视网膜缺血的程度。如果出血太多，可以在治疗后等积血吸收再通过 FFA 评估缺血程度。RVO 的治疗包括抗 VEGF 药物、玻璃体腔注射糖皮质激素、全视网膜激光光凝。大量的临床研究表明，抗 VEGF 药物治疗 RVO 继发的黄斑水肿是安全有效的，个体化的治疗方案能够有效促进 RVO 患者的解剖和功能恢复。但主要问题是如果不采取激光治疗，而仅仅应用药物的话，医师必须对患者进行密切随访，否则患者就会有出现并发症的风险，如新生血管导致的并发症。因为药物治疗并不能解决视网膜缺血的问题，而只是降低视网膜缺血所致的异常升高的 VEGF 水平，而眼内抗 VEGF 药物浓度下降后，视网膜缺血仍会产生更多的 VEGF，导致新生血管性青光眼或其他血管性并发症。由此可见，如无法保证患者规律随诊，还是采用激光治疗更佳。PRP 是治疗 RVO 新生血管性并发症的标准治疗。如果患者存在严重的视网膜缺血，能进行密切随诊，可以延迟到直至发现新生血管再进行激光治疗，否则都应该考虑预防性激光光凝治疗。由于现在有了抗 VEGF 药物，局灶激光光凝目前作为 BRVO 继发黄斑水肿的二线治疗。

1. 视网膜中央静脉阻塞　激光治疗适应证主要是缺血型视网膜中央静脉阻塞（CRVO），FFA 检查如有广泛无灌注区（NP），可做预防性全视网膜光凝，预防新生血管，尤其是阻止虹膜新生血管形成。如果已经出现视盘及视网膜新生血管和新生血管性青光眼，需尽早进行全视网膜光凝，尽可能使新生血管退行。此外，CRVO 有如下高危因素存在时，如不能按时随访可尽早行 PRP 治疗：①视力下降至 0.02 以下；②相对性传入性瞳孔反应障碍阳性；③较多棉绒斑、视野明显丧失、玻璃体积血。

CRVO 的 PRP 治疗分 3～4 次完成，每次一个象限，治疗过程不宜超过 2 周。对于合并虹膜新生血管及新生血管性青光眼的 CRVO，PRP 可分 2 次完成，间隔 5～7 天。激光波长首选黄色及绿色波长激光。屈光介质清，非出血区可用绿激光或黄色波长激光。玻璃体或视网膜少量出血时采用红色波长激光。光斑参数：光斑直径 200～500μm、曝光时间 0.2 秒、功率达到产生Ⅲ级光斑反应。光斑间隔 0.5～1 个光斑直径。

注意事项：① CRVO 发生后部分进展为缺血型 CRVO。随病程进展可迅速发生新生血管，虹膜新生血管发生率高达 60%，新生血管性青光眼发生率达 33%。由于缺血性 CRVO 引起的新生血管性青光眼的时间在发病后 1 个月至 1 年，平均 2.5 个月，因此 CRVO 发病 1 个月后要密切观察。② CRVO 患者一旦出现虹膜新生血管，要立即进行 PRP 治疗。对不能密切随访的高危患者，应尽早 PRP 治疗，防止发生新生血管性青光眼。后极部视网膜出血、水肿比较致密，激光治疗可以先从眼底周边部开始，治疗后定期观察，视网膜出血吸收后补充完成全视网膜光凝治疗。③视网膜出血浓厚的部位不宜进行激光治疗。绿色及黄色激光均可被血红蛋白吸收，以绿色及黄色激光光凝视网膜出血会引起光斑部位视网膜神经上皮内层损伤；红色激光不被血红蛋白吸收，但不能穿透厚重的视网膜出血，也不易观察到 RPE 的热凝固效应。

2. 视网膜半侧静脉阻塞（HRVO）　FFA 检查病变区渗漏明显，水肿重，无灌注（NP）区＞ 5PD；或新生血管形成，应该进行激光治疗。

HRVO 病变区视网膜播散光凝 2～3 次完成，激光治疗范围应完全涵盖视网膜无灌注区。激光波长选择、参数设置及注意事项与 CRVO 相同。由于还有未受累的视网膜区域，黄斑受累较轻时，视力预后好。

3. 视网膜分支静脉阻塞（BRVO）　BRVO 患病 3 个月后进行 FFA 检查，如出现视盘或视网膜新生血管；FFA 显示 NP 区 4PD 以上，应进行缺血区域的播散光凝治疗。黄斑持续水肿，病程超过 3 个月，视力＜ 0.5，则应进行黄斑缺血水肿区域的格栅治疗，对 FFA 提示的明显渗漏可局灶光凝。

视网膜光凝范围涵盖全部无灌注区，采用播散性光凝方式，分 1～2 次完成。波长首选黄色或绿色波长激光，治疗时要避开出血。玻璃体或视网膜少量出血时采用红激光，或待出血吸收后补充绿色及黄色激光治疗。激光参数：光斑直径 200～500μm、曝光时间 0.2 秒、输出功率达到产生Ⅲ级光斑反应，光斑间隔 0.5～1 个光斑直径。对未突入玻璃体的视网膜新生血管部分，进行激光融合光凝。黄斑小分支静脉阻塞激光治疗光斑

100～200μm。

4. RVO 黄斑水肿　目前 RVO 所致的黄斑水肿首选抗 VEGF 治疗。对于拒绝或有禁忌证的患者可行激光治疗控制黄斑水肿。如果出血不多，可以首先完成黄斑水肿的激光治疗，然后进行 RVO 的视网膜光凝治疗。波长首选黄色波长激光，如氪黄激光、半导体 577nm 激光。其次为绿色波长激光。激光参数：光斑大小 100～200μm（近黄斑中心部设置为 100μm，远离中心后可增加至 200μm），曝光时间 0.1～0.2 秒，输出功率由低向高调节，直至产生 I～II 级光斑反应。

治疗范围：

（1）CRVO 黄斑水肿：CRVO 可以导致所有黄斑区小静脉回流受阻，引起全黄斑水肿。激光治疗采用避开乳斑束的黄斑区 C 形分布的格栅状光凝。

（2）HRVO 黄斑水肿的激光治疗：HRVO 除其引流区的视网膜水肿、渗出外，还分别引起黄斑上部或下部区域出血、水肿。应在上半或下半的相应水肿区内进行格栅光凝。

（3）BRVO 黄斑水肿的激光治疗：颞上、颞下 BRVO 可导致其对应部位的黄斑水肿，应在水肿区内进行限局性格栅光凝。推荐程序：确定黄斑中心凹位置后，首先在水肿区距中心凹 500μm～1PD 以外做弧形光凝，光斑间隔 1～2 个光斑直径；然后依次向远端渗漏水肿区做格栅样光凝。黄斑水肿激光治疗后 1 个月复查 FFA 及 OCT。如黄斑水肿未消退，应在渗漏区补充激光治疗。

（三）视网膜格子样变性及裂孔

激光治疗指征：①周边视网膜格子样变性区及变性区内视网膜小裂孔。如无牵拉因素存在，而且有随诊的条件者，可定期观察。对欲做屈光手术的患者，因手术中负压达 45～60mmHg，术后容易发生玻璃体后脱离，产生引起视网膜脱离的高危因素，所以术前应光凝视网膜格子样变性区及其中的小裂孔。②视网膜裂孔，如有下述情况特别建议激光治疗：患眼为高度近视眼；患眼为无晶状体眼；患眼有视网膜裂孔，而另眼有视网膜脱离或视网膜脱离病史；眼底上方的视网膜裂孔；有玻璃体牵拉的裂孔（视网膜撕裂孔）；有孔源性视网膜脱离家族史者；有临床症状又无随诊条件者。③视网膜脱离复位术后未完全封闭的视网膜裂孔。④视网膜脱离复位术后视网膜裂孔未在加压嵴上，又无视网膜脱离者；视网膜脱离复位术后视网膜裂孔部位冷凝反应不佳者及视网膜脱离复位术后发现新的视网膜裂孔。⑤视网膜劈裂的内、外层均有裂孔。

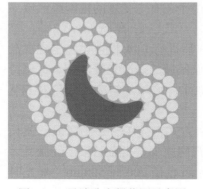

图 11-9　马蹄孔光凝范围示意图

激光波长首选绿色、黄色波长激光，其次选择红色波长激光。激光参数设置：周边部光凝光斑直径 300～500μm，曝光时间 0.2～0.4 秒，III 级光斑反应。光凝范围：光凝斑包绕视网膜格子样变性区 1～2 排；包绕视网膜裂孔周围 2～3 排。对马蹄孔、有玻璃体视网膜牵引的裂孔，光斑包绕 3～4 排；每 2 个光斑相连但不融合（图 11-9）。激光光凝后 2 周、1 个月、3 个月、半年复诊，光斑反应不佳或出现新的视网膜变性或裂孔者应补充激光治疗。

（四）限局性视网膜脱离

激光适用于视网膜下液较少的限局性孔源性视网膜脱离、牵拉性或渗出性视网膜脱离，脱离区局限于赤道前。但对广泛视网膜机化及增生患眼禁忌激光治疗。

光凝治疗方法：激光波长首选绿色、黄色波长激光，其次选择红色波长激光。激光参数：光斑直径 300～500μm，曝光时间 0.2～0.4 秒。光凝范围：在限局性视网膜脱离区外围的正常视网膜上进行"堤坝式"光凝 2～3 排，每 2 个光斑相连但不融合，Ⅲ级光斑反应。在限局性孔源性视网膜浅脱离区内光凝，每 2 个光斑间隔 1 个光斑直径，淡灰色光斑反应。随访观察，孔源性视网膜脱离视网膜下积液减少或吸收后，对脱离复位区内补充播散光凝，对视网膜裂孔周补充光凝，使视网膜裂孔完全封闭。激光光凝后 2 周复诊，如视网膜脱离区扩大则手术治疗。

（五）先天性眼底疾病的激光治疗

1. Coats 病

（1）适应证：视网膜血管网状或瘤样扩张渗漏引起视网膜广泛渗出；FFA 显示视网膜无灌注区；黄斑部渗漏水肿；有无灌注区或视网膜新生血管形成等可行激光治疗。

（2）光凝治疗方法：激光波长首选黄色、绿色波长激光。视网膜水肿渗出重时，可选用红光。异常扩张的血管及血管瘤：直接光凝，光斑直径 200～300μm，曝光时间 0.2～0.4 秒，激光能量达到使病灶颜色变白、血管变细的光斑反应。无灌注区及渗漏区：病变区内播散光凝，光斑直径 200～500μm，曝光时间 0.2～0.4 秒，Ⅲ级光斑反应。局限性渗出性脱离，可在脱离外围行堤坝式光凝 3 排，光斑之间无间隔，光斑直径 200～500μm，曝光时间 0.2～0.4 秒，Ⅲ级光斑反应。黄斑水肿：水肿区内格栅光凝，对近黄斑的视网膜血管瘤样扩张直接光凝。

2. 家族性渗出性玻璃体视网膜病变

（1）适应证：周边视网膜广泛的血管扩张渗漏；周边玻璃体视网膜增生机化或 FFA 显示周边无灌注区，新生血管；视网膜裂孔、限局性孔源性及牵拉性视网膜脱离等可行激光治疗。

（2）激光波长选择绿色、黄色波长激光，参数选择：光斑直径 200～300μm、曝光时间 0.2～0.4 秒、Ⅲ级光斑反应。激光治疗范围：①周边血管渗漏区光凝；②周边增生区或限局性视网膜脱离，在其后缘行堤坝式光凝，光凝 3 排，光斑之间无间隔；③对视网膜新生血管（或激光治疗后未退行的视网膜新生血管）周围加密光凝，同时对视网膜新生血管直接光凝，激光能量达到使视网膜新生血管病变变白的能量反应；④有视网膜裂孔而无视网膜脱离者在牵拉区外正常视网膜行包绕光凝，光凝 3 排，光斑之间无间隔。病变范围广泛的患眼，激光治疗分 2～3 次进行，间隔 3 天至 1 周。激光治疗后每 3 个月复诊，新生血管无退行或出现新的血管渗漏则补充激光治疗。对视盘、黄斑牵引严重，特别是牵拉性视网膜脱离范围较大的患眼应行玻璃体视网膜手术治疗。

（六）黄斑疾病激光治疗

由于热激光对黄斑区产生不可逆损伤，一般情况下黄斑区病变不行热激光治疗，对于某些黄斑疾病发病区域位于中心凹外，可以考虑行热激光治疗。

1. 中心性浆液性脉络膜视网膜病变

（1）适应证：黄斑中心凹无血管区以外的渗漏点。

（2）治疗方法：参考 2 周内 FFA 静脉期显示的渗漏点，以眼底血管走行及渗漏点相对距离为参照，在眼底对渗漏点定位，直接光凝荧光渗漏点。波长选择：采用黄色、绿色或红色波长激光。激光参数：光斑直径 50 ~ 100μm、曝光时间 0.1 ~ 0.2 秒、输出功率由低能量起步，根据光斑反应逐渐增加，达到Ⅰ级光斑反应。光凝治疗禁忌照射位于黄斑中心凹下或旁的渗漏点，以防止产生中心暗点。避免使用过小的光斑，预设低输出功率起步，根据光斑反应逐渐增加，以避免 Bruch 膜损伤和（或）PED 处的 RPE 撕裂。

2. 脉络膜新生血管（CNV）　针对 CNV，抗 VEGF 治疗是目前的一线治疗方案。对于拒绝抗 VEGF 治疗或者有禁忌证的患者可以选择性应用激光治疗。

（1）适应证：中心凹外 CNV，建议选择距中心凹 750μm 以外的 CNV 病灶；或 ICGA 明确显示的黄斑外 CNV 的滋养血管。

（2）治疗方法：①针对 CNV 光凝。激光波长选择：选择红色、黄色波长激光。CNV 出血，选择红色波长激光，如氪激光，可以穿透至脉络膜毛细血管而血红蛋白和叶黄素不吸收。如果 CNV 出血少或没有出血，则可用黄色波长激光。激光参数：光斑直径要覆盖 FFA 和 ICGA 结果中 CNV 的最大直径，选择光斑 100 ~ 300μm，单个或多个融合光斑完全覆盖 CNV 病灶；曝光时间 0.2 ~ 0.5 秒；输出功率达到Ⅱ～Ⅲ级光斑反应。②针对 CNV 的滋养血管。激光波长选择：红色、红外波长激光。激光参数：光斑直径 100 ~ 200μm，直击 ICGA 显示的 CNV 滋养血管根部；曝光时间 0.2 ~ 0.5 秒；输出功率达到光斑灰白色反应。

3. 黄斑水肿　糖尿病性视网膜病变、视网膜中央静脉阻塞、视网膜分支静脉阻塞均可发生黄斑水肿，是病人视力下降的重要原因。目前由于抗 VEGF 药物的开发和广泛应用，其在治疗黄斑水肿，控制视网膜厚度，提高视力等方面的疗效显著优于单纯激光治疗的患者。但是对于抗 VEGF 治疗有禁忌的患者，仍可以选择激光治疗。具体方案参考糖尿病性视网膜病变、视网膜中央静脉阻塞、视网膜分支静脉阻塞相关章节。

三、PDT 激光治疗眼底疾病

光动力疗法（photodynamic therapy，PDT）是一种激光诱导的光化学反应，将光敏剂通过静脉途径注入体内，光敏剂主要在脉络膜新生血管中聚集，包括肿瘤新生血管，选择光敏剂的最大吸收光的波长照射，激活光敏剂后产生损伤作用，导致血管闭塞。目前推荐的光敏剂维替泊芬（Vertiporfin）是一种四吡咯，来自苯卟啉，最大吸收峰有 2 个：400nm 及 680 ~ 690nm，通常使用长波长激光来激活。维替泊芬进入体内 15 分钟开始进行激光激活。半衰期 4 ~ 6 小时，通过肝脏代谢。

治疗参数：维替泊芬计量 $6mg/m^2$ × 体表面积 [体重（kg）× 身高（m）的平方根，除以 6]。输液时间为 10 分钟。开始输液后第 15 分钟，使用波长 689nm，强度 $50J/cm^2$ 的激光照射 83 秒。治疗后 5 日内避免阳光和人工光线的照射。

具体操作流程如下：

（1）在输液前 30 分钟至 2 小时内将患者的瞳孔放大。

（2）将输液泵的输液时间设置为 10 分钟，速度 3ml/min（180ml/h）。

（3）将套管针头扎入静脉，抽出内芯，消毒套管针尾端。

（4）插入含有 5ml 5% 葡萄糖（右旋糖苷）的注射器。

（5）先回抽少量血液确认，将 5% 葡萄糖推入静脉，确保套管针在静脉内。

（6）拔掉 5ml 注射器。

（7）用酒精棉球消毒套管针尾端，接上大头针、滤过器、延长管和 50ml 注射器。

（8）打开输液泵开始输液，同时开始 15 分钟计时。

（9）10 分钟后，输液泵停止，将含有 5% 葡萄糖的 5ml 注射器接入延长管，把残留的维替泊芬（维速达尔）推入静脉中。

（10）激光治疗前 2～5 分钟进行眼表面麻醉。

（一）中心性浆液性脉络膜视网膜病变（CSR）

以下情况均应激光治疗：① FFA 显示 RPE 渗漏，特别是"喷出型"渗漏；② FFA 无明显渗漏点，视网膜浆液性脱离持续 4 个月以上，出现视网膜下纤维蛋白渗出，或引起黄斑囊样水肿；③ CSR 反复发作，或对侧眼已发生过 CSR 反复发作；④ ICGA 显示黄斑中部弥漫性脉络膜高灌注的 CSR。

适应证：CSR 渗漏点位于黄斑拱环内；FFA 显示广泛 RPE 功能失代偿的慢性 CSR 及 ICGA 脉络膜高灌注的 CSR。

治疗方法：按照 TAP 治疗组推荐的治疗方法，根据患者的身高、体重计算出注射用维替泊芬药物标准剂量，实际应用剂量为标准剂量 $6mg/m^2$ 的 50%～70%。激光参数：光斑大小依据 ICGA 早期图片，光斑完全覆盖高灌注区；光照时间 83 秒、输出功率 $600mW/cm^2$。PDT 治疗后常规避光 5 日。

治疗后 1 个月复诊，如症状无改善，黄斑部神经上皮脱离程度及范围无明显缩小，进行 FFA 检查及 OCT 检查，对 FFA 检查显示的未完全封闭的或新发生的渗漏，或 OCT 检查神经上皮脱离未减轻的患眼，建议重复激光治疗。

（二）特发性息肉状脉络膜血管病变（PCV）

PCV 按活动性分为两类。

（1）活动型 PCV：PCV 病灶引起视网膜神经上皮脱离、色素上皮脱离、视网膜下出血渗出；或者 FFA 显示 PCV 病灶荧光渗漏，ICGA 早期息肉状病灶强荧光，晚期渗漏或着染。

（2）非活动性 PCV：亦称静止型 PCV。ICGA 早期息肉状病灶强荧光，ICGA 后期，息肉状病灶荧光渐消退或呈现病灶中心弱荧光，周围为环状染色（"冲刷现象"）。

适应证：目前针对 PCV 首先选择抗 VEGF 治疗，对于治疗无效的 PCV 活动性病灶患者可联合 PDT 激光治疗。非活动性 PCV；出血重，色素上皮脱离（PED）隆起高、张力大以致 PCV 病灶大部分被遮蔽的病例不宜做激光治疗。

治疗方法：采用标准剂量维替泊芬 PDT 治疗，根据患者的身高、体重计算出注射用维替泊芬药物标准剂量（$6mg/m^2$）。

激光参数：光斑大小依据 ICGA 结果，光斑涵盖范围为息肉病变及异常分支的脉络膜血管网；光照时间 83 秒；输出功率 $600mW/cm^2$。PDT 治疗可有效使异常分支扩张的脉络膜血管及息肉状病灶萎缩。抗 VEGF 药物治疗在使息肉消退方面疗效不佳，但可抑制渗漏，减轻水肿。对于 PCV 病灶体积较大、BVN（分支状脉络膜血管网）渗漏的患者，可以考虑抗 VEGF 单药治疗。对于 PDT 治疗之后的 BVN 广泛渗漏的患者，可以考虑给予抗 VEGF 辅助治疗。PDT 和抗 VEGF 联合治疗是最佳的治疗方法。特别适用于：BVN 和息肉渗漏重；视网膜下大量的液体或渗出物；ICG 血管造影病灶特点较为模糊，处于 PCV 与 CNV 之间；PCV 病灶合并典型性 CNV。激光治疗后 3 个月，脉络膜息肉状血管未消退，可重复 PDT 治疗；脉络膜分支血管扩张渗漏，则可选择抗 VEGF 治疗。

（三）脉络膜新生血管（CNV）

操作技术同 PCV。PDT 只能封闭成熟的血管结构，而抗 VEGF 抗体只能抑制新生血管的进程；此外，由 PDT 诱发的缺血缺氧可以导致促血管生成因子尤其是 VEGF 的表达上调；目前，一般临床上使用抗 VEGF 治疗 CNV，单独的 PDT 治疗方法逐步被替代。

四、TTT 激光治疗眼底疾病

TTT 激光（transpupillary thermotherapy，TTT）本质上属于热效应激光，最早用于眼肿瘤治疗。TTT 是运用半导体近红外激光（波长 810nm），用大光斑（0.5 ~ 4mm），长时间（1 ~ 10 分钟）近红外光照射，通过显微镜上的接合器和广角镜，或通过间接检眼镜上的接合器和 20D 透镜或裂隙灯上的适配器或接触镜，经瞳孔将热能传输到脉络膜、色素上皮或视网膜的病变区域，使局部温度升高，以达到治疗眼底肿瘤的目的。810nm 激光穿透性强，作用于色素上皮层、脉络膜，而 810nm 激光不被血红蛋白及氧基血红蛋白吸收，叶黄素吸收 < 1%，黑色素吸收 < 15%，同时它是一个长脉冲、低升温过程，因此对周围邻近组织及神经感觉上皮损伤比较小。另外，组织病理学研究显示用 810nm 激光治疗脉络膜黑色素瘤，肿瘤坏死深度最大可达 3.9mm，远大于传统激光光凝（0.2 ~ 1mm）。随着抗 VEGF 药物等新技术的广泛应用，对于新生血管性的疾病 TTT 治疗已不是一线的治疗方案，但在眼底肿瘤领域 TTT 仍然有不可替代的作用。

（一）眼底肿瘤

主要针对脉络膜黑色素瘤和脉络膜血管瘤。激光方案一般选择大光斑（0.5 ~ 4mm），低功率，曝光时间 1 ~ 10 分钟，光斑尽量覆盖瘤体，必要时可多个光斑，能量致瘤体呈灰白色为宜。如果瘤体较大或者渗出较多，可多次激光。

（二）脉络膜新生血管

TTT 治疗 CNV 时为了减少神经上皮层的损伤，应将能量控制在Ⅰ~Ⅱ级光斑反应（依稀可辨或淡灰色），光斑大小以遮盖病变最大直径线稍扩大一些为原则，一个光斑不够，可多个光斑。治疗过程必须达到 1 分钟，如有中断则必须补足，以累积足够的治疗能量。

（三）Coats 病

激光参数：光斑直径 0.5 ~ 3mm，曝光时间 60 秒，激光能量达到使病灶颜色变灰白色、扩张血管变细的光斑反应。

（四）特发性息肉状脉络膜血管病变

治疗黄斑区以外的 PCV 息肉状病灶。不能接受 PDT 及抗 VEGF 治疗的黄斑区 PCV 患者。波长选择：810nm。激光参数：光斑直径 0.5～3mm，单个或多个融合光斑完全覆盖病变范围；曝光时间 60 秒；输出功率为阈值反应能量，以病变区表面视网膜轻度灰色即可。

五、激光治疗视网膜前出血

视网膜前出血是出血积存于视网膜前及玻璃体后界膜之间，可见典型的液平面。浓厚的黄斑前出血可使视力迅速下降，长久不吸收可使牵拉性视网膜脱离风险增加。除手术之外，在出血早期可行 Nd：YAG 激光膜切术。激光目的：打破玻璃体后界膜，使积存的出血弥散于玻璃体腔，加速积血的吸收。

激光方案：激光部位选择出血下方，或隆起度较高的部位，避免靠近黄斑区。能量 0.3～0.8mJ，根据出血的厚度调整，可从低能量开始，避免能量过高损伤视网膜。

六、激光治疗青光眼

（一）Nd：YAG 激光虹膜切除术

周边虹膜切除术对早期闭角型青光眼的疗效显著，是眼科界所一致公认的，该方法是一个比较满意而成功的手术。目前国内外已可用数种激光成功地开展虹膜切除术，并体现其一定的优越性。

1. 手术适应证　原发性闭角型青光眼的早期或临床前期；急性或亚急性闭角型青光眼缓解期；继发性青光眼虹膜膨隆；虹膜不完全切除；无晶状体瞳孔阻滞性青光眼；一眼施行抗青光眼手术后引起恶性青光眼的另一眼。

2. 手术禁忌证　伴角膜浑浊，前房异常浅，虹膜角膜接触，前房浑浊，有虹膜炎或瞳孔较大，用缩瞳药无效的病人。

3. 术前准备及手术操作　激光治疗前 1 小时用 2% 毛果芸香碱缩瞳，每 15 分钟滴 1 次，共 4 次。其目的是为了使治疗部位的虹膜保持一定的紧张度，便于激光击穿虹膜。然后进行表面麻醉，安置 Abraham 接触镜，并根据病人的虹膜色泽、厚薄，决定其所用的激光能量。选择好激光照射部位，并将瞄准光聚焦在所要照射的虹膜面上。

激光选择：

（1）Q 开关 Nd：YAG 激光：虹膜切除选择瞳孔与虹膜根部中间的虹膜隐窝处进行激光击射，一般用 3～4mJ，每次照射用连续双脉冲，其效果比单次脉冲为好。有不少病人经一次照射虹膜即被切穿，有的则需 2～3 次照射才切穿。个别病人如果未切穿，前房浑浊又较明显，则需用抗青光眼药如乙酰唑胺、2% 毛果芸香碱以防青光眼急性发作，并局部使用激素以减轻炎性反应，1 周后待前房反应消退后再行治疗（图 11-10）。

（2）氩激光、倍频 Nd：YAG 激光：用氩激光或倍频 Nd：YAG 激光，500 ～ 1000mW，25 ～ 50μm，0.1 秒，反复重叠照射在同一部位的虹膜，直至看到虹膜穿孔。

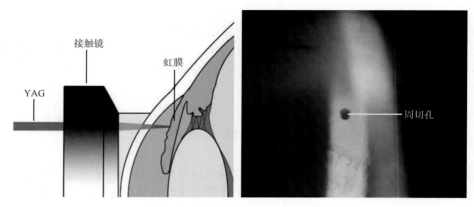

图 11-10　Nd：YAG 激光治疗青光眼

判断虹膜全层被击穿的依据：①可看到带有色素的后房水从虹膜切除孔流向前房；②通过虹膜切除孔可直接看到晶状体；③灯光照射瞳孔区，从虹膜切除孔可看到清楚而均匀的橘红色反光，如果局部有薄纱样条索遮盖，则表示未完全穿孔；④房角变宽，前房加深。

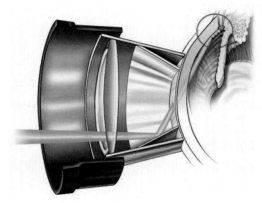

图 11-11　激光小梁成形术示意图
图片来源：视博医疗

（二）激光小梁成形术

原发性开角型青光眼（POAG）眼压增高的主要原因是小梁间隙萎陷，房水在小梁网处流出的阻力增高。Wise 设想通过激光烧灼小梁后，瘢痕收缩，拉开小梁网间隙，从而改变小梁网的结构，使房水流出顺畅，此即"激光小梁成形术"（图 11-11）。

1. 手术指征

（1）最大可耐受量的药物治疗仍不能控制的 POAG，且病人对手术有顾虑或全身情况不能耐受手术者。

（2）病人不能耐受药物治疗或对抗青光眼药物有过敏的 POAG。

（3）虽然药物治疗有效，但不能配合用药的 POAG。

（4）经药物治疗眼压不超过 30mmHg，尚未接受滤过性手术的 POAG。

以上前两类病人是较为适合的适应证。其中以：①有晶状体眼，年龄 55 岁以上的 POAG；②假性剥脱性青光眼；③色素性青光眼；④已植入后房型人工晶状体的 POAG，更为适合。

2. 手术禁忌证　①青少年性青光眼；②先天性青光眼；③房角畸形，如角膜虹膜内皮综合征；④所有因房角阻塞或小梁结构严重破坏、不易看见小梁的青光眼。

3. 手术操作

（1）操作：术前充分表面麻醉。裂隙灯用高倍放大镜（×12 或 ×25）。安置激光房角镜。

调节裂隙灯光亮度、视野深度，使术者能清楚地看到房角结构。

（2）激光选择：小梁内皮细胞内的黑色素通过激光照射产生热效应，400～1064nm波长的激光都能被吸收，其中以400～700nm的激光吸收率最高。

（3）参数：在激光仪治疗参数中，光斑直径400μm和脉冲时间3ns是固定的，使用的能量可调整。一般以下方小梁为标准，从0.6mJ能量开始照射，若出现小气泡，则以0.1mJ幅度降低能量，直至刚好不产生气泡反应，此时的能量即为治疗能量。也可采用0.3～0.4mJ较低能量进行治疗，认为只要照射区局部见到色素改变即能奏效，但术后眼压升高的发生率较高。

（4）激光的击射部位：目前推荐以色素小梁与无色素小梁的交界处为佳。其优点是比较容易分辨，不易引起术后急性眼压升高和房角粘连。但在实践时有些困难。因为本身治疗面积狭小，并且位置会随病人的呼吸而改变，所以并不是所有的击射点都能准确地落在设想的部位。治疗光斑应彼此相邻，避免重叠。

（5）击射点数：Wise和Witter在一次治疗中用100点治疗360°小梁，Thomas等用50点治疗180°小梁，也有用25点治疗90°小梁，这些击射点数改变的尝试是为了降低术后高眼压的发生率。目前多赞成用50个击射点治疗180°小梁，观察2～4周，如眼压仍控制不好，可再追加90°或180°治疗。

（6）术后处理：术后2天继续术前的抗青光眼药物治疗。①术后急性眼压升高的治疗：术后2～3小时内可有25%～70%的病人出现高眼压。为避免术后高眼压，术前半小时左右可使用溴莫尼定滴眼液点眼1次，或术后给予局部降眼压药物。②术后炎性反应的治疗：使用升眼压作用较弱的激素或者非甾体抗炎药物滴眼，3次／天，持续10天。

术后1周可以发生迟发性术后高眼压。3周到1个月可以判断激光治疗真正的疗效。大部分有意义的眼压下降在术后3～6周内出现。术后几天内出现的眼压下降对以后的效果没有预测意义。术后2个月如眼压下降满意，可减少用药。以后每3～4个月复查一次，检查眼压、视乳头杯盘比和视野。如降眼压效果减弱或消失，可以尝试再次治疗。

七、Nd：YAG激光治疗后发性白内障

后发性白内障（posterior capsular opacification，PCO）是白内障囊外摘除或晶状体外伤后，残留的皮质和脱落在晶状体后囊上的上皮细胞增生，在瞳孔区形成半透明的膜，是目前白内障手术后最常见的并发症之一，亦是白内障术后视力下降的主要原因。目前的治疗应首先考虑用Nd：YAG激光（图11-12）。合并有角膜瘢痕、水肿及活动性炎症者为禁忌证。

1. 术前准备　询问病史及眼部常规检查：病史包括局部及全身病史，年老体弱者应测量血压及做心电图检查等。眼部检查包

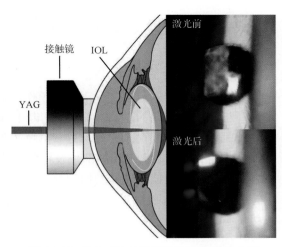

图11-12　Nd：YAG激光治疗后发性白内障

括视力、裂隙灯及眼底检查。眼底窥不清者应行超声波检查，了解眼后段有无玻璃体混浊及视网膜脱离等，术前检测激光视网膜视力及视网膜电流图有助于预测术后视功能。

患者准备：①散瞳：散瞳前必须记录自然状态下瞳孔的位置和后发性白内障的形态及两者的关系，以保证激光切开处正好位于瞳孔中央，通常滴复方托吡卡胺滴眼液即可。对有后房型人工晶状体者不宜用强散瞳剂。②向患者解释激光治疗的程序及术中注意事项。③麻醉：安放角膜接触镜之前表面麻醉，若有眼球震颤或不能固视者可采用球后阻滞麻醉。

2. 操作技术

（1）单纯晶状体后囊膜混浊或皱褶者晶状体后囊膜极薄，只需 1～2mJ 的能量即可被打开，可先在瞳孔区寻找有较强牵张力的部位或皱褶，将该处作为突破口，沿与张力或皱褶垂直的方向切开，逐渐扩大；否则，则做"十"字形切开，按 12：00～6：00 及 3：00～9：00 方位依次切开。术中应避免出现游离的块状漂浮物。

（2）伴有较多晶状体皮质或纤维化的膜性白内障多较厚，需用 2～7mJ 较高的能量。可采用分层原位扩大法，以瞳孔中央为中心逐渐向深层及周围射击，直至穿透扩大至 2～3mm 直径。开始可用较高能量，接近击穿时应改用低能量，尽量保持玻璃体前界膜的完整性，对较厚的膜性白内障应分阶段进行，不能强求一次完成。总的射击次数通常为 50～300 次或更多。若膜的厚度超过 2mm，则需要手术治疗。

（3）IOL 植入术后的后发性白内障应特别谨慎，能量不能过高，通常为 1～1.5mJ。在后囊膜与 IOL 紧密相贴时，激光击射点应避开瞳孔区中央，而要在靠周边部做环形切开，使囊膜卷曲、移位，暴露中央透明区，聚焦时焦点置于后囊膜后，然后逐渐前移，以免损伤 IOL。

（4）IOL 前纤维渗出膜或色素沉着，视纤维渗出膜的厚度选择适当的能量，通常为 1～2mJ。为了避免损伤 IOL，将焦点聚于纤维渗出膜或色素之前，采用间接冲击法将膜切开、将色素清除。

3. 术后处理　常规局部用抗生素、皮质类固醇眼药水滴眼，若术中粉碎皮质较多，局部给予散瞳剂。常规术后用 0.5% 噻吗洛尔眼药水滴眼，每天 2 次，若术后眼压升高超过 30mmHg，口服乙酰唑胺；若超过 40mmHg，则应静脉滴注 20% 甘露醇。

八、激光在玻璃体条索切割术中的应用

（一）前房玻璃体条索切割术

外伤或白内障术后，嵌顿于角巩膜伤口的玻璃体条索可能导致瞳孔移位，并可能伴有黄斑囊样水肿，应用 Nd：YAG 激光切断上述玻璃体条索，可能恢复瞳孔的形态和位置，促进黄斑囊样水肿吸收，提高视力，角膜透明者均可行激光治疗。

操作时，根据条索的不同部位及角膜的透明度，可选择房角镜、Abraham 角膜接触镜，或者不用角膜接触镜。选择的切割部位应该便于观察，横切面较小，张力大，对周围组织损害较小，能量通常为 4～12mJ，射击百余次，呈锥形的玻璃体条索，越靠近基底部，成功率越低。

（二）瞳孔后玻璃体条索切割术

少量位于视轴的和对视网膜产生牵引的玻璃体条索，其前段条索需离开晶状体3mm，后段条索离开视网膜至少 1.5mm，可考虑 Nd：YAG 激光切割术。

局部表面麻醉，使用可以将光束聚焦于玻璃体腔的专用角膜接触镜，焦点尽可能聚于具有牵张力的玻璃体条索上，能量 4 ～ 12mJ，若玻璃体条索含有血管，应先用氩激光将血管封闭后再用 Nd：YAG 激光切断。

（三）激光玻璃体消融术

现代激光玻璃体混浊移除术（laser floater removal，LFR）又称玻璃体消融激光术，例如 Ellex 公司特殊设计的眼科 Nd：YAG 激光和" Re.ex."反射镜技术（图 11-13）可以高效等离子气化玻璃体中的混浊与条索，也就是说，激光使混浊物中的胶原纤维和透明质酸电离成等离子体，然后气化成小气泡并被吸收或消散。激光玻璃体消融术是目前治疗玻璃体混浊的新技术，但也可能导致其他并发症，例如眼内压升高和视网膜受损或脱离。

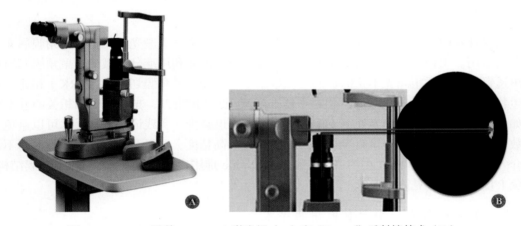

图 11-13　Ellex 眼科 Nd：YAG 激光机（A）和"Re.ex."反射镜技术（B）

九、激光在干眼症中的应用

睑板腺功能障碍（MGD）相关干眼（DED）是由于睑板腺功能障碍，睑板腺分泌异常睑脂，导致腺体堵塞、眼表炎症及细菌过度繁殖，引起相关的蒸发过强型干眼症。目前治疗 DED 的局部药物，包括环孢素及立他司特滴眼液，是以控制眼表炎症为治疗目标。强脉冲光（IPL）疗法已经广泛用于皮肤科治疗慢性皮肤病（包括红斑痤疮），这一疗法对于蒸发过强型 DED 患者是一种相对较新的治疗方法。

适用于睑板腺功能障碍性干眼症患者。能量从 8 ～ 20J/cm^2。能量随着年龄和病变严重程度的增加而增加。具体操作过程如下：

（1）IPL 用一次性眼罩放置在闭合的眼表，罩住眼睛。

（2）超声用冷凝胶均匀涂抹在包括鼻子在内的一侧耳廓到另一侧耳廓的皮肤上。

（3）从一侧耳廓治疗到另一侧，再重复治疗一次。

（4）两次治疗结束后，去除冷凝胶，点一滴盐酸丙美卡因滴眼液，进行裂隙灯检查，睑板腺按压擦拭（使用无菌棉签）。

（5）棉签放置在睑结膜上睑板腺的区域，医生的手指放置在同样腺体的皮肤表面。

（6）挤压下睑时患者向上看，挤压上侧眼睑时患者向下看，同时挤压棉签和手指，腺体挤压30秒。

（7）同样的过程在双侧重复一次。

（8）挤压后使用激素抗炎药或非甾体抗炎药。

这样的过程30天重复一次。为改善DED，需多次随访，重复多次治疗。

第三节　眼科手术中激光技术的应用

一、激光在屈光性角膜手术中的应用

（一）屈光性角膜手术

屈光性角膜手术目前以准分子激光、飞秒激光联合准分子激光、飞秒激光角膜屈光手术最为常用。飞秒激光制作精确超薄角膜瓣或透镜，进而利用准分子激光消融角膜基质或取出透镜以达到矫正屈光不正的目的。飞秒激光与激光光学角膜切削术（PRK）相比，角膜生物力学、组织学变化最低，相对于传统Lasik微型角膜刀，光学畸变和相关的并发症例如干燥、术后条纹、交界处上皮生长和术后扩张也减少。实践证明飞秒手术可以避免大多数传统手术的并发症。蔡司VisuMax飞秒激光的高精度，可以利用飞秒矫正近视而不需要介入准分子激光消融。而小切口微透镜取出(Smile)制作更小的角膜瓣，可维持角膜结构，避免上皮生长（详见第十七章）。

（二）飞秒激光应用于其他角膜手术

（1）散光角膜切开术：飞秒激光创建弧形切口可用于矫正白内障合并角膜散光、先天性或创伤后角膜散光（详见第二十三章）。

（2）圆锥角膜：飞秒激光辅助角膜成形术，可用于圆锥角膜，用激光制作垂直切口隧道植入基质内环。

（3）远视眼：飞秒激光创建一个角膜口袋。口袋用于在非主导眼内植入微小晶体，主要利用单眼视原理（优势眼远视力矫正至最佳，非优势眼矫正至一定度数的近视）。这项技术是可逆性的。

二、飞秒激光在白内障手术中的应用

飞秒激光辅助白内障超声乳化手术中，飞秒激光可以完成晶状体前囊膜撕囊、晶状体核预劈开、角膜切开（主切口、辅助切口和矫正角膜散光的弧形切口）（详见第二十二章）。

三、飞秒激光在角膜移植术中的应用

飞秒激光辅助角膜移植术，是通过一系列的垂直削减、层状切除术和入射角变化完成切削设计。削减组合可分为："标准"、"大礼帽"、"蘑菇"、"曲折"，"圣诞树"。可用于角膜穿通性、层间和内皮移植术，精准而微创是其优势。

飞秒激光辅助角膜移植术供体与受体角膜完美匹配，手术精准、微创，创口愈合快，减少了内皮损失及术后散光、感染和排斥反应的风险，飞秒激光可以辅助完成角膜穿通性、板层（图 11-14、图 11-15）和内皮移植术（详见第十八章）。

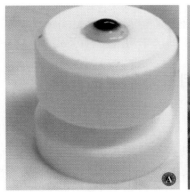
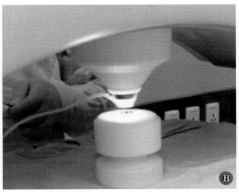

图 11-14　飞秒激光制作板层角膜
A.眼球固定器固定供体眼球；B.飞秒激光进行供体角膜切割

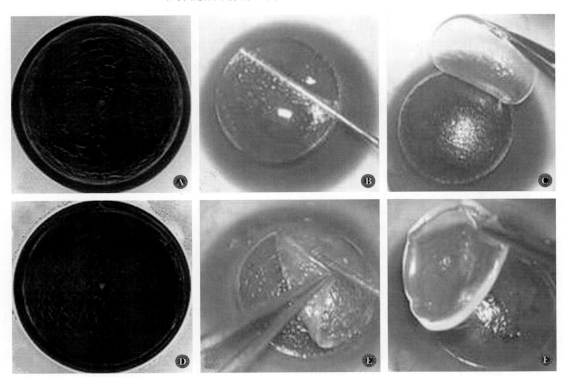

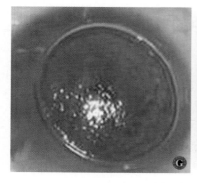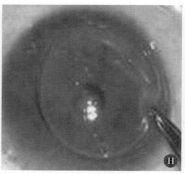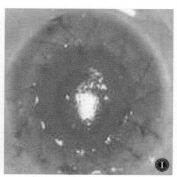

图 11-15　飞秒激光辅助的角膜板层移植手术过程

A. 供体角膜飞秒激光切割；B. 供体角膜瓣虹膜铲辅助分离；C. 显微镊掀开供体角膜瓣；D. 受体角膜飞秒激光切割；E. 虹膜
铲及显微镊辅助分离受体角膜瓣；F. 受体角膜瓣掀开；G. 植床界面光滑；H. 植片与植床高度匹配；I. 连续缝合

四、Nd：YAG 激光在泪道手术中的应用

（一）激光泪道成形术

激光泪道成形术治疗泪道阻塞，由于具有简便易行、痛苦少、皮肤不留瘢痕等优点，被广泛应用和接受。多采用 Nd：YAG 激光，波长 1064nm，功率 10 ～ 15W。术前常规做泪道冲洗确定泪道阻塞的部位，对慢性泪囊炎者行泪囊造影术了解泪囊情况，对黏脓性分泌物较多的患者术前常规用含妥布霉素和地塞米松的生理盐水冲洗泪道，每天 1 次至无分泌物。

操作时，用表面麻醉药做泪小点麻醉，10mg/ml 麻黄碱溶液滴鼻后，用泪点扩张器扩张泪小点，再用泪道冲洗针头按常规泪道冲洗方法，从下泪小点插至泪道阻塞处，然后将导光纤维插入泪道冲洗针头内，对阻塞处做连续击射，频率 18 ～ 20 次 / 秒，能量 230mJ/脉冲，输出功率 10 ～ 15W，脉冲 20 次 / 秒，时间 1 ～ 5 秒，至阻力消除并有落空感后停止发射，拔出光纤，用生理盐水冲洗，证实泪道通畅。留置探针 20 分钟后，拔出探针。

术后常规应用抗生素眼液滴眼，10mg/ml 麻黄碱溶液滴鼻，用含妥布霉素和地塞米松的生理盐水冲洗泪道，每天 1 次 ×3 天，后改为隔天 1 次 ×1 周，再改为每周 2 次 ×2 周，再减至每周 1 次 ×4 周。

（二）鼻内镜激光泪囊鼻腔吻合术

激光泪道手术的手术步骤与内镜下鼻腔泪囊吻合术的手术步骤基本相似（可参见第十章）。激光的主要作用在于去除鼻黏膜、打骨孔和打开泪囊黏膜。

1. 手术操作技术　①插入导光纤维并注射局部麻醉：从泪小点插入导光至泪囊部，内镜从鼻腔中透见光源，在相应的鼻黏膜处注射局部麻醉药。②激光去除鼻黏膜、泪骨及泪囊黏膜：用 Freer 刮匙将中鼻甲向内侧推移，用激光去除鼻黏膜，穿透泪骨后进入泪囊。一般骨孔直径在 4 ～ 6mm。一些手术医师建议使用尖刀片切开泪囊黏膜以降低使用激光导致泪囊损伤的可能性。③置管：硅胶管或使用带探针的 Crawford 管两端从上、下泪小点插入，经泪小管在泪囊中会合，经骨孔，由弯血管钳中穿出并打结固定置留于鼻腔内。

　　2.术后处理　术后早期处理（1～4周）：激光鼻腔泪囊吻合术后通常无须鼻腔填塞。局部滴用激素和抗生素眼药水4周。一般不需要鼻腔激素喷雾治疗。术后1～2周需检查所置入的硅胶管在鼻腔中的位置是否正常，2～3个月可去除置管，随访至术后6个月，出现并发症要增加随访的次数。由于置管的存在和骨孔周围结痂导致仍有流泪症状，2周后鼓励患者擤鼻，以促进鼻腔中的血块和结痂排出；清洁鼻腔，观察置管的位置和骨孔周围情况，如存在大量分泌物，则需考虑使用广谱抗生素。如发现早期中鼻甲与鼻腔粘连可予及时分离。术后12周去除鼻腔内所置硅胶管，在内眦处剪断硅胶管后从鼻腔小心去除，一般不需要麻醉。去除置管后冲洗泪道以去除黏液并保证通畅。术后半年，询问患者泪溢情况是否治愈或改善，再次冲洗泪道确保泪道通畅并进行鼻腔内镜检查。

（段海霞　崔　尘　陈　威　朱蓉嵘）

第三篇　眼组织基本操作技术

第十二章　结膜手术基本操作技术

第一节　结膜组织的手术特性

结膜位于眼球壁的最外层，最常见的内眼手术进路首先是剪开结膜。结膜根据其解剖部位分为睑结膜、球结膜、穹隆部结膜和半月皱襞，结膜根据其组织学特点可分为上皮层（上皮细胞和其下少许的结缔组织）、上皮下纤维层（主要为 Tenon 眼球筋膜）和巩膜上腔。其各具解剖组织学特点，正确地把握这些特点，可以最大限度地提高手术操作中的准确性，提高手术成功率。

睑结膜与其深部的睑板紧密相连，很难将二者分离并将其单独切除。特别是在病理情况下二者融为一体，故在切除睑板时需同时将其上的睑结膜切除。而在眼睑整形修复过程中，也必须考虑到与睑结膜的相互依托关系及眼睑重建术式的可行性。

球结膜是结膜组织中最薄而透明的部分，按其解剖部位又可分为两部分，即覆盖在巩膜表面的巩膜部和距角膜缘 3mm 以内的角膜缘部。在巩膜部其上皮层与上皮下纤维层紧密交错，但在手术时仍可解剖分开。

上皮层弹性虽差，但顺延性好，几乎可以向任何部位延伸。上皮下纤维层也有弹性，从而使眼球运动时上皮层不起皱。巩膜部上皮下纤维与巩膜结合疏松，具有潜在性间隙，即巩膜上腔。术中可通过结膜下浸润麻醉将药液注入到结膜与眼球筋膜之间而将二者分开，以利结膜瓣的制作及游离。巩膜上腔并不延伸到角膜缘。在角膜缘部上皮下纤维层与巩膜坚固相连，即结膜上皮层、上皮下纤维层、眼球筋膜与巩膜表层组织相互融合成致密组织，不移动，手术中常镊住此部以固定眼球。在开睑状态下，结膜暴露的范围是：上方约 10mm、下方约 8mm、颞侧最宽约 14mm、鼻侧最窄。因此，从手术角度而言，颞上方球结膜是移植取材的最佳部位。

此外，若要进入到结膜深层，在角膜缘剪开时应平行于眼表面，在其他部位则应垂直于眼球表面（图 12-1）。垂直方向剪开结膜时，剪刀尖的位置决定剪开的深度，若仅要剪开结膜浅层，剪尖应远离巩膜，但若要

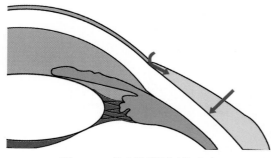

图 12-1　到达结膜深层的进路

垂直于眼球壁剪开结膜到达巩膜上腔；角膜缘进路时，应平行于巩膜向后到达结膜深层

切到巩膜上腔，剪尖则要尽可能靠近巩膜表面（图 12-2）。在角膜缘剪开结膜时，距角膜缘的距离决定剪开的深度。若剪尖靠近角膜缘，仅切开了上皮下纤维层，若剪尖离开角膜缘 2 ～ 3mm，则可剪开达巩膜上腔。

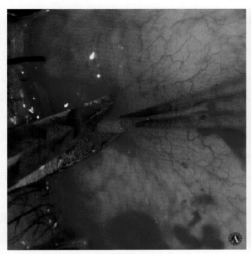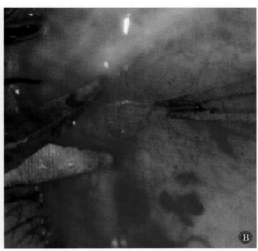

图 12-2　垂直剪开结膜
刀尖的位置决定深度

　　精细的结膜组织本来很容易被剪开及损伤，但事实并不如此，由于球结膜有高度的移动性，使得其可切性很差，因而很难被刀、剪切开。但在结膜牢固粘连处（如角膜缘处、瘢痕区、镊子夹取区），则缺乏或很少有移动性，从而易被损伤也易被切开。当然，越靠近夹取或切割的结膜固定区，穿通结膜的危险越大。

　　剪切疏松的结膜组织时，由于结膜组织的高度移动性，使原先的切口逐渐偏向穹隆部而离开原来设计的切开线，切口距固定区的距离越短，偏离的可能性越大。在夹取过程中，结膜的移动性也是一个问题。由于夹取结膜时结膜严重变形、异位，皱褶形成，若皱褶位于剪刀面上，则有可能将这一进入剪刀切面上的皱褶切破而致另一处结膜穿通。有时即使不穿通，由于提起时组织的变形，剪开的结果也与预计的切口不太相同。

　　球结膜及穹隆部结膜因质薄，与深部的纤维组织结合疏松，具有很大的移动性，除角膜缘区结膜外，手术时不能用刀切，只有用剪剪开，且剪开时切口易偏向，加上手术时过多地注入麻醉药液，使结膜过度水肿隆起，更易错误估计剪开位置。因此，剪开时应时刻关注切口方向，麻醉时结膜下不宜注射过多麻醉药液。注射麻醉药液后，可用棉签或扁平器械把麻药向外围推散，降低结膜的隆起度与变形性，特别是抗青光眼手术，如误剪在低位（与巩膜瓣同高以下），将影响术后滤过泡形成及创口愈合而降低手术效果。上穹隆部结膜位于提上睑肌肌腱及上直肌肌腱邻近处，在做眼球表面肿瘤切除、结膜移植、眼窝成形甚至眼球摘除术中，务必注意上穹隆部结膜与提上睑肌及上直肌肌腱之间的局部解剖关系，谨防上睑下垂。

　　半月皱襞是一个呈"半月形"的结膜皱褶，位于内眦部。其内侧为泪阜，表面被覆复层鳞状上皮而无角化，并有纤细的毛，半月皱襞与泪阜共同构成泪湖，具有积存泪液的作用。

第二节　结膜的剪开

一、上皮下分离（浅层分离）

　　将上皮层与其下的纤维层（Tenon 囊膜）分离开，制成一个滑行的结膜瓣，临床上常用它来修补眼球浅表组织的缺损（如结膜瓣遮盖术）。分离所得的上皮层结膜瓣的大小和移动性取决于如何仔细地分开上皮下的具有收缩功能的上皮下纤维层。所需要的结膜瓣越严格，分离切口必须越靠近上皮层。不过，随着上皮层厚度的下降，穿通上皮结膜瓣的危险性越大。而剥离的精确度越高，所得的结膜瓣才越大。因此，覆盖整个角膜的结膜瓣必定很大，相应要求剥离要越靠近上皮，操作精确度也相应要提高。

　　结膜本身的可切性很差，要做高度精确的操作非常困难。但可通过增加可切性和利用移动性直接切得很表浅的上皮层。

　　通过上皮下注射液体或利用剪刀尖支撑等技术可增加上皮下纤维层的张力从而改善了结膜上皮下层的可切性。结膜下注射浸润液体时，不要注入过多药液，以免结膜高度隆起而降低剪开位置的准确性，这一点在做抗青光眼滤过性手术时尤其重要，剪开位置过低会影响滤过手术效果。结膜下注射时若针头位于结膜表面下而做浅层浸润，可使上皮下纤维绷紧，此时注意针尖的钝面向上以免损伤上皮；若将针头在巩膜面上平稳滑行，则可浸润深层的巩膜上腔，这时针尖的钝面应向下（图 12-3）。上皮下浸润的技术与上皮下纤维的可切性关系密切，如果进针后针头在固定注射点保持不动地注射液体，将形成一个大水泡，它可破坏微细纤维而产生一个空腔，然而，切开结膜后，水泡破裂，继续分离时张力又存在了。若边进针边注射，则在结膜上皮下形成一串小水泡，这样可确保剪刀向前剪开时仍有张力存在以提高可切性，在结膜下浸润液体后剪切时，为尽可能保持浸润区的张力，应先切一小切口，留下一个浸润"柱"，以维持张力，然后再切浸润"柱"。

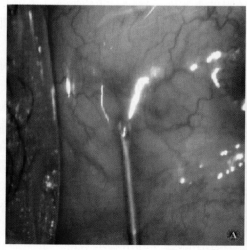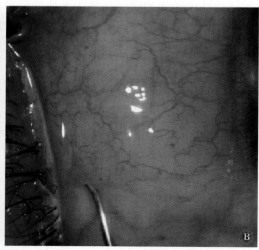

图 12-3　用液体结膜下浸润

A. 浅层浸润可使上皮下纤维绷紧，针头插在结膜表面下而针尖的钝面向上以免损伤上皮；B. 浸润深层可分离巩膜上腔，针头在巩膜面上平稳滑行而针尖的钝面应向下

　　用剪刀本身来提高上皮下纤维层可切性的方法是伸长上皮下纤维层提高其张力和利用纤维的回弹性而使剪刀更靠近表层剪切。若通过将平行于眼球表面的剪刀垂直上移来伸长纤维的张力还不够，尚可将剪刀再向侧面移动来增加上皮下纤维层的可切性。

　　结膜上皮层的移动性大于上皮下纤维层的移动性，可通过单独牵拉被剥开的上皮层或分别向不同方向牵拉上皮层和上皮下纤维层，提高可切性，可直接切得精确的上皮层。总之，若仅要制得上皮层结膜瓣，注射液体（如麻醉药液）不要注入在筋膜囊下而直接注射于结膜上皮层下，并形成一串水泡，使结膜上皮隆起，用无齿镊子或缝线提起结膜，再用剪刀精确地将上皮层与上皮下纤维层分开（图 12-4）。

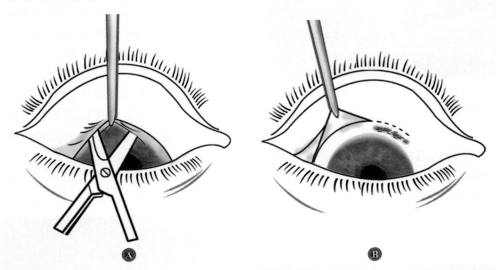

图 12-4　结膜上皮下分离

A.用无齿镊子或缝线提起结膜，再用剪刀精确地将上皮层与上皮下纤维层分开；B.分离后的结膜上皮层

二、巩膜上（面）结膜切开（深层分离）

　　做结膜深层分离（即结膜全层切开）是许多眼科手术的准备性操作（如各种结膜瓣等），全层切开的目的在于暴露巩膜上腔，使手术器械等可以直达眼外肌、巩膜，并进一步到达眼内。切开结膜是大多数眼科手术的第一进路。在解剖不清难以辨认的地方，可先用液体（如麻醉药液）注入到巩膜上腔，以扩大间隙并绷紧间质纤维，从而清晰地显露出巩膜上腔。确定剪开位置后，用镊子提起结膜一小褶，将剪刀贴近镊旁垂直压向巩膜面，两股刀尖直达巩膜，而把结膜上皮及其上皮下纤维层（实际就是筋膜囊）同时剪开，接着将剪刀尖端伸入剪开口内，并顺巩膜表面推进分别向两侧扩大剪开口。这样切口的组织不会错乱，最后缝合时切口整齐而容易整理，切口愈合时形成的瘢痕组织也少。此外，还可当垂直剪开达巩膜面后，选用圆尖的弯剪刀，弯曲面朝向巩膜面，剪刀（叶片）尖紧压巩膜表面，张开剪叶做钝性分离（图 12-5）。选用圆尖剪刀且紧贴巩膜面操作可避免损伤肌肉附着点和巩膜。

　　在全层分离角膜缘区结膜或瘢痕粘连区时，需用尖的或半圆的尖锐切具如剃须刀片或剪刀。当然，用尖锐切具时有引起结膜瓣穿孔的危险，但通过改变纤维张力（直接牵

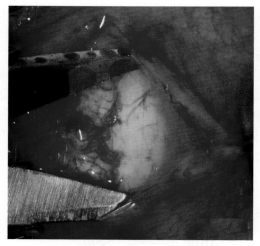

图 12-5 巩膜面组织的钝性分离

剪刀弯曲面朝向巩膜面，剪刀尖紧压巩膜表面，在附着点处离断纤维

拉被切纤维）调节可切性，避免指向结膜瓣角膜方向的切力，可预防和减少穿孔。例如，用剪刀剪开角膜缘处的纤维区时，首先向角膜方向反折牵拉结膜瓣，这样上皮下纤维伸长且平行于眼球表面，剪刀垂直于眼球表面剪切纤维。每次剪开的范围要小（即剪刀的张开度要小），过大则刀尖损伤结膜瓣（图12-6）。

当刀片平行于角膜缘时，被切开的纤维有向侧面移动的趋势，从而可将结膜瓣牵拉带到切道上，不过可通过反向牵拉结膜瓣来避免之。

角膜缘区或瘢痕区的所有上皮下纤维都已切开后，反折的上皮板层底部则出现一个尖锐的台阶（这是巩膜面完全分离的体征）（图12-7），这时再进一步剪切仅仅是穿通结膜瓣而已。

结膜经过剪开和分离后，容易与巩膜发生粘连，故在需要用结膜瓣遮盖伤口表面等治疗时，必须考虑将来是否要利用该范围的结膜作为抗青光眼滤过手术。

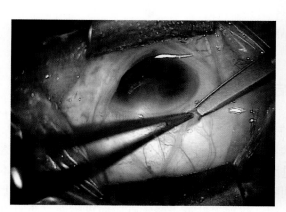

图 12-6 结膜瓣的制作

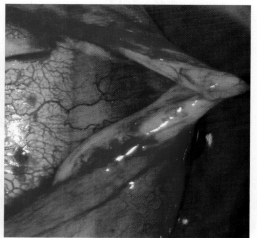

图 12-7 巩膜表面的分离完成

反折的上皮底部则出现一个明显的台阶，这是巩膜面完全分离的体征

第三节 结膜瓣的制作技术

许多内眼手术的进路在角膜、角膜缘、巩膜上，因此，术者首先要打开球结膜制成结膜瓣以便暴露巩膜，此外，结膜瓣尚有覆盖和保护角膜缘或巩膜上的切口，有助于切口愈

合和前房恢复，预防虹膜脱出和上皮向前房内生长，以及预防感染等多种作用。目前常用的结膜瓣有两种：一种是以角膜缘为基底的结膜瓣，另一种是以穹隆部为基底的结膜瓣。各有其优、缺点，术者可根据个人习惯、经验、患者眼部情况及手术方式的不同，而选用不同的结膜瓣。对于每一位眼科医师，必须明确保护结膜瓣的完整性在眼科手术中的重要性，避免任何对结膜的粗暴操作。

一、以角膜缘为基底的结膜瓣

（一）操作技术

1. 球结膜下浸润麻醉　麻醉药物可选用 2% 利多卡因或 0.75% 布比卡因。麻醉前应用适量的镇静剂。对于儿童患者可选用氯胺酮做全身基础麻醉联合局部麻醉进行手术。做青光眼结膜瓣时进针点应避开滤过泡区以防术后针孔渗漏引起低眼压。

2. 上直肌牵引缝线　用闭合的单齿镊在 12 点位顺结膜面向上到达角膜缘后 8mm 处，张开镊子垂直于巩膜面夹住上直肌止端，牵拉眼球向下转。然后，在上直肌止端后的肌腹处穿过 4-0 丝线，进针时针尖切勿刺向巩膜，以免穿破巩膜，然后拉紧缝线，用血管钳固定于手术巾上，使眼球固定在下转位。

3. 结膜瓣的位置、高度、宽度　其因手术方式和种类的不同而不同，如白内障手术时一般以 12 点位为中心沿角膜缘剪开球结膜，结膜瓣的高度一般为 3 ～ 4mm，也可以做高度为 5 ～ 6mm 的大结膜瓣。白内障囊内手术时结膜瓣的宽度一般为 180°，即 9 点位至 3 点位，囊外手术时结膜瓣宽度约 120°（10 点至 2 点位），白内障超声乳化手术中，做巩膜隧道切口时，需切开的结膜范围更小，仅需 6mm。此外，结膜瓣的宽度要比角巩缘切口略长，以免扩大切口时连结膜和角膜缘一起剪开而可能将结膜上皮带入眼内。青光眼虹膜周边切除时结膜瓣的高度和宽度均为 4 ～ 5mm。小梁切除术时结膜瓣的高度为 7 ～ 8mm，长 8 ～ 10mm。青光眼手术通常选在正上方、鼻上或颞上方（相当于 12 点、10 点半或 1 点半位），并尽量保留健康结膜，供必要时做二次手术之用。如考虑日后可能须做白内障手术，则选在鼻上方为宜。

4. 下面以抗青光眼滤过性手术为例，介绍以角膜缘为基底的结膜瓣的制作技术。左手用有齿镊夹起 10 点位距角膜缘 8 ～ 8.5mm 处的球结膜。

5. 右手用结膜剪将夹起的球结膜上剪开一小孔，然后在同一高度剪开其下的球筋膜直达巩膜。

6. 将弯剪尖的一叶伸入到球筋膜下，紧贴巩膜表面，将球结膜和球筋膜剪开 10 ～ 11mm，切口平行于角膜缘。在剪开上方球结膜时避免向下牵拉组织，以免结膜瓣做完后，上方球结膜退缩到眼睑下方，造成缝合结膜困难，不仅延长手术时间，还可导致切口对合不好。在做切口时，也可先剪开球结膜，然后再逐层剪开球筋膜，并向角膜方向剥离直至角膜缘，剥离时操作应轻柔，不可强行剥离，否则可造成结膜撕裂。同时，分离球筋膜组织时不要损伤巩膜表面的血管、结膜瓣，防止形成血肿。分离时，如有出血，可用肾上腺素棉片止血。分离时应小心不要撕破结膜瓣，如有较大破口，则需要缝合，以免术后切口缝线暴露。结膜切口不可过高，否则进入结膜穹隆部，易损伤提上睑肌或上斜肌，引起术后上睑下垂。

7. 结膜瓣的处理 手术结束时，分层缝合球结膜与球筋膜。缝合切口时，首先将筋膜组织对齐，10-0 缝线连续缝合。然后连续缝合结膜组织。双层缝合可明显减少手术后伤口渗漏。特别是对于术中应用丝裂霉素者，手术中应尽量保护筋膜组织。

（二）主要优、缺点

1. 以角膜缘为基底的结膜瓣的主要特点是结膜切口远离角膜缘切口，角膜缘处球结膜保持原位，无人为损伤，主要优点如下。

（1）结膜及结膜下组织不易损伤，可保持结膜瓣完整、光滑。

（2）结膜瓣严密覆盖角膜缘切口，有利于切口愈合，除覆盖创口好、创口愈合快外，前房水较少漏失。还可预防切口裂开、虹膜脱出（即使发生，危险性也较小）和玻璃体脱出。

（3）手术后有正常球结膜保护创口，当外眼感染时，球结膜可阻止感染通过切口向眼内扩散而预防眼内炎。

（4）球结膜切口愈合较快。

（5）结膜切口的分层对位缝合球结膜及球筋膜，切口密闭良好，不易发生切口渗漏。

（6）不易引起结膜上皮植入前房。

（7）容易缝合，也有利于做埋藏缝线，且不遗留明显瘢痕。

（8）结膜瓣覆盖切口的线结，在术后刺激轻。

2. 以角膜缘为基底的结膜瓣的主要缺点

（1）由于结膜瓣反折覆盖在角膜上，这种结膜瓣可能会影响下一步手术操作及术中前房的观察。

（2）结膜瓣制作要求较高，分离时偶尔会穿破球结膜，特别是有局部粘连时分离更为困难。

（3）缝合角巩膜缘切口时，结膜下组织容易卷入缝线过道内。

（4）缝合球结膜切口时，可将 Tennon 筋膜缝入切口内，影响结膜切口的愈合。

（5）术后如发生角膜缘切口裂开、虹膜脱出等并发症，处理较为困难。

（三）临床应用

以角膜缘为基底的结膜瓣的优点是安全可靠，允许与抗代谢药物联合应用，主要应用于抗青光眼滤过性手术，术后早期即可做滤过泡旁按摩或针刺分离。可应用于各种青光眼滤过性手术中，特别是术中应用抗代谢药物时应该首选此种结膜瓣，此外，对于结膜瓣较薄者也应首选此种结膜瓣。但此种结膜瓣的制作时操作较为困难、费时和伴有较高的包裹囊状滤过泡发生率，限制了其应用范围。

二、以穹隆部为基底的结膜瓣

（一）操作技术

（1）球结膜下浸润麻醉方法同以角膜缘为基底的结膜瓣。

（2）上直肌牵引缝线方法同以角膜缘为基底的结膜瓣，但是与其相比，牵引缝线不必牵拉过紧，仅使眼球固定于下转位即可。

（3）左手用有槽凹镊或有齿结膜镊夹起近角膜缘的球结膜 - 眼球筋膜组织，根据手术种类的不同，如白内障、青光眼、视网膜脱离等，选择切开部位。

（4）右手用结膜剪将夹起的球结膜做垂直于角膜缘剪开，深达巩膜。

（5）将弯剪（弯头朝向角膜侧）闭合剪尖伸向剪开的球结膜下，当剪尖越过眼球筋膜的止端后，张开剪刀做钝性分离，扩大筋膜切口，然后紧贴巩膜表面沿角膜缘继续向前做潜行分离，将球结膜及结膜下组织与巩膜分开。

（6）在分离球结膜的同时，用剪刀紧贴角膜缘剪开附着于角膜缘处球结膜（即沿上方角结膜连接处剪开上方球结膜）。结膜切口应尽可能做在紧靠角膜缘的球结膜附着处（图 12-8）。若在切口的角膜缘侧留下条状球结膜，其可阻断结膜上皮的增生边缘，使结膜上皮进入切口，长入前房。

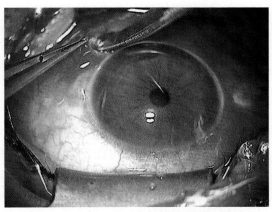

图 12-8 结膜切口应尽可能做在紧靠角膜缘的球结膜附着处

（7）将剪开的球结膜推向眼球赤道部（向上分离 4 ～ 5mm），以暴露巩膜。向后分离时进入深度不宜超过 6mm，以免撕裂上直肌止端。另外，向穹隆部方向分离过多，可引起较多出血或结膜瓣做得过大及术后上睑水肿。结膜瓣的大小以能覆盖全部切口和充分暴露手术区巩膜为宜。在操作过程中应注意，不要过分强调清除巩膜表面组织，以免导致出血，影响手术进展，甚至引起术后角膜散光。

（8）所有眼内手术操作结束后，把结膜瓣拉下遮盖切口，并在两侧将结膜用 1 ～ 2 针间断的 10-0 尼龙缝线或 8-0 可吸收缝线，将结膜瓣的游离缘牢固缝合在浅层角膜缘组织上，缝线应穿过 1/2 厚度的浅层角膜组织，将结膜切口边对边对齐，并保持一定的张力，以防止术后结膜瓣退缩，而不是做单纯的球结膜切口的边对边对位缝合。也可在结膜瓣两侧用双极电凝器烧灼使之粘连，小结膜瓣可不做上述处理，单纯覆盖即可。如切口超过 6 ～ 7mm，为防止结膜组织袋形下垂，可在切口边缘的中央加 1 ～ 2 针间断缝线，亦有人主张做连续缝合以达到水密缝合。原主张在缝合结膜前，刮除角膜缘约 1mm 的角膜上皮，将结膜瓣牵引至此处，遮盖 1mm 的周边角膜，缝线保持一定张力，使角膜出现一条压痕线，现已不主张此种缝合，因为这样会损伤角膜缘干细胞。

（二）主要优、缺点

1.以穹隆部为基底的结膜瓣的主要优点

（1）结膜瓣制作方便、操作简单，容易分离。

（2）视野清楚，能充分暴露手术野，不影响手术中观察前房，不损伤过多结膜组织，且能直视器械进出前房，尤有利于人工晶状体植入。

（3）在青光眼滤过手术中，与以角膜缘为基底的结膜瓣相比，结膜瓣制作不受沙眼、化学烧伤及老年结膜囊萎缩所引起的上穹隆变浅的限制。

（4）便于做角膜缘切口，且允许选择施行角膜缘各种类型的切口，包括做角膜切口等。

（5）容易布置角巩膜缝线。

（6）术野暴露清楚，不影响下一步手术操作。

（7）对结膜下组织的损伤较少，术后很少形成瘢痕，对于青光眼滤过性手术，术后滤过泡弥散。

（8）术毕只需将结膜拉向角膜缘，并不一定需要连续或间断缝合整个切口，缩短手术时间，且术后可不拆线。

（9）青光眼滤过手术后，滤过泡位置偏后上方，无结膜切口的瘢痕限制、无异物感。

（10）术后如发现缝合太深的缝线或发生切口裂开、虹膜脱出等并发症较易处理，因结膜瓣容易分离，并可重新覆盖在切口上。

2. 以穹隆部为基底的结膜瓣的主要缺点

（1）术后结膜切口的愈合时间较长。

（2）术后结膜瓣容易退缩（常发生在术后 1～2 周），结膜瓣的后退可使角膜缘切口和缝线暴露过早，这样可因上睑机械性摩擦使缝线过早消失，导致切口愈合不良、切口渗漏且难以抵抗外部感染，可能发生术后眼内炎（与结膜对球壁切口的保护作用较差也有关），缝线暴露还可引起患者眼部不适及刺激症状。靠前的切口更容易发生缝线外露，8-0 或 9-0 丝线较少引起不适，10-0 尼龙线，特别是线结外露时可引起明显的眼部异物感和刺激症状。

（3）切口对合不整齐，愈合不良时，有上皮植入前房的可能。

（4）结膜瓣做得过大，结膜瓣容易下垂，影响术后观察前房，对切口的压迫力量也减弱。

（5）对于老年人的结膜、筋膜组织菲薄者及术中应用抗瘢痕药物者，采用此结膜瓣，与以角膜缘为基底的结膜瓣相比，术后易发生切口渗漏。

（6）青光眼滤过手术后，若因滤过泡不形成，眼压高而做局部按摩时可能会发生渗漏而影响愈合。

（三）临床应用

以穹隆部为基底的结膜瓣的优点是操作容易、省时和术野暴露清楚，很少引起结膜裂孔，效果可靠，应用于各种眼科手术中，如白内障手术、玻璃体切除手术、视网膜脱离手术、抗青光眼手术等。近年来，由于显微手术的开展，切口缝合技术的提高，以穹隆为基底的结膜瓣得以在各种眼科手术中广泛应用。青光眼白内障联合手术和现代人工房水引流物植入手术建议应用此种结膜瓣。但对于青光眼滤过性手术和经验不足的术者来说，伤口渗漏、浅前房和低眼压等术后并发症发生率较以角膜缘为基底的结膜瓣高，故对于前房极浅或有恶性青光眼倾向的闭角型青光眼患者，或辅助应用抗代谢药物的患者，不宜采用以穹隆为基底的结膜瓣。

第四节　结膜的缝合

结膜组织的缝合是显微手术操作中的重要一环，关系着手术的预后及并发症的发生。

熟练掌握并正确运用显微缝合技术，对于结膜组织的愈合及减少术后并发症极为重要。

单纯结膜伤口的缝合可采用 0.5% 丁卡因滴眼液做表面麻醉或 2% 利多卡因球结膜下注射浸润麻醉。

结膜缝合必须遵守显微手术缝合技术要求，显微缝针必须用显微手术持针器夹持，禁用普通手术持针器夹持。缝合常用的缝线为 10-0 尼龙缝线或 8-0 可吸收缝线。开始缝合时以左手持结膜镊固定结膜切口前唇，使切口前唇稍外翻，右手持显微持针器夹持缝针，进针在切口缘后 1mm，顺着缝针的自然弧度旋转，使针尖自然向前方推动穿过结膜，再以同样方法固定切口后唇，使针尖自后唇结膜穿出，松开持针器，夹持露出的针体，沿缝针的弧度拔出，引出缝线。因结膜组织疏松，在出针时，用镊子在近缝针处施加相反压力，以防切口边缘撕脱（图 12-9）。

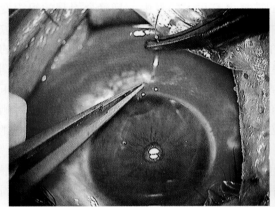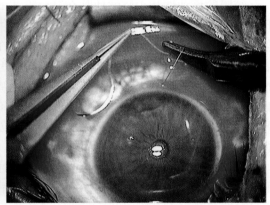

图 12-9　结膜缝合

缝线打结是整个结膜缝合技术的重要一环，一般使用显微持针器和结膜镊配合打结。因 10-0 尼龙缝线、8-0 可吸收缝线易滑脱，大多采用三环结，一般为 3-2-2，即打第一结时沿持针器绕 2 圈，第二结、第三结时绕 1 圈。打结时，左手持镊夹住缝线长端，右手持持针器（尖端闭合），左手夹持缝线沿持针器尖端绕两圈，持针器尖端张开，夹住切口对侧缝线短端，向两侧牵拉缝线，以同样手法打第二及第三结。缝线张力应适度，过紧或过松都可造成结膜切口对合不良，影响手术效果。

打结完毕后，应用线剪剪断缝线，对结膜切口组织内缝线，应尽量靠近线结将其剪断。否则，线头留的太长易引起明显的刺激症状。但对于结膜切口表面的缝线，线头则应留得长一些，不予埋藏。当将结膜缝合固定于角巩膜缘时，因角膜上皮可覆盖 10-0 尼龙缝线，而不能覆盖线结，为尽量减少刺激症状，可将线结埋藏在线道内。用无齿镊夹持线结前或后侧的缝线，轻轻提起，向前或向后移动，使线结在线道内转动，继而将其埋入角膜缘处的组织内。

结膜组织与其他眼部组织相比具有不同的特点，因此，缝合时也具有不同的要求。如结膜的再生能力强，移动性大，较小的结膜切口或缺损面即使不做缝合也可以自行愈合。较大的切口，通常用 10-0 尼龙缝线或 8-0 可吸收缝线连同筋膜囊做间断或连续缝合，注意勿使筋膜囊外露。做抗青光眼滤过性手术时，亦可将球结膜及球筋膜囊分层对位缝合。因结膜组织较脆弱，在缝合结膜覆盖结膜缺损面前，应充分游离缺损两侧的结膜，否则容易发生缝合处结膜的撕裂。移植结膜瓣时，应进行间断缝合，且缝合时应穿过该处的浅层巩膜组织，以固定移植片。外伤引起的球结膜撕裂伤大多由机械性外伤所致，可由锐器或钝挫伤所致，常伴有角膜、巩膜或眼内组织的损伤，如结膜下血肿、巩膜裂伤、外伤性虹膜睫状体炎、视网膜震荡等，故在处理球结膜裂伤时，必须检查视力、前房、眼压、眼球壁有无裂伤及视网膜、视乳头情况，并做出相应的处理。

由于上皮下纤维的弹性退缩作用，结膜创缘常有不同程度的向内卷曲，为使结膜创缘回复到正确的层次位置。必须将上皮下纤维反向牵拉而使内翻卷曲结膜创缘恢复正位。可用有齿镊、显微镊提起上皮下纤维而拉回之。观察血管排列和走向可判断结膜创口是否已复位。总之，在缝合结膜创口前首先要整理好创缘。

结膜的移动性和柔软性使其在缝合方式的选择上有很大的自由，且缝合引起的组织变形很少危害手术目的。术后结膜的愈合在血供良好（有血管处）处极快，但在无血管处愈合很差。因此，遮盖角膜用的结膜瓣应固定在有血管的角膜周围组织上。部分覆盖角膜的结膜瓣所需的张力可以从创缘的缩短获得，但这种压力不能抵抗大的相反方向上的力。例如，它不足以封锁结膜瓣下有液体压力的瘘管开口，这种情况下必须由缝线本身来产生压缩力，如通过连续链状缝合结膜瓣使缝合密不透水，而覆盖全角膜的结膜瓣应缝合到对侧巩膜上的有血管区。由于这么大的结膜瓣的创缘上不能耐受一点张力，除结膜上皮尽可能地分得薄些外，缝线本身也将用作压缩效应。

结膜缝合完毕后，手术结束时结膜囊内通常涂抗生素眼膏，消毒纱布包扎患眼。术眼每日换药 1 次。结膜切口的间断缝线可于术后 5 天拆除，否则结膜缝线可于术后 1～2 周内自行脱落。拆除结膜缝线后，术眼滴抗生素滴眼液，每日 3～4 次。

（陈 松 颜 华）

第十三章　角膜和巩膜手术的基本操作技术

第一节　角膜和巩膜的切开概述

一、角巩膜的切开特性

眼球壁外层的角膜和巩膜的机械特性相当一致，二者间的主要差异在于厚度和纤维板层的排列规律不同，二者在灰蓝色交错区即角膜缘处互相移行。

角、巩膜组织硬且难以膨胀，它的可切性取决于眼内压的水平，随着眼压下降，其可切性也下降，因此，高眼压时的快刀在眼球软化后则变得很钝。在高眼压时，在眼球任何部位予固定器加压可增加角、巩膜的可切性，但在低眼压时，切具靠近加压夹取处才可有效地增加可切性。

角膜和巩膜的切开道路受板层偏向现象的影响很大。只要进刀时与角膜或巩膜呈斜角，就会削弱切口的精确性。如果切口的精密度要求高，则最好做垂直或平行于板层的切口，从而将板层偏向现象减少到最低程度，如垂直进刀时，切口的深度和终点能精确控制，斜向进刀时，切道在板层内偏向，终点不定，由于板层偏向，甚至切口不能达到目标。采用垂直切口时，通过估计已插入组织内的刀片长度来监控切口的深度，也可通过稍推刀片以显出切口的基底来估计切口的深度，如果在刀片上安装一个控制装置，则很容易维持预定的切口深度，如放射状角膜切开刀。平行于板层的切开（板层剥离），如钝性分离切道容易保持在同一层间，但却难以调整切开深度。为进入到另一深度或在一不规则结构中维持板层水平，则需改用锐性分离。做原位分离板层时劈开的板层未被掀起而留在原解剖位置，这样手术野的能见度被分开的板层遮挡（如青光眼巩膜瓣进入到角膜内时），如眼球不能旋转以改善手术野的能见度时，可通过稍稍抬高刀片以在组织表面形成一个隆起来间接判断刀片尖的位置（图 13-1）。如果部分反折已分离的板层即可获得清晰的视野。但反折后改变了板层内纤维的方向，需要相应地调整切开技术（图 13-2）。

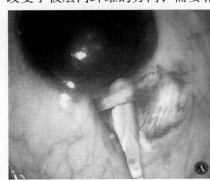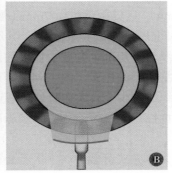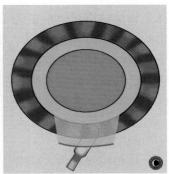

图 13-1　原位板层分离（切面平行于板层）

刀片可紧靠表面切开板层内纤维，可获得薄浅板层而几乎不含组织；若更深地解剖板层内纤维而仍保持表面板层于原位，可获得较厚板层；为改变板层厚度，刀片应平行于板层垂直移动至另一更深或更浅板层水平

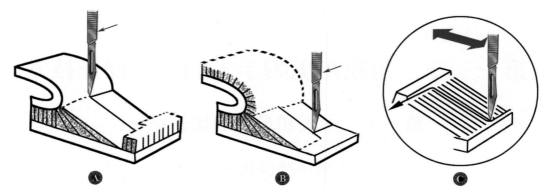

图 13-2 已分离的板层被反折，则未分离的板层纤维被拉伸，且垂直于已分离板层

A. 紧贴反折处分离，可获得较薄的表面板层；B. 在板层根部分离纤维，可产生较厚的板层；C. 通过平行移动刀片改变板层厚度

二、进入眼内的切开进路

制定切开眼球的计划时不仅要考虑所要获得的切口大小，还要考虑关闭切口的方法。切口的大小实际上仅受解剖屏障的限制，而更主要的问题是关闭，因为对合良好不仅有利于创口的几何恢复，而且可绝不透水。解剖因素决定创口的长期愈合趋势，而迅即地关闭切口则主要取决于几何因素。

（一）切开眼球的解剖因素（切开部位）

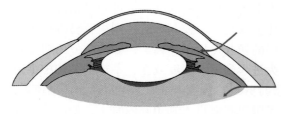

图 13-3 进入眼内的途径

进入眼球内的途径除角膜外，一是睫状体平坦部，二是角膜缘区（图 13-3）。

1. 睫状体平坦部进路 到达眼内玻璃体的最佳途径是睫状体平坦部的巩膜区。通过平坦部进入玻璃体腔几乎无并发症发生。但若从平坦部前方进路除睫状肌的机械屏障外，尚可因损伤睫状突血管而引起严重的出血。若从平坦部后方进路则可穿通视网膜，会引起视网膜脱离。

睫状体平坦部的定位方法有：①根据距角膜缘距离的解剖统计资料来测量，一般睫状体平坦部前缘界距角膜缘 4mm，后界距角膜缘 7mm（颞侧，而鼻侧仅 6mm）。平坦部范围约 3mm。②在具体病人眼上做透照试验来决定。切开时的方向是采用放射状还是平行于角膜缘的切口则取决于睫状体平坦部葡萄膜大血管的走行方向。一般通过肉眼观察很难区别已暴露的血管本身和包绕它们的色素（图 13-4）。通过透照或电凝可显示出血管的走向，电凝后，大血管上的组织皱缩少（有大血管处比邻近无血管处更易导电热）。

2. 角膜缘进路 进入眼内前房的最好途径是角膜缘区，角膜缘切口愈合后的瘢痕几乎不引起视力障碍。

从角膜缘区进入前房的切口方式有多种。手术者必须考虑手术切开部位的各种解剖结构的优、缺点。从切口的外面（外口）看，可从巩膜（其上有血管）、角膜缘（血管少）、角膜（无血管）三处进刀（图 13-5A），这三种切口的差异主要在于这些部位的血管情况不同，而血供情况又是影响术后愈合速度与质量的主要因素。用结膜瓣覆盖切口的可能性也不同，巩膜及角膜缘切口可被结膜瓣覆盖，但角膜切口不能被覆盖。结膜瓣的覆盖有助于迅速关闭和修复创口，但术中有碍前房观察。从切口内面（内口）看，也有三种途径即角膜后、房角、睫状体（图13-5B）。这三种内口的不同主要与涉及的房角结构有关。内口在角膜（角膜途径）便于术中切除粘连的组织，减少术后粘连的危险，因角膜与虹膜根部和睫状体尚有一段距离。

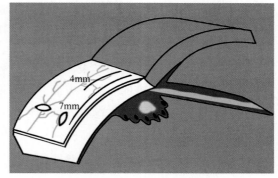

图 13-4　进入玻璃体的途径
穿通富含血管的葡萄膜所致的出血风险取决于切口的方向。
纵切口不会损伤血管，但难以找到无血管的间隙

内口直接在房角，切开时可损害小梁网和 Schlemm 管，其位置较周边易于发生粘连。内口在睫状体下，做切口时需要切开睫状体在巩膜突上的附着点，若不准备做睫状体剥离，这种内口途径不适于狭小地打开。但这种内口可极好地分离房角粘连和在高压下向前房内注射消毒空气和液体，因为注射完毕撤出注射器后睫状体可迅速塞住创口。

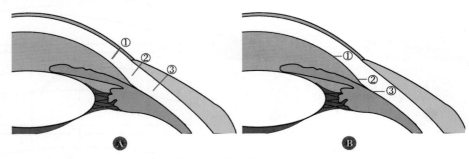

图 13-5　进入前房的途径
A.外切口（外口）：①角膜切口——无血管；②角膜缘切口——几乎无血管，有结膜瓣覆盖；③巩膜切口——有血管，有结膜瓣覆盖；B.内切口（内口）：①角膜途径——穿通角膜内皮和后弹力层；②房角途径——穿通房角结构；③睫状体上途径——诱发睫状体脱离

（二）切开眼球的几何因素（切开方向）

用角膜刀、白内障专用刀、环钻等一次切成切口前，手术者必须决定切开面和可被利用的切口之间的关系。切开面的宽度和切开的长度取决于手术刀与眼球表面的角度。如果切开的方向与虹膜面有关，则切开面和可用的切口的关系取决于所做切口的水平（高度）。

通过正切线上的或垂直的力而打开切口。当创缘偏离切线方向时（"创口张开"），眼球壁张力（眼内压）的增加导致切线收缩。当外力垂直作用时（来自眼内晶状体、玻璃体等结构，而不是来自器械），可使创缘提高或下降。

如果创口的一侧内口与另一侧的外口不相连接触，创口则张开，这样眼内和外部形成交通，这样的垂直切开，创缘稍稍移动即可导致创口张开（裂开）。

垂直方向斜切开的任何切口都是一种阀门（瓣状）切开，它确保创口闭合，即使创口

稍移位也无妨，这一移位的允许程度称为不透水域值，可用阀门规律表示，即通过眼球壁的斜切口产生的阀门，它的不透水域值等于切口表面突出到眼球表面的突出度。

当眼内压增加时，垂直性切口总是张开，正由于垂直性切口的这种易张开的趋势，这种切口适于做抗青光眼造瘘手术。但是垂直性切口较难做，因为通过所有组织层仍维持精确的垂直切开是较困难的。另一方面，眼压增加时，阀门状切口将关闭得更紧（当然在不透水域值内时）。过去由于没有合适的针线，常用角膜刀或白内障刀在角巩膜上做斜行阀门特性的切口，创缘可不缝合。总之，一般的眼压增加是不能撑开阀门式的切口的。

（三）各种切开侧面的比较

在选择切口的侧面时，必须考虑下列情况。

1.局部解剖因素　与切点相关的局部解剖因素是首先要考虑的。做单面切口时，外口和内口的位置与切口的坡度有关，如已定好外口或内口的位置，选择的切口方向也同时决定了对面（外口或内口）切口点的位置（图13-6）。做多面切口时，内、外口位置相互独立，甚至在切开过程中仍可随需要而变化（图13-6，图13-7）。

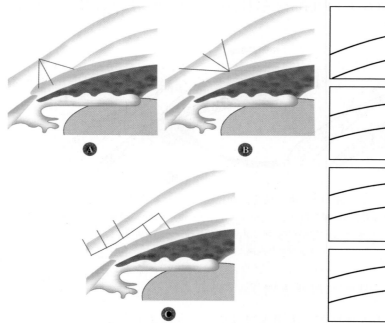

图 13-6　选择切口类型的局部解剖因素

A、B.单面切口：若已确定外口或内口的位置，那么切口方向的选择将确定对侧创缘；C.多面切口：内外口相对独立，甚至在切开过程中可随需要调整

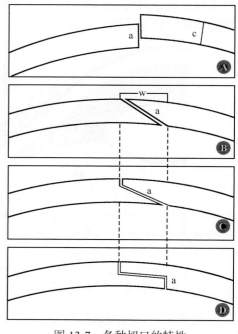

图 13-7　各种切口的特性

2.不透水域值　当切线或垂直力作用于切口时，创口总是维持不透水的趋势，主要遵守阀门规律和铰链规则，故取决于创口表面突出于眼球表面的宽度。不透水域值一般以切口的压迫阻力为特征（图13-7，表13-1）。

3.创口对合　垂直性切口便于精确对合，缝合过程中切线方向上的力量并不能移动创缘。垂直移动产生的阶梯，即使有也很容易被认识，尤其在反光下。斜行切口更难对合，因其创缘容易相互移动（图 13-7B），而且难以发现创缘成角或有缺点的对合。

表 13-1　各种切口的特性

名称	不透水域值	切口对合	斜面	进入前房的阻力	切口的复杂性
垂直切口	−	+	−	A=C	
单斜面切口	W	−	++	A≫C	+
二面阶梯切口	W	+	+	A>C, A=C, A<C	++
三面阶梯切口	W	+	−	A<C	+++

注: A.进入前房被切开的最后一个阶梯的组织层的厚度; C.角膜厚度; W.创口表面至眼表面的突出度(不透水域值)。

4. 板层偏向　与板层成角做切口时常致切口偏向，随之切开的精密度下降（图 13-8）。

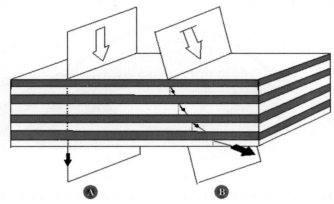

图 13-8　板层偏向

A.刀片与板层垂直，切开时两侧阻力相等，可沿预定的切道切开; B.刀片与板层斜行，切开时两侧阻力不相等，切口发生偏离

5. 组织的阻力　在临近切开时（进入眼内前的最后一个台阶）组织的阻力越低，所需的切力也越低，同时，损伤眼内结构的危险也越小。进入眼球的这一组织阻力取决于要切开的最后一层组织的厚度。

6. 切开的复杂性　切开过程中切开方向改变越多，完成切口所需的时间越长，切开也越复杂（包括技术困难）。

三、打开前房的方法

（一）概述

垂直切开角膜，防止板层内切开那样的偏向，从而使切口高度精确。从角膜进路入前房时，如果进刀时先垂直于角膜后表面则可避免切口在板层内偏向（见图 13-8），为防止房水过早地流出，保持前房，可用刀具本身封住切口，如应用楔形刀或前房穿刺刀较宽的部分堵住切口，保持创口关闭（图 13-9）。

只要刀具的一部分进入前房后，暴露在外的一部分将比仍在角膜组织内的那部分更明

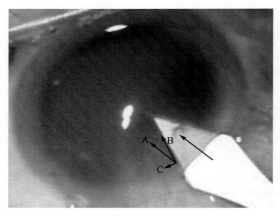

图 13-9　角膜刀切开时力的方向

角膜刀向前运动时（A）可产生侧向压力（C），这一压力可扩大切口；分力（B）可堵塞切口，改善可切性

亮。由于角膜和前房水的高屈光指数，前房内的刀具部分显示改变了它的位置即向上弯曲的假象，且弯曲程度随观察的角度而变化，前房内真正的尖端要比外面所看到的低些。因此，若拟将刀尖从另一侧角膜缘穿出，术者应瞄准于比外面所见到的高 1mm 位点上（即比角膜缘高 1mm）（图 13-10）。如果直接瞄准角膜缘，刀尖将从更靠近巩膜的方位上穿出。如果刀具等器械仅在前房内操作，这种假象却无多大影响，因为所有器械是在同样的光轴情况下观察的。但如果器械是用来由内向外做反方向切开时，就要比预料的出刀点高些。

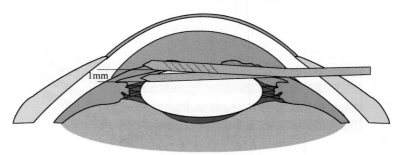

图 13-10　前房内器械的"弯曲"现象

前房内器械显示向上弯曲，其程度随观察角度而变化。器械尖端在前房内真正的位置比外面所见要低一些（约 1mm）

随着房水溢出，前房壁的张力逐渐下降，为了避免眼球变形，应稍夹住且提起眼球。此外，前房（眼球）壁张力的下降也减少了组织的可切性。房水流出后尖锐的刀片就会突然变钝。为了改善可切性，必须提高组织纤维的张力，这可通过用镊子夹取切缘或用剪刀来做切口而达到。如果切口密不透水，注射液体或黏稠物质可恢复前房壁的张力从而增加可切性，有助于扩大切口（如晶状体囊膜截除后扩大角膜切口）。

（二）刀切

1. 用角膜刀切开　角膜刀是一种楔形刀片，擅长的切道在一个面内。切缘的形态决定于刀尖向前推进时产生的力量。由于角膜刀呈楔形，只要刀片行进，创口总是不透水的。眼内液保持不变，组织保持可切，横隔膜（虹膜、晶状体等）仍位于原位直至刀尖达到对侧房角，所获得的切口的长度取决于角膜刀的宽度。

撤出角膜刀时，刀尖应首先离开瞳孔区以防损伤晶状体。提起刀尖和向侧面运动可避免晶状体受损。撤出刀时也能扩大切口。若以角膜创口作支点向两侧旋转侧切，创口可因刀体堵住而不透水，且又能保持组织的可切性。但如果撤刀时整个刀尖单纯向一侧移动，房水肯定会流出，且可切性下降，不过扩大切开则更有效，这样尽管有房水流出仍可继续切开角膜，扩大创口。

2. 用白内障刀切开　白内障刀是具有窄而尖边的刀片，它首先穿刺进入前房，然后自内向外切开，穿通前房的力量和做切口的力量相互垂直。各种形式的白内障刀的主要差别在于刀尖。

3. 用尖刀点刃切开　角膜刀、白内障刀和其他宽刀原则上仅在一个面上做切口。点刃尖刀则可做更复杂的切口，如剃须刀尖可做成所需形状的切口，但剃须刀等尖刃刀片自身不能封闭切口，切口的大部分在房水流出后进行，组织的可切性下降。这样，可先做深板层的切开，仅留很薄的板层，在打开前房前切开，或再用剪刀继续扩大切口。

（三）剪切技术

打开前房（12点穿刺切开）后，随着房水流出和眼压下降，角膜缘组织的可切性下降，这时用手术刀难以完成切口。剪刀因其两叶可夹住组织，防止切开时组织的移动，故打开前房后可用剪刀来进一步完成切口（扩大切口）。剪开时用小的张开度和避免转体运动可最大程度地减少其他无关组织，如虹膜被剪切的危险，而增加了剪切的安全性和精确性。刀尖（尤进入前房的那一叶）的方向仅在刚进入前房时才可指向眼球中心（图 13-11）。此后刀尖及剪切力均应保持在切线方向，这样提供了切开过程中的另一个安全因素。

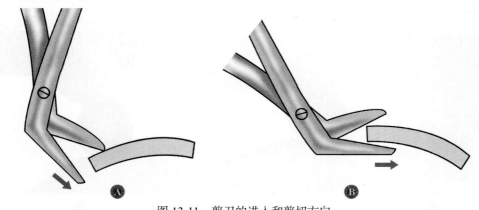

图 13-11　剪刀的进入和剪切方向

A. 剪刀进入切口时指向眼球中心；B. 剪切过程中，切点的前进方向应沿切线方向

进入前房内的那一片剪叶（内叶）的末端应是圆形的，以防它损害眼内组织（图 13-12）。一般内叶要设计得比外叶长些。向两个相反方向切时需要两把弧度不同的剪刀，这样可沿着同一弧度切开，使切口侧面互相成镜像。

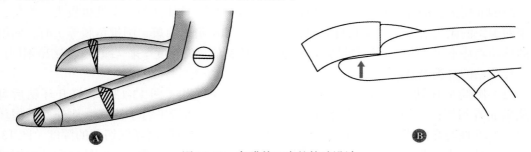

图 13-12　角膜剪刀尖的特殊设计

A. 圆钝的剪刀尖进入前房时，如同一把铲突出于创缘前；B. 内叶更长，可防止剪刀完全关闭时滑出前房

用剪刀剪切时应注意的主要问题是虹膜不能进入两刀叶间的"危险区"。为此，当剪刀打开，仅足以包含角膜缘组织，以免虹膜等接近或进入刀叶间。另外，若进剪时稳固地将剪子的外叶抵于角膜面上可限制进入眼内的深度。剪切过程中，剪子的内叶应紧压角膜内面以防剪刀钳夹到其下的结构。检查虹膜安全与否的方法有两种：一是直接观察剪叶，二是间断观察瞳孔的运动与形态。

使用剪刀的不利因素是难以切开阻力高的组织和难以切成复杂的切口侧面。这两种不利因素都与组织的厚度密切相关，先将组织用手术刀切薄（如白内障角膜缘切口先用手术刀做板层切开），然后再用剪刀来剪切（如白内障延长及完成全层切口时）可克服剪刀的这些不利因素。

（四）环形切开技术

环形切开刀（环钻）可将组织切开成一个直径和侧面很精确的圆形切口。不过同样的环钻在不同的眼球并不一定切出相同的切口。只有在两只眼的移动趋势相等（包括眼压等所有切开阻力相等）时才能切成同样的切口。

环钻固有的阻力取决于握持和旋转环钻的方法，机器驱动的环钻运动才是规则的，用手驱动的环钻，其运动是不稳定的（图 13-13）。

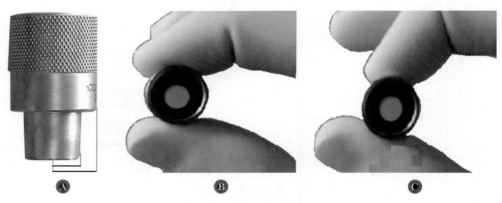

图 13-13 手动式柱形环钻

A. 切缘直径相同，旋转柄直径不同，大直径柄应做更少次旋转；B、C. 旋转时，环钻沿手指滚动，因而环钻不稳定有移动趋势

组织的阻力主要取决于它的张力，受眼内压的影响很大。虽然高眼压下组织移动趋势最小，但是高眼压与"安全眼措施"（要求软眼球）相矛盾。如果在环钻角巩膜前在供眼和受眼的前房内注满黏稠性物质可造成良好的切开环境，且切开的安全性也较大。但是，如果两组织的张力的差别主要来自病理解剖因素（如瘢痕、白斑、圆锥角膜等）时，两组织的移动趋势不等。唯一的补救措施是通过增加环钻的"尖锐度"来"减少"组织的阻力。

1. 环钻的种类及特性

（1）圆筒形环钻：圆筒形（柱体）环钻的切刃呈线状（图 13-13）。打开环钻后可以从里面看到切刃，但一次并不能看到整个长度，因为切刃平行于筒壁。从外面掌握环钻刀片的垂直切开位置，需要两个观察者。通过制动装置可限制环钻切开的深度（图 13-14）。一旦环钻已进入组织内，切口一般不可能出现侧面偏向。但是，环钻区内的组织可向环钻头部的空腔内移动，这是由于板层偏向的结果。后者取决于切刃的进攻角度，其受载体的形状影响。当不是垂直地握持环钻时，板层偏向是一个特别问题（图 13-15），避免向插入方向加压和用最尖锐刀刃可减少板层偏向。

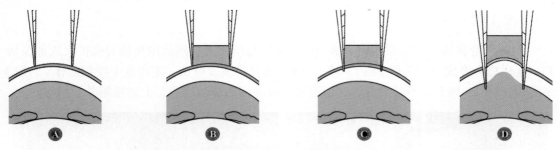

图 13-14　环钻切口的深度调节

A. 没有深度控制挡的空心环钻，通过钻孔可观察手术野；B. 有深度控制挡的环钻，可控制角膜切开时的深度；C. 切开角膜时，控制挡可防止切缘太深；D. 控制挡可封闭房水空间，在钻取不规则弓形角膜时阻止房水完全外流

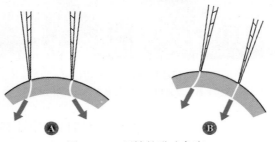

图 13-15　环钻的进攻角度

板层偏离取决于切缘与眼球表面的角度，环钻直径越大，进攻角越斜

（2）带尖刃环钻：尖刃环钻自由运动度高，可以选择进攻角度（包括斜角），且可从环钻空腔内观察切开过程（图 13-16）。不过这种自由需要通过载体精确地引导刀片操作，当然，载体决定切开角度和切口的深度。

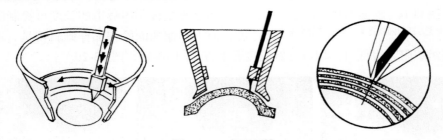

图 13-16　点刃环钻

2. 环形切口的完成　在环切过程中，如果有房水溢出，只要前房仍有足够的深度（如果前房注射黏稠物质，前房可更长时间地维持一定深度），就可以继续环切。如果仅用环钻不能完全切开角膜盘，必须用剪刀或尖刃刀（如剃须刀）完成切口。但是剪切总会产生一个阶梯，为使阶梯尽可能窄小，剪切时尽量沿着环切切开面（角度）进行。但剪切时应注意大体积的切具和镊子牵拉所致的组织变形。

当切开最后的板层时，切刃有损伤虹膜的危险。只要刀片下的虹膜能自由移动，这一危险就大大减少，这是因为柔软的虹膜比坚固的角巩膜组织的可切性要差得多。但是，若切开时虹膜随之运动则是一危险体征，故必须密切观察虹膜瞳孔的变化。

（五）切口形态

1. 两面阶梯切口　如果先用手术刀做角巩膜板层切开，然后用角膜刀来扩大或加深切口，这样总会形成一个阶梯（图13-17）。通过倾斜角膜刀可在一定程度上控制阶梯（台阶）的宽度（图13-18）。不过因组织在切道上不可预知的移动趋势，上述控制并不精确。

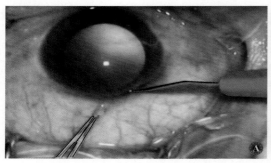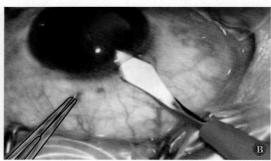

图13-17　做二阶梯切口
A.巩膜上做一垂直切口；B.与垂直切口成角度切开

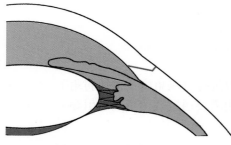

图13-18　改变阶梯宽度
通过改变刀具的倾斜度而控制阶梯的宽度

二阶梯切口的窄小阶梯几乎不引起任何问题，但如做宽大的阶梯，组织的阻力随着阶梯宽度的增加而增大，另外，以大斜角进刀也有使角膜内皮和Descemet膜脱离的危险。

2. 三面阶梯切口　做三面阶梯切口时，切开前房的阻力与阶梯的宽度无关。阶梯板层内的部分可按需要做成各种宽度、深度、长度的切开。

通过改变板层内隧道的长度可控制阶梯的宽度，而不是像两面阶梯那样倾斜切具。这种切开优点是当组织阻力很低时，切口可做成接近垂直（图13-19，图13-20）。

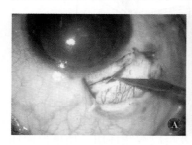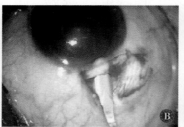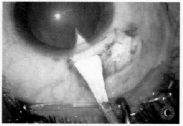

图13-19　做三阶梯切口
A.在巩膜上先做预计深度的切口；B.隧道刀分离阶梯的板层内部分；C.3.2mm穿刺刀平行于虹膜面穿刺打开前房，需要时可向两侧或一侧扩大切口

各种阶梯切开，不论两面或三面的，都较易做成。因为在每个操作阶段都可能矫正切开，而且小的不规则切开通常不至有害（图 13-21）。有时先切开的板层中的锯齿状切口甚至提供了一个良好的对合切口的界标。阶梯宽度的变化也几乎不产生问题，因为，继之不透水域值的改变可经放置缝线而补偿。

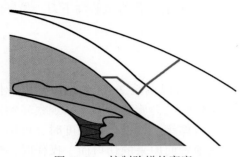 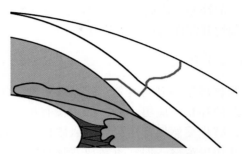

图 13-20　控制阶梯的宽度

移动刀具可改变阶梯的宽度，即根据需要可向角膜缘或角膜中心方向移动

图 13-21　阶梯切口的不规则性

因阀门功能保留完整，切口的不规则性并不损伤创口的闭合

在三面阶梯切口，内、外口相互独立可达到一个特殊的手术效果。例如，当内切口采用符合解剖结构的切开形式时，外切口缘则做成有利于理想地关闭切口的切开形式。

第二节　角膜的切开

角膜是重要的屈光间质，切开时应特别慎重，尤其是瞳孔中央对应区。原则上要求角膜切口整齐，避免不必要的损伤，更不要随便牺牲角膜组织，缝合切口也必须准确，尽可能不影响角膜的透明度和屈光状态（角膜屈光手术除外）。由于操作要求高，手术应尽量在手术显微镜下或在手术放大镜下用显微器械进行。

一、刀　　具

角膜组织的韧度较大，且有一定的移动性，使用的刀具必须薄而锋利，术前宜仔细检查刀刃情况。垂直切口可用刀片或环钻，水平剖切要求较高，除了特制的刀具如曲棍球式切具，尚可用刀片或线状刀剖切。剃须刀片可较方便地用作植床剖切。线状刀因具有锋利的刀尖及较长的刀刃，也有利于做水平剖切。做角膜全板层移植时，用小刀片很难剖出均匀整齐的植片，且耗时较长，最好能用电动角膜刀或手持角膜刀剖切。角膜穿刺所用刀具须锋利尖细，刀柄要略粗以便刀尖进入前房后房水不外溢。

二、切　开　方　法

（一）划切

划切切开是自外切开角膜的常用方法。所谓划切切开，即用刀片分次由表面切开至所需深度而至全层切开，每次重复下刀时，须准确地依照首次下刀位置，才能得到一整齐的切口。若用剪完成切口，则很难做成垂直切口，往往造成切面倾斜或切口参差不齐。划切切开时，应适当固定眼球，以防眼球突然转动而发生切口移位，不论做穿透性或非穿透性切开，都要谨慎控制入刀深度，以防伤及眼内组织或造成非期望的眼球穿破。因此，必须根据刀的锋利程度而用不同力量，第一次下刀时宜用力较轻，作为试验性下刀。最好使用有控制切开深度的角膜切开刀。

（二）环切

调整环钻内芯可控制入刀深度。如做穿透切开，可以调至 2mm 的钻口深度。使用无内芯的环钻，应更小心；如果没有把握，宜先用较轻的力旋转数圈，以观察环钻锋利程度，防止突然切穿角膜，进入眼内误伤虹膜、晶状体等。检查切口深度时，可用小镊子拨开切口观察，但在重新放置环钻时，必须准确地置回原来的切口面。操作时，环钻必须垂直于角膜面，旋转幅度宜大，钻时不要左右倾斜，临近穿破时，应减少向下的压力，多用旋割刀，使环钻在穿透时不致突然下陷而伤及眼内组织。也有在临近穿破时特意在一侧增加压力，先钻破一侧，其余则用剪刀剪开。但是无论如何，术者应集中注意力于环钻和角膜、前房和眼压的关系上，一旦感到抵抗力降低或见房水漏出，立即撤离环钻。

（三）水平板层剖切

水平板层剖切要顺着角膜的板层排列，才能获得平整的切开。在垂直的划界切口上，用显微有齿镊把切口拉开，露出切口底部，再用刀尖以倾斜的划切动作，自切口底部刮出一水平面，顺着这水平剖面即不难扩大剖切面。但注意镊子要不断变换位置，拉紧剖切位的边缘，使角膜板层间的微纤维紧张，提高其可切性，且利用刀尖以半切半拨的弧形动作将其切断（图 13-22）。刀刃不要垂直角膜面，也不要像垂直切开那样做直线运刀，这样才可剖出一个均匀整齐的切面。如要加深剖切，可用尖刀或线状刀在角膜底板水平刺入挑起一薄板层，或用划切法轻轻在角膜底板垂直划出一浅沟，再用显微有齿镊提起切口组织，进行剖切。当顺着板层剖至稍越过原来的划界切口时，再用刀尖紧靠划界切口垂直切断新剖切的板层，便可得到整齐而垂直的边界（图 13-23）。

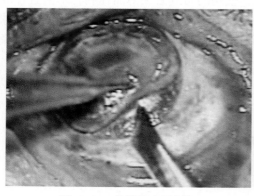

图 13-22　角膜的水平剖切

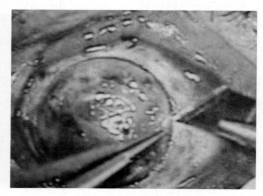

图 13-23　剖切板层边缘

（四）穿刺切开

穿刺角膜时，应用固定镊子在穿刺口对侧固定眼球。刺道宜稍倾斜，使穿刺道稍延长，这样有利于保持房水不致过早漏去。

第三节　角膜缘的切开

角膜缘切口多用于各种青光眼和白内障手术，本节以白内障手术为例，介绍角膜切开的方法、技巧与注意事项等。

一、角膜缘手术应用解剖

角膜缘又称角巩膜缘，在组织学上是指前起前弹力层末端（前界），后止巩膜突（后界）这段角巩膜互相移行的组织。一般以后弹力层止端（即 Schwalbe 线）为中线，将角膜缘分为前、后两部。前部为前弹力层止端亦即球结膜止端到后弹力层止端的两条平行线之间的角巩膜交错部，即临床上所见的从透明的角膜到不透明的瓷白色巩膜之间的淡蓝色半透明的半月形带。自后弹力层止端到巩膜突为角膜缘后部，全部由巩膜组织构成，呈瓷白色。临床上为自淡蓝色与瓷白色交界处向后约 1mm（相当于 Tennon 囊止端）的巩膜范围，深部有 Schlemm 管和小梁网等重要结构（表 13-2）。外观上，角膜缘的宽度并不完全一致，而是垂直方向（上下方）上角膜缘的宽度大于水平方向（鼻颞侧）上角膜缘的宽度；因此，角膜缘外观上并不是圆形，而是垂直椭圆形。以上方角膜缘（最常用的手术进路）最宽，中国人上方角膜缘前部 1.56mm，后部 0.69mm。另外，不同个体、男女之间和不同民族的角膜缘的宽度差异较大，角膜缘的表面标志与颜色的变化较大，故手术中应仔细辨认角膜缘及其标志。

表 13-2　角膜缘的应用解剖术语与界限

		角膜缘前部	角膜缘后部
别称		（临床）角膜缘，（巩）角膜部	小梁部，巩膜部
构成		（浅）巩角膜，（深）交错部	全由巩膜构成
前界	组织学	前弹力层止端	同前部后界
	临床	球结膜附着处（止端）	
后界	组织学	后弹力层止端（Schwalbe 线）	巩膜突、虹膜根部
	临床	淡蓝色与瓷白色交界线	Tenon 囊止端
颜色		淡蓝色	瓷白色
透明度		半透明	不透明
宽度		约 1.5mm	约 1mm
深部组织		角膜后弹力层、内皮细胞	小梁网、Schlemm 管

然而，上述的是组织解剖学上角膜缘的概念，实际上，临床惯用的角膜缘概念仅指组织学角膜缘的前部，即淡蓝色半月形区，前界为球结膜的附着缘，也就是与透明角膜的分界线，相当于角膜前弹力层末端，可称为角-角膜缘。其后界为与瓷白色巩膜的分界线，可称为巩-角膜缘。

二、切开部位

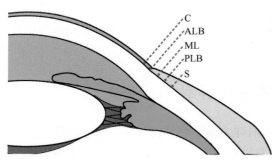

图 13-24　据外口在角巩膜面上的位置分类

S. 巩膜切口；PLB. 角膜缘后界切口；ML. 角膜缘中部切口；ALB. 角膜缘前界切口；C. 角膜切口

根据切口（外口）位于角巩膜表面上的位置，角膜缘（临床概念）切口分为角膜切口、角膜缘前界切口、角膜缘中部切口、角膜缘后界切口和巩膜切口（图 13-24）。

（一）角膜切口

外切口位于角膜缘前，即在透明角膜上，约距角膜缘以内 1mm 透明角膜上。此处正常情况下无血管，切开不出血，术后也不易发生虹膜前粘连。缺点是：①造成的切口较小，术时较难摘出晶状体（囊内）及做周边虹膜切除术；②垂直切开时较易损害角膜后弹力层和角膜内皮；③术后切口愈合较迟，且可形成较明显的角膜散光；④术后角膜反应也比较大。角膜切口缺点多，故目前仅用于白内障超声乳化、为避免损害青光眼滤过泡（有滤过泡处做角膜切口，余处仍做角膜缘切口）、虹膜周边有广泛前粘连、有出血倾向等情况下。

（二）角膜缘前界切口

切口做在角膜缘前界上，或其附近，又称为角-角膜缘切口。此处血管较少，角膜组织成分较多。切开时出血较少，但不易做埋藏缝线。用白内障线状刀切开时，常常造成这样的切口。

（三）角膜缘中部切口

切口做在半透明移行带的前界与后界之间。

（四）角膜缘后界切口

切口做在角膜缘淡蓝色半透明移行带的后界上，故又可称为巩-角膜切口。如切口与眼球壁垂直，内口在角膜后弹力层止端附近（相当于 Schwalbe 线处）。此处血管较多，术后切口愈合快。巩膜组织成分也较多，术时容易布置埋藏线，术后较少引起角膜散光。但术中术后出血机会较多。自外切开法常采用此切开部位。目前白内障手术大多采用这种切口。

（五）巩膜切口

切口做在淡蓝色半透明移行带角膜缘后界后 1～1.5mm 处（即做在不透明的巩膜上），

内口在小梁后部（巩膜突），此处无角膜组织，切口完全避开角膜组织。但由于此处血管组织较多，容易发生术中和术后切口出血，由于切口偏后，可发生玻璃体脱出，以往此种切口仅用于角膜内皮变性病例。目前为防止白内障等手术后角膜散光，切口多倾向做在角膜缘稍后的巩膜上。

必须注意的是，上述角膜缘是临床概念（即组织学角膜缘前部），且各种切口中所列出的相对应的深部结构和内口部位是指做垂直切口时的情形，如外口在角膜缘后界，内口则在 Schwalbe 线处。但如果不做垂直切口，则外切口的位置所对应的深部结构和内口就没有直接而固定的对应关系，而是根据切口的构型如倾斜程度的不同而不同。

三、切口的构型与分类

角膜缘切口可与眼球壁呈垂直或斜行阶梯等构型关系，这样根据切口构型可分类（图13-6，图 13-17，图 13-20）为：

（1）单面切口：①垂直切口；②斜行切口（包括显著斜行切口）；

（2）双面切口：①垂直 - 斜行切口；②斜行 - 垂直切口；

（3）三平面切口；

（4）四平面切口；

（5）其他类型的切口：如巩膜隧道式切口、吊桥型、"V"形切口等。

其中（3）（4）均属阶梯切口。

（一）垂直切口

位于角巩膜缘或角膜上，先用显微手术刀或剃须刀做一小切口，切入前房，然后用弯剪如角膜剪扩大切口，以便做垂直切剪。由于切口与眼球壁垂直进入前房，此切口从眼球表面至前房的距离最短。操作简单，手术中容易暴露球内结构，且容易缝合。缺点是术中不易维持前房，术后角膜散光严重；与下述其他类型的切口比较，易致术后内口张口（易裂开）。对初学者较常用垂直切口。对有经验的医生来说，这种切口主要用于结膜血管较多，青光眼手术后尚有功能性滤过泡者，或有凝血障碍性疾病的患者做白内障手术时。

（二）斜行切口

倾斜切口，一般位于角膜缘后部，事先做个小斜行切口，然后用角巩膜剪等切开刀以一定的倾斜度扩大延长切口。角膜剪的倾斜程度以切口拟倾斜的程度而定，一般为135°左右（切面与巩膜面成 135°）。斜行切口的优点是操作简单，容易掌握。比垂直切口的切开面积大，有利于手术操作和切口的准确对合，又较容易缝合，故此型切口是临床上最常使用的一种。白内障囊外手术时的倾斜切口，是在角膜缘后 0.5～1.0mm，先做板层切开，于中央部做前房穿刺，截囊后，以剪刀完成切口，半切开及剪开均为倾斜切口。但白内障超声乳化手术的透明角膜切口可用3.2mm角膜穿刺刀平行于虹膜面一次穿透形成斜行切口。

在斜行切口中，有一种显著斜行切口，即切口的倾斜度大于135°。这种切口，可用剪刀扩大而成，操作较困难。切口为一个锐角与一个钝角相交，较难做预置缝线，缝合也最为困难，由于切口前唇太斜、太薄，后缝合点不得不相当浅表。这种切口的优点是切口封闭严密，而且埋藏缝线，愈合完好。婴儿或儿童做线状白内障摘除术，在透明角膜上做此切口可不用缝合。

（三）垂直 - 斜行切口

用显微手术刀或钻石刀先垂直眼球壁做一个深约 1/2 巩膜厚度的垂直切口，然后在板层切口的任何一点切穿巩膜，进入前房（如果未完全切穿前房即扩大切口，可能引起后弹力层脱离），再用剪刀与球壁成 45° 角扩大切口。做此切口的缺点是术者看不到剪刀刀尖切半层切口的接触点，不过有经验者可准确完成操作。白内障超声乳化手术中做垂直切口后，用 3.2mm 角膜穿刺刀平行于虹膜面切穿进入前房。垂直 - 斜行切口或下述的斜行 - 垂直切口均属于两平面切口。这类切口的优点是手术中容易维持前房深度；缺点是手术操作较复杂。有一定经验的眼科医生一般采用这两种手术切口（尤其是下述的斜行 - 垂直切口）。

（四）斜行 - 垂直切口

先做斜行半层切开，然后垂直穿刺全层，再以剪刀垂直扩大切口。技术上较垂直 - 斜行切口操作更为困难，但切口比垂直 - 斜行切口较易缝合且牢固。

（五）四平面切口

四平面切口又称四梯级切口、"四面法"。先做结膜瓣（以穹隆部或以角膜缘为基底）作为第一级切口（第一个平面），然后在角膜缘后界后 1mm 做垂直巩膜面的巩膜半层（约 0.5mm）垂直切开（第二个平面），范围约 180°。接着朝角膜方向板层剖切 1～2mm（第三个平面）；在第三个平面之前端用 3.2mm 角膜穿刺刀切入前房，或垂直刺穿前房后用剪刀以刀口与球壁成直角扩大完成切口（第四个平面），这样形成一个阶梯形切口，在深层形成一个角巩膜瓣，该瓣可向角膜施加力量，使切口严密闭合，可完全预防切口裂开。即因为多平面切口的最后一层可形成一个活瓣，每当液体或气体有逸出前房的倾向时，可首先关闭该活瓣，使手术操作中易维持前房深度，前房中的空气、液体等不容易逸出前房。另外，此切口还可避免缝合时缝线过深，拆线时也较为安全。术后角膜散光较小。这种切口虽有这些优点，但操作较繁、较复杂，且费时也多。术中做虹膜周切时，夹虹膜根部较困难，术中出血也较多。

（六）三平面切口

三平面切口与四平面切口之间的主要区别是：三平面切口的外口位于角膜上，不做结膜瓣，表面没有结膜覆盖，因而就少了一层，其他操作方法同四平面切口。三平面切口主要用于角膜缘血管较多，或青光眼术后为保护滤过泡或病人有出血性疾病时。

四、切 开 方 法

（一）切开刀

做角膜切口以往最常用的手术刀是剃须刀片，也可用小尖刀、钻石刀、外科小圆刃刀、角膜刀、线状刀等。

（二）操作方法

可分为自外切开法和自内切开法。前者可随意选择切开部位及角度，容易做结膜瓣及预置缝线，操作时可从容不迫，即使不太熟练的初学者也较易施行，是目前最常用的切开方法。自内切开法即古典的线状刀切开法，这种方法可以迅速做成一个整齐的水平斜切口，但较难掌握，且不易预置缝线，缝合后组织易错位。此外，线状刀昂贵而不耐用，因此，当今自内切口法已很少使用。

目前角膜缘切开最流行的方法是用安全刀片或尖刀片自外向内切开法。上述刀片切开法尤其适用于前房极浅、有周边虹膜前粘连以及做角膜切口时，切开前房可用双极电凝镊或大头针烧灼巩膜面血管以减少出血。烧灼止血时，范围宜小而轻，否则术后前房出血机会多。此外，还可用 1 ：1000 肾上腺素棉球置于拟切开部角巩膜缘，压迫 1 分钟，一般都能自动止血。为了避免切开时眼球左右移动，以及增加角膜缘的可切性，助手用两根小棉签按压 9 点和 3 点位处的角膜缘，必要时术者再加用一棉签按住正切开的切口后方巩膜，也可用显微无齿弯镊轻轻夹住结膜瓣。用刀片沿角膜缘预计要切开的部位（如角膜缘后界，后界后 0.5mm 等）做垂直或斜行的深达 1/2 巩膜板层切开，切开一般多采用划切法，即在一固定部位重复做切开，逐渐由表面切到所需要的深度，切口的走行方向应与角膜缘的解剖形态一致，就是说划切时要呈弧形而不是直线。切开时固定眼球仍很重要，以防眼球突然转动而发生切口移位，还应该根据刀锋锐利的程度，使用合适的力量。第一次下刀可作为试验性切开，以防快刀突然切穿。以后每次重复下刀时应准确地依照前次下刀的位置，以求切口整齐。

目前多采用薄而锐利的显微手术刀或剃须刀片做角膜缘划切，剃须刀等点刃刀片应该使用刀尖而不是整个刀刃，运刀时不宜过猛、过快。用力过猛，难以控制入刀深度，可过早地切透眼球，给下一步的操作带来麻烦，甚至伤及眼内虹膜等组织；运刀过快，易发生切口方向偏差，变成直线等，损伤创口组织及巩膜，范围根据手术目的和方式而定（如囊内摘出术切开180°，详见下文）。再按手术目的预置2～3根缝线，然后于12点位左右处，用显微手术刀或剃须刀尖或三角刀片尖沿半板层切口45°斜行或垂直切开或刺入前房而完成12点位的穿通切开。囊外手术接下去做截囊。然后拟扩大全层切口，一般用显微角膜剪完成。如果穿刺的内切口宽度不能容剪刀进入，可以翻转刀尖进入前房，用向上反挑割开法扩大内切口以利剪叶插入前房。用剪刀下叶轻压切口中央后唇伸入前房，助手提起预置缝线及结膜瓣，当在前房内看到剪刀尖后，横摆剪叶，倾斜30°或以接近平行虹膜面的角度，沿半层切开的角膜缘弧度分次剪开。剪切前必须留意有无虹膜卡夹在剪叶上（详见前文），且一次剪开不宜太少，也不应过多，一般以 2～3mm 长为宜。最好每次剪切时于剪刀未完全闭合前，就再推剪向前剪切。这样不易剪破虹膜，且做成的切口也较整齐而不带有锯齿折面，有利于布置缝线及密闭切口。分别向左侧和右侧扩大切口，直至完成切口。

单面或双面切口的操作方法比较简单，为了使切口更紧密对合，可采用梯级切开法。以四平面切口为例，完成结膜瓣（两种均可）后，用显微手术刀或剃须刀在距角膜缘后2～3mm 处的巩膜上，从 2 点位到 10 点位做垂直于巩膜的切口，深达 1/2 巩膜层，整个切口的弧度均应平行于角膜缘。然后用剃须刀片或45°角的钻石手术刀，沿切开的巩膜处向前水平剥离巩膜浅层，直至角膜缘的前部透明角膜区（这种切口方式与小梁切除术中的巩膜瓣的操作相同）。完成向前板层水平剥离后，即用剃须刀、显微三角刀等，在 12 点位左右处做一垂直切开或穿刺前房的切口，然后用角膜剪按垂直方向延长切口，直至切口的全长，延长切口时应注意剪刀的角度始终使内切口层垂直于水平切口层。

在现代白内障囊外摘除手术操作中，切口并不是一次性完成，而是分两步完成的，如在板层切开，预置缝线后，若做囊外手术，先于 12 点位附近做一个小切口，在保持前房的情况下，完成晶状体前囊膜截囊术，然后再用角膜剪延长切口。

（三）切开范围

做白内障手术时，切口的范围主要依据不同的手术方式而定。如白内障囊内摘除术的切口范围通常要接近角膜圆周的 1/2（180°），相当于角膜缘 9 点位至 3 点位的弧度。囊外摘除术切口范围主要取决于晶状体核的大小，一般切口范围应接近角膜圆周的 2/5，即 120° ～ 150°，相当于 10 点半至 2 点位。但做超声乳化术摘除白内障时切口可小至 2.8 ～ 3.2mm。做软性白内障摘除术时切口则更小一些。此外，切口的范围还受切开角膜缘的部位影响，因为切开越偏向巩膜，同样的时钟方位的切口越大，切开越偏向角膜，则有效切口越小。因而，做角膜切口时的宽度必须大于巩膜切口，做角膜缘前界切口时，其宽度则必须大于角膜缘后界切口。最后，切口的范围还受操作器械的影响，进入前房的器械的体积越大，切口的范围也应越大，以便器械无损周围组织地顺利进入前房内操作。如用囊镊摘除需要的切口大于冷冻法，术中如需要大切口，应及时充分扩大为好，以便晶状体无阻力地顺利娩出。

五、注 意 事 项

（一）止血问题

虽然切开前已烧灼角巩膜止血，但切开角膜缘时有时仍可出血。活动性出血可干扰手术切口尤其影响切开的精确性，此外，还可流入前房进而影响进一步的眼内操作，遇有出血，应及时制止，可点滴肾上腺素制止渗出性出血；用大头针或双极电凝镊烧灼出血点上方的小血管以制止小血管出血，不过应避免过度烧灼，尤其在角膜缘附近或切口内。当向 3 点和 9 点位方向扩大切口时，切口应靠近角膜，避开上巩膜大血管，以防较严重的出血，若遇此种出血可用肾上腺素棉片或纤维海绵压迫出血点而满意止血。对于已经进入前房内的血液，可用棉签置切口处虹吸而出，也可用冲洗法吸出，对已凝固前房血块冲洗不出时可轻轻将其拉近切口，然后用小镊子小心夹出。但少量积血不必强行去除。

（二）防止切口不当

切开时应根据具体情况选用合适类型的切口。但是，如切口过前，做周边虹膜切除时则不易剪到根部，且晶状体不易充分暴露，难以用囊镊夹住周边部囊膜；此外，由于切口较小，娩出晶状体也困难，并易损伤角膜内皮和后弹力层，术后还易发生较显著的角膜散光，切口愈合也受影响。如切口过后，可能损伤虹膜根部或睫状体致术后大出血，术中还易发生玻璃体脱出，术后发生虹膜周边前粘连，如严重大范围损伤 Schlemm 管，晚期可发生青光眼。因此，每一例手术均应准确选择切开部位，最大限度地减少术中、术后并发症。

（三）避免切口不整齐和不规则

做角膜缘切口时，因多次用刀片切割或反复用剪刀剪切，可造成切口不整齐，呈锯齿状，甚至造成切口接合处缺损。若做角膜切口更易造成切口不规则、不整齐。因此，每次下刀应在原切口线上，用剪刀扩大切口时应当与切口线平行，以做短切口为好，且分次剪开时每次不应完全闭合剪刀。用带有控制挡（防止两叶片相遇）的剪刀或下叶长于上叶的剪刀。缝合角膜和巩膜需要非常精确，由于角巩膜坚硬，就是小的失误也会影响创口的对合和不透水性。对于不整齐、不规则的切口应致密地缝合，以防术后发生切口渗漏和裂开。

（四）防止或减少术后散光

近年来的研究发现，改进手术切口可控制术后散光。例如白内障术后的散光与切口的大小、形状、位置等切口因素有关。其中切口的大小是影响散光最大的因素。即切口长度与散光成正比。常规白内障手术采用的 10～12mm 的大切口，术后产生较大的散光。小于 4mm 的切口不产生或很少产生散光，因此，术中尽量缩小切口，即尽量采用角巩膜小切口。超声乳化吸出术为小切口手术提供了可能，其中的 3～4mm 切口可植入折叠式软性人工晶状体。5.5～6.5mm 切口植入 PMMA 人工晶状体。

此外，切口越近视轴部，手术性散光越大。切口可位于角膜、角巩膜缘或巩膜，巩膜切口造成的手术散光最小。

（五）防止损伤眼内结构

做角膜缘切口时，损伤眼内结构的原因很多，总的说来，用锐尖的刀片如角膜刀、线状刀穿刺前房比用剃须刀片、小圆刃刀更易造成眼内结构损害。但如切开时用力过大、突然刺入前房，即使圆钝器械也可损害眼内组织。如在从前房抽出刀之前，前房已消失，虹膜和晶状体向前移位，且术者又移动刀企图扩大切口，手术刀则很可能损伤虹膜和晶状体。角膜刀进入前房后，刀尖过深可刺伤晶状体。相反，如刀尖过前或过度倾斜时可刺伤角膜内皮，当然这种并发症是罕见的。用剪刀扩大切口时，若刀尖不易进入前房，倾斜剪刀，则可造成角膜后弹力层脱离。穿刺切口小，剪刀插入后不能自由移动，不能闭合刀叶，可发生角膜劈裂。在扩大切口时，剪刀压在眼球上，尤其眼球又未软化者虹膜脱出易被误切。此外，在划长切口时，若上直肌牵引缝线没有放松，眼压降低不理想者可引起眼内容物脱出。刀尖突然进入前房过深也可造成玻璃体脱出。

为避免损伤眼内组织，做切口时应仔细小心，动作要轻柔，防止刀尖突然切穿前房；进入前房后要随时注意刀尖位置，避免刀尖触及角膜内皮和虹膜；若有接触应即停止向前进刀；每次剪切时，不应完全闭合，尽可能在前房内看清剪尖后再剪，以防引起角膜劈裂和锯齿状切口，剪切时应注意观察虹膜、瞳孔情况，确保没有虹膜夹在两剪叶之间。若有虹膜脱出于创口，应尽可能先回复虹膜再行剪开切口；如脱出的虹膜不易恢复，表明眼压过高，应寻找引起眼压增高的原因并去除之，如补充轮匝肌麻醉，调节开睑器位置，放松上直肌缝线、静脉滴注高渗剂如甘露醇等。囊内手术中前囊膜被刺破后可改行囊外摘除术；如做切口时就有玻璃体脱出，即可用圈套器捞出晶状体，并做前段玻璃体切除。

（六）联合切口问题

青光眼术后白内障摘除术的切口，目前选用角膜切口和角膜缘切口联合切口法，这样既避免单纯角膜切口或角膜缘切口的缺点，又保留其各切口的优点，同样可保留完整渗漏泡。

第四节　角巩膜的缝合

一、概　　述

缝合角膜和巩膜需要非常精确，由于角巩膜坚硬，甚至小的错误也会影响创口的对合和不透水性。当进针穿刺创缘时，应遵守在板层内进针的规则。这就要求针尖只能平行或垂直地通过板层，不能倾斜，以达到最高度的精确缝合。缝合时针适当地反向运动可补偿因镊子夹持所致的组织变形。

单纯对合缝合几乎不会引起什么问题，因为其不改变组织的局部解剖。但是，紧张缝合即压缩缝合因其缩短了缝道，会导致组织变形，可影响创口闭合。在垂直切口，缝合张力增加，创口内缘将张开（图 13-25）。在单面斜切口，创缘互相移动，有损对合（图 13-26）。在阶梯切口，切口的外部保持对合，但内部的瓣膜（阀门）机制被破坏（图 13-27）。

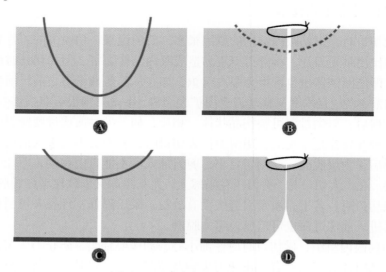

图 13-25　垂直切口的缝合问题

A. 深半环形缝合：产生大的压缩区；B. 浅表缝合：仅在创口表面小的压缩区，只要张力不缩短缝道，未压缩区可保持接触；C. 收紧缝线时可撕裂浅薄的板层，这样缝线比预计更靠近创缘；D. 若组织不撕裂，接触区减小，缝线越紧，瘘口形成的危险性越大

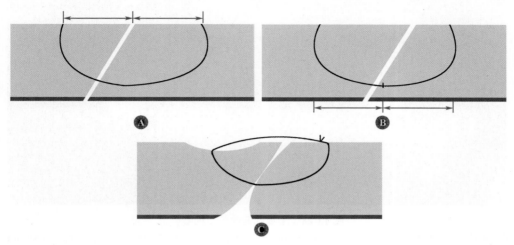

图 13-26　斜行切口的缝合问题

A. 如果创口表面的进针点是对称的，在组织内的缝线则不对称，仅小部分创缘重叠；B. 如果进出针点与深部缝道等距，则组织表面的缝线不对称；C. 收紧缝线时，创缘可稍移位，但创缘保持不漏水而对合欠佳

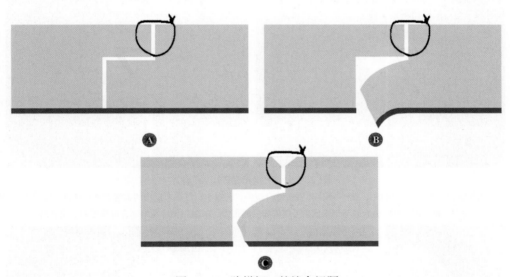

图 13-27　阶梯切口的缝合问题

A. 全层缝合外阶梯；B. 板层内粗线可损害阀门功能；C. 过度收紧缝线也可损害阀门功能。外阶梯缩短，内瓣变形而致渗漏

　　由于角巩膜组织坚硬，一对变形的缝线能损坏整个创口闭合。如果按预先的计划缝合完成后创口有渗漏，术者应立即找到和拆除这一有缺点的缝线。企图用另一个反张力矫正缝线来改善对合位置以恢复不透水性，不仅困难大而且有大幅度散光的危险。在坚硬组织内拉紧缝线困难，故最好选择用简单缝合法就能密不漏水地缝合的切口（阀门切口），而避免那些需要张力缝线闭合的切口。但对已造成的不规则切开或外伤性的不规则伤口，术者只好相应地调整缝线（图 13-28 ～图 13-30）。

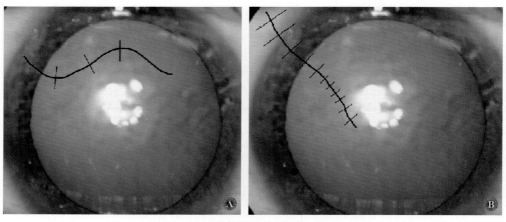

图 13-28　不规则弯曲创口的缝合

A. "S" 形创口首先做垂直创口的缝合；B. 线状角膜创口的缝合：在角膜中央区缝合的边距要小，间距要短，以减少瘢痕的宽
度；边缘区边距和间距可大些

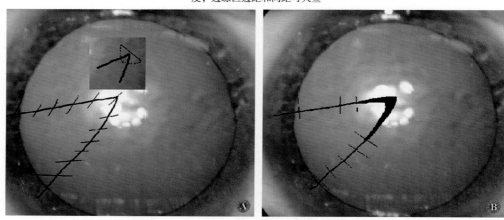

图 13-29　三角形创口的缝合

A. 瓣的尖端先缝合。若瓣的尖端够大，组织够多可直接缝合瓣尖；若瓣小，可在未损伤的尖端做袢状缝合。通过覆盖可防止
尖端上抬。创口侧缘缝合时与创缘成角可缓解瓣尖的张力。B. 创口侧缘压缩缝合可致瓣的尖端退缩

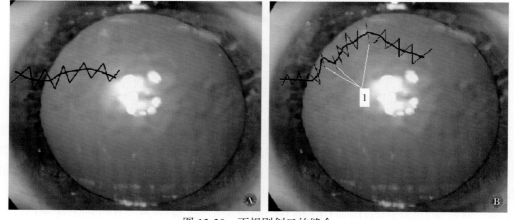

图 13-30　不规则创口的缝合

A. 连续缝合，使包含的组织趋于线性化，并不跟随不规则创缘创口，因此，整个创口区可作为线状压缩区来对待；B. 如果创
口太不规则而不允许像 A 法操作，可先做袢状缝线（1）以分隔创口，然后以 A 法操作

二、角膜切口的缝合

缝线的质量是角膜手术成败的重要因素之一。缝线的置留可引起巨乳头性结膜炎、睑板溃疡、细菌性真菌性角膜溃疡，严重的可引起眼内炎。缝线反应发生的重要原因是直接损伤角膜，细菌进入。

近几十年来，由于显微手术的推广应用，涉及角膜切口的眼科手术已发生了革命性进展，因此，对缝合材料提出了更高的要求。20 世纪 40 年代缝线主要取自天然材料，如棉线、亚麻线、丝线和肠线。50 年代，随着高分子化学的飞速发展，出现了人工合成显微缝线，如尼龙、聚乙烯、涤纶及聚丙烯。国外 60 年代角膜手术使用的丝线已被具有伤口对合好、保留时间长、缝线反应轻、创缘瘢痕少的尼龙线所代替。70 年代以来，特别是近十年来尼龙线在国内已得到了广泛应用。

理想的角膜缝线应具备下列标准：①抗张力度大；②组织适应性好；③固定及一致的收缩率；④可靠的打结；⑤不易被细菌和真菌污染，消毒方便。然而现有的常规缝线均没有完全达到上述标准。

各种缝线均有吸附细菌（虹吸）的作用，吸附细菌的多少决定于：①缝线的粗细（越粗越多）；②表面光滑的程度；③缝合线的吸水性。3-0 黑丝线直径 0.15mm，多股，表面粗糙，吸水性强，吸附细菌多，对组织损伤亦重。10-0 尼龙线，单丝，直径 0.04mm，表面光滑，吸水性差，吸附细菌少，对组织的损伤亦轻。另外，由于丝线吸附细菌多，吸水性强，故虹吸现象阳性。它是角膜移植术或角膜裂伤术后晚期眼内感染的重要原因之一。尼龙线细，吸水性差，虹吸现象阴性，造成晚期感染机会少，因此，角膜移植和角膜裂伤等手术应尽量使用 10-0 尼龙线。角膜缝合时缝线深达 3/4 或 4/5 角膜厚度，不可穿透角膜，避免由于缝线的虹吸作用造成细菌进入眼内。如缝线松脱，上皮不能覆盖，应及时拆除，以免菌落附着。角膜移植手术不论是间断或连续缝合，线结应埋在角膜内，防止线结外露造成感染和刺激。

缝合角膜要求高度的准确性，要求在显微镜下进行，以免组织扭曲或两侧切口边缘高低错位。缝合穿通性切口时，最好能达到气密（不漏气）或水密（不漏水）的状态，使前房能迅速恢复。入针及出针点约离切口边缘 1mm，缝合深度宜达角膜深层（约为角膜厚度 3/4～4/5），且须两侧一致。缝合过浅则内口裂开，过深则在缝线有反应时造成房水渗漏。通常是做垂直于切口的间断缝合，缝线间隔 2mm。结扎缝线时不要过紧，以免起皱，增加内切口裂开可能，但切口边缘必须紧密贴合。对较长而无直角曲折的切口，可做连续缝合，以减少线结刺激及结扎时张力分布的不均匀。实验证明，连续缝线对组织的生长牢固度较间断缝线为佳。缝合时，可先做 2～3 针间断缝线固定切口，再做连续缝合，其入针及出针点可离切口边缘稍远，并以垂直进针后再以约 45° 角的斜度运针。这样可以避免收紧缝线时发生组织扭曲。完成缝合后，可拆除间断缝线。

三、角膜缘切口的缝合

缝合角巩缘切口是保证切口安全而迅速地愈合的重要措施。以白内障手术角巩缘切口为例，近年来，由于无损伤铲形角膜针和较理想缝线的生产及白内障显微手术的开展，使缝合技术明显提高。严密的缝合使切口安全系数增大，术后反应小，并减少术后切口并发症。目前，有条件的单位均在手术显微镜下用显微手术技术完成。以下以白内障摘除术时角巩缘切口为例，说明角巩膜切口的缝合法。

（一）缝合技术

1. 缝线数目　缝线的数目取决于缝合材料的粗细和切口的长度，主张密缝切口，使切口达到水密程度，以利于切口愈合，减少术后并发症。对以往较多使用的放射状间断缝合来说，180°的切口以5～7根直接细丝线缝合较为多用，使用3根缝线不能保证创口安全，常有虹膜脱出的危险性。用5根缝线基本可以避免创口意外。但用7根缝线以上或更密的连续缝合，安全度更高；术后前房形成后完全不要求卧床，可以自由起动及料理生活，尤其适用于门诊手术和农村病例，术后矫正视力也较为满意。密缝切口具有基本消除创口意外、减少患者术后卧床、缩短住院时间或在门诊手术的优点。

2. 缝合方式

（1）一般缝合方式：最常用的缝合方式为放射状间断缝合，可分为预置缝线和后置缝线，此外，"8"字缝合也较常用。

1）预置缝线：是在切口半板层切开后就置的缝线，通常只预置正中1～3根，以后由助手拉开两侧缝线，再在线圈下完成切开。亦有把全部缝线都作预置缝线。预置缝线的优点是切口对合好，缝合时眼球不易转动，切口两侧组织不发生移位，容易掌握缝针深度，操作方便，白内障摘除后如果有玻璃体脱出时可迅速关闭切口，避免后置缝线的危险；缺点是在切开时切断缝线，且因预置线的存在，特别是数目太多时会分散术者注意力，影响全层切开切口和娩出晶状体时的操作，故手术较熟练者并不布置太多的预置缝线。

通常是在角膜缘3/4层切开后做预置缝线，用5-0丝线或尼龙线等显微缝线也行，缝针距切口上唇0.5～1mm处穿入，从切口下唇的对应部位穿出，也可以从切口下唇穿入，从切口上唇穿出，前者缝合时眼球较固定，容易操作。缝针深度应达角巩膜厚度的1/2～2/3，确保缝线结扎后切口后缘完全靠拢闭合。预置缝线可做1～3根（囊内3根，囊外2根）。1根者缝线布置在12点位；2根者缝线分别布置在11点和1点位；3根者分别布置在10点半位、12点和1点半位。在手术结束结扎预置缝线后，角膜缘切口补加缝合数针，见下。

2）后置缝线：是在切口已经完成（切开前房）后或白内障摘除后布置的缝线。其优点是切开前房和娩出晶状体时无缝线干扰，操作方便。缺点为眼压降低后布置缝线较为困难，不易掌握缝线深度，较预置缝线精确度差，容易造成切口对合不准确、不整齐，缝合不当或过分加压尚有玻璃体脱出的危险。如果在切开前房一小段后即先布置正中缝线，扩大切口后再在两侧各布置一根缝线，便可以减少切口对合不齐的弊病。切口其余部分，可在摘出白内障后做补充缝线。正中缝线，可以在角膜侧线端先打一个活结，拉紧后可以利用此线作角膜瓣牵引线。白内障摘出后，只要拉巩膜线端，即可关闭切口。

基于预置缝线和后置缝线的优、缺点，术者应根据个人的手术技巧及熟练程度加以选择。一般先预置缝线2～3根，待白内障摘除后再后置（补充）缝线2～4根。当然尼龙线等连续缝合只好于白内障摘除后进行。

（2）特殊缝合方式

1）连续缝合：有很多种类的连续缝线技术，所有技术中均应使用显微缝线如 10-0 单丝尼龙线。常用的连续缝合技术如下（图 13-31）。

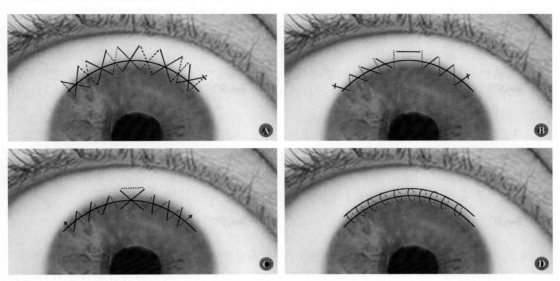

图 13-31　特殊缝合方式
A. 系鞋带式缝合；B.Troutman 缝合；C.Willard 缝合；D. 连续锁边上锁缝合

A. 系鞋带式（Shoelace）缝合：在现代白内障摘除手术中，目前多主张系鞋带式缝合，以密闭切口。方法是从切口右端巩膜侧进针，连续放射状缝合至切口的左端，然后返回连续放射状缝合至切口的右端，结扎始端与终端缝线。如原有预置缝线可拆除之。

B. Troutman 缝合：方法是把切口分成左右两半进行缝合。一根缝线从切口右端（9 点半位或切口端打结）开始，连续缝合至 12 点位；另一根缝线从切口左端（2 点半位或切口侧处）开始，连续缝合至 12 点位，两根缝线在 12 点位处打结。

C. Willard 缝合：方法是先在 12 点位角膜缘切口线后 1.5mm 处进针做一个横向半层巩膜缝合，然后右侧端缝线连续缝到左侧于 2 点半位（或切口侧处）打结，左侧端线尾从右向左缝合至 9 点半位（切口止端）打结。

D. Over-and-Over 缝合：缝线固定于切口一端巩膜，并连续到切口对侧端，再打结于巩膜上。即一般的连续缝合，可从左到右或从右到左。

E. 连续锁边上锁缝合：除缝线每次咬合上锁外，这种方法与 Over-and-Over 缝合类似，连续部分在角膜侧，因为此是最短周长，应置锁扣在创口的巩膜侧时，它滑到角膜一侧，则缝线必然发生松脱。

以上 5 种缝合方式，除连续上锁缝合外，没有上锁的缝合，在最后结扎和固定之前，沿着整个缝线道张力应尽可能均等。有拉得太紧的倾向，尤其线在最后固定点，在 12 点位置一根 7-0 丝线或肠线而且在晶状体摘出后结扎它是有帮助的。前房注满空气，以便创口两唇更实际地接近，这可防止结扎过紧，但很有可能致前房倒塌。大部分空气能被去除而且在缝线完成之后置换液体。连续缝线永久埋藏于角膜缘或穹隆部为基底的结膜瓣之下。完全缝置于角膜部的应拆除之。不过缝线留置应不少于 6 个月。

2）褥式缝合：褥式缝合，特别是水平褥式缝合，会发生组织扭曲，现在很少应用。

A. 水平褥式缝合：平行于切口在切口上下唇分别穿过角膜和巩膜组织 1.5～2mm，穿过角膜的线段应略短于穿过巩膜的线段。水平褥式缝合仅表浅地缝合创口两唇，有引起创口内翻和后口裂开的倾向。此方法只适合于仅做一针缝线的小切口。

B. 垂直褥式缝合：垂直褥式缝线比水平褥式较为有效，因为它是通过创口两唇的放射状咬合，隔开距离少。不过，因其仅在组织内跨越切口，创口两边有外翻的倾向。

3）轨迹缝线：是居于后置和预置缝线中间的缝线。在切开之前，用较粗的缝线（4-0丝线）在几处穿入角膜区。当切开时切断缝线。把它们留置在一定部位，为下一步穿过较细缝线铺设轨道。这种缝合易致线道漏水。

（3）缝合方式的选择：上述几种缝合方式中，以放射状间断缝合和系鞋带式连续缝合两种最为常用。其他几种缝合方式由于缝合不甚牢固，容易引起组织扭曲，使术后角膜散光度增大或者因操作不便而较少使用。但是，单独一种缝合方式不能适应手术时的每一种情况，故术者应熟悉各种不同的缝合方式，在手术时根据具体情况灵活应用。

（二）缝合技巧和注意事项

1. 尽量显微缝合　有条件时尽可能采取在手术显微镜下缝合切口的基本原则。

2. 缝针的选择　应选用弧度适当的角巩膜显微缝针；锐利的角膜缝针是保证良好缝合的重要因素，因此，最好选用铲针或无损伤针，特别是做后置缝针，在敞开的眼球上缝合时，更需要锐利的角膜缝针，以便在穿入角膜时几无阻力，以提高缝合的精确度，最大限度地减少对角巩膜组织的损伤。

3. 缝线选择　做显微缝合时以用 10-0 的缝线（如 10-0 尼龙线、聚丙烯线）为宜。无尼龙线等时可以用 8-0 丝线。尼龙线与丝线和肠线不同，10-0 尼龙线不会引起创口深层坏死。

4. 进针　一般从角膜一侧进针，巩膜一侧出针，尽量不要从巩膜一侧进针，角膜一侧出针。进针时应防止用力过猛或入针过浅，以免将切口边缘撕豁或误穿全层进入前房。

5. 缝线方向　做预置缝线或放射状间断缝合时，不能垂直缝合，一定要尽可能地行放射状置入缝合线，切口上下唇的缝线要对齐在一个径线上，否则会引起两侧创缘错位，行放射状缝合可以防止术后切口边缘错位及切口愈合不良。

6. 缝合深度　应用显微镜可控制缝合深度，缝线一般缝入切口两侧深度以中 1/3（粗缝线置入的理论深度为创缘的中 1/3）为宜。如用很细的缝线，尤其用 10-0 尼龙线，应把缝线置入很深，最好达到后弹力层，甚至创缘的全层（如手术中发生后弹力层剥脱，缝线应穿透角膜全层）。缝合太浅，在打结时缝线容易撕裂，而且可引起切口后部裂开，使切口水肿且愈合不良，甚至发生切口渗漏，并且可形成瞳孔上移和虹膜前粘连。缝线太深达前房可引起房水漏出通道，造成浅前房。缝线周围炎性反应也可波及前房，造成切口漏水，眼压降低和前房变浅。如果缝线与前房相通，丝线或肠线的压榨性缝线挤压的影响可引起创口深层组织坏死。缝线进入前房，易发生眼内感染，拆线时可引起出血和前房突然消失。

7. 缝合的对称性　应在手术显微镜下进行，切口两侧的缝合深度和长度应相等。缝线边距（即每个咬合）要求 0.5～1mm 为宜，目前认为为防止术后散光，间断缝合时，缝线排列应呈放射状，而且缝线穿经组织时不应距切口太远，一般距切口 0.3～0.4mm，如用 10-0 尼龙线深度几乎可达后弹力层。两侧边距长度不等，当结扎缝线时会产生皱褶。

如创口两侧的缝合深度不同，缝线结扎后切口两侧高低不同，对合不平，扭曲，甚至错位愈合。如果两侧咬合距离（边距）太长，也可发生皱褶，尤其结扎过紧时。

8.缝线间距（线距）　缝线之间的距离要均匀，以 1.5 ～ 2.0mm 间隔为宜。

9.并发症处理　白内障摘除后如出现角膜凹陷，切口边缘向前移位，可用消毒空气充满前房，恢复良好的创口对位。为使缝合更精确，切口对合整齐后换前房中的空气泡。

10.打结问题　结扎缝线时松紧要一致，缝线的张力要适当，结扎太松会使切口产生裂隙，但也不能太紧而挤压切口，一般以切口准确对合而缝线周围组织又不出现皱褶为度。各个缝线的张力要一致，不能过紧或过松。结扎过紧，角膜可形成皱褶或扭曲，切口边缘可内卷，并可能发生崩脱缝线或组织坏死及切口（尤后切口）裂开。结扎过松，可使切口对合不良，房水漏出。浅前房间断缝合时，缝线张力应相等，以免发生切口变形等。

11.散光问题　为了预防术后形成明显散光，在打结前，可用装在手术显微镜上的角膜曲率计测定角膜曲率，如有明显散光，可适当调整切口缝线的松紧度予以矫正。

12.线结的处理　切口缝线可分为埋藏缝线和外露缝线，目前多主张做埋藏缝线。埋藏缝线是把缝线结扎在结膜瓣下。一般 8-0 的丝线或 10-0 的尼龙线都可以做埋藏线。埋藏丝线在术后 2 ～ 10 周内多数是要脱出的；尼龙线的线头短，也会刺破结膜，故宜把线头留长到 3mm。埋藏缝线的优点是切口可以由结膜瓣完全覆盖，术后可免去拆线的麻烦，可以缩短住院时间，即使有些病人日后因磨损致缝线外露（病人感到不适）而需要拆线时，此时切口已经愈合，拆线也比较方便和安全。对于露出结膜外的线，如为丝线，因有组织反应关系，往往可以用镊子拔出。尼龙线不能拔掉，可以用剪剪去突出部分或加以拆除。目前在显微手术条件下对显微手术缝线打结后不仅埋藏在结膜瓣下，而且将线结抽入组织线道内（线结也埋藏起来）。

外露缝线是经结膜面插针，穿过切口前后唇，仍由结膜出针，在结膜外再结扎。此法适用于前角膜缘切口。其优点便于拆线，缺点是通过切口的缝线仍可与外界沟通，对切口的保护不如埋藏缝线，也不能排除上皮长入前房的可能。当今已很少使用外露缝线。

13.缝合与术后散光的关系　缝线的性质、缝合的方式、深度、跨度、密度、结扎的松紧均影响角膜散光，缝线跨度越大，缝线越密，将造成越大的循规性散光。因此，缝合切口时，尼龙缝线需深达伤口 1/2 以上，前后两唇相贴，结扎松紧适度，避免过紧。术中若使用附加在手术显微镜上角膜曲率计监控可减少术后散光。为了减轻术前的循规性散光，可将缝线结扎得松些。

（管怀进　黄正如）

第十四章 虹膜手术基本操作技术

第一节 虹膜组织的手术特性

虹膜为一圆盘状膜，位于晶状体之前，将眼前节分为前房和后房。虹膜中央有一圆形瞳孔，是入射光线和房水交通的必经之路。虹膜后表面由晶状体支持，当晶状体脱位或被摘除后，虹膜失去支持，可产生震颤。虹膜的主要功能是通过调整瞳孔大小而调节到达视网膜的光量，这种调节功能是靠虹膜的瞳孔括约肌和瞳孔开大肌来完成的。

虹膜根部起始于睫状体前部，是形成前房角的重要组织之一，此处虹膜非常薄，易受外伤或手术损伤而发生撕裂，虹膜根部与角膜后表面的粘连也叫周边虹膜前粘连，可以阻塞房水排出通道，引起眼压升高。虹膜组织各部分厚薄不一，由于瞳孔括约肌的存在，虹膜小环为虹膜的最厚部分，可厚达 0.5mm 以上，再向内达瞳孔缘又变薄。

虹膜基质为海绵状的结构，内有放射状的瞳孔开大肌和环状的瞳孔括约肌。瞳孔括约肌位于瞳孔周围，受副交感神经支配，主瞳孔收缩。瞳孔开大肌位于虹膜周边部基质深层呈放射状排列，受交感神经支配，主瞳孔扩大。通常开大肌力量弱于括约肌，应用开大肌兴奋剂或（和）括约肌麻痹肌可以使开大肌收缩，括约肌松弛，虹膜表面积相对缩小，瞳孔散大。当眼压突然降低或虹膜受刺激后，瞳孔很快缩小，血管收缩。虹膜是一种富于弹性的组织，基质内含少量弹性纤维，而且分布在基质的后层，在瞳孔括约肌和开大肌附近较多。它的主要纤维成分是纤细的胶原纤维，形成互相吻合的窗格子或网眼状排列，内中含有一些黏多糖的基质。老年人基质内胶原纤维成分增多变厚，进而发生玻璃样变，所以老年人的虹膜弹性减退和瞳孔缩小难于扩大。

虹膜基质虽然主要由血管构成，但剪除正常虹膜组织时却不会引起出血，这是因为健康的虹膜血管能够自行收缩的缘故。如果发生了新生血管，术中常可引起严重眼内出血。

虹膜血管丰富，多位于基质浅层。小动脉呈放射状排列，其外有独特的动脉外鞘膜，当瞳孔缩小时血管较直，当瞳孔扩大时则弯曲。当受手术刺激时，血管收缩。虹膜的血管来源于睫状后长动脉及睫状前动脉，在虹膜根部相对处的睫状体前部，吻合形成一极大血管环，称为虹膜大环。它由动脉组成，并由此发出许多分支呈放射状走向，到达虹膜卷缩轮附近，形成虹膜小环。此血管环内含有动脉及静脉成分。正常的虹膜血管壁特别厚，它有内、外两层管壁。内层为血管真正的管壁，由内皮细胞、肌层、胶原纤维和少量弹力纤维组成；外层由厚的结缔组织形成。这种结构的优点在于瞳孔扩大和缩小时，血管内壁和管腔不受太大影响，故血流相对稳定。几乎全部葡萄膜的血液均经涡静脉引流。虹膜的静脉在虹膜根部进入睫状肌，与睫状突的静脉吻合后经脉络膜至涡静脉。

虹膜小环的血管再分出细支到瞳孔括约肌及开大肌之间的基质内形成丰富的毛细血管网，所以，在虹膜炎时，瞳孔领部的渗出物最多，容易发生虹膜后粘连。当动脉硬化累及瞳孔领附近的小血管时，该处的虹膜发生玻璃样变性，这也是老年人瞳孔不易扩大的原因之一。

虹膜基质内含有丰富的神经纤维，互相吻合，形成神经丛。这些神经纤维是由睫状长神经分出。它的感觉神经末梢分布在基质内，血管运动神经末梢止于血管壁，肌肉运动神经末梢止于瞳孔括约肌和瞳孔开大肌纤维中，虹膜基质内神经纤维特别丰富，这是虹膜特别敏感的解剖基础。为此，在做虹膜手术时为达到良好的止痛效果，不能仅采用表面麻醉或结膜下浸润麻醉，必须采用球周麻醉或球后阻滞麻醉。

虹膜组织结构精细，有极度自由的活动性和扩张性，从而降低了它的可切性，使得虹膜组织不易损伤。正常虹膜弹性很好，即使被广泛扭曲后仍能恢复其原形，但有病变的虹膜则容易破损，且难以复位。

虹膜在前房内液体环绕的环境下就能保持其正常的活动性，因为虹膜的弹性和调节瞳孔的肌肉的力量很弱，并不能抵抗十分轻微的摩擦阻力。如果前房水完全消失或被黏弹性物质取代，虹膜则失去其正常活动能力，且对药物也无反应，直至重新用液体恢复前房。所以，在前房内注入黏弹性物质，可以协助扩大瞳孔，使手术正常进行。当前房内有气体或硅油等低比重低分子质量物质时，虹膜的活动受影响较小。

虹膜基质内虽有相当数量的纤维结缔组织成分，并有比较原始的间叶细胞，但是虹膜形成结缔组织的能力低，外伤或手术引起的虹膜穿孔或缺损，很难自行愈合。在虹膜周边部做放射状切开，其切口为裂隙状，做与开大肌方向垂直的切开，其切口为菱形。所以人们可以利用切开或切除一部分正常虹膜达到某种治疗目的。只要虹膜上的创口与房水相融合，创口就不能发生瘢痕性愈合，也不再被本身的内皮与色素上皮被覆。这是由于房水对创口愈合有抑制作用，此外，还与虹膜基质结缔组织再生能力差有关。创口缝合后，邻近组织接触不能使创口愈合。因此，虹膜基底部（根部）的切口可提供房水自由循环，在正常眼和无晶状体眼这种位于睫状突之前的基底部虹膜切口不可能与邻近组织接触。睫状突就像一把耙子，压住后方的晶状体和玻璃体，使房水在耙齿之间不断循环（图 14-1）。但在有眼内炎症或感染后进行相同的处理，会因炎症刺激而致结缔组织膜形成，无法达到相同的目的。在虹膜根部做中等以下的周边切除，瞳孔可保持圆形，较大范围的切除，瞳孔变为 D 形。

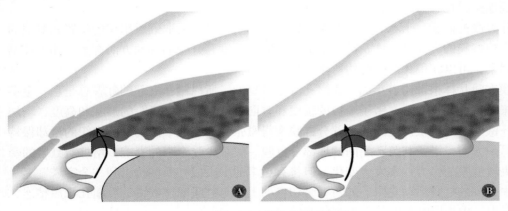

图 14-1　房水循环的窗口

虹膜根部切口位于睫状突之前，无论正常眼（A）或无晶状体眼（B），切口均不与邻近组织接触。房水可经根切孔循环

虹膜组织特别柔弱，易被器械的直接作用损伤，如镊子夹持后，该处日后会出现萎缩斑；用虹膜恢复器推拨，色素也会脱落，甚至会发生血管反应。损伤的虹膜易与邻近的组织粘连，故虹膜手术器械要精细光滑，且不要无故随便牵拉虹膜。一般剪切正常虹膜不致引起强烈反应，但在炎症或萎缩变性的虹膜，则术后炎症反应较重且致出血。虹膜组织极低的可切性使得手术刀对虹膜几乎无能为力，切开虹膜时只有用剪刀来操作，虹膜手术的基本操作方法不外乎是剪开、剪除、烧灼、缝合、移位嵌顿、复位等。

角膜缘切口是虹膜手术的主要切口选择。通过较大的角膜缘切口，掀开角膜瓣可直接到达处于正常解剖位置的虹膜，在眼球内即可做虹膜手术；角膜缘切口较小时，手术器械难以进入眼内，要从小切口做虹膜手术，必须首先将虹膜带出创口外，在眼球外进行虹膜手术。

将虹膜带出小切口的方法有：增加眼内压使虹膜脱出的压出法和用小钩或镊子将虹膜拉出眼外使虹膜脱垂外露的拉出法。压出虹膜的方法是：应用两个钝性压迫器，分别置于小切口的上、下唇，首先压上唇，随之封闭创口，眼压继而增加；然后轻压下唇，使瓣状的切口开放，虹膜随着眼压差而脱出眼外。如果外露的虹膜与切口同高，虹膜则成为前房壁的一部分。如果眼压再增高，因虹膜比角膜的延伸性大，虹膜即会脱出到眼球外。脱垂的虹膜切开后，虹膜即不随压力的增加而进一步脱出。拉出虹膜时，钩拉比镊拉所需的创口小，若用镊子夹拉虹膜，则要镊片打开进入切口，房水即会流出。应当注意，虹膜脱出后，由于组织的移位与扩张，使术者难以精确地估计局部解剖关系。这时只要观察仍在前房内那部分虹膜或瞳孔形状就可判断创口内外虹膜的有关情况。

第二节　虹膜剪除

一、操作原理

由于虹膜有极度的可动性，术者用镊子等器械接触虹膜时，虹膜会发生强烈的变形和异位，不好控制，从而影响虹膜剪除的精确性，但只要熟悉虹膜的组织特性及操作原理，就可精确地夹、拉、剪除虹膜。

切除虹膜的面积、形状、位置都是可以控制的，与镊子夹取虹膜组织的位置和组织的多少、牵拉虹膜的方向和力度及剪刀的剪切方向和角度和虹膜的移动方向有关。如果控制好这些因素，可以获得我们想要的切除形状和大小。

虹膜在睫状体根部附着牢固，而瞳孔缘是游离的，所以镊子夹起的虹膜总是呈"金字塔"或帐篷样样的棱锥形。镊子牵拉的程度和方向决定了"金字塔"的形状和高度，增加牵引力，镊子与虹膜根部之间的那部分虹膜变得紧张，但在此节段的虹膜组织的量却保持不变。另一方面，镊子与瞳孔之间的那部分虹膜一般很少受牵引的影响，增加对虹膜的牵拉，中央段虹膜的张力并不发生变化，但将有更多的中央段虹膜被拉出到"金字塔"上。但如果中央段的虹膜活动受限，如角膜缘切口的上唇与虹膜摩擦嵌夹，或瞳孔缘后粘连，则增加牵引，中央段虹膜的张力也相应地增加（图 14-2A）。

术者可利用虹膜的可切性、移动性和回缩性来选择切除"金字塔"上最合适的那部分虹膜，从而达到所需要的切除形状和大小。球内、球外切除虹膜时选择方法是不同的。在眼球内剪除虹膜时，牵拉方向决定切除形态，主要通过镊子的牵拉变化，此外，剪刀平面和"金字塔"间的角度也起一定作用。因为眼内剪除虹膜对眼内组织影响较大，而且现代眼科手术小切口成为主流趋势，所以我们主要探讨眼外剪除虹膜的要领。

控制切除虹膜范围的大小要点：如果剪刀的剪切平面保持固定，那么用镊子牵拉虹膜的力度越大，剪除的范围越大；如果镊子牵拉的力度固定，那么剪刀不同的倾斜角度决定切除的范围，例如，剪刀平面越垂直于牵拉虹膜，剪除范围越大，反之亦然。镊子夹持虹膜的面积越大，越接近瞳孔缘，剪除的范围越大（图14-2B、C）。

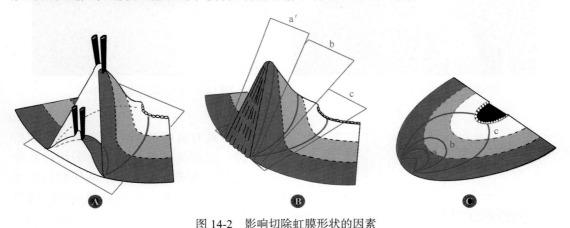

图 14-2　影响切除虹膜形状的因素

A.剪刀剪切平面固定时,镊子牵拉力度决定虹膜切除的形状; B.镊子牵拉力度固定时,剪刀平面的倾斜角度决定切除范围; C.不同虹膜切除形状

控制虹膜切除形状的要点：剪刀剪切的方向及牵拉虹膜的方向与剪刀剪切平面的关系决定虹膜切除形状。例如，剪刀剪切方向平行于角膜缘切口，与开大肌方向垂直，切除多为圆钝基底的三角形或椭圆形；若剪切方向朝巩膜方向平行于开大肌方向，切除形状为基底较窄的三角形（图14-3，图14-4）。如果剪切平面与牵拉方向垂直，切除形状为钝圆形，剪切平面与牵拉方向的角度越小，剪除形状越倾向于三角形。如果垂直基底部方向剪切，即剪刀垂直于角膜缘切口，则容易控制虹膜切除，因为虹膜切除的最大范围取决于剪刀所作用的点，且侧面移动因受到"金字塔"基底部高张力虹膜和切口方向平行于小梁方向一致而限制，但是如果平行于基底部剪切，因虹膜组织可以移位而导致剪切的虹膜比计划的要大，因为这种方向上的剪切，虹膜剪除的范围不受剪刀切点的限制，而主要取决于组织的运动性。平行于基底部剪切时，松弛的"金字塔"上的中央段虹膜不断向镊子夹取部或基底部移行。这样，中央段虹膜越来越移向刀口，切除范围也就越来越靠近瞳孔。倘若瞳孔缘也进入到刀口内，则可导致非期望的扇形的虹膜大切除。为了及时识别和避免这一危险，在虹膜切除过程中必须密切观察瞳孔运动和位置。若先在"金字塔"上做一小切开，放出其下的房水，这样可明显减少虹膜的移动性，然后再做虹膜剪除，从而避免切去瞳孔缘的危险（图14-5）。

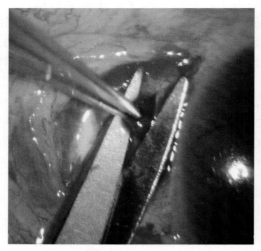

图 14-3　剪刀平行于基底部剪切

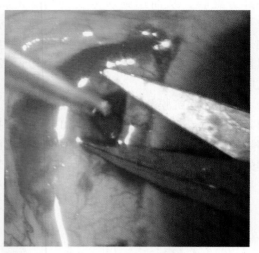

图 14-4　剪刀朝向基底部剪切

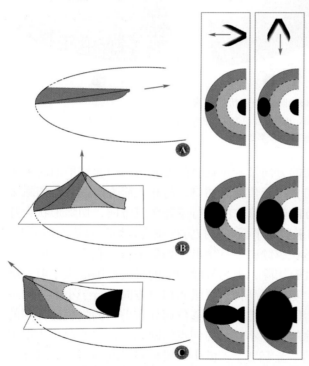

图 14-5　向角膜侧牵拉虹膜，切除量较小，向巩膜侧牵拉虹膜，切除量较大；剪刀不同切除方向切除形状不一样

具有良好的顺应性和回复性的虹膜，它的各种移动趋势在剪切过程中也起着重要作用。无论从任何角度和方向剪开虹膜，虹膜或多或少向剪刀尖部滑动移位。当剪刀完全闭合时，可能有少部分虹膜组织移出剪刀尖部没有剪到，如果再次剪切，剪除的虹膜边缘不规则。剪刀的方向朝向虹膜根部可以减少上述现象。另外，用剪刀剪除虹膜时，必须正确地握持剪叶，以便在所要切除的终点处虹膜可以适当扩展（图 14-6）。

在做基底部虹膜切除时，需要做宽基底的虹膜周边切除，即基底部虹膜切口比角膜缘切口长一些，避免虹膜切缘与角膜缘产生前粘连，如在青光眼小梁切除术中，可以通过以下方法：将尽可能多的虹膜自切口处脱出，剪除的虹膜面积不好控制，需要密切注意前房内瞳孔形状的变化；用镊子夹住一定量的虹膜后向巩膜方向牵引，用剪刀剪除；或者可以用镊子夹住少量的虹膜后先向剪刀剪切相反方向移动，剪除一部分虹膜组织后再向相反方向移动，剪除更多的虹膜组织（图 14-7，图 14-8）。

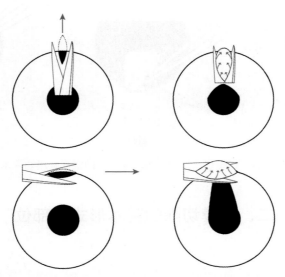

图 14-6　垂直方向切除虹膜，虹膜向巩膜方向移位，得到较窄的虹膜切除，平行于切口方向切除虹膜，切除基底较宽，因为虹膜活动性，有切到瞳孔缘的风险

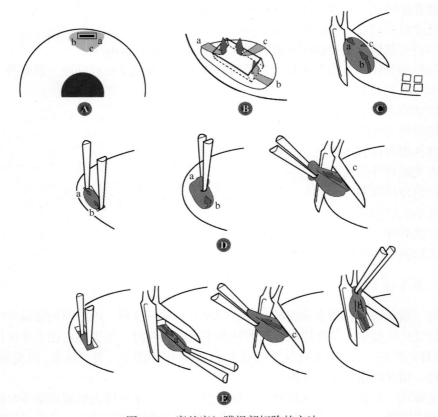

图 14-7　宽基底虹膜根部切除的方法
夹住较大范围的虹膜根部，向外侧牵拉；或夹住虹膜后先向远离剪刀方向移动，剪切一部分虹膜后，向反方向牵拉虹膜

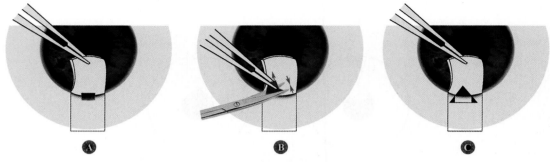

图 14-8 虹膜切除口大于角膜缘切口的根部虹膜切除术

二、虹膜切除的基本形式和部位

（一）基本形式

1. 根据不同的目的和需要，切除虹膜的形式大致可分为以下四种。

（1）周边虹膜切除（peripheral iridectomy）。

（2）瞳孔括约肌部切除（pupillary sphincterectomy）。

（3）光学虹膜切除（optical iridectomy）。

（4）节段虹膜切除（全切除或扇形切除）（sector iridectomy）。

虹膜切除的具体部位由手术目的和具体病情决定，如光学虹膜切除一般在鼻下象限，青光眼手术一般放在上方等。

2. 虹膜切除术的适应证

（1）闭角型青光眼。

（2）瞳孔阻滞性青光眼。

（3）青光眼球外引流术。

（4）白内障摘除术。

（5）光学虹膜切除。

（6）虹膜肿瘤。

（7）去除晶状体后硅油充填术。

（二）基本操作方法

1. 麻醉　局部麻醉包括表面滴药麻醉、结膜下和球后注射。因虹膜内感觉神经分布很丰富，故痛觉比较敏感。单纯用表麻药物往往不能满意麻醉。至少还应在手术区做结膜下麻醉，或做球后麻醉。术中要求瞳孔缩小的手术，麻药中不能加入肾上腺素，以免瞳孔散大。

2. 开睑　用开睑器或缝线开睑。

3. 固定眼球　在相应直肌或巩膜浅层做牵引线固定。单纯周边虹膜切除等时间短的小手术也可用固定镊子将角膜切口两侧或对侧靠近角膜缘的球结膜夹住，以固定眼球。

4. 切开眼球壁　可采用透明角膜和角膜缘切口，以角膜缘切口最为常用。

（1）角膜切口：用角膜穿刺刀、剃须刀等由角膜缘内 0.5mm 处刺透角膜，进入前房。

可将刀向一侧牵引以扩大角膜切口达4mm左右。角膜切口主要用于广泛的虹膜前、后粘连，不易拉出虹膜等情况下。

（2）角膜缘切口：先做一4mm高的以角膜缘为基底或以穹隆部为基底的结膜瓣，暴露角膜缘，然后用剃须刀、11号尖刀片或15°穿刺刀在角膜缘后界垂直切开全层，内切口与外切口宽度一致，让房水慢慢流出，使虹膜不会随同房水迅速流出而脱出，以保持其原来位置。切口的长度根据手术部位而定，如做周边虹膜切除，只需做约3mm长的小切口；一般的光学切除，切口长约5mm，以使虹膜镊子能顺利进入前房。做虹膜肿瘤或囊肿切除时，切口应大于肿瘤所占据的范围。

5. 虹膜切除　被剪除虹膜的大小、形态和部位，与镊子夹持虹膜的位置和宽度、剪口与镊子提起虹膜的距离、剪开时采取的角度都有密切关系。为了使镊子夹持位置准确，虹膜必须处在正常位置。如虹膜已较广泛地脱出切口外面，则难于判断应该夹持的部位，应先用恢复器将虹膜复位，再行镊取虹膜，准确地夹持对要求准确地剪除某一部分虹膜时十分重要。但做周边虹膜剪除时，由于切口位置及大小的制约关系，脱出的虹膜多是周边部分虹膜，可以不必将镊子伸入前房内夹取虹膜。镊子伸入前房时，应先闭合镊口，到达需要夹持虹膜的位置时，才稍张开镊口，轻轻向下镊取虹膜。剪切虹膜时，若要所做的切口近瞳孔缘宽于近根部侧，刀尖要低于刀体（垂直切口置剪叶）或角膜侧的剪叶要低于巩膜侧的剪叶（干行于角膜切口置剪叶），反之，刀的倾向方向也应相反。下面简介常见虹膜剪除形式的基本操作方法。

（1）周边虹膜切除：虹膜处于正常位置，瞳孔应在3mm以下，用镊尖轻压切口后唇，周边部虹膜脱出切口外少许，夹取虹膜最高点，垂直提起并稍向上抬高0.5～1mm，用剪刀从巩膜平面剪除。用镊子直接夹取虹膜是最基本的操作。首先定好计划切除的虹膜范围，判断一下从角膜缘后界后1mm到预计周边切口最内缘之间的宽度，取其中点，看清虹膜特征及相对应的角膜距周边的距离。青光眼眼球外引流术宜采用横向虹膜切除。这样可剪除较宽的根部虹膜，避免阻塞引流口。而其他非引流手术，宜采用放射状方向切除，获得较窄的前后房沟通（图14-9）。

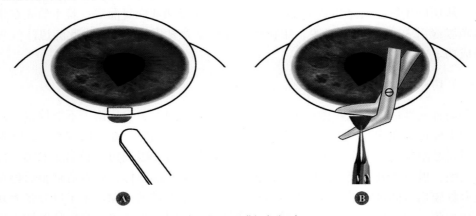

图14-9　虹膜根部切除

（2）括约肌切除：用于瞳孔闭锁、较小范围的粘连性角膜白斑、瞳孔上移及先天性核性白内障。其目的在于改造瞳孔，改善光学性能。

用镊子直接镊住瞳孔缘少许组织，拉出切口，剪口朝向角膜缘切口，贴靠镊子尖剪除，从而可剪出一个楔形小缺口。

（3）括约肌切除合并部分虹膜中幅剪除：镊子夹取距瞳孔缘 1 ～ 1.5mm 处的虹膜，剪切时，剪尖稍向下倾，便可剪出带有虹膜中幅的较窄的缺损面。若要剪成较宽阔的缺损面时，应把虹膜提起距离切口高一些，剪刀不是紧靠镊子，而是向下压向切口，以便使剪出的缺损面相应地扩大。

（4）节段虹膜切除：段虹膜切除是一种局限性完全性虹膜切除，切除范围包括开大肌和括约肌在内的全部虹膜。操作时，将关闭的虹膜镊子由切口伸入前房，待伸至距瞳孔缘 2mm 左右处把镊子放开 2mm 宽，夹住该处虹膜，由切口拉出，使瞳孔缘也露出切口之外，横置剪刀（即平行于切口），并贴紧切口剪开，则剪出的虹膜缺损面将呈一较窄的段缺损面。若需要较大的扇形缺口，应先扩大切口，提出虹膜，剪刀方向横行剪尖朝下，先剪开一侧瞳孔缘及根部虹膜，剪刀放平，沿切口向前剪开中央根部虹膜及另一侧瞳孔缘（图 14-10）。如果是做增视性光学虹膜切除，则将虹膜剪放在垂直于角膜缘切口位置剪除虹膜，这样就能做出一个小于 3mm 的窄条虹膜缺损，留下 1.5 ～ 2mm 的虹膜根部。

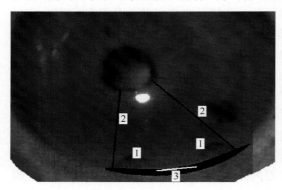

图 14-10　分步做直切缘的扇形虹膜切除
1. 通过角膜缘切口做两个周边虹膜切除；2. 经周边虹膜切口分别剪开虹膜；3. 将拟切除的虹膜拉出角膜缘切口并紧靠根部剪除

6. 整复虹膜　见本章第四节。

7. 关闭切口　较小的切口（如 3mm）不一定需要缝合，但缝合可以加速前房形成，减少前粘连的机会。较大的切口应予缝合，可用埋藏或外露缝线。然后连续缝合结膜瓣。

8. 恢复前房　术毕需要恢复前房。切口如果缝合紧密，前房恢复较为容易。对术中曾经分离过的前粘连者，则术后注射黏稠性物质（如甲基纤维素）或消毒空气，以免虹膜再次粘连。从切口注射空气尤其是生理盐水并不一定能成功地恢复前房。若术前先在切口以外区域角膜缘后 3mm 处切开巩膜，用睫状体分离器分离睫状体，再由此隧道注气入前房则更易成功。

（三）切除虹膜时的注意事项

1. 预防外伤性白内障　在做角膜缘切口或夹取虹膜时，刀尖或镊子不能伸得太近瞳孔缘，若刀尖伸过瞳孔缘时则可损伤晶状体，引起外伤性白内障。在夹取虹膜时，嘱咐患者千万不可转动眼球，以免眼球突然上转而损伤晶状体。青光眼周边虹膜切除术第一次切除较小或失败，做第二处虹膜切除时更应注意镊子不能碰及晶状体，应看清虹膜后再夹持。不要从原虹膜切口插进镊子，术中夹取虹膜时，镊子不能进入太深，镊子过分张大并用力下压镊取虹膜，便有损伤晶状体的可能。术毕恢复前房时，也勿将虹膜恢复器插入虹膜缺损区而伤及晶状体。

2. 在做虹膜窄段切除时，若剪刀未紧贴巩膜，则剪不到虹膜根部。但若将镊子伸进前房不够深，仅将虹膜周边部夹住而瞳孔缘没有拉出切口，则剪不到瞳孔缘部分，而在瞳孔缘遗留桥形残存虹膜，这时可用显微钝头虹膜钩平着伸入前房，将桥形残存虹膜钩出并切除。如果拉虹膜时，将瞳孔缘也拉出切口，即见到了瞳孔缘底面的黑色素才置剪切除，即可防止残存虹膜。

3. 虹膜的后面有一层颜色特别黑的色素上皮，剪除虹膜时，可以通过检查有无这层棕黑色的色素上皮，以判断是否做到了全层剪除。若未完全剪除，应在原处或重新更换部位剪除。

4. 虹膜切除时，可能发生出血，剪除前可于创口点滴 1 滴肾上腺素。应避免在 3 点、9 点钟位和有虹膜新生血管的部位做切除。若有少量出血可用棉签按住角膜切口，吸收血液。若前房内有少许积血，可用虹膜恢复器轻压角膜将血液赶出。做根部虹膜切除时，若误切睫状体可致大出血。若前房积血量大，可做前房冲洗，并用平衡盐液恢复前房，提高眼压，避免进一步出血。不过，已凝固的大血块不要强行取出。

5. 尽量在黏弹性物质保护下操作，以减少对内皮细胞和晶状体的损伤。

6. 周边虹膜切除应避开睑裂暴露部位，以免引起单眼复视。

第三节　瞳孔扩大的操作方法

有些眼内手术，因瞳孔太小，难以娩出晶状体核、植入人工晶状体或充分观察眼底，药物又不能散大时，必须手术扩大瞳孔。大多数虹膜后粘连可通过从虹膜周边切口或瞳孔区插入虹膜恢复器等钝性器械而钝性分开虹膜与晶状体的粘连（图 14-11，图 14-12）。

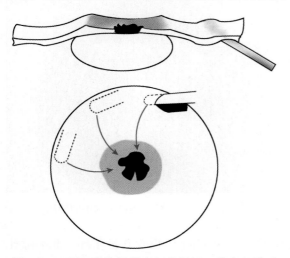

图 14-11　用虹膜恢复器自虹膜根切口分离虹膜后粘连

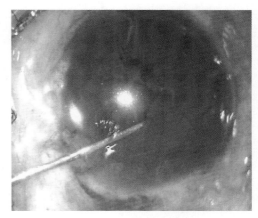

图 14-12　分离虹膜后粘连

小瞳孔通常指直径＜ 4mm 的瞳孔，过去的手术医生只考虑术中安全地完成手术，采用虹膜扇形切除术或瞳孔切开术，术后往往瞳孔变形，不仅影响美观，而且产生医源性眩光。随着手术技巧的提高和黏弹性物质和瞳孔扩张器的应用，可以在有利于手术操作的同时尽量保持术后瞳孔的形状。

产生小瞳孔的原因包括：陈旧性虹膜炎，虹膜后粘连；青光眼长期使用缩瞳剂后瞳孔僵直；糖尿病或老年人瞳孔开大肌萎缩无力；假性剥脱综合征；马方综合征；玻璃体切除术后或小梁切除术后。

对于小瞳孔可以使用下列方法解决：黏弹剂扩瞳法，借助器械扩张瞳孔或使用瞳孔扩张器，虹膜手术包括瞳孔缘多点括约肌切开术，虹膜切除术等。

1. 黏弹剂分离法　术前使用扩瞳药物包括局部滴用复方托吡卡胺散大瞳孔，也可使用睫状肌麻痹剂。术中从主切口和侧切口向前房注入黏弹剂，借助其特性将瞳孔扩大，如果虹膜后粘连明显，可以用钝针头边分离粘连，边注入黏弹剂，也可配合虹膜恢复器分离使用。黏弹剂扩大瞳孔是一种非创伤性的方法，不需要破坏瞳孔括约肌，术后瞳孔可以保持圆形，但是需要瞳孔有一定的张力。

2. 瞳孔扩张器　瞳孔扩张器的使用极大地方便了医生的手术操作，不仅可以有效地扩大瞳孔直径，有的还可以保护瞳孔缘免受手术操作的影响。

（1）虹膜拉钩（iris retractor）的使用：常用的有 Greshaber 公司和 Synergetics 公司生产的拉钩，分别是由尼龙材料和硅胶材料制成，可以重复高压消毒，从而降低使用成本。使用时，先分别在 2 点、4 点、8 点、10 点钟位的透明角膜缘分别做 1mm 的前房穿刺，在前房黏弹剂的保护下将虹膜拉钩的头端平行切口塞入前房，将拉钩钩住瞳孔缘后调节固定环，分别将四个拉钩植入后，调整瞳孔大小，形成 5～6mm 的正方形瞳孔。如有虹膜后粘连，需要用黏弹剂提前分离。取出时非常方便，将拉钩从瞳孔缘脱离后直接从切口拉出即可（图 14-13，图 14-14）。

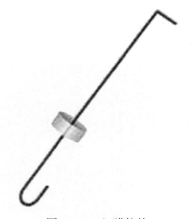

图 14-13　虹膜拉钩

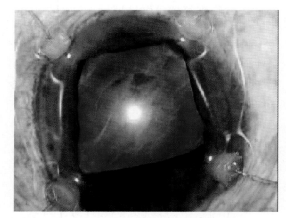

图 14-14　虹膜拉钩在手术中的使用

（2）Siepser 瞳孔扩张环、Graether 瞳孔扩张环、Morcher C 形瞳孔扩张环：此类瞳孔扩张环多数为 C 形设计，需要用手术器械单独或借助植入器进入前房内，然后将瞳孔边缘嵌入环上的凹槽内，扩张环进一步扩张，既起到扩大瞳孔的作用，又可以保护瞳孔缘，免受手术损伤。有时扩张环较厚的边缘可能影响超声乳化器械操作，而且对于瞳孔缘有纤维条索时可能扩瞳作用不大（图 14-15）。

（3）Diamatrix　X-pand NT 虹膜扩张器：由先进生物相容性钛镍记忆合金制成，储能刚性好，不易变形，经久耐用，对虹膜近乎没有损伤；可以从 2.4mm 透明角膜切口植入，可将瞳孔扩大为直径 6.7mm 的近圆形；配合专用植入系统植入和取出；适合小瞳孔、IFIS 虹膜松弛综合征、飞秒激光白内障手术引起的瞳孔自然缩小等；可重复使用，可高温高压灭菌（图 14-16）。

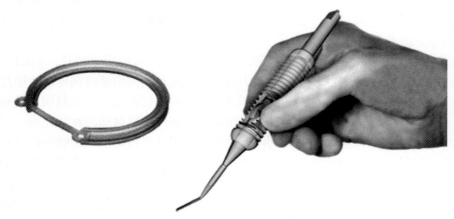

图 14-15　Morcher C 瞳孔扩张环

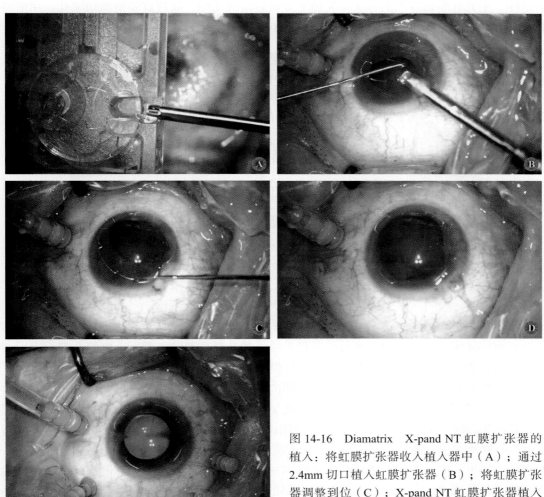

图 14-16　Diamatrix　X-pand NT 虹膜扩张器的植入：将虹膜扩张器收入植入器中（A）；通过 2.4mm 切口植入虹膜扩张器（B）；将虹膜扩张器调整到位（C）；X-pand NT 虹膜扩张器植入后的状态（D）；完成白内障手术＋人工晶状体植入术＋PPV 术后状态（E）

3. 牵引器扩大瞳孔法 如果虹膜组织有足够的扩张能力，可用拉钩钩取瞳孔缘使瞳孔暂时性扩大。用两把拉钩从切口进入前房，分别钩住水平或垂直位瞳孔缘，向相反方向缓慢牵拉。但应注意移去拉钩时，必须先朝瞳孔缘退回，然后就容易撤出拉钩。也可用一种特制的 Beehler 瞳孔扩张器扩张瞳孔。

4. 虹膜手术 如果瞳孔括约肌太僵硬，虹膜难以扩张，只有手术切开，才能扩大瞳孔。有些老年人，炎症后虹膜萎缩硬化，假性剥脱综合征或长期使用缩瞳剂可以使用此法。手术方法有两种，即包括瞳孔缘在内的虹膜切开术和括约肌切开术。括约肌切开术也称局部放射状括约肌切开术或多点括约肌切开术，用玻璃体视网膜显微剪刀在瞳孔领一周做 8 个小的括约肌剪开，瞳孔缘必须在剪刀的两叶之间。将刀叶平行地插入到瞳孔后可避免垂直进刀时刀尖等损害组织。僵硬的括约肌组织有向后移动的趋势，这可使切开的长度比预计的长度短。用锋利的剪刀或增加剪刀叶与组织的摩擦（即倾斜剪刀）可降低瞳孔缘的后移，从而切开所要求的括约肌长度，必要时，可用玻璃体切割头切除部分虹膜，扩大瞳孔。切开后可以保持较好的扩瞳效果而不完全影响虹膜的功能，术后可保持圆形的瞳孔和一定的活动性。上方虹膜切除术的方法：先做上方虹膜根部切除，通过虹膜根部切除孔，用剪刀剪开上方虹膜，操作完毕后可重新缝合（图 14-17）。

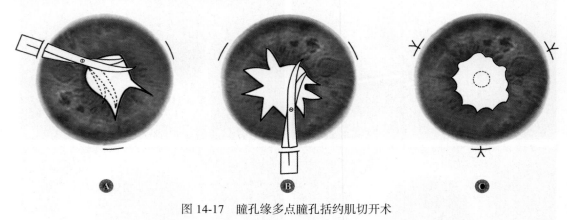

图 14-17 瞳孔缘多点瞳孔括约肌切开术

第四节 虹膜的复位

虹膜切除术后虹膜多数不能自行复位，或虽然有时在剪除虹膜后，虹膜会自行缩回前房，但未必能完全恢复正常位置。因此，虹膜剪除术后均应做虹膜复位。

从观察瞳孔的位置是否居中，虹膜两侧的剪口形态是否一致，可以大体看出虹膜是否完全复位。例如周边虹膜切除术后，若瞳孔呈圆形或瞳孔突向周切处则表示虹膜嵌顿于切口，若虹膜切除区相对应的瞳孔呈扁平形则说明虹膜复位成功（图 14-18）。扇形虹膜切除术后虹膜复位成功的标准是，瞳孔位于中央，各处瞳孔缘到根部的距离相等，创缘等长，不成角；如果一侧嵌顿，瞳孔缘向上移位，一角呈钝角；如果双侧全部嵌顿，没有明显的切口角，瞳孔缘进入切口（图 14-19）。必须注意有时近切口部的虹膜会嵌在切口，却不出现明显的虹膜位置及形态上的改变，但日后可因此发生瞳孔移位。

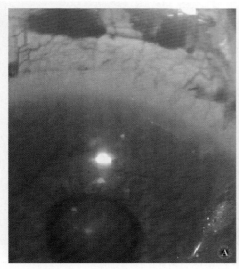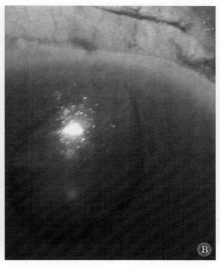

图 14-18　周边虹膜切除时虹膜嵌顿于切口

A. 切除区对应的瞳孔缘呈扁平或圆形是虹膜恢复成功的表现；B. 不圆瞳孔或瞳孔突向周切口则表明虹膜嵌顿于切口

对周边虹膜切除术等手术中的虹膜，术后用虹膜恢复器置于切口前缘，轻轻往瞳孔方向推拨或创口外缘按摩，常常可使黏着于切口后唇或嵌顿于切口内的虹膜退回前房。此外，可用液体恢复前房而使虹膜与切口的黏着减轻或消除而使虹膜复位。注射缩瞳剂（如 0.1% ～ 0.5% 乙酰胆碱、卡巴胆碱）可增加虹膜复位的力量。如经上述操作仍不能使虹膜复位，则需用虹膜恢复器自切口平面伸入前房，把虹膜向瞳孔方向推回原位，使虹膜复位。操作时应注意恢复器的旋转中心应位于角膜缘切口，任何提高、降低或倾斜恢复器均将引起切口开放而溢出房水。尽量少使用恢复器，尤应避免器械伸入后房触及

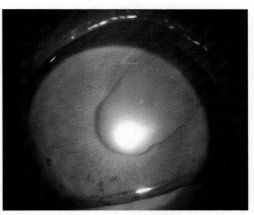

图 14-19　扇形虹膜切除

复位成功的表现是瞳孔居中，瞳孔缘距根部的距离相等并对称

晶状体前囊而损伤晶状体（图 14-20）。也可用冲吸针头边冲洗边插入前房按摩复位虹膜。如果在切口嵌顿处不便操作，可以选用较细的显微虹膜铲从侧面伸入前房，前端置于内切口或周切口内，轻轻向瞳孔区回拨，也可恢复虹膜。前房内注气或局部注入黏弹性物质也可压迫根部虹膜从切口内分离出来（图 14-21）。

扇形虹膜切除术后的虹膜复位方法是，先将恢复器由切口的颞侧角伸入，把虹膜缺损的颞侧柱角抚平整后，撤出恢复器。再由切口鼻侧角进入，同样抚平鼻侧的虹膜柱角。恢复虹膜柱角时，勿将恢复器越过虹膜缺损区，以免损伤晶状体。

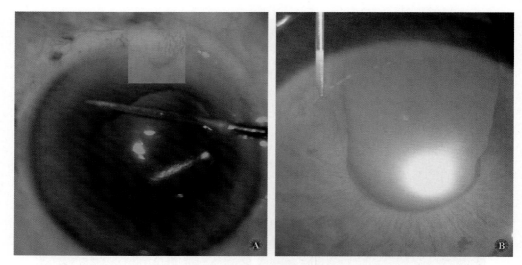

图 14-20　按摩虹膜使其复位

A. 周边虹膜切除时的按摩方向，虹膜伸至周切口下方，从周边向中央按摩虹膜；B. 扇形虹膜切除时的按摩方向，尽可能避免朝向周切口或瞳孔缘按摩

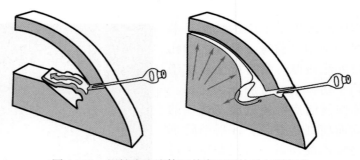

图 14-21　用针头注液体至前房可以协助虹膜复位

　　上面所述的所有恢复虹膜的操作都采用后，虹膜仍不能复位，则说明有晶状体囊膜或玻璃体嵌顿创口等。这时可用剪刀剪除囊膜或吸去细小的囊膜碎片使虹膜复位。玻璃体脱出后虹膜后卷很难复位，瞳孔也很难回复圆形。这时最好用玻璃体切割器做前段玻璃体切割。没有条件切割时，可用虹膜剪多次剪切创口内和上方前房内的玻璃体条索，这样有助于虹膜大部分复位，而瞳孔趋于圆形。

第五节　虹膜的缝合

　　虹膜组织相当柔软，缝合虹膜本身几乎没有问题，且缝合时阻力很小。缝合时，需要很好的能见度，以恢复虹膜正常的解剖位置。虹膜缝合的方式主要有虹膜到虹膜（用于虹膜切开时）或虹膜到坚硬的眼球壁（用于虹膜根部离断时），缝合的方法参见第二十一章。

　　因为手术或者外伤造成的虹膜根部离断，手术中虹膜切开或阶段性切除均破坏了虹膜的完整性，使虹膜的屏障作用丧失。虹膜缝合术的目的：恢复虹膜的完整性，重建屏障，保护后面的悬韧带和晶状体，改善光学和美容效果。

（一）虹膜根部离断缝合术

1. McCannel 缝合术　用 10-0 尼龙线，自角膜缘后巩膜表面进针，针尖进入前房后，穿过离断部分虹膜后，继续穿过透明角膜后出针，在角膜表面剪断缝线，去掉缝针，然后做角膜缘穿刺切口，用虹膜钩伸入前房，拉出缝线，结扎固定虹膜根部。可重复上述步骤直至虹膜复位。

2. 经切口缝合术　做角膜缘切口，切口平面略垂直于巩膜壁，用无齿镊从切口内夹住虹膜根部拉出少许，用 10-0 缝线缝合根部，然后再缝于切口后唇内侧，结扎缝线。可根据复位情况每隔 2～3mm 重复缝合。关闭角膜缘切口，恢复前房。

（二）放射状虹膜切开缝合术

1. Mackenson 缝合术　在靠近角膜缘切口处的周边虹膜切开缘内 0.5mm 穿入 10-0 缝针，从对侧缘穿出，将缝线拉出切口外，结扎缝线，并保留 10～20mm 作为牵引线，向切口外拉出虹膜，再重复上述缝合直至瞳孔缘。缝线尽量剪短，线结朝向前房。

2. 无切口圆针缝合法　需要自穿透全层角膜进针，穿过两个游离虹膜切开边缘后，针自原路返回，在角膜平面打结，剪段缝线后线结推入前房内。因为角膜受到破坏，此法并不常用。

（三）注意事项

1. 选用锋利尖锐的缝针。
2. 有晶状体存在时，缝合要格外小心，切勿损伤晶状体。
3. 尽可能选用聚丙烯缝线。
4. 有晶状体时，线结要留在前面，防止线头摩擦刺激晶状体。

（赫天耕　颜　华）

第十五章 晶状体手术基本操作技术

从手术角度看，晶状体由囊膜和囊内容物（皮质及核）组成，可看做一个充满含有一定水分的固体物质的弹性囊袋，囊袋内有一定的压力。如果囊袋表面没有张力，镊子等手术器械对囊膜的作用力主要在局部；如果晶状体囊袋内压力高（如白内障膨胀期）或囊膜受外部力量作用（如压迫变形）而致囊膜紧张，则镊子等作用于囊膜表面时，作用力可传递到包括晶状体悬韧带在内的整个晶状体表面组织；如果囊膜已破裂，晶状体内的压力消失，此时镊子等的作用力仅仅在局部。

在临床上，晶状体的手术特别是白内障手术的部位不外乎囊膜（前囊膜、后囊膜、全囊膜）、囊内容物（皮质及核）和整个晶状体。本章主要介绍晶状体各组织手术的基本操作技巧。

第一节 晶状体囊膜手术基本操作技术

现代晶状体囊膜手术包括全囊膜手术（囊内晶状体娩出、膜性白内障切开或切除）和部分囊膜手术（前囊膜手术如撕囊、囊口成形；后囊膜手术如撕囊、后囊膜切开），以下主要介绍几个主要的囊膜手术基本操作技术。

一、囊膜孔的制作

前囊膜孔的制作是现代白内障囊外摘除和超声乳化手术的关键技术，包括连续环形撕囊、邮票式截囊、信封式截囊、开罐式截囊等方式。制作前囊膜孔的技术优先采用连续环形撕囊（continuous circular capsulorhexis，CCC），CCC 部分或完全不成功时采用邮票式或开罐式截囊。

（一）连续环形撕囊

1. 撕囊的重要性　CCC 是 Neuhann（1987 年）首创的，其将前囊中央部撕去一个所需大小的圆形膜片，使前囊中部形成一个边缘光滑的圆形孔，目的主要是为了避免产生开罐式截囊的锯齿状囊口可能向赤道部延伸而形成放射状撕裂。CCC 边缘光滑，有较强的抗撕裂能力，可防止囊袋内植入的人工晶状体襻脱出于囊袋外，确保人工晶状体长期稳定地固定于囊袋内，因而环形撕囊是目前最理想的前囊膜孔的制作技术，若用于做现代白内障囊外摘除术时，撕囊直径要大些，必要时甚至要做前囊膜辅助性切开，以便浮核、娩核。超声乳化术中前囊孔的制作应尽可能采用前囊膜上居中的连续环形撕囊（图 15-1），CCC 不成功者，也可以采用部分或完全的邮票式（打尽可能多而密的点）截囊（图 15-2），尽量不做开罐式截囊（分核时易导致前囊放射状撕裂）。其实，要安全、顺利完成囊袋内的超声乳化，最关键的一步就是 CCC。CCC 还能保证 IOL 稳定地在囊袋内固定，减少术后偏位和相关反应。有人通过对 50 只尸体眼的研究发现，晶状体囊有一定的伸展力，撕囊口直径 5.5mm，能通过 7 ～ 8mm 的晶状体核，而 6mm 的人工晶状体光学部可经 4.5mm 的囊膜口植入。如果 CCC 不成功、不完全，乳化核时要十分小心，谨防前囊膜和（或）后囊膜破裂，必要时将核吸至前囊膜前进行手术。

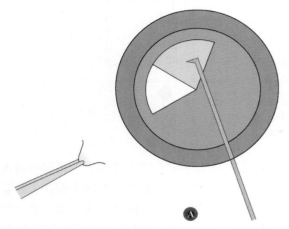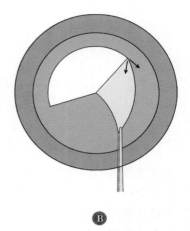

图 15-1　连续环形撕囊
A. 用截囊针撕囊；B. 用撕囊镊撕囊

2. 撕囊原理　撕囊原理有两种：①平面内撕囊（tearing）又称撕裂（Rip 法）：在同一囊膜平面上进行，方向一直向前且随着力点方向不同而易改变方向，安全性较差，易出现放射状的撕裂（图 15-3A）；②非平面内撕囊（shearing），又称剪切（Shear 法）：着力点仅在翻转瓣的一点上，不易突然改变方向，对力量易控制且较安全（图 15-3B）。具体操作时两种方式可结合使用。

3. 撕囊方法　①手法撕囊：包括用截囊针撕囊和用撕囊镊撕囊；②器械撕囊：包括高频透热撕囊仪（电撕囊仪）、铒激光、飞秒激光、超声波、玻璃体切割头等。手法撕囊边界光滑无锯齿切迹，在水分离、超声乳化和

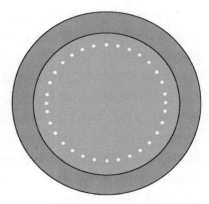

图 15-2　邮票式截囊

IOL 植入时囊膜不易发生放射状撕裂，而器械撕囊难免出现切迹而致放射状撕裂，故目前仍主张尽量采用手法撕囊。但在下列情况下，无撕囊经验者，可以选用器械撕囊，以免手法强行撕囊导致悬韧带断裂、后囊破裂：①晶状体前囊膜钙化或纤维化（也可用囊膜剪剪开囊膜）；②白内障过熟期（也可于囊膜染色后手法撕囊）；③儿童白内障（前囊膜韧性大）；④晶状体半脱位。

4. 撕囊技巧

（1）注入黏弹剂：撕囊前应先前房内注射以黏弹剂置换出房水。具体操作是从上方或侧切口进针到达中央或下方前房，这时前房变浅，一边退出针头，一边注入黏弹剂，使房水从切口漏出，直至将前房水完全交换出来，即前房内完全被黏弹剂充满。房水和黏弹性

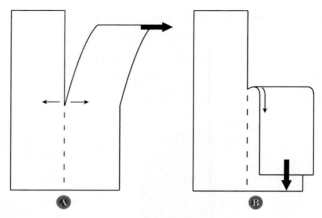

图 15-3 撕囊原理

A. 平面内撕囊；B. 非平面内撕囊

物质置换使撕囊时前囊瓣易于控制，即使有液化皮质也不易上浮（冒烟），确保可视性。晶状体完全白色者，可多打一些黏弹剂以压平（甚至压凹）前囊膜，保持表面张力稳定。不过注射黏弹剂也不应过多，以免高眼压影响角膜的透明度而致撕囊视线不清。黏弹剂以高分子质量黏度适当的为佳，如 Healon V、Healon GV，此类黏弹剂不仅有利于保持前房，而且可以对抗高晶状体内压（如白内障膨胀期）以及保护角膜内皮。

（2）撕囊

1）操作技术：撕囊时先做一小前囊膜瓣，然后以 5.0 ～ 6.0mm 为直径顺时针或逆时针方向呈圆形撕囊。眼球居正中、视野清晰、前房稳定（不变浅），特别是保持囊膜张力均衡等是撕囊成功的关键。

A. 制作截囊针或选择撕囊镊

a. 制作截囊针：截囊针的大小、形状很重要。截囊针一般选用一次性注射用的 4 号针头来制作。将针尖的斜面顶住一光滑器械（如手术刀柄）的表面或直接用持针器夹针头（注意勿碰伤针尖），用力将针尖弯成与针柄成 90° 角左右，弯曲的长度为 0.5 ～ 1mm。然后用持针器或蚊式血管钳将针柄的前 1cm 左右与针柄的其余部分（针的前 2/3 和后 1/3 交界处）弯成 110° ～ 135°。两次弯曲的方向应相反。截囊针制作完成后应注意检查针尖是否尖锐，针尖是否被部分折断（应予更换，否则操作时易掉入前房），针栓处的连接是否牢固等。要特别注意 a 和 b 的长度及 α 和 β 的角度（图 15-4）。以下以从右侧切口进针行 CCC 为例，制作截囊针。截囊针的尖端部分（a 的长度）长短要合适（0.5 ～ 1mm），不宜过短。其长度既要便于点状穿破前囊，又要便于推瓣制作前囊孔，如果 a 太长，不该破坏的前囊易遭到破坏，搅坏皮质的危险性也增大，此外，其膝部还容易碰伤角膜内皮。截囊针的角度（α）以 90° 为佳，以便容易控制力的方向和提高撕囊的效力。b 的长度与 β 的角度，应随着眼别、患者鼻子的高度、眼窝深度以及前房深度的不同而异。如是右眼，b 的长度 10 ～ 12mm，β 的角度 135° 左右即可，缩短 b 的长度或缩小 β 的角度，手术者自己的手就会进入显微镜下，妨碍手术的视野。相反，如果 β 的角度过大，手术者的手就不能很好地固定在患者的脸上，会产生要从患者的脸上滑落的感觉。如是左眼，b 若太长，手与针正好挡在患者的鼻子上，这时应适当地缩短 b 的长度（9 ～ 10mm 即可），β 的角度也应适当地加大，一般不超过 145°（图 15-4）。在高度近视、前房非常深的情况下，应适当加大 β 的角度，如果不加大 β 的角度，手就会妨碍手术的视野。相反，在浅前房或是高鼻梁患者的左眼情况下，β 就要减小。

b. 选择撕囊镊：撕囊镊有多种形状和大小。不同的手术者和不同的切口大小应选择不同的撕囊镊，一般以小巧和弹性好的撕囊镊为佳（图 15-5）。除普通撕囊镊外，还可用类似视网膜剥膜镊的 23、25G 手压式显微镊。

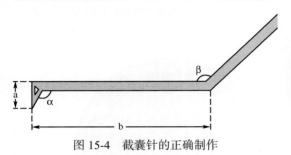

图 15-4　截囊针的正确制作

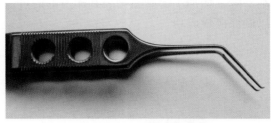

图 15-5　撕囊镊

B. 撕囊工具插入的位置：截囊针插入位置有两个：①从插入超声乳化针头的主切口（隧道切口）插入（图 15-6）；②从专门用于撕囊的主切口右侧的侧切口插入。从维持前房稳定的角度来考虑，从侧切口插入的方法黏弹剂或房水不易外溢，比较优越。但用撕囊镊时，只能从主切口进入（图 15-6）。

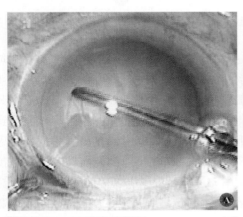

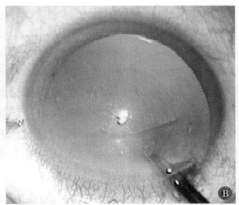

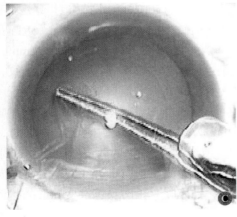

图 15-6　从主切口（隧道切口）插入
撕囊镊撕囊

C. 制作起始瓣：起始瓣的制作好坏对撕囊的成功与否十分重要。在制作 CCC 时，关键在于制作好起始部位的前囊瓣。首先在晶状体前囊正中央点刺一个穿刺孔，然后向周边直线或弧线横拉到比预计半径稍短一点的地方，接着用拧旋的动作向前翻转竖起瓣完成前囊瓣的制作（图 15-7）。其实这三个操作要连贯完成，以便一次性竖起囊瓣（图 15-7）。如果截囊针过多骚扰皮质，则看不清楚瓣，再往下就不清楚抓住哪个部位。初学者 CCC 失败的原因多是因为不能很好地竖起起始瓣，多次反复操作后，又搅乱了皮质，可见度渐渐下降，增加了起始瓣撕裂到赤道部的可能性。因此，初学者前囊刺开的半径可小一点，以确保撕囊成功。

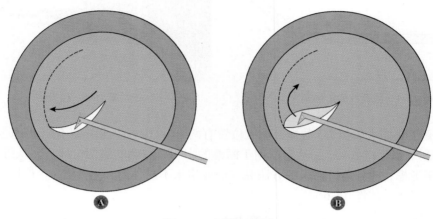

图 15-7　制作起始瓣

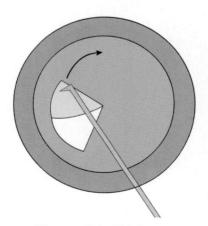

图 15-8　竖起囊瓣成 90°

D. 撕囊：将起始瓣在不受损前提下，轻轻地向前上方翻转，大约与晶状体前囊膜平面成 90°（图 15-8）。如果看不清瓣，可注射黏弹剂于瓣下，使瓣上浮翻开（图 15-9）。如此，还可压平已搅乱的皮质，清晰地看到撕开线。只有翻开瓣，才可继续撕囊，在撕囊的过程中尽量不要将前囊瓣弄皱，圆弧状轻轻地推拉前囊瓣内侧到预定的轨迹上。不应用力下按截囊针，以免前囊裂开，皮质搅乱，视野不清。截囊针的位置，应接近切开点的前囊瓣周边部（即根部）为佳（图 15-10）。用截囊针或镊子牵拉上述前囊膜瓣，按顺时针方向（或逆时针方向）近瞳孔缘，不断改变方向撕成一圆形孔，其直径为 5～6mm。初学者常见的错误是过分用力拉瓣中心，形成许多皱纹，而有皱纹的瓣，容易滑向赤道部，造成放射状撕裂。另外，瓣处在松弛状态下，也不易撕。因此，瓣必须保持紧张态，无皱纹。撕囊时最常见的问题是撕口向周边延伸，故撕囊操作应缓慢进行，当发现开始向周边延伸时，应及时改变用力方向。当撕囊趋向赤道部撕裂时，应该设法使撕开线变成钝角，从而改变撕开方向，以便继续安全撕囊（图 15-11）。如果想用很小的角度将囊膜拉回，往往反而是不可取的，因为即使锐角向里拉，瓣也会继续向赤道部撕裂。但是，前囊弹性大的情况下（如青少年、青光眼、视网膜色素变性的晶状体），则必须拉回一定的角度才能安全按原轨迹撕囊。撕囊过程中，撕撕停停（可以称为脉冲式撕囊）可显著提高撕囊的安全性和成功率。

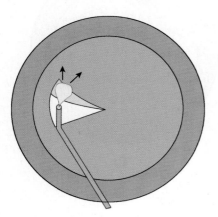

图 15-9　注射黏弹剂于瓣下使瓣上浮翻开

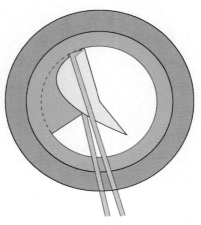

图 15-10　截囊针／撕囊镊应接近切开点的前囊瓣周边部（即根部）

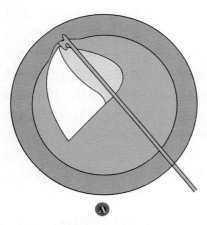

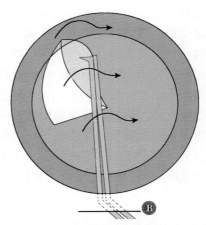

图 15-11　当撕囊趋向赤道部时，用调位钩扩大瞳孔，看清撕开线，并使撕开线变成钝角，从而改变撕开方向，继续安全撕囊

　　E. 起止点会合：撕囊首尾相接的方法有四种。第一种是用截囊针继续进行（图 15-7）。第二种是换成撕囊镊进行。此时不要随意乱拉瓣（图 15-6），而应把瓣翻开，抓住游离瓣的根部。方法之三适用于切开线完全撕裂到赤道部的情况，此时应回到最初的切开点，用镊子夹住缺口，反方向进行 CCC，加大弧度，从外包绕连接起来，如果从内连接，会留下凹口，乳化或吸引时容易由此产生放射状撕裂。方法之四是换成邮票式截囊（图 15-12A），尽量不用开罐式截囊（图 15-12B）。此方法适合瓣完全看不见的情况。撕囊结束后，用撕囊镊夹出游离的前囊膜，以免干扰其后的手术。

　　2）撕囊技巧与注意事项

　　A. 前房稳定性：前房稳定性可显著影响囊膜表面的张力。操作过程中前房变浅引起囊膜表面张力不断变化是 CCC 失败的主要原因之一。眼球变形、黏弹剂流出及左手的镊

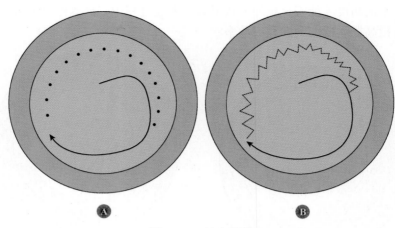

图 15-12　补充截囊
A. 邮票式截囊；B. 开罐式截囊

子过度用力压眼球等都可导致前房变浅。必要时，可多次注入黏弹剂加深前房，注入黏弹剂时，不是随意地注入，而应朝瓣延伸的方向注入（图 15-9）。保持直视下囊膜清晰可见，始终保持眼球正位（不偏不斜，与显微镜视野吻合）是 CCC 成功的关键。器械操作时不要引起眼球变形。截囊针应该悬空游离于切口中央，而不过分推压切口四壁，如切口附近角膜出现皱褶，说明截囊针过分推压了切口上唇等。因此，操作时要充分重视支点概念，否则会引起眼球转动，脱离视野，并导致角膜皱褶而看不清撕囊。因此，以插入点为支点悬空操作器械很重要（图 15-13），特别是从侧切口插入截囊针操作。用镊子撕囊时，切口被压，眼球变形，黏弹剂便会溢出眼外，前房变浅，张力变化易造成放射状撕裂。器械操作常见错误是将器械往上抬或往下压，导致眼球转动，切口张开，黏弹剂流出。左右移动时也一样会导致上述问题。此外，左手固定镊重压切口，也导致眼球歪斜，前房塌陷。使用精细的 23、25G 手压式显微镊或截囊针从侧切口插入撕囊可避免黏弹剂流出和前房变浅。

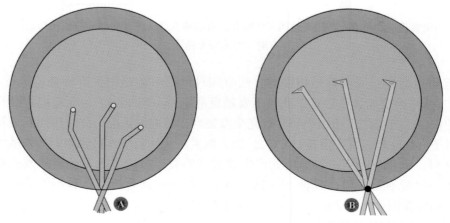

图 15-13　支点悬空操作器械，以维持前房稳定、囊膜表面张力均匀

B. 囊口大小：不同患者白内障囊膜的硬度和弹性不同，CCC 的操作不同。超声乳化

手术撕囊直径一般为 5.5mm 左右（比 IOL 直径稍小）。直径大于 6mm 时撕开线其外面为晶状体的陡坡，易自行放射状撕裂并延伸至后囊，尤其是囊膜张力大的患者（见于成熟期白内障）。初学者撕囊易小难大，撕囊太小：①手术中易误吸误超前囊，导致晶状体悬韧带离断；②核在囊袋中转动困难，超乳时易碰破囊口、乳核时劈核困难；③分离核时，前囊易龟裂；④ 12 点位皮质吸引困难；⑤人工晶状体放入囊袋后悬韧带张力增大，术后前囊收缩可致囊膜混浊，人工晶状体偏位等。少数特殊情况下可做两次 CCC，如过熟期白内障、视网膜色素变性、炎症、瞳孔小等病例先做一小 CCC，然后再扩大撕成大的 CCC。小 CCC 还可通过囊口成形术扩大囊口（见下文）。

C. 疑难病例的 CCC：①白色或过熟白内障：因囊膜张力大且看不清前囊膜要做良好的 CCC 较为困难，此时可以选用：带灌注液的截囊针撕囊；用染料先使前囊膜着色，以便看清前囊膜而顺利做 CCC；先做小 CCC，再做大 CCC 等方法。②膜性白内障：年轻白内障晶状体全乳糜状时，可以采取先吸去乳化皮质再撕或用黏弹剂伸展囊膜的方法。③前囊钙化：避开钙化区撕囊，必要时辅以如 Vannas 剪。④小瞳孔病例：要顺利乳核，CCC 至少 4.5mm。可以使用扩瞳器、放射状切开瞳孔或推开器扩大瞳孔等方法。

D. 撕囊并发症：在撕囊过程中可出现撕囊太大、太小、不完整、悬韧带断裂、放射状撕裂等，手术时还可出现囊口撕裂等并发症。撕开线偏向周边，多见玻璃体压较高者或年轻人。一旦发生，马上停止，前房内注射充足的黏弹剂，改变方向重撕（图 13-11）。也可用 Vannas 剪剪一缺口再撕。再次失败则只好改为邮票截囊法。前囊放射状撕裂最不好的位置是下方 6 点钟，故撕囊须从 9 点位或 3 点位开始。一旦出现放射状撕裂，超乳时撕裂口容易伸展至赤道部或危及后囊，是核掉入玻璃体的主要原因。若植入人工晶状体其襻应放在与撕裂处成 90° 处。

（二）开罐式截囊

开罐式前囊膜截除（开罐式截囊）曾经是现代白内障囊外摘除术和后房型人工晶状体植入术最基本的技术，随着 CCC 的广泛应用，目前开罐式截囊已经沦为未能掌握 CCC 的术者或作为 CCC 的替补。广义的开罐式截囊包括邮票式截囊（用截囊针在前囊膜上做点状穿刺）和开罐式截囊（用截囊针在前囊膜上做小的放射状切开）。开罐式截囊较其他截囊方式更易使核脱位至前房而娩出。

1. 操作步骤与方法

（1）准备：制作角膜缘切口，截囊针的制作同上述。前房内注射黏弹剂。

（2）装配截囊针：将截囊针套接在灌有黏弹剂或平衡液的 1～2ml 注射针筒上，检查针头的通畅性，以便前房变浅时能及时注入液体保持一定的前房深度并保持前囊膜清晰且减少对角膜内皮损伤。

（3）进针：将截囊针头放平，经角膜缘穿刺口插入前房（插入困难时可稍扩大切口或边进针边注水），进入前房后针尖仍应与虹膜面平行（触及虹膜应及时退回），直伸入到 6 点位近瞳孔缘的晶状体前囊膜处，然后翻转截囊针尖，使之垂直于晶状体前囊。

（4）截囊：从 6 点位开始，经 3 点位到 12 点位，沿着瞳孔缘的弧度（靠近瞳孔缘）用锋利的针尖（最好用其侧面）做 30～50 个左右紧贴但又不相连的点状穿刺（打小孔）前囊膜（邮票式截囊）或做小的放射状切开前囊膜（开罐式截囊）（图 15-14）。然后将

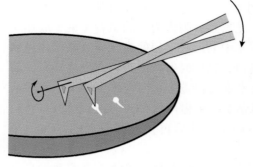

图 15-14　放射状切开前囊膜

截囊针退回到 6 点位，经 9 点位到 12 点位，做另半圆形的 40 个左右点状前囊膜截开。如此截囊则形成一个直径约 6 ～ 7mm 的圆形前囊膜点状截开，此即所谓的"开罐头式"截囊，它是经典的截囊方法。此后从 6 点位开始，逐渐撕破各个截点之间的前囊膜，使成为一个完整的晶状体前囊膜截开。截除的前囊膜可用显微镊将之夹出或随着娩核而带出。

2. 操作技巧与注意事项　晶状体前囊膜截开是现代白内障囊外摘除术的关键步骤，也是初学者最不易掌握的操作技术之一，截囊过程中的任何操作不当，都会给娩核、冲吸皮质及植入人工晶状体等进一步的操作带来困难，故截囊进行得好坏，直接关系到手术的成败。现将有关操作技巧和注意事项介绍如下。

（1）高倍镜下操作：截囊要求手术野清晰，角膜湿润透明，焦点清楚地对准前囊膜面，在直视下进行操作。如选用 10 ～ 15× 高倍镜，保持在前囊膜表面操作，以获得更准确的截开。注意不要将截囊针尖插入到囊膜下去划切皮质而并未截开前囊膜（尤其是已截开部分囊膜时）。

（2）维持前房：前房深度正常是顺利进行前囊切除术的基本条件。因为在前房充盈状态下可保持前囊平坦且有稳定的张力，既有利于截除一定大小和形状的前囊膜，又可减少截囊针头钩住或损伤虹膜和角膜内皮的机会。维持前房正常深度的方法包括小切口技术和使用高黏度的黏弹剂。

所谓小切口技术是指角膜缘的插入截囊针的切口宜小，以能顺利插入截囊针为宜（约 1 ～ 2mm）（若无黏稠物质可用，切口以仅可插进截囊针为好，以防术中房水流出而前房变浅）。在操作时，不要上提或下压截囊针或其他手术器械，以免切口张开，房水流出。可用镊子镊取角膜缘组织，以固定眼球，便于精确截囊。

前房内注射黏弹剂是使前房充盈、维持前房正常深度的最有效的措施。它们既可堵住小切口又可充填前房，保护角膜内皮。前房内注射消毒空气或用平衡盐液连续灌注也可保持前房深度，但二者均易从切口中溢出。空气泡还可影响观察前囊，不过空气也有一些优点，如它可阻止晶状体皮质沿切开点外溢，还可协助判断是否切透了晶状体前囊膜。当针尖接触到前囊膜时，可见到针尖周围有一暗影，当针尖穿透前囊膜后，该暗影随即消失了。平衡盐液中加少许肾上腺素有助于散大瞳孔。

（3）截开的时针顺序：以开罐式截囊为例，应先从 6 点位开始截囊，即 6 → 3 → 12 点位，然后再从 6 → 9 → 12 点位，而不是从 12 点位开始。这是因为，如果因某种原因无法完成全周前囊膜切开时，剩下的连接点在上方 12 点位附近，较容易用显微镊将已游离的前囊膜夹出创口，然后伸入显微剪剪断 12 点位附近的未截开的前囊膜连接处；但是，如果最后剩下的未截前囊膜在下方 6 点位附近，则较难用剪刀剪到它。不过，如果对截囊操作已相当熟练，成功的把握很大，不会出现无法全部截开等情况，且掌握了从 6 点位附近剪前囊膜的技术，则也可从任何方便而习惯的方位开始截囊，如自 12 → 6 → 12 点位或 12 → 3 → 6 点位，然后再从 12 → 9 → 6 点位。

（4）截点深度：点状切开的深度以刚切透晶状体前囊膜为宜。如用力过大、切开过深，则不仅切透了前囊膜，而且针尖插入到了晶状体皮质中，在上提撤出截囊针的同时，晶状体皮质可能会顺着切开点溢出（白内障成熟期前囊下无透明皮质的白内障最明显，从这一点上看，未熟期手术比成熟期好），进入前房，这样混浊的皮质颗粒导致视野模糊不清，使下一步的截囊变得十分困难。另外，用力太大，针刺太深有可能：①插进核内，牵拉致晶状体脱位；②撕破晶状体悬韧带或后囊膜（尤其在皮质溢出前房，盲目进针截囊时），导致后囊膜破裂、玻璃体脱出，而使囊外手术归于失败。反之，用力太小，截囊太浅，则达不到截开囊膜目的。截囊太深或太浅除用力因素外，常与针尖太钝有关，因此，应选用针尖尖锐的、一次性使用的 4 号注射针头截囊。

（5）截切的方向：做每一晶状体前囊膜截开点（切点）时，截切的方向可为垂直（点刺破囊）或放射状（旋转性截开）两种。垂直截开是指用截囊针尖在前囊膜上做小穿刺（打小洞），即针尖上下垂直刺破晶状体前囊膜，然后沿原路退出，这样截囊针尖刺入前囊膜时才有切割作用，而退出时并没有切割作用，最终形成邮票式截囊（图 15-2）。

旋转性截开是指针尖垂直刺入前囊膜后，旋转式退出，在退出过程中利用针尖的侧刃切开前囊膜。可见，旋转性切开，截囊针进出晶状体前囊膜时都有截切前囊膜的作用。应注意，囊针退出时应向晶状体赤道部方向旋转（离心式）（图 15-14，图 15-15），而不应向晶状体中心方向旋转，否则，旋转所用的力可能牵拉并损伤晶状体悬韧带。更确切地说，正确的截囊针旋转方向应平行于晶状体悬韧带，并向着可使悬韧带放松的方向旋转。此外，截囊针旋转的幅度也不应过大，以便获得整齐的切口，从而使前囊膜瓣的边缘较整齐。初学者常常用向瞳孔中心的推拉动作截囊，显然不是

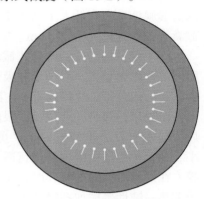

图 15-15 旋转截开前囊膜

最佳的截开方式。要利用针尖侧刃做向周边方向旋转的动作。旋转切开的结果是在囊膜上形成小裂口。总之，截囊时，操作幅度要小，不是拉开前囊，而是刺开或旋转式切开前囊膜。

（6）截开点的间距与数目：做点状垂直截开时，各截开点应紧紧相贴，即相邻但不相接，既不要连在一起，也不要相距太远。若一开始就将各个截点连在一起，此处的前囊膜必将游离，当接下去做相邻或相反方向上的前囊膜截点时，由于没有对侧牵拉反作用力，使得截开十分困难。但各个截点相距太远，既不利于最终将各个截点连在一起而游离前囊膜，又可能使最后获得的前囊膜瓣的边缘不整齐，较大的条状膜瓣及下面的皮质残留，在冲吸时易堵塞吸口，使冲吸皮质困难，若吸力太大又会牵拉囊皮及悬韧带致悬韧带破裂玻璃体膨胀及溢出。一般来说，垂直截开全周囊膜约需 50 ～ 80 个切点，旋转式截开约需 30 ～ 50 个截点。

（7）截开的形状与位置：截囊的形状多种多样，临床上采用最多的是圆形即所谓的开罐头式前囊膜截囊手术。还可截成其他形状，如椭圆形、方形（长方、正方）、三角形（正、倒三角形）等。晶状体前囊膜截囊处应位于前囊膜的正中，按其形状，四周残留的晶状体前囊膜瓣的大小基本相等而对称。

鱼嘴形（横椭圆形）常用于准备做囊袋式后房型人工晶状体植入者。这种口形（张开的鱼嘴形）前囊膜截除，首先在瞳孔中线下方的前囊膜上做弧形或水平截开，然后沿瞳孔边缘弯曲向上截囊并与上方的截点连成一片，在上方和下方保留一个囊袋。应注意前囊膜的水平截开不能太小、太短，要靠近赤道部，不然娩核时可致不规则的前囊膜撕裂。

（8）截开的直径大小：截开的直径大小以能顺利娩出晶状体核、彻底清除残留皮质、顺利正位地植入人工晶状体为宜，一般为 6mm 左右（4～7mm）。截囊的直径大小还受患者的年龄、晶状体核的大小、拟植入的人工晶状体类型及大小的影响。随着年龄的增大，悬韧带在前囊膜上的附着处逐渐移向中心，为避开悬韧带，截开的直径要小些。晶状体核的大小与患者的年龄和白内障的成熟度有关。年龄越大核也越大；有色人种如黑人白内障患者的晶状体核较大；白内障越近成熟核也越大。而核越大，截囊的直径也应越大，以便顺利地娩出核。如拟植入睫状沟支持型人工晶状体，截囊直径可大些。但如拟植入囊袋支持型人工晶状体，过多地切除前囊膜可能会损伤晶状体赤道部囊袋的完整性，同时，过短的前囊膜瓣也会降低人工晶状体在囊袋内的稳定性。因此，植入囊袋支持型人工晶状体时，截囊直径不宜过大，以 6mm、足以能娩出晶状体核为宜。

（9）截开的边缘：开罐式截囊留下的截开边缘连接起来呈邮票孔样。一般要求残留囊膜瓣的边缘要整齐，以利于冲吸残留的晶状体皮质及植入人工晶状体。对残留的较大的前囊膜瓣毛边条带（片状残膜），若其不在光轴上、不干扰以后的操作、不影响术后视力时，可不予处理；否则，要用显微眼内镊夹住片状囊膜轻轻拉向切口（上方的遗留残膜），然后用显微剪刀（如 Vannas 剪）剪去位于切口外的条状囊膜，对下方残留的条状囊膜也应小心地直接用显微眼内剪进行适当修剪。切忌强行镊夹拉出，以防撕断悬韧带或撕破后囊膜。在娩核后剪除前囊膜时，尤其应注意剪刀尖勿碰及、损伤后囊膜，最好在要修剪的囊膜下垫一钝性器械如冲吸针头、恢复器等。

（10）皮质溢出的处理：如遇皮质液化，可能在刺入第一个孔时就有混浊的皮质溢出，影响到视野的清晰，妨碍下一步的操作。此时术者可按原定计划根据解剖标志小心完成截囊，不要将针退出；或停止截囊，待冲洗后或扩大创口后用剪刀剪除囊膜。因为在视野不清的情况下截囊很容易失误，引起一系列术中并发症。对这些可溢出皮质（"冒烟"的白内障，全混浊、过熟等），最好采用打小孔法，不要做旋转式截囊。

（11）瞳孔不能充分散大时处理：术前术中瞳孔不能充分散大时（如长期使用缩瞳剂，点滴肾上腺素瞳孔仍不能散大），可先做节段性或放射状瞳孔切开，然后再做截囊。存在较广泛虹膜后粘连时，应先做后粘连分离术，然后再做截囊术。但应注意虹膜是否与囊膜粘连，如果粘连，分离时可导致囊膜破裂。

（12）退针前处理：应注意截囊一圈完成后截囊并未结束，应在中央做"＊"划开前囊或再将截囊针伸到 6 点位瞳孔缘钩住前囊膜上移，将仍有少许相连的截下的囊膜片拉向中心，使之游离，完成前囊彻底切开。有的学者还将针稍稍刺入晶状体核内，上下左右轻轻摆动，并在囊袋内稍稍回转，使晶状体核脱离周围皮质，以便顺利娩核。最后退出截囊针时，先将针放平，让折角处先出切口。截下的游离前囊膜待扩大切口后用小镊子镊出，或在娩核过程中一并娩出，小的游离前囊膜可在冲吸皮质时轻轻吸至切口外。

（三）前囊膜剪切

　　开罐式截囊比较简单，易于操作。然而，在前囊膜截开不完全时，常常有残片，抽吸时易堵塞冲吸器的吸孔而影响皮质的吸除，如吸力过强可导致后囊撕裂或悬韧带断裂，甚至玻璃体脱出。开罐式截囊有时留下的前囊边缘呈锯齿状，在娩核或植入人工晶状体时，常可造成不可控制的前囊膜放射状撕裂，严重时可延伸到后囊造成玻璃体脱出。有学者发现除撕囊术截前囊膜外，开罐式、点刺式和划线式等截囊法，均可发生前囊放射状撕裂。以下介绍另外一种截囊方法——前囊膜剪切，即信封式截囊（图15-16），以截囊针在 10 ～ 2 点位做前囊截开呈信封状。这种截囊方法特别适用于小切口手法碎核，因前囊膜可作为一屏障，以免娩核时核接触并损伤角膜内皮。

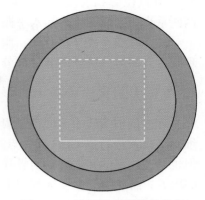

图 15-16　信封式前囊膜剪截囊

　　1. 操作步骤与方法

　　（1）用显微手术刀全层切开 12 点位的角膜缘，在手术刀片进入前房后应继续前进到晶状体前囊膜，用刀尖在 2 点位至 10 点位前囊膜上做一横行切口，长度相当于拟切开的晶状体前囊膜的直径大小（5 ～ 6mm）。

　　（2）用角膜剪延长切口，使切口的长度便于眼内剪自如进出、能张开操作，同时又不致损伤角膜内皮或虹膜为度。

　　（3）用黏弹剂形成前房。

　　（4）用显微囊膜剪从前囊膜横行切口的两端插入，垂直剪开前囊膜 5 ～ 6mm（等于横切口的长度）。一般先做左侧垂直切口，后做右侧垂直切口。

　　（5）直接用囊膜剪两叶轻轻夹住游离的前囊膜的右侧缘，或退出囊膜剪重新伸入显微眼内镊（最好用弯镊），轻轻夹住游离的晶状体前囊膜的右侧缘，然后从右向左慢慢撕开游离的前囊膜下界，这样使中央区前囊膜完全游离。

　　（6）用眼内镊轻轻夹出游离的晶状体前囊膜。

　　（7）根据截囊的直径大小及拟植入的人工晶状体类型，考虑是否做辅助性剪或切开。

　　2. 操作技巧与注意事项

　　（1）操作过程中，一定要控制好眼内压，尤其要维持正常的前房深度。由于是开放式剪囊，一般仅可使用黏弹剂，以防剪刀尖、镊尖严重损伤角膜内皮。

　　（2）剪囊时，剪刀可与囊膜面垂直或平行，应注意刀尖不能上翘（进剪时亦然），以防损伤角膜内皮。

　　（3）所选用的手术刀、囊膜剪等要锋利，剪刀叶的长度及角度适中。

　　（4）刀切、剪切时不能太深，以免导致皮质溢出，干扰视野，而影响下一步的操作。

　　（5）撕开前囊膜下界时，每个操作动作都要十分小心，不要损伤过多的前囊膜或撕破悬韧带，应尽量将下界撕整齐。撕囊时若撕开线向下向周边延伸，应立即停止操作，重新抓取囊膜边缘再撕，以确保沿着水平方向撕开。

　　（6）撕囊膜下界难度大，初学者不易掌握，常常将囊膜撕向 6 点位周边部或撕破悬韧带而致手术失败。下界问题其实还可用水平截囊的方法来解决，即角膜缘切穿后在切开 2～10 点位囊膜前或其后，插入截囊针至 4 点位方向，从 4～8 点位水平打洞截囊，经两侧垂直切开后则很容易水平撕开下界。

（7）在整个操作过程中，眼球要软化降压，不应有高眼压及玻璃体前突迹象。一旦出现眼压升高时，应立即缝合部分手术切口（最好预置缝线），改用截囊针截开前囊膜。

（四）前囊膜（口）成形术

理想的前囊膜手术应该是囊口大小合适、囊口居中、边缘连续、非圆形、不残留上皮细胞。目前流行的 CCC 的优点是有利于囊袋内植入人工晶状体、提高超乳手术安全性。但也易造成新的并发症如前囊膜紧贴 IOL 导致囊袋阻滞综合征（capsular block syndrome，CBS）、前囊膜下上皮细胞增生、化生、移位、前囊膜浑浊、纤维化、后囊膜浑浊、囊膜囊口收缩、IOL 有效视区减少、IOL 偏位倾斜、瞳孔夹持、囊袋收缩、纤维化、光晕和眩光等。可见，CCC 并不是一个十分理想的手术。

1. 囊膜成形术的概念　连续环形撕囊术后对大小不当、不对称、环形的囊口做成形切开以获得一完美的囊口。其优点：①获得安全稳定的固定 IOL 的框架；②避免 CCC 相关的并发症；③减少后发障；④囊口由密闭变为开放，避免了囊口收缩、后囊皱缩、CBS，有利于清除后囊袋内黏弹剂；⑤超声乳化前成形可为乳核提供较大的空间；⑥游离状的囊膜瓣可减少囊膜纤维化，保持囊膜透明。

2. 制作前囊孔时同时做囊膜成形术　做一个 4mm 的 CCC 联合玫瑰花结样囊膜成形术可以达到最佳的手术结果。初学医生可以练习该 CCC 技术。在进行常规白内障囊外摘除的过程中，若还不习惯使用超乳，做玫瑰花结样囊膜成形术将囊口切点扩大达 5.5mm，可保持前房稳定性，并可为术者增加更多的手术空间。

玫瑰花结样囊膜成形术毕的囊膜边缘，使前囊纤维化囊袋收缩、后囊皱褶、囊袋阻滞的风险与 CCC 相比明显减少。玫瑰花结样开放的边缘成形不仅避免了上述并发症，而且可以像 CCC 一样有利于 IOL 安全进入囊袋。

CCC 有助于避免标准 CCC 相关的并发症，例如人工晶状体的偏位和人工晶状体的倾斜、瞳孔夹持、囊袋收缩、纤维化、光晕和眩光，使用 CCC 技术，PCO 的发生率也会下降。IOL 部分脱出囊袋以外导致该处囊膜收缩、包裹进而形成 PCO，这是以往进行大口径撕囊术的常见并发症。

为了减少前囊膜纤维化的危险，术者必须防止游离的囊膜瓣接触 IOL 光学部表面，采用该预防措施可以得到一个透明、清晰的前囊膜瓣。

3. IOL 植入后的囊膜成形术　在 IOL 植入囊袋之后再进行囊膜成形术更为安全可靠，最理想的囊膜开口是对人工晶状体光学部来说足够大、圆、居中。人工晶状体植入后常见的问题是光学部与囊口匹配不完美，从而成为影响患者术后视功能的因素之一。人工晶状体植入术后做前囊膜成形术的目的是重建完美的 CCC。

4. 手术方法

（1）手术进路：囊膜成形术通过原有 1～2 个侧切口或隧道切口进行。无需再做切口或扩大切口。

（2）器械：可使用显微剪，但截囊针更好。

（3）操作：囊膜成形简单、有效的方法是囊口截开法，术者右手通过右侧切口插入截囊针，多处向心式划开囊口边缘 1～2mm，形成顶点指向周边的三角形的囊口边缘，类似囊膜截开的结果，但几个月后逐渐变为环形边缘（图 15-17）。

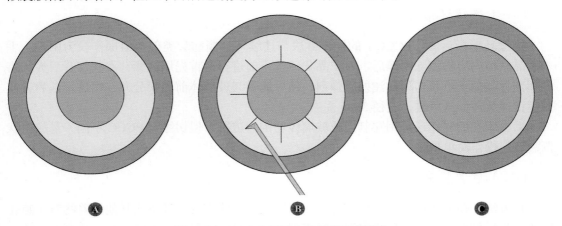

图 15-17　CCC 小但居中的前囊口成形术
用截囊针行囊口成形术扩大囊口。A. 术前；B. 术中；C. 术后 6 个月

（4）大小：囊膜切开必须延伸到人工晶状体光学部的周边边缘，可为晶状体后囊上的黏弹剂排入前房提供便利，减少囊袋阻滞综合征的风险，促进早期周边前后囊膜的融合，形成保护性的"收缩经纬线"。

（5）部位：两个成形切口定位在 CCC 的 180° 的位置上来松解囊膜成形。180° 的间距减少了囊膜收缩力和后囊皱褶的发生率，并将会有更大的囊膜开口而不致发生囊袋包裹。

5. 疑难病例的前囊成形术　制作标准 CCC 的过程中出现了偏中心或者不对称的囊膜截开，可做一个大的单个（1 个）囊膜切开成形，或者在同一经线上做多个小成形切口以保持囊口居中和对称。一个大、居中的纤维环将位于人工晶状体光学部的前方和晶状体的边缘。对于一个小口径的对称的 CCC，术者可选择去制作多个囊膜切开点以扩大囊膜开口（图 15-18）。

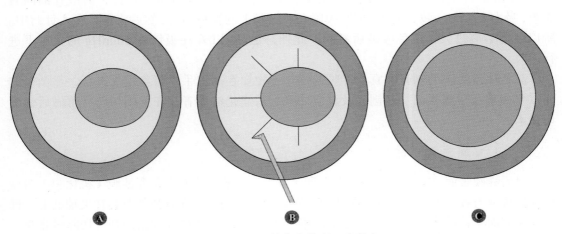

图 15-18　CCC 偏位的前囊口成形术
用截囊针行囊口成形术使囊口扩大且居中。A. 术前；B. 术中；C. 术后 6 个月

二、后囊膜孔的制作

（一）连续环形撕后囊

连续环形撕后囊（PCCC）的操作方法与连续环形撕前囊类似，但操作较为困难。手术于晶状体内容物清除干净后、人工晶状体植入前进行。首先用截囊针点状切开后囊，将黏弹剂针尖插入点状切口，注射黏弹剂，使后囊膜与玻璃体前界膜分开，然后用截囊针或撕囊镊连续环形撕后囊，直径 3mm 左右。

后囊膜孔的制作还可用穿刺刀或玻璃体切割头进行，但切缘与 PCCC 不同，易放射状撕裂，但操作简单易学。

（二）后囊膜刨光

1. 方法　在冲吸晶状体皮质结束后，如后囊膜混浊有皮质残留或其他沉着物时（瞳孔区的红光反射上有折光现象或黑泥沙样表现），可对后囊膜进行刨光，刮去残存的皮质，防止术后后囊浑浊。刨光的方法多种多样，如：①用黏弹剂针尖或普通冲吸针头的下面或开口部分或针尖侧面在后囊上轻轻摩擦，以去除附着于后囊上的少许残留皮质等；②用后囊膜刨光器（如毛面冲洗扁针头、特殊磨砂玻璃等），自切口的一侧伸入到瞳孔区，在晶状体后囊上轻轻上下左右来回揩刷，以磨掉后囊上的皮质颗粒或其他混浊颗粒，对周边前囊膜上残留的上皮细胞也应尽量揩刷去除，然后再冲洗吸出脱下的皮质碎屑等。后囊刨光后其瞳孔区的红色反光是均匀的。在刨光过程中应保持正常的前房深度或稍浅些，且要注意保护晶状体后囊膜的完整性，不要过分强调清除所有附着于后囊膜上的小颗粒，以免刨破后囊膜而致手术失败。临床上常在冲吸皮质过程中用冲吸针轻轻按摩后囊即可冲洗吸出其上的皮质，而不必专门刨光。

2. 后囊膜的真空冲吸　晶状体后囊膜的真空冲吸在刨光后进行，其目的也是降低后发性白内障的发生。其方法是用 2ml 的冲吸针筒连接单管冲吸针头，针筒内应装有 0.5 ～ 1ml 的冲洗液，以便在误吸住后囊膜时通过注射而将其推开。操作时吸孔面向后囊膜，吸力要均匀一致，以刚刚能吸掉附在后囊膜上的颗粒为宜，然后将颗粒吸入针筒中。所以吸力不应过大，以免吸破后囊膜。此外，也可用 I/A 注吸针在 5mmHg 的负压下进行冲吸。

晶状体后囊膜的刨光和真空冲吸的操作一定要在高倍手术野直视下进行，显微镜的焦点要聚集在后囊膜面。经刨光及真空冲吸后后囊仍混浊者，在关闭切口后可做后囊膜切开术。

（三）后囊膜膜切除

对后囊膜表面（后囊膜本身透明）和（或）后囊膜本身有白色浑浊膜（机化膜）明显影响患者视力者，术中可切除该机化膜。对后囊膜表面膜可在黏弹剂及其针尖辅助下，慢慢剥除表面膜；后囊膜本身机化膜可采用穿刺、剪切、PCCC 等方法切开或切除机化膜，原则是保证能顺利而居中植入人工晶状体的前提下，尽可能切除机化膜。

三、囊内晶状体娩出

囊内晶状体娩出（白内障囊内摘除）是40年前最常用的白内障手术方法，但目前却主要适用于晶状体脱位、囊外术中出现意外等情况。

（一）基本原理

囊内晶状体娩出原则上是一种在精密控制下的整个晶状体的摘除过程，术中仅晶状体悬韧带被破坏，而晶状体的囊膜和玻璃体的界膜仍然保持完整。娩出步骤由离断悬韧带和晶状体分别从瞳孔、角膜缘切口娩出组成。两大步骤间没有严格的界限，是一个连续的动态过程，晶状体的每一个娩出运动均有悬韧带离断和晶状体外移成分。晶状体娩出的动力来自压迫（压出晶状体）和牵引（摘出晶状体），因此，晶状体娩出主要有压出法和摘出法。

1.压出法 在压出法，玻璃体内压力增大（正压），随之迫使隔膜（玻璃体前界膜、晶状体、虹膜）前移，从而将晶状体从眼内驱逐出去。压迫器加压的地方，玻璃体内压力增加不成问题，压迫器的作用部位和玻璃体内压力增加情况及位置完全根据需要来控制。正确的控制结果是被压迫的前部（晶状体）阻力最小，而在隔膜的其他部位最高。如果控制不准确，低阻力区出现于非期望的部位（晶状体外），增加压力将导致晶状体之外的结构（如玻璃体）脱垂，而晶状体本身反而保持不动（图15-19）。

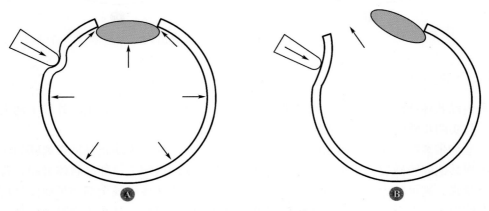

图15-19 压出法囊内晶状体娩出

2.摘出法 在牵引摘出法，通过直接牵拉晶状体，使玻璃体内产生负压，局部区域形成真空，使晶状体后退，只要压力相等，即可娩出晶状体。悬韧带局部破裂或基底部虹膜切除，这些隔膜上的"裂隙"可导致晶状体前后等压。玻璃体内负压还可引起假性虹膜僵直，这种僵直的虹膜可紧紧压迫晶状体，从而不可能娩出晶状体。当压力相等时，假性的虹膜僵直立即缓解。当然，假性虹膜僵直与术前瞳孔极难扩大的真正的虹膜僵直是不同的。由此可见，压力及隔膜阻力的控制在压出法和摘出法娩出晶状体时有相反的作用。在压出法，隔膜上晶状体以外的间隙是并发症（如玻璃体脱出）的源泉，因为等压在压出法是非期望性的，反而是有害的。术者的任务是"填塞"这些晶状体外的间隙。而在摘出法，晶状体外间隙（如悬韧带离断性间隙）对平稳进行下一步的操作是基本的、必要的。术者在开始摘出晶状体时创造这些晶状体外间隙，且保持于整个娩出过程中。娩出的动力（压出或牵拉）控制适当很重要，不然，娩出的动力反而成为娩出阻力的能源，因为娩出的动力有时以不能预见的方式突然转变为阻力的动力。因此，应适当控制晶状体的娩出，每一次用力都应伴随有相应的晶状体运动。在压迫或牵拉过程中，若晶状体仍保持不动，则是娩出有阻碍的指征，这种阻碍必须及时识别并予排除，不然，继续加压或牵拉将导致玻璃体脱出（压出法时）或囊膜破裂（摘出法时），晶状体囊膜皱褶的方向可提示阻碍所在的部位（图 15-20）。

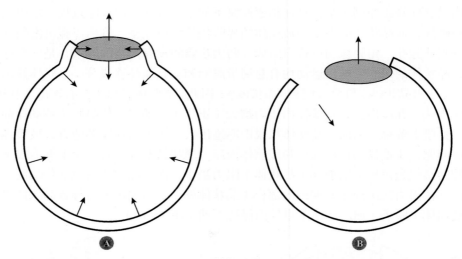

图 15-20　摘出法囊内晶状体娩出

（二）起动和移动

囊内晶状体娩出由起动（悬韧带离断）和晶状体从瞳孔和切口移出（外移）两大步骤组成，其实两步骤间并无明显界限。

1. 悬韧带离断　悬韧带离断的方法有以下三种：①牵拉：为防止悬韧带离断的同时也同时出现其他隔膜破裂，所用的力应尽量分散于较广阔的区域上，如晶状体囊膜，若先使悬韧带紧张，则可减少悬韧带离断的外力。在压出法，设法使隔膜全部伸延而使悬韧带紧张；在摘出法，牵引力从囊膜传递至悬韧带并使之紧张。显然，晶状体囊膜越松弛，使悬韧带紧张所需要的牵引力越大，随着悬韧带向前分离，囊膜越来越松弛，因而在娩出过程中牵拉的幅度（力）需不断地增加。②器械分离：用韧带离断器（如虹膜恢复器等）钝性分离切断悬韧带。开始时，离断器应垂直悬韧带，先离断出一个小间隙，然后转换角度平行于悬韧带（即平行于玻璃体表面），沿上一小间隙继续离断悬韧带，这样可允许较大幅度钝性分离韧带而不伤及玻璃体。如果器械一直垂直于悬韧带，可损伤玻璃体前界膜，导致玻璃体脱出。③化学溶解：将少量 α-糜蛋白酶注射到赤道区悬韧带处，通过其化学溶解韧带作用而减弱悬韧带的抵抗力，可将娩出晶状体过程中所需的力减少到最小程度。但是液体酶在理想的作用和副作用两方面均难以控制，过去，α-糜蛋白酶主要用于 55 岁以下的白内障患者（晶状体悬韧带较为强韧）。由于其可引起异种蛋白反应等，目前已很少应用。对于晶状体脱位，前房内有玻璃体、角膜内皮营养不良或外伤性白内障后囊可能与玻璃体粘连者均不宜使用。

2. 晶状体外移　单纯的晶状体外移，意味着几乎不需用任何力，晶状体就在瞳孔缘和角膜缘创口中娩出。晶状体娩出过程中所用的力大多花费在将晶状体从其悬韧带附着处游离出来（离断）时。悬韧带离断后，脱位的晶状体可影响玻璃体腔，因此，必须注意选择晶状体运动的方向。垂直于玻璃体移动晶状体，则可改变玻璃体体积，在玻璃体内形成正压或负压；沿着玻璃体界膜表面运动虽不改变玻璃体的体积，但可引起玻璃体物质的移位；沿着晶状体后表面曲线弧度上移动晶状体，既不改变玻璃体体积，也不改变玻璃体形状；沿晶状体轴旋转晶状体也不影响玻璃体的形状和体积。

（三）娩出器械

1. 种类

（1）压迫器：钝性器械（如晶状体匙）压迫眼球壁，增加玻璃体内压力，以压出晶状体。压迫器较尖可形成小的压陷迹。有些术者甚至用手指作为压迫器通过感觉来细微地控制压迫。压迫器常联合使用虹膜恢复器或晶状体圈匙来压出晶状体。

（2）囊膜镊：囊膜镊可以夹取晶状体囊膜上形成的皱褶。为了在囊膜上形成一个皱褶，镊子的夹持部分必须紧压囊膜以致关闭镊片时不易滑脱。为防止损害囊膜，夹持部分的压力必须全部分布于夹取面。

（3）晶状体吸盘：利用晶状体吸盘的负压吸住晶状体，将其摘出。

（4）硅胶：用作为干燥剂的硅胶珠在酒精灯上移动烘烤数秒钟，待其脱水变蓝后，把硅胶珠用镊子夹紧，压在晶状体上方，借硅胶的吸水作用，可以粘住晶状体，慢慢牵拉娩出晶状体，此法简单方便，尤其在农村更为适用。

（5）冷冻摘除器：冷冻摘除器是当今最常用、最有效的白内障囊内摘除器械，其致冷源可用液态二氧化碳或氧气、氟利昂、干冰、半导体等。冷冻摘除器通过冷冻器接头与晶状体前囊膜接触，通过包绕冷冻头和晶状体组织的冰球来形成与晶状体的粘连。适当的温度（$-40 \sim -20℃$），不仅把晶状体囊粘着，冰球可穿透到晶状体的较深部位使囊下皮质也被冻结（这种固定是较理想的）。如此在前囊及前囊下形成的晶状体内冰团，牵拉力达250g，为囊镊法拉力的$7 \sim 15$倍，抓囊牢固，囊破率低，即大大减少了晶状体囊破裂的机会。此外，即使囊膜被破坏，只要破损的全部边缘能包括在冰球中，照样可以完整摘出晶状体。可见，应用冷冻器，术中如果拉力用得确当，将极少发生扯破囊膜的现象。玻璃体脱出的机会也明显减少。

冷冻时的冰球大小和形状取决于冷冻摘除器的形状、温度、制冷能力等，因此，在使用一固定的冷冻器时，器械的性质是不变的。冰球的大小也取决于手术野各部位温度传导性能，也就是说取决于晶状体内外的液体成分。传导性能的差异甚至使脱入到前房液体内或玻璃体内晶状体结冰，另一方面，如果晶状体高度液化（如膨胀期白内障），冰球则仅仅在浅表的干性囊膜组织上形成，这时，冷冻摘出器仅有与镊子相似的夹取性能。

2. 选择标准　选用摘除器械是根据摘除器的固有体积、接触面积、抓取机制所致的晶状体变形等因素来决定的。

进入到前房内的器械的体积可影响眼内组织如前房的深度和玻璃体的压力。因为，如果器械太大，术者必须将晶状体下压，因而增加了玻璃体的压力。

对囊膜破裂的危险性来说，组织接触的面积起着重要作用。如果压迫器或接触器较尖，将会使囊膜破裂而不是悬韧带离断。接触面积还进一步影响晶状体固有能动性。如果接触面积小（点接触），晶状体对来自术者和韧带所用的力都能适应。如接触面积大，术者的作用将对晶状体起主要作用，且容易传递到周围的结构上。

在夹取过程中，作用于晶状体上的压力也会升高玻璃体压。因而在夹取晶状体时需要有来自隔膜的适当阻力对抗。如果隔膜已损害（即晶状体不全脱位），必须使用夹取压最小的器械。

只要晶状体的体积与其表面积的比例允许，就可以发生晶状体变形。如果晶状体呈球形（如膨胀期白内障），任何变形都可导致整个囊膜紧张，故禁用变形器械来夹取晶状体。例如，囊镊夹取球形晶状体时，本已紧张的囊膜不能再被夹起，不可能产生囊膜皱褶，囊镊仅仅是促使囊膜破裂而已。

（四）娩出分期

晶状体的娩出是一个连续的操作过程，各个步骤相继发生。但概括起来，娩出过程根据所用力的类型与作用部位，可以分成 4 个主要时期，即置入器械、断离悬韧带、晶状体通过瞳孔和切口、娩出终期。

在置入器械期，所应用的力仅用以使器械接触晶状体，因此，用力的大小取决于使用的娩出器械的类型。在悬韧带间隙形成开始时，所用的力主要促使悬韧带的离断。移出晶状体的同时作用力使悬韧带紧张，以增强可切性。然而，这一时期针对玻璃体方向的垂直力量是不可避免的，所以应极小心使用，以免损伤玻璃体前界膜。如果悬韧带切断器误伤玻璃体，玻璃腔的压力将升高。另一方面，如果晶状体已移位，悬韧带可被拉至切断器处，负压可从始初间隙向后吸取玻璃体前界膜，如前文所述，适当的始初间隙的存在对平稳地娩出晶状体的下一步操作是必要的。晶状体通过瞳孔和角膜缘切口是晶状体娩出的主要时期。此期，悬韧带已大部分离断，重点在于移去脱位的晶状体，因此，在平行于玻璃体表面的方向，即安全方向应给予较大的力量，以使晶状体外移。所用力的性质（压迫或牵拉）取决于韧带间隙是应该填塞（压出法）或是留下开口（牵拉法）。只要晶状体最大截面已经通过角膜缘切口，晶状体娩出的最终期即已开始，当停止用力外移时，晶状体不再从角膜缘切口沉下去，实际上娩出已完成了。此时，可用极小的力分离极少的残留韧带纤维。

（五）冷冻囊内摘除的操作技术

1. 操作方法　一般准备性操作，如充分麻醉和降低眼压完成 180° 角膜缘切口后，助手充分掀开角膜瓣，张开切口，术者左手用虹膜恢复器或虹膜小钩或无丝棉签将上方虹膜推向 12 点位角膜缘切口，充分暴露晶状体上方。用棉签吸干晶状体表面液体。然后右手持冷冻器，并且用纱布等擦去冷冻头表面上的冷霜，将冷冻头干放在晶状体上方 12 点位赤道与前极之间稍偏上的囊膜上，微加压力，3 ～ 5 秒后，黏结处周围的晶状体变白且囊膜微微起皱（表示冷冻头和晶状体已经牢固冻结粘连，此时应及时稍提起冷冻头，以免粘着虹膜或因房水增多而影响冻结），轻轻向上提起冷冻头，撕断晶状体上端悬韧带，然后左右轻轻摇摆冷冻头，使两侧悬韧带断裂，最后用柔力将晶状体缓缓向切口后上方牵引而娩出晶状体（图 15-21）。当晶状体进入切口时，应稍停止几秒钟，慢慢提出，使玻璃体及虹膜均复原位。动作过快、过猛均会引起晶状体囊膜破裂及玻璃体脱出。在晶状体即将全部娩出时，即可拉紧角膜侧预置缝线，闭合角膜缘切口，恢复虹膜，结扎预置缝线，加固缝合切口，覆盖结膜瓣。

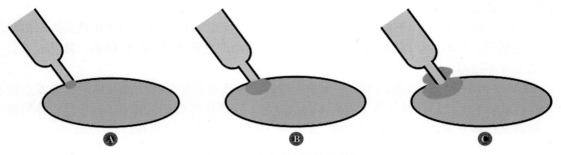

图 15-21 冷冻囊内摘除晶状体

2. 手术技巧与注意事项

（1）冷冻摘除晶状体的温度范围以 −20 ～ −40℃为宜，一般 −19 ～ −20℃即可，过低（−40℃）可能使后囊膜破裂，甚至将该处玻璃体冻凝，引起玻璃体脱出。但如果温度不够低，接头会脱离晶状体或撕破晶状体囊。

（2）如果冷冻头上有一层薄霜，或晶状体表面有水，那么在二者之间形成的一层薄冰将妨碍冷冻头和晶状体牢固粘连。这层薄冰很容易融化，在牵拉晶状体过程中，二者可能脱开或使囊皮撕破，所以使用时必须擦去冷冻头上的霜和晶状体表面的水。

（3）冷冻时晶状体表面不可过干，须保持有一定的湿度，以便与冷冻头冻结，当然，如上所述也不可过湿，如房水积聚较多，可升高冷冻头的温度而不能冻结，甚至自行解冻，此时须用棉签擦干晶状体表面液体方可冻结。

（4）应注意避免冷冻器头与周围的角膜、虹膜或缝线接触而冻结。角膜瓣应充分掀开（其内面必须离开冷冻头 3mm 以上），虹膜恢复器应保护好虹膜。如果不慎发生冷冻头与上述组织冻结，助手应立即用事先准备好的平衡盐液或生理盐水解冻分离（若有自动解冻装置，则仅需放开脚闸即可），切勿盲目继续娩出而造成虹膜撕裂、虹膜根部离断等。解冻后可重新用冷冻头冻结晶状体。

（5）冷冻晶状体时如时间太短或冷冻头与前囊膜接触的面积过小，温度不够低，则冻结不牢固，娩出时冷冻头会脱离晶状体或因仅冻结囊膜而牵拉致囊膜破裂。如果冷冻时间过长，囊膜可发生皱缩而撕破，并可形成后囊膜与玻璃体粘连而致娩出晶状体时拉出玻璃体。判断冷冻头的温度不仅仅靠时间来计算冷冻的效果，而应以粘接处周围的晶状体出现白环即 2 ～ 3mm 宽的变白区为宜。一般来说完全成熟的白内障冷冻时间应稍长一些，未熟期白内障由于冷度扩散快，故时间可稍短一些。

（6）如果术中囊膜破裂应立即解冻，再将冷冻头重新放置在破口之上，这样可达到封闭破口的目的，因而仍然可以完成囊内摘除术。

（7）摘除皮质已液化的过熟期白内障，由于囊膜薄而极易破裂，应将冷冻头在前囊上放置时间长一些（约 10 秒），以便在晶状体内形成一个较大的冰球。即使囊膜破裂，也不要解冻和更换位置，因为过熟期白内障的囊膜破口不易被冷冻封闭。可以继续手术，将速度放慢些，也可能将晶状体完整摘除。

（8）冷冻娩出晶状体时不可过急，应轻柔地拉断悬韧带后缓缓娩出，即采用慢速度大幅度摆动的手法，以免撕破晶状体前囊。若感到晶状体悬韧带坚韧而不易拉断时，可用斜视钩轻压6点位角膜缘，以协助拉断悬韧带。

（9）当冷冻头与晶状体前囊膜形成了满意的粘连后，可用三种不同动作帮助离断晶状体与悬韧带：旋转运动即顺时针和逆时针，摇摆运动即更替地抬高晶状体颞、鼻侧赤道、抬高上方赤道部。

（10）可联合应用冷冻摘出与压出法，冷冻头粘连晶状体后即用晶状体勺等在6点位角膜缘处轻轻上压，使晶状体上赤道部向前翘起，这样冷冻头牵引娩出过程中晶状体勺紧紧跟随晶状体下缘，当晶状体娩出时，晶状体勺恰好使角膜切口对拢。

（六）残留囊膜摘除

囊外或超声乳化手术中囊膜破裂严重而广泛，无法植入人工晶状体，如有少量囊膜残留，则要摘出残留在眼内的囊膜。在夹取囊膜时，首先要识别出游离的囊膜边缘，然后将其夹进镊子的夹持部。在摘出囊膜过程中，由于囊袋已被破坏，不能产生总体阻力，所用的力不再传递到整个悬韧带。只有当镊子接近悬韧带附着囊膜处，悬韧带才紧张而离断。由于镊子和残留的完整的悬韧带纤维间的距离随着囊膜的拉出而增大，故镊子应不断移位以接近悬韧带附着处。

第二节　晶状体水分离操作技术

1. 概念　利用水流将囊膜、皮质、核相互分开的水分离是超声乳化术中非常重要的一个步骤（图15-22A），实际上水分离包括水分离（hydrodissection，又称囊下水分离，指的是用平衡液将晶状体囊膜与皮质分开）和层间水分离（hydrodelineation，又称水分层，指的是用平衡液将晶状体核与核周组织即核壳、核壳与皮质分开，也就是说使晶状体的各个层次特别是核内各层游离分开）（图15-22B）。

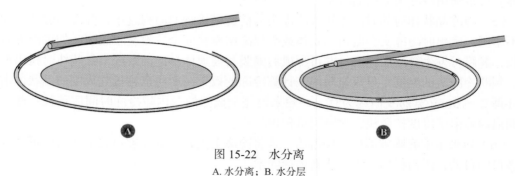

图15-22　水分离

A. 水分离；B. 水分层

2. 条件　①有一直径为5.0～6.0mm的CCC，CCC不完整（龟裂）或邮票式特别是开罐截囊者水分离可致囊膜放射状撕裂。CCC太小易致后囊破裂（囊口阻滞综合征）。

②有较好的红光反射。当然，手术熟练者不具备以上条件也可进行水分离。

3. 操作技巧　做水分离时，用黏弹剂针尖于前囊膜下紧贴前囊膜，多部位注射液体（图 15-23）至前囊下并延伸至赤道和后囊下，使囊膜与晶状体皮质分开；为预防术中囊口阻滞综合征及后囊膜破裂，水分离时应注意：针尖要向前呈帐篷样稍微抬高前囊膜，然后注水（图 15-24A），以保持囊膜开放；水分离可以从下方开始（图 15-25），多点进行。这时往往可以看到后囊前有水向对侧流动（图 15-25）。一处注射平衡盐液后，要轻压晶状体，使后面的平衡盐液向前从前囊膜口流到前房（图 15-24B、C）。

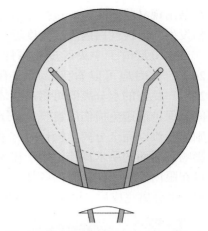

图 15-23　多部位注射液体进行水分离

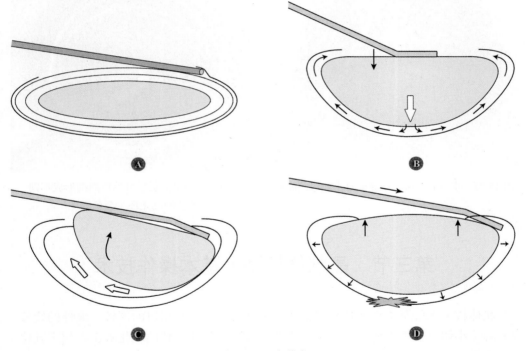

图 15-24　水分离

A.帐篷样稍微抬高前囊膜，然后注水；B.一处注射平衡盐液后，轻压晶状体，使后面的平衡盐液向前从前囊膜口流到前房；C.轻压晶状体，水回到前房；D.未注意以上几点，过分注水导致后囊膜破裂

水分离是超声乳化的一个重要步骤。超声乳化时超声针头一接触到后囊，破囊的概率就非常高。在乳化核时一旦破后囊，玻璃体脱出，此后的处理将非常棘手。而成功的水分层可形成核壳与晶状体皮质分离，不让超声乳化针头直接接触后囊，核壳与晶状体皮质成为保护后囊的堡垒。此外，金色环的形成（图 15-26），硬核易被超声乳化针头旋转。核壳与皮质的沙垫样保护作用和核的可旋转性，有助于安全手术，减少并发症的发生。水分离时一边注水一边要浅前房减压，针头要细。水分离不完全时核难转动，悬韧带压力增大，

容易出现晶状体脱位。过分注水容易引起后囊膜爆破，核落入玻璃体，发生 CBS，特别容易发生在后极性白内障、高度近视、眼轴过长、成熟期白内障囊膜不健康等患者。

水分层时于中央区皮质将针尖插至核与皮质及核内各层间注水（图 15-22B，图 15-26），这时应可以看到核周围有水流动，可形成不同颜色的反光环如金色环（图 15-26）。良好的水分离既可将晶状体分解便利乳化，又可于乳化时在后囊与晶状体间有液体间隙保护而避免损伤后囊膜。水分离的顺序应是先做水分离后做水分层，如果先进行后者，则前者难以完全分离。操作时，平衡液不能注入过多，否则，晶状体或核会脱臼到前房，影响到后面的手术操作。用于注入黏弹剂的注射器即可作为水分离的针，顶端弯曲后，便可在眼内旋转，伸到眼内各处。除非成熟或过熟期白内障，其他白内障患者均要进行水分离。水分离完成后，用黏弹剂针尖转动核，以便进行核的超声乳化且不牵连晶状体悬韧带。

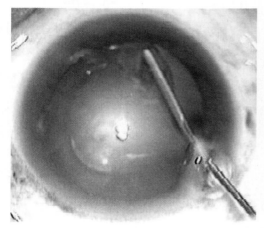

图 15-25　水分离：可见后囊前有水向对侧流动

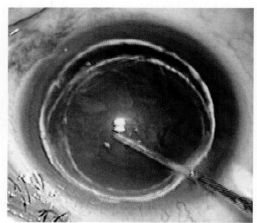

图 15-26　水分层后可见核周围形成不同颜色的反光环（金色环）

第三节　晶状体核手术基本操作技术

晶状体核手术的基本操作技术包括核的整体移动（如小切口的浮核、囊外的娩核）、核的分解（小切口的手法劈核，超声乳化的劈核）及移动、核的乳化吸出（超声乳化），本节主要介绍核手术的基本操作技术。

一、大切口手法娩核

手法娩出晶状体核是现代白内障囊外摘除术（大切口）主要操作之一，与截囊和冲出皮质相比，相对容易操作，方法也多种多样，术者可根据自己的习惯娩出晶状体核。娩核的方法很多，如 12 点位加压法、6 点位加压法、12 点与 6 点位同时加压法、圈套法等。小切口白内障囊外摘除术的手法劈核和套出的操作技术见第二十章。以下介绍的是现代白内障囊外摘除术（大切口）用圈套器和晶状体勺从 12 点位和 6 点位同时加压整核娩出的操作技术。

（一）操作步骤与方法

1. 用截囊针或撕囊镊做成一个大的 CCC。大的撕囊使晶状体半脱位和除去核外层较容易。核较大而撕囊口较小时，则须在前囊做 1～2 个松解切开。由小的撕囊口使核半脱位可引起悬韧带断裂等并发症。

2. 松开所有牵引眼球缝线（如上直肌牵引缝线、开睑器压迫）。助手轻轻掀起角膜瓣。

3. 晶状体圈套器（晶状体环匙）自 12 点位插入上方晶状体核和后皮质之间，或不进入眼内而将圈套器置 12 点位切口后唇后方 2～4mm 处，轻轻向后压。同时用晶状体勺放在下方 6 点位角膜缘向眼球中心方向轻轻加压，挤压时加压要轻而且用力应张、弛相间，在两处压力夹击下，晶状体核的下缘向后向上，上缘向前向上，即晶状体上方赤道部抬起而露出瞳孔缘，在进一步轻压下，整个晶状体向前上移动并逐渐从囊内皮质中解脱，经过切口滑至眼外而娩出。在娩出晶状体过程中助手应逐渐放下角膜瓣。娩出核后若有较多皮质溢出切口可一并赶出，冲洗手术野，结扎预置缝线（活结）。

（二）操作技巧与注意事项

1. 切口要足够大　为顺利娩核，角膜缘的切口宁大勿小（超声乳化术除外），其横径要大于或等于晶状体核的直径，在小角膜、大核、做角膜切口者，切口的弧长应大于常规切口。如娩出过程中发现切口偏小，不能很顺利地娩核，应停止操作，待延长切口后再继续娩核。

2. 保护角膜内皮　晶状体皮质和晶状体核对角膜内皮都有一定的毒性，应尽量避免它们接触角膜内皮或减少其接触时间。还应防止娩核太快，以免核撞击角膜内皮而造成机械性损伤。可应用黏弹剂保护角膜内皮。

3. 保护晶状体悬韧带及后囊膜　娩核时，应注意操作时的用力方向和大小，不要突然用力或改变方向，以免损伤晶状体悬韧带或撕破晶状体后囊膜。还应注意包括冲洗针头在内的所有器械都不能伸入到核的背面，以免误伤后囊膜。未注意晶状体悬韧带和后囊膜的保护而致其损伤、破裂，甚至丢失玻璃体，均可使囊外手术失败。因此，保护后囊膜是娩出核时最应重视的防范措施。

4. 松动晶状体核　在娩核前，若先将其松动则可便于娩核。松核的方法较多，如用截囊针头插入核内或用人工晶状体调位钩等紧贴核表面上下左右轻轻移动，使核与其周围皮质之间的连接离断松开。也可用冲吸针头等将冲吸液注入晶状体前囊膜瓣下或皮质与核之间，利用液体分离核与其周围皮质的粘连。但是，松动时切忌移动核的幅度太大及过分牵动，以免损伤悬韧带和后囊膜、前囊膜等。大多数情况下并不需要松核即可顺利娩出晶状体。

5. 瞳孔要大　显然，瞳孔小于晶状体核直径则不易或很难娩出晶状体核，有时即使核被娩出，但却带来广泛的瞳孔缘撕裂伤等并发症。小瞳孔时可向前房内注入稀释的 1% 新福林或 1‰ 的肾上腺素，这样可使瞳孔散大。瞳孔强直、长期使用缩瞳剂而不能散大的瞳孔娩核前应做虹膜部分切开以扩大瞳孔。

6. 重新截囊　晶状体前囊膜截除得太小或不完整者应重新截囊（此时剪囊较稳妥），以便娩核，尤其是上方残留过多的前囊更会阻碍娩核。

7.注入平衡盐液　当晶状体核小而软或者眼压很低者，晶状体核常常后陷而难以娩出，可在晶状体核和后囊及皮质之间注入平衡盐液，使核上浮，然后娩出。

8.娩核困难的处理　加压后，当核向上脱位进入切口后唇之时，应停止娩核，先用虹膜恢复器使晶状体核复位或按抚其上方角膜面，待晶状体复位后再寻找晶状体核不能娩出的原因，根据情况扩大角膜缘切口，或重新截除上方残留过多的前囊膜，或改用其他方法娩核。遇到娩核困难时，切忌反复挤压或增加压力，应首先考虑是否应稍扩大切口。然后考虑是否改换其他方法娩核。

二、小切口手法娩核

（一）扩大内切口

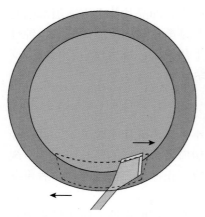

图 15-27　扩大切口：内切口稍大于
外切口宽度

用切口扩大刀或其他刀在前房注入黏弹剂下进行。一旦刀进入前房应注意刀面平行于虹膜及角膜面或刀尖稍向上朝向角膜内皮面。向右扩大切口时，刀须推向右侧的稍偏上方向，向左侧扩大时，刀须推向左侧的稍偏上方向。若用专用刀（3.2mm、6.0mm 扩大刀），经隧道进入 1 次推进进入前房即完成切口扩大达 3.2mm、6.0mm。注意扩大内切口后应使内切口稍大于外切口宽度（图 15-27）。

（二）晶状体核半脱位

1.去除核外层　用注吸管吸去部分前皮质及核外层皮质，暴露出中心核的表面。这样需要娩出的仅为很小的中心硬核，切口也就可以小些。

2.中心核半脱位（浮核）

（1）旋转中心核：注入黏弹剂后用截囊针钩住中心核（若核外层未分开则为全核），旋转之以确定其与周围组织完全分离。

（2）使中心核半脱位入前房：有以下几种方法。

1）黏弹剂法：将黏弹剂注射针头滑入颞侧或鼻侧前囊与中心核之间的空隙，注射黏弹剂，使核移向对侧并上浮，亦可同时用针头托起中心核赤道部，终致核赤道部进入前房，调整之使脱位处位于正上方，亦即中心核半脱位后，其下边在囊袋内，上边在囊袋外，呈倾斜前突状态（图 15-28）。全脱位亦可，但可增加下述操作时对内皮的创伤。

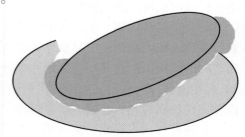

图 15-28　用注射黏弹剂法浮核

2）钩取法：用截囊针或 Shinsky 钩推中心核使其滑向对侧面而露出核的赤道部。必要时用另一钩（虹膜恢复器等）由后方托起中心核的赤道部使之进入前房（后者称为双钩技术）。

（三）娩核

1. 整核娩出法　完整娩出晶状体核法需要较大的切口，术中应根据核的大小调整切口的大小，不应勉强在"小"切口下娩核。完整娩出晶状体核的方式有：①百濑式；② Blumeathal 式；③饱浦式；④线环式；⑤钩取式等。这些方法与普通现代囊外娩核（掀开角膜，于晶状体勺等器械压迫下方 6 点位巩膜及角膜，用圈套器压迫上方巩膜及虹膜经角膜缘切口娩出完整核，包括部分皮质及核外壳）最大差异是用较特殊的器械经巩膜隧道切口进入中心核（核外壳去除后晶状体核变小）后面，继而将核主动牵拉至眼外，故切口可比普通囊外手术小些。

（1）百濑式整核娩出法：用普通晶状体圈套器进行。先将黏弹剂从核的边缘注入至核的后方，使核的上部脱位至前房。注入的黏弹剂必须足够多以便将后囊推向后，使核与后囊之间形成一个空间。以 5.5mm 宽的椭圆形晶状体圈匙伸入核的后方，托起核并下压巩膜将核随圈匙的外移而缓缓娩出。核经过隧道时若切口偏小，有时可被挤碎成 2 块，一块娩出，另一块送回前房，调整角度，使其纵轴对着切口，用圈匙将其娩出。

（2）Blumeathal 式整核娩出法：用晶状体滑板即舌状 X 线胶片进行。浮核后舌状胶片插入晶状体中心核后面通过向上推压 6 点位巩膜而将晶状体核娩出。

（3）饱浦式整核娩出法：用助娩爪进行，助娩爪是将注水式助娩杆的前端弯曲成爪状而成。在中心核的前后注射黏弹剂之后，助娩爪连接于吸满黏弹剂的注射器，插于中心核之下，同时注射黏弹剂（此操作可以不用黏弹剂而用注水代替以节省费用）。然后助娩爪在将巩膜床轻轻下压的同时向切口方向退出，中心核即在助娩爪上进入切口。此时须继续将巩膜床下压，并同时缓缓退出助娩爪，中心核即经巩膜隧道而娩出。为了顺利而安全地娩出核应注意：①插入助娩爪时前一半向后方，后一半则向前方插入。注意后囊和核向后和向前的凸斜坡度。如果助娩爪开始时即水平插入，则因核向后的凸度而阻碍其前进。如果助娩爪后一半向后插入则后囊将被刺破。②助娩爪须放平并以水平方向沿巩膜隧道退出。如以直立方向退出，则不能抓住核向后的倾斜处。

（4）线环式整核娩出法：用注水线环（前端稍弯，线环可带多个齿）进行。与晶状体圈匙法相似，但线环法可以接注水管而在娩核时边娩边注水，起到后推核向外的作用，此外，带齿的线环有助于抓住中心核（图 15-29）。

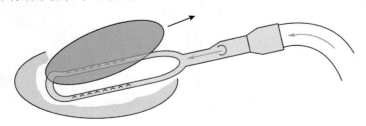

图 15-29　用线环娩出整核

（5）Verma 式整核娩出法：用晶状体镊子进行（镊子形状似倒毛镊子，但较细长）。中心核半脱位后用镊子进入前房操作，张开镊子，一镊片置于中心核前，另一镊片置于中心核后，然后夹住中心核将其从隧道切口娩出（图 15-30）。

（6）Hennig 式整核娩出法：用晶状体钩子进行（钩子形状似一根钢丝，前端弯曲成160°左右，末端尖锐）。中心核脱位后将晶状体钩进入核后面并使其尖端插入于核后方6点位的赤道部，在钩住核的同时将核从隧道切口内娩出（图15-31）。若核硬且大也可以先将核劈成两半再分别钩出。

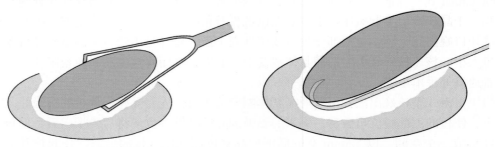

图 15-30　用晶状体镊子娩出整核　　　　图 15-31　用晶状体钩子娩出整核

2.切（剪）核后娩核法（手法碎核后娩出碎核）　先用刀、剪等特殊器械将核切成 2～3 小块（碎核），然后分别娩出。由于碎核后变小（仅原核的 1/2～1/3 大），故可以从小切口娩出。该法的巩膜切口可明显小于整核娩出法。依据所依赖的特殊器械不同，手法碎核可以有以下几种：①切核刀加垫板法；② McIntyre 鸭嘴钳法；③挤核器法；④百濑式剪核法；⑤核咬切器法等。

（1）切核刀加垫板法：用切核刀和切核垫板进行，可将核一分为二成 2 块碎核。先将黏弹剂注入于核的后方压迫后囊向后，形成 1 个空间，以便插入劈核垫板，并使核的上部脱位于前房。垫板插入核的后方直至其前端达核的对侧边缘，然后插入切核刀，将核夹于垫板切核刀之间，一次用力即可将核劈为两半（图15-32），然后用线环或圈套器分别娩出两块碎核。第一块碎核可随切核刀及垫板撤出时带出，调整第 2 块核的位置后用注水线环娩出之。

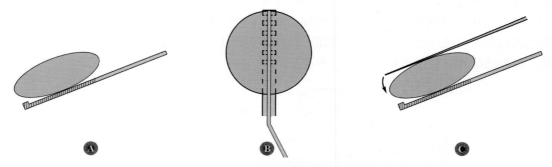

图 15-32　切核刀加垫板将核劈为两半

（2）McIntyre 鸭嘴钳法：用鸭嘴钳进行，可将核切成左、中、右 3 小块。中心核脱位后将鸭嘴钳 2 叶分别置核的前面和后面，合拢钳叶，将核切开成 3 个小块，然后用注入线环等将 3 小块核分别取出。

（3）挤核器法：用类似扁桃体挤切器的钢丝晶状体挤核器进行。中心核脱位后将挤核器的钢丝环套于核前、后及赤道部，收紧挤核器钢丝环，将核挤切成左右 2 块，然后用线环等将其娩出。

（4）百濑式剪核法：用百濑式核剪刀进行，核剪的上叶类似切核刀。下叶类似切核垫板，它可避免切核刀及垫板相对位置不准确的缺点。先用核剪将核剪成2块（图15-33），然后娩出之。

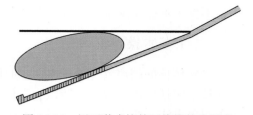

图15-33　用百濑式核剪刀将核剪为两半

（5）核咬切器法：用饱浦式核咬切器进行。核咬切器前端分为两叶（前叶为中空的等腰直角三角形剪刀，腰长等于核半径，后叶为垫板式），后端设计成剪刀绞式。该核咬切器可将中心核先切除1/4（即切除一个象限），然后娩核。所以手术切口不必太大，只需与核的半径长度相当。可较通常切口小2mm，一般5.5mm即可。当中心核的赤道部被托出囊袋而半脱位于前房后，插入核咬切器，后叶在中心核的后方，前叶在核的前方，其尖端恰在核的前极。咬切器只需到达核的一半距离，不需到达核的对侧，这样减少了损伤角膜内皮或刺破后囊的危险。在两叶夹持下，核的1/4被切掉，退出咬切器，往往可将切掉的1/4带出，否则可注水将其冲出。所余的核的3/4部分，可用助娩爪或晶状体圈匙托起，缓缓地退出切口，在退出的同时向后压巩膜床。当其通过巩膜隧道时，核将自行旋转，而顺利经5.5mm的切口而娩出。此法可用于Ⅰ～Ⅲ级者，不适于核很大和很硬（Ⅳ～Ⅴ级核）的病例。

（6）1/4切核法：用1/4切核刀和垫板进行，切核刀非直形而成90°弯曲（形态似核咬切器），晶状体中心核半脱位后，置垫板与90°切核刀于中心核的后、前面，并将晶状体中心核切成两半，继之娩出。

三、超声乳化核

（一）基本原则

1. 操作原理　由于白内障患者个体差异和术中具体情况的千差万别，晶状体核的超声乳化没有一个固定不变的模式，必须在术中灵活机动地乳化吸出。总的手术原则是运用分核技术在囊袋内将核化整为零，使整个乳化过程具有艺术性和安全性。其实，超声乳化技术三大关键即撕囊、水分离、乳核，其中最关键的还是乳化晶状体核，这一过程也是超声乳化区别于其他白内障手术方式的主要特征所在。

2. 设定　开始超声乳化手术前还需要检查设定以下事项。

（1）灌流：①灌流管道（从灌流瓶至超声乳化头）是否通畅；②灌流瓶内的液量是否足够；③管道接头牢固；④套管是否破损，位置是否合适；⑤脚踏开关性能是否完好。

（2）参数设定：①灌注瓶的高度：乳化核时一般瓶高65cm。②超声功率：可线性调节，一般设定50%或60%线性调节状态，硬核可适当提高，例如棕色核可达90%，但功率越大，声正压越大，核越易跳离针头，此时可选择脉冲方式。③流量：若核不易吸过来可加大吸引流量，相反，若很易吸引过来则减低。④负压：100～550mmHg，不同的仪器，负压设定不同。一般负压越大，前房稳定性越差。乳化核时，一般在120mmHg左右，有的仪器可设定为200～500mmHg。吸皮质一般400～500mmHg，后囊膜抛光时，10mmHg左右。检查以上事项后还应该对仪器进行标定，以确保仪器性能良好、系统注吸平衡。设定不良不仅手术操作困难，而且易出现并发症。

（二）基本操作技术

晶状体核的超声乳化最基本而核心的技术是将整核分解成若干小块，以便乳化吸出。操作技术包括刻槽、分核、转核、定核、劈核、乳核等，术者一般都采用双手法，软核也可采用单手法，初学者一开始双手不协调而采用单手法，最后过渡为双手操作。

1. 刻槽　刻槽挖坑是将晶状体核分成若干碎块的基础，也是超声乳化最常用的技术。该技术是用乳化头采取与晶状体核表面成一定挖坑角度和吃口深度向下向后推进，像木工用刨子刨木料那样，边刻槽边乳化边吸出中央区晶状体核，而形成足够深度的沟槽过程。对整核而言，刻槽不需用高负压吸引固定核，但应选用高能量，初学者最易犯的错误之一是在雕刻槽时不敢使用高能量，结果反复在同一位置进行无效雕刻（深不下去或留下核柱）而刻不出理想的沟槽。设定恰当的能量应考虑以下四个方面，即：①核的硬度：不同患者的晶状体硬度不同，同一晶状体不同部位硬度也不同；②吃口深度：同一硬度核时，乳化头吃口深度越深所需的能量越大；③运行速度：乳化头前行越快，耗能越大；④雕刻角度：乳化头与核平面角度越大，刻槽越深，耗能也越大。刻槽第一步往往反复在同一个经线上纵向挖掘式雕刻，直至形成一定宽度能容纳套管、相当深度（见红光反射或 3/4 核厚度）沟槽，其长度不超过硬核纵径或金色环（图 15-34）。

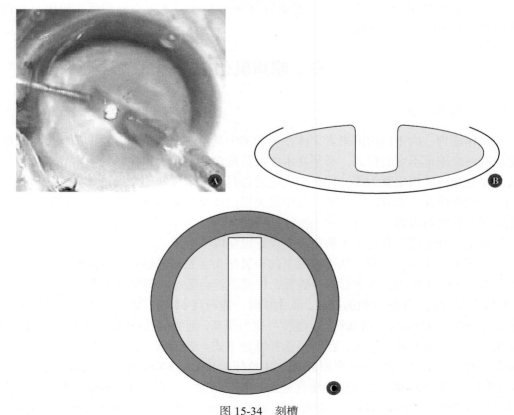

图 15-34　刻槽
A. 刨子刨木料样刻槽；B. 深度 3/4 核厚度；C. 长度略小于硬核纵径或金色环

　　具体操作时，首先用低负压高能量在晶状体中间挖一条纵向浅沟。需要一点点、循序渐进地深挖刻槽，避免乱挖乱吸晶状体。初学者挖沟可以短一点，6点位要保留部分核壳。挖第1条沟时，须注意以下几点：①乳化柄的拿法是否正确（乳化头应与晶状体呈一定角度，角度太小则难以乳核），刻槽前可以先吸去表面皮质（图15-35）；②切口是否被抬得偏高，或压得太低；③是否进行了有效的挖沟（很好地用刨子刨），而不空打，也不要埋得太深（图21-16，图21-17）；④脚踏开关操作是否恰当（图21-15），6点位方向是否刻得太深（图21-16）；⑤后板皮质是否被削薄；⑥6点位方向的核壳是否很好地留了下来等。刻槽的行进方向应为与晶状体后囊一致的弧线，不同区域刻槽时，针头的角度也应相应改变（图15-35）。刻槽时，超声乳化手柄应该以切口为支点活动，轻松握住手柄，可将小指和无名指扶贴于患者前额上以保持稳定，初学者往往容易将手柄竖得太正，导致眼球受压、角膜皱褶。刻槽要窄（1.5个针头宽）而深（2/3核，核越硬刻槽越深，透见红光反射为宜，太深则容易破后囊），上下够长（几乎达到核边，金色环处），左右壁够陡峭。槽的开口与底部一样宽。12点位槽容易偏浅，可以竖起针头操作。在挖沟时不只是依赖仪器的设定，脚踏开关的调节也很重要，从12点位到核中心逐渐用力下踩脚踏开关，使所用的能量逐渐加强。随着从中心部接近下方金色环，则要逐渐上抬脚踏开关以渐渐减弱超声能量，如果以相同的深度下踩脚踏开关进行掘沟，则容易导致周边部后囊超破。

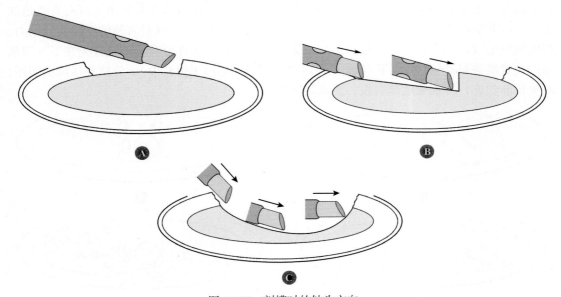

图15-35　刻槽时的针头方向

A.刻槽前可以先吸去表面皮质；B.针头的角度合适；C.刻槽方向应为与晶状体后囊一致的弧线

　　刻槽时，针头应直视下（针头面向前）进行（不应将针头埋入核内），边确认针头位置，边刨核。刻槽过程中，为了获得良好的操控性，眼球要尽可能固定位于中央。切口在12点位位置时，超声乳化头拿得太上，或用器械将切口压向6点位方向，眼球会下转，角膜会起皱纹，眼内的可视性变差。安全进行PEA的基本要领是以切口为支点移动超声乳化针头。以切口为支点，但眼球仍下转时，可用左手插入眼内辅助器械以侧切口为支点将眼球往上调正。

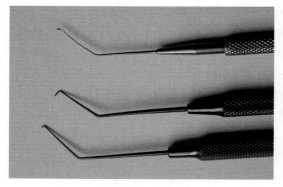

图 15-36　劈核刀

不良沟槽包括沟底部残留很厚硬核（特别是 12 点位）；沟短，未到达金色环，在金色环附近有硬核残存；沟太宽形成碗状。如注意固定晶状体、慢慢地运动超声波针头、避免眼球下转、防止给切口施加多余力量则容易避免以上问题。

2. 分核　对整核而言，无论是软核或硬核，当沟槽刻得足够深、细、长时，均可比较容易地将核分开。一般采用双手技术分核即以乳化头和另一辅助器械（常用劈核刀即 chopper）协同进行（图 15-36）。分核时，两个器械顶端的抵点应选在尽量靠沟槽底部硬核部分的侧壁上（尽可能深），两个器械要竖起，并向周边稍前使用相等力量（图 15-37）。两器械顶端的抵点如太浅，无论怎么用力，也不能分开核（图 15-38）。硬核部分的侧壁有足够的抵抗力，足以抵消器械的压力而避免使其插入晶状体内。分软核时则不然，应该避免仅仅使用两个器械的顶端着力，器械的头颈、体部都可以顶着侧壁用力帮忙分核。一次分核不成功，可进行多次，或加深加长沟槽后再分。不要轻易因一次分核不成功就改为弹性法。不能分核主要是由于没有有效地加上力，其中原因多是器械的位置与移动方向不对。必须用两个器械对着核的壁确实地用力。核的硬度适度，则分核简单，但核太软或太硬，并不是一次性分开，而是首先在下方沟壁深的位置准备好器械，分割下半部分，然后再分上半部分（图 15-39），分核要尽可能彻底，避免藕断丝连，特别是底部后板，要确保分开。

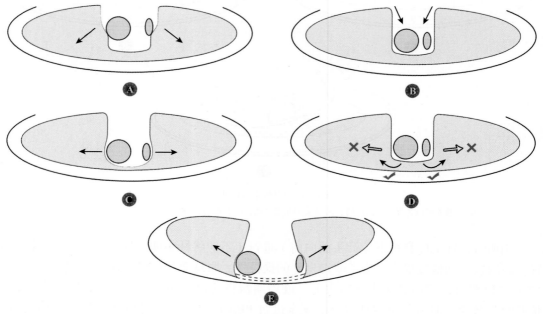

图 15-37　正确的分核方法

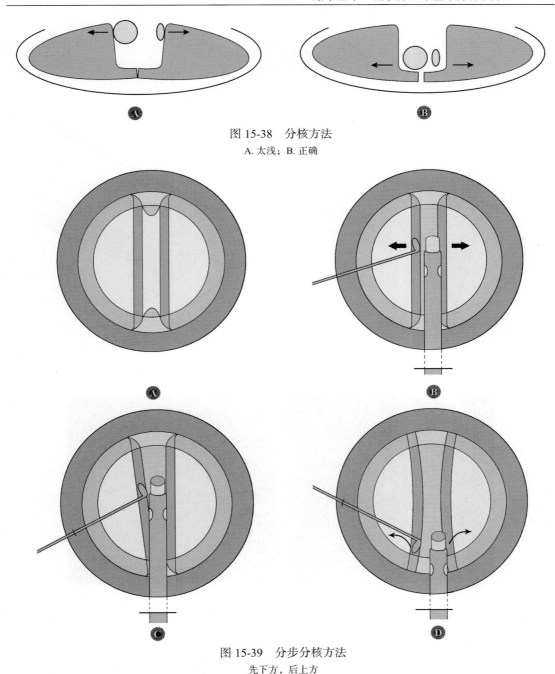

图 15-38 分核方法

A. 太浅；B. 正确

图 15-39 分步分核方法

先下方，后上方

3. 固定核 固定核是劈核和乳化核的基础与前提。固定核时先设定高压，一边发出超声，一边在核的深部将超声乳化头深入核内，然后乳化头全堵，一边保持最高吸引压，一边将核块拉至瞳孔中央（图 15-40）。如果核很难拉至中央，则检查沟底是否完全分开。软核者，超声太强或吸引压过高，则只能固定吸引住已接触的核，而不能固定住整核。已吸引的核在拉至瞳孔中央的途中，可能滑脱，甚至退回到赤道部。因此，在吸核的同时，应通过调节脚踏板而巧妙地持续控制住核（类似钓鱼的连续动作）。劈核前，首先要固定核（图 15-41）。

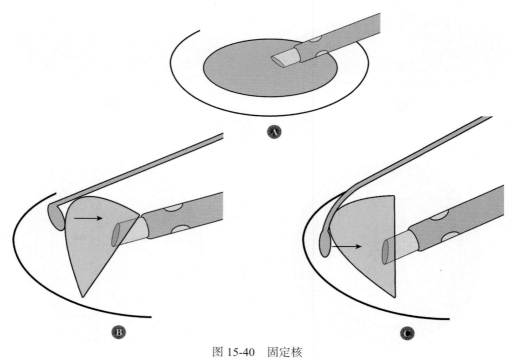

图 15-40　固定核

A. 固定整核；B. 固定碎核时，不是吸住核的上方，以免核尖刺破后囊；C. 要吸住核的下方

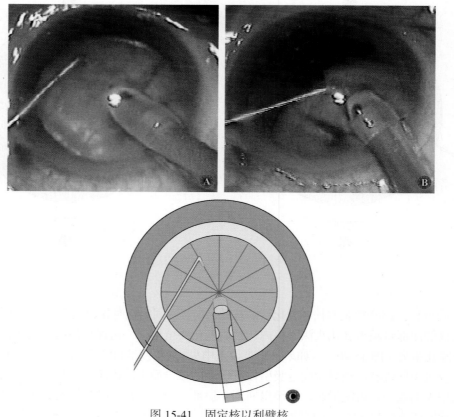

图 15-41　固定核以利劈核

4.劈核　对某些技术比较熟练的医师或对 2～3 级核，可以不采用上述先刻核后分核的方法，而直接劈核将核化整为零。整核的第一次劈开比较困难（图 15-42A），碎小的核劈开则比较容易（图 15-42B）。劈核的关键技术在于：首先是固定核，右手握超乳手柄，用超乳针头于核中央或稍偏上边乳核边钻入核心，随即用较高负压吸住核（图 15-43A，图 15-44A）。其次是劈开核，将 chopper 置于超乳针头前方（同一条直线）之核的赤道部（水平劈核法）（图 15-43A，图 15-44A）或与针头有一定距离的核表面（垂直劈核法）（图 15-43B、C，图 15-44B），chopper 头与超乳针头相对方向同时左右方向（前者往上往左，

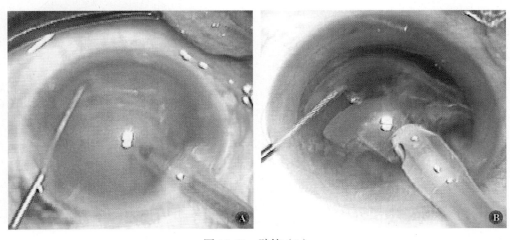

图 15-42　劈核（1）

A.整核水平劈核法；B.碎核劈开

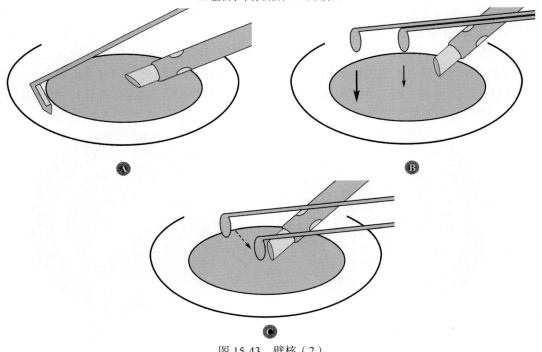

图 15-43　劈核（2）

A.水平劈核法；B、C.垂直劈核法

后者往下往右）用适当的力量将核分开为两半，如果一次劈核不完全，可采用上述分核技术将核彻底分开。然后，将两个半核旋转至适当部位，用上述方法将之分为1/4小块，以此类推，将核劈成更小块以适合乳化、吸出。若能将半块核竖起（直竖劈核），则容易劈开。新川桥式劈核刀分割核时，先将核固定在瞳孔中央，新川桥式劈核刀紧贴着超声乳化头旁边的核上面往下割，核可被分割成1/4。还可将新川桥式劈核刀直伸至核下，然后横向地劈核（图15-41C）。劈核时，如果劈核刀碰到前囊可致其受伤并延伸至后囊，因此必须密切注意前囊位置。

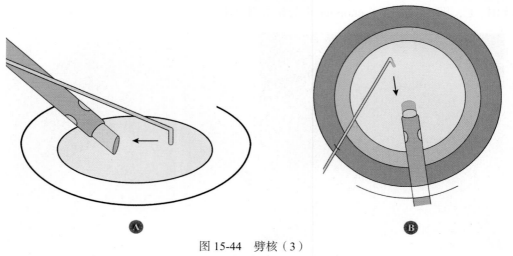

图 15-44 劈核（3）

A. 水平劈核法；B. 垂直劈核法

5. 转核 水分离完成后，用黏弹剂针尖已经将整核转动过。核已分为两块后，需将核旋转90°以便再细分。左手用劈核刀顶住已被刻槽或分割的核周围部分，将核平行地慢慢地连续旋转90°（图15-45）。核旋转不了，往往是因为水分离不成功或劈核刀推压的位置与方向错误，或者推压的距离偏短。实在转不了核时，可将劈核刀伸至前囊下，将尖端直伸到核的赤道部，将二分割的核拉至瞳孔中央，然后分割、乳化。乳化掉一块核后，形成了突破口，剩下碎核的旋转、吸引便相当容易。

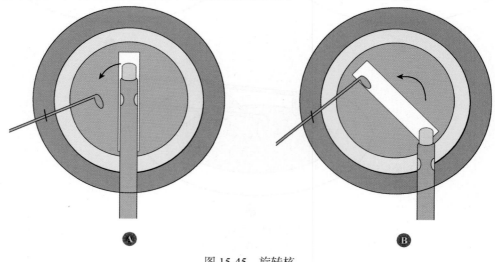

图 15-45 旋转核

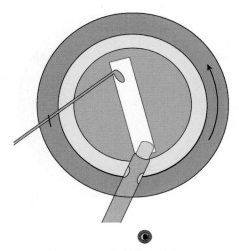

图 15-45 旋转核（续）

6. 乳核 乳化并吸出晶状体核是超声乳化技术的最终目标。要乳化并吸出晶状体核，首先要把核分为若干小块，核块越小，越容易被乳化头吸住、乳化、吸出（图 15-46A）。吸不住核的原因主要与游离状态的核块太大有关，其次与负压、流量偏小等有关。乳核前首先将负压和吸引流量调高，针头面与核断面相合，吸引并稳住核，仅仅靠吸引稳不住核时，可释放少许能量，将针头钻入核内即可稳定核，将其拉至瞳孔区（图 15-46A）。如在核被拉至瞳孔区前就使用高能量，核反而因声正压的作用而逃离针头。值得注意的是，核块从变小直至被完全乳化掉的一瞬间（图 15-46B），由于仍然有较高的负压和吸引流量，前房会变浅，后囊会上浮，可能容易被吸住、乳化而破裂。因此，残留的核块变得很小时，尽可能发出断续的超声波，在核被乳化掉的同时，脚踏开关退至 1 档（灌流）的位置，并迅速撤出前房。

乳化不了核的原因主要与核太硬、能量偏小、针头太钝等有关。可以先使用低功率超声，使赤道部的核吃进超声乳化头，同时闭塞不让核飞离，完全捕捉住核之后，提高超声功率，也可用辅助钩轻轻将核喂入超声乳化头内（图 15-46C）。在核完全被乳化吸引的闭塞破碎的最后阶段，轻轻地断续地发出超声，针头的尖端也稍微往上以防后囊急剧上浮。仅靠脚踏板不能控制后囊上浮时，左手的辅助钩放在超声针头下也可防止后囊上升、破损。

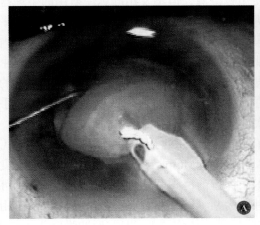

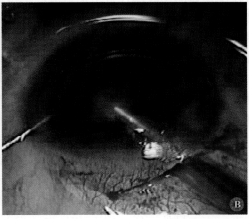

图 15-46 乳化核

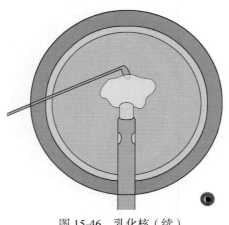

图 15-46 乳化核（续）

第四节 晶状体皮质手术基本操作技术

一、手工冲吸晶状体皮质

晶状体核娩出后，彻底吸出残留的皮质，既有利于术后恢复、减少术后炎症反应、眼压升高等并发症，又为下一步顺利地植入人工晶状体创造了条件。它是现代白内障囊外摘除术（大切口）同传统白内障囊外摘除术的主要不同点之一。不过在冲吸皮质过程中最易引起后囊膜破裂等并发症而致手术失败，可见冲吸残留晶状体皮质是现代白内障囊外摘除术最关键的一步。目前，国内外冲吸皮质主要用皮质注吸针或灌吸系统来完成。以下介绍的是用注吸针（双针管）于大切口下吸出残留的皮质的基本操作技术。

（一）操作方法

1. 准备工作

（1）冲吸液：目前临床上最常用的冲洗液是平衡盐液（BSS），国外以增效平衡盐液用得较多，目前正逐渐代替平衡盐液。也可使用林格液，但不要用静脉注射用的生理盐水或外用生理盐水。这是因为平衡盐液对角膜内皮及其他眼内结构的损伤很小，而增效平衡盐液的损伤最小。林格液对角膜内皮的毒性虽较前二者大，但仍在角膜可允许的范围内。生理盐水对角膜内皮的毒性较大，如用作冲洗液，可损伤角膜内皮，导致术后角膜水肿。

静脉注射用 500ml 平衡盐液是医院的常规制剂，用时可在其中加上 1：100 000 的肾上腺素，以维持术中瞳孔的散大状态，也可在冲洗液中加抗生素以防术后眼内感染。手术前将冲洗液瓶悬挂在输液架上，通过无菌一次性输液管与冲吸针连接备用。

（2）注-吸系统（冲吸针头与针筒）：目前国内临床上最常用的为手动式注-吸针头（双针管，图 15-47），这种手动式注吸系统基本上是根据 McIntyre 的设计原则并略加改良。其结构简单、操作方便、机动性好，尤其是术中保持前房深度完全由术者随意控制，可摒除机器故障而造成的意外事故的发生。冲吸针头为共轴性（双管）冲吸针头。也可使用单管冲吸针头；另外，还有用于冲吸 12 点位虹膜后晶状体皮质的"U"形冲吸针头（图 15-

48）。使用前应注意检查管道的连接部位是否牢固，针头是否通畅，以免使用时产生意外。最常用的针筒为 5ml 或 10ml 普通注射针筒。

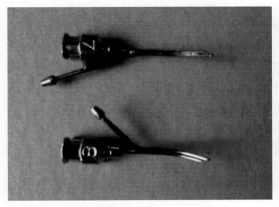

图 15-47　注 - 吸针头（双针管）

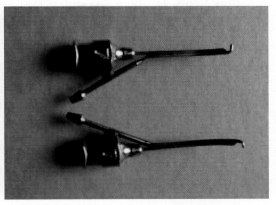

图 15-48　注吸针头（双针管）
"U"形用于冲吸 12 点位晶状体皮质

2. 间断缝合切口　为娩出晶状体核而扩大的切口在冲吸皮质前一般应予间断缝合（有预制缝线，暂时打一活结即可），以便在冲吸皮质时前房保持正常深度，在几乎密闭的前房中进行冲吸，以免虹膜反复脱出以及损伤角膜内皮（浅或无前房时）或后囊（前房太深）。有的术者在缝合切口前先用较大速度的冲洗液将前房内或晶状体囊袋中已松散的皮质冲出。间断缝合时以 10-0 缝线将切口间断缝合 2～3 针，切口中央针距应为 6～7mm，这样既可阻止房水或平衡盐液的外流，又可直接接下去植入人工晶状体。若在做板层切口时已先预置缝线，仅结扎预置缝线即可，结扎时应打成活结以便随时调整。冲吸过程中切口严重漏水，前房难以形成时应及时加缝 1～2 针（常常在 12 点位加缝一针即可）。如果患者眼压很低，可以不缝合切口而做开放式冲吸皮质，但在操作过程中一旦发现玻璃体前突等眼压升高的迹象时，应立即停止操作而缝合切口，改用闭合式冲吸皮质。

3. 插入注吸针头　冲吸针头从角膜切口及虹膜面进针时针孔可面向虹膜侧，此后抽吸孔应始终保持向上即面向角膜一侧，以免无意中吸住晶状体后囊膜而致后囊膜破裂。有时为抽吸方便，偶尔抽吸孔可稍向两侧倾斜，但不能转向后囊膜。连接针筒、冲吸液时不要将管接反。

4. 冲吸残留晶状体皮质

（1）调节冲吸液的速度：冲吸液的速度以量出为入为原则。冲吸液的速度（进液量）应以能补充术中丧失的房水（包括从切口中外溢的房水和冲吸皮质时吸出的房水）加上吸出的皮质量的总和为宜，以维持正常的前房深度。在冲洗针管径不变的情况下，冲洗液的速度是靠输液管上的调速开关和吊瓶高度（冲洗液重力）来调节的。一般术者右手持冲吸针，左手握持调速开关，以便冲吸时随时掌握进液量。使用 500ml 的冲洗液瓶及正常输液管，一般情况吊瓶的高度应位于患眼水平线上方 50cm 左右。冲吸时应根据具体情况调节进液量，使前房既不过深，又不过浅。

（2）冲吸顺序：为了避免残留较多的皮质，减少不必要的重复操作，缩短抽吸时间，冲吸皮质时要有一定的规律。虽然每个医生有自己的习惯，但一般先抽吸 6 点位的皮质，然后按先左后右的方式清吸两侧的晶状体皮质，最后抽吸 12 点位的皮质。

（3）冲吸方法：从晶状体囊内周围边缘开始，逐渐抽吸剥离晶状体皮质，剥离皮质时应采用最小的吸力，将被剥离的皮质拉到前房中心，这时突然增加吸力，即可吸入皮质。对于透明皮质，可用较粗抽吸孔的注吸针吸取。对保留囊袋者，可将针伸入囊袋中进行冲洗和抽吸皮质。

（4）冲吸虹膜后的皮质：冲吸虹膜后即周边部的晶状体皮质时，应先用较小的吸力将皮质吸在冲吸针头的吸口处，然后轻轻拉向瞳孔区，在完全直视下再增加吸力将皮质吸入针筒。如果皮质块较大，无法吸入针筒时，应维持吸力，在看清不是周边囊膜的情况下，逐渐地将皮质拉出切口。冲吸虹膜等处的看不见的皮质时操作更要十分小心。一种方法是轻轻将针孔靠近可能有皮质的部位，插入囊袋中，并始终维持极小的吸力，如感觉到吸住皮质，应慢慢地拉向瞳孔区。在拉向瞳孔区的过程中，如发现阻力过大，应考虑到吸住囊膜或其他眼内结构如虹膜的可能性，应放弃继续增加吸力、停止牵拉，必要时从吸孔处吐出少许液体。另一种方法是用针头轻轻推开虹膜，看到皮质后才吸，边吸边拉至瞳孔区进一步吸出。总之，吸虹膜后的皮质时针头不要伸入到虹膜后太深，不要盲目地抽吸，以免损伤后囊膜。

（5）冲吸 12 点钟附近虹膜后的皮质：冲吸 12 点钟虹膜后的皮质操作最难。若使用特制的曲形冲吸针头，较容易放入 12 点位附近虹膜下，再用上述操作原则吸入皮质。用普通的冲吸针头时，应从切口的最颞侧进入前房，冲吸鼻上近 12 点位附近虹膜后的皮质；然后从切口的最鼻侧进前房，冲吸颞上近 12 点位附近虹膜后的皮质。如术者从患者头顶位置操作不自如，可同助手调换座位或由助手抽吸。在自角膜切口两侧接近 12 点位时，可将虹膜向上推开看到皮质时才吸。也可只冲不吸，自切口一侧送入注水针头冲洗，用虹膜恢复器将切口另一端撑开，让液体和冲下的皮质流出，在眼球绝对软化的情况下，可采用开放式，用镊子夹住 12 点位附近的囊膜瓣，来冲吸 12 点位附近虹膜后皮质。必须注意，只有少许残留晶状体皮质时，不要贪心求全，若过分热心地抽吸，容易撕破前、后囊，造成玻璃体脱出，手术失败。12 点位附近虹膜后的皮质不容易吸除时，可待植入人工晶状体后，用普通冲吸针头反扣（吸孔朝下直接接触皮质）而完全吸除皮质。

（二）操作技巧与注意事项

1. 注意调节显微镜　整个冲吸皮质的操作应在较高倍显微镜下进行，同时还应不断地调节放大倍数，使视野清晰且深度觉良好。另外，随着抽吸的部位不同，要及时调节显微镜的照射角度和焦点，使手术操作更加准确。

2. 密切观察红光反射　红光反射是指垂直射入眼底黄斑处的光线，反射后通过散大的瞳孔经显微镜所看到的红光背景。在红光反射背景下，很容易衬托出晶状体皮质，从而看清晶状体皮质、晶状体后囊膜及附于其上的晶状体皮质。如在抽吸时利用红光反射，可看清冲吸针头附近的皮质和囊膜，有利于准确、彻底地清除残留的皮质同时可减少损伤晶状体后囊膜及其他眼内结构的机会。因此，获得和使用良好的红光反射，是冲吸皮质操作中的一个重要手术技巧和条件，在抽吸时应注意调节光线进入眼内的角度以获得理想的红光反射。但是，长时间的光线照射黄斑，可导致黄斑光损害，因此，应尽量缩短光线垂直射入眼底的时间。在操作中不需要红光反射时，应及时调整眼球或显微镜的方向，使光线不能垂直射入眼底；当结束眼内操作后，应使用滤光镜或用棉片等将角膜盖住，以减少或消除进入眼内的光线。

3. **选用合适的冲吸针头**　单管冲吸针头主要用于冲吸较细的皮质颗粒或冲吸 12 点位的残留皮质，一次只能利用其一种功能，即或是前房内注入冲洗液，或是吸取皮质，但不能同时进行冲吸。目前已较少使用单管冲吸针头。双管共轴性冲吸针头有两个针管开口，一个位于侧面（或尖端），另一个位于正上方，或两个开口均位于侧面。一般应以上方的面向角膜内皮的开口做抽吸，旁侧的用作注水。两个针管的内径都在 0.3mm 或 0.2mm 左右。显然，0.3mm 内径的冲吸针头的吸力较大，比较容易吸住皮质，且一次可吸取较多的皮质，可相对缩短手术时间，但是由于它的吸力较大，如操作不熟练时，在清除后囊膜上的残留皮质时，可能会误吸住晶状体后囊膜，并且很容易吸皱后囊膜；管径为 0.2mm 的冲吸针头的吸力较小，虽然吸取大皮质块有困难，但用于注吸较小的皮质块时，有足够的力量吸住皮质，特别适用于吸除靠近后囊的细小的皮质，误吸后囊膜的概率较小，而且即使吸住了后囊膜，由于它的吸力较小，吸破后囊膜所需的时间较长，使手术者有较长的时间反应，可降低吸破后囊的机会。

4. **选用合适的针筒**　用橡皮管将注射器针筒和冲吸针头连接起来就组成了晶状体皮质冲吸器。冲吸针筒以 5ml 玻璃针筒为佳，也可使用一次性注射塑料针筒。5ml 针筒可产生吸出皮质所需的足够的吸力，又不会产生太大的吸力而损伤眼内其他结构，而且大小合适、操作自如。在成功娩核后，仅残留很少量的皮质，可冲吸出的皮质量连同所吸出的房水总量约为 4ml，可见用 5ml 的针筒是比较理想的（在冲吸很顺利的情况下方可一次抽净）。当然，冲洗皮质时也可用 10ml 的针筒，尤其在不用吊瓶冲洗时。而 2ml 的针筒较适用于吸取后囊膜表面的细小的皮质颗粒或做后囊膜的真空清洁等。无论选择多大的针筒，在使用前都要检查针筒与冲吸针头之间的阻力大小。阻力过大则操作困难；阻力过小，则很难产生所需的吸力。因此，应选择连上冲吸针头后可产生适中阻力的针筒。当然，阻力的大小，除针筒大小因素外，还与针筒的材料、针头及连接针头与针筒的橡皮管等因素有关，故后二者也应予以检查。临床实际操作中，因针头阻塞（如囊膜）、橡皮管粗细不当所导致的阻力过大或过小的情况更为常见。

5. **抽吸的控制**　若抽吸针头前有皮质存在，可安全地抽吸，若抽吸针头前为房水或玻璃体，则可能出现危险。

6. **注意识别前囊膜**　抽吸皮质时若针头置周边前囊膜前或前囊膜边缘上，有可能吸入和牵拉残留的晶状体前囊膜，若未及时发现，而因抽吸不足增加吸力或牵拉幅度，则可撕破前囊膜直至赤道部和后囊膜、悬韧带等，导致玻璃体脱出。

7. **注意保护后囊膜**　做皮质抽吸时最常见的、最大的失误是将后囊膜撞伤、吸破、撕裂。因此，抽吸时要小心谨慎，动作要十分准确，步步到位，在良好的红光反射背景下直视操作。要清楚所用器械的位置与用力方向及其可能造成的损伤，必须弄清后囊膜的正确位置（娩核后后囊膜即已前移至瞳孔平面，如有玻璃体膨隆则更向前）。如术中冲洗针头触及后囊膜时，可见针头周围同心圆状的反光亮环（似石头扔进水中一样）。如术中针头吸住了后囊膜，在红光反射背景下可以看到以吸孔为中心的许多细小的黑色放射状皱褶。看到这一危险应立即停止抽吸，并加快冲洗液的速度或从吸管口注液，吐出液体及后囊膜，使晶状体后囊膜平稳复位。

二、I/A 管（超乳注吸系统）吸除皮质

超声乳化术中的皮质吸除，与晶状体囊外摘除手术有些差别。由于残存皮质可能会引发多种并发症，所以完全吸除皮质非常重要。由于皮质经过水分离而松软，且 3.0mm 左右的角巩膜隧道切口使皮质吸取在密闭的眼内完成，囊袋的深度加大，I/A 管易进入囊袋的穹隆部而远离后囊膜，加上乳化后残留的皮质较少，虹膜又不易脱出，使得 PEA 术中吸取皮质比 ECCE 容易而彻底。但是，隧道切口加上 CCC 囊膜遮挡使得 12 点位的皮质吸取比较困难。图 15-49 和图 15-50 示超乳机配备的注吸系统（I/A 管）。

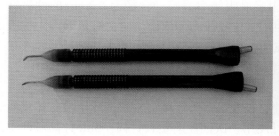

图 15-49　带套管的不同弯曲度的 I/A 管

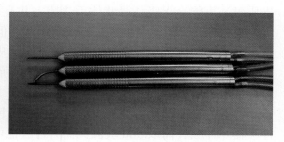

图 15-50　不带套管的不同弯曲度的 I/A 管

（一）基本操作

用超乳机配备的注吸系统（I/A 管）吸取皮质，灌注撑开囊袋后开始高负压吸取，一般先吸下方皮质（看得清，不易破后囊）或最容易吸出处的皮质，然后吸两侧皮质，最后吸取 12 点位皮质。吸皮质时要注意能直视吸孔，并先接触要吸的皮质，然后使用负压（图 15-51A）。最好从前皮质往后皮质剥离方式（剥洋葱皮样）将皮质像吃田螺样拉至瞳孔中央吸取（图 15-51A、B）。一旦开始吸引就应不间断地吸完（图 15-51C）。I/A 管有不同的孔径和弯曲度，吸上方 12 点位时以用 90° 为佳，用 I/A 吸取困难时，可用调微钩经侧切口插入将皮质填入注吸孔内（图 15-51D、E）。一旦吸住后囊，不应移动，应立即停止吸引或回吐。12 点位或其他部位留有少量不易吸取的皮质不要勉强，可先植入 IOL 于囊袋，

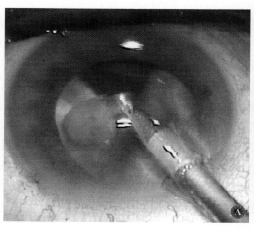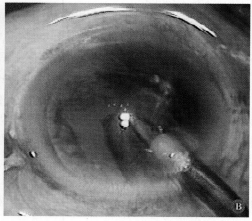

图 15-51　用 I/A 管吸除皮质

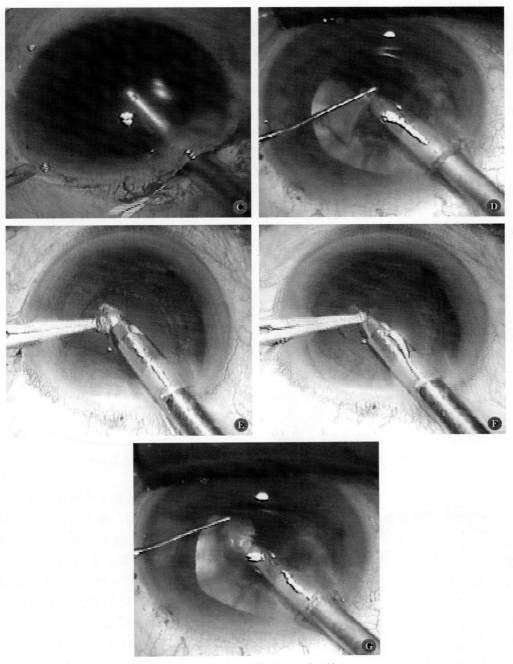

图 15-51　用 I/A 管吸除皮质（续）

旋转 IOL 裨进一步松动皮质再吸取（有 IOL 在位，不易吸破后囊）（图 15-51F）。倘若有小碎核残留，首先要在吸皮质前清除。一般也用 I/A 进行，从侧切口伸入调微钩，用 I/A 吸住核，调微钩压碎核并填入 I/A 孔内吸出（图 15-51G）。

（二）注意事项

PEA 术中最易发生后囊膜破裂的时期就是在吸皮质期间。吸皮质时，I/A 管从约 3.0cm 的小切口进入，吸引操作范围相对受限。加上吸引口小，看不见，吸引口朝下操作时易吸住晶状体后囊最薄的中心区，造成后囊破裂。然而，由于术中往往不易确认后囊，加上若仍然有较多残余皮质，即使后囊破裂，也只能原封不动继续吸皮质。吸引压高达 500mmHg 则容易招惹玻璃体。注意以下事项，可安全彻底吸除皮质。

1. CCC 完全者　吸皮质前，PEA 操作顺利，CCC 完全，没有裂纹，比瞳孔领稍小，切口不长不短、隧道没有裂纹的病例的皮质吸引比较安全而容易。

（1）周围皮质的吸引：应用高负压吸引是操作的要领，高负压短时间一气呵成吸除皮质（图 15-52）。开始吸引处尽可能是比较好吸的皮质部位。如果全周都有皮质，右手操作者，可从 4 点→6 点位方向开始，顺时针一周吸尽皮质。尽可能把皮质从前囊下拉出到中央部吸引（图 15-52）。

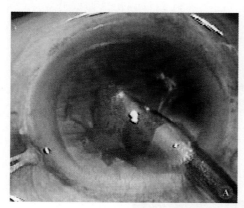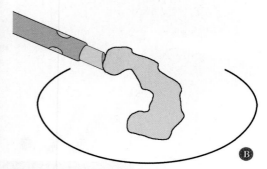

图 15-52　周围皮质的吸引，尽可能把皮质从前囊下拉出到中央部吸引

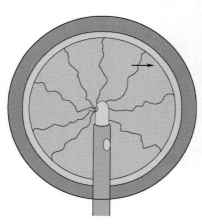

图 15-53　I/A 管吸住后囊时后囊上出现以吸引口为中心的放射状皱褶

（2）后囊上的皮质吸引：后囊上残留皮质或后囊下白内障，要吸除皮质并抛光后囊。操作时将吸引口倾斜朝下，但要可见一半管口，以便确认皮质而不是后囊被吸进吸引口中。如果吸住了后囊，在后囊上会有细小的以吸引口为中心的放射状皱褶（图 15-53）。此时不要慌张，停止吸引，一般片刻后后囊即会自行离开吸引口，如果后囊不能自行离开吸引口，只要不牵拉，后囊是不会破裂的。一旦移动 I/A 管，则容易破囊。因此，在放射状皱褶消失之前，不可移动 I/A 管。终止吸引皱褶仍不消失时，可脚踏回吐功能，倘若还不行，可由助手挤压靠近接口处的灌注管，迫使灌注从吸引口外溢同时吐出后囊。此外，为预防后囊破裂，术中要注意确认后囊。对切口水密不全、玻璃体压高的病例，后囊可膨隆于 I/A 管的下方，由于显微镜照明反射，

在 I/A 管周围可以看到圆形的反射圈，略微向下压 I/A 管，后囊反射环会变大，从而确认后囊。

2. CCC 裂开者　CCC 裂开的病例，吸引皮质时，往往容易吸住裂开的前囊瓣，如继续吸引，会波及悬韧带并导致后囊破裂。此时，吸引皮质的要领是将吸引口钻入皮质内吸引（皮质完全盖住吸引口而始终不吸住裂开的前囊瓣。如果吸住了前囊，即使解除了吸引，前囊仍然不离开吸引口时，则使用辅助器械将前囊从吸引口中拨出而分开）。

3. 12 点钟皮质吸引　前囊口和（或）瞳孔较小病例，12 点位皮质吸引最困难，推荐用 90°或弯针头吸引（图 15-54）。对于 12 点位的前囊口较小加上角膜隧道较长（以便小切口无缝合）的病例，有必要竖起 I/A 管，但如果竖起太过，角膜会出现皱纹，使操作的可视性降低。12 点位前囊下的皮质，吸引困难时，可从侧切口用辅助器械等顶起前囊进行吸引，用 90°I/A 管吸出，还可使用 27G 的钝针从侧切口插入单针管（同时经隧道切口灌注）直达 12 点位前囊下吸除皮质（图 15-55），或先将皮质拉至前房中央然后再用 I/A 管吸出。如果采用上述多种方法仍然不能彻底吸除皮质，可待植入 IOL 后，一边慢慢旋转 IOL，一边吸取皮质。先植入 IOL 后吸除皮质则破囊的可能性大大降低。不过，如果不是 3mm 小切口植入 IOL，由于切口扩大，不易保持水密，吸除皮质时，IOL 在囊袋内不稳而脱臼，可接触角膜内皮而引起并发症。

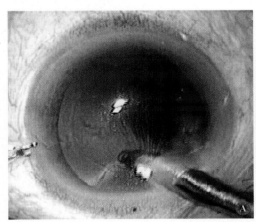
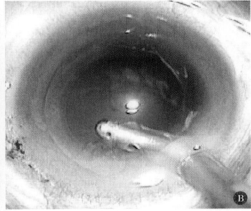
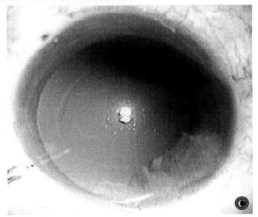

图 15-54　12 点位皮质吸除

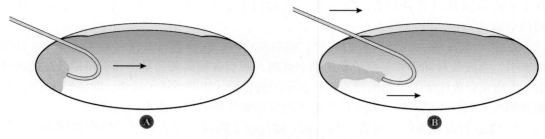

图 15-55　从侧切口插入单针吸除 12 点位皮质

（管怀进）

第四篇　眼科常见手术与显微手术

第十六章　结　膜　手　术

第一节　翼状胬肉手术

翼状胬肉因其形状似昆虫翅膀而得名。手术切除是目前翼状胬肉最有效的治疗方法。手术方式有：翼状胬肉单纯切除术、翼状胬肉切除联合游离结膜瓣移植术、翼状胬肉切除联合结膜瓣转位术、翼状胬肉切除联合结膜瓣转位术和丝裂霉素应用、翼状胬肉切除联合角膜缘干细胞移植、翼状胬肉切除联合羊膜移植术等。

一、翼状胬肉单纯切除术

（一）操作技术

1. 开睑器撑开眼睑。

2. 2% 利多卡因在胬肉头、颈部行浸润麻醉（图 16-1）。

3. 用有齿镊夹住胬肉头部，从其边缘外 0.5mm 处用尖刀或 15° 钢刀或宝石刀做浅层角膜切开，深度达角膜前弹力层（图 16-2）。

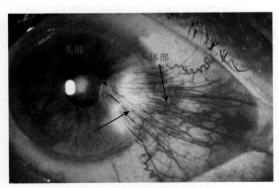

图 16-1　在胬肉头、颈部行浸润麻醉

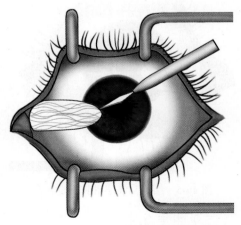

图 16-2　用 15° 刀在胬肉头部进行分离

4. 沿角膜上皮层和前弹力层之间仔细将胬肉组织与角膜组织分离到角膜缘。注意分离时应在同一层面（层间）、同一方向上进行，可以用隧道刀进行分离，这样以确保角膜上不留任何血管和纤维结缔组织，留下一个透明光滑的平面，有利于角膜上皮的修复，较好避免术后的复发。

5. 剪开胬肉组织两侧球结膜，分离角膜缘处的粘连，钝性分离巩膜上胬肉组织。

6. 于胬肉体部表面的球结膜下注射 2% 利多卡因少许，以利于结膜与其下的胬肉组织的分离，将结膜下胬肉组织的体部分离直达半月皱襞，此时要注意不要误伤内直肌或内直肌肌腱膜（图 16-3）。

7. 距角膜缘后 3 ~ 4mm 处，剪除胬肉头、颈和部分体部及其表面的球结膜，并剪除结膜下体部胬肉组织。结膜下组织切除的范围比胬肉组织的范围要大些，以防止术后结膜下组织的迅速增殖（图 16-4）。

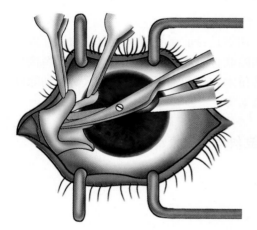

图 16-3　在分离时注意不要误伤内直肌

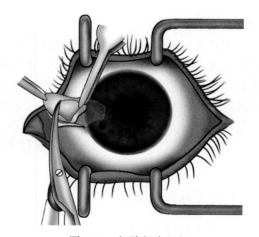

图 16-4　切除胬肉组织

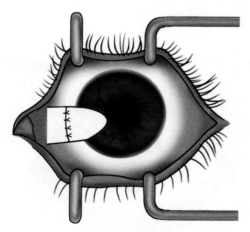

图 16-5　结膜与浅层巩膜固定缝合

8. 巩膜面进行止血后，对其表面进行仔细刮切（务必使巩膜表面光滑平整，不能有任何胬肉组织的残留，如有残留将意味着复发可能）。

9. 球结膜平铺后，在角膜缘后 3mm 处，用 10-0 尼龙线或 8-0 可吸收线将结膜与巩膜固定缝合 2 ~ 4 针，使巩膜暴露区约 3mm 巩膜暴露大小（巩膜的裸露是为了避免在角膜创面愈合之前，结膜血管先侵入角膜面而导致复发）（图 16-5）。

10. 封术眼 24 小时。术后点含有糖皮质激素的抗生素滴眼液。

（二）主要优点

1. 简单易行，手术时间短。

2.手术创伤小，适合比较小的单纯性翼状胬肉。

（三）主要缺点

1.术后容易复发，复发性胬肉不可采用此方法。

2.在角膜面手术时若不在同一方向、同一层次进行，而是往回反复刮除，可造成角膜表面的不平整，使角膜修复延迟，促使胬肉的复发。

3.对于较大的胬肉，术毕时巩膜裸露区较大，内直肌止端易暴露，创面容易感染。

二、翼状胬肉切除联合游离结膜瓣移植术

（一）操作技术

1.先行胬肉单纯切除方法同上，根据巩膜裸露区大小，决定游离结膜瓣的长度和宽度。

2.在同侧（或对侧）颞上方或下方球结膜上皮下注入少量麻药，使结膜和其下组织分离，沿外上方或下方角膜缘后2mm处，垂直角膜缘做2个平行切口，利用麻药形成的空间用直剪刀在结膜上皮层和球筋膜之间进行钝性分离，结膜瓣应仔细分离，仅留薄薄一层结膜上皮（图16-6）。

3.近穹隆部做一横切口，将球结膜翻转，结膜瓣两游离角用10-0尼龙线或8-0可吸收线预置缝线各一针，并与对应欲缝合的结膜创缘缝合，在角膜缘后2mm处剪断球结膜瓣，游离结膜瓣翻转使其上皮面向上，结扎预置缝线。结膜瓣与结膜的其他创缘间断缝合，在与角膜缘有2～3mm距离处与浅层巩膜缝合（图16-7）。

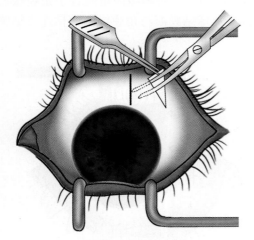

图16-6　分离结膜瓣

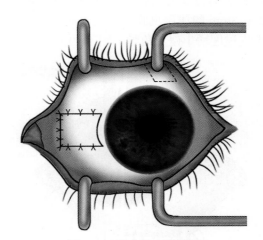

图16-7　缝合游离结膜瓣

4.也可在游离结膜瓣前，先在结膜表面打一缝结作为标记，以防止结膜瓣正反面搞错，最后用镊子夹住游离结膜瓣的两角平移至巩膜暴露处，再进行同上的结膜瓣和结膜创缘的缝合。

5.切取结膜移植片的创面不需要缝合，结膜上皮可自行修复。

6.术后处理同上。

（二）主要优点

1. 比单纯胬肉切除复发率低，对复发性翼状胬肉也具有较好的疗效。
2. 取结膜组织时不受部位的限制。
3. 当同侧正常结膜组织较少时，可利用对侧眼的球结膜组织。

（三）主要缺点

1. 手术较单纯胬肉切除复杂，术中游离结膜瓣正反面容易搞错。
2. 术后因结膜缝线较多患者异物感明显，可酌情配戴角膜绷带镜以减少术后异物感。

三、翼状胬肉切除联合结膜瓣转位术

（一）操作技术

1. 先行胬肉单纯切除方法同上，根据巩膜裸露区大小，决定转位结膜瓣的长度和宽度。
2. 球结膜下麻醉，为确保结膜移植片只含上皮层而不带球筋膜，局部注射的麻药务求表浅，使麻醉剂位于上皮层和球筋膜之间，便于组织分离时层次分明。
3. 在角膜缘后 2mm 欲行结膜转移瓣的结膜处做两条平行切口，两切口宽度为结膜瓣的宽度，钝性分离结膜瓣。根据结膜瓣的长度，在远离胬肉侧剪开结膜，靠胬肉侧保留结膜瓣蒂宽 3 ～ 4mm（图 16-8）。
4. 把结膜瓣旋转 180°，覆盖于巩膜暴露区，用 10-0 尼龙线或 8-0 可吸收线将结膜瓣角膜缘侧与远离角膜缘的结膜创缘间断缝合，结膜瓣的另一对侧缘固定缝合于角膜缘后 2 ～ 3mm 的浅层巩膜上，使巩膜裸露约 2mm，以避免球结膜瓣与角膜缘创面粘连或结膜上皮过度增生侵及角膜（图 16-9）。

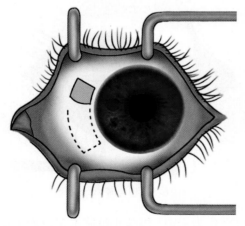 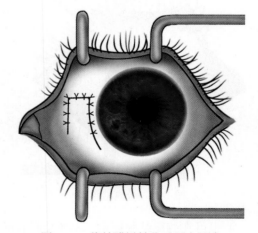

图 16-8　远离胬肉侧剪开结膜　　　　图 16-9　将结膜瓣转位后固定缝合

5. 供区结膜创面可潜行分离后拉拢缝合，也可不处理。
6. 术后处理同上。

（二）主要优点

1. 结膜瓣未完全游离，移植瓣易成活，能有效控制原发性翼状胬肉的复发，对复发性翼状胬肉也具有较好的疗效。

2. 简单易行，取材方便。

（三）主要缺点

1. 操作方法较传统方法稍复杂，对缝合要求高。

2. 不适合用于青光眼患者，因为影响滤过泡，可从下方取结膜瓣，但是下方结膜囊相对较浅，操作不便。

四、翼状胬肉切除联合结膜瓣转位术和丝裂霉素应用

（一）操作技术

1. 先行胬肉单纯切除，方法同上。

2. 胬肉切除后用含 0.04% 丝裂霉素的棉片放置于巩膜的裸露区 5 分钟。生理盐水冲洗净丝裂霉素。

3. 根据巩膜裸露区大小，决定转位结膜瓣的长度和宽度。然后进行结膜瓣转位，其方法同上。

4. 术后处理同上。

（二）主要优点

本方法对复发性翼状胬肉能较好降低复发率。

（三）主要缺点

1. 可能会影响术后角膜上皮修复，导致表浅角膜炎。

2. 术后一些患者疼痛、畏光、流泪症状较明显，应用不当可造成干眼症，严重者可有巩膜软化和葡萄膜炎。

五、翼状胬肉切除联合角膜缘干细胞移植

（一）操作技术

1. 先行胬肉单纯切除，方法同上。

2. 取同侧眼或对侧眼的上方或下方带角膜缘的结膜移植片，角膜缘组织切取范围：内侧切口为角膜缘内 0.5mm，深度达角膜浅实质层，外侧为角膜缘外 1～2mm 处；切取角膜缘组织的长度不超过角膜全周的 1/4。

3. 结膜移植片大小由巩膜暴露区范围决定，但要仔细分离结膜，不带结膜下的筋膜组织，仅留薄薄结膜上皮层（图 16-10）。

4. 将带角膜缘的结膜移植片按解剖关系平铺于巩膜裸露区，移植片的角膜缘与胬肉切除处的角膜重合，用 10-0 尼龙线或 8-0 可吸收线缝合移植片的两端及巩膜侧。

5. 用 10-0 尼龙线或 8-0 可吸收线将移植片结膜缘与结膜残端缝合（图 16-11）。

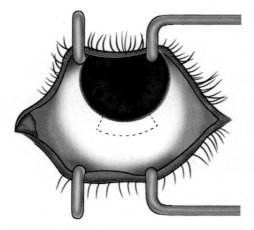

图 16-10　取正常的角膜缘组织和结膜组织

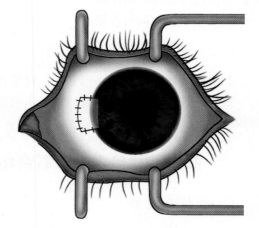

图 16-11　将移植片固定缝合

6. 术后处理同上。

（二）主要优点

较好的疗效和较低的复发率。

（三）主要缺点

1. 技术要求高。

2. 有报道自体角膜缘干细胞移植后发生供区巩膜无菌性坏死。

六、翼状胬肉切除联合羊膜移植术

（一）操作技术

1. 先行胬肉单纯切除，方法同上。

2. 取常规处理的新鲜羊膜或生物羊膜，按巩膜裸露区的形状和大小剪取羊膜组织，将其上皮面朝上，平铺于巩膜的裸露区。

3. 用 10-0 尼龙线或 8-0 可吸收线缝合固定羊膜移植片，移植片的四角共四针必须缝合于浅层巩膜，从而使羊膜移植片展平并固定于巩膜的裸露面上，然后酌情间断缝合羊膜和结膜创缘，使羊膜移植片与结膜缘紧密对合。

4. 术后加压包扎，每日换药。角膜创缘修复术后滴含有糖皮质激素的抗生素滴眼液。

（二）主要优点

1. 羊膜是理想的眼表重建材料。

2.羊膜移植具有促进眼表伤口愈合、抗炎、抗纤维化、抑制新生血管及诱导正常角膜上皮细胞增生覆盖的作用。

（三）主要缺点

1.新鲜羊膜移植存在获得传染性疾病的可能。

2.羊膜仅能作结膜缺损修复的支架，必须有正常结膜上皮才能增殖覆盖缺损区，约经3周的时间羊膜逐渐被吸收。

第二节 睑球粘连修复术

睑球粘连即睑结膜与球结膜间的粘连。睑球粘连可按部位分为前粘连（发生于睑缘附近的睑结膜与球结膜的粘连，穹隆结膜正常）、后粘连（发生于穹隆部结膜粘连，睑缘等部位的结膜正常）和全粘连（睑结膜和球结膜全部粘连）三类；也可按程度分为部分性（睑球粘连的范围小，累及眼球表面的某个部分）、广泛性（粘连的范围广泛，眼睑与角膜粘连，可伴有穹隆部消失）和闭锁性（上、下眼睑与眼球完全粘连，睑裂消失）。

一、部分性睑球粘连修复术

（一）条索状粘连"Z"字成形术

1.操作技术

（1）用2%利多卡因＋等量0.75%布比卡因＋1∶100 000去甲肾上腺素局部结膜下及睑缘皮下浸润麻醉。

（2）沿条索主轴处切开粘连中央部分结膜，其长度与粘连的长度一致，以此作为"Z"字中轴线。

（3）充分分离结膜下组织，剪断和剪除结膜下瘢痕组织，嘱患者的眼球向粘连对侧运动，观察有无残余的粘连条索影响运动，分离结膜下组织时，不要向后过多分离眼球筋膜。

（4）以条索的主轴作为"Z"字的轴线，以此主轴线成60°角，设计"Z"的两臂，两臂可不等长（图16-12）。

（5）沿设计线切开结膜，并沿结膜下分离，形成A、B两个结膜瓣，用10-0尼龙线或8-0可吸收线将A、B两瓣交错移位缝合，使结膜缝合口也成"Z"字形（图16-13）。

（6）用5-0丝线在穹隆部结膜处做两对褥式缝线，以固定换位的结膜，褥式缝线由新形成的穹隆底部结膜穿入，经眶缘皮肤穿出，分别在皮肤处各结扎一小纱布卷或橡皮

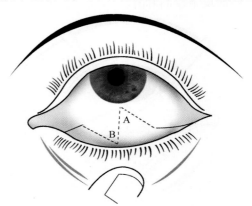

图16-12 "Z"字形切开示意图

条（图 16-14）。

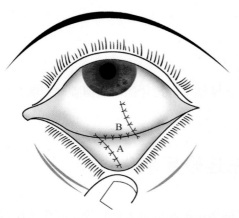

图 16-13　将 A、B 两瓣交错移位缝合

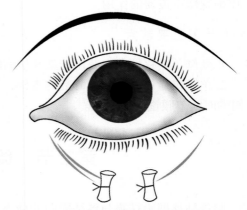

图 16-14　在穹隆部结膜处做两对褥式缝线并固定于皮肤

（7）术后加压包扎 24 小时，每天换药一次，点含有糖皮质激素的抗生素滴眼液，5 ～ 7 天后拆除结膜固定缝线。

2. 主要优点

（1）适用于范围较大的条索状瘢痕造成的睑球粘连。

（2）不需要其他部位的结膜或结膜替代物修复因瘢痕而缺损的组织。

3. 主要缺点

（1）睑球粘连修复的面积有限。

（2）"Z" 字成形术改变了瘢痕的牵引方向，但手术后会有 3 条瘢痕出现，远期效果不尽如人意。

（二）Von Arlt 睑球粘连修复术

1. 操作技术

（1）用 2% 利多卡因 + 等量 0.75% 布比卡因 +1 ： 100 000 去甲肾上腺素局部结膜下及睑缘皮下浸润麻醉。

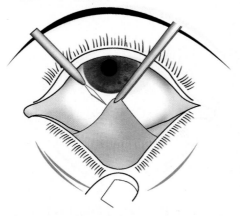

图 16-15　分离角膜和巩膜表面的粘连组织

（2）用有齿镊子固定粘连于角膜上的结膜，轻轻提起，沿粘连顶端前 0.5mm 角膜处划一个浅界，深度达浅基质层，沿此层分离角膜表面的粘连组织至角膜缘，角膜表面要干净而平整，不要残留粘连组织（图 16-15）。

（3）继续将粘连组织从巩膜上进行剖切和分离，去除粘连处的结膜下瘢痕组织，于粘连两侧做结膜切开，并向两侧和下面潜行分离至穹隆部，使眼球向各方向运动自如不受限制。

（4）将从角膜和巩膜上分离下来的结膜瓣顶端做一对褥式缝线，从穹隆部进针，眶缘皮肤面出针，并结扎于小纱布卷或橡皮条上，以弥补穹隆部结膜的缺损，并形成穹隆部（图16-16，图16-17）。

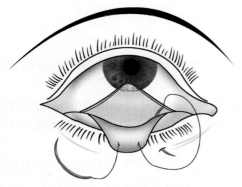 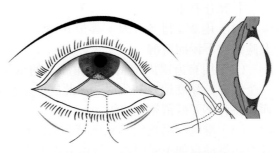

图 16-16 分离下来的结膜瓣顶端做一对褥式缝线，从穹隆部进针

图 16-17 缝线固定于眶缘皮肤

（5）球结膜创面可采用潜行分离两侧球结膜下组织后直接拉拢，用10-0尼龙线或8-0可吸收线间断缝合。

（6）若无法拉拢闭合创面时，可沿角膜缘和穹隆部向侧方延伸切口，潜行分离后间断缝合创面（图16-18）；若仍无法修复创面，可利用游离结膜瓣移植片缝合创面。

（7）角膜创面可待其上皮细胞自行修复。

（8）角膜缘后可留3～4mm巩膜裸露区，以防止在角膜上皮完全修复之前，新生血管长入角膜。

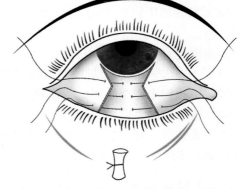

图 16-18 沿角膜缘和穹隆部侧方延伸切口，潜行分离后间断缝合

（9）术后加压包扎24小时，每天换药一次，点含有糖皮质激素的抗生素滴眼液，5～7天后拆除结膜固定缝线。

2. 主要优点

（1）适用于扇形或舌状睑球粘连。

（2）可以不需要其他部位的结膜或仅需要小部分自体结膜来修复缺损。

3. 主要缺点

（1）手术必须在显微镜下进行。

（2）粘连分离时要根据粘连的深度沿角膜同一层次进行分离，不可来回刮除造成角膜表面不平整，从而增加复发率。

（3）睑球粘连修复的面积有限。

（4）如角膜累及面较大，术后可能会有屈光改变。

二、广泛性睑球粘连修复术

（一）睑球粘连分离联合结膜瓣转位术

1. 操作技术

（1）用 2% 利多卡因 + 等量 0.75% 布比卡因 +1 ： 100 000 去甲肾上腺素局部结膜下及睑缘皮下浸润麻醉。

（2）用有齿镊固定粘连于角膜上的结膜，轻轻提起，沿粘连顶端前 0.5mm 角膜处划一个浅界，深度达浅基质层，沿此层于角膜表面分离粘连组织至角膜缘，角膜表面要干净而平整，不要残留粘连组织。

（3）继续将粘连组织从巩膜上剖切和分离，去除粘连处的结膜下瘢痕组织，使眼球向各方向运动自如不受限制，保留分离下来的结膜组织，并将其后徙。

（4）同翼状胬肉切除联合结膜瓣转位术方法（3）和（4）。

（5）供区结膜创面可潜行分离后拉拢缝合，若张力过大，结膜创面不必紧密闭合，用 8-0 可吸收缝线将创面两缘固定在浅层巩膜上，使结膜不过于回缩就可以。

（6）术后加压包扎 48 小时，术后点含有糖皮质激素的抗生素滴眼液，结膜缝线不必拆除。

2. 主要优点

（1）本方法采用自体结膜瓣转位治疗睑球粘连，简单易行，取材方便。

（2）结膜瓣未完全游离，结膜瓣易成活，能有效控制睑球粘连的复发。

（3）术后角膜上皮修复较快。

3. 主要缺点　对不能选择下方或颞侧结膜瓣转位者，只能取上方结膜，这样对日后行其他内眼手术带来操作上的不便。

（二）睑球粘连分离联合桥状结膜瓣转位术

操作技术：

（1）用 2% 利多卡因 + 等量 0.75% 布比卡因 +1 ： 100 000 去甲肾上腺素局部结膜下及睑缘皮下浸润麻醉。

（2）结膜瓣供区的选择：若下穹隆部缺损选择上方的结膜瓣，反之选择下方的结膜瓣转位，鼻侧缺损可选择颞侧结膜瓣转位，反之选择鼻侧结膜瓣转位。

（3）以下穹隆部成形为例：切开粘连，分离粘连下的瘢痕组织至下穹隆部后，尽量将分离的结膜上皮组织和其下的瘢痕组织移位成为睑结膜。此时在角膜缘至下穹隆部形成结膜的缺损区。

（4）在上方角膜缘后 2mm 处平行角膜做弧形切口，切口两端与角膜下方的缺损相连，再根据下方结膜缺损创面的宽度，做平行角膜缘的另一弧形切口，在两条切口间分离结膜下组织，尽量不带筋膜组织，这样除保留 3 点位和 9 点位的蒂部不游离外，其余部分都已游离，从而形成一桥形结膜瓣（图 16-19）。

（5）把桥形结膜瓣向下方移位，将其原靠角膜缘侧的边缘与分离剥下作为"睑结膜"

的结膜上皮组织和其下的瘢痕用 10-0 尼龙线或 8-0 可吸收线间断缝合。

（6）桥形结膜瓣原靠穹隆侧的边缘缝合于下方角膜缘后 3mm 处的浅层巩膜上（图 16-20）。

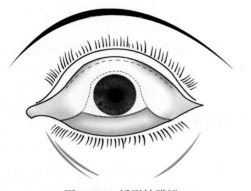

图 16-19 桥形结膜瓣

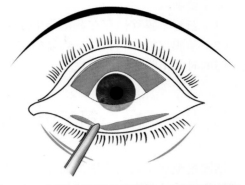

图 16-20 原靠穹隆侧的结膜缝合于下方角膜缘后 3mm 处的浅层巩膜上

（7）供区的结膜松解后拉拢缝合，或暴露部分巩膜，将结膜缝合于浅层巩膜上，以防止结膜过于回缩（图 16-21）。

（8）术毕在结膜囊内置一个中央有 13～14mm 圆孔的透明眼模，以支撑穹隆部。

（9）术后加压包扎 48 小时，点含有糖皮质激素的抗生素滴眼液，结膜缝线不必拆除，7 天后取出眼模。每天换药时观察角膜的情况，如发现角膜损伤需及时取出眼模。

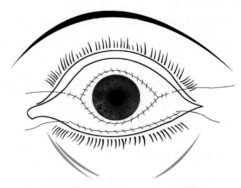

图 16-21 供区结膜松解后拉拢缝合

（三）睑球粘连联合羊膜移植术

1. 操作技术

（1）睑球粘连分离同前，巩膜表面的活动性出血要充分止血。

（2）取常规处理的新鲜羊膜或生物羊膜，按巩膜裸露区的形状和大小剪取羊膜组织，将其上皮面朝上，平铺于巩膜的裸露区。

（3）用 10-0 尼龙线或 8-0 可吸收线分别于角膜缘、角膜缘后 5mm 处将羊膜组织固定于浅层巩膜上，并与周围结膜组织间断缝合。

（4）术毕在结膜囊内置一个中央有 13～14mm 圆孔的透明眼模，以支撑穹隆并使羊膜移植片平坦覆盖。

（5）术后加压包扎 72 小时，点含有糖皮质激素的抗生素滴眼液和含人工泪液成分的滴眼液。根据眼表恢复情况，于术后 2 周左右取出眼模。

2. 主要优点

（1）适用于较广泛的睑球粘连，分离粘连后结膜缺损范围较大，并且结膜只有一面有创面而角膜形态正常者。

（2）羊膜是理想的眼表重建材料。

（3）羊膜移植具有促进眼表伤口愈合，抗炎、抗纤维化、抑制新生血管，诱导正常结膜上皮细胞增生覆盖的作用。

3. 主要缺点

（1）新鲜羊膜移植存在获得传染性疾病的可能。

（2）羊膜仅能作结膜缺损修复的支架，必须有正常结膜上皮才能增殖覆盖缺损区，约经 3 周的时间羊膜逐渐被吸收。

第三节　结膜松弛症手术

结膜松弛症又名结膜松弛综合征，是由于球结膜过度松弛和（或）下睑缘张力过高，造成松弛的球结膜堆积在眼球与下睑缘及内、外眦之间形成皱褶，引起眼表泪液动力学异常，并伴有眼部不适等症状的疾病。如保守治疗无效，可考虑手术治疗。目前，治疗结膜松弛症的手术方法有结膜半月形切除术、角膜缘结膜梯形切除术、结膜切除联合羊膜移植术、结膜缝线固定术、眼轮匝肌移位缩短术、结膜切除联合结膜巩膜固定术、结膜松弛症定量定位切除术、双极电凝术、结膜烧灼术、结膜结扎术、氩激光治疗等。

一、结膜半月形切除术

（一）操作技术

1. 结膜囊内表面麻醉后，用眼科显微无齿镊夹提松弛的结膜，染色标记估计切除范围。

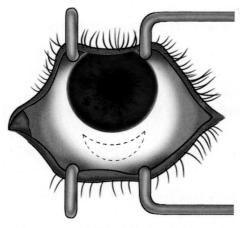

图 16-22　下方的松弛结膜的半月形切除

2. 在拟切除的结膜下注射 2% 利多卡因少许，以分离结膜和球筋膜。距角膜缘 5mm 的下方球结膜部位，平行角膜缘弧度行半月形切除（10 ～ 15）mm×（3 ～ 6）mm 大小的多余结膜（图 16-22）。

3. 用 10-0 尼龙线或 8-0 可吸收线连续缝合球结膜。

4. 术后滴用含有糖皮质激素的抗生素滴眼液 1 周，术后 5 ～ 7 天拆线。

5. 如结膜松弛位于鼻侧，松弛结膜主要影响泪小点的功能，并且泪溢多在内眦部，此时可在鼻下方根据结膜松弛的程度行半月形多余结膜切除（图 16-23）。如结膜松弛位于颞侧，松弛结膜主要影响泪液的流动及分布，患者泪溢多在外眦部，此时可在颞下方根据结膜松弛的程度行半月形多余结膜切除（图 16-24）。如以内、外眦部为主的结膜松弛，患者内、外眦部均有溢泪，切除两头大、中间小的类哑铃形多余结膜切除（图 16-25）。

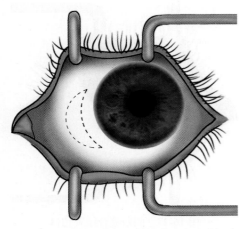

图 16-23 鼻下方的松弛球结膜的半月形切除

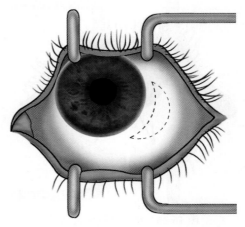

图 16-24 颞下方松弛结膜的半月形切除

（二）主要优点

1.手术简单、有效，术后看不到松弛结膜褶皱，结膜切口愈合良好。

2.术后无泪液的流向阻碍及对下泪小点的阻塞，泪溢可得到明显改善。

（三）主要缺点

1.手术后仍有复发倾向。

2.球结膜切除量不易掌握。

3.较易出现下方明显的瘢痕或下穹隆挛缩、狭窄。

4.切口愈合有不确定因素。

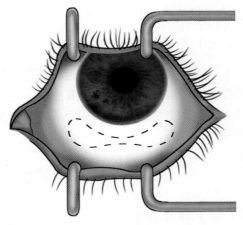

图 16-25 下方的类哑铃形多余结膜切除

二、角膜缘结膜梯形切除术

（一）操作技术

1.结膜囊内表面麻醉后，根据结膜松弛程度，划出结膜切口的部位和长度，在下方角膜缘旁的球结膜下注射 2% 利多卡因少许，在麻醉的同时分离球结膜与筋膜组织。

2.在下方角膜缘后 4mm 处，做平行角膜缘的弧形球结膜切开，在切口两侧做垂直于角膜缘的放射状球结膜切口，将结膜瓣向角膜瞳孔缘方向牵拉。

3.根据结膜松弛程度，拉平松弛结膜，梯形切除多余的球结膜（图 16-26）。

4.用 10-0 尼龙线或 8-0 可吸收线间断缝合结膜切口（图 16-27）。

5.术后点含有糖皮质激素的抗生素滴眼液和含有人工泪液成分的滴眼液。

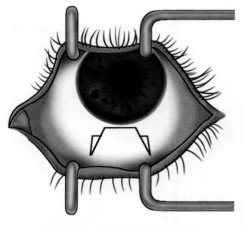

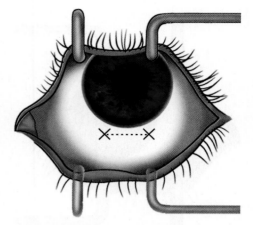

图 16-26　梯形切除多余结膜　　　　　　图 16-27　间断缝合结膜切口

（二）主要优点

该术式是前一手术方法的改良，可以避免其主要并发症。

（三）主要缺点

1. 该法的切口如距角膜太近，可能会损伤角膜缘干细胞，故对疑有角膜缘干细胞功能障碍眼病的患者，应慎用此种方法。

2. 手术时若切除过多的球结膜则易产生结膜瘢痕形成、下穹隆缩窄及眼球运动障碍等并发症。

三、结膜切除联合羊膜移植术

（一）操作技术

1. 结膜囊内表面麻醉后，用显微无齿镊夹提松弛结膜，染色标记估计切除范围。

2. 同结膜半月形切除术，切除多余结膜。

3. 取适当大小的新鲜羊膜或生物羊膜组织片，上皮面朝上覆盖于创面，用 10-0 尼龙缝线将羊膜与结膜缝合固定，并注意羊膜与巩膜适当固定，以防止羊膜组织的移位。

4. 缝合术后观察羊膜的上皮化进程，待完全上皮化后拆除缝线，约在术后 3 周。

5. 术后点用含有糖皮质激素的抗生素滴眼液和含有人工泪液成分的滴眼液 1～2 周。

（二）主要优点

1. 该法适用于结膜松弛较重、松弛结膜切除过多的患者。

2. 因为有羊膜的保护作用，伤口的愈合更快，并减少了下穹隆变浅和结膜囊狭窄的可能性。

（三）主要缺点

1. 术后结膜反应持续时间较其他术式长。

2. 手术时间相对较长。

3. 手术缝线易导致眼部不适，甚至导致结膜肉芽肿及巨乳头性结膜炎等并发症。

四、结膜缝线固定术

（一）操作技术

1. 结膜囊内表面麻醉。

2. 用开睑器开睑，嘱患者平视。

3. 将结膜松弛皱褶向下穹隆部覆平，用显微斜视钩将穹隆部结膜向下轻微推压使结膜与眼球贴紧。

4. 用 8-0 可吸收缝线在角膜缘后 7 ～ 8mm 处内、中、外各间断缝合一针，将结膜固定在浅层巩膜壁上（图 16-28）。

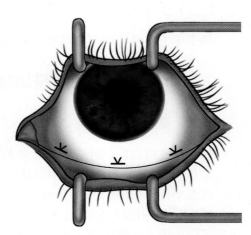

图 16-28　球结膜固定在浅层巩膜壁上

（二）主要优点

1. 该手术方式不切除结膜，损伤小，手术操作简单、快捷，能较好加深下穹隆部。

2. 该手术方法适用于松弛部位局限在中央的轻、中度结膜松弛症患者。

（三）主要缺点

1. 缝合时进针如太深，有眼球穿孔的危险和损伤下直肌的可能。

2. 固定缝线的吸收过程较长，会引起患者的刺激症状。

3. 对重度结膜松弛症治疗效果差，有复发倾向。

4. 患者的年龄越大，固定的球结膜越容易松脱。

五、眼轮匝肌移位缩短术

（一）操作技术

1. 结膜囊内表面麻醉后，下眼睑局部浸润麻醉。

2. 在下睑缘睫毛后 1.5mm 处平行睑缘切开皮肤，依下眼睑皮肤松弛程度切除多余皮肤。

3. 在睑缘处中央开始分离眼轮匝肌与睑板之间的间隙，切除靠近睑缘处残留的眼轮匝肌组织，继续分离出宽 5 ～ 7mm、长 10 ～ 15mm 的眼轮匝肌，中央剪除 3 ～ 5mm 眼轮匝肌，断端对位褥式缝合缩短眼轮匝肌。

4. 将眼轮匝肌轻度向下睑板下缘移位，并固定一针于睑板下缘及眶隔组织上，以避免肌肉上窜而影响肌肉活动。

5. 5-0 丝线间断缝合皮肤，检查睑缘微外翻，以减少对下方结膜的推压即可。

6. 术后 7 天拆线。

（二）主要优点

1. 适用于主要由下睑缘张力过高所引起的结膜松弛症患者。
2. 眼轮匝肌移位缩短术加强了睑板下缘紧贴眼球的力量，减小睑缘处的张力，减少睑缘对结膜推压力，松弛结膜逐渐复原。

（三）主要缺点

该手术方式易形成下睑缘外翻及眼睑瘢痕形成等并发症，应慎用。

六、结膜切除联合结膜巩膜固定术

（一）操作技术

1. 结膜囊内表面麻醉后，用显微无齿镊夹提松弛结膜，估算切除范围。
2. 球结膜下注射 2% 利多卡因 0.2ml，在距角膜缘 5～6mm 的下方球结膜处平行于角膜缘弧度半月形切除宽 3～5mm、长 10～15mm 的结膜。
3. 8-0 可吸收线间断缝合 3～4 针，结膜切口两端的 2 针缝线同时缝合固定于下方对应的浅层巩膜上，将线结转埋于结膜下。

（二）主要优点

1. 因联合手术做结膜切除，局部炎症反应和瘢痕形成相对较重，粘连较牢固。
2. 该手术方法简单、安全，是治疗结膜松弛症的新方法。

（三）主要缺点

与结膜新月形切除术及结膜缝线固定术的缺点类似。

七、结膜松弛症定量定位切除术

（一）操作技术

1. 结膜松弛症定量定位切除仪下半缘切口线上 3：00、5：00、7：00 及 9：00 时钟位象限线上分别有 1mm 的圆孔区，镊子伸入夹出松弛的结膜，夹出的结膜嵌顿于切口线上，不会回缩。
2. 手术中一边拉出松弛的结膜，一边通过透明的定量定位切除仪进行观察，直到松弛的结膜完全拉出，结膜表面平复。
3. 于定量定位切除仪表面将拉出的松弛结膜向角膜缘一侧展平，通过定量定位切除仪的刻度计算结膜切除的范围。

（二）主要优点

1. 该手术方法做到了定量、定位切除结膜，可防止因过度切除结膜造成的穹隆变浅，因而避免了眼球运动障碍和切口对合不佳，又能防止结膜切除过少。

2.该手术方法手术切口完整光滑，切口对位较好，结膜贴覆平整。

3.切口愈合快，术后早期就能获得稳定疗效。

八、双极电凝术

（一）操作技术

1.结膜囊内表面麻醉后，嘱患者平视，将松弛的结膜皱褶推向下穹隆部，使松弛结膜皱褶的位置距角膜缘超过 4mm。

2.根据松弛程度用显微无齿镊夹提松弛的结膜，并估算电凝范围。根据结膜松弛的程度及筋膜的厚度设置电凝能量和电凝时间，一般电凝能量为 20%～40%，电凝时间为 0.1～2 秒。

3.电凝结束后用庆大霉素注射液的稀释液冲洗结膜囊，涂含有糖皮质激素的抗生素眼膏包扎术眼。术后用含有糖皮质激素的抗生素眼液和（或）上皮生长因子的滴眼液滴眼 1～2 周。

（二）主要优点

该手术方法损伤小，无需缝线，操作简单、快捷。

（三）主要缺点

1.术后电凝处球结膜组织易出现局限性坏死、苍白水肿及局部隆起，周围球结膜易出现充血。

2.早期患者电凝刺激症状较重。

3.结膜修复时间长，对重度结膜松弛症患者及下睑缘张力过高引起的结膜松弛症患者治疗效果欠佳。

九、结膜烧灼术

手术操作和主要优、缺点类似于双极电凝术。

十、结膜结扎术

（一）操作技术

1.多次牵拉患者的下眼睑皮肤，使松弛的球结膜消失或退回到下眼睑内，至少 3 次重复询问患者的症状是否消失或改善。

2.选择症状消失或明显改善的患者进行表面麻醉，在距角膜缘 4～5mm 处下方 6：00 时钟位，使用直径为 2.1mm 的滴管吸住松弛的球结膜，缝线结扎。

（二）主要优点

该方法操作简单，有效、易行。

（三）主要缺点

早期患者术眼有轻度异物感，并伴有结膜充血、水肿及缝线脱落等并发症；术后并发症大部分于 4 周内消失。

上述 10 种手术方法对治疗结膜松弛症都有一定的效果，但各有优、缺点，且有不同的适应证。除此之外，有研究报道，对于常规治疗无效的轻、中度结膜松弛症患者，氩绿色激光治疗是有效的方法之一。因此，只要选择适宜的手术方法，手术治疗结膜松弛症是安全、有效的。

（姚　勇　殷　丽　傅东红）

第十七章 屈光性手术

第一节 准分子激光原位角膜磨镶术

一、手术原理、适应证与禁忌证

（一）手术原理

准分子激光原位角膜磨镶术（laser in situ keratomileusis，LASIK）是准分子激光角膜切削术与自动板层角膜成形术的有效结合，先用微型板层角膜刀或飞秒激光机做一直径8～10mm、厚90～180μm的带蒂板层角膜瓣，然后用准分子激光在基质层上按屈光度进行切削，再将角膜瓣复位，以达到矫正屈光不正的目的。

（二）适应证

1. 年龄　18周岁以上，年龄上限无严格限制，如无白内障及其他眼病，任何年龄都可以接受手术，但对于40岁以上要求手术的患者应解释有术后看近困难，需要戴老花镜，或告知病人可欠矫1～2D近视，以延缓戴老花镜的年龄。

2. 屈光状态　近视 –0.50～–12.00D；远视 +0.50～+6.00D；散光 0.00～6.00D。矫正视力较好，一般应＞0.5。

3. 角膜厚度　角膜中央厚度必须＞450μm。术前的角膜厚度经过激光切削后所剩基质床厚度必须大于280μm，最好大于300μm。

4. 放射状角膜切开术、穿透性角膜移植术、表层角膜成形术和白内障术后残留的屈光不正。

5. 患者有摘镜要求，且理解手术可能出现的并发症，愿意承担手术风险，能承担手术的经济负担，对术后结果有现实的期望值。

6. 视网膜脱离术后两年。

（三）禁忌证

1. 角膜膨胀性疾病如圆锥角膜（图17-1）、Terrien 和 Pellucid 边缘性角膜变性。顿挫性圆锥角膜和亚临床型圆锥角膜。

2. 角膜中央厚度＜450μm。

3. 伴有活动性眼部感染或严重的眼表疾病或内眼疾病。有眼底病变者，尽可能避免此手术。

4. 中度或重度的干眼症。

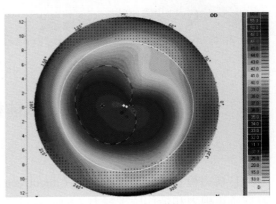

图 17-1　圆锥角膜（角膜地形图显示）

5. 角膜基底膜营养不良。

6. 青光眼患者，特别是有大的滤过泡的患者。

7. 有系统性疾病或自身免疫系统性疾病。

8. 处于妊娠期或者哺乳期的患者，或拟在 6 个月到 1 年内准备怀孕者。

9. 独眼患者。

10. 有不合理期望值。

二、手术器械与耗品

手术器械与耗品有准分子激光仪（图 17-2）、全飞秒激光仪（图 17-3）、微型角膜板层刀（图 17-4）、One Use-Plus SBK 显微角膜刀（图 17-5）、开睑器、负压吸引环、LASIK 标记器、眼科显微镊、显微虹膜恢复器、Barraquer 压平眼压计、LASIK 角膜瓣铲、灌注管、矛状纤维海绵、角膜瓣保护器、注射器、平衡盐液等。

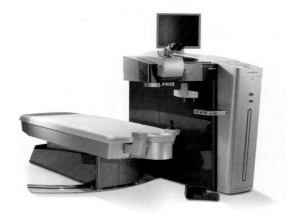

图 17-2　EX500 准分子激光仪

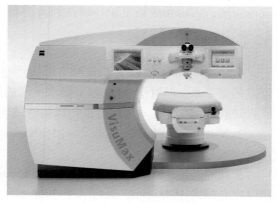

图 17-3　VisuMax 全飞秒激光仪

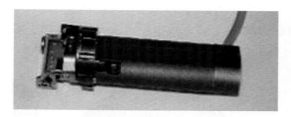

图 17-4　微型角膜板层刀

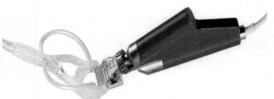

图 17-5　One Use-Plus SBK 显微角膜刀

三、术前检查和准备

（一）术前检查

1. 视力检查　包括裸眼视力（uncorrected visual acuity，UCVA）（远视力、近视力）、习惯矫正视力和最佳矫正视力（best spectacle-corrected visual acuity，BSCVA）检查，视力

检查表建议使用标准对数视力表，建议 5 分记录以便统计分析，亦可小数记录便于交流。其他视力表如 Bailey-Loie 视力表、ETDRS 视力表及一些低对比视力表可以用来更好地分析视功能。

2.角膜地形图检查　角膜地形图检查不仅可以了解角膜表面形态及角膜散光，更重要的是筛查圆锥角膜，为必须检查项目。检查前角膜接触镜配戴者软镜应摘镜至少 2 周、硬镜应停戴 4 周以上以避免角膜翘曲、假性圆锥角膜等不正常数据的表达。检查时注意患者的头位、眼位要正确，不能倾斜，否则可造成角膜散光的轴位改变等。双眼睁大，充分暴露角膜，避免压迫角膜。保持角膜表面湿润，泪膜不稳定者可先滴入人工泪液再行检查。记录表面规则指数（surface regularity index，SRI）、表面非对称性指数（surface asymmetry index，SAI）、模拟角膜镜读数（simulated keratoscope reading，Sim K）等。常规进行圆锥角膜筛查，建议采用 Rabinowitz 等亚临床期圆锥角膜的诊断筛选标准：角膜中央的屈光力 > 46.5D；I-S 值 > 1.26D；同一患者双眼角膜屈光力差值 > 0.92D。当然也可以参考其他诊断标准。有条件的话应检查角膜后表面高度，可疑圆锥角膜：+13 ～ +16μm，典型圆锥角膜：> +16μm。当角膜中央屈光力 > 46 D 或 < 38D 时应用红笔注明以提醒术者。建议使用 Orbscan 角膜检查系统：①精确的测量数据；②真实的三维地形图；③直接和独立测量中心及周边数据；④扩展观察真实曲率及屈光力（包括前角膜、后角膜、角膜厚度及总角膜屈光力）和 Pentacam 眼前节测量分析系统：提供角膜地形图、角膜厚度、角膜像差、角膜非球面性参数 Q 值和圆锥角膜筛查等。

3.屈光度检查　屈光度检查主要依靠验光来完成，一般在客观验光后再进行主觉验光，最后在试戴后确定眼镜处方。

一般先进行电脑验光，快速屈光状态筛选。但电脑验光受患者合作程度、调节因素等影响，测出的远视度数常偏低，而近视度数常偏高，散光度数和轴位也不稳定，所以建议散瞳验光，目的是使用药物麻痹睫状肌来比较彻底地控制调节。常用 0.5% 托品酰胺滴眼液，每 5 分钟滴一次，半小时后验光或 1% 硫酸环戊通滴眼液，验光前相隔 5 分钟滴两次，半小时后验光；散瞳后检影验光是目前公认的最准确的客观测量眼球屈光状态的方法。

主觉验光就是在客观验光的基础上进行的，目的是让患者对屈光度的每一细小变化做出反应，由于这一步特别强调患者主观反应的作用，应用综合验光仪使该阶段的工作比较规范。验光步骤如下：

（1）初步 MPMVA

1）雾视。在被检眼前起始屈光度上加正镜片（减负镜片），一般为 +0.75 ～ +1.00D，通过雾视镜继续检查被检眼的的视力。①如果被检眼视力超过 0.5，说明雾视不足，需要继续增加正镜片的度数（减少负镜片度数）。②如果被检眼视力在 0.3 ～ 0.5 之间，则说明雾视合适。

2）在被检眼前逐渐减少正镜片的度数（增加负镜片度数），按照每次减少 +0.25 的频率进行。

3）每减少 +0.25D（增加 –0.25D），检查患者的视力，确保患者视力会提高一行。

4）视力逐渐增加，直到患者获得清晰的视力为止，即减少正镜片度数（增加负镜片度数）已不能提高视力。

5）用双色视标结束初步 MPMVA。双色试验又称"红绿试验"，两组视标，一组视标背景为红色（长波），一组视标背景为绿色（短波）。让被检查者先看绿色半的视标，再看红色半的视标，比较两者的视标哪个更清楚。

A. 如果红色半的视标清楚些，说明还存在部分雾视，减去 +0.25D（加上 −0.25D）。

B. 如果绿色半的视标清楚些，说明负镜片过矫（正镜片不足），则增加 +0.25D（减去 −0.25D）。

C. 反复以上 A、B 步骤，调整直到两半的视标一样清楚。

D. 如果不能一样清楚，则保持红色半视标较清楚（以减 +0.25D 或加 −0.25D 则变为绿色半视标清楚为标准）。

（2）交叉柱镜确定散光

1）使用被检眼最好矫正视力上一行的视标。

2）先确定柱镜轴向：将 JCC 放置在被检眼前，JCC 手轮位置同柱镜轴向一致，告诉患者"将用两面观察视标，请比较两面看到的视标的清晰度，哪一面比较清晰"。

3）确保患者视标清晰，告诉患者"这是第一面"，3 ～ 5 秒后翻转 JCC"这是第二面，一面和二面哪面看这行视标清晰些？"

A. 如果两面一样清晰，说明柱镜轴向放置正确，则可进行 JCC 散光度数确定。

B. 如果两面清晰度不同，将柱镜的轴向转向较清晰那面的红点方向，转动角度为 15°。

4）再次翻转 JCC 比较两面清晰度：

A. 如果两面一样清晰，说明柱镜轴向旋转正确，则可进行散光度数确定。

B. 如果两面清晰度不同，较清晰的一面与第三步中一致，将柱镜的轴向转向较清晰那面红点方向，转动角度为 15°。较清晰一面与第三步中相反，将柱镜的轴向转向较清晰那面的红点方向，转动角度为 5° ～ 10°。

5）反复比较两面的清晰度，确定结束。

A. 如果两面一样清晰，说明柱镜轴向放置正确，则可进行 JCC 散光度数确定。

B. 如果患者不能报告一样清晰，则保持 JCC 轴向的旋转改变在很小的范围内。

6）确定柱镜度数：将 JCC 旋转使 JCC 白点位置同柱镜轴向一致，同上述步骤，翻转 JCC，要求患者比较两面的视标清晰度。

A. 如果两面一样清晰，说明柱镜度数正确。

B. 如果两面清晰度不同，较清晰的一面为红点与柱镜轴一致时，增加 −0.25DC（减掉 +0.25DC）的柱镜，再次判断。

C. 如果两面清晰度不同，较清晰的一面为白点与柱镜轴一致时，减掉 −0.25DC（增加 +0.25DC）的柱镜，再次判断。

D. 在 JCC 度数调整过程中，应始终保持最小弥散圆在视网膜上。当每一次柱镜调整量为增加 −0.50DC 时，球镜相应 +0.25D（柱镜的一半量）即减少 −0.25D。当每一次柱镜调整量为减少 −0.50D 时，球镜相应增加 −0.25D（柱镜的一半量）即减少 +0.25D。

7）JCC 度数结束判断

A. 如果两面一样清晰，说明柱镜度数正确。

B. 如果两面清晰度不同，最后确认患者两面清晰度改变在很小的范围内（±0.25D）。选择接近患者习惯配戴镜片的散光柱镜度数，或选择较低的负柱镜度数。

（3）再次单眼 MPMVA：操作步骤同初步 MPMVA，在进行再次 MPMVA 时，最重要的是如何确定终点，可以采用以下两种方法。

1）双色试验。

2）如果患者合作而且可靠的话，在改变镜片度数时，可通过简单的提问，如问视标是"更清晰"还是"更小或更黑"，因为在过负时，视标看起来是"变小或变黑"而不是"更清晰"。

（4）双眼调节平衡

1）将双眼去遮盖，在单眼 MPMVA 及散光验证后的基础上进行。

2）双眼同时雾视，雾视标准度数为 +0.75D（必要时可增加雾视度数），一定要将视力雾视在 0.5～0.8 之间，如果视力低于 0.5，表示雾视度数太大。患者对双眼均衡所需的心理物理判断做出精确结论，从而放弃放松调节。

3）选择单行视标，刚好高于上述步骤的一行。

4）用垂直棱镜将双眼分离，即打断融像功能，患者能看到双像，各眼有一像，用综合验光仪中的 Risley 棱镜，在右眼放上 3 △ BU，在左眼放上 3 △ BD，患者看到的是上下两行相同视标。

5）问患者上下视标哪一行更清晰或较模糊，如果上行较清，在左眼上加 +0.25D（左眼看的是上行）。

6）重复提问，在较清晰的那一眼前加雾视镜，直至双眼同样模糊。

7）如果双眼不能平衡，则让优势眼保持较好的视力。

8）双眼均衡的整个过程中必须一直保持两种状况：①双眼均能看视标；②双眼一直处于雾视状态。

9）双眼均衡的终点是双眼看视标具有同样的清晰度，此时调节为零而且雾视相同，到达该点后将棱镜移去。

10）进行双眼 MPMVA，即双眼同时去雾视直至到达验光的终点，其步骤同单眼 MPMVA，只是双眼同时同步进行。

（5）记录每只眼的球镜度数、柱镜度数和轴向及矫正视力。

4. 主视眼检查　主视眼的测定一般有两种方法。一是 hole-in-the-card 方法，二是指物法。第一种方法是用卡片中间的小孔观察远处目标。第二种方法是用手指指远处目标。在不经意中被检者总是不自觉地用一眼从孔中或通过手指观察目标，这样就能确定出主视眼。检查方法如下：hole-in-the-card 法是用卡片上的孔洞观察远方目标，或用双手合拢形成一个三角形窗口，从中观察远方目标或检查者的眼睛。交替闭合双眼时哪只眼不用移动就能从孔中看到原来的目标或检查者从孔中看到的被检者的眼睛即为主视眼。手指法检查时，眼睛、手指和目标三者连成一线的眼睛即为主视眼。

5. 视觉对比敏感度检查　视觉对比敏感度（contrast sensitivity function，CSF）是在明亮对比变化下，人的视觉系统对不同空间频率的正弦光栅视标的识别能力。空间频率（SF）是指 1 度视角所含条栅的数目，单位为：周 / 度（c/d）；人们所能识别的最小的对比度称为对比敏感度阈值。CSF 检查是一种形觉功能定量检查，能全面反映视功能的水平。目前常用的 CSF 测定仪为美国 VECTORVISION 公司的 CSV-1000 型测试仪（图 17-6），其含 A、B、C、D 四组图案，其对应的空间频率分别为 3.0、6.0、12.0、18.0 cycle/degree（c/d）。检查前戴框架眼镜矫正到 BSCVA，检查距离为 2.44 米（8 英尺）。双眼分别依次检查明光（250 lux）、暗光（1 lux）、明光＋眩光（75 lux）、暗光＋眩光四种状态下的对比敏感度。其中暗光下的对比敏感度测定必须在暗适应 5 分钟后进行。也可用其他对比敏感度测试仪或测试卡片。

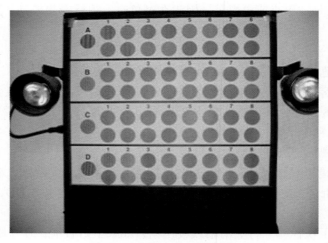

图 17-6　CSV-1000 型测试仪

6. 波前像差检查　波前像差仪是一种新型的测量仪器，能测出眼球的高阶像差，即眼球整个光学系统的不规则散光。波前像差仪有许多种类，设计原理不尽相同。以 Allegretto 波前像差仪为例：将瞳孔放大到 7.0mm 以上，然后用 Allegretto 波前像差仪进行检查，每眼检查 4 次。所获得的 4 幅像差图图形应具有良好的相似性，其球镜、柱镜与散瞳验光误差不超过 0.50D，中心偏差 X、Y 轴＜±0.1mm，Z 轴＜±0.2mm。最后选入研究或治疗的像差图，应选择低阶像差（近视和散光）与散瞳屈光度误差最小、高阶像差图和均方根（root-mean-square，RMS）值重复性最好、原始摄图对焦最理想、中心偏位最少的一次结果。提取所需瞳孔直径的高阶像差 RMS 值。波前像差的表达方法采用 Zernike 多项式（Zernike Polynomials）和波前像差图来描述。基于 Tscherning 原理的波前像差仪的 Zernike 多项式为 6 阶 27 项。其中，1、2 阶为低阶像差，3 阶以上为高阶像差。3 ～ 6 阶高阶像差及总高阶像差的均方根值分别用 RMS 3 ～ 6 及 RMSh 表示，总像差的均方根值用 RMSg 表示。3 阶由 C6 ～ C9 组成，C6 和 C9 表示三叶散光（trefoil），C7 和 C8 分别表示垂直彗差（vertical-coma）和水平彗差（horizontal-coma）。4 阶由 C10 ～ C14 组成，其中 C12 表示初级球差（spherical aberration）。高阶主导像差（dominating aberration）是对高阶像差影响最大、RMS 值最高的一项。若 RMSh ＞ 0.3μm 或 C7＋ C8＋ C12 ＞ 0.25μm（6.5mm 瞳孔）可考虑波前引导手术。

7. 立体视觉检查　常用的检查方法分远、近距离两种，远距离的有同视机、近距离的有 Titmus 偏振光立体图、TNO 随机点立体图、Frisby 立体板等。一般认为立体视力低于或等于 40 或 60 秒为正常范围。

8. 眼压检查　眼压的测量方法包括眼压指测法和眼压计测量法。眼压计测量分为压陷式、压平式。其中以 Goldmann 压平眼压计最为精确。而非接触式眼压计（non-contact tonometer，NCT）测量法因其操作简易、不用麻醉、仪器不与角膜接触、结果基本准确在准分子激光术前检查中被广泛采用。此型眼压计利用气体脉冲力压平 3.6mm 直径角膜中央区所需时间换算而来。需连续测 3 次，3 次之间的差异不应超过 3mmHg，取平均值。若眼压大于 21mmHg 需用 Goldmann 压平眼压计复核；若眼压大于 24mmHg 需进行青光眼筛查。中央角膜厚度和角膜屈光力影响眼压值，压平眼压计的测定原理是假定中央角膜厚度为 520μm，若角膜偏厚，眼压则高；角膜屈光力每增加 3 D，眼压读数增加约 1mmHg。

9. 外眼检查　主要包括眼眶、眼睑、泪器和结膜检查，注意睑裂大小及闭合状态，睑裂太小应用红笔注明，注意睑缘有无炎症及是否存在急慢性睑腺炎和结膜炎。最好术前冲洗泪道。

10. 裂隙灯显微镜下眼前节检查　检查球结膜有无充血、水肿；检查睑结膜有无乳头、滤泡和分泌物。注意角膜大小形态曲率；检查角膜有无点染、角膜新生血管及瘢痕；是否有 KP；注意前房深浅及有无虹膜晶状体震颤。了解瞳孔大小、形态及位置；观察有无瞳孔残膜和晶状体混浊。

11. 眼底检查　近视，特别是高度近视眼底检查必不可少。–6D 以上高度近视必须散瞳查眼底，实际上低中度近视也应该散瞳查眼底。重点有三个：视乳头 C/D，若偏大应做青光眼筛查；周边视网膜，注意变性、裂孔及局限性视网膜脱离，若有裂孔应行视网膜激光光凝，两周后再行准分子激光；黄斑中心反光。眼底的检查方法有直接检眼镜检查、间接检眼镜检查和三面镜检查，建议低年资医师进行裂隙灯下三面镜检查，高年资医师可进行裂隙灯下全视网膜镜检查。

12. 角膜厚度测定　角膜厚度测定的准确与否直接影响到手术设计及手术的安全性。目前角膜厚度的测量方法有两种：利用光学原理进行测量和利用超声原理进行测量。

现代的光学测厚法测量值由计算机计算产生，避免了测量者本身的主观性，而且不同测量者间所测数值的差异较小且重复性较高。目前临床常见的可用于角膜厚度测量的光学仪器包括非接触式角膜内皮细胞镜、Orbscan 裂隙扫描角膜地形图 / 角膜测厚系统、Pentacam 眼前节分析与测量系统及眼前节光学断层扫描仪（optical coherence tomography，OCT）等。然而它们的测量值受到角膜透明程度的影响，数据往往偏低。但眼前节 OCT 不受角膜混浊程度的影响，数据比较准确。

A 型超声角膜厚度测量法与传统的光学测厚法相比可重复性更好、测量更准确，因此，某些学者认为其是角膜厚度测量的"金标准"。其轴向分辨率高，对角膜厚度的测量精密度可达 1μm。但是在实际测量中，超声在角膜后表面的反射界面很难准确定位，常波动于 Descemet 膜和前房之间。探头接触角膜时可以很轻易地移除 7 ～ 40μm 厚的泪膜层，甚至可以压薄角膜上皮。超声角膜测厚仪还有一个明显的缺点：测量时探头需要与角膜直接接触，因此可能引起角膜上皮损伤甚至感染。

所以，若用光学测厚法测量应将其测量值与 A 型超声角膜厚度测量值进行比较，若无明显差异才能采信光学测厚法测量值。

13. 眼轴测定　最常用的眼轴测量方法为 A 超测量法，测量眼轴可以判断屈光不正的性质与程度，并为以后随访及人工晶状体植入提供参考数据。

14. 瞳孔大小测定　大瞳孔是屈光手术后出现光晕及眩光症状的危险因素之一，因此，应当特别关注瞳孔检查，这涉及手术设计及手术后安全性。应在明亮的室内灯光及暗照明下检查瞳孔大小。有几种方法在暗照明下测量瞳孔大小，包括在边缘有瞳孔大小的视近卡片、光线放大瞳孔计（如 Colvard 瞳孔计）或红外瞳孔计。也可用 Allegretto 波前像差仪测量瞳孔大小，根据需要通过对探测口前的 4 个红外光探测灯用透明胶带纸逐层遮盖来调节被测眼前的光照度。

15. 干眼症检查　首先询问被检者是否有眼疲劳、干涩感、异物感、烧灼感、眼胀感、眼痛感、畏光、眼红等干眼症症状，若有，需做以下检查：①角结膜荧光素染色，根据点染数记分。② Schirmer Ⅰ 试验：用一个宽 5mm、长 35mm 的条状滤纸（泪液试纸条），一端 5mm 处折叠挂在下睑外或内 1/3 处，眼可睁开，可以随意瞬目，坐在无空调安静的暗室内。5 分钟后检查滤纸条浸湿长度，少于 10mm 为分泌减少。③泪膜破裂时间（BUT）试验：患者先在裂隙灯前坐好，1% 荧光素滴眼，用较窄的钴蓝光往返观察角膜前泪膜，当被荧光素染色的泪膜出现黑洞（常为斑状、线状或不规则干斑）时，即表示泪膜已经破裂，用秒表记录瞬目后至出现泪膜破裂的时间，小于 10 秒为泪膜不稳定，小于 5 秒为干眼症。

（二）术前患者准备

1. 抗生素滴眼液　每天 4 次 ×3 天。如 0.3% 泰利必妥滴眼液、0.5% 可乐必妥（左氧氟沙星）滴眼液或 0.3% 妥布霉素滴眼液。

2. 手术前停用所有化妆品，尤其是香味较浓的化妆品术前 3 天就应停用。不仅因为化妆品挥发物会影响准分子激光的能量效应，而且应用化妆品会增加术后感染的可能性。术前洗澡，洗脸，修剪指甲。

3. 术前停戴软性角膜接触镜 1 ～ 2 周，停戴硬性角膜接触镜 4 周以上，对于硬性接触镜（RGP 镜片）佩戴者，如果 4 周后屈光度改变大于 0.5D，则在 8 周后再次复查，或直至屈光度稳定。

4. 与患者充分沟通后让其选择手术方式、手术医生和手术仪器。

5. 向患者告知手术适应证、禁忌证及术中、术后可能出现的并发症，使其充分了解后依规范签字同意手术（如下文示例）。

6. 术前应向患者告知相应术式的手术原理和手术流程，如术中能听到响声及闻到焦味、手术过程大约数十秒，手术过程中应轻轻睁眼注视眼睛正上方的红色或闪烁的绿色固视光，术中没有疼痛，千万不要因为不适或恐惧而强烈闭眼或转动眼球，以免吸环滑脱而导致角膜瓣形成不全、游离或偏移。有条件的医院可播放手术过程影像资料。

7. 清洗眼部皮肤及结膜囊　滴表面麻醉剂后，用聚维酮碘纱布或棉球擦洗上下眼睑皮肤包括眉部及睑缘，然后用生理盐水（500ml 含庆大霉素 8 万单位）依次清洗睑部皮肤、睑缘、结膜囊，清洗结膜囊时将上睑翻转，同时挤压上下睑板腺，清除睑板腺开口分泌物，清洗完毕后再用聚维酮碘棉球或纱布进行皮肤消毒，结膜囊滴抗生素滴眼液，嘱闭眼等待手术（若不闭眼可能会引起角膜干斑）。

（三）工程师准备（仪器调试）

1. 开机。

2. 系统自检。

×××眼科
激光角膜屈光手术同意书

患者姓名：_____　性别：_____　年龄：_____　病历编号：_____

拟行手术方式：□ LASIK　□ PRK　□ LASEK　□ Epi-LASIK　□ SBK　□ FS-LASIK
　　　　　　　□ FLEx　□ SMILE　□其他

　　凡接受激光角膜屈光手术患者，必须如实向医护人员告知自己的病史及手术目的，了解手术原理，认真阅读以下相关事宜：

1. 本手术是通过准分子激光在角膜表面或角膜瓣下切削，改变角膜前表面曲率从而达到矫正近视、散光之目的；角膜瓣可以通过机械刀或飞秒激光来完成；全飞秒激光则是利用飞秒在角膜浅基质层制作微透镜，然后取出，以达到矫正屈光不正之目的。因此，近视或散光的度数必须稳定 1～2 年后才适合接受手术，18 周岁以下青少年由于眼球发育尚不成熟，不适宜接受手术。

2. 术后视力影响因素较多，一般术后裸眼视力可达到或接近术前戴镜矫正视力，但是，因患者的个体差异或机器设备及操作因素，可能有欠矫、过矫或回退现象。

3. 术中良好的配合对手术的顺利进行及确保手术取得最佳效果至关重要；如因配合不佳终止手术，则 3 个月后再行手术；也可根据需要，术中临时更改其他术式以及时完成屈光矫正。

4. 激光角膜屈光手术的目的在于提高裸眼视力，但不能改变眼球的病理状况及病理进程；对眼底改变（如眼底出血、视网膜脱离）、白内障等没有预防作用。

5. 若术前眼压偏高或超过正常，日后可能发生青光眼，与激光角膜屈光手术无必然关系，建议定期随访。

6. 虽对圆锥角膜进行严格筛选，并把切削深度控制在安全范围内，但仍有可能发生原发性或继发性圆锥角膜。

7. 制瓣手术如 SBK、LASIK 等有出现术中、术后并发症的可能，如角膜瓣形成不全、游离、移位、层间异物残留或上皮植入等，有时需二次手术或改行 PRK。PRK、LASEK、Epi-LASIK 术后可能发生角膜雾浊，但在中低度近视其发生率极低。一旦出现，医生将积极采取对策，尽力治疗。

8. 部分患者可能出现最佳矫正视力下降、眩光、夜间视力降低、干眼症等。

9. 近视度数偏高或年龄偏大者，术后一段时间内可能出现阅读或近距离工作困难，但多能逐渐恢复。

10. 远视术后屈光回退率稍高，若有弱视，术后仍需接受弱视治疗。

　　手术前医务人员已向我作了上述解释，我对手术目的、手术经过和手术中、手术后可能出现的情况表示理解，自愿接受所选式式，在整个治疗过程中积极配合医生，争取获得最佳治疗效果，同意手术。我允许我的眼科医生用摄像系统记录我的手术过程，用于教学、科研和培训其他医务专业人士；我允许我的眼科医生使用我的手术及后续的诊疗资料，但必须将我的姓名保密，除非我给予书面认可；我志愿捐献术中取出角膜材料用于科研或临床。

　　已经提供给我此同意书的副本及术后随访信息和术后注意事项。

患　者　签　名：_____　日期：_____年_____月_____日

医务人员签名：_____　日期：_____年_____月_____日

3. 激光能量测试与校正（图 17-7） 按照准分子激光仪的使用说明，进入能量密度测试程序，系统自动按程序内设的脉冲数击射专用的测试模板，使测试模板的某一区域切削某一预定的允许深度范围，即可认为激光能量满意。否则，适当增减能量，直到深度符合要求。

4. 激光光斑能量均匀的测试 按照机器特定的程序和设定的脉冲击射测试模板，然后用显微镜观察激光光斑的纹理和密度，均匀一致，可认为测试通过。

5. 主动跟踪测试（图 17-8） 按照机器特定的程序和设定的脉冲击射测试模板，使测试模板出现以某一预设点为中心的激光光斑环，观察激光光斑环的位置，目的在于检测发射的激光有无偏心。如果激光光斑环关于预设点对称或误差在允许范围内，可通过测试。

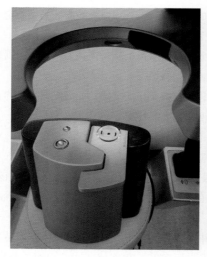 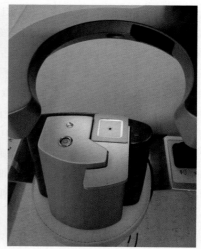

图 17-7　激光能量测试　　　　图 17-8　主动跟踪测试

6. 手术数据录入与校对 术前由助手将术前检查的屈光度、角膜 K1/K2 值、角膜厚度、切削直径等手术资料录入控制准分子激光仪的计算机系统里。录入完毕后再次校对录入的资料是否准确，激光前应反复核对患者姓名、眼别和屈光度是否正确。

（四）护士准备

1. 器械准备 打开手术包，将术中所用灭菌器械、器皿、冲洗针头等按一定位置摆放在手术台上。

2. 敷料准备 将术中所用洞巾、敷料包括含消毒液敷料放置在手术台某一位置上。

3. 耗品准备 将眼用贴膜、矛状海绵、注射器等放上手术台。

4. 液体准备 在 500ml 平衡液中加入 8 万单位庆大霉素、5mg 地塞米松，将输液瓶或袋挂在输液架上通过输液皮条将液体分装到麻药杯及注射器中。

5. 微型角膜刀准备 打开微型角膜刀电源，将角膜刀马达用酒精或消毒液消毒后递给医生或器械护士再消毒一遍，接上负压吸引管，测试负压吸引是否正常。

6. 调整室内光线 在仪器运行正常、手术器械等准备完毕后将室内灯光调暗。

（五）手术医师准备

1. 外科手准备 洗手时不宜用芳香类洗手液，在手及前臂涂抹消毒液后待消毒液晾干后穿手术衣，建议戴无滑石粉的手套。

2. 审核检查数据 注意核对显然验光及角膜地形图散光度与轴向是否一致。

3. 确定最佳手术方案 根据患者年龄、职业、屈光状态等相关数据制定手术方案。

4. 确定准分子激光仪运行状态良好 与工程师沟通准分子激光仪运行状态是否正常，激光能量是否稳定。

5. 确定微型角膜刀状态正常 应与工程师或护士共同检查微型角膜刀负压工作值、马达与齿轮运行是否正常，刀片装入刀头后是否震荡，震荡速度是否正常，有时刀片震荡轴因盐粒嵌顿而不转，可试用手指拨动该轴并反复踩放前进脚踏使之运转（手术结束时应用无水乙醇清洗两旋转轴并用冷吹风机吹干），如仍不能旋转只能暂停手术并将微型角膜刀送修。

6. 确定术中器械耗材是否配齐及灭菌 应准备眼用显微镊、软性角膜接触镜等。

7. 常规检查刀片刀刃 每例患者术前均应检查所用刀片的刀刃是否卷曲或缺损，有时护士在刀片灭菌或转移过程中会对刀刃有意外损伤。

8. 刀片使用前超声清洗后灭菌 不论刀片是否新旧，均应超声清洗，第一次使用前超声清洗有助于避免术中金属碎屑残留于角膜层间，减少 DLK 的发生率，清洗后用纱布包好放入消毒锅灭菌备用。

四、手 术 方 案

（一）屈光度调整

1. 年龄 ≥30 岁，保留 −0.25～−0.50D，≥40 岁，保留 −0.75～−1.00D。

2. 职业 近距离工作者保留 −0.50～−0.75D。

3. 屈光状态 高度近视宜欠矫。

4. 散光度 眼散光度与角膜散光度一致，全矫；不一致，矫 2/3。

5. 机器性能与状态 ① nomogram 参考数据；②经验数据。

6. 优势眼 在欠矫的情况下，优势眼欠矫小于非优势眼。

7. 老视矫正 请参阅相关内容。

（二）切削参数的选择

1. 光学切削直径 ≥暗光下瞳孔直径，一般 ≥6.0mm。

2. 保留基质床厚度 残留基质床厚度 ≥280μm 或不低于术前角膜厚度的 50%。

（三）角膜瓣厚度设计

1. 角膜厚，矫正度数低，可选厚瓣如 130～160μm。

2. 角膜薄，矫正度数高，可选薄瓣如 90～110μm。

（四）角膜瓣径设计

1. 激光切削直径　角膜瓣直径应比治疗区直径大 2mm 左右。
2. 根据角膜直径和角膜曲率选择相应吸环。

（五）角膜瓣蒂位置选择

多选上方蒂，逆规性散光选鼻侧蒂，胬肉、新生血管、瘢痕蒂置在病变侧。

（六）单区与多区切削的选择

根据角膜厚度、瞳孔直径、预矫正屈光度等综合考虑来选择。一般选择单光区切削，如果角膜厚度较薄或者预矫正屈光度较大，可选择多光区切削，但最大切削光区直径应大于瞳孔直径。

五、操作方法

1. 皮肤消毒　用酒精或其他消毒液纱布进行睑部皮肤消毒，酒精可能影响准分子激光能量，若用酒精纱布则盛用器皿应加盖。

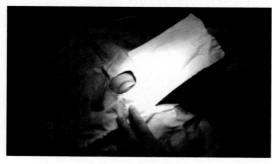

图 17-9　双眼有盖洞巾

2. 铺洞巾　用双眼有盖洞巾，覆盖于眼部，打开一次性洞巾盛水塑料袋袋口，或者可用自制双眼有盖洞巾（图 17-9）。

3. 调整头位、眼位及手术床高度　通过改变患者头位或体位使双眼位于一直线上，调整手术床高度使两聚焦光点重合于角膜顶点平面。

4. 滴表面麻醉剂　轻轻拉开上睑让护士将表面麻醉剂（0.5% 盐酸丙美卡因滴眼液，或 0.4% 丁氧普鲁卡因滴眼液）滴入结膜囊。

5. 贴眼部贴膜　若用普通布洞巾建议用 3M 输液贴，将输液贴折叠中央剪开并楔形切除一条备用（图 17-10，图 17-11），术者撕去贴附膜将粘贴膜沿剪切口水平折叠，让患者将术眼睁开将粘贴绷紧并使剪切口下缘靠近下睑缘，用右手或左手中指或无名指轻轻使下

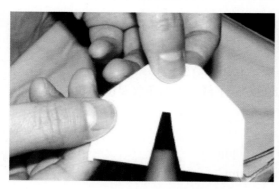

图 17-10　眼部贴膜制备（1）

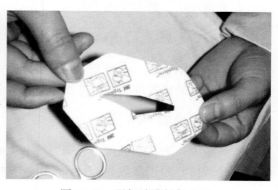

图 17-11　眼部贴膜制备（2）

睑缘外翻（图 17-12），将粘贴膜贴于下睑皮肤；然后顺势外翻上睑使粘贴膜切口上缘紧贴上睑缘，将膜贴附于上睑皮肤（图 17-13）。

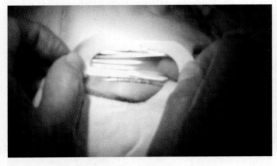

图 17-12　贴膜（1）

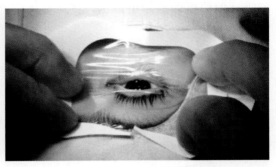

图 17-13　贴膜（2）

6. 开睑　置入开睑器，因为患者紧张，一般先开下睑再开上睑，注意让粘贴膜剪切边缘紧贴睑缘，这样可有效减少结膜囊内脂性分泌物。一般选用弹开式开睑器，可以在制角膜瓣时有助于控制睑裂的紧张性闭合（图 17-14）。

7. 滴表面麻醉剂　开睑后让护士再滴入表面麻醉剂一次。

8. 调整手术床高度检查固视光反射点位置　若固视光反射点位于入射瞳孔中央则可以进行第 10 步操作，若偏离入射瞳孔中央应将瞄准光做相应调整，将治疗数据传输到准分子激光仪中（图 17-15）。

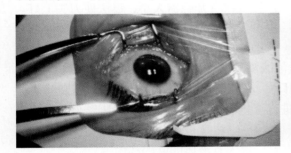

图 17-14　开睑

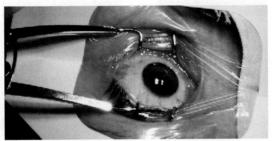

图 17-15　调整入射瞳中心（固视点反光点位于入射瞳孔中央）

9. 调整离心量　跟踪器到位，踩上准分子激光跟踪脚踏，检查瞄准光反射点与固视光反射点是否重合，若不重合让工程师进入调整程序，再次踩住跟踪脚踏让工程师用调整手柄按手术医生指示方向进行调整，直至瞄准光反射点接近或与固视光反射点重合，这时医生会感觉明显的红色眩光。

10. 标记　若主动跟踪器在位先将其移开，用标记器进行标记，或可用 1ml 注射器针尖划开角膜边缘部上皮层（图 17-16），熟练的操作者可省略此步骤。

11. 负压吸引环的选择与放置　根据角膜曲率选择合适的负压吸引环，再根据角膜瓣直径选择止动位置。若角膜直径小、角膜上方有较多新生血管可适当减小角膜瓣径。入射瞳中心为中心放置负压吸引环，让环与眼球壁紧密贴合后起动负压吸引。若角膜曲率低、角膜扁平或有明显散光时，负压吸引环贴合眼球壁有困难，可一手持环，另一手帮助轻压吸引环刀头轴顶端使之与眼球壁贴合后再启动负压吸引（图 17-17），若一次未吸住可试行第二次，第二次未吸住一般球结膜已水肿可暂缓该眼手术。若第一次负压吸引后发现吸环偏位可即刻停止负压，重新将环放置到位后再上负压，上负压吸引环一般在显微镜下进行。

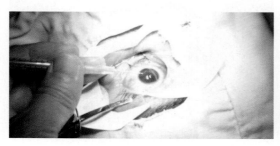

图 17-16　标记

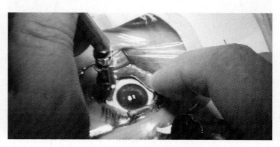

图 17-17　放置负压吸引环

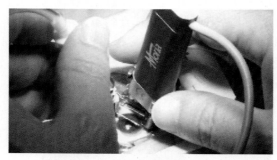

图 17-18　上锁走刀

12. 眼内压测试　用 Moria M2 角膜刀可不进行眼内压测量。

13. 上角膜刀头　在负压吸引后即刻将角膜刀头沿吸环刀头轴上好并上锁（图 17-18）。有时会遇到上刀头困难，如患者睑裂小或高度紧张。若睑裂小可改变环所在平面位置或改变开睑器大小，设法使刀头上好。也可将外眦角水平剪开。若眼睑强烈痉挛可让助手扶控开睑器。

14. 滴平衡盐液　助手用注射器将平衡盐液滴满角膜表面。

15. 走刀与退刀　术者一手扶稳负压吸引环，必要时另一手扶控开睑器以避免患者强烈闭睑而使吸环脱落，踩住前进脚闸使刀前进直至止动位置，再踩住后退脚踏使刀头退至原位，松开负压吸引移走吸环及其刀头（图 17-19）。注意检查角膜瓣是否在位，若游离一般在刀头上，用无齿镊轻轻取下（避免钳夹）后放入有液体的麻醉杯中。

16. 叠瓣　用矛状海绵吸除结膜囊内水分、去除分泌物后用冲洗针头或显微虹膜恢复器于 3 点或 9 点位插入到角膜瓣下后向上拖动使瓣叠起（图 17-20），瓣下缘恰好位于瓣蒂部（图 17-21）。

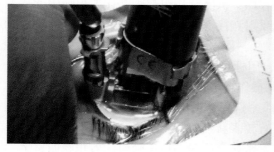

图 17-19　退刀

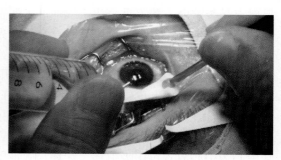

图 17-20　插入瓣下掀瓣

17. 激光消融前准备 用矛状海绵拭去角膜基质床表面水分或渗血（图17-22）。合上主动跟踪器探头，调整手术床高度使两聚焦光点重合于入射瞳中心角膜基质床面上，调暗准分子激光仪照明光源。

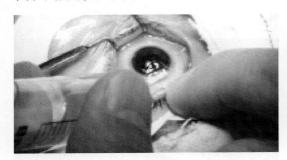

图17-21 叠瓣

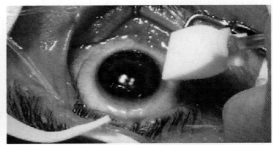

图17-22 激光切削前清洁

18. 激光消融 一手扶住患者头部，一手用挤干的矛状海绵保护角膜瓣，踩一下准分子激光仪跟踪脚踏（中心脚踏），或按一下跟踪键，将吸烟管到位（若有），再踩住激光脚踏，进行激光消融（图17-23）。注意患者眼位是否正常并不断提醒患者注视固视光，若患者眼球未固视好或左右转动无法固视，术者可用镊子镊住角膜缘后球结膜以矫正眼位。若基质床边缘渗血影响到切削面，则及时用矛状海绵吸干。若患者配合极佳，在右眼行激光消融时，术者左手应使患者左眼睑闭上，以免角膜干斑形成。

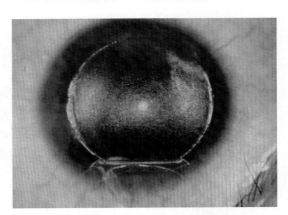

图17-23 激光消融

19. 角膜切削面的清洗 激光消融完毕，由工程师或护士移开跟踪器探头或吸烟管，术者一手持盛有液体麻药杯或输液管，一手持矛状海绵，在液体快速滴到角膜切削面的同时用海绵刷洗去除切削面上的碎屑（图17-24），然后用冲洗针头轻推角膜瓣使之复位，再用冲洗针头冲洗掉残留在层间的碎屑或异物（图17-25），若冲洗不掉碎屑或棉丝，可掀瓣后再倒水刷洗。

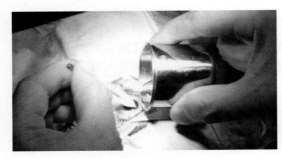

图17-24 刷洗切屑面

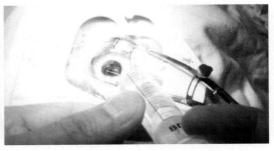

图17-25 瓣下冲洗

20. 角膜瓣复位　角膜瓣复位后用浸湿的海绵将角膜瓣展平到位，尽量减少用挤干海绵多次展平角膜瓣而使角膜上皮损伤。可先向下再向两侧展平角膜瓣（图 17-26）。再将海绵挤干吸干瓣缘的水分以确定各种瓣缘间隙是否等宽，若一侧间隙较宽，可用海绵轻拉使之位正（图 17-27）。

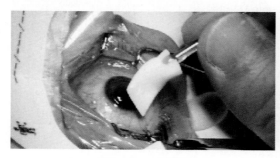
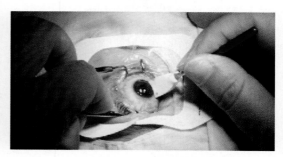

图 17-26　刷瓣　　　　　　　　　　　　　　图 17-27　正瓣

21. 滴入抗生素皮质类固醇滴眼液　在确定层间无异物碎屑时让护士滴入妥布霉素地塞米松滴眼液。

22. 戴角膜接触镜　若角膜瓣边缘上皮有缺损或游离瓣复位后应戴上软性角膜接触镜。用无齿镊夹取角膜接触镜，轻轻放置到角膜表面使之贴合良好（图 17-28）。

23. 取开睑器　取开睑器时大多患者比较紧张，稍不注意往往会发生角膜瓣移位。嘱患者正上方注视，术者用食指抵住上睑缘内侧（图 17-29），以避免其用力闭眼。先将开睑器上叶退出，然后再退出下叶。

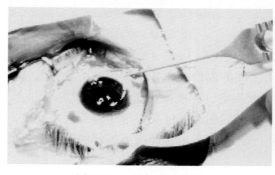
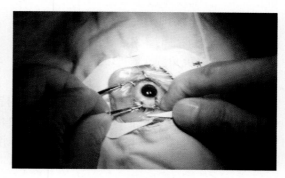

图 17-28　戴角膜接触镜　　　　　　　　　　图 17-29　取开睑器

24. 去除敷料　将眼部贴膜撕去，再移走洞巾，待手术床移开后让患者离开手术床。

25. 裂隙灯下复查　让患者到裂隙灯下检查角膜瓣位置及角膜层间是否有异物。

26. 戴眼罩　戴上硬质眼罩，告知患者第 2 天来院复查时方能取下，取下眼罩前不需要使用任何滴眼液，告知患者术后数小时内可能有异物感及流泪。

27. 告知术后随访处理　一般通过卡片或纸质文件形式告知患者术后用药安排、术后随访时间及术后注意事项。若术后剧烈眼痛不适、视物不清或外伤，应随时与医生联系或到有准分子激光设备的医院就诊。

六、术后护理与并发症

（一）术后护理

1. 随访安排　手术后 1 天、1 周、2 周、1 个月、3 个月、6 个月、12 个月回医院复查，尤其术后 6 个月内必须来医院复查。

2. 术后用药　手术当日，患者可能有数小时的异物感、流泪、疼痛等角膜刺激症状，但一般均能忍受，不必做特别处理。若疼痛剧烈可口服吲哚美辛（有消化道溃疡史者禁服），对疼痛敏感者，可加用少量的镇静剂。术后常规应用 0.1% 氟米龙滴眼液或妥布霉素地塞米松滴眼液等糖皮质类固醇激素滴眼液，根据患者的角膜愈合类型、视力恢复状况、屈光状态及眼压变化调整用药，一般用 0.1% 氟米龙滴眼液，每天 4 次，每周递减一次。术前眼压偏高者仅用 1 周。术后常规应用 0.5% 氧氟沙星滴眼液或 0.3% 妥布霉素滴眼液，每天 4 次，1 周结束。有干眼症状的患者，可以加用人工泪液 3 ～ 6 个月。

3. 术后检查　术后第 1 天到医院复查时，去除眼罩，清洁眼部，检查裸眼视力，必要时查矫正视力。在裂隙灯下检查角膜愈合情况，观察角膜上皮是否完整，角膜瓣有无水肿、皱褶和移位，角膜瓣下有无炎症反应等。如果有角膜瓣皱褶和移位，应尽早掀开角膜瓣重新复位。术后 1 周、1 个月、3 个月、6 个月复查除角膜情况外，要注意检查视力、屈光状态、角膜地形图、眼压、角膜厚度等。若视力不理想要分析原因及时处理。对于高度近视者或术前角膜偏薄者，应注意有无角膜扩张或者圆锥角膜的发生。

4. 术后注意事项　术后注意用眼卫生，半月内尽可能不看电视、不用电脑，避免长时间近距离用眼的精细工作。术后避免用力闭眼或者用手揉眼，避免眼部受到外伤。术后 1 周内不要在眼部使用化妆品，避免异物进入眼内。术后 1 ～ 2 周内避免洗漱用水进入眼内，术后 1 个月内禁止游泳。术后若突然出现不明原因的眼部红、肿、疼痛等症状，及时回医院复查就诊。

（二）术中并发症及其处理

1. 吸引环无法正确固定眼球　多由于患者睑裂偏小、眼球内陷、球结膜水肿导致吸引环难以放置所致。睑裂过小，可行外眦切开或者放弃手术；手术操作要轻柔，避免反复吸引。如果球结膜水肿已经发生，可等水肿吸收后再行手术，如仍不能正确吸引，不可勉强，以防假性吸引。

2. 角膜瓣形成不全　多由于微型角膜板层刀在运行过程中被眼睑、睫毛、开睑器、松动的上皮或灌注液中盐的沉淀物卡住、刀的马达或齿轮运转失灵、负压吸引力不稳定导致负压不足引起吸力环完全或者不完全脱开等所致。术前应仔细检查刀头和刀轨上的磨合情况，检查负压吸引的压力，手术操作者应提高手术技巧，并对术眼的解剖结构有充分的估计，术中可用眼压计测量眼压，避免出现负压系统的堵塞使压力表读数正常而实际负压不足的危险。尽量使患者精神放松，积极配合。如果角膜瓣已过瞳孔区，且角膜瓣超过切削区 1.5mm 以上可继续手术，但是需要减少光学区；如果角膜瓣蒂虽然过瞳孔区，但是角膜床不足以激光切削，可用显微虹膜恢复器分离出光学区继续激光切削，切削时应注意用湿润的矛状纤维海绵保护角膜瓣；如果角膜瓣未过瞳孔区，应恢复角膜瓣，待 3 个月后再行手术。切勿为分离角膜瓣而用镊子夹角膜瓣缘。

3. 角膜瓣过小 一般角膜瓣最小直径应大于 7.5mm 才能保证角膜床满足激光切削的要求。手术制作的角膜瓣过小，多由于负压吸引不够、角膜曲率小引起。一般情况下都是将角膜瓣复位，等 3～6 个月之后再行手术。

4. 角膜瓣游离或丢失 多由于角膜曲率小（K 值小于 40D）、微型角膜板层刀还没有完全后退时无意或者有意地释放负压导致负压不足、负压吸引环选择错误、微型角膜板层刀的终止机制异常等所致。发现角膜瓣游离，如果找不到角膜瓣，就要放弃激光切削，让上皮再生长入暴露区。如果在板层刀或者结膜囊里可以寻找到游离的角膜瓣，分清角膜面的正反面。如果角膜床直径大于 6.5mm，将游离的角膜瓣上皮面向下放置在防干燥的容器中滴一滴平衡盐溶液然后继续进行激光切削，之后用 Barraquer 有孔铲将游离瓣按照标记小心复位，基质面向下；如果角膜床直径小于 6.0mm，可将瓣牢固复位后，3～6 个月后再重新手术。复位后应戴软性角膜接触镜。

5. 纽扣瓣 多由于角膜曲率大、负压吸引不充分、微型角膜板层刀刀刃锋度不足或缺损、角膜干斑所致。术前应选择好工作状态良好的角膜板层刀，确保适当的负压吸力。术前应检查刀刃是否有卷曲或缺损，避免刀片的反复使用或灭菌时的意外碰伤。右眼先行手术时注意保护左眼，防止角膜干燥，若有角膜干斑，需闭眼一段时间待干斑不明显时再切瓣。术中发生纽扣瓣，应根据纽扣瓣程度进行适当处理，一般Ⅰ～Ⅲ度的纽扣瓣可继续手术。而Ⅳ度纽扣瓣采用"钥匙和钥匙孔"的方法，确保角膜瓣尽可能地按照其原始状态复位，待复位贴合满意后，需戴软性角膜接触镜 24～48 小时。随后 3 个月内密切随诊，以便确定没有发生不规则散光、角膜雾状混浊或上皮内生等。3 个月后可再次手术，设计一个更大、更深度的切割。

6. 角膜瓣偏斜 多由于负压吸引环放偏、角膜形态不规则、眼外肌力量不均衡及启动负压后患者眼球突然转动所致。如果偏斜较轻，以瞳孔中央为中心的角膜床足够激光切削直径，可继续手术，若偏斜明显，可将瓣复位后 3 个月再行 LASIK 手术。

7. "搓衣板"现象 多由于刀片反复使用后不够锋利和角膜刀片运行速度不均匀所致。若角膜床已达实质层，可继续手术仔细恢复角膜瓣。若角膜瓣仅是上皮层，将瓣复位后 3 个月再行 LASIK 手术。

8. 角膜水肿或者角膜上皮脱落 多由于角膜上皮基底膜营养不良、术前频繁使用表面麻醉药或抗生素滴眼液、冲洗结膜囊时误用低渗溶液冲洗或者冲洗方法错误、术中角膜瓣干燥、脱水或者镊子损伤所致。角膜上皮基底膜营养不良是 LASIK 手术的绝对禁忌证。如果是药物毒性作用或者机械损伤引起的，时间允许时应暂停手术，等角膜水肿消退后再手术。术中发现角膜上皮脱落，应充分冲洗层间，角膜瓣复位后佩戴角膜接触镜以减少上皮植入的可能性。术后还应点用抗生素滴眼液和促进角膜上皮修复的滴眼液以促进愈合。角膜上皮恢复后才能使用激素。

9. 角膜瓣条纹状皱褶 多由于角膜瓣切削时角膜瓣发生干燥和收缩、展开角膜瓣时起皱、切削区大时角膜瓣隆起、角膜瓣滑动或者瓣的对合不良有关。用裂隙灯后彻照法很容易发现条纹皱褶。手术结束时确保角膜瓣的准确复位。检查角膜瓣周围间隙是否匀称，避免角膜瓣过度水合。如果角膜瓣周边的细纹不会引起视力下降，不需要治疗。如果是角膜中央区的细纹、任何影响视力及视觉质量的细纹、引起不规则散光的细纹均应及时处理。

10. 角膜层间碎屑 多由于切割角膜瓣时刀片的金属碎屑、微型角膜板层刀上的油性物质、睑板腺分泌物、手套的粉末、海绵的碎屑、纤维和线头、眼睫毛等。比较明显的或者位于视轴区角膜层间碎屑，需要及时掀开角膜瓣，清洗层间，对于少量非视轴区、不明显的层间碎屑可以不处理。

11. 角膜切穿 是 LASIK 手术中最严重的并发症。多由于厚度板设置错误所致。因为此时眼压很高（＞65mmHg），一旦切穿，眼内容物肯定突出，必须立即关闭负压吸引，中止激光切削手术。将角膜对位缝合修补，可能需要摘除晶状体和植入人工晶状体、虹膜重建、玻璃体切除等手术处理。

（三）术后并发症及其处理

1. 角膜层间异物残留 多见于睑板腺分泌物、棉丝、积血和刀头的金属碎屑等。多由于术中冲洗不彻底所致。只要不在视轴中央且对视力没有什么影响，可以不处理。如果在视轴中央，应尽快将角膜瓣掀开，冲洗干净后将角膜瓣复位。

2. 角膜上皮内生 大多由于术中操作不当或者过多操作所致，如上皮缺损引起过度水化或层间异物等，也可以由术中、术后角膜瓣外伤、移位引起。它有以下四个特征：①出现灰白色上皮珍珠样混浊（图 17-30，图 17-31）；②荧光素染色后，瓣的边缘可出现荧光池；③内生的上皮进展缘和正常组织之间可见灰白色纤维化的分界线；④角膜基质层分离即瓣边缘的溶解。对有上皮粘连不良的患者（如反复的上皮糜烂史）应选择 PRK 而不是 LASIK。避免用太多的表面麻醉剂。凡术中角膜瓣形成不理想，无论是不全瓣、薄瓣还是不规则瓣者，均不宜强行操作（比如手工剖切角膜瓣，镊子夹取翻转角膜瓣等），需先复位角膜瓣，戴角膜接触镜，等 3～6 个月后再行手术较为安全。层间操作的器械不要接触周边的上皮细胞。角膜瓣尽量避免发生皱褶，特别是皱褶延伸到周边可为细胞浸润提供通道。角膜上皮内生早期诊断很重要，在有持续角膜瓣水肿或持续角膜上皮缺损时，就应考虑可能有上皮内生，尤其是水肿位于角膜瓣缘处。角膜上皮内生早期应与感染相鉴别，前者多有上皮缺损，浸润较轻，水肿显著并不断扩大；后者的浸润灶往往有浓密的白心，不一定伴有上皮缺损。如果上皮内生仅仅是局限在角膜瓣边缘 2mm 内，且有自限性，可密切随诊观察，暂不处理。如果上皮内生呈乳糜状，匍行发展进入视区甚至到瞳孔边缘、角膜边缘基质层分离、角膜瓣周边上皮皱褶、上皮内生处角膜瓣局部抬高都应该及时掀开角膜瓣，刮除基质床及瓣的基质面内生上皮，角膜瓣复位后常规戴软性角膜接触镜，这是因为再次术后角膜瓣接缘间隙大，可能存在角膜上皮缺损及术后再次发生角膜瓣移位，置接触镜后不仅能增进角膜瓣贴合，还能防止角膜瓣移位。

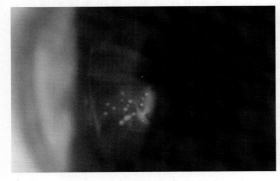

图 17-30 角膜上皮内生（1）

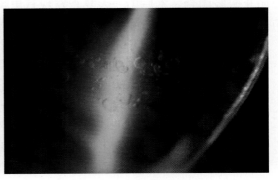

图 17-31 角膜上皮内生（2）

3. 角膜瓣移位（图 17-32，图 17-33） 多由于手指揉眼、眼外伤、摘除角膜接触镜不当等所致。发生角膜瓣移位时，先将角膜瓣掀开，仔细检查层间有无上皮细胞内生或者其他碎屑，若有，应该在瓣复位前予以清除。然后带上角膜接触镜，防止今后发生再次移位，并保护角膜瓣免受眼睑运动的干扰。应该避免上皮细胞从愈合的周边部隆起的皱褶下深入角膜瓣的层间。

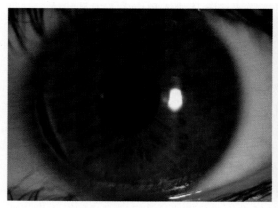

图 17-32 角膜瓣缘上翘

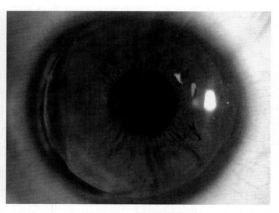

图 17-33 角膜瓣翻转

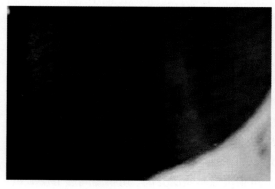

图 17-34 角膜瓣皱褶

4. 角膜瓣皱褶（图 17-34） 术后早期角膜瓣皱褶常由过度冲洗、术前佩戴角膜接触镜尤其是摘镜时间过短而角膜尚未完全恢复正常、术后早期不适度挤揉眼球、高度近视较深切削产生的"帐篷效应"、角膜瓣过小、过薄、边缘不光滑、切削面不平整造成的角膜瓣黏合不紧所致。术前向患者充分宣教，避免因术中患者配合不佳、术后过度挤眼所致的角膜瓣皱褶；术中避免过度冲洗，若层间有异物时应掀瓣，镊取或刮除，有油脂性分泌物时应在复瓣前刷洗干净。取开睑器时应待患者眼球上转回位后进行，同时需提起开睑器，按住上睑缘防止眼睑闭合。术后第一天复查发现有角膜瓣皱褶，采用重新复瓣加戴角膜接触镜法。重新复瓣目的一是去除皱褶发生处已经长入基质床边缘的上皮，二是让角膜瓣在角膜接触镜下水肿伸展。对于术后 10 天以上发现的角膜瓣皱褶，可以用去上皮水化角膜法加戴角膜接触镜法，即在刮除角膜基质床边缘长入的上皮后再刮除角膜瓣中央及皱褶处上皮，用注射用水使角膜瓣基质面水化，水化角膜瓣基质面使角膜瓣基质肿胀皱褶舒展，而角膜上皮的刮除可解除上皮对皱褶的束缚，然后戴角膜接触镜后，戴镜不仅可使泪液中的角膜瓣发生水肿而进一步伸展消除皱褶，同时可促进角膜瓣的黏合，促使角膜上皮愈合，减少上皮内生的发生率，防止角膜瓣的再次皱褶、移位。角膜瓣皱褶的处理方法还有准分子激光治疗性角膜切削术、缝线瓣缘缝合固定法、裂隙灯下冲洗复位法、加热刮刀按摩角膜瓣上皮面基质面法等，这些方法也有较好的临床疗效，但不如去上皮角膜瓣水化加戴角膜接触镜法简单易行有效。

5.继发性角膜膨隆（图17-35）　多由于角膜基质床保留厚度偏薄、眼压相对值偏高、角膜基质层胶原纤维特性质量的差异，以及糖皮质类固醇激素与以上三种原因的协调作用所致。术前应该严格筛选排除圆锥角膜的患者，术中角膜床的厚度必须保证大于 250 ～ 280μm。如果术后确诊应该及时用降眼压药物治疗，佩戴硬性角膜接触镜，严重的患者行穿透性角膜移植术治疗。近年来还可尝试放置角膜内环来稳定角膜膨胀。

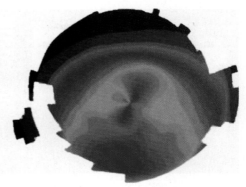

图17-35　继发性角膜膨隆

6.角膜瓣遗失　多发生于游离角膜瓣或者术后有眼外伤的患者。如果还能找到遗失的瓣，经清洁冲洗后用抗生素眼液浸泡后复位，用10-0尼龙线间断缝合固定，4 ～ 6周后拆线。如果瓣已丢失，可戴上治疗性隐形眼镜并给予强效抗生素治疗以避免感染，等候角膜上皮再生完整后再予以糖皮质类固醇激素治疗，避免角膜混浊产生。必要时行角膜板层移植。

7.光晕、眩光和夜视困难　准分子激光术后眼高阶像差的增加是这些症状产生最根本的原因。术后高阶像差增加的原因很多：手术使角膜的非球面性朝正方向移动，导致球差增加；无自动跟踪系统的眼可能会造成偏心切削，从而导致像差增加；激光光束直径越大，术后高阶像差越大；传统的机械性角膜板层刀制作的角膜瓣较飞秒激光制作角膜瓣产生像差较大；术中定心不当引起亚临床的偏心切削（＜ 1.0mm）导致术后彗差和球差增大；手术光区越小，术后球差越大；屈光度越大，切削深度越深，彗差和球差增加越多；传统的球面切削同样导致术后球差明显增加等。可以行波前引导的LASIK进行个体化切削以矫正术前已存在的高阶像差，但对于术中、术后高阶像差的控制矫正尚无定论。在角膜厚度允许的情况下，应该尽可能地将切削直径扩大。症状较轻者，可通过加强用眼训练或者滴用毛果芸香碱滴眼液改善症状；有人工瞳孔的染色角膜接触镜和着黄色的眼镜有时可以明显地缓解症状。有部分患者可以通过给予矫正眼镜或者硬性角膜接触镜缓解症状。

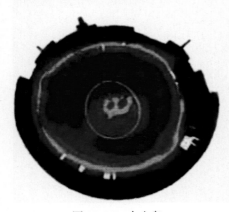

图17-36　中央岛

8.中央岛（图17-36）　多由于激光切削时粉碎的组织碎屑的羽烟、中央区积液覆盖在中央基质区或者激光的衰减所致，多见于大光斑切削模式。表现为与旁中央变平区相比，中央隆起至少1.00D、直径范围大于1mm。LASIK术后的中央岛和PRK术后的中央岛不同，没有自发缓解的趋势。使用裂隙扫描激光和飞点扫描激光可以降低它的发生率。可以通过角膜地形图引导的个体化切削来治疗术后中央岛。对于顽固性的病例，可以通过佩戴硬性角膜接触镜来改善视力和缓解视觉像差。

9.偏心切削（图17-37）　多由于患者术中固

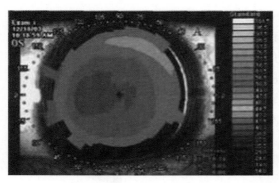

图 17-37 偏中心切削

视不佳眼球发生转动所致。术中采用最弱的照明灯下进行切削可以提高患者的固视，具有主动跟踪的准分子激光治疗仪可以降低术中切削偏中心的危险。避免强照明和缩瞳剂，因为这样会引起瞳孔偏向鼻上方，引起切削偏中心。有明显主觉症状者可行波前像差引导或地形图引导激光手术。

10. 欠矫、过矫和残留的散光　多由于术前屈光检测与实际屈光度有误差、人为将错误的数据输入控制激光仪的计算机、佩戴角膜接触镜的患者去镜后屈光度未稳定、激光切削时出现眼球旋转或移动等有关。另外，术后角膜的愈合、空气的压力、湿度和外周温度的变化都会影响屈光手术的结果。术前采用睫状肌麻痹后验光和显然验光，可以得到相对准确的屈光度和确定屈光状态的稳定性。术前在裂隙灯下标记主要的子午线，切削时持续观察以保证恰当的眼球方位，有助于减轻眼球的旋转效应。过矫和欠矫可以通过掀开角膜瓣（即使在手术后数月也可轻易掀起）再次进行激光切削矫正。

11. 屈光回退　多由于术后上皮或上皮下及基质的增生引起术后角膜变陡所致。通常高度近视和远视的回退率较高。必须在仔细和保守地计算剩余基质床厚度的指导下进行再次的激光切削。

12. 最佳矫正视力下降　矫正较高度数的屈光不正和同时矫正复杂的散光，比单纯柱镜矫正时发生率更高。

13. 层间沙漠反应　又称非特异性层间角膜炎（DLK）（图 17-38），属于角膜板层屈光手术后非感染性弥漫性层间炎症。多在术后 24～72 小时内发生，也可在术后数月甚至数年发生。分为四期：第一期，周边部细微白细胞聚集，颗粒状外观，瞳孔区未受累；第二期，中央区散在白细胞聚集，完全性轻、中度层间浸润，颗粒状外观；第三期，中央致密白细胞聚集，位于视轴区，完全性层间浸润伴细胞聚集；第四期，中央区完全性致密的白细胞层间浸润，位于视轴区，伴有角膜基质溶解。第四期还有特殊类型：角膜瓣局灶性孤立水肿，皱褶，局部变薄，可以伴有显著的远视性漂移。角膜混浊均在中央或者中央偏下，表现为先混浊—混浊加剧—瓣变薄—出现皱褶。DLK 的浸润灶一般局限在角膜瓣和基质床之间，不会向其表面和深处扩展，此外多无前房炎症反应和角膜上皮受损。角膜地形图表现为角膜曲率降低，然后再逐渐恢复。屈光度表现：出现高度远视和高度散光。第一、二期多无视力受损，第三、四期对视力多有影响。其治疗：第一、二期使用 1% 醋酸泼尼松龙滴眼液，1 次 /1～2 小时，好转后减量，共 1 个月左右。第三、四期

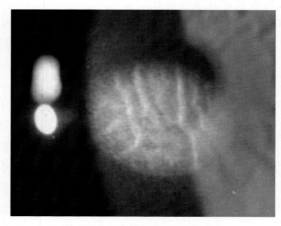

图 17-38 非特异性层间角膜炎

（除特殊类型外）应掀开角膜瓣或原位角膜瓣下用加有地塞米松的 BSS 液冲洗，4～6小时后开始点 1% 醋酸泼尼松龙滴眼液，1 次/1～2 小时。并给予甲泼尼龙半球后注射。对于 DLK 第四期经治疗后视力恢复不好的患者，半年后可先行波前像差检查。如果通过波前像差检查，则可以采用波前像差引导下的 PRK 或者 LASIK 手术。

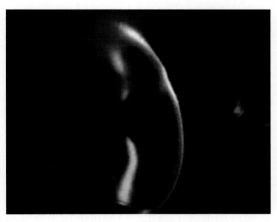

图 17-39　角膜感染

14. 角膜感染（图 17-39）　多由于术前眼部自身有感染性病灶未发现、术中操作未达到无菌化要求、术后上皮缺损、干眼、全身抵抗力和免疫力下降等所致。因此，术前对那些眼部有感染灶的病人进行治疗或者排除，术中严格执行无菌操作，手术器械采取严格的灭菌措施，术前、术后应该常规应用抗生素滴眼液预防感染。术后应避免接触可能造成感染的环境。一旦发现感染应及时抢救，如果为角膜层间感染，可掀开角膜瓣，局部刮片进行细菌、真菌和分枝杆菌的培养和药物敏感试验，根据结果进行相应药物治疗。对治疗无反应的引起角膜瓣溶解的特殊感染病例，可以进行瓣剥离和切除，甚至可行穿透性角膜移植手术。

15. 干眼症　多由于术前佩戴角膜接触镜破坏了角膜的正常生理、手术可能损坏结膜杯状细胞、术中切断角膜中央神经纤维使反射性泪液分泌减少、术后多种眼药水联合使用加重术前已经存在的干眼症状等原因所致。大多数患者在术后 6 个月内缓解，不必担心，少数患者症状持续 1～2 年。因此，术前如有中、重度干眼症患者慎行 LASIK 手术。术后干眼症状明显，可以应用人工泪液或者采用泪点堵塞疗法。

16. 激素性高眼压症　多由于眼局部长时间应用糖皮质类固醇激素所致，多不伴有视野缺损及视神经损害。但是一旦发生后两者变化，则发展为激素性青光眼。对激素反应敏感者，术后 1～2 周即可出现高眼压，因此，术后监测眼压很重要。对于有青光眼家族史的患者应慎重手术，对于高度近视的男性患者应进行严格的术前检查及术后监测，可选择一些升压作用低的糖皮质类固醇激素。复查时发现眼压升高，减少或停用糖皮质类固醇激素，同时眼局部点用或者口服降眼压药，若有必要可行外引流手术。

17. 视网膜脱离　多由于术前已有裂孔、术中巨大的负压吸引对玻璃体基部和后极部产生的一种机械性牵引力、激光束产生的振动波可引起玻璃体后脱离等所致。术前应该充分散瞳、详细检查眼底，发现有视网膜变性或者裂孔等病变应先予以激光治疗，2 周后再行 LASIK 手术。术前避免使用强力缩瞳剂，并告知术后避免剧烈运动和外力撞击。术后发现视网膜脱离后应手术治疗。

18. 其他并发症　白内障形成的危险度增加，影响角膜内皮计数，单眼或者双眼黄斑出血，难以佩戴角膜接触镜，将要进行白内障手术时难以计算人工晶状体度数等。

第二节 准分子激光上皮下角膜原位磨镶术

一、手术原理、适应证与禁忌证

（一）手术原理

准分子激光上皮下角膜原位磨镶术（laser subepithelial keratotectomy，LASEK）是针对屈光度数较高、角膜相对较薄的一种较新的准分子激光手术方法。它是用酒精浸润上皮后，分离出一个厚度为 60 ～ 80μm，直径 8 ～ 10mm，蒂的弧度为 30° 的上皮瓣，掀开上皮瓣后用准分子激光进行原位磨镶来改变角膜的屈光度从而达到矫正近视、远视、散光的目的，而后进行上皮瓣复位。

（二）适应证

1. 年龄 同 LASIK。
2. 屈光状态 可以矫正屈光不正范围：近视 ≤ -8.0D，远视 ≤ +6.0D；散光 ≤ 6.0D。近视或散光度稳定两年以上，矫正视力较好，一般 > 0.8。
3. 近视度数相对较高，角膜薄而不宜行 LASIK 者。
4. 角膜上皮基底膜有异常者。
5. 睑裂较小、深眼窝、翼状胬肉或外伤瘢痕等不易安置负压吸引环者。
6. 角膜曲率不对称，特别高或特别低，制作角膜瓣风险相对较大者。
7. LASIK 术后再次手术，角膜瓣下基质床厚度不足者。
8. 考虑玻璃体、眼底状况不能承受高负压影响者，如视网膜脱离术后者。
9. 患者的生活方式或职业易遭受角膜瓣的外伤，比如从事接触性体育项目的运动员和军警等。

（三）禁忌证

1. 对疼痛特别敏感和恐惧的患者。
2. 圆锥角膜。
3. 严重的干眼症患者。
4. 有自身免疫性或全身系统性疾病病，如糖尿病、类风湿关节炎等，因为可能会导致术后角膜上皮延缓愈合或者不愈合。
5. 瘢痕体质。
6. 有不合理期望值患者。

二、手术器械与耗品

手术器械与耗品有准分子激光仪、开睑器、酒精罩、角膜上皮环钻、角膜上皮铲、眼科显微镊、显微虹膜恢复器、冲洗针头、矛状纤维海绵、注射器、平衡盐液、丝裂霉素 C、酒精、软性角膜接触镜等。

三、术前检查和准备

同 LASIK。

四、手术方案

同 LASIK。

五、操作方法

1.酒精浸泡　开睑器开睑，置上皮环钻，其直径可以根据术前设计选择 8.0mm、8.5mm、9.0mm、9.5mm 等，酒精浸泡范围要和所做的角膜上皮瓣大小一致，应与酒精消融面积相当。上皮环钻以角膜顶点为中心压在角膜表面（图 17-40），注入 20% 乙醇，保持 20～35 秒，使乙醇进入上皮层与前弹力层，以松解两者之间的连接力。

2.制上皮瓣　预设作用时间达到后，应用干燥的矛状纤维海绵吸除上皮环钻内的酒精，完全吸除酒精并移除上皮环钻后，用 BSS 液或者平衡液充分冲洗，以最大限度减少酒精对角膜缘干细胞的毒性。应用上皮铲沿环形痕迹从下方的 Bowman 层仔细轻轻分离全层上皮瓣（图 17-41）。精巧地折返上皮于其表面，多保留基蒂于最适合于术者操作的位置，一般位于上方。

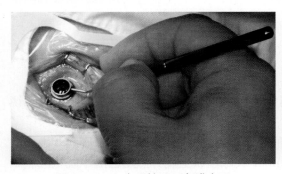

图 17-40　上皮环钻置于角膜表面

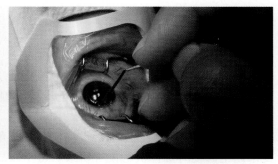

图 17-41　上皮铲制作上皮瓣

3.调整切削中心　同 LASIK。

4.激光消融　同 LASIK。

5.激光结束后立即用 BSS 液或者平衡液湿润上皮瓣，借助上皮瓣下液体的浮力作用顺水推瓣复位，尽量减少器械接触。矛状纤维海绵整理上皮瓣边缘至缘沟清晰，瓣匀称妥帖于基质面上，滴入抗生素糖皮质类固醇滴眼液如妥布霉素地塞米松滴眼液，有时还可用 NASID 滴眼液，然后戴上软性角膜接触镜。对于近视度数较高者在角膜上皮瓣复位前用 0.02% 丝裂霉素棉片覆盖切削面数秒，用平衡盐液冲洗干净。

六、术后护理与并发症

（一）术后护理

1. 随访安排　手术后 1 天、3 天、1 周、2 周、1 个月、3 个月、6 个月、12 个月回医院复查，尤其术后 6 个月内必须来医院复查。

2. 术后用药　LASEK 术后，其角膜刺激症状与 LASIK 手术后症状相近，术后 1～3 小时有异物感、畏光、流泪、眼酸重感、疼痛感等。若疼痛剧烈可口服吲哚美辛（有消化道溃疡史者禁服），对疼痛敏感者，可加用少量的镇静剂。术后当天滴妥布霉素地塞米松滴眼液 4～8 次，次日每天 4 次共两周，后改用 0.1% 氟米龙滴眼液，每天 4 次，第 2 个月每天 3 次，每月递减一次。根据角膜愈合类型、视力恢复状况、屈光状态及眼压变化调整用药，一般用药 4 个月。术后常规应用 0.5% 氧氟沙星滴眼液或者 0.3% 妥布霉素滴眼液等抗生素滴眼液，每天 4 次，共计 1 周。有干眼症状的患者，可以加用人工泪液 3～6 个月。

3. 术后检查　术后第 1 天到医院复查时，检查裸眼视力，并在裂隙灯下检查角膜上皮瓣愈合情况，观察角膜上皮瓣有无水肿、皱褶和移位，上皮瓣下有无异物等。术后 3～7 天可以取出角膜接触镜，并观察角膜上皮瓣的愈合情况，查看有无上皮缺损溶解等。术后 1 周复查，要注意视力、角膜上皮瓣位置、角膜愈合情况等。术后 1 个月后要密切注意角膜上皮下雾状混浊的发展变化和眼压等。术后 3 个月内的复查，要注意检查视力、屈光状态、角膜地形图、眼压、角膜厚度等。术后 6 个月、12 个月复查，要注意屈光度、角膜地形图、角膜厚度的检查，尤其对于高度近视者或术前角膜偏薄者，应注意有无角膜扩张或者圆锥角膜的发生。

4. 术后注意事项　同 LASIK。

（二）术后并发症及其处理

1. 角膜上皮愈合延迟　多由于术中酒精浸泡时间过长、术后过早摘除角膜接触镜所致。

2. 丝状角膜炎　多由于手术损伤周围的角膜组织、手术损伤角膜上皮基底膜及术后上皮未完全修复时摘掉接触镜等所致。可予以局麻下夹除丝状上皮并点用乙酰半胱氨酸滴眼液修复角膜上皮。

3. 角膜感染　多由于术前未完全排除眼部感染性病灶、术中未严格执行无菌操作、术后局部抵抗力下降和未按医嘱应用抗生素滴眼液所致。因此，术前应进行严格的病人筛查，严格遵守无菌操作规范，嘱患者按医嘱点用抗生素滴眼液。一旦角膜感染发生，应及时局部和全身应用敏感抗生素，并做病原体检测和药物敏感试验。

4. 角膜上皮下雾状混浊（Haze）（图 17-42）　是一种角膜上皮 - 基质伤口愈合反应的结果，有异常黏多糖及（或）异常胶原在前角膜基质沉积。多由于度数高切削角膜较深、角膜上皮瓣碎裂失活、角膜上皮愈合延迟、糖皮质类固醇激素用量不足、个体之间的差异及患者术后未按时复诊用药等原因所致。屈光度数高、切削深度深、男性、年轻者、术前眼压较高者都是 Haze 发生的高危因素。一共分 5 级：0 级，裂隙灯显微镜检查，角膜完全透明；0.5 级，裂隙灯显微镜下用斜照法才能发现轻度点状混浊；1 级，裂隙灯显微镜易发现角膜混浊，但不影响观察虹膜纹理；2 级，角膜混浊轻度影响观察虹膜纹理；3 级，角膜明显混浊，中度影响观察虹膜纹理；4 级，角膜严重混浊，不能窥见虹膜。术后按照医嘱使用糖皮质类固醇激素尤其重要。发生较为严重的 Haze，可予以大剂量高浓度的糖皮质类固醇激素局部冲击治疗，但应注意用药过程中眼压的变化。

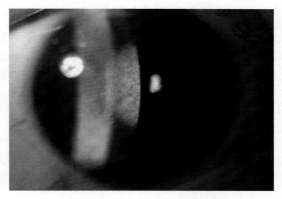

图 17-42 角膜上皮下雾状混浊

5. 激素性高眼压 多由于术后局部应用糖皮质类固醇激素滴眼液所致。术后注意眼压变化，一旦发现眼压升高，及时加用降眼压药，严重者可暂时停用糖皮质类固醇激素滴眼液药物。

6. 屈光异常 包括欠矫、过矫、散光度增加、术后最佳矫正视力下降等。多由于术中患者配合欠佳、术中角膜基质床水分偏多或偏少、手术切削面积偏小易导致切削偏中心、切削深度大引起 Haze 形成、术中上皮瓣不完整等有关。术前应做好患者的注视训练，缩短手术时间，术中保证上皮瓣的活性，术后戴角膜接触镜等措施。若屈光异常较为明显，可佩戴眼镜矫正屈光不正，或者条件允许的情况下再次进行手术矫正治疗。

第三节 机械法准分子激光上皮下角膜原位磨镶术

一、手术原理、适应证与禁忌证

（一）手术原理

机械法准分子激光上皮下角膜原位磨镶术（Epipolis laser in situ keratomileusis, Epi-LASIK）是用特制的角膜上皮刀制作一个带蒂的角膜上皮瓣，使角膜上皮的基底膜和前弹力层分离后完全揭开，在角膜前弹力层及其下基质层上进行准分子激光切削后，再将上皮瓣复位，达到矫正屈光不正的目的。另外有制瓣后去除上皮瓣行激光消融的称之为改良 PRK 或无瓣 Epi-LASIK。

（二）适应证

1. 年龄 同 LASIK。
2. 屈光状态 同 LASIK。
3. 近视度数相对较高，角膜薄而不宜行 LASIK 者。

4. 既往无屈光手术史。

5. 角膜表面欠光滑、角膜浅层混浊或者角膜上皮基底膜病变者。

6. 无影响角膜上皮愈合的全身病变，如胶原病、自身免疫病、瘢痕体质等。

7. 从事特殊职业者，如肢体接触性职业和肢体接触性运动员等。

（三）禁忌证

1. 圆锥角膜。

2. 眼局部有感染性病灶和严重的眼内病变。

3. 有自身免疫性或全身系统性疾病病，如糖尿病、类风湿关节炎等。

4. 瘢痕体质。

5. 角膜有瘢痕的患者。

二、手术器械与耗品

手术器械与耗品有准分子激光仪、微型角膜上皮刀、开睑器、负压吸引环、角膜标记器、眼科显微镊、显微虹膜铲、冲洗针头、矛状纤维海绵、角膜上皮铲、注射器、平衡盐液、丝裂霉素 C、软性角膜接触镜等。

三、术前检查和准备

同 LASIK。

四、手 术 方 案

同 LASIK。

五、操 作 方 法

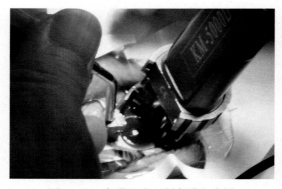

图 17-43　角膜上皮刀制角膜上皮瓣

1. 制上皮瓣　开睑器开睑，检查并确定 Epi-LASIK 微型角膜上皮刀已安装好，选用合适的负压吸引环置于眼球上，负压吸引固定住眼球，启动微型角膜上皮刀马达，利用角膜上皮基底膜与前弹力层之间的潜在间隙，自动进行角膜上皮瓣的剥离（图 17-43）。微型角膜上皮刀行进过程中需不断滴平衡盐液。取吸环时应十分小心，以免上皮瓣丢失或撕脱。

2. 暴露切削区以显微虹膜铲或镊子由下

方向上将上皮瓣推至上方或鼻侧，暴露角膜中央区，保证中央切削区足够大。不够时可用角膜上皮铲刮除部分上皮。

3. 调整切削中心　同 LASIK。

4. 激光消融　同 LASIK。

5. 复瓣　激光切削完毕后，用平衡盐液冲洗基质床，由上向下推角膜上皮瓣使其复位，一般瓣缘超过取瓣区（图 17-44）。戴上软性角膜接触镜，滴入妥布霉素地塞米松滴眼液，有时还可加用 NASID 滴眼液。对

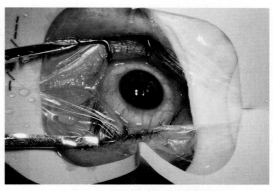

图 17-44　复瓣后瓣缘超过取瓣区

近视度数较高者在角膜上皮瓣复位前用 0.02% 丝裂霉素 C 棉片覆盖切削面数秒，用平衡盐液冲洗干净。

六、术后护理与并发症

（一）术后护理

同 LASIK。

（二）术中并发症及其处理

角膜上皮瓣制作不完整：多与术者手术技巧不够娴熟和患者术中配合欠佳等有关，若制瓣不全或碎裂，可去除瓣，按 PRK 处理。

（三）术后并发症及其处理

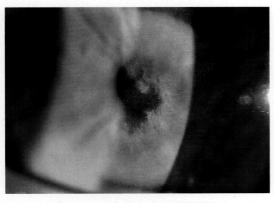

图 17-45　角膜上皮下雾状混浊

1. 角膜上皮下雾状混浊（图 17-45）一般发生率较 LASEK 的低，多由于角膜上皮瓣失活、角膜上皮愈合延迟、糖皮质类固醇激素应用不足等所致。多用糖皮质类固醇激素滴眼液冲击治疗。

2. 干眼症　可通过点用人工泪液改善症状，严重者可进行泪小点栓塞治疗。

3. 屈光异常　包括欠矫、过矫、散光度增加及术后最佳矫正视力下降等。多由于术前检查的屈光不正度数和实际屈光不正度数有偏差、术中患者过度紧张配合欠佳、术中角膜上皮瓣制作不完整导致术后上皮瓣未完全恢复正常等。术前应准确检测屈光度，向患者详细交代手术各项事宜，提高手术制瓣技巧。可通过戴镜矫正屈光不正，或者条件允许可再进行个体化准分子激光手术矫正。

第四节　准分子激光屈光性角膜切削术

一、手术原理、适应证与禁忌证

（一）手术原理

准分子激光屈光性角膜切削术（photorefractive keratectomy，PRK）是在去除角膜上皮后通过准分子激光切削角膜光学区的前弹力层和前基质层，重塑角膜前表面曲率，以达到改变角膜屈光力的目的。

（二）适应证

1. 年龄　同 LASIK。
2. 屈光状态　近视 -0.50 ～ -6.00D；远视 +0.50 ～ +3.00D；散光 0.25 ～ 6.00D。近两年屈光度数稳定（增加< 1.0D 者）。因为近视的度数越高，发生屈光回退和角膜上皮下雾状混浊的比例越高，而且高度近视的预测性较差，所以不推荐用于治疗高度近视。
3. 喜欢球类运动或者从事肢体接触性职业者。
4. 角膜厚度偏薄、睑裂过小、眼球深陷而不宜做 LASIK 者。
5. 如果患者戴角膜接触镜，应停戴至少 2 周，若戴硬性角膜接触镜，应停戴至少 4 周。
6. 如果有病毒性角膜炎的病史患者应慎重，应在病情稳定半年以上较为安全。
7. 视网膜脱离术后两年。
8. 角膜移植、放射状角膜切开术后或者白内障手术后，如残留严重的近视或者散光，患者不愿意或者不能佩戴框架眼镜或者角膜接触镜，也可以作为 PRK 的适应证，但是手术时间应该严格掌握。

（三）禁忌证

1. 圆锥角膜。
2. 中、重度干眼症。
3. 其他严重的内外疾病及眼附属疾病。
4. 有瘢痕体质。
5. 有不合理期望值患者。
6. 艾滋病、糖尿病或者类风湿关节炎、系统性红斑狼疮等结缔组织病为相对禁忌证，以免术后角膜上皮延缓愈合或者不愈合，甚至发生角膜组织自溶。

二、手术器械与耗品

手术器械与耗品有准分子激光仪、眼科显微镊、开睑器、角膜标记器（Mark 标记器）、角膜上皮刮除刀、钝性虹膜恢复器、矛状纤维海绵、注射器、平衡盐液、丝裂霉素 C、酒精等。

三、术前检查和准备

同 LASIK。

四、手术方案

同 LASIK。

五、操作方法

1. 去除角膜上皮 开睑器开睑，选用比切削直径略大的印模在角膜上打印出一环形标记，用角膜上皮刮除刀或者钝性虹膜恢复器在此标记范围内机械刮除角膜上皮，也可通过旋转角膜刷、稀释的无水乙醇（浓度为 20%）应用于角膜表面来松解上皮再刮除，或者通过准分子激光直接消融上皮。一般先去除周边上皮，再去除中间上皮，应有效连贯地去除上皮，去除后可选用沾有人工泪液润滑剂（如 0.5% 羧甲基纤维素）矛状纤维海绵在角膜表面均匀涂刷，去除残留上皮和碎屑后使其光滑。

2. 调整切削中心 使激光治疗焦点聚焦于角膜表面，对准入射瞳中央，嘱患者注视指示光，若注视指示光反射点不在入射瞳中心，则需调整激光治疗中心点到指示光反光点。

3. 激光消融 调暗室内及激光仪的灯光，使患者瞳孔处于暗视下并可以继续注视灯光，启动计算机治疗程序，计算机控制准分子激光进行角膜基质层的切削。激光治疗结束时，可用 5mg 地塞米松加入 500ml 0～4℃平衡液中冲洗激光消融表面；对于先前 PRK 瘢痕的加强治疗或者对 LASIK 瓣做 PRK 之后，可在激光消融表面放置 0.02% 丝裂霉素 C 的棉片 30 秒～2 分钟，然后再用平衡液冲洗角膜表面和结膜囊，消除残留的丝裂霉素 C。

4. 佩戴软性角膜接触镜 用镊子轻取软性角膜接触镜佩戴于角膜表面，点用糖皮质类固醇激素和抗生素滴眼液如妥布霉素地塞米松滴眼液，建议加用非甾体抗炎滴眼液如普南扑林滴眼液，取下开睑器，复查角膜接触镜是否在位。

六、术后护理与并发症

（一）术后护理

1. 随访安排 术后 3 天、1 周、2 周、1 个月、3 个月、6 个月、12 个月回医院复查，尤其术后 6 个月内必须来医院复查。

2. 术后用药 术后 1～2 天，患者可能有疼痛、异物感、流泪等角膜刺激症状，若疼痛剧烈可口服吲哚美辛（有消化道溃疡史者禁服），也可加用少量的镇静剂。术后第 1 天起应用 0.1% 氟米龙滴眼液或者妥布霉素地塞米松滴眼液等糖皮质激素，第 1 个月，每天 4 次；第 2～3 个月，每天 3 次；第 4～5 个月，每天 2 次；第 6 个月，每天 1 次。根据患者的角膜愈合类型、视力恢复状况、屈光状态及眼压变化调整用药，最终停药。术后常规应用 0.5% 左氧氟沙星滴眼液或者 0.3% 妥布霉素滴眼液等抗生素滴眼液，每天 4 次，共 1 周。有干眼症状的患者，可以加用人工泪液。

3. 术后检查　术后 2 ～ 3 天必须开始到医院复查。根据角膜上皮愈合情况术后 3 ～ 5 天取镜。第 1 次复查时，注意检查患者视力和矫正视力、屈光状态、眼压和角膜愈合情况，尤其要注意有无感染迹象，角膜有无水肿，角膜后有无沉淀物。在以后的复查中，注意检查视力、屈光状态、眼压、角膜愈合情况、角膜地形图、角膜厚度的测量，尤其要注意角膜上皮下雾状混浊（Haze）的变化。

4. 术后注意事项　术后注意用眼卫生，尽可能避免长时间近距离使用眼睛的精细工作。术后 1 周内禁止使用眼部化妆品，避免异物进入眼内。术后 1 ～ 2 周内避免洗漱用水进入眼内，术后 1 个月禁止游泳。因为术后接触紫外线会延长角膜基质愈合过程，加重角膜上皮下雾状混浊，因此术后 1 个月内外出最好戴防护镜。术后若突然出现不明原因的眼部红、肿、疼痛、视物突然模糊等症状，及时回医院复查就诊。

（二）术中并发症及其处理

1. 去除角膜上皮时间过长　角膜暴露时间过长会导致脱水，可能会过矫。

2. 角膜上皮去除不完全　术后容易发生不规则散光和出现中央岛。

3. 切削偏心　多由于病人固视不好，手术者不能准确标记入射瞳孔和激光发射偏心所致。病人不合作时可用眼球固定器或显微镊扶正眼位；Kappa 角较大者需要调整离心量；根据仪器状态及时进行切削中心或者主动跟踪测试。

4. 术中由于机器原因导致手术失败　术前应做好一切准备，如果术中突然停电，且没有不间断电源的话可包扎双眼，半个月后再手术。如果发生在激光切削过程中，则应按照手术后的处理，随访 3 ～ 6 个月，以现有的屈光状态重新设计手术方案，治疗残余的近视。

（三）术后并发症及其处理

1. 角膜病变　角膜上皮愈合延迟，可术后包扎双眼，戴治疗性角膜接触镜，并应用促进角膜上皮生长的药物，如重组牛碱性成纤维细胞生长因子滴眼液。细菌性角膜炎，一旦发现应及时应用抗生素包括滴眼液、球结膜下注射及全身使用，必要时可以在角膜病灶取材做细菌培养和药物敏感试验，以便更有针对性治疗。疱疹性角膜炎复发，应该及时用阿昔洛韦或更昔洛韦等抗病毒药物局部和全身治疗。丝状角膜炎可在表面麻醉下去除卷丝，并局部应用乙酰半胱氨酸滴眼液，鼓励患者睁眼。角膜水肿，可应用糖皮质激素促使水肿消退。

2. 角膜上皮下雾状混浊（Haze）　是一种角膜上皮 - 基质伤口愈合反应的结果，有异常黏多糖及（或）异常胶原在前角膜基质沉积。处理同 LASEK。

3. 屈光异常　过矫、欠矫、散光、眩光、角膜中央岛、最佳矫正视力的下降等。术前仔细进行屈光检查，术中规范操作，术后根据屈光状态调整激素用量，可以佩戴眼镜或者再行手术矫正。

4. 激素性高眼压　发现眼压增高，应联合 β- 受体阻滞剂控制眼压，如眼压不能控制，则立即停用糖皮质类固醇激素，只用局部降眼压药，或者加用口服降眼压药。

第五节　经上皮准分子激光角膜切削术

一、手术原理、适应证与禁忌证

（一）手术原理

经上皮准分子激光角膜切削术（trans-epithelial photorefractive keratectomy，TransPRK）是一种准分子激光表层切削术，它采用准分子激光同时去除角膜上皮层、前弹力层和前部基质层，从而改变角膜形状，达到矫正屈光不正的目的。

（二）适应证、禁忌证

同 PRK。

二、术前检查和准备

同 LASIK。

三、手术方案

同 LASIK。

四、操作方法

1. 术眼表面麻醉下放置开睑器，用吸血海绵擦干角膜表面水分，去除表面分泌物。
2. 以角膜视觉中心为中心对角膜进行 TransPRK 切削。
3. 激光治疗结束时，可用 5mg 地塞米松加入 500ml 平衡液中冲洗激光消融表面；对于先前 PRK 瘢痕的加强治疗或者对 LASIK 瓣做 PRK 之后，可在激光消融表面放置 0.02% 丝裂霉素 C 的棉片 30 秒～ 2 分钟，然后再用平衡液冲洗角膜表面和结膜囊，消除残留的丝裂霉素 C。
4. 佩戴软性或硬性角膜接触镜，点用糖皮质类固醇激素和抗生素滴眼液如妥布霉素地塞米松滴眼液，建议加用非甾体抗炎滴眼液如普南扑林滴眼液，取下开睑器，复查角膜接触镜是否在位。

五、术后护理与并发症

同 PRK。

第六节　放射状角膜切开术

一、手术原理、适应证与禁忌证

（一）手术原理

放射状角膜切开术（radial keratotomy，RK）是将周边部角膜做等距离的放射状垂直切开，角膜"环韧带"被松解，在眼内压的作用下，使周边部角膜变陡直，中央变平，角膜屈光力减低，达到矫正近视的目的。

（二）适应证

1. 年龄　18 周岁以上、50 岁以下者。
2. 屈光状态　-2.00 ～ -6.00D 较为适合，散光 < -2.0D，近两年屈光状态稳定（< 1.0D）。
3. 矫正视力较裸眼视力有明显提高，渴望摘掉眼镜又不愿戴隐形眼镜者。
4. 戴隐形眼镜者需停戴 2 周以上。
5. 职业　对于从事剧烈运动、飞行员、消防等职业者，慎重考虑该手术。

（三）禁忌证

1. 进行性近视。
2. 眼科相关专科检查发现有眼部感染性疾病或者严重内眼疾病者，如白内障、青光眼、干眼症、明确或者可疑圆锥角膜等。
3. 一眼或者双眼矫正视力 < 0.5。
4. 瘢痕体质或者有结缔组织疾病者。

二、手术器械与耗品

手术器械与耗品有双目双人同光源手术显微镜，标记器：光学中心标记器、光区标记器（直径分别为 2.75mm、3.0mm、3.25mm、3.5mm、3.75mm、4.0mm、4.25mm），放射状切口标记器（4 条、8 条、12 条、16 条），可调钻石手术刀，测微尺，眼球固定镊，眼球固定环，眼科显微镊，持针器等。

三、术前检查和准备

同 LASIK。

四、手　术　方　案

（一）屈光度调整

1. 年龄　患者年龄越大，在原屈光度基础上增加屈光度的负屈光度越少，正屈光度越大，比如同样 -2.00D 的患者，20 岁需加 -0.75D，30 岁需加 0.00D，40 岁需加 +0.75D。

2. 眼压因素　眼内压低于 15mmHg 者，每低 2mmHg，增加 -0.25D，若眼压高于 22mmHg，控制眼内压至适当水平，并考虑适当欠矫。

3. 屈光度因素　屈光度较深的患者，需增加矫正的屈光度相应较大。比如 20 岁的患者 0 ～ -2.00D 时需加 -0.75D，-2.25 ～ -4.75D 时需加 -1.00D，≥ -5.00D 时需加 -1.50D。但对于 40 岁以上的患者群来说，不管屈光度数高低，需增加矫正的屈光度都是一致的。

（二）切口数目选择

屈光度数越深，切口数目可以相应增加。

五、操作方法

1. 麻醉　可采用表面麻醉，即表面麻醉剂（0.4% 奥布卡因滴眼液或 0.5% 爱尔卡因眼液）滴眼 3 次，每 5 分钟一次。也可以采用表面麻醉结合球结膜下麻醉（利多卡因）。

2. 标记　开睑器开睑，以视轴为中心，根据手术设计方案取所需直径的光学中心标记器，在角膜反光点上做印记，依次标记出加深所需直径的光区，并取所需条数的放射状切口标记器，在角膜上轻压做标记。

3. 切开　用巩膜固定器固定眼球，钻石刀沿切口标记垂直切开角膜厚度达 90% ～ 95%。

4. 切口冲洗　全部切口完成后，用平衡盐溶液冲洗每条切口以去除上皮碎屑，并检查每条切口的深度，了解是否有小穿孔。

5. 术毕球旁注射阿米卡星 25mg 和地塞米松 2.5mg，加眼垫包眼。

六、术后护理与并发症

（一）术后护理

1. 术眼包扎 3 ～ 5 天，每日清洁换药。换药时点用糖皮质类固醇激素滴眼液，同时全身用抗生素 3 ～ 5 天预防感染。疼痛明显者，可局部应用短效散瞳剂减轻睫状肌痉挛，或者口服镇静止痛药。术眼敞开后可出院，继续点用糖皮质类固醇滴眼液。

2. 术后 2 周、1 个月、3 个月、6 个月、1 年定期门诊复查。

3. 术后复查时，检查裸眼视力、角膜曲率、眼屈光度、眼压、角膜地形图、角膜内皮细胞计数，尤其注意角膜切开愈合情况。

4. 术后注意用眼卫生，勿用力挤眼或用手揉眼。注意眼部勿受外伤。发现有不明原因红、肿、疼痛、视物模糊等，及时回医院复诊。

（二）术中并发症及其处理

1. 角膜穿孔　多由于眼压过低、角膜脱水、观察不清、切口加深用力压迫眼球、角膜测量失误、钻石手术刀深度调节失误、术中患者眼球突然转动所致。微小穿孔发现后，若对手术影响不大，可继续手术。若是较大穿孔可引起前房消失、晶体损失、虹膜反应、白内障等严重后果，甚至可引起失明，所以术中发现前房消失应立即停止手术，用10-0尼龙线缝合切口。

2. 光学中心偏离　多由于瞳孔太大或者太小导致定位不准确。

3. 切口不准确偏离轨道　多由于切口印记不清、观察失误、操作医师经验不足或患者眼球突然转动所致，可引起术后散光、眩光、最佳矫正视力不良等。

（三）术后并发症及其处理

1. 术后有眼痛、异物感、畏光流泪等不适，多由于角膜上皮损失所致，1～2天后可自行缓解，点用重组牛碱性成纤维细胞生长因子滴眼液等促进角膜上皮修复的滴眼液，双眼包扎可促进恢复。

2. 眩光和单眼复视　多由于手术切口不准确、光学中心偏离或光学中心太小所致。

3. 角膜异常　角膜上皮愈合迟缓，药物治疗后可恢复正常；角膜铁质线和新生血管，若不影响中心视力，可密切观察暂不处理；角膜瘢痕多与患者瘢痕体质有关；角膜感染是RK手术中罕见但是十分严重的并发症，术中应按无菌操作要求规范手术。角膜敏感度较正常人下降。对比敏感度下降，多由于手术引起的球面像差变化所致。

4. 屈光异常　包括过矫、欠矫、散光。可佩戴眼镜或者考虑行准分子激光角膜成形术。

5. 眼内炎　是由于术中角膜穿孔所致的灾难性的并发症，同时与术前准备和术后处理不当有关。及时做病原体检测和药敏试验，早期除局部和全身应用敏感抗生素外，应行前房穿刺，炎症累及玻璃体时应该行玻璃体腔内注射抗生素或行玻璃体手术。

6. 角膜切口迟发性裂开　立即行角膜清创，恢复嵌顿的虹膜，用10-0尼龙线缝合角膜切口，并用消毒空气或黏弹剂恢复前房，术后酌情使用抗生素、皮质类固醇激素及促进角膜愈合药物。

第七节　个体化准分子激光手术

一、手术原理、适应证与禁忌证

（一）手术原理

个体化准分子激光手术（customized laser surgery）是根据不同个体人眼的独特光学特性、解剖学特性及患者需要，通过各种球镜、柱镜、非球镜及非对称的切削，以减少人眼高、低阶像差，从而不仅使人眼视力能够达到理论上所能达到的 2.5（20/8）以上的超视力，而且可以提高患者的术后视觉质量。个性化准分子激光手术目前包括：波前像差引导的个体化手术（wavefront-guided laser surgery）、角膜地形图引导的个体化手术（topography-guided laser surgery）和 Q 值引导的个体化手术（Q-value guided customized laser surgery）。此三种手术的方法大致与常规 PRK 或 LASIK 手术相同，不同的只是在上皮刮除或制作完板层角膜瓣后，准备进行切削之前，必须将检查测得的波前像差数据、角膜地形图检测的数据或者 Q 值传输到相应个体化切削软件，再和准分子激光联机进行个体化的切削。

（二）适应证

1. 波前像差引导的个体化手术适应证

（1）暗光下瞳孔直径＞6.5mm。

（2）夜间工作需要，如驾车、夜班。

（3）屈光度≤-6.0D。

（4）主视眼的高阶像差均方根值＞0.3μm。

（5）年龄18～40岁。

（6）常规准分子激光术后因高阶像差均方根值显著增加而导致的眩光、光晕、视物模糊等。

2. 角膜地形图引导的个体化手术适应证

（1）传统PRK、LASIK术后偏中心。

（2）较大的中央岛。

（3）因晶状体或玻璃体等屈光介质浑浊而不适宜波前像差引导的个体化切削者。

（4）更换角膜或眼外伤造成的角膜畸变。

3. Q值引导的个体化手术适应证

（1）角膜比较规则对称的患者。

（2）自身Q值较大（即相应绝对值小）、高阶像差不大、屈光度较大且暗室瞳孔较大的患者。

（3）老视或单眼视。

（三）禁忌证

1. 疑似或者明确诊断的圆锥角膜患者。

2. 中度或者重度的干眼症。

3. 其他一些严重的内外眼病及眼附属器官疾病。

4. 角膜中央厚度＜450μm。

5. 对于术前角膜地形图较规则，而高阶像差主要来源于眼内结构者，不宜行波前像差引导手术，否者会导致角膜不规则性和不对称性明显增加，降低视觉质量。

二、手术器械与耗品

手术器械与耗品有准分子激光仪（能与波前像差、角膜地形图相连接，或Q值调整）、微型角膜刀、开睑器、负压吸引环、Barraquer压平眼压计、角膜标记器、显微虹膜恢复器、冲洗针头、矛状纤维海绵、角膜瓣保护器、眼科显微镊、注射器、平衡盐液等。

三、术前检查和准备

（一）术前检查

1. 一般常规术前检查　同LASIK。

2. 波前像差检查　用散瞳剂将瞳孔放大到 7.0mm 以上，然后用波前像差仪（图 17-46）进行检查，每眼检查 4 次以上，提取 7.0mm 瞳孔下一幅最理想的像差图或多幅图作为引导用。

3. 角膜地形图引导的个体化手术特殊检查　用高分辨率的角膜地形图仪测量角膜的前表面及（或）后表面形态 [曲率及（或）高度]，为个体化手术提供患者的个体化信息。

4. Q 值引导的个体化手术的特殊检查　应用角膜地形图仪或 Pentacam 眼前节测量分析仪（图 17-47）对每眼角膜连续测量 3 次，取检查质量最好分析区（AA）≥ 75% 的角膜地形图进行角膜 Q 值分析，通过获取角膜中央 30°、25°、20°、15°、10° 范围内的平均偏心率（ε）计算角膜不同直径范围的平均 Q 值。

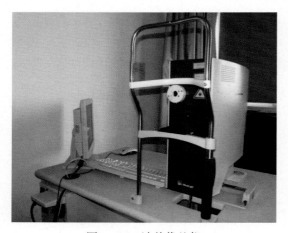

图 17-46　波前像差仪

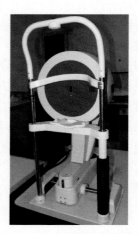

图 17-47　Pentacam 眼前节测量分析仪

（二）术前患者准备

同 LASIK。

（三）工程师准备

1. 准分子激光能量测试与校正、激光光斑能量均匀的测试、主动跟踪测试仪同 LASIK。

2. 手术数据的录入与校对

（1）波前像差引导的个性化手术：手术助手将术前检查的屈光度及其轴向、角膜厚度及波前像差数据等手术资料录入控制准分子激光仪的计算机系统里，通过 A-CAT 软件等功能软件形成切削数据文件。录入完毕后再次校对录入的资料是否准确，应反复核对患者姓名、眼别的屈光度是否正确。

（2）角膜地形图引导的个体化手术：手术助手将检查的屈光度及其轴向、角膜厚度及角膜地形图数据等手术资料录入控制准分子激光仪的计算机系统里，形成切削数据文件。录入完毕后再次校对录入的资料是否准确，应反复核对患者姓名、眼别的屈光度是否正确。

（3）Q值引导的个体化手术：手术助手将角膜术前Q值、切削直径和切削深度通过Q值调整切削软件计算出目标Q值，以及将检查的屈光度及其轴向、角膜厚度等手术资料，录入控制准分子激光的电脑里形成切削数据文件。录入完毕后再次校对录入的资料是否准确，应反复核对患者姓名、眼别的屈光度是否正确。

（四）术前医生准备

1. 在进行波前像差引导的个体化手术前，术者必须亲自将波前像差测量数据与显然验光结果进行比较，若波前像差所显示的屈光度（低阶像差）与显然验光的球镜或者柱镜屈光度差异过大：球镜或者柱镜超过0.50D，柱镜轴向差异大于10°，应该重新核查波前像差数据和显然验光结果，以消除误差。

2. 进行角膜地形图引导的个体化手术和Q值引导的个体化手术前，术者也必须仔细审核患者术前检查数据的准确性，排除有无影响患者手术的禁忌证。

3. 其他准备同LASIK。

四、手 术 方 案

波前像差反映的是全眼屈光系统的像差状态，在采样中，波前像差仪瞳孔区分成许多小区域进行采样，然后取平均像差。而角膜地形图对整个角膜进行采样，且不受眼调节、瞳孔大小等影响，因此矫正普通患者全眼像差上，宜选择波前像差引导的个体化手术，对于偏中心切削和角膜不规则散光的特殊患者，宜选择角膜地形图引导的个体化切削。而对于那些不适合波前像差引导的个体化切削患者，如果采用传统准分子激光手术也会导致较大的球差，则适合做Q值引导的个体化手术。

五、操 作 方 法

同PRK或LASIK。

六、术后处理与并发症

（一）术后处理

同PRK或LASIK。

（二）术中并发症及其处理

同PRK或LASIK。

（三）术后并发症及其处理

同PRK或LASIK。

第八节　飞秒制瓣准分子激光角膜原位切削术（FS-LASIK）

一、手术原理、适应证与禁忌证

（一）手术原理

飞秒是时间概念，1飞秒（femtosecond，fs）等于 1×10^{-15} 秒，即 1/1000 万亿秒。飞秒激光是一种以脉冲形式运转的红外线激光，其波长为 1053nm、1045nm、1043nm 不等，持续时间短，只有几个飞秒。它比利用电子学方法所获得的最短脉冲要短几千倍，是人类目前在实验条件下所能获得的最短脉冲。具有非常高的瞬时功率，可达到百万亿瓦，比目前全世界发电总功率还要多出百倍。能聚焦到比头发的直径还要小的多空间区域，用来进行微精细加工。飞秒激光的特点，概括起来即脉冲宽度超短，瞬时功率极高，重复频率高，单脉冲能量低，热效应区域极小。激光与有机体的相互作用主要有 5 类：①光化学作用（photochemical interaction）；②光切削作用（photoablation）；③等离子体致切削作用（plasma induced ablation）；④光热作用（thermal interaction）；⑤光致裂解作用（photodisruption）。飞秒激光主要的作用原理就是光致裂解作用：其以极低的能量瞬间在极小的空间产生极高的能量密度，使组织电离形成等离子体，使组织通过光裂解爆破产生含二氧化碳和水的微小气泡，成千上万的微小气泡融合成线形成切割。目前医学应用飞秒激光可实现对人体组织不同层面进行任意控制下的切削。飞秒激光在眼科的最新应用是在激光矫治近视等屈光不正手术中，运用飞秒激光可以精确地打开眼部组织分子链，制作出更均匀、更完美的角膜瓣和角膜透镜，使近视患者在接受激光治疗后获得最佳的视觉质量。飞秒激光光致裂解作用与准分子激光光化学作用所致的创伤愈合反应都极其轻微，在不良反应如机械和热效应上也非常相似，都具微创性。

飞秒激光 LASIK（FS-LASIK）和传统 LASIK 所不同的是，使用飞秒激光制作角膜瓣，再应用准分子激光进行组织消融，以去掉一层凸透镜形状的角膜基质层组织，以达到矫正近视的目的。

与普通 LASIK 相比较，因为用飞秒激光替代了传统角膜机械刀来制作角膜瓣，从而有效避免了机械刀制作角膜瓣过程中所产生的一系列并发症如碎瓣、游离瓣、卡刀、不完全瓣等情况，使手术过程更安全。整个过程完全由激光来完成，真正实现了"全激光"手术。

（二）适应证

同传统 LASIK，尤其适用于小睑裂、深眼窝、角膜偏薄、角膜曲率变异大的患者。

（三）禁忌证

同 LASIK。

二、术前检查和准备

同 LASIK。

三、手术方案

同 LASIK。

四、操作方法

1. 平仰卧位，消毒铺巾。

2. 滴表面麻醉剂　将表面麻醉剂（0.5% 盐酸丙美卡因滴眼液，或 0.4% 丁氧普鲁卡因滴眼液）滴入结膜囊。

3. 在飞秒激光机内输入手术参数，包括角膜瓣的厚度、直径，边切角，蒂的位置及激光能量。

4. 置开睑器，在患者保持注视时将锥镜与角膜中央相贴并启动负压吸引。

5. 待负压吸引完全后启动飞秒激光扫描（图 17-48）。

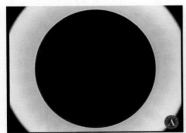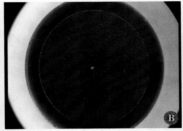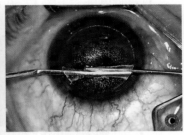

图 17-48　FS-LASIK 制瓣示意图

A. 负压吸引；B. 制瓣；C. 分离瓣

6. 密切观察激光扫描过程直至扫描结束。

7. 在飞秒激光机或准分子激光机显微镜下用显微铲掀开角膜瓣。

8. 激光消融、角膜瓣复位同 LASIK。

9. 取开睑器，结膜囊滴入抗生素和激素眼液，裂隙灯下复查。

五、术后护理与并发症

（一）术后护理

同 LASIK。

（二）术中并发症及其处理

1. 负压环移位或脱环　患者情绪紧张致术中眼球大幅度转动甚至头位移动所致。

如果脱位发生在负压启动阶段，可与患者充分沟通，待患者情绪稳定后再次吸引。如发生在扫描过程中，需寻找失吸的原因，安抚患者后重新吸引，必要时可根据飞秒激光机的不同对激光参数进行修改。

2. 接触镜镜面异常　接触镜镜面黏附油脂、睫毛、纤维丝等。处理：清洁镜面，必要时更换接触镜。

3. 不透明气泡层（opaque bubble layer，OBL）　可发生在制瓣扫描的全过程，主要与飞秒激光作用于角膜基质的光裂解有关，表现为角膜层间形态不一的白色混浊区，如果 OBL（图 17-49）产生在瞳孔区可影响激光的切削，需要等待 OBL 消失后方能再行激光切削。

OBL 产生的常见原因如下：

（1）飞秒激光扫描能量不稳定。

（2）接触镜过紧压迫后的吸引。

（3）角膜的各项参数包括曲率、厚度、含水量等的影响。

（4）患者的个体差异。

OBL 的产生重在预防，如严格控制手术室的温度与湿度，术前对飞秒激光机的良好维护和校正，术中吸附不可过紧。

4. 角膜黑斑　（图 17-50）

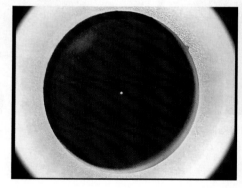

图 17-49　OBL

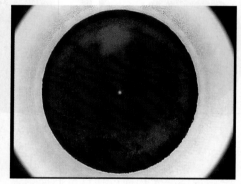

图 17-50　角膜黑斑 +OBL

提示该区域未产生激光扫描效应，分离时该区域分离困难或完全不能分开。

黑斑产生的常见原因如下：

（1）飞秒激光扫描能量不足。

（2）激光机光路异常。

（3）角膜表面异物，接触镜表面异物。

（4）角膜上皮水肿，角膜瘢痕。

角膜黑斑重在预防，术中需避免上述产生黑斑的原因。

5. 角膜瓣制作异常　不全瓣、游离瓣、纽扣瓣、碎瓣、瓣穿破均较少见。与参数设计、术者手术分离操作有关。

6. 球结膜下出血及瓣缘出血　球结膜下出血与术中负压吸引力大小及吸引时间有关，瓣缘出血常见于角膜缘新生血管，无需特殊处理，但须防止出血进入角膜层间，尤其是瞳孔区。

（三）术后并发症及其处理

1. 短暂光敏感综合征（transient light-sensitivity syndrome，TLSS） 较少见。Stonecipher等报道术后短暂性光敏感综合征的发生率约为1.1%，临床表现为对光极敏感，但检查可以没有任何异常体征，皮质类固醇激素可以缓解或治愈。

2. 余术后并发症及其处理 同LASIK。

第九节 飞秒激光角膜透镜切除术

一、手术原理、适应证与禁忌证

（一）手术原理

飞秒激光角膜透镜切除术是通过取出飞秒激光制作的角膜基质镜片实现改变眼屈光状态的一类手术方式。现在临床应用的主要是两种手术方式：飞秒激光基质透镜切除术（femto-second lenticule extraction，FLEx）（图17-51）和飞秒激光微小切口基质透镜切除术（small incision lenticule extration，SMILE）（图17-52）。前者是用飞秒激光在角膜基质层间进行两次不同深度的扫描，相当于切出一个透镜式的角膜基质组织，掀开角膜瓣，分离并取出该组织，再将角膜瓣复位即可。后者和前者的飞秒激光扫描步骤基本一致，所不同的是角膜瓣仅做2～4mm左右的开口，从这个微小开口中将切削的基质片状组织取出，整个过程不掀开角膜瓣。

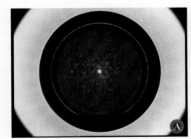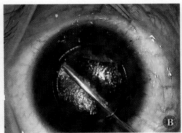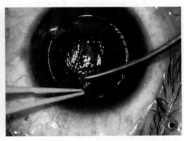

图 17-51 FLEx 手术示意图

A. 透镜制作完成；B. 分离透镜；C. 取出透镜

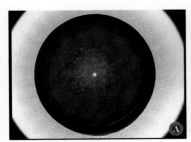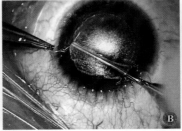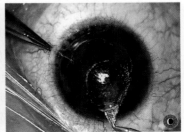

图 17-52 SMILE 手术示意图

A. 透镜制作完成；B. 分离透镜；C. 取出透镜

（二）适应证

1. 患者本人具有通过 SMILE 改善屈光状态的愿望，心理健康，对手术疗效具有合理的期望。

2. 年龄在 18 周岁以上的近视、散光患者（特殊情况除外，如具有择业要求、高度屈光参差、角膜疾病需行激光治疗等）；术前在充分理解的基础上，患者本人及家属须共同签署知情同意书。

3. 屈光度数　相对稳定（连续 2 年每年屈光度数变化 ≤ 0.50 D）。范围为球镜度数 −1.00 ～ −10.00 D，柱镜度数 ≤ −5.00 D，球镜与柱镜度数和 ≤ −10.00 D。

4. 角膜　透明无明显云翳或斑翳；角膜地形图检查形态正常，无圆锥角膜倾向。角膜中央厚度不小于 480μm，角膜水平径（W-W）在 11.5 ～ 12.5mm。

5. 无其他眼部疾病和（或）影响手术恢复的全身器质性病变。

6. 经术前检查排除手术禁忌证者。

7. 其他参考准分子激光角膜切削术、准分子激光角膜上皮瓣下磨镶术及 LASIK 等准分子激光角膜屈光手术。

戴角膜接触镜的患者需停戴镜片至角膜无异常，且屈光状态和角膜地形图均稳定后方可接受手术。建议停戴时间：软性球镜为 1 周以上，软性散光镜及硬镜为 3 周以上，角膜塑形镜为 3 个月以上，或有明确证据表明角膜形态已稳定。

（三）禁忌证

1. 绝对禁忌证　存在下列情况中任何一项者，不能接受手术：

（1）患者头位不能处于正常位置。

（2）屈光度数不稳定，重度弱视。

（3）圆锥角膜或可疑圆锥角膜。

（4）其他角膜扩张性疾病及变性。

（5）近期反复发作病毒性角膜炎等角膜疾病。

（6）重度干眼症、干燥综合征。

（7）角膜过薄（目前可参考但需进一步循证医学支持的标准：预计透镜取出后角膜中央残留基质床厚度 < 280μm 或中央角膜厚度 < 380 μm），透镜过薄（< 20μm）。

（8）存在活动性眼部病变或感染。

（9）严重的眼附属器病变，如眼睑缺损和变形、严重眼睑闭合不全。

（10）未控制的青光眼。

（11）严重影响视力的白内障。

（12）严重的角膜疾病，如明显的角膜斑翳等角膜混浊、边缘性角膜变性、角膜基质或内皮营养不良及其他角膜疾病；眼外伤、角膜移植术后、放射状角膜切开术后。

（13）角膜切削区手术后或具有外伤史、严重眼表或眼底疾病。

（14）存在全身结缔组织疾病或自身免疫性疾病，如系统性红斑狼疮、类风湿关节炎、多发性硬化等。

（15）已知存在焦虑、抑郁等严重心理精神疾病。

（16）全身系统性疾病或精神疾病，如癫痫、癔症等致无法配合检查和手术的疾病。

（17）严重甲亢或甲亢性突眼。

（18）其他同 LASIK 和准分子激光角膜上皮瓣下磨镶术。

2. 相对禁忌证

（1）年龄未满 18 周岁。

（2）屈光度数不稳定（每 2 年屈光度数变化在 1.00 D 或以上）。

（3）角膜相对较薄。

（4）角膜过度陡峭（角膜曲率＞ 48 D）或过度平坦（角膜曲率＜ 38 D）。

（5）角膜中央光学区存在云翳、较明显的角膜血管翳。

（6）角膜上皮及上皮基底膜病变，如上皮基底膜营养不良、复发性角膜上皮糜烂等。

（7）暗光下瞳孔直径大于等于切削区直径。

（8）眼底病变，如视网膜脱离、黄斑病变等。

（9）在术前视功能检查中发现的眼部参数异常，包括调节、集合等影响手术效果的参数。

（10）怀孕期和产后哺乳期。

（11）眼压偏高但已排除青光眼、已控制的青光眼。

（12）轻度睑裂闭合不全、面瘫。

（13）轻、中度干眼症。

（14）糖尿病；正在服用全身药物，如糖皮质激素、雌激素、孕激素、免疫抑制剂等。

（15）其他基本同准分子激光角膜屈光手术。

鉴于 SMILE 为近年来出现的新型手术，虽然临床和大量数据已显示其具有一定的矫正效果和适用范围，但仍然需要大量循证医学的支持。有关适应证和禁忌证会随着认识的不断深入不断调整、补充和完善。

二、术前检查和准备

同 LASIK。

三、手 术 方 案

1. 术前 2 ～ 5 分钟结膜囊内滴入眼用表面麻醉剂 2 ～ 3 次，每次 1 滴。

2. 常规消毒铺巾，粘贴睫毛，置开睑器，去除手术区多余水分。

3. 选用一次性无菌治疗包（负压吸引环），再次核对治疗信息。分别将其正常连接于激光发射窗口和治疗控制面板上，注意将软管放置于双眼的颞侧。

4. 选择治疗模式，根据治疗屏幕的治疗程序，开始治疗步骤。

5. 确认摆正头位，让患者注视上方绿色注视光，术者借助手术显微镜和操纵杆进行准确对位。开始时以治疗照明影像、镜下的固视光及瞳孔中心为相对参照物。

6. 通过调整，使参照物恰好位于负压环上接触镜的中央，确认两者的对位和吸引是否正确，不合适时可以重新对位和吸引，水印达 80% ～ 90% 时启动负压固定眼球。

7. 再次确认中心对位和吸引是否正确，不合适时可重复操作直至满意。

8. 开始激光扫描。扫描中的注意事项：

（1）在激光扫描开始时，密切观察患者是否注视目标灯光及是否有负压环边缘水分过多、结膜嵌入负压环等异常情况发生。

（2）激光扫描过程中，若发现角膜基质透镜成形异常、患者眼部大幅度转动或切口的长度和位置偏离等情况影响预期治疗时，应立即暂停手术。

（3）在未能确定异常情况发生的原因并加以解决之前，建议推迟手术。

9. 在手术显微镜下确认切口和透镜完成后，用合适的手术器械分离并取出角膜基质透镜。

（1）分离透镜：分离角膜切口，之后分离透镜的上表面，再分离透镜的下表面。

（2）透镜取出后在显微镜下确认其完整性。

10. 适当冲洗，拭干并仔细对合角膜切口。

四、术后护理与并发症

（一）术后护理

同 LASIK。

（二）术中并发症及其处理

1. 负压脱失　由于角膜表面液体过多、患者固视不良或眼球突然转动、结膜嵌入负压锥镜与角膜间隙等原因，造成在飞秒激光扫描过程中负压脱失，使激光扫描自行终止。处理方法：①激光进行微透镜底部切割进程＜10%时负压丢失，可以重新开始扫描。此时机器会自动弹出是否进行快速重启的选择菜单，选择继续，原始治疗方案不做任何修改。②若微透镜底部切割进程＞10%且接近中轴区时负压丢失，建议暂时终止SMILE，改为FS-LASIK或择期再行SMILE。③若已完成透镜底部切割进程，在侧切透镜时负压丢失，可以从侧切重新开始继续激光扫描（注意对位）或可将透镜侧切直径缩小0.2～0.4mm。④若已完成透镜底部切割进程且侧切完成，在角膜帽扫描时负压脱失，可不改变原始治疗参数，重新制作帽，但此时一定要注意中心对位。⑤当扫描周切口时负压丢失，可不改变原始治疗参数，重新扫描周切或机械切开。注意重新吸引时尽量与原中心对位。

2. 角膜基质透镜偏中心　当患者存在较大的 kappa 角、患者注视不良或对位不良时可发生角膜基质透镜偏中心。处理方法：①若出现偏心对位，在激光扫描开始前，可以解除负压，重新对位。②若激光进行微透镜底部切割进程＜10%，可暂停激光扫描，重新对位。重新对位扫描容易出现周边扫描错层而致透镜分离和取出不完整与破损，应引起注意。③若已完成大部分切割，但发现偏心明显，应立即终止手术，不宜分离透镜，根据情况进行下一步处理。④已形成的较明显偏心通过手术进行修正，如角膜地形图引导的手术或波前像差引导的手术。⑤对于 kappa 角较大的患者，需慎重。手术的中心对位建议参考角膜顶点。

3. 角膜基质内扫描区出现黑区　在激光扫描时，角膜基质可出现与扫描区域颜色不同的暗区，形同黑斑，也称为黑区，为激光无法扫描到的区域。常见原因为眼睑睑板腺分泌物或结膜囊内异物附着于角膜或接触镜表面，或激光输出异常等。处理方法：①一旦发现较大面积黑区出现，建议将负压停止，中断激光扫描，寻找可能的原因并予以排除。②扫描区黑区的出现会使透镜的分离难度增加，因此分离透镜一定要仔细、小心，过力的分离可能会使器械尖端穿透角膜表面，使角膜表面不规则愈合，甚至形成瘢痕，也可造成透镜撕裂。③若已形成较大面积黑区，建议暂停手术，寻找原因后择期手术。

4. 不透明气泡产生　不透明气泡通常产生于角膜层间，其产生与飞秒激光的光致破裂机制相关，水蒸气和 CO_2 聚集于板层间隙，也可深达后部角膜基质层。发生于 SMILE 术中的不透明气泡形态多为弥散状，密度很小，程度较轻，经分离透镜前表面后基本消失，一般不影响手术的正常进行。但是，出现在微透镜侧切部位的不透明气泡有时会使透镜组织分离过程稍显困难，需仔细轻柔操作。处理方法：在分离透镜时应谨慎小心；不要使用过于锐利的器械，也不应用力分离，避免造成错层分离；减少操作，以免过多骚扰组织影响术后恢复；透镜边缘出现不透明气泡时，应小心操作，避免组织残留。

5. 角膜基质透镜分离困难　可能与激光能量异常、出现黑区或角膜组织结构异常等有关，造成角膜帽下方（透镜上表面）或透镜下表面分离困难。处理方法：①调整分离方向，从不同角度、不同方位轻轻分离。②若预计分离困难，且无找到正常组织结构时，建议暂时放弃手术。

6. 寻找角膜基质透镜困难　可由于角膜透镜过薄、手术操作不熟练和不规范或异常分离等原因造成。处理方法：①利用相对尖端的 SMILE 分离钩仔细寻找微透镜的边缘。②放大手术显微镜倍数或打开附置的裂隙灯显微镜，确认透镜的位置。③应用前节 OCT 测量角膜的厚度并观察手术扫描痕迹，确认微透镜的位置。④若仍无法找到透镜，可暂闭合切口，将已分离的组织平整复位，数月后行表层手术或 FS-LASIK。

7. 角膜基质透镜撕裂或组织残留　由于激光能量异常、透镜过薄或手术操作不规范等原因，导致透镜撕裂或透镜组织取出不全。处理方法：若出现组织残留，原则上应全部取出，尤其在光学矫正区域。但若仅是在边缘部位残留极小条带状组织（如长度在 1 ～ 2mm 内，宽度在 1mm 内），且在光学区外，可以观察。

8. 角膜帽穿孔或划开　在分离透镜（尤其在分离透镜上表面）时，由于患者的眼球突然转动、操作不慎或力度过大，也可因角膜帽过薄和透镜分离困难等因素，导致器械刺透角膜帽。处理方法：尽量使破损部位角膜严密对位，佩戴角膜接触镜，避免角膜上皮植入。

9. 角膜帽缘撕裂或切口处角膜上皮破损　与角膜帽厚度过薄、角膜切口过小、患者眼球突然转动或器械操作不当有关。处理方法：①轻度的切口边缘撕裂：将其平整对合，不需要特殊处理，较明显者需将裂开处严密闭合，避免术后角膜上皮植入。必要时术毕佩戴角膜接触镜。②若发生角膜上皮破损，术毕将上皮平复，佩戴角膜接触镜，避免角膜上皮植入。

10. 非切口处角膜上皮缺损　可因术中使用表面麻醉剂或患者自身角膜上皮健康状况不良如角膜基底膜营养不良等原因所致，表现为术后立即出现角膜上皮片状缺损或剥脱。处理方法：轻者可不予处理。片状缺损者亦可佩戴角膜接触镜或加压包扎，辅以促进上皮愈合类药物。

11. 角膜帽下异物　结膜囊冲洗不干净、冲洗时将异物带入或由于过多的器械操作，导致异物残留。处理方法：使用乳酸钠林格液从切口处进入囊袋内冲洗，冲洗完毕后注意切口的复位。

（三）术后并发症

1. 薄纱或薄雾状视物不清、眩光等视觉不良现象　在术后早期，少数患者可能出现薄纱或薄雾状视物不清，其与角膜早期反应、水肿有关，随着时间推移可逐渐消失。发生眩光的患者，主诉多为在暗的背景下，点光源周围出现光圈或光晕等。术后早期角膜轻度水肿和高阶像差增加可能是其主要原因，随着时间推移、角膜伤口修复及主观适应与补偿增强等，多可减轻或消退。个别患者与瞳孔直径较大、个体敏感性强等因素有关。

2. 视力恢复延迟　由于患者个体差异、手术操作或激光性能稳定性等原因，诱发术后早期角膜水肿等愈合反应，引起术后早期视力恢复延迟。处理方法：① SMILE 因手术的特点，在术后早期可能会出现视力恢复延迟，但多随时间延长和组织水肿逐渐消退，视力得到逐步恢复。可嘱患者耐心等待，一般在术后 1 周至 1 个多月恢复至最佳矫正视力。②根据病因对症处理，如出现角膜水肿等，必要时可适当辅以糖皮质激素滴眼液或非甾体抗炎滴眼液等。

3. 角膜基质层间雾状混浊（haze）　由于 SMILE 角膜帽的位置多设定在角膜深度 $110 \sim 120\mu m$，接近前弹力层下角膜前基质层，故术后愈合时角膜基质层间可能会出现雾状混浊。此类混浊不同于表层切削术后的角膜上皮下混浊，多程度较轻，且较快消失。处理方法：①局部适当点用较低浓度的糖皮质激素滴眼液。②注意随访观察，随着时间的推移，角膜基质层间雾状混浊会逐渐消退。

4. 弥漫性板层角膜炎（DLK）　SMILE 术后发生的弥漫性板层角膜炎，临床多表现为非炎症反应性非感染性弥漫性角膜帽下炎症细胞浸润，发生时间为手术后 24 小时，表现为细小的白色颗粒样混浊。可能与早期的飞秒激光仪器设备能量较高、手术操作及个体因素等有关。处理方法：①糖皮质激素滴眼液局部点眼。②若无消退迹象，必要时可从切口处使用低浓度糖皮质激素平衡液进行冲洗。③密切追踪随访，根据病情变化及时更改治疗方案。④注意与点状角膜病变或感染性角膜炎等疾病鉴别。

5. 感染　SMILE 仅在角膜边缘做 1 个小切口，由于不掀开角膜瓣，较少暴露角膜内部组织，因此细菌等致病微生物感染的机会相对较少。但是当微透镜取出后在角膜基质中产生囊袋，若发生手术相关的感染，会因其部位相对闭合，可能会使得感染很难控制，因此围手术期局部预防性使用抗生素滴眼液极为重要。同时，术中手术器械的严格消毒和无菌操作也是杜绝感染的重要环节。

6. 屈光度数回退、欠矫或过矫　SMILE 术后较少出现屈光度数欠矫或回退现象，但仍然有少数屈光度数较高的患者、术前屈光状态不稳定的患者及特殊个体可能术后会出现屈光度数回退、欠矫或过矫。处理方法：①密切随访屈光度数的变化，在其完全稳定的情况下，可以考虑进行加强手术。②可选择表层手术。③应用飞秒激光在原角膜帽平面（从周切口进入将角膜基质囊袋分离）制作角膜瓣并将其掀开，在此基础上进行准分子激光的加强手术。

7. 角膜板层层间微皱褶　部分患者在角膜透镜取出后，在前弹力层下浅层基质处出现微皱褶，多见于中、高度近视眼患者。OCT 检查可见前弹力层高反光带呈起伏波浪状。

处理方法：①若皱褶未对角膜的光学特性产生明显影响，且无视觉症状者，可不予干预。②若造成泪膜和角膜前部光学面破裂时，可使用人工泪液，必要时可适当延长局部糖皮质激素滴眼液的使用时间或给予手术干预。

8. 切口处上皮岛或上皮植入　可能由切口边缘的上皮细胞活化、增殖所致。处理方法：随诊观察，必要时给予药物或手术干预。

9. 干眼　较少发生，多发生在术后早期，且恢复相对较快（多为术后 3 个月内）。由于局部用药、睑板腺体功能异常、既往存在干眼症等引起。处理方法：可采取睑板腺热敷、按摩及局部滴用无防腐剂的人工泪液等方法。

10. 其他　同 LASIK。

第十节　后巩膜加固术

一、手术原理、适应证与禁忌证

（一）手术原理

后巩膜加固术（posterior scleral reinforcement）又称巩膜兜带术、后巩膜加强术、后巩膜支撑术，是用自体或者异体的生物材料，如巩膜、硬脑膜、阔筋膜等或者人工合成的材料植入到眼球后部来加固后部巩膜的强度，以防止和阻止近视发展的一种手术。因为植入的材料会与眼球后壁粘连在一起，有效地限制了眼球的扩张，阻止了眼球的延长，降低脉络膜、视网膜的张力，同时促进了巩膜新生血管的形成，改善眼底的血液循环，从而达到阻止或缓解近视的发展，降低近视眼并发症发生概率的目的。

（二）适应证

1. 高度近视伴有进行性发展趋势者　早期进行性近视，年龄＞5 岁，近视屈光度在 –3.00D 以上；青少年近视屈光度在 –4.00D 以上，眼轴大于 25mm；成年人近视屈光度在 –8.00D 以上，眼轴大于 26mm。每年近视度数增长 1.00D 以上，连续 2～3 年者。

2. 高度近视伴有黄斑病变和眼底病变而视力下降者。

3. 高度近视伴有后巩膜葡萄肿者。

4. 有明显遗传倾向的病理性近视。

5. 玻璃体或者视网膜营养不良进行性发展者。

（三）禁忌证

1. 眼球急、慢性炎症或肿瘤。

2. 眼底有格子样变性、干性裂孔或者视网膜脱离的前兆。

3. 凸眼症。

4. 非轴性近视。

二、手术器械与耗品

　　手术器械与耗品有双目双人同光源手术显微镜、显微手术镊（无齿、有齿）、持针器、斜视拉钩、眼科手术剪、圆针、手术缝线、注射器、生物性加固材料、条带导引器、6mm 环钻、虹膜铲等。

三、术前检查和准备

（一）术前检查

　　1. 视力检查，包括远视力和近视力的测定。屈光状态的检查。
　　2. 眼压测量。
　　3. 散瞳后裂隙灯显微镜检查眼前节。
　　4. 详细散瞳眼底检查，可以发现和了解后巩膜葡萄肿的程度，并可以了解视网膜有无变形，周边视网膜有无裂孔。
　　5. 视野检查可以进一步证实检眼镜下发现的眼底改变，巩膜葡萄肿相对应的视野内，常有暗点出现。

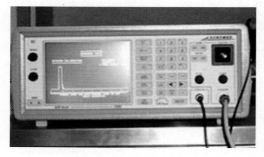

图 17-53　眼科 A 型超声

　　6. 眼底血管荧光造影能准确地显示后极部视网膜色素上皮的损失程度及视网膜脉络膜的病变情况。
　　7. A 型超声（图 17-53）进行眼轴测量，不仅是术前评价近视严重程度的客观指标，也是评价手术效果的重要参数。
　　8. 眼 B 超、CT、MRI 检查，能形象显示后巩膜葡萄肿的形态和大小，术后还可以了解巩膜条带的位置及条带与宿主巩膜的关系。

（二）术前患者准备

　　1. 术前三天点用抗生素滴眼液。术前冲洗泪道。
　　2. 向患者详细交代手术的适应证、禁忌证及术中、术后可能出现的并发症。让患者充分了解手术的情况下签字同意手术。
　　3. 术前向患者宣教，告知手术原理和流程，缓解其紧张心理。
　　4. 术前剪眼睫毛，将 16 万单位庆大霉素加入 500ml 生理盐水中冲洗结膜囊。用碘伏或者酒精消毒眼睑及周围皮肤。用一次性塑料铺巾或者无菌布单包敷眼周围皮肤，可使用粘帖条粘帖睑缘及睫毛。术前麻醉：应用表面麻醉剂（0.4% 奥布卡因滴眼液或 0.5% 爱尔卡因滴眼液）结合球后麻醉（2% 利多卡因）。局麻手术时，除了做球后麻醉外，可同时加做球周麻醉，以便于暴露眼球。

（三）术前医生准备

1. 确定患者有无手术适应证，排除有手术禁忌证的患者。

2. 确定手术方案。

3. 术前检查手术器械是否准备完善。

4. 若患者取硬脑膜做加固材料，则术前必须将保存的硬脑膜在加有庆大霉素的生理盐水中多次复水后才可使用。

四、操作方法

（一）条带式巩膜加固法

1. 沿角膜缘环形切开球结膜，沿 3 点和 9 点子午线放射状切开球结膜，向后钝性分离暴露巩膜和眼外肌。

2. 用斜视钩分离上直肌、外直肌、下直肌和内直肌，并预置眼肌牵引线。进一步分离暴露巩膜，直至看到视神经。应注意后极部是睫状动脉进入眼内的部位，而且巩膜葡萄肿的形成已使巩膜变得很薄，因此分离过程中切忌动作粗暴，以免损伤血管或者巩膜破裂。

3. 条带加固的方法

（1）不分叉单条带术：取宽为 6～8mm 巩膜条带植入，后极部突出明显或者已有明显脉络膜透露者，可适当加宽后极部巩膜条带的宽度。植入时巩膜条带的内面应与宿主的巩膜面相贴。先将巩膜条带的一端用 6-0 尼龙缝线固定在上直肌止点稍后的鼻侧巩膜上，上直肌与巩膜条带的夹角约为 45°。然后，依次穿过上直肌、外直肌、下斜肌和下直肌。向内侧转动眼球，借助神经匙等器械充分暴露眼球后极部，调整并展平巩膜条带，向鼻下方适当牵拉条带另一端，让条带松紧适中贴附与宿主巩膜面即可，确认巩膜条带位于视神经和下斜肌之间（图 17-54）后，用 6-0 尼龙线将其鼻下端缝于下直肌止点稍后的鼻侧巩膜，同样下直肌和巩膜条带的夹角也是 45°，减除多余的条带。在后极部或其附近巩膜条带的边缘做间断缝线固定。

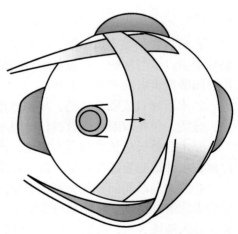

图 17-54　后巩膜加固术（箭头所指为植入巩膜条带位于视神经与下斜肌之间）

（2）Y 形条带加固术：在每端宽约 8mm Y 形条带分叉处用 6mm 环钻做一个圆孔，将 Y 条带未分叉端作为颞侧端穿过外直肌，鼻下端穿过下斜肌和下直肌，鼻上端穿过上直肌，然后将鼻侧上下两端向鼻侧轻轻牵拉，使条带分叉处圆孔恰好卡在球后视神经处。将条带鼻上端、鼻下端、颞侧端用 6-0 尼龙线分别缝合在鼻上象限、鼻下象限、外直肌下。

（3）X 形条带加固法：颞上方球结膜切口，插入专用的条带导引器，前端从鼻下方球后伸出，将每端宽约 8mm 的 X 形条带穿入导引器小孔，然后导引器退回到颞上方切口，依法同样将条带鼻上端、颞上端、颞下端放置在预定位置，展平条带与巩膜贴附良好，然后分别用 6-0 尼龙线缝合在距角膜缘 6mm 相应象限的巩膜面上。

4. 再次检查巩膜条带的位置、走行、有无扭曲及松紧度是否适中。检查眼底，观察视盘、视网膜中央动静脉，以确保巩膜条带放置后不影响视神经及视网膜的血液供应。

5. 用 10-0 尼龙线连续缝合球结膜，球结膜下注射阿米卡星 25mg+ 地塞米松 2.5mg。双眼包扎。

（二）片式巩膜加固术

1. 开睑器开睑，在颞下、颞上、鼻上、鼻下 4 个象限做距角膜缘 5mm 处做 5 ～ 7mm 长平行于角膜缘的切口，深达巩膜面。

2. 用虹膜铲插入巩膜和 Tenon 囊之间缓慢前移，直到后极部形成隧道。将 4 根长约 2.5cm 宽约 0.5cm 的加固材料分别置于 4 个象限切口处，用虹膜铲轻压其头部，沿隧道送至后极部，退出器械。

3. 用 10-0 尼龙线连续缝合球结膜，球结膜下注射阿米卡星 25+ 地塞米松 2.5mg。双眼包扎。

五、术后护理与并发症

（一）术后护理

1. 后巩膜加固术后早期，一些患者会出现眼痛或者头痛、恶心、呕吐等症状，与术中眼球牵引、术后眼睑、结膜及眼球周围组织的反应性水肿有关。术后早期应用大剂量糖皮质类固醇激素有助于减轻上述反应。

2. 术后每日或隔日换药，局部点用抗生素及糖皮质类固醇激素眼膏，术后 1 周拆除球结膜缝线，包扎双眼的天数视球结膜水肿情况决定。

3. 术后每天应该散瞳检查眼底，因为术后早期，可有不同程度的眼底视网膜水肿甚至出血，水肿最明显部位多位于颞下象限，时间长者需要 4 ～ 5 周才能消失。

4. 为避免眼肌间平衡失调或者眼外肌与周围组织发生粘连，术后 4 ～ 5 天可开始做适量的眼球锻炼运动。将眼球分别向上、下、左、右、颞上、颞下方向注视，并尽量向远处看，每天锻炼 3 次，每次 1 ～ 2 分钟，连续坚持锻炼 3 ～ 4 周。

5. 术后 6 ～ 8 周定期行屈光学及超声检查，当怀疑有巩膜条带错位、松解等异常情况时，可行 CT 或 MRI 确诊。

（二）并发症及处理

1. 涡静脉损伤　主要发生在涡静脉距下斜肌止点较近的患者，如果术中视野不充分，看不清涡静脉，在勾取和分离下斜肌时就容易损伤到涡静脉，睑裂小者更易损伤。术中解剖清晰，充分暴露眼球是有效的预防方法。发现涡静脉损伤时，首先在巩膜表面的涡静脉出口处进行透热，以免涡静脉退缩引起眼内出血。

2. 眼球穿孔伤　主要见于明显的巩膜葡萄肿患者。除了术中要充分暴露外，应选择圆针、6-0 细线缝合，出针方向和针孔走行要一致。发生眼球穿孔伤时，透热穿孔处，必要时进行局部垫压。

3. 结膜充血和水肿 几乎见于所有术后早期的患者，小睑裂者球结膜甚至突出于眼睑平面。绝大多数能很快吸收，不需要特别处理。

4. 视网膜脉络膜水肿 常见于术后早期，多发生在颞下象限，可能与涡静脉受压引起的脉络膜充血有关。轻度水肿多能很快吸收，水肿明显者第 4～6 周才能吸收。术后早期大剂量的应用糖皮质类固醇激素能有效地减轻视网膜脉络膜水肿，促进水肿吸收。

5. 复视 可能与术中肌肉牵引受损、下斜肌部分受压等因素有关。术后尽早行眼肌功能锻炼，有助于预防发生。

6. 视神经及眼球血管受压 见于 Y 形、X 形后巩膜加固术中，与加固范围大、压迫过紧有关。

7. 眼底或者玻璃体出血、视网膜脱离 与手术前新生血管膜存在、视网膜变性、术中过度牵拉、条带压迫过紧及操作粗暴等有关。术前仔细检查并进行必要的预防性治疗，术中规范操作，可以有效减少其发生率。

第十一节 老视眼手术

改变角膜的手术：传导性角膜成形术（conductive keratoplasty，CK）；激光角膜热成形术（laser thermokeratoplasty，LTK）；老视 LASIK，PARM 技术（presbyopia Avalos and Rozakis method）；老视 LASIK，Agarwal 技术；单眼视 LASIK（monovision with LASIK）。

改变巩膜的手术：激光老视逆转术（laser presbyopia reversal，LAPR）；巩膜扩张术（scleral explansion band surgery，SEB）；前睫状巩膜切开术（anterior ciliary sclerotomy，ACS）；植入硅胶条的前睫状巩膜切开术（anterior ciliary sclerotomy with silicone expansion plug implantation，ACS with SEP）；植入钛板的前睫状巩膜切开术（anterior ciliary sclerotomy with titanium implants）。

改变晶状体的手术：卷曲式晶状体（rollable IOL）：Phakonit Thinoptx rollable IOL（即应用 Phakonit 技术植入可卷曲的 Thinoptx 人工晶状体）；调节式晶状体（accommodative IOL）：1CU 或者 AT-45；多焦晶状体（multifocal IOL）；有晶状体眼老视晶状体（presbyopic phakic IOL）；光可调节式晶状体（light adjustable IOL）。

以上介绍的各种手术方法适用于老视眼手术治疗。其中有些方法还可以应用在远视眼的手术矫正上，比如激光角膜热成形术，但远视眼手术的主要治疗方法还是准分子激光原位磨镶术（LASIK），它与治疗近视的 LASIK 主要区别就是，前者在角膜的周边部进行切削，后者主要是对角膜中央部进行切削。我们将传导性角膜成形术、激光角膜热成形术、单眼视 LASIK 和激光老视逆转术目前这几种较为常用的手术作一简单介绍。

一、传导性角膜成形术

（一）手术原理、适应证与禁忌证

1. 手术原理 传导性角膜成形术（conductive keratoplasty，CK）是利用一根极细的传导探针（直径 90mm，长约 450mm）刺入周边角膜基质传输无线电频率能量，通过特定频率和强度的射频电流和角膜组织本身电阻的作用，探针周围的角膜胶原纤维温度升高至合适温度，从而引起该区域局部角膜胶原纤维皱缩，局部角膜曲率改变，达到改变屈光状态的目的。

2. 适应证

（1）年龄：40 岁或 40 岁以上。

（2）屈光状态：远视 +0.75 ～ +3.00D，散光 ≤ 0.75D。

（3）用于过矫的近视性 LASIK 和近视性 PRK。

（4）用于矫正白内障术后或者角膜移植术后散光。

（5）有老视的正视眼，引发轻微的近视以便视近。

3. 禁忌证

（1）严重干眼症。

（2）眼部活动性炎症或者严重的眼部疾病。

（3）有影响愈合的全身性疾病，如结缔组织病、糖尿病等。

（4）做过 RK、有圆锥角膜或扩张性病变伴显著不规则散光的患者。

（二）操作方法

1. 术前 3 天点用喹诺酮类或者氨基糖苷类抗生素滴眼液，每天 4 次。术前 16 万单位庆大霉素加入 500ml 生理盐水中冲洗结膜囊，用碘伏或者酒精消毒眼睑及周围皮肤，用一次性塑料铺巾或者无菌布单包敷眼周围皮肤，可使用粘帖条粘帖睑缘及睫毛。术前 10 分钟起应用表面麻醉剂（0.4% 奥布卡因滴眼液或 0.5% 爱尔卡因滴眼液）滴眼 2 次，5 分钟一次。

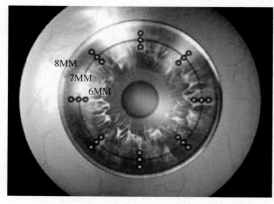

图 17-55 传导性角膜成形术

2. 开睑器开睑，嘱患者注视手术显微镜照明灯时，角膜用特殊染料做上标记点（对于 +0.75 ～ +0.85D 设置 8 个点，+1.00 ～ +1.625D 设置 16 个点，+1.75 ～ +2.25D 设置 24 个点，+2.375 ～ +3.00D 设置 32 个点，治疗规则散光则需要在角膜曲率半径最大的方向做热凝处理（图 17-55）。无纤维的干海绵吸干角膜表面以避免能量在角膜表面的吸收。将角膜成形头尽量与角膜垂直，踩脚踏闸释放能量。

3. 术毕点用抗生素滴眼液或眼膏。

（三）手术并发症及其处理

1. 角膜水肿 多出现在术后 1 周～ 1 个月，可点用 0.1% 氟米龙滴眼液抑制角膜水肿。

2. 角膜周边上皮缺损和复发性角膜上皮糜烂 多发生在术后 1 个月及更长时间，可点用重组牛碱性成纤维细胞生长因子滴眼液或重组人表皮生长因子衍生物滴眼液等促进上皮修复，必要时可戴角膜接触镜保护上皮修复。

3. 术后光敏感性增强和夜间眩光。

4.过矫产生远视力下降 随着时间的推移,远视力会有所提高。也可验光戴镜矫正提高远视力。

二、激光角膜热成形术

（一）手术原理、适应证与禁忌证

1.手术原理 激光角膜热成形术（laser thermokeratoplasty，LTK）是通过角膜局部加热（55～60℃），使局部角膜胶原纤维的螺旋结构断裂，引起胶原纤维收缩，结果使受热部位的角膜胶原皱缩，并引起相应角膜表面曲率改变。对于远视眼来说，对周边角膜加热可引起该部位的角膜变平，中央角膜曲率加深，从而达到矫正远视的目的。

2.适应证 屈光状态：远视 +0.75 ～ +3.00D，散光 0.00 ～ +1.00D，特别是屈光手术或者角膜移植术后角膜不规则散光。

3.禁忌证

（1）严重干眼症、眼睑闭合不全等影响角膜上皮愈合的眼病。

（2）未能控制的青光眼。

（3）眼前部活动性炎症。

（4）影响角膜愈合的全身性疾病，如结缔组织病、糖尿病等。

（二）手术方案和操作方法

1.手术通常在表面麻醉下进行。

2.开睑器开睑，行激光治疗前让角膜表面自行风干3分钟，以免角膜表面水分影响手术效果。在角膜上做治疗点标记。治疗远视时，8～16个治疗点均匀分布在直径6.5～9.0mm的1～2环上（图17-56）。在一定范围内，光学区越小，矫正效应越大。

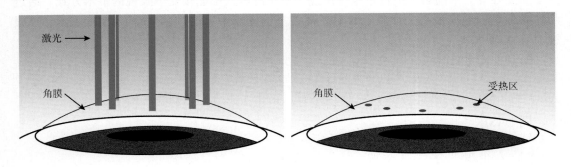

图 17-56 激光角膜热成形术

3.调整好参数后，让患者注视固视灯，按照标记发射激光。

4.术毕点用抗生素眼液或者药膏。

（三）手术并发症及其处理

1.角膜病变 角膜上皮延迟愈合、复发性上皮糜烂可应用重组牛碱性成纤维细胞生长因子滴眼液或重组人表皮生长因子衍生物滴眼液等促进上皮修复，必要时可戴角膜接触镜保护上皮修复。无菌性角膜基质坏死应用妥布霉素地塞米松滴眼液抑制免疫性反应。角膜血管化可利用抑制新生血管药物进行治疗。

2. 角膜感染　多由于局部抵抗力下降所致。一旦发现后，应及时应用 0.5% 氧氟沙星或 0.3% 妥布霉素滴眼液等抗生素眼液治疗处理，最好在用药之前取角膜病灶标本做细菌、病毒、真菌培养。

三、单眼视 LASIK

（一）手术原理、适应证与禁忌证

1. 手术原理　单眼视 LASIK（monovision with LASIK）通过 LASIK 手术对主视眼进行全矫，获得良好的远视力用来看远，而对非主视眼进行欠矫 0.50 ～ 2.00D 保留部分近视用来看近，这样双眼形成一定的屈光参差，大脑能够主动地抑制模糊映像（看远时抑制非主视眼，看近时抑制主视眼），而使双眼同时获得一定的近、远视力。

2. 适应证
（1）年龄：大于 40 岁。
（2）屈光状态：同 LASIK。

3. 禁忌证
（1）同 LASIK。
（2）青少年患者。

（二）术前准备

1. 术前详细检查了解患者的年龄、工作性质、眼调节能力、阅读习惯距离、生活习惯及运动爱好等。术前必须进行单眼视试镜，不是所有人都能接受单眼视的手术方式。通过与患者仔细沟通交流后，让患者针对老视自主选择非手术治疗、全矫 LASIK 手术、单眼视 LASIK 手术。

2. 其他同 LASIK。

（三）操作方法

同 LASIK。

（四）术后护理与并发症

同 LASIK。

四、激光老视逆转术

（一）手术原理、适应证与禁忌证

1. 手术原理　激光老视逆转术（laser presbyopia reversal，LAPR）是基于 Lin-Kadambi 弹性理论，利用激光切削形成巩膜裂隙，再由球筋膜填充从而增加巩膜弹性，增加调节的同时也降低调节回退率的一种远视眼手术。

2. 适应证

（1）年龄：大于 40 岁的患者。

（2）屈光状态：远视及散光度数小于 1.00D。

3. 禁忌证

（1）有严重的或者活动性眼部疾病，如白内障、青光眼、感染性角膜炎、角膜内皮病变、视网膜脱离等。

（2）有眼外肌手术史。

（3）影响愈合的全身性疾病，如结缔组织病、糖尿病、自身免疫疾病等。

（二）操作方法

1. 冲洗结膜囊，常规消毒眼睑及周围皮肤，4% 利多卡因球结膜下麻醉、0.4% 奥布卡因滴眼液（加 0.1% 肾上腺素）表面麻醉。

2. 在角膜缘 1：30、4：30、7：30、10：30 处分别将结膜做三角形剪开，并向外分离出巩膜切除区，范围约 5mm×6mm。

3. 使用老视激光治疗仪在角巩膜缘后 0.5mm 处巩膜表面切除两条长约 4.5mm、宽约 0.6～0.7mm、相距约 2.5mm 的 80% 深度的放射状切口，深度至巩膜棕黑层（400～500μm）；眼球每个象限各做 2 条切口，重复操作完成 8 条切口。

4. 将各个象限结膜复位，可电凝结膜切口而无需缝线。包扎双眼。

（三）手术并发症及其处理

1. 术后短时间内可能会有畏光、流泪、头痛等症状，可随诊观察，必要时可口服去痛片。

2. 术后可伴有间歇性视物模糊，需要练习适应新的近点焦距。

3. 干眼症，可以点用人工泪液来缓解症状。

（陈　辉　程新梁　朱　寅）

第十二节　有晶状体眼人工晶状体植入术

人群中绝大多数的近视是低中度近视，通过配戴框镜、角膜接触镜及角膜屈光手术等都可以获得良好的视力和生活质量。然而对于高度近视、可疑角膜病变及近视激光手术禁忌证患者来说，迫切需要一种可以替代激光手术的近视矫正手术，而眼内晶状体植入无疑是一种较好的方法。

1953 年，Strampelli 设计了用于超高度近视患者负度数的前房型有晶状体眼人工晶状体。但由于眼部解剖和生理知识缺乏，手术无显微镜辅助，人工晶状体材料设计存在缺陷，术中未植入黏弹剂等因素，术后并发症严重，尤其是对于角膜内皮的影响。在随后的几十年，有晶状体眼人工晶状体植入技术进行了不断的变化，但都存在局限性。直到 20 世纪 80 年代中期，该项技术又有了新的发展。Fechner 改良虹膜固定型和 Baikoff 改良多点固定前房型有晶状体眼人工晶状体，使得手术的并发症减少，有效性、可预测性和稳定性提高。

后房型有晶状体眼人工晶状体（phakic intraocular lens，PIOL）在此基础上发展起来，并引起广泛关注。1986 年，Fyodorov 开创了平板式的人工晶状体设计，采用硅胶材料和500 ～ 600nm 的特氟龙包膜（Chiron-Adatomed），但可引起白内障和葡萄膜炎。Zaldivar 在人工晶状体材料中加入了胶原成分，以提高生物相容性，并做了相应的设计改进，最终在临床上获得了成功。

前房型 PIOL 植入术后有引起角膜内皮失代偿和虹膜损伤的风险，近年来使用逐渐减少。自 1990 年开始，国内外陆续出现了多种后房型 PIOL，目前常用的有三种类型，分别是美国 STARR 公司生产的可植入式接触镜（implantable collamer lens，ICL）、美国 Cincinnati Vision-Meden-nium 公司生产的有晶状体眼屈光性晶状体（phakic refractive lens，PRL）和中国杭州爱晶伦科技有限公司生产的依镜有晶状体眼屈光性晶状体（posterior chamber- phakic refractive lens，PC-PRL）。

本章节将介绍有晶状体眼人工晶状体植入术的手术原理、操作技巧及注意事项，术中及术后的常见并发症及处理方法。

一、术 前 准 备

（一）手术原理

有晶状体眼人工晶状体植入术（phakic intraocular lens implantation，PIOL）是在保留正常人晶状体的基础上，将人工晶状体植入到前房或者后房中，从而达到矫正整个眼球系统屈光不正的目的。植入的人工晶状体可分为有晶状体眼前房型人工晶状体（anterior chamber phakic intraocular lens，AC-PIOL）和有晶状体眼后房型人工晶状体（posterior chamber phakic intraocular lens，PC-PIOL）。前者可根据在前房中固定的方式分为房角支撑型（angle-supported，AS）（图 17-57）和虹膜夹型（iris-claw）（图 17-58）。后者根据在后房中植入的位置分为睫状沟固定型（图 17-59）和后房悬浮型。前房型 PIOL 植入术后有引起角膜内皮失代偿和虹膜损伤的风险，近年来使用逐渐减少。后房型 PIOL 的植入避免了角膜屈光手术切削角膜组织带来的一系列并发症，同时保留了术眼自身的调节能力，因此越来越受到人们的关注。

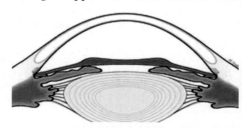

图 17-57　房角支撑型

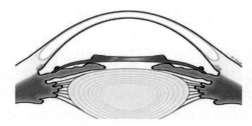

图 17-58　虹膜夹型

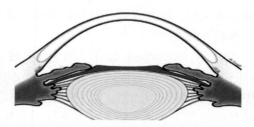

图 17-59　睫状沟固定型

　　PIOL 植入是在患者原有的屈光系统中增加了一个新的光学元件，其最终的成像质量取决于：①人工晶状体的光学质量（屈光指数、前后曲面设计、材料在眼内的稳定性）；②在眼内的相对位置及与视轴偏移倾斜的程度；③人工晶状体与角膜晶状体像差的互补关系等。可逆性和并发症处理的有效性是 PIOL 植入的显著优势。

（二）适应证

　　1. 患者有摘镜愿望和要求，能够充分了解手术风险，并且可以充分配合手术。

　　2. 年龄　一般为 21～45 岁，可放宽至 50 岁。而 50 岁以上屈光不正患者，由于其自身调节力已逐渐减退，透明晶状体摘除联合多焦点人工晶状体植入术对于术后长期的安全性和有效性更为有利。

　　3. 屈光状态　大多数近视性 PIOL 可矫正近视度数高达 –20.00D，甚至可以高达 –30.00D。远视可矫正度数高达 +21.00D。稳定的屈光状态（术前一年内的屈光变化不超过 0.5D），最佳戴镜矫正视力 > 0.1。

　　4. 前房深度（ACD）　AC-PIOL ≥ 3.2mm，PC-PIOL ≥ 2.8mm。PRL 植入可以放宽到 ≥ 2.5mm。房角开放。

　　5. 角膜内皮细胞计数　20 岁 ≥ 2500 个 /mm^2，40 岁 ≥ 2000 个 /mm^2。

　　6. 对于高度近视而角膜屈光手术不能完全矫正者或者因为角膜病变不能进行角膜屈光手术者。

（三）禁忌证

　　1. 眼部有感染性病灶，如麦粒肿、泪囊炎等。

　　2. 角膜内皮细胞密度偏低，或角膜内皮营养不良、进展期圆锥角膜等其他角膜病变。

　　3. 前房角狭窄，房角 ≤ 30°，房角粘连，房角新生血管。中央前房深度 < 2.8mm。PRL 植入的 ACD 可以放宽到 ≥ 2.5mm。

　　4. 任一眼为青光眼或高眼压。

　　5. 暗室下瞳孔直径 > 7mm。

　　6. 糖尿病、自身免疫疾病、色素播散综合征、晶状体囊膜假性剥脱综合征。

　　7. 既往有葡萄膜炎史者。

　　8. 严重的内眼疾病，如葡萄膜炎、晶状体脱位、晶状体混浊、悬韧带松弛或断裂等。

　　9. 眼底疾病　如视网膜变性、干性裂孔等而不愿意进行治疗者。

　　10. 年龄 > 45 岁，调节能力很差者。

　　11. 有全身疾病如系统性红斑狼疮等。

　　12. 妊娠期或哺乳期。

　　13. 心理疾病患者。

（四）手术器械和耗品

　　手术器械和耗品有开睑器、显微手术刀、穿刺刀、显微手术镊（有齿、无齿）、人工晶状体推注系统、专用棉签、晶状体装载镊（拉镊，图 17-60）、晶状体装载舱、人工晶状体、显微虹膜恢复器、调位钩、定位环、三角规尺、注吸针头、注射器、黏弹剂、电凝头等。

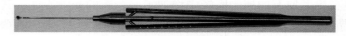

图 17-60　ICL 装置拉锯

（五）术前检查和准备

1. 术前检查

（1）眼部检查：①屈光状态检查：应用小瞳孔电脑验光、睫状肌麻痹验光和显然验光确定患者屈光不正的度数。记录患者术前未矫正视力、最佳矫正视力、优势眼及调节力等，注意单眼视力和双眼平衡。近期佩戴角膜接触镜将影响角膜曲率测量的准确性。因此，角膜接触镜佩戴者应停戴接触镜。软性角膜接触镜至少停戴 1 周，硬性透氧性角膜接触镜至少停戴 4 周。角膜塑形镜（OK 镜）至少停戴 3 个月。②裂隙灯显微镜：观察角膜、前房、晶状体，以及房角检查，明确有无禁忌证。③眼内压检查：注意角膜厚度对眼内压测量的影响。④角膜曲率及地形图检查。⑤角膜白到白距离（角膜水平直径 WTW）测量（图 17-61）：9 点至 3 点处角膜水平直径，可用卡尺、Orbscan、Pentacam、IOL Master、UBM 和前节 OCT 来进行测量。此外，UBM 可以检查有无虹膜囊肿、睫状体囊肿，以及测量水平和垂直睫状沟直径。⑥ ACD 测量（图 17-62）：可以使用 A 超、UBM、IOL Master、角膜地形图系统（Orbscan、Pentacam）、前节 OCT 等仪器来测量。⑦角膜内皮细胞计数及形态检查。⑧瞳孔直径：评估瞳孔直径和人工晶状体光学直径大小关系，如果直径较大（＞ 7mm）提示暗光下可能出现光晕及眩光。⑨眼底检查：检查眼底视网膜周边有无变性、干性裂孔、后极部 Fuch 斑等病变。OCT 排查黄斑劈裂、黄斑出血及新生血管。⑩有条件可以检查对比敏感度、波前像差等。

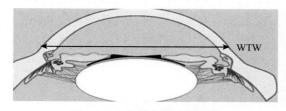

图 17-61　角膜水平直径测量

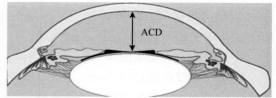

图 17-62　前房深度

（2）人工晶状体度数计算及选择：术中植入的晶体度数需要通过以下数据计算，包括：①球镜；②柱镜及轴向；③中央角膜曲率 K 值（K1 值及轴向，K2 值及轴向）；④前房深度；⑤角膜水平横径；⑥角膜厚度；⑦眼轴；⑧后顶点距离（BVD）（设定默认值为 12.0mm，应根据情况调整）。

PIOL 的度数计算采用 Van Der Heijde 公式。这个公式需要以下三个参数：①角膜散光值；②框架镜矫正的等效球镜度；③前房深度减去 IOL 主平面在前房位置。使用这些参数，可以获得角膜顶点的框架镜矫正度数和 IOL 的度数。采用该公式行 IOL 度数计算的过程较复杂，为方便起见，目前每一产品都有相应的表格可以查找，或有计算软件供医生使用，基本可以满足临床需要。

（3）评估患者心理状态：超高度近视患者对视力恢复的期望及对自身疾病的恐惧心理，会影响术后满意度的评价。

（4）全身情况检查：排除影响手术的严重全身性疾病。

2. 术前患者准备

（1）虹膜周边切除术（图 17-63）：术前 2 周可以在上方虹膜周边 10：30、13：30 位置进行 Nd：YAG 激光虹膜周边切除术，尽量靠近虹膜根部，以减小瞳孔阻滞和房角关闭的风险。Visian ICL V4c 型（图 17-64，图 17-65）在晶状体中央有一个直径 360μm 的中心孔，可以使房水通过瞳孔区直接流入前房，因此术前不再需要进行激光虹膜周切术，避免了激光虹膜周切术引起的一过性眼压升高、眼睛疼痛、视物模糊及漏光等问题。

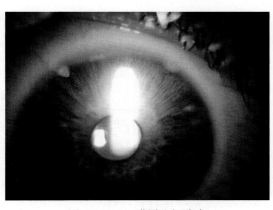

图 17-63 虹膜周边切除术

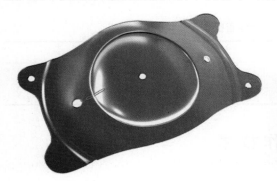

图 17-64 ICL V4c 型

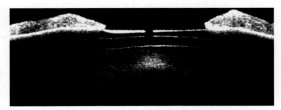

图 17-65 ICL V4c 型 OCT 图像

（2）术前 3 天点广谱抗生素滴眼液，每天 4 次。

（3）向患者告知手术适应证、禁忌证及术中、术后可能出现的并发症，使其充分了解后依规范签字同意手术。

（4）术前向患者宣教，告知手术原理和手术流程，缓解患者术前紧张心理，可在术前半小时肌内注射苯巴比妥钠 0.1g。

（5）进行眼部准备，术前 16 万单位庆大霉素加入 500ml 生理盐水中冲洗结膜囊。用碘伏或者酒精消毒眼睑及周围皮肤，勿使消毒液进入眼结膜囊内。术前 10 分钟起应用表面麻醉剂（0.4% 奥布卡因眼液或 0.5% 盐酸丙美卡因眼液）滴眼 2 次，5 分钟一次。部分患者如配合较好的话，可仅用表面麻醉补充前房内麻醉就可手术。如患者不配合或者需要做大切口，可行球旁麻醉。前房型 pIOL 术前缩瞳，而后房型 pIOL 术前需散瞳。

3. 术前医生的准备

（1）确定患者有无手术适应证，排除有手术禁忌证的患者。

（2）确定手术方案。

（3）术前检查手术器械是否准备完善。

4. 人工晶状体的选择　对于前房较深的患者，可以选择植入前房型有晶状体眼人工晶状体。近年来应用逐渐减少，多应用于外伤患者。对于角膜内皮细胞计数不理想的患者，可选择植入后房型有晶状体眼人工晶状体（PC-pIOL）。有研究报道表明，这两种类型人工晶状体植入后，术后视力、对比敏感度、两种瞳孔直径下的调制传递函数等无明显差异。根据不同的白到白距离，ICL V4C 有不同直径的晶状体可供选择（表 17-1），PC-PRL 也同样提供了两种直径的晶状体（表 17-2）。

表 17-1　ICL V4C 晶状体直径选择

WTW（mm）	ICL ／ TICL V4C 直径（mm）
10.5 ～ 11.1	12.1
11.2 ～ 11.6	12.6
11.7 ～ 12.2	13.2
12.3 ～ 12.5	13.7

注：对于位于临界值的 WTW，晶状体直径的选择需根据前房深度进行调整。目前 ICL/TICL 晶状体只有 4 种型号，必要时可以同时订购相邻的两个型号以便手术时选择。

表 17-2　PC-PRL 晶状体直径选择

WTW（mm）	PRL 直径（mm）
≤ 11.0	BK108
＞ 11.0	BK113

二、操作技术

（一）有晶状体眼前房型人工晶状体植入术

1. 房角支撑型 AC-PIOL 植入术　开睑器开睑，AC-PIOL 植入时可不需要散瞳，用显微手术刀在 12：00 方位做透明角膜切口或角巩膜切口，切口的大小取决于 AC-PIOL 光学体部的直径。穿刺刀穿刺进入前房后，在前房内注入黏弹剂，将人工晶状体植入器插入切口内，应注意避免接触眼内组织。通过人工晶状体植入器缓慢地先将 AC-PIOL 前襻植入下方房角，再将其后襻植入到上方房角内。吸除前房内黏弹剂，切口缝合 3 ～ 5 针。

2. 虹膜夹型 AC-PIOL 植入术　开睑器开睑，不需要散瞳。做上方 12：00 角巩膜隧道切口时，在 10：00 和 2：00 方位各做一个侧切口。通过人工晶体植入器将虹膜夹型 AC-PIOL 植入前房，将 AC-PIOL 仔细对位于瞳孔中心之后，先用显微手术镊经侧切口插入特殊设计的塞入针，提起一撮虹膜塞入特殊设计的"爪形"襻内。同样方法固定另一侧。

（二）有晶状体眼后房型人工晶状体植入术

1. 睫状沟支撑型 PC-PIOL（ICL）植入术　ICL 植入术（图 17-66）的基本操作步骤包括麻醉、消毒铺巾、暴露、ICL 晶状体装载、切口制作、前房内注入黏弹剂、植入人工晶状体、人工晶状体调位、清除黏弹剂、

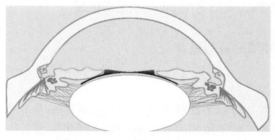

图 17-66　PC-PIOL 定位于后房

关闭切口（图 17-67）。

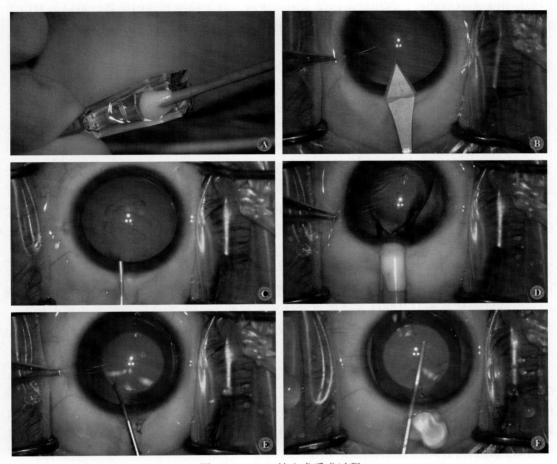

图 17-67 ICL 植入术手术过程

A.ICL 装入推注器；B. 制作角膜隧道切口；C. 前房注入黏弹剂；D. 注入 ICL；E. 置襻于虹膜后；F. 置换黏弹剂

图片由徐州市第一人民医院朱冉提供

（1）术前准备：术前 3 天使用广谱抗生素滴眼液，如左氧氟沙星滴眼液，每天 4 次。注意眼部清洁，有急性结膜炎、泪囊炎、睑腺炎、面部感染者需治愈后才能手术。如行 TICL 手术，需于手术当天术前在裂隙灯下行角膜缘水平标记。将裂隙光调至水平位，用标记笔标记 0～180°，术中再根据旋转图调整旋转角度（图 17-68）。亦可术中根据导航调整晶状体位置。

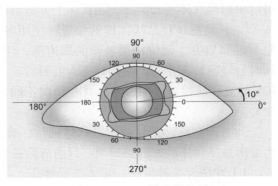

图 17-68 ICL 植入旋转图

（2）术前散瞳及麻醉：术前 20 分钟应用复方托吡卡胺或 2.5% 新福林（苯肾上腺素）散大瞳孔至瞳孔缘距角膜缘 1.0～1.5mm 时，比较适合手术操作。瞳孔过小，不利于将 ICL 的襻调整至虹膜后方；瞳孔过大，周边虹膜不能覆盖住襻部,影响ICL位置的居中和稳定。根据患者的配合程度,选择合适的麻醉方式。一般使用表面麻醉即可,选用盐酸丙美卡因滴眼液。对于情绪紧张的患者,可以适当给予口服或静脉镇静剂。为降低术中后房压力,可在术前30分钟静脉给予20%甘露醇静脉滴注。

(3)消毒铺巾及暴露:彻底消毒手术野、清洁结膜囊,贴膜时应注意能将上下眼睑及睫毛包裹住,防止睑板腺分泌物及睫毛污染手术区域。可以使用遮挡睫毛的开睑器。

(4)ICL晶状体装载:正确装载ICL晶状体是手术成功的关键之一。首先将棉签头放置于装有平衡盐溶液(BSS)的杯中至少2分钟,使其充分湿润,装载过程中棉签头需一直保持湿润状态。核对晶状体参数后用血管钳打开晶状体容器。从包装盒中取出SFC45晶状体舱,在晶状体舱填充1/3～1/2体积黏弹剂,随后在黏弹剂上层注入BSS溶液。用充分湿润的棉签头从保存液中小心取出ICL晶状体,通过晶状体标记来确认晶状体的正反面。当晶状体标记位于右上方和左下方时,说明晶状体正面向上,晶状体在装载舱中的形状是"n"形而非"u"形。再次确认ICL在晶状体舱尾部的方向正确,放置时要保证晶状体的两侧对称性。将ICL装置拉镊从晶状体舱前端伸入,拉镊保持闭合,直到晶状体前缘再张开,水平抓住晶状体脚襻的中部,勿超过前端标记点。将晶状体缓慢拉入晶状体舱,直到晶状体前端距舱头边缘约2mm处,张开拉镊并退出。确认晶状体舱内晶状体的3个中心标记孔平行。利用棉签头的套管,将棉签头装入推注器。将晶状体舱装入推注器并锁定。向前推棉签头直至晶状体前缘距晶状体舱头端约1mm。装载完毕的推注器头朝下,置于装有BSS的容器中保持ICL晶状体的水化。ICL在植入眼内前,存储于推注器的推荐时间最长为1～2分钟。

(5)制作切口:开睑器开睑,术中做颞侧透明角膜切口,隧道长2.0mm,宽约3.0mm,6点及12点做穿刺以帮助定位。辅助切口是方便手术医生在没有跨越或接触到光学区的情况下调整ICL晶状体的位置。建议选择比较锋利的刀头,这样可以保证做切口时比较顺畅,避免损伤虹膜和晶状体前囊,同时减少术源性散光的产生。前房注入适量黏弹剂,过多的黏弹剂不利于ICL晶状体的展开及调位。

(6)植入ICL晶状体:将推注器前缘刚好超过注切口内缘但不进入前房,缓慢推注人工晶状体,直到看到右前方的标记。人工晶状体展开时需要确定定位孔在右上、左下侧,然后继续推进,待人工晶状体后襻进入前房时,退出推注器。待ICL晶状体进入前房后,可以根据晶状体展开情况在晶状体上方适当补充黏弹剂,以助其进一步展开。

(7)调整ICL晶状体襻的位置:使用专用的调位钩将ICL晶状体的4个脚襻逐个调整至虹膜后方。调位钩接触襻的周边部,注意不能接触ICL的光学部,轻轻向后施压,同时轻轻旋转调位钩,将襻轻压入虹膜后。一般先调整远侧端的襻,再调整近侧端。注意ICL的光学区很薄,加压时与IOL情况不同,切勿接触其光学区。调位时避免跨越ICL的中心。

(8)清除黏弹剂,调整晶状体轴位:确认ICL晶状体位置居中后,用BSS缓慢置换出前房及晶状体后方的黏弹剂。目前清除黏弹剂的方法主要有以下三种:

1)冲洗针头冲洗法:该方法易操作,前房维持性好,但操作时间长,不能吸,需要较大的冲击力,有脱色素的可能性。

2)手动套管注吸法:该方法可冲可吸,可对中央孔进行操作,容易置换出后房的黏弹剂。但需较大的操作空间,需警惕对角膜内皮产生损伤。

3）I/A注吸法：该方法中心孔操作安全，前房相对稳定，但需要配备和开启超乳机，需较大的操作空间，需警惕对角膜内皮产生损伤。

若植入散光型晶状体，应用人工晶状体调位器调整晶状体，使人工晶状体的标记符号与旋转图标记一致。可用定位环测量确定，亦可通过术中导航确定。调整幅度不超过22°，调整时只可以对晶状体的襻部或边缘区操作，切勿接触其光学区。

（9）关闭切口：手术结束，确认眼内压合适、切口安全后，封闭切口至水密状态。将妥布霉素地塞米松眼膏涂于术眼，包术眼、加眼罩，术毕。

2.后房悬浮型PC-PIOL（PRL）植入术

手术过程类似于ICL晶状体植入术。

（1）开睑器开睑，散大瞳孔至瞳孔缘距角膜缘1.0～1.5mm时，术中做颞侧透明角膜切口，宽约3.0mm，上方及下方做穿刺以帮助PC-PIOL定位。前房注入黏弹剂。用专用的人工晶状体植入镊或者推助器将PRL（图17-69）植入前房，通过辅助切口用调位钩将人工晶状体前襻植入虹膜后，然后旋转人工晶状体，并将其后襻植入到虹膜后，调整人工晶状体光学中心使之居中。

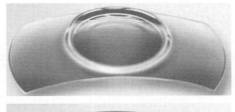
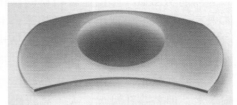

图17-69 后房悬浮型PC-PIOL

（2）注吸置换出前房黏弹剂，注意防止术中前房深浅明显变化。

（3）必要时缩瞳（如卡米可林），使瞳孔缩小到可以清晰看到虹膜周切口并稳定。

（4）手术结束：确认眼内压合适、切口安全后，封闭切口至水密状态。将妥布霉素地塞米松眼膏涂于术眼，包术眼、加眼罩，术毕。

三、术后护理

1.术后常规给予0.1%氟米龙滴眼液，每天4次，维持1周。予以0.5%左氧氟沙星滴眼液和双氯芬酸钠滴眼液，每天4次，维持2周。

2.术后监测眼压，因为术中植入的人工晶状体可能引起瞳孔阻滞，未完全清除的黏弹剂是术后眼压升高的另一个原因。可口服乙酰唑胺片（250mg，每天3次）来将低眼压。

3.术后1周、1个月、3个月、6个月及1年时门诊复查。注意观察视力恢复情况、切口愈合情况，注意有无局部感染和眼内反应性炎症。尤其要注意观察人工晶状体的位置，一般前房型人工晶状体和晶状体之间应有0.8mm的间隙，而后房型人工晶状体的这一间隙应保持在0.25mm以上，以使人工晶状体和晶状体接触的可能性减小。还要观察人工晶状体是否偏中心，如果过偏影响到视觉效果，需要取出人工晶状体。

需要随访评估的项目包括：①裸眼视力及矫正视力；②眼内压；③裂隙灯检查：前房炎症、色素播散、虹膜粘连，人工晶状体的位置，自身晶状体的透明性；④角膜内皮测量；⑤房角镜的检查，尤其是房角支撑型和后房型人工晶状体植入术后；⑥房角的检查。

4.术后注意用眼卫生，注意勿使术眼受外伤，避免揉眼。术后1周内尽量避免在眼部使用化妆品，避免异物进入眼内。术后1～2周内避免洗漱用水进入眼内。术后2周内避免剧烈的活动，2个月内避免对抗性运动。术后1个月后可以游泳、潜水。术后若突然出现不明原因的眼部红、肿、疼痛、视力突然下降等症状，及时回医院复查就诊。

四、并发症及其处理

（一）术中并发症及处理

1. 切口并发症　手术刀过早进入前房或者倾斜进入前房，导致角膜隧道过短或者角膜隧道两端不等，容易造成前房不稳定，手术损伤增大。处理：可关闭切口，另选切口继续手术，如果为5mm以上的上方角巩缘切口，则应二期手术。

2. 虹膜脱出　多由于切口过短或者眼压升高等所致，可引起虹膜损伤和术中浅前房。严重者应缝合切口，二期手术。

3. 前房出血　多由于较粗暴的操作损伤虹膜、房角或者睫状体等所致。如果人工晶状体未完全植入，可取出人工晶状体，术中止血，清除前房积血，增加黏弹剂，待手术视野清晰后再次植入；如果出血时人工晶状体已完全植入，止血并清除积血，前房可保留黏弹剂，留待术后吸收，但应使用降眼压药物，并密切观察眼压。

4. 瞳孔异常　多由于人工晶状体襻对瞳孔的过度牵拉撕裂瞳孔括约肌所致。一般不影响手术，但若瞳孔过大，人工晶状体光学区边缘暴露，可引起眩光和单眼复视。

5. 悬韧带损伤　植入后房型PIOL过程中过度旋转PIOL，造成悬韧带的断裂。特别是对于高度近视患者，其悬韧带脆弱且功能较差，容易发生离断，因此在操作时应该更加小心。处理：离断范围较大，术后出现自身晶状体震颤，PIOL的倾斜，玻璃体疝至瞳孔区等情况，应立即取出人工晶状体。

6. 其他并发症　术中人工晶状体翻转，造成拱面朝后，容易损伤晶状体，应立即调整重新固定；人工晶状体植入后发现裂痕或者破裂，严重者立即取出，停止手术。

（二）术后并发症及其处理

1. 夜间眩光和光晕　与人工晶状体的屈光度数和瞳孔直径有关，人工晶状体屈光度数越高，光学区直径越小，光学区边缘暴露的可能性越大，暗环境下更明显。部分瞳孔大的患者术后症状可逐渐减轻。若症状持续明显，可点用缩瞳剂。

2. 角膜反应　包括角膜内皮损伤丢失、切口愈合不良、角膜早期水肿。多由于手术创伤和人工晶状体大小不合适所致。术后早期发现人工晶状体大小不合适，应取出并重新植入合适的人工晶状体，否则引起角膜内皮持续性损失，最终导致角膜内皮失代偿。

3. 瞳孔变形　PIOL植入时虹膜打褶，或者前房角内围绕晶状体襻的慢性炎症及纤维化，瞳孔可变成椭圆形，也可引起虹膜瞳孔缘撕裂，长时间能引起虹膜萎缩。

4. 白内障　可由于：①手术创伤。②人工晶状体和自身晶状体接触，多引起晶状体前囊膜或前囊下混浊，最终可以引起晶状体全部混浊。③慢性炎症反应的代谢因素：人工晶状体导致的慢性炎症反应，可使房水成分发生改变，晶状体代谢紊乱，继发混浊。④长时间使用皮质激素。⑤患者的年龄及高度近视：高度近视患者发生白内障的年龄较正常人群提前；高度近视眼内营养代谢异常，使得晶状体囊膜通透性发生改变，晶状体营养障碍和代谢失常从而导致晶状体混浊，以核性和后囊下性为主。⑥其他原因：术前虹膜激光周边切除时能量过强或者焦点靠后，误击中晶状体前囊膜引起晶状体混浊。发现晶状体混浊应根据发生时间、形态判断晶状体混浊的可能原因，密切随访观察最佳矫正视力的变化。若进展不明显，可暂不处理或口服维生素 C、维生素 E，局部使用抗白内障药物。若视力下降速度快，应及时取出人工晶状体。严重的白内障可根据有晶状体眼后房型人工晶状体植入前的生物测量数据，计算人工晶状体度数后，行超声乳化白内障吸出术和后房型人工晶状体植入术。

5. 青光眼　原因包括：①瞳孔阻滞：虹膜周切孔太小、黏弹剂堵塞、人工晶状体襻紧贴等均可引起瞳孔阻滞，眼压升高；②继发性闭角性青光眼：人工晶状体襻固定于睫状沟内，可以将虹膜前推，使周边虹膜前粘连，房角关闭；③色素播散性青光眼：人工晶状体和虹膜表面的摩擦使色素脱落沉积于房角；④激素性青光眼：术后糖皮质类固醇激素的使用可导致眼压升高。对瞳孔阻滞和继发性闭角性青光眼，可以手术扩大虹膜周切孔，充分缩瞳后用 Nd-YAG 激光击散堵塞的黏弹剂，必要时更换人工晶状体。对激素性青光眼，应可选用对眼压影响较小的糖皮质类固醇激素品种或停药观察。

6. 前房炎症反应　人工晶状体的植入会导致血 - 房水屏障损伤，术后持续约 6 个月，然后恢复至正常水平。假如 PC-PIOL 太大，可导致虹膜炎症和色素扩散。处理：使用类固醇激素和非甾体抗炎药。

7. 人工晶状体偏中心　多见于人工晶状体太小，支撑力不足，常表现为"日落"现象，典型者人工晶状体上缘降至瞳孔区，可导致单眼复视。处理：应取出长度过小的人工晶状体，更换合适大小的人工晶状体。

8. 人工晶状体移位　是散光型 PIOL 的特征性并发症。主要由于人工晶状体偏小，稳定性差，人工晶状体易发生旋转，导致散光矫正效果下降甚至散光增加，术后视力下降。处理：更换合适大小的人工晶状体。

9. 视近困难　高度近视者由于术前常处于欠矫状态，调节失用，术后常有视近困难。年龄大，欠矫屈光度数较高者，视近困难越明显。处理：视近困难可逐渐适应，调节训练 1～3 个月可明显好转。

10. 视网膜脱离　多与高度近视眼伴发的视网膜变性、视网膜干性裂孔有关。术前应详细检查眼底，发现有这些视网膜变性和干性裂孔可激光治疗后再行手术。

11. 眼内炎　多由于术前未发现眼部感染性病灶或术中、术后无菌操作不规范所致。

12. 暴发性脉络膜出血　可抬高头部，并予以镇静剂，降低眼压，控制血压。

13. 瞳孔变形移位　由于人工晶状体长期的重力作用，虹膜组织萎缩，瞳孔下垂，人工晶状体偏心，视力下降。处理：取出人工晶状体，改用其他类型的人工晶状体。

（吴　坚　陈　佳）

第十八章　角膜移植手术

近年来，随着显微手术技术及设备的发展，角膜移植手术在手术技术及手术方式等方面亦获得长足进步。深板层角膜移植、角膜内皮移植及激光辅助角膜移植等新技术的应用和新的手术方式的开展给传统的角膜移植手术带来巨大变革。本章主要就角膜移植手术技术及技巧作一介绍。

第一节　穿透性角膜移植术

一、穿透性角膜移植手术技巧及注意事项

（一）局部麻醉

良好的局部麻醉是穿透性角膜移植术成功的根本保障，手术麻醉不充分、术中眼球运动、眶内压及眼内压过高，可能造成眼内组织损伤或眼内容物脱出；手术缝合时虹膜脱出、嵌顿于切口处，张力过大，缝合困难，前房不能形成；术后可能导致继发青光眼或诱发角膜移植免疫排斥等并发症。因此，术前必须检查麻醉情况，眼球浸润麻醉和眼轮匝肌麻醉充分，才能开始手术。

1. 球后阻滞麻醉　用 35～40mm 球后麻醉针头，在眶下中、外 1/3 交界处进针，紧贴眶下缘垂直插入，先注入麻药 0.5ml，以免穿过眶隔时引起疼痛。采取与眼球相切，沿矢状面，紧贴眶底进针，一直到赤道部，改变进针方向，使针头略向上抬起，指向球后视轴方向。按此方向继续进针，进入球后肌锥内，回抽无血后注射麻醉药物 2～3ml。注射完毕间歇压迫眼球，促进药物扩散，同时降低眼压和眶压。

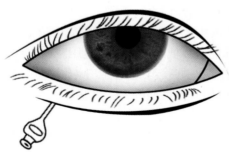

图 18-1　球周阻滞麻醉进针位点

2. 球周阻滞麻醉　用 30mm 麻醉针头，于眶上缘内 1/3 与 2/3 交界处，垂直刺入眶内，如触及眶壁则沿眶壁继续推进，不进入肌锥内，进针深度为 20～25mm，抽吸无回血，注入麻醉药物 2～3ml。然后边缓慢退出边注入麻醉药物 1～2ml。眶下缘外 1/3 与内 2/3 交界处用同样方法进针 20～25mm，注入麻醉剂 2～3ml，退出注射针。间歇压迫眼球，以软化眼球（图 18-1）。

3. 眼轮匝肌阻滞麻醉　远端阻滞法较为常用。在眶下缘处作水平延长线，从眶外缘并以颧骨突为中心作垂直延长线，两线交叉处进针达骨膜面，注入少量麻药，紧贴眶上缘稍上骨面进针，超过眶上缘中央为止，边退针边注射麻药，退到原点后转向眶下缘同法注射。注射药物不宜过浅，避免造成眼睑肿胀，影响操

作（图 18-2）。

4.麻醉注意事项

（1）注药前要回抽注射器，如无回血再注射给药，以防止药物注入血管内。

（2）行球后阻滞麻醉时不能选用锋利针头，以免损伤视神经。应用前应检查针尖是否有倒钩，以免拔针时划伤血管造成出血。

5.眼球加压方法　局部麻醉后，适当的眼球

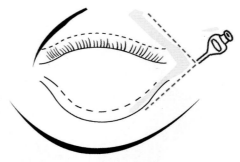

图 18-2　眼轮匝肌阻滞麻醉进针示意图

加压，可以软化眼球，降低眼内压和眶内压。取两块纱布，一块对折置于下方，手掌鱼际肌对准眼球均匀向下施力，力量控制在 40～50mmHg，1 分钟放松一次，加压 15 分钟左右。撑开眼睑没有明显紧张感，轻轻推压眼球，眼球可以向各方向运动而无明显拮抗力，指测眼压 T_{-1} 为佳。对于儿童或联合白内障手术，可以延长加压时间，使眶内压和眼内压控制得更理想一些。对于眼球穿通伤或穿孔患者，可以轻轻加压或不加压，防止眼内容物因过度加压脱出。眼球加压过程中会出现心率下降，此时要监测患者心率，防止发生意外。

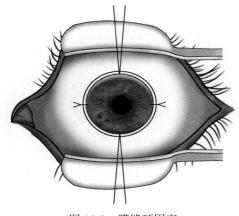

图 18-3　膜缝环固定

（二）眼球固定

钻切过程中为了保持眼球固定，不发生旋转、变形，需要行上、下直肌固定。对于儿童、无晶状体眼、大植片移植患者，需要缝 Flieringa 环，不仅固定眼球，还能维持眼内压，防止术中眼内容物脱出（图 18-3）。

（三）植床制备

1.植床的大小选择　植床直径的大小需要根据病变角膜的性质、范围来选择，对于活动性病变要彻底切除。植片小于 6mm，术后易造成手术源性散光，植片大于 8.5mm，植片免疫排斥反应率显著增加，故光学性移植一般直径可保持在 7～8mm。

2.植床的中心定位　为了保证术后的视觉质量，植床的中心应尽可能地放在角膜的光学中心，偏位移植不仅影响术后的视觉质量，而且容易出现角膜移植排斥反应（图 18-4）。

3.植床的钻切　用环钻或标记盘在角膜压痕，确定切除区域（图 18-5），用吸血海绵蘸干角膜表面，看清环钻印痕。植床钻切时要对角膜施加均匀的压力，每次转动环钻约 1/4 圆周，反复钻切 2～3 次，提起环钻检查钻切深度，深度达角膜厚度 3/4 以上时停止钻切。钻切过程中如果发现哪一方向钻切过浅，可以使环钻向该部位倾斜，加压钻切（图 18-6）。

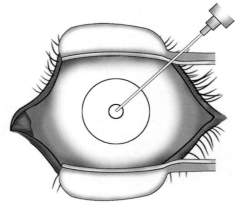

图 18-4　角膜中央定位

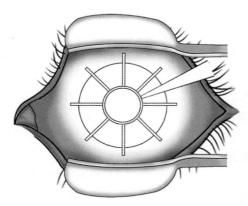

图 18-5　角膜标记压痕

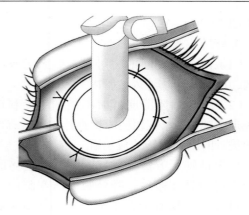

图 18-6　钻切植床

4. 去除病变角膜　用尖刀片穿刺进入前房，注入少量缩瞳药，收缩瞳孔，注入黏弹剂，保护虹膜、晶状体。扩大穿刺口，角膜剪垂直剪除病变角膜，植床要正圆，切口垂直（图 18-7）。

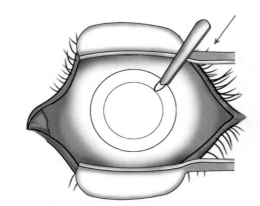

图 18-7　制备植床

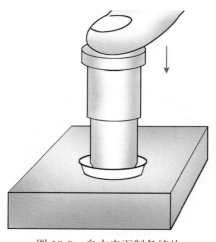

图 18-8　自内皮面制备植片

（四）植片制取

1. 内皮面钻切　取保存的角膜植片，内皮面向上置于切割枕（图 18-8），将植片的中心对准切割枕的中心，可以将环钻下压置于植片上方，但不接触植片，观察钻切是否位于植片中心区。切割过程中，环钻的施力方向应与切割枕垂直，如果植片未在切割枕中央，切割过程中植片滑动均会导致植片不规则，增加术后散光。如果应用负压环钻，可以通过四个小孔协助定位，并通过负压防止植片滑动。

2. 上皮面钻切　取新鲜眼球，自上皮面切割，需先检查眼压，可以向眼球内注入适量平衡盐溶液维持所需眼压，以利于切割。环钻置于角膜中央，均匀用力钻切植片。如果是保存植片，可以借助人工前房，自上皮面切割（图 18-9）。植片的大小以大于植床 0.25 ～ 0.5mm 为宜。

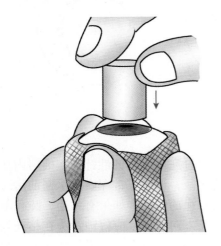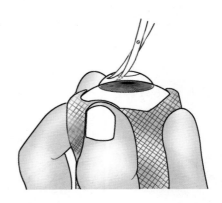

图 18-9　自上皮面制备植片

（五）手术缝合

将植片置于植床上，使用 10-0 尼龙线，铲形针间断缝合 12 点、6 点、3 点、9 点四个钟点位，缝合后应在角膜植片上看到清晰的正方形，瞳孔区位于正方形的中心。缝合深度应在 4/5 角膜厚度以上，利于角膜切口的愈合。缝合跨度应在 3mm 左右。8mm 以上的植片缝合密度要求间断缝合 16 针为宜，过少则闭合不全，切口漏水，术后散光明显。7.5mm 的植片，有经验的医生可以缝合 12 针，就能达到理想的水密缝合。缝合后通过 Placido 盘来调节缝线松紧度，减少术后散光（图 18-10）。

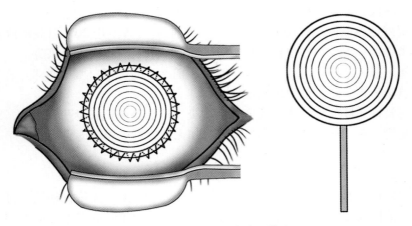

图 18-10　Placido 盘来检查散光

间断缝合的优点是可以根据术后切口的愈合及手术源性散光情况调整拆线。连续缝合的优点是术后瘢痕轻，手术性散光小，但晚期的角膜散光不能通过调整拆线来调节（图 18-11）。

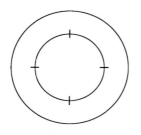 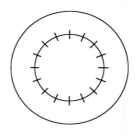 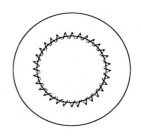

图 18-11 间断和连续缝合

（六）重建前房

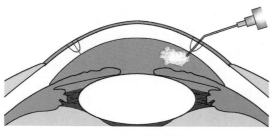

图 18-12 形成前房

缝合完毕，以钝性针头，前房内注入平衡盐溶液，形成正常深度的水密前房。观察虹膜有无前粘连，如果有粘连，瞳孔不圆并向粘连方向移位，应将钝针头在粘连处缝线间进入前房，再次注入平衡盐溶液，解除粘连。如果因为后房压力过高，或对合不良难以形成水密前房，可以向前房内注入少量过滤空气，形成前房（图 18-12）。

二、穿透性角膜移植手术围手术期处理

（一）术前用药

1. 术前 1 小时可以应用 0.5% 毛果芸香碱缩瞳 2 ～ 3 次。对于联合手术可以不缩瞳，术前散瞳 1 ～ 3 次，晶状体相关操作结束后术中缩瞳。

2. 为了很好地控制眼压，降低后房压力，术前 30 分钟应用 20% 甘露醇降低眼压，特别是联合手术患者，术前很好地控制眼压可以降低术中眼内容物脱出风险。

3. 为了缓解患者的紧张情绪，术前一晚和术前 2 小时可以口服地西泮。若患者伴有咳嗽需要应用镇咳药物，防止术中出现意外。

4. 对于感染性角膜病变，术前要充分的抗炎、抗真菌或抗病毒药物治疗，以期减少术后原发病的复发。对于活动性葡萄膜炎患者，如无禁忌可应用糖皮质激素治疗。

（二）术后用药

1. 针对原发病，术后继续应用药物治疗，应用频度和浓度需依据病情。对于真菌性角膜溃疡，抗真菌性药物需要至少应用 3 ～ 4 周；病毒性角膜炎患者术后局部和全身用药时间要相对延长，减少复发风险。

2. 糖皮质激素　如无明显禁忌，术后全身应用糖皮质激素并逐渐减量，局部应用糖皮质激素眼液。对于真菌性角膜炎患者，术后 3 ～ 4 周如无复发可以加用糖皮质激素药物治疗。用药期间需要监测眼压。

3. 散瞳剂　术后如无明显炎症反应和虹膜后粘连，不需要散瞳治疗。如果术后散瞳也应以短效散瞳药物活动瞳孔为主，应用阿托品等长效散瞳药物可能造成瞳孔固定、虹膜后粘连。对于圆锥角膜和单纯疱疹病毒性角膜炎患者，散瞳时更需谨慎，可能发生 Castroviejo 综合征，造成永久性损害。

（三）手术并发症及注意事项

1. 虹膜损伤　应用剪刀制作植床时，如果虹膜膨隆，前粘连未看清楚，角膜基质混浊无法看清前房情况时都有可能损伤虹膜，如损伤过大，可以用 10-0 尼龙线缝合。手术操作时看清剪刀头部，确认无虹膜组织时再操作。

2. 晶状体损伤　手术操作时瞳孔散大，后房压力高，晶状体虹膜隔前移，环钻和缝合过程中均有可能损伤晶状体，甚至晶状体脱位、脱出。如果发生晶状体损伤囊膜破裂，需行晶状体囊外摘除术，考虑到术后反应较明显，此时多不联合人工晶状体植入术。

3. 植床和眼内组织出血　植床出血常见于角膜有新生血管的患者，可以用吸血海绵或棉签压迫止血，可以应用黏弹剂注入出血部位，等待 2～3 分钟止血，对于角膜组织不能烧灼止血。肾上腺素有散瞳的作用，需要慎重使用。

在虹膜广泛前粘连、无晶状体眼，分离虹膜粘连、剪断机化膜、分离房角和瞳孔成形等过程中都会导致出血。在钻切穿透角膜后，房水溢出，眼压迅速下降，比较严重的并发症是脉络膜出血。当穿透角膜组织，房水溢出后，发现虹膜逐渐贴紧角膜组织，虹膜脱出，此时会感到眼压不消失反而升高，应立即间断缝合，关闭切口，终止手术，予脱水治疗。如果未能及时发现，在剪切植床后才发现，后果较为危险，应争取闭合切口，不要立即做眼内容剜除术，为后期的处理创造机会。

4. 植床和植片偏位　在钻切植床和制作植片过程中，由于环钻偏位造成植片偏中心；在钻切过程中各方向用力不均匀，钻切深浅不一，剪切角膜边缘时剪刀与角膜不能垂直；制备植片过程中植片发生滑动，使植片变为椭圆等不规则形状，缝合困难，术后散光增加。遇到这种情况如果钻切不到角膜厚度的 1/3，可以考虑重新制作植床，如果已经超过角膜厚度 1/3，需要慎重处理，可以用较大直径环钻重新钻切，或者吸取教训，不予修正。

5. 角膜上皮缺损　角膜植片完全上皮化一般需要 4～6 天，完整的角膜上皮屏障对角膜植片的修复至关重要，持续的角膜上皮缺损可以造成角膜植片的感染、溃疡、植片溶解、穿孔或诱发新生血管长入，造成植片免疫排斥导致移植失败。如果术后 1 周仍不能完成上皮化，可以通过佩戴接触镜，减少摩擦，促进上皮修复。如果仍不能上皮化，可以行临时睑裂缝合或行羊膜移植术。

6. 房水渗漏　由于缝合错位、缝线松脱、缝线穿透全层等原因出现房水渗漏，前房变浅或消失，眼压较低，虹膜或晶状体等与角膜内皮接触，周边虹膜前粘连，房角闭锁而继发青光眼。

可以应用荧光素染色，做溪流试验来确定有无房水的渗漏。轻度的房水渗漏予以加压包扎，观察前房变化。明显的渗漏需要重新缝合切口。缝合时要避免全层穿透，适当增加缝线跨度，缝线结扎确实，线结不宜太短。

7. 前房积血　对于角膜有新生血管或术中对虹膜有操作的病例术后均可能出现前房积血。如果出血量不大，可以药物治疗，使其逐渐吸收；如果出血量较大，充满前房或形成血凝块，需行前房冲洗。术中使用黏弹剂局部压迫眼内出血点止血，预防再次出血。

8. 虹膜前粘连　可能是由于术中眼压或眶压过高，切口闭合困难，虹膜嵌顿于切口；或者缝合时缝线将虹膜组织缝合于切口处。术后房水渗漏，前房变浅或消失，周边虹膜与角膜组织粘连。虹膜前粘连不仅可能造成周边房角闭锁，眼压升高，而且由于虹膜有丰富的血液供应，引起炎症反应，诱发移植免疫排斥反应导致移植失败。

术中如果发现虹膜前粘连，需要积极处理。关闭切口后仔细检查虹膜情况，如果前房过浅，可以注入少量黏弹剂重建前房。缝合时，缝合起始四针后，先在前房注入黏弹剂，以后每缝合一针，放出少量黏弹剂，在缝合结束后前房的黏弹剂也基本全部放出，从而避免虹膜粘连。若缝线挂住虹膜组织，则拆除缝线重新缝合。术后如果出现大范围虹膜前粘连，需要手术分离，也可以试行激光虹膜切开，沟通前、后房，降低眼压，待炎症稳定后再决定是否进行手术处理。

9. 术后低眼压　术后早期的低眼压较为常见，可能是由于术后房水分泌减少、伤口漏水、脉络膜脱离和视网膜脱离等原因引起。由于炎症反应等造成的房水分泌减少可以在术后通过应用皮质类固醇药物治疗而好转。单纯的脉络膜脱离也多可自愈，如果视网膜脱离则需手术治疗。

10. 术后高眼压　术后一过性高眼压的常见原因是由于前房黏弹剂残留，多发生在术后第一天，可予以降眼压药物治疗，或放出少量前房黏弹剂，2～3天多可降至正常。另外，植片缝合过紧、无晶状体眼、房角损伤、前房消失、瞳孔阻滞和眼内炎症反应等原因均可造成术后眼压升高。在角膜移植术后眼压升高表现为植片高度透明，而不是水肿，需要注意观察。为预防术后眼压增高，术后当晚可常规口服降眼压药物。

11. 原发性供体角膜内皮细胞衰竭　多数原发性供体角膜内皮细胞衰竭是由于供体材料不良，保存不当或保存时间太长，术中角膜内皮严重损伤等原因造成。术后即可发现角膜水肿，治疗1周不见好转，最好在1周内更换植片，以免植床水肿不利于再次手术缝合。

12. 原发病的复发　角膜移植术后，原发病也可以在植片上复发，如单纯疱疹病毒性角膜炎虽然移植后复发率下降，但是仍有复发。对于轻度复发可以予以对症治疗，如果植片混浊，则需要二次手术。

13. 手术拆线　手术拆线需要认真对待，防止在拆线过程中出现切口裂开、散光加重、感染等严重并发症。

拆线原则：缝线松脱应及时拆除；新生血管沿线结长入，有诱发植片排斥反应或已经出现排斥反应的缝线需及时拆除；缝线过紧，造成散光明显可以适当早拆除；间断缝线可以在术后6～12个月，通过调整散光逐渐拆除，连续缝合可以在术后7～12个月拆除。儿童和不合作患者需在基础麻醉下安全拆除缝线。

14. 术后散光　角膜移植术后手术源性散光是难以完全避免的，术后若散光较小，戴镜可提高视力，则予以佩戴框架眼镜或试戴RGP镜矫正视力。如果条件具备可以行准分子激光手术矫正屈光不正。

15. 免疫排斥反应　穿透性角膜移植术后免疫排斥反应比较常见，而且表现多样，大部分排斥反应可以通过药物治疗得以控制，关键是要完全熟悉排斥反应的临床表现，做出早期诊断和迅速有效的治疗。排斥反应的主要表现为眼红，视力下降，局部球结膜的充血，新生血管长入植片边缘且充盈明显，虹膜炎症表现，上皮排斥线，内皮排斥线，基质水肿，植片增厚等。目前应用治疗的药物主要为糖皮质激素和免疫抑制剂。发现移植排斥反应要及时调整用药的频度和浓度，或联合全身用药。

三、穿透性角膜移植治疗圆锥角膜

圆锥角膜是一种以角膜扩张为特征，致角膜中央向前突出、变薄呈圆锥形并产生高度不规则散光的角膜病变。因为没有血管长入，圆锥角膜行穿透性角膜移植术后免疫排斥反应率低于10%。

（一）手术适应证

圆锥角膜稳定期，角膜厚度变薄明显，最佳矫正视力小于0.3；急性水肿期经治疗局部瘢痕化，最佳矫正视力小于0.3；急性水肿期，通过手术可以缩短病程，但由于角膜水肿，手术难度大，若术者经验丰富也可以选择手术治疗。

（二）手术方法

1. 植床的制备　以角膜圆锥的基底部 Fleischer 环作为参照，确定移植床的大小。一般选择 7.5～8.0mm，过大的移植范围增加术后免疫排斥风险。应用负压环钻，能够使植床制作过程中钻切的深度、力度和边缘均与移植片相互匹配良好，减少术后散光。

2. 植片的制备　植片同样选用大于植床 0.25mm 的负压环钻刻切，保证边缘整齐。

3. 植片缝合　作为增视性角膜移植，圆锥角膜移植过程中缝合的要求较高，由于患者角膜变薄，移植片与植床的厚度也不完全匹配，角膜组织较软，手术缝合难度较大。应用10-0 缝线间断缝合角膜 12～16 针，缝合深度在 4/5 角膜厚度，同时要依据患者的眼轴长短调整缝线松紧度，缝合完毕在手术显微镜下应用散光盘调整缝线，减少手术源性散光。

4. 术后治疗　同穿透性角膜移植，在术后 6～12 个月依据散光情况调整拆线。术后依据病情还可以选择硬性角膜接触镜或 PRK 手术，矫正散光。

5. 术后用药　圆锥角膜术后移植排斥风险低，术后不需要长期大剂量的全身糖皮质激素药物治疗。局部免疫抑制剂的治疗可以持续到术后 1 年。

圆锥角膜术后早期很容易出现缝线松脱，此时植片与植床并未完全愈合，从而出现植片翘起，出现上皮不愈合，新生血管长入，甚至诱发植片免疫排斥或感染。因此，在发现早期缝线松脱后要及时重新缝合，使其良好愈合。

四、穿透性角膜移植治疗化脓性角膜溃疡

对于细菌、真菌、棘阿米巴性角膜炎，由于药物治疗不及时，或对药物敏感性差，虽经系统药物治疗病变仍继续进展或已出现角膜穿孔，需要进行角膜移植，去除病灶，修复眼球结构。

（一）手术适应证

系统抗细菌和抗真菌药物治疗 2 周或以上，病情不能控制，继续进展，病灶有穿孔可

能，应争取早期手术治疗，以期控制移植范围和缩短病程；角膜病变侵入基质深层，内皮层已经受到累及或后弹力层膨出者；角膜溃疡已经穿孔者；棘阿米巴药物治疗效果差，确诊后如病变不能控制，继续进展宜早期手术治疗。

（二）手术方法

1. 术前准备　实施手术前应对病变角膜行刮片、病原学培养检查，明确病原学诊断，系统药物治疗，为手术做准备，并降低术后原发病复发的风险。术前适当应用前列腺素类制剂，减轻术后前房炎症反应。

对决定行穿透性角膜移植的患者，术前散瞳会增加手术中晶状体损伤风险，术后前房形成困难，虹膜前粘连，因此，不要应用阿托品散瞳。术前缩瞳，可以使眼部充血，增加眼内压力，穿透角膜时虹膜前突，可以选择在术中穿刺前房后再缩瞳。术前1小时可以口服降眼压药物，静脉滴注20%甘露醇降低眼内压，提高手术成功率。

2. 植床制备　手术切除范围的确定对手术是否能取得成功至关重要。

细菌性角膜溃疡，如果病灶位于中央区，可以选择环钻直径比病灶大0.25mm，如果病灶偏心明显或者已经累及全角膜，可以选择做桥状移植，既可以去除病灶，又降低术后移植免疫排斥反应的风险。

真菌性角膜溃疡，病变切除的范围要比病灶大0.25～0.5mm，力求彻底切除病灶，如果病灶残留则复发的风险会非常高。

棘阿米巴性角膜溃疡，病变以角膜放射状浸润为主，病灶的边缘不易确定，原则上切除范围要大于浸润环至少0.5mm。可以在术前通过共聚焦显微镜明确病变范围，指导手术治疗。

3. 前房处理　术中的前房积脓一般是无菌性的，可以分别选用1∶1000U的妥布霉素和0.02%的氟康唑冲洗前房积脓，对于瞳孔区的渗出膜可以用无齿镊子轻轻夹出，仔细冲洗房角处的积脓。应用黏弹剂分离虹膜前粘连，还可以对虹膜表面的出血起到止血的作用。

4. 植片制备、缝合　植片大于植床0.25～0.5mm。由于植床水肿，缝合时跨距要适当加大一些，缝合线结要略紧。由于前房炎症反应重，术中虹膜容易脱出，粘连在切口处，可以将黏弹剂注入前房，每缝合一针，轻压植床放出少量黏弹剂，缝合结束，形成前房，并检查房角有无前粘连，如果前房形成困难，可以应用灭菌空气或黏弹剂形成前房，水密缝合并良好地形成前房对预防术后的虹膜前粘连和继发青光眼尤为重要。

5. 术后用药　术后继续应用针对原发病的药物治疗。对于真菌性角膜溃疡，术后局部禁用糖皮质激素，如果前房炎症反应严重，术后给予1～2次的静脉滴注对疾病的控制是有帮助的。术后2～3周如果没有复发，可以适当加用糖皮质激素和环孢素点眼治疗。

术后可以应用短效散瞳剂，活动瞳孔。常规降眼压药物治疗，预防反应性眼压升高。

五、穿透性角膜移植治疗单纯疱疹病毒性角膜炎

（一）手术适应证

单纯疱疹病毒性角膜炎稳定期，角膜白斑，最佳矫正视力小于0.05；病灶小于

7mm，合并后弹力层膨出或穿孔；病情反复发作，病程迁延，视力小于0.1，应在药物治疗症状缓解后抓住时机手术治疗。

（二）手术方法

1. 术前用药　对于术前处于病变活动期患者，以全身抗病毒治疗联合局部药物治疗，可以适当辅以糖皮质激素全身和局部治疗，炎症相对稳定后即行手术治疗。

2. 术中处理　手术中植床和移植片的制备同常规穿透性角膜移植。但是单纯疱疹病毒性角膜炎患者术中虹膜多表现为收缩无力，容易脱出，而且术中眼压不易控制，因此，术中尽量避免刺激虹膜，应用黏弹剂保护虹膜和晶状体，同时又可以有效止血。术毕一定要形成水密前房，防止虹膜粘连于切口处或在周边房角形成广泛前粘连。由于前粘连可以造成持续炎症，复发和植片内皮免疫排斥的风险增加。

3. 术后药物治疗　术后要继续应用抗病毒药物，全身和局部适当加用糖皮质激素治疗。对于单纯疱疹病毒性角膜炎术后散瞳要慎重，有可能发生 Castroviejo 综合征，瞳孔持续散大，出现畏光或继发青光眼可能。

六、穿透性角膜移植联合白内障囊外摘除联合人工晶状体植入术

（一）手术适应证

角膜白斑、单纯疱疹性角膜炎静止期角膜白斑、陈旧性角膜爆炸伤、Fuchs 角膜营养不良、角膜内皮功能失代偿等合并白内障。角膜病已经明确需要角膜移植治疗，而白内障已经成熟或接近成熟期，或术后短时间即可能发展到需要手术治疗。术者具备熟练的显微手术技巧及经验，可考虑行联合手术治疗。但如果患者合并严重的葡萄膜炎、不可控制的青光眼、感染性角膜炎和不适宜植入人工晶状体者均为手术禁忌证。

（二）手术方法

1. 术前准备　在单纯人工晶状体植入术中，为了保证术中晶状体皮质吸除干净，需要在术前散瞳，但是对于联合手术，术前过度散大瞳孔容易造成钻切植床后晶状体虹膜隔前突，后囊破裂玻璃体脱出，以致无法植入人工晶状体。所以可采用术前不散不缩，或术前15分钟散瞳一次，在球后麻醉后瞳孔散大 5～6mm，应用黏弹剂扩张囊袋，完成皮质吸出和人工晶状体植入，在皮质吸出干净后即予缩瞳。

2. 手术麻醉　联合手术要求术前眼压和眶压必须降至理想状态（小于10mmHg），眼外肌和眼轮匝肌完全麻痹，睑裂对眼球无压迫，这是保证手术成功的关键步骤之一。

3. 缝合巩膜固定环　为了维持术中眼压，联合手术前一定要缝合巩膜固定环，环的大小要合适，缝在角膜缘后 3～4mm 的浅层巩膜上，固定确实，而且不能对眼球有明显压迫。

4. 植片和植床的制备均同穿透性角膜移植。

5. 囊外摘除白内障　先用锐利的撕囊针划开前囊膜，撕囊镊环形撕囊，使囊膜尽可能保持为近圆形，冲洗针头在囊膜下注水使核与皮质分离，晶状体核会自然娩出，灌洗皮质。术中要避免刺激虹膜致使瞳孔缩小，保持瞳孔在 5～6mm 左右，防止撕囊困难和吸出皮质时盲目操作造成后囊膜破裂。为了保证手术的成功，少量的皮质残留也可以不必处理，

以免增加手术风险。

6. 植入人工晶状体　在囊袋内注入黏弹剂，先将人工晶状体襻自 6 点位植入囊袋，再将 12 点位襻直接送入或旋转入囊袋内，调整人工晶状体位置。

7. 缝合植片　植入人工晶状体后，在前房注入少量黏弹剂，以保护角膜植片内皮，缝合要点同穿透性角膜移植。

8. 重建前房　缝合后向前房注入平衡盐溶液，置换前房残留的黏弹剂，检查是否渗漏，如注水形成前房困难，也可以注入灭菌空气形成前房。

（三）手术并发症及术后处理

联合手术术中较为特殊的并发症是后囊膜破裂、玻璃体脱出。在手术中，完成植入人工晶状体后要迅速缩瞳，尽快完成植片的四针缝合，闭合前房。如果发生玻璃体脱出，要切除脱出的玻璃体，如果后囊膜大部保持完整，可以选择将三片式人工晶状体植入睫状沟，如果后囊已经完全脱出，需要放弃植入人工晶状体，改为二期植入。

其他手术中及术后并发症参见穿透性角膜移植处理。

七、穿透性角膜移植联合虹膜成形术

（一）手术适应证

虹膜前粘连、术中形成虹膜缺损，虹膜光学切除术后或手术、外伤等造成的虹膜缺损、移位等均可以在术中重新缝合成形，恢复瞳孔为圆形或接近圆形，从而减少术后畏光症状，防止虹膜前粘连，预防继发青光眼，改善视力预后。

（二）手术技巧

应用无齿镊夹住虹膜，此时虹膜要离开晶状体表面，10-0 缝线在瞳孔缘虹膜括约肌处穿过虹膜，间断缝合 1 针，使瞳孔成形。再向周边部合适针距间断缝合 1 ～ 2 针，对接近角膜缘的周边虹膜不需要刻意缝合，相当于做虹膜周切口。剪断缝线，线结要短一些。

手术中要轻轻夹住虹膜组织，防止用力过大出现撕裂或撕脱，造成出血。同时在进针缝合时可以用镊子辅助出针，防止缝针划伤晶状体或掉入后房。

八、穿透性角膜移植联合小梁切除术

（一）手术适应证

合并原发性青光眼，粘连性角膜白斑、角膜血染继发青光眼等可行联合手术，控制眼压。

（二）手术方法

在颞上方做角膜缘为基底的结膜瓣，11 点方位做 4mm×3.5mm 巩膜瓣，深约 1/2 巩膜厚度，分离至透明角膜部止。制作植床，钻切 3/4 角膜厚度左右，但暂时不穿透植床。准备植片。在巩膜瓣下切除 2mm×1.5mm 小梁组织，做周边虹膜切除，复位巩膜瓣并缝合。

穿透植床完成角膜移植，形成前房后，复位缝合球结膜。

术中如果先做小梁切除，由于眼压过低，植床钻切会变得很困难，因此要先完成植床的钻切。小梁缝合后由于瓣下渗漏，前房形成困难，可以做调节缝线，也可注入少量黏弹剂或空气，形成前房，防止虹膜前粘连。

九、穿透性角膜移植联合玻璃体切割术

（一）手术适应证

角膜中央区白斑合并视网膜脱离；角膜中央区穿孔合并眼内异物；角膜中央区穿通伤合并眼内容物脱出、视网膜脱离；感染性角膜炎合并化脓性眼内炎药物不能控制等。一期联合手术操作复杂，术者不仅要处理角膜病变，还要有丰富的经验处理玻璃体视网膜病变，因此，实施此类手术要求术者有全面的临床经验和技能，很好地选择手术适应证。

（二）手术方法

1. 麻醉同穿透性角膜移植。

2. 沿角膜缘全周剪开球结膜，10 点和 4 点位放射状切开，牵引四条直肌，烧灼止血。颞下方角膜缘后 3.5mm 做灌注口，置入灌注管，鼻上方和颞上方做穿刺口。

3. 选用合适直径的环钻，制作植床。将合适直径的人工角膜置于植床，8-0 尼龙线缝合固定于角巩膜缘。

4. 在人工角膜下完成网膜复位、眼内光凝、气液交换等眼内操作。

5. 缝合巩膜固定环，去除人工角膜，关闭灌注，气液交换压力降为零，间断缝合对角线四针，调整气压为 8 ～ 10mmHg，完成角膜缝合。

6. 向眼内注入硅油或惰性气体，去除灌注管，闭合巩膜切口。拆除巩膜固定环，缝合球结膜。

7. 围手术期处理

（1）依据病情，如果晶状体混浊影响手术需行晶状体摘除，依据视功能状态决定是否植入人工晶状体。

（2）临时人工角膜的选择要和植床、植片匹配，可以选择 7.2mm 和 8.2mm 直径对应 7.5mm 和 8.5mm 直径的植片。儿童需要选择小一点直径的人工角膜。

（3）术中依据不同手术步骤的需要调整灌注压力，去除临时人工角膜时要逐渐降低压力至零，缓慢拆除角膜，防止出现暴发性脉络膜出血。

（4）术后依据眼内是否注入惰性气体或硅油，保持合适体位。

（5）术后密切观察病情变化，积极处理高眼压等并发症。

第二节 板层角膜移植术

板层角膜移植具有许多穿透性角膜移植不具备的优点：手术并发症少，术后排斥反应

率低；对于部分不适合穿透性角膜移植的疾病，如严重的化学伤、广泛的角膜新生血管、边缘角膜变性、蚕食性角膜溃疡等可以行板层角膜移植改善角膜状态，再行穿透性角膜移植；对供体角膜要求低。

板层角膜移植的适应证主要包括：主要侵犯浅、中层角膜基质的化脓性角膜炎，角膜化学伤，蚕食性角膜溃疡，Terrien 边缘性角膜变性，角膜皮样瘤，圆锥角膜，多发性角膜异物，角膜原位癌等。

一、板层角膜移植手术方法及注意事项

（一）消毒、麻醉及固定眼球

同穿透性角膜移植。

（二）部分板层角膜移植的植床制作

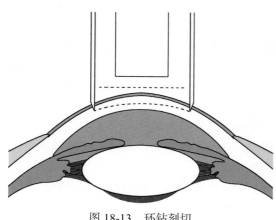

图 18-13　环钻刻切

植床的剖切范围和深度，要求彻底切除全部病灶，必要时可以剖切至后弹力层，范围可达全角膜或部分巩膜。边缘整齐，界面光滑。

1. 普通环钻划界　选择合适直径的环钻，环钻范围要涵盖全部角膜病变，对于真菌性角膜溃疡，环钻范围要大于直径 0.25 ～ 0.5mm。钻切过程中使环钻与角膜垂直，均匀用力，速度要慢，注意不要穿透植床，致使手术失败。对于基质已经明显变薄的植床，可以只用环钻做出压痕，确定切除范围（图 18-13）。

2. Hessburg-Barron 负压环钻划界　首先标记角膜中心；取负压环钻，检查是否气密，将环钻刻度归零，环钻中央的"十"字对准标记的角膜中心，抽吸注射器使环钻吸附于角膜上，环钻旋转一周钻切深度为 0.25mm，通过刻度可以控制角膜钻切深度。手术中对环钻的压力、眼压高低等会影响角膜钻切深度，术者需要注意（图 18-14）。

3. 徒手划界　使用可调钻石刀，通过刻度调整剖切的深度，由于可调钻石刀的刀锋锐利，刻切边界规则整齐，利于缝合和术后愈合。对于病灶不规则的角膜植床，如蚕食性角膜溃疡、边缘性角膜变性等，可以先用环钻压痕，再用可调钻石刀徒手划界，沿病

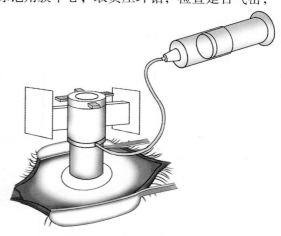

图 18-14　负压环钻制备植床

变形状划出弧形或直线界限。也可以用一次性的锋利刀片来代替可调钻石刀，但刻切的植床深度和规则程度不好控制（图 18-15）。

4.植床的剖切　显微镊提起环钻角膜边缘，确认要剖切的层面，应用板层刀、尖刀片、15 号圆刀片均可，一手用镊子牵拉板层植片，使板层间的纤维层次清晰可见，一手用刀在纤维间滑动，即可得到一个光滑的植床平面。完成剖切后，沿层间向外 1mm 做一潜行分离，以利于缝合及植片植床的对合。剖切过程中必须保持植床干燥，清晰分辨剖切层次，不可盲目向深层剖切（图 18-16）。

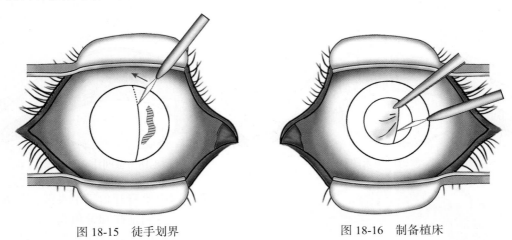

图 18-15　徒手划界　　　　　　　图 18-16　制备植床

如植床过厚或病灶尚未完全切除，可以用 0.12mm 的显微齿镊夹持边缘较厚区域，再次用尖刀片划界，提起后加深剖切。

植床穿孔是板层角膜移植手术中最主要的并发症，术后致角膜层间积液、双前房，植片水肿混浊。如果是微小穿孔，可以不予处理，术毕前房注入灭菌空气形成气密即可。如果穿孔稍大，但仍可缝合者，10-0 尼龙线间断缝合，封闭穿孔。如不能缝合，可以用羊膜或反向剥离一小的板层角膜片，缝合于穿孔部位；也可以在供体角膜边缘剥取一带内皮的板层角膜植片，缝合修补穿孔区。术毕应用灭菌空气，重建前房。

（三）全板层角膜植床的制作

病变累及全角膜或巩膜的病例，需要行全角膜移植。应用直径 11～12mm 的适宜环钻划界，或直接用 15 号圆刀片在病变外侧划界，做板层剖切。植床的边缘渗血，会影响术野清晰，术后造成层间积血，需要电凝止血或用肾上腺素棉片压迫止血，有时要加深剖切以彻底切除基质新生血管。

（四）深板层角膜植床的制作

深板层角膜移植是将受体角膜彻底剥除，暴露并完整保留后弹力层和内皮细胞层，移植健康的供体角膜于其上的一种手术方式。在剥离过程中可以采用直接剖切、水分层、注入黏弹剂、注入空气气泡或激光辅助剖切等方式。其中比较实用的是通过注入空气气泡的方法完成植床的制作。

1. 板层角膜剖切　首先应用负压环钻做合适的剖切，深度可以达到角膜厚度的 4/5，选择钻切的边缘作为进针点，如果钻切得太浅，要再加深达到合适的厚度（图 18-17）。

2. 分离后弹力层（气泡法）　30G 针头前端 5mm 弯曲约 60°，连接 1 ～ 2ml 注射器，斜面向下，在剖切边缘进针，直视下将针头沿切线方向，进入基质深层，进针 3 ～ 4mm，注入空气（图 18-18）。

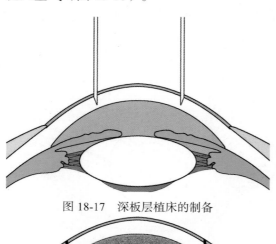

图 18-17　深板层植床的制备

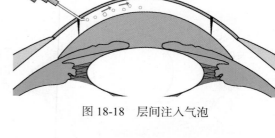

图 18-18　层间注入气泡

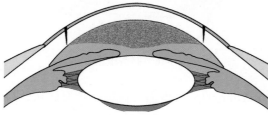

图 18-19　后弹力层与基质分离

穿刺过程中要避开角膜中央区，此处为角膜最薄区，特别是在圆锥角膜。注入空气成功后在后弹力层和基质间会形成一个环形的气泡区，注入空气的阻力突然减小，出现一个半透明的白色圆盘（图 18-19）。

如果没有形成明显可见的气泡，但是空气形成的致密浸润区向环钻范围以外的基质进展，则应该停止注气，防止气体通过小梁网进入前房。如果没有形成明显气泡区，可以换一个进针点，再次重复操作，但是每次的操作都要在直视针尖的条件下进行。若仍无法获得理想的气泡，可以先行板层角膜剥离，在植床注入少量平衡盐溶液，使基质水肿增厚，再试行空气注入。

在角膜缘做前房穿刺口，此时不要过早地放出前房液体，同时要注意不能穿破气泡区，造成气泡消失。剥除前部板层角膜组织，保留后弹力层前的少量基质组织，穿刺口放出少量前房水，保持植床干燥。应用刀尖小心地平行角膜表面，在中央区做一切开口，使用虹膜恢复器自切开口进入后弹力层与基质间气泡形成的间隙，钝性分离，直到环钻钻切的边缘，但不要向下直接施力避免造成后弹力层破裂。去除残留的基质层，暴露完整的后弹力层。

3. 植片的制作

（1）植片的大小、形状、厚度要与植床相匹配。< 8.0mm 以下，植片要比植床大 0.25mm；≥ 8.0mm，植片要比植床大 0.5mm。植片厚度要考虑供体的水肿程度，如水肿明显，术后水肿消退植片会变薄，此时植片要取得厚一些。剖切过程中要保持切面光滑，减少术后愈合的瘢痕，达到较理想的光学效果。

（2）植片的剖切方法：环钻切开角膜板层，深度与植床相匹配，角膜板层刀沿同一层面剖切，获取植片。也可以先剖切合适的全角膜板层植片，置于刻切枕上，刻取合适的板层植片（图18-20）。

应用完整的眼球做供体，可以用纱布紧绕眼球，提高眼内压，也可以沿视神经断端注入平衡盐溶液，提高眼内压。在角膜缘做一深度适宜的板层小切口，虹膜回复器自切口进入（图18-21），在同一板层间隙钝性分离，再应用环钻刻切获取板层植片（图18-22）。

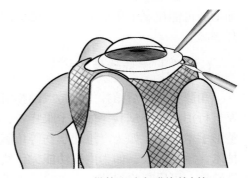

图18-20　供体眼球角膜缘外剖切

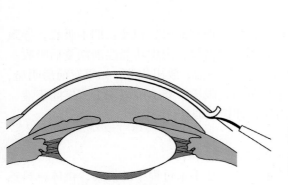

图18-21　剥离供体板层

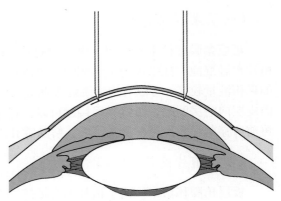

图18-22　制备适宜植片

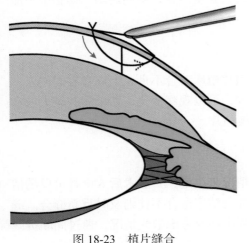

图18-23　植片缝合

（3）全厚植片的制作方法：切取合适大小的角膜植片，内皮面向上，用显微镊夹住内皮面，沿间隙撕除内皮层和后弹力层，保留全部角膜基质层。

4.植片的缝合　植片缝合前用平衡盐溶液冲洗植床及植片，注意有无异物，将植片置于植床，彻底吸干水分，缝合方式同穿透移植，但板层角膜移植缝合要求植片边缘与植床对合平整，术后才能很好愈合，如果植片因水肿较厚，植片收缩致使缝合张力增加，可以适当增加缝合针数或在边缘做一前房穿刺，放出少量前房水再缝合（图18-23）。

二、板层角膜移植围手术期处理

（一）术前准备

术前要详细检查、测量角膜厚度，牢记角膜变薄区域、范围和程度等情况。角膜局部葡萄肿可能仅剩上皮层覆盖于后弹力层，手术过程中可以仅撕除此处上皮层，而不要用刀片剥离。

（二）上皮持续缺损

角膜移植术后植片上皮持续缺损可以造成植片感染、溃疡、溶解导致移植失败。术前要进行泪液分泌试验，如有干眼症者，要采取措施予以治疗；如有眼睑缺损，要先行眼睑整形手术治疗；如为严重化学伤等角膜缘干细胞缺乏疾病，术前或术中行角膜缘干细胞移植术，重建眼表；如为内皮功能失代偿，需改行穿透性角膜移植术。术后如发生上皮持续性缺损，可以行睑裂缝合、羊膜移植术，应用人工泪液等治疗措施。如长期上皮不愈合，造成植片溶解，需要及时更换植片。

（三）术后双前房

板层角膜移植术后层间会出现积液或积血，甚至出现双前房，积液长期不吸收，导致植片水肿混浊。如果仅为少量积液，可以在术后应用药物治疗，内皮功能逐渐恢复后吸收；如果积液量较多，可以应用冲洗针头在缝线间隙至层间引流，放出积液；如果双前房明显，内皮层向前房凹陷，与虹膜面接触可以出现瞳孔阻滞，眼压升高，可以先引流层间积液，再前房穿刺注入少量平衡盐溶液，解除瞳孔阻滞，即控制眼压。

（四）植片感染

板层角膜移植术后由于植片本身抵抗感染能力差，在手术过程中的污染，供体材料感染、术中原发病灶切除不彻底和长期上皮不愈合均可造成植片感染。表现为层间浸润，植片溃疡，发展迅速。需要局部和全身同时治疗，并送实验室检查，明确病因。如感染不能控制需要及时更换植片或改行穿透性角膜移植。

（五）层间上皮植入囊肿

由于术中上皮未完全去除，上皮沿缝线长入，植片植床对合不良，上皮自层间侵入，均可出现上皮囊肿，并不断增大。如为边缘较小囊肿，可以观察变化，如果囊肿较大或在中央区已经影响视力需要手术刮除，重新缝合或更换植片。

（六）植片拆线

术后拆线依据不同手术方式和缝合部位缝线的情况来决定，一般术后 6 个月可以酌情拆除角膜缝线。如有松线需及时拆除，如果此时植片与植床愈合不佳则及时重新缝合。缝线周围有新生血管长入，可考虑拆除缝线。拆线过程中还要考虑散光情况，通过间断拆线调整手术源性散光。

（七）糖皮质激素的应用

板层角膜移植术后植片排斥率很低，术后全身和局部应用糖皮质激素需依照不同的病情合理应用。对全板层角膜移植，有新生血管长入，可以在术后全身应用糖皮质激素。部分板层角膜移植仅需短期口服少量激素或者局部应用糖皮质激素即可。

（八）原发病的复发

板层角膜移植只剥离了部分病变角膜组织，而不是全层切除，术后存在原发病复发风险。感染性角膜炎术后要注意观察角膜植床和植片植床对合部位有无浸润病灶、前房渗出或积脓的变化，术后联合敏感药物治疗。如为原发病复发，若累及植片往往进展迅速，需要再次手术，可以行二次板层角膜移植，扩大切除范围和剖切深度。若累及全层角膜组织，则需改行穿透性角膜移植。

三、板层角膜移植治疗蚕食性角膜溃疡

蚕食性角膜溃疡（mooren's ulcer）表现为角膜缘无菌性进行性溃疡，严重者环绕角膜一周，仅留有岛状中央角膜未被累及。对于病情进展、药物无法有效控制者可以行板层角膜移植，去除病变组织，术后联合免疫制剂治疗。

手术方法如下：

1. 依据病变的范围、部位及形状选择新月形、半月形、指环状角膜移植。

2. 彻底清除病变的结膜、角膜和巩膜组织，结膜至少要切除到病变组织外 5～8mm。暴露巩膜，清除巩膜病变组织，予以烧灼。

3. 应用环钻或刀片划界至溃疡边缘外 0.5～1.0mm 的正常角膜处。修整植床的边缘使其整齐、垂直，基底层要尽量剥除病变组织到健康的基质层面。制作相同形状的角膜植片，予以对位缝合。

4. 切除的球结膜不需要复位缝合，使其自行修复，如果切除范围较大，可以行羊膜移植。

5. 手术技巧　由于角膜溃疡向深层发展，角膜组织变薄明显，术中容易出现植床穿孔。可以应用薄的板层组织进行修补，缝合穿孔区后再行板层移植。术中要尽可能地清除病变组织，降低复发概率。

6. 术后要继续应用糖皮质激素和免疫抑制剂控制原发病。

四、板层角膜移植治疗角膜边缘变性

角膜边缘变性（Terrien 边缘变性）是一种周边角膜变薄的疾病。角膜周边进行性变薄，可以自发穿破或在外力作用下穿孔，病程时间长。早期板层角膜移植手术治疗预后较好。

（一）手术适应证

角膜组织变薄明显，角膜散光影响视力难以矫正，病变穿孔。

（二）手术方法

1. 植床的制备　依据病变范围选择合适的角膜植片形状，可以选择半月形、指环状或全板层角膜移植。首先剪开球结膜，范围要超过角膜病变并烧灼止血。在角膜缘外 2mm 做板层巩膜切开，深度约 1/2 巩膜厚度，在角膜病变外 1～2mm 正常角膜划界，可调钻石刀做板层切开，厚度 0.25～0.3mm，与巩膜切口交汇。

2. 自巩膜侧板层剥离病变区角膜，至角膜病变最薄处可以轻轻撕除角膜上皮或刮除病

变区上皮，而不要盲目剥离，造成植床穿孔。

3. 植片的制备　取约 1/2 厚度的板层角膜植片，制成相同形状，比角膜植床略大，在巩膜侧和两个边角处固定，修剪合适后间断缝合。针距和松紧度适中。

4. 如果植床出现穿孔，需要进行修补，参照板层角膜移植术方法。术毕复位缝合球结膜。

五、板层角膜移植治疗角膜皮样瘤

角膜皮样瘤是一种先天性眼病，属于迷芽瘤。一般侵犯基质浅层，早期手术创伤小，反应轻，对位于角巩膜缘且侵犯深层者可行板层角巩膜移植治疗。

（一）手术适应证

明确诊断的角膜皮样瘤，患儿能够耐受全麻手术即可行手术治疗。

（二）手术方法

1. 植床的制备　在瘤体相近的直肌做牵引缝线，充分暴露瘤体，打开球结膜，选择合适直径的环钻，钻切约角膜厚度的 1/4，彻底切除瘤体及混浊的角巩膜。儿童角膜组织较软，一次钻切不要过深，如果深度不够可以再次加深剖切。

2. 植片的制备　选择保存的完整眼球，在相应的角巩膜缘区制作板层角巩膜植片，这样植片与植床的组织形态接近，对合良好，术后效果佳。植片比植床大 0.25mm，厚度与植床相当。

3. 10-0 缝线间断缝合 8 ～ 12 针，复位缝合球结膜。术后 1 ～ 3 个月酌情拆线。

六、板层角膜移植治疗真菌性角膜溃疡

（一）手术适应证

药物治疗 1 周以上无效，病变侵犯角膜基质浅、中层，未累及内皮层，无穿孔；病变范围累及全角膜或明显偏位于周边部的浅中层角膜溃疡。

（二）手术方法

1. 板层角膜移植治疗真菌性角膜溃疡的关键是角膜病灶必须彻底清除，任何残留的病灶均有可能造成感染复发，一旦累及植片则进展迅速，难以控制，只能改行穿透性角膜移植。

2. 首先应在术前仔细通过裂隙灯检查角膜病变的深度，观察有无内皮斑，早期的前房积脓可以是反应性积脓，不是手术的绝对禁忌证。术中剥除病变角膜后，应用氟康唑冲洗植床，检查植床是否有混浊和浸润，决定是否再次剖切。多次剖切植床会增加穿孔的风险，剖切过程中要保持植床干燥，避免反光，影响术者判断。对于术前即判断病变较深有可能累及全层角膜者，最好准备能够改行穿透性角膜移植的供体，术中如果发现病变已经累及内皮层，则不能存有侥幸心理，改行穿透性角膜移植。

3. 术后密切观察植床情况，继续应用抗真菌药物治疗，禁忌局部和全身糖皮质激素药物治疗。术后如果水肿消退，植片恢复透明，还可以利用共聚焦显微镜辅助判断有无复发。如病变复发可以再次试行剥除病变深层角膜，更换植片，或改行穿透性角膜移植。

其他并发症参见板层角膜移植。

第三节　角膜内皮移植术

角膜内皮移植术只移植角膜内皮，保留了正常的角膜上皮层及基质层，保持角膜前表面结构和功能的完整性；维持眼表的正常形态和屈光状态；避免缝线引起的散光、感染或诱发排斥反应；保持角膜正常的神经分布；损伤小，术后视力恢复快。手术适应证包括：角膜内皮功能失代偿、Fuchs 角膜内皮营养不良、虹膜-角膜内皮综合征和穿透性角膜移植失败等。

一、后板层角膜内皮移植

手术方法：在受体角膜 6 点位做一标记，应用 9.5mm 直径的负压吸引环放在角膜中心，制作一直径 9.5mm、厚度 160μm 的带蒂角膜瓣。应用合适直径环钻刻切，并剪除后部全层角膜。制备相同厚度的供体板层角膜植片，直径较后板层移植床大 0.25mm，置于植床，间断缝合。参照标记点将前板层角膜复位，原位间断缝合。

由于缝线的影响，术后主要的问题还是角膜散光和层间积液。

二、后弹力层撕除角膜内皮移植术

（一）手术方法

1. 植床的制备　选择合适直径的角膜标记环，标记角膜后弹力层和内皮层剥除的范围，一般可以选择 8.0mm 大小，以保证获得足够多的活性角膜内皮细胞数目。

在 3 点和 9 点位方向做辅助切口，上方角巩膜缘外 1mm 做 5mm 巩膜隧道（图 18-24），切开板层角膜进入前房，注入黏弹剂，用后弹力层剥除钩划开后弹力层，剥除后弹力层和内皮层，将其夹出（图 18-25）。平衡盐溶液冲洗前房内的黏弹剂。

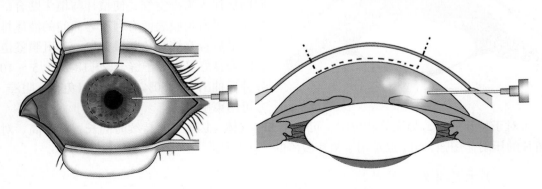

图 18-24　制作隧道，前房注入黏弹剂

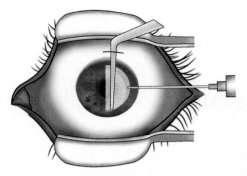

图 18-25　剥除、取出后弹力层和内皮层

对于角膜严重水肿的患者，后弹力层撕除等眼内操作比较困难，可以利用 25G 眼内辅助光源，解决这一问题。在前房注入空气，也能增加角膜的透明度，并利用气液界面的表面张力可更好地控制松动的后弹力层。

2. 供体植片的制备

（1）手工取材：板层分离角膜片，分离范围达全周角膜缘，取下等厚角膜片，内皮面向上放置，用与植床相同直径的环钻钻取基质内皮片。

（2）微型角膜刀取材：如果角膜厚度大于 570μm 可以应用 350μm 的刀头，如果供体角膜稍薄，可以用 300μm 的刀头，切去供体角膜的前基质。制备好的植片厚 100～120μm，既易于操作也足够薄，可以进入前房。太薄的植片易向中央卷曲，影响操作，对内皮损伤较大。

3. 植片植入前房

（1）应用镊子植入前房：使用直镊子或者类似人工晶状体植入镊的膝状镊子夹持移植片，将植片送入前房。使用镊子植入比较方便，但是内皮植片容易跟随镊子滑出前房，而且夹持的面积较大，损伤内皮多，而且要求切口要足够大（图 18-26）。

（2）应用缝线将植片植入前房：植片内皮面滴少许黏弹剂，对折放在滑片上，然后用 10-0 尼龙线全层穿过植片远端顶点，将缝线由切口对侧穿出。拖拉缝线使植片再滑入前房。此法内皮损

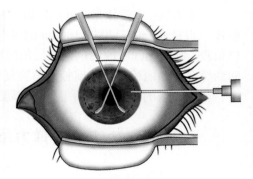

图 18-26　植入内皮植片

伤轻，通过调节缝线的方向和张力可以帮助展开植片；缝线可以保留固定植片，但缝线处会出现局部的内皮损伤和后弹力层脱离。

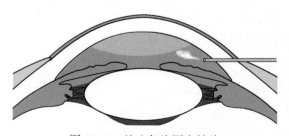

图 18-27　注入气泡固定植片

注入平衡盐溶液加深前房，展平植片，调整植片位置，使植床与植片边缘对合良好，向前房注入消毒空气，使植片与植床贴合，按摩、平滑角膜表面有利于界面间的液体排出。最后补充缝合角膜缘切口，如巩膜隧道口闭合良好可以不予缝合（图 18-27）。5～10分钟后抽出大约 50% 的气体，以免瞳孔阻滞，方可结束手术。

对于特殊病例，如无晶状体眼，可使用 SF_6 气体。因为 SF_6 持续时间长、浮力高、对植片的压附作用强，SF_6 也常用于植片脱落的二次复位。

（二）术后并发症的处理

1. 植片的脱位　最常见的并发症是植片脱位，但通过采取一些措施，可以避免植片脱

位的发生。

术中撕除受体角膜后弹力层制备植床后，轻刮植床周边部，使周边部角膜基质纤维暴露，从而使供体角膜植片边缘基质纤维与植床周边部角膜基质纤维相互作用，增加植片与植床的黏附。

延长气泡在前房停留的时间：患者保持平卧体位，延长患者术后仰卧位的时间。

在受体角膜表面轻压，尽量排除植片与植床层间的液体；在透明角膜表面做穿刺切口至角膜植片与植床之间，放出残留在植片与植床间隙的液体。

植片脱位的处理并不难，前房再次注入气泡，调整植片位置，保持平卧体位，通常可使植片复位。

2. 角膜内皮植片排斥反应　术后规律应用糖皮质激素，预防术后角膜移植排斥反应，如出现角膜内皮排斥反应，需及时药物治疗。

第四节　特殊类型角膜移植

一、指环状角膜移植

（一）手术适应证

病变位于角膜周边区，累及全周或大部分角膜缘区及部分巩膜组织，周边角膜变薄而角膜中央区未被累及。如蚕食性角膜溃疡、边缘性角膜变性等。

（二）手术方法

1. 麻醉准备　同板层角膜移植。

2. 植床的制备　明确病变范围，全周打开球结膜，止血。应用合适直径的环钻，作为内环钻，在中央区角膜环钻，深度达角膜的 3/4 角膜厚度；再选用大直径角膜环钻作为外环钻，涵盖全部角膜缘病变组织，环钻划界，如果病变累及巩膜，也可以徒手划界。

3. 植片的制备　应用异体眼球作为供体，利于植片的制备。先制作一带巩膜环的全板层角膜植片，置于角膜切割枕上，应用相应的环钻做切割，即可制备成合适的指环状植片。

4. 手术技巧

（1）需要彻底剥除角膜病变组织，同时使植床的钻切边缘锐利垂直，内环与植片匹配合适，才能达到很好的对位缝合，并减少术后散光。

（2）中央区环钻直径一般不小于 5mm，以保留光学区。

（3）剥离巩膜厚度不要超过巩膜厚度的一半，以防止损伤房角结构。

（4）内侧缝合可以选择连续缝合或间断缝合，外侧间断缝合。球结膜一定要复位，覆盖于植片的角膜缘区，以利于术后角膜上皮的修复。

5. 术后处理

（1）术后由于植片水肿，缝合过紧或房角损伤，可以出现一过性眼压升高，需要及时处理。

（2）层间积液等并发症的处理参见板层角膜移植术。

二、桥状角膜移植

（一）手术适应证

桥状角膜移植，适于角膜中央全层病变，而角膜周边为板层病变，或者角膜虽然无明显病灶，但周边角膜基质变薄明显，与植片无法匹配对合者，可以制作桥状角膜移植，去除角膜中央病灶，保留周边角膜基质，避免行大植片穿透性角膜移植可能出现的一系列并发症。

（二）手术方法

1. 麻醉准备　同穿透性角膜移植。

2. 植床的制备　先选用合适的大直径环钻做板层钻切，分离板层角膜组织，制备板层植床，再选用合适的环钻钻切中央区深层角膜，制备穿透的植床。

3. 植片的制备　将植片内皮面向上，应用预先选定的角膜环钻在中央区钻切，直径与角膜中央区病变切除的范围相匹配；钻切深度与周边板层植床相匹配。沿切口向周边区做板层分离，再用合适的大直径环钻切割，得到中央全厚而周边为板层的桥状角膜植片。

4. 手术技巧

（1）将植片置于植床后，穿透部分对合良好不需要单独缝合，在桥状部分间断或连续缝合固定植片。

（2）缝合完毕，应用弯的冲洗针头沿层间进入前房，注入平衡盐溶液或气体重建前房。

（3）术中植片与植床的剖切深度要匹配，否则容易出现植床与植片的内皮面对合不佳，术后植片水肿。

5. 术后处理　术后主要是房水进入层间，形成积液或形成间隙造成植片愈合不良。其他并发症参见角膜移植。

三、复合板层角膜移植

（一）手术适应证

角膜全层病变，若行全角膜移植手术后免疫排斥风险高；或在全板层角膜移植手术过程中，角膜中央区植床穿破无法修补，可行复合角膜移植，即中央区后板层穿透性角膜移植联合全板层角膜移植。

（二）手术方法

1. 麻醉准备　同穿透性角膜移植。

2. 植床的制备　先选用合适的大直径环钻做板层钻切，全层分离板层角膜组织，制备板层植床，再选用合适的环钻钻切中央区深层角膜，制备穿透的植床。

3. 植片的制备　植片制备时需选用完整保存的眼球作为供体。在供体角膜选用合适的环钻做板层切割，如果为全板层角膜移植可以在角膜缘后 1～1.5mm 巩膜开始做板层剖切，制作板层供体；在供体的角膜后部的中央区选择与植床匹配的环钻做钻切，角膜剪剪下供体的后部作为穿透性角膜移植的供体植片。

4. 手术技巧　在受体前房放入少量黏弹剂保护供体角膜内皮，内层穿透移植采用间断缝合 12～16 针，缝合时注意勿穿透全层角膜，减少术后层间积液可能和对内皮的损伤；前部板层角膜间断缝合。复位缝合球结膜，良好的对位缝合球结膜可以促进角膜植片的上皮修复。

5. 术后处理

（1）层间积液：术后由于角膜内皮功能未完全恢复，缝合渗漏和前后层移植片的曲率不完全一致，致使层间出现间隙，房水因眼内压力作用进入层间，形成双前房。随着内皮功能的加强，液体逐渐吸收，植片保持透明。一般双前房可不必处理，早期可以予以加压包扎、降低眼压处理，也可以在板层植片缝合间隙引流出层间液体，或在植片边缘穿刺，放出层间积液。对于长期存在的层间积液若植片透明也可以不予处理。

（2）继发青光眼：对于复合角膜移植，由于周边房角可能受损或由于双前房等原因出现瞳孔阻滞，可以造成眼压升高继发青光眼。需要早期发现，给予降眼压治疗。如无法控制眼压，需行抗青光眼手术治疗，防止过高的眼压对角膜内皮造成不可逆的损伤。

四、不规则角膜移植

（一）手术适应证

不规则角膜移植包括新月形、椭圆形、方形、三角形、梭形及其他不规则形状的角膜移植，多以板层角膜移植为主。主要目的是去除不规则的角膜病灶，减少损伤过多的正常角膜组织或为降低角膜移植免疫排斥的风险。临床较为常用的是新月形移植，其他类型多简化为圆形角膜移植。随着飞秒激光辅助角膜移植手术的开展，可以精确定制角膜植片和植床的形状，不规则角膜移植的手术操作难度会大大降低。

（二）手术方法

1. 麻醉准备　同穿透性角膜移植。

2. 植床的制备　根据角膜病变的范围制作合适形状的角膜植床，可以选择椭圆形或方形的特制的切割器械，对于新月形植床可以选用两个不同直径的圆形环钻刻痕。要求植床尽可能地做到边缘锐利整齐，基底平整。

3. 植片的制备　制作相同形状的移植片，一般比植床大 0.25～0.5mm，与植床相对应。板层植片可以比预留的多一些，根据植床大小进一步修剪。

4. 植片缝合　先缝合成角处，使植片对位准确，针距分布均匀，力量一致，减小术后散光。

5. 术后处理　术后主要问题为手术缝合或植片植床不完全匹配造成的不规则散光。可以通过调整拆线，验配合适的框架镜或接触镜来矫正，也可以行准分子激光手术，矫正术后屈光不正。

五、飞秒激光辅助角膜移植

（一）手术适应证

对于常规的穿透性角膜移植、层角膜移植，比较复杂的复合性角膜移植和不规则的角膜移植，手术的难点在于无法做到植片与植床的完美匹配，使手术源性散光增加，术后视力效果不佳。而飞秒激光的出现，为激光在角膜移植领域的应用提供了广阔的前景。当飞秒激光的瞬时功率密度达到或超过特定的阈值时，被照射组织就会因多光子吸收效应形成等离子体，连带产生等离子体微爆破效应，并形成一定程度的冲击波。在角膜等含水丰富的组织，会产生微腔气泡，这种微爆破效应使得各爆破点连成线，线又接成面从而实现组织的切削与蚀刻。

利用飞秒激光可以刻切出不同形状的完全匹配的植片和植床，并可以使之相互契合而不需要手术缝合，促进了屈光性角膜移植的开展。

飞秒激光应用于角膜移植，可以帮助制作各种特殊形状的角膜供体和受体植床，更利于手术愈合，如蘑菇状、锯齿状等，并能减少手术散光和伤口的破裂。由于飞秒激光的旁切割作用，它制作的切口比钻切的刀口愈合更快。在后弹力层撕除手术中辅助撕除后弹力层，使切面光滑整齐。

（二）手术方法

1. 飞秒激光辅助的穿透性角膜移植　"高帽式"和"蘑菇式"穿透性角膜移植。"高帽式"前部角膜切削直径为 7mm，后部直径为 9mm；"蘑菇式"则相反，前部角膜直径为 9mm，后部直径为 7mm。"高帽式"设计使得被移植的内皮的面积也增加，供受体界面间的接触面积大大增加，有利于切口的愈合；"蘑菇式"设计则更多地增加前部基质的移植面积，而减少内皮的置换面积，对于圆锥角膜和部分内皮功能正常的角膜营养不良病人来讲，保留了更多的自体内皮细胞，术后排斥反应概率也相应降低。飞秒激光不仅可以精确地聚焦到角膜的任何层面轻易制作穿透性的全层切口，还能够在植床和植片上均制作出相互完全匹配的切口，使其准确地对接为一个复合的几何面，而这一点是其他任何技术也无法比拟的。Buratto 等利用飞秒激光针对 7 位不同性质角膜病变的患者分别采取"高帽式"和"蘑菇式"两种术式。结果显示，术后 3 个月，所有术眼植片均清晰透明，且内皮细胞密度稳定，角膜厚度均恢复到正常范围。

2. 飞秒激光辅助的板层角膜移植　深板层内皮移植术，其主要优势就在于不需缝线固定植片，从而避免了穿透性角膜移植术的诸多缝线造成的并发症。但是，深板层内皮移植术在分离制作板层基质囊袋和去除角膜后弹力层，以及制备供体角膜内皮移植片过程中，手术操作复杂，技术难度大，不易掌握。手工剖切的板层界面的光滑程度较差，在术后愈合和提高术后视力方面均有影响。利用飞秒激光在手术中能够精准地切削制作供体后受体的浅层、深层角膜瓣，同时飞秒激光还能辅助进行后弹力层撕除，使切削界面光滑，在计算机的控制下手术简单，术后效果好。

3. 飞秒激光辅助不规则角膜移植　在不规则角膜移植手术中，最为困难的是制作形状完全一致、厚度相同的受体植床和供体植片，而应用飞秒激光，则能够很容易地制作出半月形、方形、三角形等各种形状的角膜移植片，大大降低手术难度，同时切口边缘整齐又有利于植片的愈合，减小术后散光。

4. 飞秒激光辅助角膜取材检查　对于性质不明的角膜病变，需要进行组织检查，应用飞秒激光可以准确地在病变区精确定位，切取较小直径的角膜组织进行活检，以帮助明确病变性质，确定治疗方案。

虽然飞秒激光在角膜移植领域有着巨大的优势和发展空间，但是，由于设备昂贵，使其目前在临床的应用受到较大限制。而且其手术治疗方面均处于摸索阶段，还要进一步总结经验予以完善。

六、紫外光核黄素交联法治疗圆锥角膜

（一）手术适应证

角膜的生物力学属性取决于胶原纤维、胶原纤维束和它们的空间结构组成。交联疗法的基本原理是在 370nm 波长紫外光作用下，光敏剂核黄素（维生素 B_2）被激发到三线态，产生以单线态氧为主的活性氧族。活性氧族可以与各种分子发生反应诱导胶原纤维的氨基（团）之间发生化学交联反应，从而增加了胶原纤维的机械强度和抵抗角膜扩张的能力。圆锥角膜患者角膜的机械强度下降，通过上述方法可以达到治疗目的。

（二）手术方法

1. 手术过程　除去角膜中央直径为 9mm 区域的上皮，将溶解于 20% 右旋糖酐的 0.1% 核黄素滴加到角膜表面，每 3 分钟 1 次，持续 30 分钟，在裂隙灯蓝光照射下，确认紫外光照射前核黄素已经进入前房。用波长为（370±5）nm，辐射度为 $3mW/cm^2$ 的紫外光照射 30 分钟，相当于 3.4J 的总照射能量。光束的直径控制为 9mm。在照射过程中，每 5 分钟用核黄素 / 右旋糖苷和表面麻醉剂冲洗 1 次角膜表面。照射结束后，抗生素眼膏涂眼，带接触镜，直至角膜上皮愈合。

2. 术后愈合　患者在治疗后 24～48 小时会有异物感、烧灼感和流泪，未见其他显著的临床并发症，包括内皮功能障碍、持续性上皮缺损、白内障及青光眼等。

在交联治疗后，角膜上皮荧光素染色阳性，2 天后染色消失。治疗后出现角膜水肿及角膜大面积的 Haze，治疗后第 7 天可逐渐消失。角膜基质显著水肿增厚，全角膜厚度与正常相比增加 100% 以上。治疗后 7 天角膜水肿消失，基质细胞数量开始增加，在邻近的未接受交联治疗的区域可见较大的纺锤形成纤维细胞。治疗后第 4 周，由于基质细胞的增生，全层角膜基质基本恢复正常，但是在浅层基质，仍可以发现基质细胞密度降低，甚至存在某些无基质细胞的区域。第 6 周，角膜基质内的细胞分布恢复至接近正常。

3. 手术要点

（1）去掉角膜上皮，破坏角膜上皮屏障功能，利于核黄素充分扩散进入角膜基质。

（2）在紫外光照射前，0.1% 核黄素溶液点眼最少 30 分钟，在交联过程中补充核黄素，

核黄素不仅是光敏剂，也是紫外光的阻挡物，以保护角膜内皮和眼内组织。

（3）紫外光为单一波长 370nm，接受交联治疗的角膜厚度必须在 400μm 以上，以确保角膜内皮不受损害。

第五节　羊膜移植术

羊膜是胎盘的内层，由滋养细胞层分化而来，正常羊膜薄而透明，无血管。羊膜与其下的绒毛膜粘贴紧密，但能与平滑绒毛膜完全分开。正常羊膜厚度 0.02 ～ 0.05mm，从内向外依次分为上皮层、基底膜、致密层、成纤维细胞层和海绵层。羊膜基底膜与眼表上皮基底膜组织成分相似，可以促进上皮细胞的黏附移行，促进上皮增殖和分化，抑制炎症反应。羊膜广泛应用于眼表重建、化学伤、无菌性角膜溃疡、复发性翼状胬肉、干眼症等眼表疾病的临床治疗。

（一）羊膜的处理和保存

新鲜羊膜最好取自健康足月妊娠产妇的胎盘组织，临床检查排除乙肝、丙肝、梅毒及 HIV 等传染性疾病。在无菌超净台将羊膜自胎盘剥离，无菌生理盐水冲洗血块，置于抗生素生理盐水（2.5μg/ml 两性霉素 B，1∶1000 妥布霉素，1∶2000 新霉素）中浸泡 40 分钟，纤维镜下刮除海绵层、部分成纤维细胞层和浆液性渗出。将羊膜上皮面向上，平铺于无菌的硝酸纤维膜，剪成 3cm×4cm 大小的组织块，置于含 50% 甘油的 DMEM 培养液中，–4℃保存 1 个月备用，或置于 –80℃长期保存。

（二）羊膜移植手术方法与技巧

1. 羊膜遮盖手术方法和技巧

（1）使用时自保存液取出羊膜组织，置于 1∶1000 妥布霉素平衡盐溶液中浸泡 30 分钟，备用。

（2）局部麻醉，开睑器打开眼睑。取羊膜组织上皮面向上平铺于眼表，10-0 尼龙线角膜缘内 0.5mm 连续缝合一周，角膜缘外 3 ～ 4mm 间断缝合固定于球结膜，剪除多余羊膜。术毕将羊膜下积液赶出，使其平整贴附。

（3）术后 7 ～ 10 天依据羊膜情况拆除缝线和羊膜，依据病情可多次手术。

2. 羊膜填充手术方法和技巧

（1）对于累及角膜基质深层的非感染性角膜溃疡，先清创、修整溃疡区角膜坏死组织。

（2）将羊膜折叠成多层填充于溃疡区，按照溃疡区形态修整羊膜大小，10-0 尼龙线间断缝合，使羊膜平整贴伏于角膜。可以不必考虑羊膜的正反面，但最后一层最好以上皮面向上。

（3）在外层再遮盖一单层羊膜，如上法缝合。

（4）外层遮盖羊膜术后 7 ～ 10 天拆除。内层羊膜缝线可以在术后 1 ～ 3 个月酌情拆除，羊膜组织将和角膜紧密愈合，不需拆除。

3. 手术注意事项

（1）羊膜和角膜组织要良好的贴附：羊膜移植获得治疗效果的根本保障是羊膜和角膜组织良好的贴附，手术缝合过程中使羊膜保持一定的张力，一边缝合一边用显微持针器或斜视钩赶出羊膜下液体，术毕羊膜要平整没有皱褶。如羊膜下液体积聚明显，可于6点位剪开一小孔，以利于引流。

（2）羊膜要覆盖结膜缺血区：化学伤的治疗中，羊膜不仅要覆盖角膜，同时要尽可能地覆盖结膜缺血区，以促进结膜修复和减轻瘢痕、粘连。如球结膜水肿严重，羊膜下较多积液要及时引出，防止角膜组织自溶。

（3）防止感染：应用羊膜填充组织缺损，术前要做真菌及细菌培养，确认无感染因素；术中需彻底清除病灶区的坏死组织，将羊膜缝合于健康的角膜基质区，才能达到较理想的治疗效果，否则羊膜会发生溶解、脱落，甚至使病情加重，出现角膜穿孔。如果溃疡或组织缺损较表浅，内层亦可只应用单层羊膜，缝合固定。

（4）观察羊膜下组织修复情况：羊膜遮盖术后可以通过荧光素染色观察羊膜下组织修复情况；如需要监测眼压，可以应用 TonoPen 眼压计测量眼压。

（王智崇　万鹏霞）

第十九章　抗青光眼手术

青光眼（glaucoma）是我国常见的致盲性眼病之一，其中手术治疗是目前青光眼治疗的主要手段之一。抗青光眼手术可以分为三种不同的类型：①为使眼球结构恢复正常而设计的手术（如防止瞳孔阻滞的周边虹膜切除术）。②为增加房水外流而设计的手术（如疏通原有房水通道的小梁切开术、前房角切开术、Schlemm 管切开术）；建立新的眼内排水途径的睫状体剥离术；建立新的眼球外排水途径的滤过手术（如巩膜咬切术、小梁切除术）。③为减少房水分泌而设计的手术（如减少房水生成速度的睫状体冷冻术、透热术、超声睫状体成形术）。此外，还有治疗恶性青光眼的后巩膜切开术、玻璃体切割术、晶状体摘除术、睫状体平坦部切开行玻璃体放液及前房注气术等。

青光眼手术类型多种多样（改良术式也很多），但与其他眼科手术相比，成功与失败的界限是很窄的。首先眼部组织的修复功能，在正常情况下对于病人是有利的，而在青光眼却可能导致手术失败。其次，虽然青光眼手术的操作技术并不十分困难，但手术目标却比较高，既要维持良好的视功能，又要恢复正常的眼压，二者兼顾并非易事。而且绝大多数抗青光眼手术均在角膜缘及前房角部位施行，因此要求术者必须熟练掌握局部解剖知识。此外，为使手术精细准确，减少对周围组织的损害，手术要求在显微镜下进行，因此，术者应具备良好的显微手术操作基础。

本章将主要介绍目前国内外主流的抗青光眼术式。但是，切记青光眼手术种类甚多，并无一种万全的术式，术者术前必须全面分析患者的具体情况，严肃认真选择合适的手术方式。只有细心选择病例，为具体病人精心选择适当的手术方式，细心操作，以及周到的术前、术后护理，才能有效提高手术成功率，降低并发症发生率。总之，青光眼手术成功的诀窍在于术者的灵巧操作和对不同患者、不同类型青光眼的不同手术处理及有卓见的分别对待。

第一节　周边虹膜切除术

一、概　　述

周边虹膜切除术（peripheral iridectomy）是抗青光眼手术中最为安全有效的术式，它通过全层切除一小块周边部虹膜组织，造成一个虹膜缺口，构成前、后房交通的旁路，使前后房之间的压力恢复平衡，从而可以缓解或消除瞳孔阻滞和虹膜膨隆状态，加宽房角，防止闭角型青光眼急性发作或再发作。主要适用于尚无广泛房角前粘连的原发性闭角型青光眼（早期，即间歇期、临床前期）和由于瞳孔阻滞引起的继发性闭角型青光眼。开角型青光眼无论早期或晚期、原发性或继发性慢性闭角型青光眼的晚期或持续性高眼压时间较长、房角闭塞为广泛性器质性粘连者、缩瞳剂无效者都不适于做周边虹膜切除术。该手术的优点是操作简单，对眼组织结构损伤较小，瞳孔保持正圆，视功能几乎不受影响。

目前由于激光技术的发展，应用 Nd：YAG 激光进行周边虹膜切除术已经成为常规选择。但是，激光治疗仍然不能完全替代手术，在一些情况下比如扁平前房、角膜混浊或者病人不能配合激光治疗时选择手术治疗仍然是明智的。因此，无论是否拥有激光治疗的条件，周边虹膜切除术的手术操作仍然是眼科医生需要掌握的一项重要技能。

二、操作方法及注意事项

虽然周边虹膜切除术方法简单，但是要做好这种手术并不容易。因为切口小，在手术过程中前房不能消失，剪除周边虹膜的大小要恰如其分，这些对初学者是有一定困难的。而且，选择这种手术的都是视功能较好的眼，所以万万不可掉以轻心。

1. 术前准备　眼科显微手术常规准备，在 6～10 倍显微镜下操作。术眼尽量保持静息，最大可能地减少内眼和外眼的炎症反应，必要时局部短期应用糖皮质激素以减轻炎症反应，提高手术效果。对于眼压高的患者术前要应用药物充分降低眼压，从而降低术中、术后出现暴发性出血、恶性青光眼和脉络膜脱离等并发症的可能性。同时过低的眼压也不适于手术操作，会导致虹膜脱出困难。术中保持小瞳孔对操作较为便利，因此，术前可用 1%～2% 毛果芸香碱滴眼。但是，过分缩瞳后，虹膜根部处于紧张状态反而不易牵拉虹膜，甚至仅切除虹膜前板层而残留色素层。所以缩瞳剂不易应用过频，术前 1 小时应用一次足够。

2. 麻醉　通常选择局部麻醉。1% 地卡因表面麻醉 1～2 次，2% 利多卡因或 0.75% 布比卡因近手术区球结膜下浸润麻醉，必要时可做球后麻醉。注意麻药中不加肾上腺素，以免瞳孔散大而不易掌握切除虹膜的大小（切除过多，甚至全切除），给手术操作带来困难。也可单独使用表面麻醉，术前应用 0.4% 盐酸奥布卡因或者 0.5% 丙氧苯卡因滴眼 2～3 次。

3. 固定眼球　可做上直肌牵引缝线固定或角膜缘牵引缝线固定。如果术者操作熟练，患者配合良好，也可嘱其眼球向下固视，让术区暴露于手术显微镜的术野中央，无需牵引缝线。

4. 制作结膜瓣　制作结膜瓣有助于减少术后切口的渗漏。通常手术切口在上方 11～1 点钟区域间选择一合适部位。如果考虑到今后有做滤过手术或进行白内障手术的可能性时，结膜瓣的部位应避开正上方而选择颞上方或鼻上方。过去手术部位的选择多在上述方位，原因还有这两个位置是房角最窄的地方。但是，不少患者由于上睑不能完全遮盖术后的虹膜缺损区，故下方视野中常有猫胡子状的半透明暗影出现，使患者术后长期受到困扰。因此，只要严格掌握周边虹膜切除术的适应证，手术也可做在 12 点方位，这样，上睑就可以将虹膜缺损区完全遮盖。

制作以角膜缘为基底的结膜瓣，高 4～5mm、宽 5mm 大小的半月形结膜瓣，剪开结膜及筋膜囊，分离至角巩膜缘，以便暴露手术野。也可以在角膜缘剪开球结膜，做以穹隆部为基底的结膜瓣。

5. 止血　将角膜缘表层血管稍予烧灼，热量不宜过高，以不透入深部组织、切开时没有渗血为原则。注意不要用肾上腺素点滴止血。

6. 角膜缘切口　角膜缘切口的位置应在角膜缘淡蓝色半月带前界（球结膜止端）与后界（淡蓝色的半月带与瓷白色的巩膜交界）之间的中 1/3 区，一般在前界之后 1.0～1.5mm

处，做一与角膜缘平行的垂直切口，直接切入前房。如果角膜缘标记不清，宁可切口稍前倾，确定有部分角膜组织后再切透进入前房，以免损伤睫状体。切口长度2.5～4.0mm，内切口宽度至少2mm，一般要求内、外口必须一致，切缘要光整。如内口过小，可以翻转刀尖伸入切口，用向上挑割的方法稍微扩大内切口。

可用剃须刀片、11号尖刀片或15°穿刺刀切开，前者刺入前房较安全，且能保证内口位置准确。用尖刀片时以划切法切开角膜缘较为安全。进刀不应过深，内外切口可不一致，内切口能达到1.5～2.0mm即够。周边虹膜切除术虽然不一定要求恰好剪去虹膜根部，但也不能离根部过远。内切口位置应在后弹力层与巩膜静脉窦（Schlemm管）之间，如内切口过分靠后（特别在急性闭角型青光眼），可能损伤睫状体，而且虹膜也不易脱出；如内切口过分靠前，在透明角膜内，则不易剪到虹膜根部。切口太窄，虹膜组织不能自动脱出，而切口过宽则虹膜脱出太多，整复虹膜较困难。做切口时还应注意不要让房水迅速流失，以至前房消失。

角膜缘切口除垂直切开法外，尚可先用刀片从淡蓝色的后缘稍稍倾斜做4mm长的半板层切开，在确认切开到达进入巩膜内的角膜组织之后，再做约1～2mm切开前房。此外，还有人将结膜瓣做得高一些，然后做一个基底宽2～3mm的半圆形浅层巩膜瓣，为1/2～2/3巩膜厚度，然后在深层组织半月带前后缘之间做切口，穿透后可直接见到虹膜根部，再做周边虹膜切除，巩膜瓣恢复后不必缝合，这种方法夹取虹膜比较容易，前房消失的可能性减少，亦减少其他并发症的发生。

7. 暴露虹膜（虹膜脱出）　切口穿通后，往往房水流出，虹膜常常随之自然脱出（嵌顿切口并露出切口外），同时可见相对应的瞳孔变形。如虹膜未能脱出，可轻压切口后唇（必要时可同时用无齿镊或斜视钩在180°的对侧角膜缘部轻轻压迫），虹膜便会随同房水脱出切口，形成一个小黑泡。如切口位置正确，自然或压迫而脱出的便是根部虹膜。但仍应观察瞳孔状态进行核对，如瞳孔位置变动不大即瞳孔稍向切口方向移动，呈梨形，则脱出的便是根部虹膜。若虹膜既不能脱出也不能压出时，一般可用显微小镊子或无齿镊子从切口伸入前房在近虹膜根部处将镊尖松开2mm宽，夹取虹膜，轻轻牵出角膜缘切口。但是，在伸入镊子前，必须了解虹膜不能脱出的原因，根据下述具体原因采取相应的处理方法：①切口太小，甚至内口未切穿：一般内口长度以2mm为宜。若无周边虹膜前粘连，其内口达1mm大小即可使虹膜脱出。若内口太小，可用刀尖扩大切口，但应注意不要损伤晶状体。②切口位置不当：切口位置过于靠前或靠后。过后的切口不能通入前房，而且可能伤及睫状体。在加压切口后唇时虹膜仍不能脱出应注意切口是否过于靠后，如果确实在睫状体上，必须缝合切口，改在他处另做新切口以完成手术；也可以在原切口旁侧略向前方延长切口，通至前房后做虹膜切除。过前的内口，通常是由于进刀时刀刃过于前倾所致。在这种情况下，虹膜也不易自行脱出，或脱出后瞳孔明显上移。如果此时切除脱出的虹膜，很可能只剪到虹膜中幅，甚至剪到瞳孔缘，而根部虹膜却不能剪除。在切口过于偏前的情况下，注意不要损伤晶状体，拉出虹膜切除之；或者缝合切口，另在他处做新切口；也可以从切口旁侧向后方扩大切口，整复虹膜后，再用镊子夹取根部虹膜剪除之。③眼压太低：眼压太低时虹膜也不能自行脱出，可用镊子拉出虹膜。也可用虹膜铲压迫切口后唇，斜视钩置于对侧角巩膜缘轻轻施压。④周边虹膜前粘连：通常用镊子可以拉出虹膜周边部，也可将切口稍扩大3～4mm，伸入虹膜铲进行分离。操作时注意避免房水流失过多和损伤角膜后弹力层。若在术前做动态房角镜检查，把切口选择在无前粘连的部位则是最好的。⑤虹膜已有穿孔：如切开前房时进刀太深，刀尖损伤虹膜引起虹膜穿孔，使前后房沟通，虹膜不能自然脱出，用无齿镊（Bonn镊）拉出虹膜组织，必要时稍稍扩大切口。操作中避免损伤晶状体和注意色素上皮层的残留。如果虹膜脱出后，瞳孔明显上移甚至看不到虹膜中幅，表示脱出的不是根部虹膜；或者由于切口太大、虹膜脱出太多之故。宜先用虹膜恢复器先把虹膜复位，再用镊子伸入前房，从切口后方夹出根部虹膜，加以剪除。

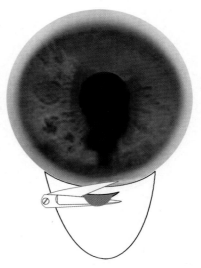

图 19-1　周边虹膜切除

8. 剪除虹膜　用平头镊或虹膜镊紧贴切口后唇，夹住脱出或拉出切口外的虹膜组织，轻轻向前向上提起扶直，若瞳孔已稍上移则不必再向外牵拉，即可做周边虹膜切除。用微型虹膜剪或 Vannas 剪平行紧贴于角膜缘切口平面，将虹膜剪去（图 19-1），如此紧贴切口剪除虹膜，就不会有虹膜组织残留在切口之外。若虹膜呈球形鼓出，可先做放射状虹膜切开，待房水流出后将平复的虹膜送回前房再做根部切除。切除虹膜的大小以稍大于巩膜内口为宜，缺损的基底为 1.5 ～ 2.5mm（其面积以 2 ～ 2.5mm² 为宜）。缺损太大如形成另一瞳孔，使患者感到不适；缺损过小，可因术后炎症反应或老年人的晶状体增大而被阻滞，失去了手术作用。如术中发现剪除的不是根部或近根部虹膜，则手术可能会失败。对于这种情况，宁可更换位置另做虹膜切除，也不要再从原切口伸镊子去夹取根部虹膜，因为这样做很可能损伤晶状体而致术后白内障。若再需用镊子伸入前房夹取虹膜时，镊尖不宜向前倾，应垂直于切口或稍向后倾夹取，才能较少发生上述错剪虹膜位置的情况。

若剪除时提起虹膜不足（板层）或剪除虹膜过小可致色素上皮层残留。当然被切除的虹膜组织一定要包括色素上皮在内。因此，剪出的虹膜应放在纱布上检查，如不见有特别黑的色素上皮层，表示未剪到虹膜全层，必须做补充剪除，否则达不到沟通前后房的目的。补充剪除时，不宜由原切口再次进行切除，因为不仅操作困难，而且容易损伤晶状体。可将切口向一侧扩大，另行剪除根部虹膜。若术中未常规检查被剪除的虹膜，术后才发现色素上皮层残留，可以再次手术或行激光打孔。术中若用弯角膜剪分两次做虹膜切除可保证不会残留色素上皮层。第一次切开虹膜全层，在确认房水从切口流出之后，再做第二次切开，以完成周边虹膜切除手术。

9. 整复虹膜　剪除虹膜后，虹膜有时会自行退回前房，切口自动闭合，这时可用平衡盐溶液或林格液冲洗切口，以冲去脱落的色素，并有利于虹膜的恢复。如果虹膜不能自动回复，而且前房没有消失，则整复虹膜非常容易，只要隔着结膜瓣，用虹膜恢复器在切口外沿子午线方向做几次按摩（从结膜面轻轻按摩切口表面），残留在切口内的虹膜即可复位。若仍不能退回前房，可以用镊子轻轻提起切口前唇或用虹膜恢复器自角膜缘前轻轻向瞳孔方向的角膜中央推拨数次，使虹膜完全退回前房。虹膜完全回复的表现是瞳孔回到正中位置，呈圆形或上方稍扁平，并可透过角膜见到根切口的前缘，即周边

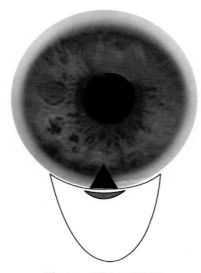

图 19-2　周边虹膜切除

虹膜缺损处（图 19-2）。

经上述处理虹膜仍不能完全退回前房内，或瞳孔仍有上移现象，表示有虹膜组织嵌在切口上，可用钝头的显微虹膜恢复器或显微剥离器分别由切口的鼻侧和颞侧伸入切口内略达前房，向中央轻轻整复 1 ～ 2 次，使嵌顿在切口两端的虹膜切缘松动退回，至瞳孔呈圆形，尽量不要将虹膜恢复器从切口中央伸入前房进行整复，以免损伤角膜内皮或晶状体。如果瞳孔已回复正位，切口内虽有虹膜微丝存在，也不必再伸器械入前房进行整复。

10. 恢复前房　一般周边虹膜切除术术中前房不会完全消失，不必恢复前房。但若术毕前房消失者，可前房注入林格液或平衡盐液。可用前房冲洗针头轻压后唇，将周边虹膜冲离切口以助瞳孔复位同时充盈前房。如术毕看不清周边切除口时，可用乙酰胆碱缩瞳，以暴露切除口。

11. 缝合角膜缘切口　对合良好、3mm 长的小切口可不予缝合。但为了促使前房迅速恢复，可做一针间断缝合。缝线可以预置，也可以后置，可以埋在结膜下，也可以穿出结膜外以备拆线。切口的缝合还有助于避免术后切口渗漏（尤其是手术时有残留虹膜组织嵌在切口处，则可形成永久性渗漏）。

12. 缝合结膜瓣　结膜切口可做连续或间断缝合，使结膜瓣复位。也可采用 Chandler 法把角膜缘切口和结膜切口用一个缝合线缝合。术毕结膜囊涂地塞米松和抗生素眼膏。

手术结束时前房应该存在，瞳孔形圆，切口对合良好，眼压维持在 10 ～ 20mmHg。

三、术 后 处 理

术后需每日观察手术后眼部反应，球结膜、角膜和前房情况及眼压情况。根据虹膜和前房反应调整眼部用药。对于虹膜炎症反应明显的，除局部应用抗生素和皮质类固醇激素眼药水外，还需用短效散瞳剂，以防止虹膜后粘连。

四、主要并发症

1. 虹膜炎　为术后反应性症状。轻微者无须处理。较重者可用散瞳剂、抗生素和皮质类固醇激素等药物治疗。

2. 前房积血　多发生在角膜缘切口偏后，或剪虹膜根部组织时出血。少量前房积血，可以自行吸收，无需处理。前房积血较多时，应冲洗前房。

3. 虹膜色素上皮层残留　多见于做虹膜剪除时，只用镊子提起了虹膜浅层或切除虹膜过小所致。也见于术前较长期应用缩瞳剂，使虹膜根部过于紧张的情况。全部遗留色素上皮层的情况下，需补做切除，可应用激光或手术行周边虹膜切除。

4. 外伤性白内障　多发生于角巩膜切口不正确，虹膜不易自行脱出，反复多次镊子夹取虹膜根部而致晶状体损伤；或眼压过高时，虹膜脱出过多，反复用虹膜恢复器恢复虹膜的情况下。在手术显微镜下操作可以减少该并发症的发生。

第二节 小梁切除术

一、概　　述

小梁切除术（trabeculectomy）是 Cairns（1968）首先提出，Wastson（1969）改良的一种抗青光眼显微手术。Cairns 设计术式时的目的原本是切除一段病变的小梁和 Schlemm 管，使房水直接经后两者的断端进入管腔，恢复房水排出的生理通道，使眼压下降。但目前已有大量的临床实验研究提示手术实际上也属滤过性手术。因为有滤过泡出现者，绝大多数眼压控制在正常范围，而外观无滤过泡者，只有少数眼压被控制。因此，小梁切除术可看作是一种巩膜板层造瘘术，它通过在半层巩膜瓣下，切除一小段包括小梁和 Schlemm 管在内的角巩膜缘组织，让房水经巩膜瓣下再弥漫到结膜瓣下形成滤过泡而降低眼压。不过，虽然多数学者认为小梁切除术是一种外引流手术，但并不排除房水通过 Schlemm 管断端排出也起到降压作用的可能性。

小梁切除术后形成的滤过泡特点是弥散、扁平、位置靠后。传统的滤过手术是一种巩膜全层滤过术，术后易形成房水过多渗漏、前房延迟恢复、角膜失代偿、周边前粘连、白内障等并发症；此外，尚有滤过泡薄而易破裂，出现感染性眼内炎的危险。为减少这些并发症，后来逐渐提倡行巩膜瓣下巩膜切除术。而由 Cairns 首倡的小梁切除术，经许多学者改良而成为目前的小梁切除术。小梁切除术与全层巩膜切除滤过术的主要不同点在于滤过口上覆盖着一层半厚的巩膜组织，因而较少形成囊样薄壁滤过泡，相应减少了眼内感染的机会；此外，手术在显微镜下操作也较易掌握。小梁切除术是目前国内外最常用的抗青光眼手术方式，广泛应用于各种类型的青光眼。

二、操作方法及注意事项

小梁切除术目前有很多种改良方式，但大同小异，手术的基本原理和基本操作是一致的。

1. 准备手术显微镜　小梁切除术的成功与否，能否形成一个有功能的滤过泡，决定于多方面的因素，手术操作是关键之一。如能应用手术显微镜，可使术者的操作更准确、更细致，尚能避免周围组织的损伤。因此，小梁切除术应在手术显微镜或双目放大镜下进行。一般操作用 5 ～ 6 倍，定位 Schlemm 管用 25 倍。

2. 开睑与麻醉　用开睑器开睑，做球后和球结膜下或仅做球结膜下麻醉。结膜下注射麻药量不宜过多，0.2 ～ 0.5ml 即可。麻药过多则形成大泡，既妨碍上直肌缝线，还不利于包括筋膜囊在内的完整结膜瓣的制作。最好从颞侧（9点半，用于右眼）或鼻侧（9点半，用于左眼）进针，以确保结膜瓣表面无针头穿通伤口。此外，注射麻药时应注意针头方向，针头不应触及巩膜壁，以免伤及浅层巩膜血管，造成球结膜下血肿。对于能够很好配合的患者，也可在表面麻醉下手术。

3. 上直肌牵引缝线　小梁切除术时的上直肌牵引缝线的位置应稍高，以便做成一个较大的结膜瓣。在固定上直肌时，助手使眼球下转，如术者一手持结膜镊子，则在离角膜缘部约 10mm 处夹住结膜，一边向角膜缘部牵引，一边另一手用有齿镊夹住上直肌，其后放松结膜镊，做上直肌固定，则结膜不至被牵引向上直肌固定线，可以呈十分松弛状态，有利于结膜的切开。此外，也可先做结膜切开，然后再做上直肌固定。对于能够很好配合的患者，也可配合患者的眼位（下转位），无需上直肌牵引线固定眼球；对于不能很好配合的患者，也可在上方角膜缘内 1.5mm 处用 6-0 或 7-0 丝线缝线牵引眼球下转。

4. 前房穿刺　可在颞侧角膜缘内 1.5mm 处预先做一前房穿刺，以便术中检查滤过道通畅与否（如术中向前房注水，巩膜瓣隆起则表明通畅）。此外，术后前房形成不佳，可经此切口充盈前房。此项操作不会发生并发症，故可视作手术常规步骤。

5. 制作结膜筋膜瓣　小梁切除术后滤过泡的形成与否，做结膜瓣是关键之一。

（1）手术部位：首要条件是所选择部位的结膜能自由移动而无粘连瘢痕。通常选在 12 点方位，特殊情况下（如考虑有再手术的可能性）可选在颞上或鼻上，但尽可能不要在鼻侧或下方。

（2）类型：①作以穹隆部为基底的结膜瓣（图 19-3）。目前多趋于用这种结膜瓣。因其有以下优点：表层巩膜和小梁切除区的暴露良好；结膜瓣破损机会较少；操作容易；对筋膜损伤较少，当在角膜缘处分离后可整片向上翻转；结膜瓣前缘与角膜缘间形成的粘连可使房水向后引导而形成一较弥散的滤泡。但是这种结膜瓣如愈合不良，有引起房水外渗的危险；可以在结膜瓣做好后再行上直肌牵引缝线（图 19-4）。②做以角膜缘为基底的结膜瓣，有的术者喜欢选用这种结膜瓣。应注意这种结膜瓣的高度一般强调 8mm（切口至少离开角膜缘部 8mm），但也不宜太高到穹隆。如果过高，术终缝合时由于切口上唇结膜后退，可错误地将筋膜与切口下缘的结膜缝在一起。太低则有可能与巩膜瓣上切口重叠而漏水。实际上，每个人的眼球大小不同，老年人或多年沙眼患者的结膜囊往往短浅，使用开睑器又使结膜紧张，剪开结膜后很难达到 8mm，必要时可用眼睑牵引缝线拉开眼睑。一般于上直肌牵引缝线固定后，用镊子夹起包括其下筋膜的结膜。先在牵引线下方 1～2mm 的结膜面剪一个小口，注意应将筋膜囊与结膜一起剪开（任何滤过手术都要求一个完整的结膜瓣即包括结膜及其下的筋膜囊），不包括眼球筋膜的结膜瓣易向下移位，以后形成的滤过泡过薄，会增加结膜瘘和继发感染的机会。分离直达巩膜面后，用剪刀伸入切口两侧，同时将球结膜及眼球筋膜平行角膜缘剪开，这样就能保证做一个大而完整的弧形结膜瓣，而且不致损伤下面的肌肉。结膜瓣的宽度（向两侧扩大的长度）应该只是为了足以暴露出巩膜的必要宽度为限，一般为眼球的一个象限，约 10mm。还可以稍扩大以利于手术的操作。结膜瓣完成后，如下方仍有部分组织与巩膜表面牵连，可提起结膜瓣，用剪刀平行巩膜面剪断之。应注意避免用剪刀在巩膜面粗暴分离，以防撕乱眼球筋膜和造成巩膜面出血。术中过多损伤球结膜或出血，易产生术后瘢痕粘连，影响滤泡形成，甚至手术失败。眼球筋膜如过度肥厚，分离后层次紊乱，则容易引起术后瘢痕过度增生，尤其是青少年，故宜适当修剪切除，使之变薄平整。切除球筋膜的优点是可以减少纤维组织形成而使术后滤过泡较薄，对年轻人、黑种人和有炎症病变的患者，切除球筋膜可提高成功率，但也有缺点，如花费时间较多，有时相当于做一个小梁切除术；增加结膜损伤的可能性；尤其是很薄的滤过泡有增加穿孔和感染的可能性。

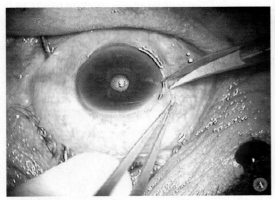
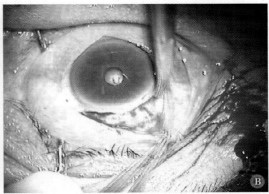

图 19-3 做穹隆部为基底的结膜瓣

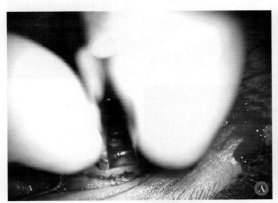
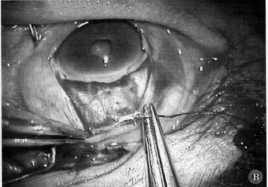
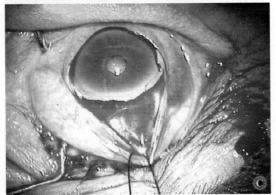

图 19-4 上直肌牵引缝线

6. 止血　完成结膜瓣暴露巩膜后，用大头针或双极电凝烧灼巩膜面的小血管及出血点，并可烧灼成比将要切开的巩膜瓣大 0.5～1.0mm 的 "U" 形或其他拟切成的巩膜瓣形（图19-5）。止血是非常重要的，因为血液内含有生长因子，它可以促进结膜下间隙成纤维细胞的增生，最终引起巩膜板层间尤其上巩膜及结膜下交界处形成瘢痕而致手术失败。止血要彻底，但温度不要太高，烧灼面积应尽量缩小，防止组织坏死。Parrish 曾试图以最少量的组织坏死来达到止血目的，然而坏死更易产生炎症及增加瘢痕形成的可能性，这样可致术后瘢痕粘连。适当的止血不会影响手术效果，可避免切割巩膜时渗血。但做巩膜切口时，有时遇深层出血，可以压迫止血，或在伤口两端烧灼止血。止血后，残留的血块、组织碎屑必须用平衡盐液彻底冲洗干净。至于是否应用肾上腺素止血应正确对待，其优点是对渗出有良好的止血效果，缺点是扩瞳，不利于周边虹膜切除。此外，还有血管后扩张的药物副作用，反而引起术毕出血。

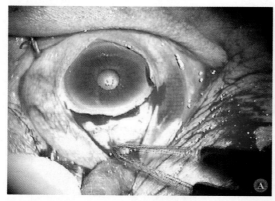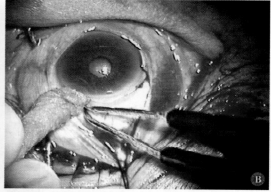
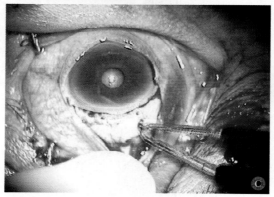

图 19-5　双极电凝烧灼止血

7. 制作板层巩膜瓣

（1）大小与形状：一般做成 5 ~ 6mm 宽（即平行于角膜缘切口的长度）、4 ~ 5mm 高（垂直于角膜缘创口的长度）长方形，或 5mm×5mm 大小的正方形（三边切缘均为 5mm）；或边长为 5mm 的底在角膜缘的等腰三角形；另外也可做成相应大小的梯形、半月形等（图 19-6）。一般认为做方形巩膜瓣为佳，其他形状的巩膜瓣并无特殊优点。随着微创小梁切除术的普及，巩膜瓣的大小也逐渐变小，通常为 4mm×3mm 的梯形巩膜瓣。

（2）巩膜瓣厚度：巩膜瓣的厚度一般不应小于全层的 1/2，以 2/3 ~ 3/4 为佳，瓣越薄，则其后作为从小梁切除部位流出的房水屏障作用就越弱。临床经验提示，巩膜瓣的厚度与降压程度有关，瓣越薄，降压幅度越大。太薄的巩膜瓣还自行收缩，缝合时对合不密，容易引起引流过畅，前房不形成、虹膜脱出等并发症。切口的深度要一致，因为下一步所分离的巩膜瓣的厚度的一致性在很大程度上取决于切口的深度是否一致。

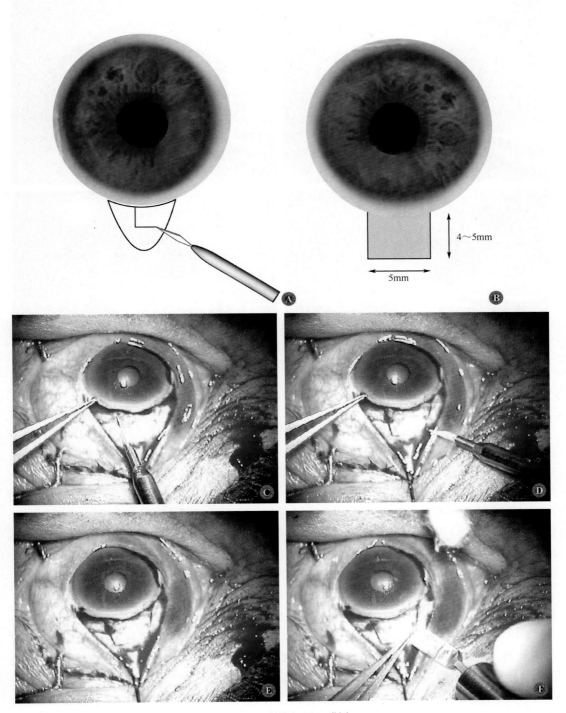

图 19-6 制作板层巩膜瓣

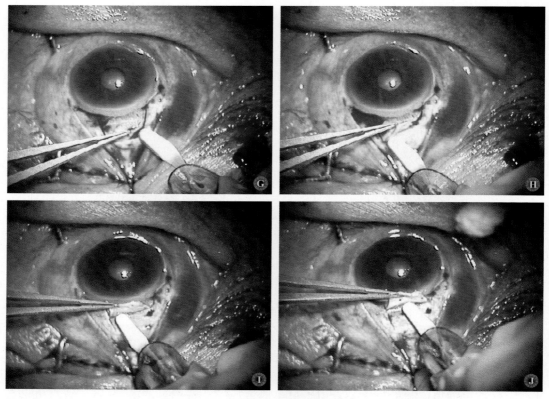

图 19-6　制作板层巩膜瓣（续）

（3）剥离板层巩膜（制作巩膜瓣）的操作方法，先用剃须刀片或圆刃刀勾画出巩膜瓣的轮廓，在角膜缘后 4 ～ 5mm 处做一个 5 ～ 6mm 长的深达 1/2 ～ 2/3 板层巩膜切开，再由切口两端向角膜缘（若从角膜缘向切口两端切则较顺手）各做一同样深度的垂直切口。然后一边用显微有齿镊夹住切口的左上角，一边用刀片按原切口深度向前即角膜缘方向剥离，边剥离边用小棉签擦压止血，以便在清晰的视野下准确操作，注意在剥离巩膜瓣时要保持在同一层面上进行，一直越过角膜缘部淡蓝色前界直达透明角膜内 0.5 ～ 1.0mm，形成一个小巩膜瓣。剥离时必须保持原切口深达 1/2 ～ 2/3 板层厚度。一边注意瓣下巩膜能透见灰黑色葡萄膜的颜色，一边确定巩膜瓣的厚度。当制作超过 3/4 厚的巩膜瓣时，应注意不要切穿巩膜进入前、后房或睫状体上腔，在巩膜壁较薄的先天性青光眼者尤为注意。当然更不能剥破上板层，尤其是接近角膜缘处的巩膜瓣。

（4）应用抗代谢药物：通常根据患者的人种、年龄、结膜和球筋膜的厚薄选择应用抗代谢药物。目前手术中最常应用的抗代谢药物是丝裂霉素 C，浓度 0.2 ～ 0.5mg/ml，应用 2 ～ 5 分钟不等，用 100 ～ 200ml 的平衡盐液彻底冲洗。

8. 小梁切除　多数学者认为小梁切除的大小应为 4 ～ 5mm^2，这样才能保证疗效及防止术后前房恢复延缓。实际上，切除 1mm^2 的切口滤过功能已远远大于房水产生的速度（2 ～ 3μl/min）。切除小梁的方法及顺序有多种：

（1）方法一：在角膜缘淡蓝色半月带后界（闭角型）或后界稍后约 0.5mm（开角型）

即 Schlemm 管稍后的巩膜嵴处。为便于 Schlemm 管的定位，可先在角膜缘做前房穿刺，放出少许房水但不要抽空，由于眼压下降，可见 Schlemm 管充血。用刀片沿巩膜嵴并平行于角巩膜缘，将底层巩膜切穿直达前房，切口长度为 3.5 ～ 4.0mm，然后用 Vannas 剪或小梁剪由此切口的两端向角膜方向做两个垂直切开，长度为 1.0 ～ 1.5mm，约达 Schwalbe 线。所有切口都要全层切透。切穿后常有虹膜自动脱出，这时可用 Vannas 剪或其他尖头小剪在膨出的虹膜上剪一小口，让房水溢出，虹膜即不会再进一步外脱。用显微无齿镊或有齿镊轻轻提起已经三面游离的角膜缘组织（巩膜瓣），用 Vannas 剪或小梁剪紧贴其前缘与角膜缘平行将包括 Sehlemm 管在内的整块小巩膜瓣剪下，其大小一般为宽 1 ～ 1.5mm，长 3 ～ 4mm。剪切时，剪刀不要倾斜。以免留下深层的角巩膜残片，致使滤口的有效面积减少而影响引流效果。

（2）方法二：可先将要切除的长方形组织画出轮廓，其后从子午线方向的两边进入前房，以后按后缘、前缘的顺序用剃须刀片或 Vannas 剪切除包括前房角小梁网在内的一块组织。注意不要残留前房角小梁网组织，完整地切除长方形块状组织。

（3）方法三：用剃须刀片在角膜缘淡蓝色半月带后界之后 0.5mm 处做一与角膜缘平行的切口，长 3.5 ～ 4.0mm，再在此切口前方 1mm 透明角膜区做一平行、等长的切口，上述两切口均暂不切透。接下去将连接两平行切口的两端切透，使房水流出一部分，而虹膜不脱出，然后再将后面的平行切口切透，此时三面已游离，用小的无齿镊子提起此条深层巩膜组织，用角膜剪将其完全剪下（图 19-7）。

（4）方法四：先在透明角膜相当于 Schwalbe 线稍前的位置上做一切口，然后用细镊子夹住巩膜瓣的全层，在其两端做垂直切开。切口进入前房，两端切口较表层巩膜瓣约小 1mm。当板层翻转逐渐向后牵拉时，房角结构可暴露清晰。确定巩膜突后，则可沿此线将其剪开，剪下一条 1.5 ～ 4.0mm 的窄条。这样脉络膜上腔不会被打开，避免了创伤性睫状体剥离，术后睫状体脉络膜脱离的机会相对减少。

（5）方法五：先在透明角膜相当于 Schwalbe 线稍前的位置上做一切口，然后将咬切器（kelley punch）对准切口后唇咬切，可看到咬切器上白色的巩膜组织块，如果切出的组织块太小，可以在两侧平行咬切数下，直到切除掉满意大小的巩膜组织。

在手术显微镜下 Schlemm 管易定位，为做出准确的组织切除，可先在靠近原切口一端的角膜缘上，做一垂直的小切口，看见白色巩膜逐渐移行到透明角膜处，逐渐加深切口，最后可见一小凹沟，此即 Schlemm 管，若用小梁切开刀或小注射针尖（按角膜缘弧度加以弯曲），插入 Schlemm 管内则能明确该管所在。此时，在此管后界做后方的平行切口，然后按方法一做小梁切除术，被切除的组织块由角膜、前房角小梁网（包括 Schlemm 管）组成，很少包括巩膜突。如无手术显微镜，Schlemm 管的定位除方法一按一般解剖位置（角膜缘半月带后界后约 0.5mm），尚可利用解剖标志定位，即在较薄的巩膜床上，距角膜缘后界约 2mm 处可见小黑点，该处为 Schlemm 管排出管，有时可见有水由此流出。可在小黑点前面切除一条 1.5mm×4.0mm 的巩膜，即包括小梁及 Schlemm 管。但是，小梁切除术在本质上也是滤过手术，故没有必要特别强调仅切除前房角小梁网。特别是切口不应太偏后，以免损伤下面的睫状体造成出血、睫状体剥离、术后低眼压及术中玻璃体脱出或术后玻璃体嵌顿于切除口。

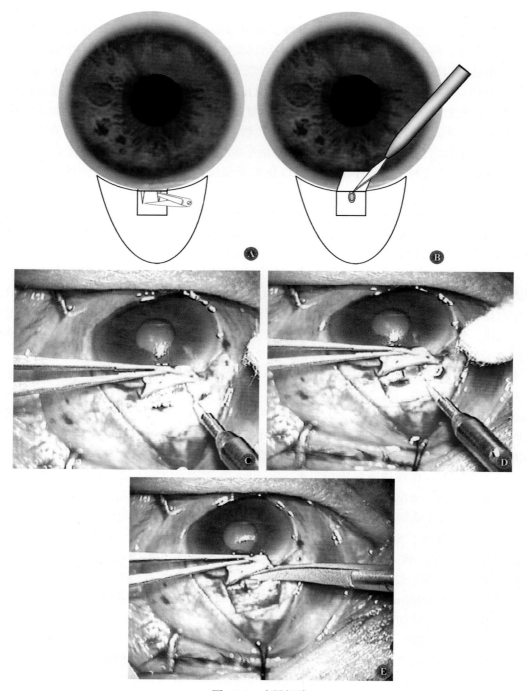

图 19-7 小梁切除

9. 周边虹膜切除术 小梁切除后应用平衡盐液冲洗创口，并防止外来异物滞留在伤口内，诱发异物肉芽反应。手套上的滑石粉、棉花纤维等是最常见的外源性异物，必须严防落入手术野内。此外，还应注意不要有小的小梁条带落入眼内。做周边虹膜切除术时，先将虹膜整复，使瞳孔大致回复到中央位置，然后用显微无齿镊或有齿镊在近开口部的前缘夹住滤口下的全部虹膜组织，一次较宽地切除与开口部位相应的虹膜，切缘最好能略超过滤口的边缘（见第十四章）（图 19-8），以防术后虹膜前粘连等。对虹膜上已有新生血管者，除小梁切除应大一些外，虹膜切除也应大些，可用电凝虹膜剪做虹膜切除以防出血，也可先用双极电凝睫状体突及虹膜面新生血管，然后再用普通虹膜剪切除虹膜。完成虹膜周边切除后，用平衡盐液再次冲洗创口。再整复虹膜，一般只要将巩膜瓣暂时放回原处，用虹膜恢复器在巩膜瓣上轻轻按摩几下即可顺利恢复虹膜，尽量不用任何器械伸入滤口内进行整复，以免损伤睫状突及晶状体。整复后瞳孔复圆（或上方稍扁平），居于中位，虹膜切口清楚可见，滤口内往往可见到睫状突及晶状体赤道部或悬韧带，并有房水徐徐渗出。

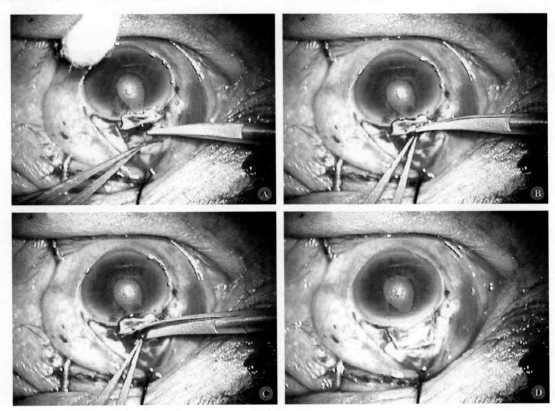

图 19-8　做周边虹膜切除术

10. 缝合巩膜瓣　巩膜瓣复位展开后，一般用 9-0 或 10-0 的尼龙线或 8-0 可吸收缝线沿巩膜瓣后缘缝合 1～3 针，以便巩膜瓣回复原位。缝合的数目和结扎的松紧程度要视前房形成的状态和术后可能发生的情况予以调整（图 19-9）。过去缝合巩膜瓣两侧及后缘共 5～7 针，使切口对合较紧密，但目前一般方形巩膜瓣缝合两上角各一针，必要时后缘中间再加一针。三角形巩膜瓣缝合两腰及顶点各一针。也有仅缝合一针或一针也不缝合，甚至在一侧还做一巩膜切开或在巩膜瓣远端切除 2mm。少缝或不缝者有人尚在其周围稍加以烧灼。两侧所作缝线常可磨损覆盖的球结膜导致渗漏，故宜用细线缝合。一针不缝者术后浅前房的机会较多。考虑到术后前房不易形成、巩膜瓣太薄而收缩，还是以缝合 1～2

针为好，以求对合紧密。

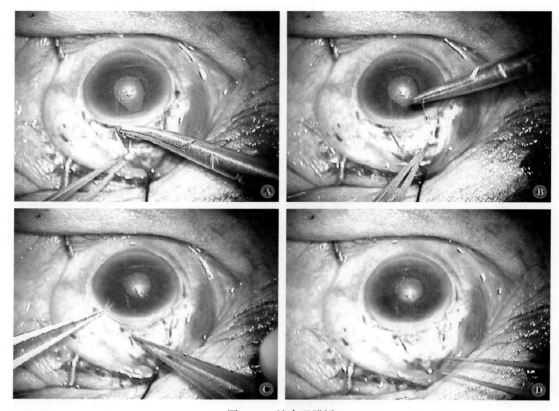

图 19-9　缝合巩膜瓣

　　目前应用可松解的巩膜瓣缝线技术、激光拆线术，使术者在小梁切除术后可根据情况在任何时间去除巩膜瓣的缝线来调整眼压，既可减少过度滤过引起的浅前房，又可在术后早期以激光切断缝线（根据需要决定切断几根和什么时间切断）来增加滤过，取得眼压更低的效果，已成为目前抗青光眼手术改良的新趋势。

　　11. 恢复前房　小梁切除术毕一般前房可自行形成，如不形成可经前房穿刺口注入平衡盐液或林格液，并检查滤过量，根据滤过量调整缝线松紧。但应注意，前房过深常可牵拉晶状体悬韧带。一般不必注入空气，因前房中央部过深常可导致周边部变浅。

　　12. 缝合结膜瓣　一般用 10-0 尼龙线连续缝合结膜瓣。缝合应精细，且每缝 1～2 针则把缝线拉紧，从而形成水密状态的缝合，以防术后房水过多流出，前房形成延迟（图19-10）。减少创口渗漏是小梁切除术成功的一个基本条件，也许最重要的手术差别之一就是结膜关闭时是否绝对不漏水，特别是当前广泛应用氟尿嘧啶（5-FU）时这一点更值得注意。因为术后注射 5-FU 可延迟结膜伤口的愈合。伤口的渗漏有可能沿着缝线部位发生。当选用锥形血管针缝合时，渗漏可以缩小到最低限度。用铲针缝合最不好，因铲针可切割和劈开结膜，使得结膜伤口不能完全被缝线封闭。为检测关闭后的结膜伤口是否漏水，可通过事先做好的角膜穿刺口向前房内注射液体，缝合结膜后，观察其是否有渗漏。

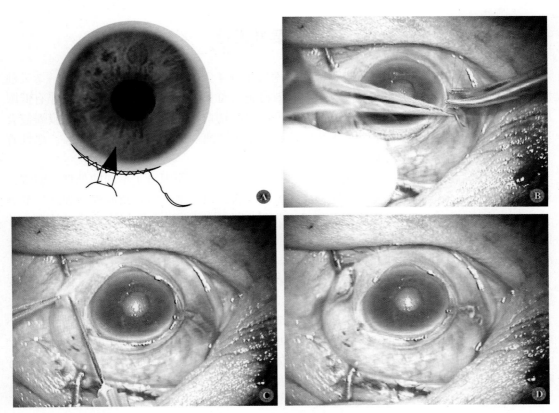

图 19-10　缝合球结膜、注药

　　缝合时，可以分别缝合筋膜囊和结膜，前者可用细丝线间断缝合，年轻人肥厚者可部分切除筋膜。也可将结膜和筋膜囊一起缝合，此时必须确认缝线通过两者，忌把筋膜囊当作结膜瓣上缘而与结膜瓣下缘缝合。缝合时还应注意不要遗漏上直肌止端附近的结膜。有些情况下结膜切口可做间断缝合或垂直褥式缝合，不是一律连续缝合。鉴于结膜瓣切口实际上是弧形，故在缝合结束时把缝线两头拉直的操作不好，因为这一拉扯会使结膜瓣上下唇不能正确对位，反而上下移位，缩窄了滤过泡。有些病例术后随着时间的推移，切口瘢痕逐渐收缩，有逐渐近于角膜缘部及结膜瓣收缩的倾向。为防止这种倾向，有人推荐在切口的中央浅浅地在巩膜上缝合几针，将结膜创缘固定于浅层巩膜上，然后再把筋膜囊、结膜分别缝合的方法。有些患者因结膜瘢痕而缺乏弹性，则需用较牢固的缝合如用 7-0 丝线以便牵引结膜并把它固定于角膜缘。术毕结膜囊涂地塞米松和抗生素眼膏。

三、术后处理

　　术后需每日观察手术后眼部反应，球结膜、角膜和前房情况及眼压情况。根据虹膜和前房反应调整眼部用药。对于虹膜炎症反应明显的，除局部应用抗生素和皮质类固醇激素眼药水外，并用短效散瞳剂，以防止虹膜后粘连。

四、主要并发症

1. 前房形成迟缓　青光眼眼外引流手术术后 1 ～ 4 天内前房多可恢复，如 5 ～ 7 天前房仍未形成者，则要查明原因并及时采取有效措施。首先应明确是前房形成迟缓伴有低眼压，还是前房形成迟缓伴有高眼压。前者常见于巩膜切口过大或切口不整齐及巩膜瓣缝合不当导致外滤过作用过强；也可见于睫状体和脉络膜脱离。后者多见于瞳孔阻滞、恶性青光眼和迟发性脉络膜上腔出血。

青光眼术后发生浅前房，首先要分析原因，针对发生的原因给予不同的处理。通常，对于 1 度浅前房多能自行恢复，可配合应用糖皮质激素眼药水、睫状肌麻痹剂和高渗剂等有助于前房恢复。对于 2 度浅前房患者可以先保守治疗，10 ～ 14 天保守治疗无效者，并伴有较重的前葡萄膜炎有引起广泛周边虹膜前粘连倾向，眼压持续性下降，前房进行性变浅者，应采取重建前房。对于 3 度浅前房者，应迅速手术重建前房。

2. 葡萄膜炎　为术后反应性症状。轻微者无需处理。较重者可用散瞳剂、抗生素和皮质类固醇激素等药物治疗。

3. 小梁切口堵塞　常见于虹膜根部残留或切除的根部不够长度；切除的小梁组织过小或小梁切除不完整，部分组织残留等情况。可以针对不同原因给予相应处理。

4. 前房出血　多见于术后咳嗽、便秘、休息不好或有出血性疾病等。出血少时可自行吸收，不需要处理。如出血较多，可针对原因适当治疗。

5. 化脓性眼内炎　常见于薄壁微囊状渗漏泡，多见于术中应用抗代谢药物的滤过性手术患者。术后及时发现薄壁微囊状渗漏泡患者，并局部给予抗生素眼药水有助于预防该并发症。一旦患眼发生急性结膜炎应尽早采取抗感染治疗。

6. 白内障　多见于术后虹膜炎症、长期低眼压或浅前房者。

7. 与滤过泡有关的并发症　与滤过泡有关的并发症包括滤过泡失败、薄壁微囊状滤过泡、滤过泡渗漏或破裂等。应对不同的滤过泡给予相应的治疗。

第三节　非穿透性小梁切除术

一、概　　述

1962 年，Kraznov 提出并进行了第一例的非穿透性小梁切除术（non-penetrating procedures）。但是因为手术难度比较大，没有长期的随访数据支持，手术没有得到推广。随着小梁切除术的发展，针对小梁手术中出现的并发症，如浅前房、脉络膜脱离、前房出血、眼压不稳、眼内炎等，这种手术方式重新被审视，特别是它能够保持眼球完整性，术后早期并发症较少，近年来非穿透性小梁切除术又引起关注。

非穿透小梁切除术主要是通过表层巩膜瓣下切除深层巩膜、Schlemm 管外壁，并切除部分角膜基质，而仅保留狄氏膜，再撕掉 Schlemm 管内壁及邻管组织，但内部的小梁网是完整的。房水通过这层小梁网 - 狄氏膜渗入到切除的深层巩膜和 Schlemm 管外壁时所形成的"减压室"中，再经过多途径吸收，使房水通畅外渗的同时有一些阻力使眼压逐步降低，也保持了眼球的完整性，避免或减少了术后并发症的发生。其主要适应证为开角型青光眼、高度近视眼的青光眼、色素性青光眼及剥脱综合征等。而不适于新生血管性青光眼。

二、操作方法及注意事项

非穿透性小梁切除术手术操作非常精细，手术医师对角巩膜缘的结构应该有清晰的了解，并且具有丰富的显微手术经验。由于手术不进入前房，所以不要求术前应用缩瞳剂，术后不用散瞳药。

1. 准备显微镜　非穿透性小梁切除术需要术中准确定位 Schlemm 管的位置，所以在进行深层巩膜切除时显微镜的倍数应调至 25 倍，光线开至最亮，术者要有良好的手眼脚配合。

2. 麻醉　2% 利多卡因、0.75% 布比卡因各 1ml 做球后阻滞麻醉或球周麻醉。可配合使用表面麻醉，以便帮助手术顺利进行。

3. 上直肌牵引缝线或角膜缘内牵引缝线固定　由于手术操作比较精细，所以固定眼球并形成良好的术野对于手术成功非常重要（参见小梁切除术）。

4. 制作结膜瓣　制作以穹隆为基底的结膜瓣有助于术者保持清晰的操作视野。但一些术者也会倾向于以角膜缘为基底的结膜瓣。

5. 制作浅层巩膜瓣　制作底边为 6mm、腰 5mm 的三角形巩膜瓣，也可做成相应大小的梯形（下底宽 5mm，高 4mm，上底宽 3mm）、矩形（5mm×4mm）或半月形瓣等，方法同小梁切除术。巩膜瓣剥离进入透明角膜 1 ~ 1.5mm 内，深度为 1/2 巩膜厚度。对于有瘢痕倾向的高危患者，可在球结膜瓣下或浅层巩膜瓣下放置 0.02% 的丝裂霉素 C 棉片 1 ~ 2 分钟，去除棉片后用 100 ~ 200ml 的平衡盐液彻底冲洗。

6. 制作深层巩膜瓣　在巩膜床上用刀尖划出巩膜瓣边界，大小约 5mm×4mm 三角形（或做梯形、半月形），只留下全厚度的 5% ~ 10% 的巩膜床，透过菲薄的巩膜可以透见黑色脉络膜组织（图 19-11）。巩膜瓣在同一层面向前切割，可以看到白色巩膜组织纤维形成一平行于角膜缘环形的板层纤维，为巩膜突，Schlemm 管位于其前方，可连同深层巩膜瓣把 Schlemm 管的外壁揭开，看到房水慢慢渗出。平行向前越过 Schwalbe 线进入透明角膜 1 ~ 1.5mm，切口两侧角膜各做一个 2mm 垂直切口，并越过角巩膜缘。可用一湿三角形海绵自顶端在深层巩膜瓣内面向前钝性分离，另一手拉起深层巩膜瓣使角膜实质层与狄氏膜分离，在后弹力层上 Schwalbe 线的前面形成一 4mm×500μm 的非穿透性窗口。

7. 切除深层巩膜瓣　提起深层巩膜瓣，可用 Vannas 剪沿瓣底端切除巩膜瓣，注意不损伤狄氏膜。也可以应用锐利的刀尖沿着基底从一侧直视下切除巩膜瓣。切除时可以连同 Schlemm 管外壁一并切除。

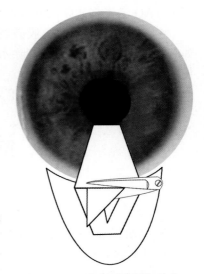

图 19-11　非穿透小梁切除术

8. 撕除 Schlemm 管内壁及邻管组织　看到房水慢慢地自小梁狄氏窗渗出，可用棉签轻轻吸干房水，避免压迫狄氏膜。用有齿镊的尖端轻轻撕除 Schlemm 管的内壁及其邻管组织。如果在操作过程中出现较大的小梁狄氏膜破裂或者有虹膜脱出，则立即改行小梁切除术。

9. 植入透明质酸钠生物凝胶　将商品化的透明质酸钠凝胶（三角形或梯形）底边放置在 Schlemm 管基底部，平铺于巩膜床上。也可以将黏弹剂如 Healon 注入巩膜瓣下，防止纤维细胞增殖。

10. 缝合浅层巩膜　用 10-0 尼龙线间断缝合巩膜瓣后缘顶角各缝一针，三角形瓣为顶端一针，两侧各缝一针。结扎不必过紧。

11. 缝合结膜　10-0 尼龙线连续缝合或间断缝合结膜至水密。结膜囊涂含地塞米松和抗生素的眼膏。

三、术后处理

术后可用 1% 毛果芸香碱滴眼液，以增加虹膜张力，避免虹膜周边部与小梁网及 Decement 膜形成周边前粘连。用药时间可视眼部状况使用 3 天至 2 周。一般不主张术后按摩，以免小梁网及 Decement 膜破裂。

四、主要并发症

术后反应一般很轻微，与本手术有关的并发症有以下几种。

1. 巩膜瓣下积血　由于术中止血不充分或术中眼压降低血液经 Schlemm 管回流至巩膜瓣下，形成积血阻碍房水渗出，导致术后早期眼压升高。可观察其吸收情况，如眼压持续升高，可再次手术清除积血。

2. 前房积血　往往发生在手术后 1～3 天，一般不需要处理，可自行吸收。

3. 非穿透区小梁网表面组织残留过多　术后眼压会很快升高，UBM 检查可以证实。可用 YAG 激光将残膜击开或再行手术探查。

4. 小梁网 -Decement 膜破裂　术中出现时如穿孔小、无虹膜脱出则可继续完成手术，如有虹膜脱出则改为小梁切除术。为预防术后出现，需嘱咐患者不可揉眼并避免对眼部有加压动作。

5. 周边虹膜前粘连　1% 毛果芸香碱滴眼液缩瞳，并用激光行周边虹膜成形联合打孔。

第四节　小梁切开术

一、概　述

小梁切开术（trabeculotomy）针对房角发育异常的婴幼儿型或青少年型青光眼，角膜混浊不适宜进行前房角切开术或前房角切开术失败的原发性先天性青光眼。手术目的是通过开放部分房角的 Schlemm 管的管壁，易于使房水直接引流，经房水静脉从而进入血流。

因此，可以认为该手术是最符合生理性的抗青光眼手术。不同于前房角切开术，小梁切开术是从外路切开 Schlemm 管的内壁和小梁网，无需依赖角膜的状态，解剖定位更为精确。

小梁切开术的手术成功率依赖于患儿发病的年龄和疾病的类型，以及手术医师是否能准确地切开前房角。如果患儿在出生后或出生后第 1 个月发病，那么手术成功率在 30%～50%；如果患儿在出生后 2 个月到 3 岁时发病，手术的成功率就会提高到 70% 以上。

二、操作方法及注意事项

1. 术前准备　由于婴儿或幼儿的眼科检查是非常困难的，所以在麻醉状态下对患儿进行前房角的检查是非常重要的。其余的术前准备与小梁切除术基本相同。

2. 固定眼球　患儿全身麻醉后，放置开睑器。上直肌缝线固定眼位，由于患儿麻醉后不能配合转动眼球，可由助手用固定镊夹住角巩膜缘处结膜向下方牵拉暴露上直肌止点，帮助术者缝合直肌固定缝线；或应用角膜缘固定牵引缝线。

3. 制作结膜瓣　通常选择正上方制作以穹隆为基底的结膜瓣，有利于术区暴露，手术操作较为容易。暴露巩膜表面，烧灼或者电凝止血，但止血避免过度，防止巩膜收缩。

4. 制作巩膜瓣　制作方法同小梁切除术制作方法。巩膜瓣厚度应为 2/3 巩膜厚度，不宜太薄。巩膜床遗留组织过多影响术者对 Schlemm 管的进一步观察。剖切巩膜瓣时应向前进入透明角膜 1mm，可以在巩膜床上看到蓝白色的半透明区。由于先天性青光眼患者的解剖变异较大，所以确定巩膜突的位置十分重要，巩膜突像一个发光的白色腱环，其纤维呈环形结构，Schlemm 管位于巩膜突位置稍靠前处。

也有术者通过寻找外集合管断端来确定 Schlemm 管的位置，在巩膜床上看到 2～4 根外集合管断端，位于角膜后缘即为 Schlemm 管的对应位置。外集合管和角膜缘的一般静脉血管不同，一是它来自 Schlemm 管，在走行中入静脉；二是含有房水，管腔内的液体比静脉血淡，观察时勿烧灼止血太重，否则不易看清。

5. Schlemm 管的定位　将显微镜调至较高倍数（10～16 倍），在巩膜床上蓝白色半透明区和白色巩膜带交界处做一长约 2mm 垂直于角膜缘的放射状切口（图 19-12），切口必须小心地逐渐加深，并且边切开边将巩膜纤维向两侧推移，让术野更清楚，仔细寻找深层的淡黑色点，该点即为 Schlemm 管。特别注意不要穿破进入前房。如果在黑色点处有少量房水或混有血液的淡粉色房水流出，说明 Schlemm 管外壁已经打开。此时加深切口可以看到 Schlemm 管的内壁，Schlemm 管的底部是由上皮细胞构成，比周围的巩膜纤维光滑，另外管的底部会有一些色素附着，形成棕黄色外观。用刀尖向两侧切开 Schlemm 管顶部约 2mm，与原来放射状切口形成 T 形切口。另有一些手术医师会用 Vannus 剪刀一叶深入管内，一叶在外分别向两侧剪开 Schlemm 管的外壁各 1mm，以便切除一细条的外壁组织，暴露出 1～1.5mm 管腔。并根据刀刃

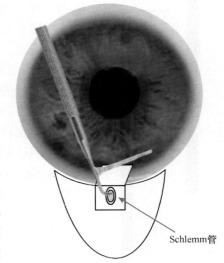

Schlemm管

图 19-12　小梁切开术

在管内滑动的情况判断是否形成假道。如果形成假道，刀刃会遇到阻力。

判定 Schlemm 管的位置是手术成功的关键。可以通过以下几种方法帮助手术医师对 Schlemm 管定位：

（1）方法一：将一根 5-0 尼龙线用热灼一下使一头变得钝圆，用镊子夹住钝圆端插入被认为是 Schlemm 管外壁切口，如果定位准确，尼龙线很容易滑入管内并沿管腔前进，进入管内一定长度后，可以用镊子抓住留在管外的缝线弯曲到一定位置后松开，如果缝线确实位于 Schlemm 管内的话，管外的缝线会迅速弹回原来的位置。如果不能恢复到原来的位置，说明缝线可能进入前房或睫状体上腔。

（2）方法二：同样将 5-0 尼龙线插入切口，通过房角镜观察缝线是否在 Schlemm 管腔内。

（3）方法三：应用一根 5-0 的透明尼龙缝线，把一个发光的小管与近段相衔接，当光源和缝线相接时，缝线的另一端就会像探照灯一样亮起，此时关闭显微镜的同轴光源，就可以看到缝线是否在 Schlemm 管腔内。

（4）方法四：通过眼球透照法判断虹膜根部和巩膜嵴的位置，Schlemm 管位于虹膜根部前方。

（5）方法五：应用人工晶状体的蓝色聚丙烯襻先试穿 Schlemm 管，若顺利则换小梁切开刀切开小梁。

6. 小梁切开　有两种手术方法可供选择。一种是通过特制的硬性小梁切开刀，另一种是丝线全周小梁切开。下面分别阐述。

（1）硬性金属小梁切开：特制的小梁切开刀为两把，一左一右。每把刀有上下两刃，弯曲度与角膜缘相似（图 19-13）。下刃为插入管腔内做切开小梁用，上刃在管外帮助手术者判断下刃的位置。要将上下刃始终保持与角膜缘平行的状态，不要向上或向下翘，避免形成假道。当下刃插入 Schlemm 管外壁切口，轻轻地向角膜侧及巩膜侧移动，当活动幅度不大时说明下刃在管腔内。若阻力太大往往是在巩膜层间，若有落空感则可能是误入前房。将小梁切开刀沿角膜缘方向徐徐向前推进，同时轻微上提切开刀，前进时应该没有阻力，观察角膜，确保切开刀未进入巩膜，撕开巩膜、角膜和狄氏膜。当切开刀刺破角膜板层时，角膜内可出现气泡。应重新改变切开刀的位置，将尖端稍向后转。当刀刃几乎全部进入仅留刀刃根部时，平行虹膜面，向前房内旋转刀柄，使下刃切开 Schlemm 管内壁及小梁网，进入前房。切开小梁时可以感到轻微的阻力，继续旋转刀柄，使刀刃尖端指向 6 点钟方向，这样可以切开约 60° 的范围，如果刀尖旋转方向不够则切开的范围将缩小。切开 Schlemm 管内壁和小梁网过程中会看到前房少量出血。切开刀自远端边切边后退，切开 Schlemm 管的时候要缓慢，最后撤出切开刀。左右两侧方法相同。操作时必须注意以下几点：①插入小梁切开刀时切忌用力强行推送切开刀，避免出现假道。如果切开刀不能容易地滑入 Schlemm 管，应该撤出切开刀，将管外壁充分切开，再重新进刀。②当切开刀向前房摆动时，如果没有阻力感，说明刀刃本身就在前房内；如果虹膜隆起或随切开刀移动，说明切开刀在虹膜后方或进入虹膜根部，

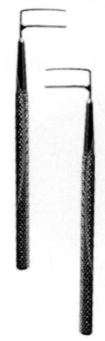

图 19-13　小梁切开刀

立即撤出切开刀后再重新插入，如果继续前进会导致虹膜根部离断。所以，最关键的技术是切开刀沿着 Schlemm 管前进及进入前房均不施加压力。

（2）丝线全周小梁切开：确认 Schlemm 管的位置后，将 6-0 尼龙线的一端加热使其变成圆钝球形，用镊子夹住尼龙线钝圆端插入设定的 Schlemm 管，沿顺时针方向插入 Schlemm 管尽可能长的距离，要避免过于用力，可以通过房角镜观察缝线是否在管腔内。让丝线环绕 Schlemm 管 360° 后看到缝线的钝段从切口处露出。在近角膜缘处用前房穿刺刀斜行刺穿角膜进入前房，注入黏弹剂大约 0.1ml 及缩瞳剂卡巴胆碱（也可以术前即给予患者 1% 毛果芸香碱滴眼，使瞳孔保持缩小状态），用显微持针器夹住锋线的两端，沿切线方向均匀用力牵拉，使缝线切开房角。然后从前房内小心抽出缝线，洗出部分黏弹剂。有时 Schlemm 管在 3 点或 9 点处存在隔膜，导致缝线不能顺利通过，此时可在相隔 180° 的地方再做一个巩膜瓣，通过观察巩膜床上缝线的位置确定切开的位置，在第二切开点处抽出第一根缝线，再顺时针插入第二根缝线，并从第一切开点处抽出缝线头，用持针器抓住缝线的两端用力牵拉，可以看到缝线如弓弦样绷紧并一下子突破进入前房，松开缝线一端，牵拉另一端将缝线拉出。同样拉紧另一根缝线切开剩余的 180° 房角。

7. 缝合切口　8-0 线或 10-0 线间断缝合巩膜瓣 3 ～ 4 针，结扎要紧密。8-0 线缝合结膜瓣至水密。术后局部应用抗生素和激素眼药水。可以考虑使用 1% 毛果芸香碱滴眼，每日 3 ～ 4 次，共计 3 天。

三、术 后 处 理

同小梁切除术。

四、主要并发症

1. 前房积血　微量出血时，无需特殊处理，出血可以自行吸收。对于出血较多者，可以采用前房冲洗。

2. 虹膜根部离断　对于虹膜根部离断范围较小者，无需特殊处理；较大范围的虹膜根部离断，并有复视者，可行手术修复。

第五节　睫状体冷冻术

一、概　　述

对于所有其他治疗均已失败的顽固性青光眼，或者手术只能产生不良结果时，可以采用睫状体冷冻术（cyclocryopexy）。破坏睫状体的手术是控制眼压、挽救残存视功能的最后方法。这些情况包括：慢性活动性疾病引起的继发性青光眼，特别是与葡萄膜炎和新生血管相关的疾病，以及绝对期青光眼针对疼痛的姑息性治疗。

睫状体冷冻术是外眼手术，操作简单，可以重复。不理想的是它给患者带来相当大的不适：尽管采用球后麻醉，治疗时仍很疼痛，而且在术后常有持续性疼痛。不仅如此，它最大的缺点是不可预测性，从最小的反应到持续性低眼压，甚至眼球萎缩。因此建议采用渐进性治疗方式，每次仅冷冻一个象限，力图控制破坏的作用。尽管如此，从无效到超量的效果仍很常见。最初，有限的作用可能是由于短暂的炎症反应所致。目前这种手术大多被经巩膜的睫状体光凝所取代，仅作为缺乏激光设备或多次光凝失败后的最后手段。

二、操作方法及注意事项

1. 术前准备　由于睫状体冷冻术的术后炎症反应比较重，部分患者术后会出现严重的眼痛，所以部分医生提倡术前即开始应用糖皮质激素和前列腺素抑制剂。如 1% 醋酸泼尼松龙眼药水每小时一次，连续 4 次滴眼。口服阿司匹林。阿托品散瞳。检查冷冻仪器是否运行正常。

2. 麻醉　多采用 2% 利多卡因和 0.75% 布比卡因混合液做球后麻醉。奥布卡因滴入结膜囊内，5 分钟一次，表面麻醉数次。

3. 冷冻睫状体　放置开睑器，冷冻头垂直于眼球放置于角膜缘后 2mm，可使冷冻头适度顶压眼球，使眼球陷入眶内几个毫米。脚踩脚踏板，同时观察冰球形成。冷冻温度应降至 -70 ～ -90℃，冷冻时间共计 45 ～ 60 秒。根据所定的时间，放松脚踏板，等冷冻头端完全融化后再移开冷冻头。如果冷冻头位置靠角膜太近，应该在冰球到达角膜缘前停止冷冻。将冷冻头放置在距角膜缘较远的地方再开始冷冻。冷冻过程中避免眼表有较多水存在，可用棉签擦干后再冷冻，避免冷冻范围过大术后炎症反应较重。在完全融化之前千万不要移动冷冻头，避免撕裂结膜。准确地应用冷冻头的位置非常重要，位置过于靠前会损伤角膜、小梁网及周边虹膜，过于靠后则会对睫状突冷冻不够，无效。

冷冻的范围不完全一致。一种方法是可以选择上方或下方 180° 范围，做 1 ～ 2 排，每排 6 ～ 8 个点，两排各点应错开，要包括 3：00 及 9：00 方位（睫状后长血管部位）冷冻 1 分钟，待自融后再冷冻 1 分钟。其他部分冷冻 30 秒，自融后再冷冻 30 秒。另一种冷冻位置在 8 个部位进行。分别是 3：00、6：00、9：00、12：00、1：30、4：30、7：30、10：30 处按顺序进行。各冷冻点之间约有 2mm 的区域不被累及。

4. 术毕结膜囊涂含地塞米松和抗生素的眼膏。如果术前局部应用糖皮质激素滴眼液，术后可不给予局部注射，术后继续应用即可。观察眼压，必要时给予全身和局部降眼压药物，如甘露醇静脉滴注。口服镇痛药减轻术后症状。

三、术后处理

同小梁切除术。

四、主要并发症

葡萄膜炎为术后反应性症状。轻微者无需处理。较重者可用散瞳剂、抗生素和皮质类固醇激素等药物治疗。

第六节 青光眼房水引流装置植入术

一、概 述

自从 20 世纪初以来，已有不同材料的房水引流装置用于治疗难治性青光眼，以促进滤过术后房水的引流。目的在于：①避免滤过道阻塞。②避免包裹样滤过泡的形成。③将房水从前房引向脉络膜上腔、结膜下腔，甚至静脉网或泪囊。由于引流至脉络膜上腔和结膜下腔的手术效果不理想，所以现代青光眼引流装置植入术（glaucoma tube shunt）向将房水引流到眼球赤道附近蓄水池的手术发展。引流物由大小、形状各异的赤道外置物和一个与其连接的硅胶管组成。硅胶管使房水从前房或后房经管腔流至外置物周围潜在的空间，并且在包裹外置物的纤维囊袋内产生一个滤泡，然后房水被动弥散出滤泡，引流入血液循环。

青光眼引流装置植入术有多种样式，如 White、Krupin-Denver、Hitchings 或 Ahmed 阀门具有单向阀门装置，对眼压敏感。Ahmed 阀门引流管和引流盘连接处有硅胶弹性膜，是单向压力敏感部分，在前房压力低于 8mmHg 时会关闭以避免低眼压，而眼压高于 8 ～ 10mmHg 时，房水将以 2 ～ 3μl/min 的速度缓慢排向引流盘。而其他植入物如 Molteno、Baerveldt、Schocket 或 Gaudric 植入物没有阀门效果，只是沟通蓄水库或终端盘的软管。

青光眼引流装置植入术仅适用于对常规滤过性手术效果差的难治性青光眼，如各种原因所致的新生血管性青光眼、多次滤过术失败的发育性或先天性和原发性青光眼、葡萄膜炎性青光眼、无晶状体眼或人工晶状体眼青光眼、各种类型继发性青光眼等。

二、操作方法及注意事项

1. 术前准备 调整患者的全身状态十分重要，积极地控制血糖和血压，有葡萄膜炎的患者要进行糖皮质激素和非甾体类的药物治疗。

术前仔细检查眼前段和房角，角膜应有一定的透明度才能保证将引流管放到合适的位置。检查前房的深度是否适合放引流管。如果前房深度不够，可以考虑做前部玻璃体切割，尤其是切除玻璃体基底部以便通过睫状体扁平部将引流管植入后房。前房和瞳孔区的玻璃体也能阻塞引流管，植入引流管前应做前段玻璃体切割。重视眼部原发病的治疗，应用激光治疗控制新生血管，避免术中出血，炎症继发的青光眼要加强眼部的抗炎治疗。尤其要积极地通过药物控制眼压，但避免使用缩瞳剂。

根据眼部情况选择适当的房水引流装置并制定手术方式，考虑术后控制眼压的需要。有阀门的植入物可以使术后眼压立即降低并且术后低眼压发生率很低，但是目前对其长期效果并不清楚。无阀门的植入物长期效果较好，术后短期容易出现低眼压，所以需要临时关闭引流管。

2. 麻醉 采用球周麻醉或球后麻醉，儿童需要全身麻醉。麻醉方法同前。

3. 制作结膜瓣 除了 Molteno 植入物外，其他植入物的位置通常选择在颞上象限。

所以在上直肌和外直肌之间做以穹隆为基底的结膜瓣，固定上直肌和外直肌，范围为90°～110°，并向后做放射状结膜切开（也可以不固定直肌），充分分离球结膜和结膜下组织并暴露巩膜，暴露的空间足够容纳青光眼阀门放置，前缘距角膜缘8～10mm。安装双盘 Molteno 时要在相邻的两个象限制作以穹隆为基底的结膜瓣。检查下方没有巩膜组织变薄扩张的地方阻碍植入或赤道部外植入物的缝合。

4. 固定引流盘　首先要检查引流盘管腔是否通畅，用平衡盐溶液冲洗引流管。这一步非常重要，特别是 Ahmed 引流装置是需要用平衡盐溶液冲洗来打破两层硅胶膜之间的表面张力，从而启动植入物的引流功能，否则术后不会有引流功能。

暴露角膜缘区及后部巩膜，在无任何阻力的情况下，将引流盘滑入两条直肌间的筋膜下，引流盘骑跨于眼球赤道部，前缘距角膜缘8～10mm，当引流盘放置位置合适时，即便无缝线固定，也应相对稳定不动，因此也有医生不缝线固定引流盘，仅仅固定引流管。引流管直接指向角膜。用6-0丝线或涤纶线等不可吸收缝线穿过引流盘上的固定孔缝合固定于巩膜上，并将线结埋入固定孔中或引流盘下方，避免腐蚀结膜组织。

5. 无阀门引流装置引流管处理　由于无阀门引流装置不做处理，术后短期必然出现低眼压，所以需要暂时阻塞引流管。一种方法是应用一根可吸收缝线在引流管和引流盘连接处1～2mm 的地方将管腔牢牢结扎，然后向引流管内注水检查，如果仍有水流可再结扎一根缝线直至引流管完全阻塞。可吸收缝线在术后3～5周时降解，使引流管自然开放。另一种方法是在引流管和引流盘连接处稍靠前的引流管旁放置一段长约20m 的5-0聚丙烯缝线或尼龙线（调节线），用可吸收缝线将其和引流管并排结扎，注水检验引流管完全阻塞后，5-0缝线两端置于结膜下，用8-0可吸收缝线固定。如果术后早期出现不可控制的高眼压，表面麻醉状态在裂隙灯下即可拆除调节线，打开管腔，使引流开始，眼压降低。

无阀门引流装置植入还可以分为两次手术，待初次安装的引流盘周围形成纤维化的囊腔后，通常是4～6周，再将引流管插入眼内，避免出现术后早期低眼压。

6. 修剪引流管　将引流管前端摆放在角膜表面，从角膜缘测量确定引流管植入前房内所需的长度。引流管在眼内的部分最好为2～3mm，用组织剪刀斜面剪断引流管，使末端修剪成一个朝前的斜面，防止虹膜塞住管腔，另外锐利的斜面在穿过巩膜隧道时相对容易。引流管修剪时宁肯长点也不要一下子剪得过短，并将斜口朝向前方。

7. 角膜缘区穿刺　在角巩膜沟处用22号或23号注射针头进行前房穿刺。也有人认为在有晶状体眼时穿刺口位于角膜缘中部，无晶状体眼或人工晶状体眼穿刺口应该在角膜缘的后方，这样结膜可以覆盖在入口处。穿刺时针头先略斜向角膜缘，刺穿大部分角膜缘组织后针头平行于虹膜面继续向前进入前房。引流管从巩膜的切口处插入后，应位于虹膜之前、角膜之后。如果穿刺后前房变浅，可以通过针头向前房注入平衡盐溶液或黏弹剂形成前房。如果穿刺失败，可在先前的穿刺口旁边重新进行穿刺。

8. 引流管植入　用平镊夹住引流管前端，沿穿刺针道将引流管前端插入前房内，安置在周边前房正中央，居角膜与虹膜面之间，使引流管斜面朝向角膜。引流管植入过程中一定要保证前房始终存在。如果前房变浅或消失，应在前房重建后再植入引流管。引流管留在眼外的部分用10-0尼龙线做"8"字缝合，或间断缝合2～4针，固定于巩膜上防止其移动（图19-14）。

9. 异体巩膜瓣覆盖引流管　剪取6mm× 8mm 大小的异体巩膜瓣覆盖于引流管上方，

位于结膜瓣覆盖区和巩膜穿刺口处，务必覆盖引流管入口。用 10-0 尼龙线间断缝合巩膜瓣四角，固定于浅层巩膜表面。目前也有心包膜、阔筋膜等异体移植片，操作方法同异体巩膜片。有的医生直接制作一个以角膜缘为基底、约 1/2 厚度的巩膜瓣，在巩膜瓣下角膜缘穿刺进入前房，插入引流管。但也有医生不认同此种方法，认为引流管的稳定性较差。另外，也可以在角膜缘后 4～5mm 处用 20G 针头制作巩膜穿刺道，然后将引流管沿巩膜穿刺道插入前房。

10. 引流管固定 用 8-0 可吸收缝线在引流管与引流盘之间固定，结扎缝线的松紧度根据前房情况和眼压调节；也可以用 10-0 尼龙线固定引流管；或两者都用。

11. 缝合结膜瓣 10-0 尼龙线分层原位缝合

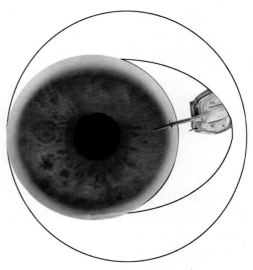

图 19-14 青光眼房水引流阀

筋膜和结膜切口。结膜切口两角应褥式缝合于透明角膜上，其他切口部分行连续缝合。保证结膜瓣水密。术毕结膜囊涂含地塞米松和抗生素的眼膏，1% 阿托品散瞳，包扎术眼。

三、术后处理

术后需每日观察手术后眼部反应，球结膜、角膜和前房情况及眼压情况。根据虹膜和前房反应调整眼部用药。对于虹膜炎症反应明显的，除局部应用抗生素和皮质类固醇激素眼药水外，并用短效散瞳剂，以防止虹膜后粘连；或每日球旁注射庆大霉素、地塞米松混合液，通常连续注射 3 天。

四、主要并发症

1. 低眼压和浅前房 多见于采用非限制性前房引流物的患者。对于出现浅前房或前房消失，引流管接触虹膜、晶状体和角膜的患者，应做前房重建术或脉络膜液体引流手术。

2. 葡萄膜炎 通常炎症反应较重者可用散瞳剂、抗生素和皮质类固醇激素等药物治疗。

3. 与引流管有关的并发症

（1）引流管堵塞：前房引流管远端可被虹膜、血液、纤维素及玻璃体堵塞。可以采用氩激光、Nd：YAG 激光治疗。

（2）引流管移动：见于引流管不适当地固定在巩膜上。如果此类情况发生，需要重新定位和植入前房。

4. 眼压升高 眼压升高与房水分流到外植体周围的包裹囊状滤过泡和滤过泡的炎症反应有关。可以应用房水生成抑制剂降低眼压或行滤过泡修复术。

5. 化脓性眼内炎 罕见。明确诊断后，按眼内炎处理，严重者需要取出房水引流物。

6. 白内障 多见于引流管与晶状体接触者，如果白内障严重，可以行晶状体摘除术。

7. 植入物侵蚀与外露　常见于巩膜植片溶解时。需要进行修复，

8. 角膜功能代偿失调　见于引流管与角膜接触。需要对前房引流管重新定位或取出，严重的角膜功能失代偿需要行角膜移植手术。

第七节　微创青光眼手术

一、概　　述

通过微小的手术切口甚至不增加手术切口，增加房水外流通路，达到控制眼压的目的，这种特点的青光眼手术统称为微创青光眼手术（minimally invasive glaucoma surgery，MIGS）。由于损伤轻微，所以这一类手术十分安全，可在青光眼早期就进行干预。对于轻中度青光眼患者，相比药物控制眼压而言，MIGS 持续稳定的引流作用可保证眼压的长期稳定。

很多 MIGS 手术可相互叠加，所以可以进行创造性的手术设计。如果患者病情比较稳定，就选用小梁网分流途径；如果病情进展，则选择脉络膜上腔途径或结膜下途径或者两者联合，可以更有效地控制眼压。

MIGS 手术按照定位分两大类：第一类，减少房水经小梁网途径流出阻力，扩展内引流，如小梁网 iStent、Schlemm 管支架、小梁消融术；第二类，增加葡萄膜巩膜通路引流，如 CyPass 引流器等。

（一）iStent 引流器

1. 手术原理　iStent 引流器是目前体积最小的人体内植入物，可以在白内障手术时联合植入，放置于 Schlemm 管并延伸到前房，降低小梁网组织及 Schlemm 管内壁房水流出阻力，增加房水流出量，从而降低眼压。通常是终身稳定的，一般只在房角镜检查的时候可见。

2. 手术方法　可经透明角膜切口入前房，经小梁网植入 Schlemm 管。第一代 iStent 为"L"形一件式设计，长 1mm，高 0.33mm，直径 120μm（图 19-15A）。第二代 iStent 形状为圆锥形，头端有 4 个等大的开口，利于引流房水（图 19-15B），将其植入 Schlemm 管腔内，颈部卡扣 Schlemm 管内壁及小梁组织中，末端边缘在房角镜下可见暴露于周边前房。第二代 iStent 经由推注式植入器植入，一只推注器最多可同时携带两枚 iStent，在单眼安装多枚 iStent 时可减少进出前房次数。第三代 iStent，由肝素包被的聚醚砜和钛合金材料制成（图 19-15C），通过内路植入脉络膜上腔。

3. 适应证　iStent 在开角型青光眼中应用的研究较多。在激素性青光眼、外伤性青光眼、假性囊膜剥脱综合征性青光眼及色素性青光眼患者中也有应用。

Bacharach 首次报道了对分别接受第二代 iSent 植入联合白内障超声乳化术及单独白内障超声乳化术的轻、中度原发性开角型青光眼患者（共 43 例）随访 1 年的结果：治疗组 77% 眼及对照组 24% 眼的眼压可控制在 ≤ 18mmHg。

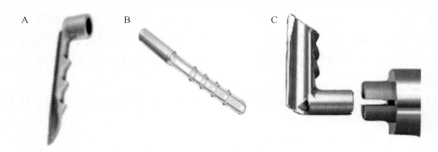

图 19-15 第一代 iStent 引流器（A）；第二代 iStent 引流器（B）；第三代 iStent 引流器（C）

4. 并发症 在植入 iStent 时前房可有微量出血、术后早期眼压增高（可能与术中黏弹剂残留有关）、管腔阻塞（可经钬 -YAG 激光或氩激光打通）、虹膜阻塞（可应用激光虹膜成形术收缩虹膜）及 iStent 异位等。

（二）CyPass

1. 手术原理 CyPass 引流器由聚酰胺材料制成，通过植入器经内路房角的巩膜突与虹膜根部附着处植入脉络膜上腔，其套环部位卡在巩膜突下（图 19-16），加大前房至脉络膜上腔的引流，从而降低眼压，可联合白内障超声乳化手术同台进行，该术式也可联合 iStent。

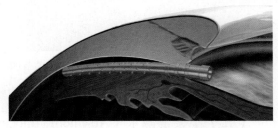

图 19-16 CyPass 引流器植入眼内模式图

2. 并发症 该植入手术的并发症相对低且不容易导致低眼压。最常见的并发症是前房出血，其他包括一过性眼压升高、前房炎症反应、早期低眼压、浅前房、设备异位等。因其脉络膜上腔异位问题，目前已停止临床应用。

（三）Xen gel stent

Xen gel stent 装置是由明胶与戊二醛交联制成的亲水性管道，通过巩膜脉络膜途径以降低眼压，可以独立于白内障手术植入（图 19-17）。一项 3 年的研究数据表明，Xen gel stent 植入术可降低约 10mmHg 的眼压，等同于两种降眼压药的效果。

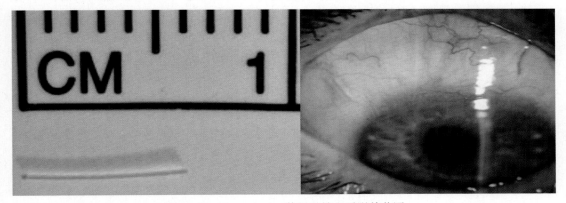

图 19-17 Xen gel stent 装置及植入后眼前节图

1. 手术方法　通过 1.8mm 透明角膜切口，预装针穿过前房到相对侧穿过巩膜，并出现在结膜下空间至 3mm 后的角膜缘，一旦针尖在结膜下可见，就向十二点位置旋转，推进滑块轻轻递送。理想的放置应在结膜下留下 2mm 的植入管，在前房中为 1mm，通过巩膜隧道 3mm。

2. 适应证　适用于难治性青光眼手术。包括先前手术治疗失败的病例、原发性开角型青光眼和假脱落或色素性青光眼等。

3. 并发症　术后低眼压的风险稍大。

（四）Hydrus microstent

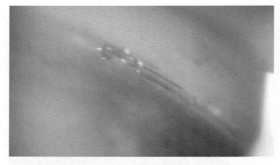

Hydrus Schlemm 管支架是一种镍钛记忆合金制成的支撑 Schlemm 管的装置，具有很好的弹性和生物相容性，长约 8mm，弧形外观，后端开口，并包含 3 个窗口用以扩张 Schlemm 管，绕过小梁网这一主要的阻力部位，扩张 3～4 个时钟位的 Schlemm 管，用以重建 Schlemm 管引流。目前主要用于轻、中度开角型青光眼的手术（图 19-18）。

图 19-18　Hydrus Schlemm 管支架植入后眼前节图

常见并发症有前房出血、低眼压及周边虹膜前粘连等。

（五）小梁消融术（Ab-interno trabeculectomy，Trabectome）

小梁消融术是通过打开小梁网并损毁小梁组织以开放 Schlemm 管。该术式的降眼压效果是短暂的，但是可以重复治疗，可以联合或独立于白内障手术。尽管小梁消融术具有联合白内障手术等便捷优势，但其对房角条件要求严格，如鼻侧房角宽度需要 ≥ Shaffer Ⅱ级，房角结构清晰，没有病理性的 PAS，患有角膜水肿和进展期的胬肉患者均不能采取小梁消融术，因上述形态特征会干扰房角镜观察。

1. 手术方法　手术使用一个 19G 的手柄，内含灌注、抽吸和电消融装置，灌注维持前房并降温，抽吸头直径 25G，位置接近电极，二者较灌注头长出约 5mm。在黏弹剂保护和房角镜的指引下，手柄最前端的保护性垫板穿过小梁网进入 Schlemm 管并向前移行（图 19-19），一方面引导手柄确保消融部位为小梁网组织，另一方面保护周围组织减少机械或热损伤。在移行过程中，电极释放电火花烧灼小梁网和 Schlemm 管内壁，抽吸头将消融组织吸除，从而形成前房与 Schlemm 管直接连通，增加房水外引流。被打开的房角范围可达 120°～150°。

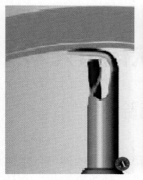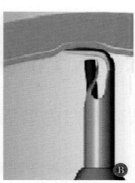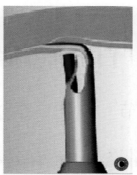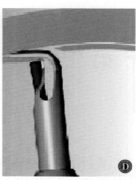

图 19-19　手柄前端进入 Schlemm 管方法

A. 紧贴小梁网；B. 轻压小梁网；C. 针头通过小梁网弧形皱褶处进入 Schlemm 管；D. 针头在 Schlemm 管慢速迁移，清除小梁网中 1/3

2. 并发症　前房出血、术后早期高眼压、低眼压、睫状体脱离、周边房角粘连等。

二、MIGS 围手术期管理

MIGS 通常是房角的手术，术前评估很重要，主要是眼部解剖结构的全面检查，只要结构完整，MIGS 就是有可能适用的。同时手术中需要掌握房角镜技术并掌握房角的解剖。通常手术后 4～6 周，降眼压效果开始显现，就需要根据眼压情况调整用药，并监测视野、OCT 等。

三、MIGS 的禁忌证

MIGS 的禁忌证很少，如果是闭角型青光眼，小梁网分流作用不大，那么结膜下或者脉络膜上腔途径可能更好。若晶状体悬韧带松弛，应避免选择结膜下途径，以免术后出现晶状体前移，发生低眼压。

相对于传统青光眼手术，MIGS 的主要优势在于安全性更高、完整保留巩膜和结膜、更符合生理特征。现有 MIGS 技术尚处于初始阶段，各种 MIGS 技术确切的降眼压效果需要更多临床数据支持，另一方面，需要更好地确定各种 MIGS 的手术适应人群，并进一步提高手术成功率。另外，MIGS 术中植入装置的最佳位置、植入装置如何标准化和量化、可以联合的辅助设备（如眼内镜、导光纤维、房水示踪剂等）、青光眼手术性价比、术后患者的生活质量等，将逐渐成为青光眼手术技术的研究热点。

（原慧萍　孙静波）

第二十章　白内障摘除和人工晶状体植入术

第一节　小切口手法碎核白内障摘除术

通过小切口摘除白内障并将人工晶体植入囊袋内，是现代白内障人工晶状体植入术的发展趋势。小切口手法碎核白内障摘除术是现代白内障囊外摘除术的一种改良方法，与传统 ECCE 相比，它具有损伤小、术后反应轻、愈合快、散光小、视力恢复迅速且稳定等优点。熟练掌握这一技术可以大大减少术中、术后并发症。

小切口手法碎核白内障摘除术的适应证十分广泛，除了晶状体脱位、严重半脱位，以及存在影响晶状体后囊膜稳定性的因素以外，几乎适用于所有类型白内障。

一、切　　口

与超声乳化手术切口的选择不同，手法碎核的切口大都选择组织结构比较致密、牢固，操作比较方便的上方巩膜面。无论采用水平状巩膜隧道切口，还是反眉状巩膜隧道切口，其隧道宽度主要取决于拟植入人工晶状体光学部的直径。为了减少由切口造成的手术源性角膜散光，可将巩膜隧道的外切口做成反眉状。一般来讲，如植入光学部直径相同的人工晶状体，可通过增加隧道外切口的弧度来缩短切口的弦长，以降低手术源性角膜散光。这样的隧道切口不仅增加了弹性、提高了切口在术中的自闭性，而且，切口上、下唇不易错位，有利术后良好的自然复位。隧道内切口的宽度应略大于拟植入人工晶状体光学部直径约0.5mm。由于隧道切口的自闭性主要取决于内切口的位置，因此，应在角膜缘内 1.0～1.5mm 的透明角膜处用双刃刀穿刺进入前房，并向两侧水平扩大到所需的宽度，使隧道切口的平面呈等腰梯形状（图 20-1）。内切口处角膜的活瓣作用可使主切口闭合良好（图 20-2）。

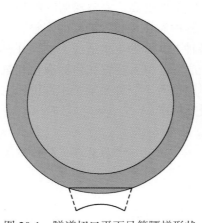

图 20-1　隧道切口平面呈等腰梯形状

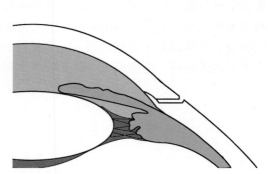

图 20-2　隧道切口离开角膜缘约 1.5mm，使其形成活瓣状以增加切口的自闭性

这样设计的隧道切口，不仅最大限度地降低了手术源性角膜散光，并使切口达到自闭；宽松的内切口既扩大了双手法操作的范围和空间，又可避免因器械反复进入前房而造成后弹力膜脱离及上方角膜内皮细胞和虹膜组织的机械性损伤。为了使手术操作方便，可在与隧道切口相交 90° 的角膜缘做一 1.5mm 左右的自闭式侧切口：其一，增加了手术操作点，尤其对上方皮质的吸除有利（图 20-3）；其二，侧切口的自闭性使前房更易维持，大大减少了术中、术后并发症的发生；其三，可减少或中和上方巩膜隧道切口可能引起的逆规性散光。

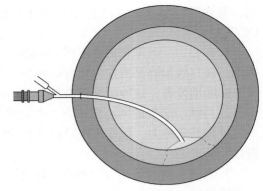

图 20-3　通过侧切口吸除上方皮质十分容易，且更易维持前房的稳定性

由于巩膜组织相对坚韧，设计弦长 3 ～ 4.5mm，180° 圆弧的巩膜隧道外切口，足以使折叠式人工晶状体或光学部直径为 5.5mm 的 PMMA 人工晶状体通过。为了使隧道外切口更规范、精确，初学者可用切口打印器标记后再做切口。隧道过分拥挤，不仅使碎核娩出困难，而且在植入人工晶状体时增加阻力，易损伤人工晶状体襻。在做隧道过程中要密切注意刀锋的深浅，尽可能在球壁 1/2 深度处进行。如不慎撕破隧道前壁或切穿巩膜，可在手术结束时根据情况用 10-0 尼龙线缝合 1 ～ 2 针。必须用锋利的双刃穿刺刀垂直刺入前房，并向两侧水平扩大，使隧道内切口略大于拟植入的人工晶状体光学部直径。如内切口过短，过早进入前房，会使切口的自闭作用减弱，上方虹膜容易嵌入隧道，不断的眼内操作轻则损伤上方虹膜组织，重则使上方虹膜根部撕脱、前房出血，甚至虹膜全部撕脱，造成手术困难。应尽早意识到这种情况发生的可能性，可用黏弹剂下压上方虹膜组织后再进行操作。手术结束时要检测切口的自闭性能，必要时，将外切口缝合一针。相反，内切口远离角膜缘虽可增加其自闭性，但给眼内操作带来不便，且易造成角膜后弹力膜的撕脱。因此，隧道内切口应在离角膜缘 1.0 ～ 1.5mm 的透明角膜内进入前房。一旦发现角膜后弹力膜撕脱，应尽量避免进入眼内的显微器械和人工晶状体对该区域的再次机械性损伤，必要时可适当扩大内切口。切忌对撕脱的后弹力膜进行拉扯和剪除。可用黏弹剂迫使脱离、卷曲的后弹力膜贴覆于角膜基质层，再从侧切口注入平衡液，同时轻轻压迫隧道切口下唇，使黏弹剂被缓缓冲出。后弹力膜复位后，可从侧切口向前房内注入适量的消毒空气或注入平衡液适当提高眼内压，以维持其正常位置。

二、前囊膜的截除

居中性前囊膜连续环行撕囊（centred anterior continuous curvilinear capsulorhexis, CCCC）是小切口手法碎核白内障摘除手术成功的基本保证，直接影响以后几个步骤能否顺利完成。了解囊膜的特性及其在动态中的变化，对完成 CCCC 十分重要。

正常情况下，晶状体囊膜有一定的张力。其张力大小在一定程度上受悬韧带的牵拉和玻璃体压力作用的影响。因此，前囊膜存在着一种潜在的向周围扩散的力，我们称它为离心力。这种力，常受到睫状肌功能、玻璃体压力、外力及眼部疾病等因素的影响而改变。撕囊时，必须注意以下几个力的平衡，以克服囊膜潜在离心力的变化，完成满意的CCCC。

1. 向心力　与撕葡萄皮不同，撕囊时必须首先要注意向心用力，以克服囊膜的离心力。否则，囊口缘很容易滑向赤道部。例如，在先天性白内障、浅前房、玻璃体压增高时、晶状体膨胀期撕囊，这种情况极易发生。

2. 持续、缓慢的同心圆拉力　在克服离心力的同时，还须保持持续、缓慢的同心圆拉力。处理好这种力，往往可以获得满意的圆形囊口。反之，撕囊时用力不均或快慢不一，囊口极易走形。

3. 与圆平行的剪切力　要掌握好囊瓣走行的方向，正确应用剪切力十分重要。首先，将囊瓣翻转，用撕囊镊夹住囊瓣的起始部，做与圆平行的剪切力，并不断改变夹持部位以控制撕囊的方向。撕囊近半圆时，更应注意与圆平行用力，不宜将囊瓣提拉过高。否则，囊瓣极易偏离轨迹。

前囊膜口的直径通常在 5.0～6.0mm。一般认为其直径应比拟植入人工晶状体光学部直径略小 0.5～1.0mm 为宜。这样既可避免囊膜退缩或收缩，又可降低后囊膜混浊的发生率。

前囊口过大、过小或偏位均可引起术后的一系列并发症；尤其囊口过小，难以将晶状体核从囊袋内旋拨到前房。强行拨核轻则使囊口破裂，重则将悬韧带断裂，甚至后囊膜破裂、玻璃体脱出。囊口确实小者，可再次利用环形撕囊技术对小囊口"裁边"，或用囊膜剪将囊口多象限放射状剪开 0.5～1.0mm，以造成多个减张切口，再将核旋拨到前房就容易得多。与单象限囊口剪开比较，多象限剪开囊口使晶状体核通过囊口时，囊口受力均匀，不易将囊口撕裂，以致造成更严重的并发症。切忌在前囊膜外进行拨核，要分辨出囊口内、外的区域。必要时，可吸除液化或游离的皮质后再施行旋拨核。否则，盲目地拨核极易损伤前囊膜和悬韧带。

三、水　分　离

通常的水分离可以理解为通过水压对其周围产生均衡的扩散，使组织分离、移动。充分利用这一物理特性，可减轻对眼内组织的损伤。水分离的作用包括：

1. 皮质囊膜分离（hydrodisection）　用较细的钝头针接平衡液，插入囊膜下，缓慢注入平衡液，可在显微镜下看到液体沿囊膜下、赤道部、后囊下形成一波浪状液流。皮质与囊膜充分分离，有利皮质彻底清除。

2. 晶状体核层分离（hydrodilineation）　皮质囊膜分离后，将钝头针直接插入外核层，继续注入平衡液，即可形成一"金环"，如向晶状体核中央逐层注水，有时可形成"双环"，甚至"多环"。晶状体核彻底分层，可使"核心"缩小，减少碎核时其在前房内所占空间，避免对眼内组织尤其是角膜内皮细胞的损伤。

3. 水浮核（hydrofloation）　充分水分层后，可继续往晶状体核后面注平衡液，很容易使小"核心"浮出囊口，甚至浮到前房，免除了旋、拨核的步骤。

4. 水冲核（hydroexpression）　当小核、软核或切核后碎片残留眼内，可用注水的方法适当增加眼内压，迫使碎核从切口被冲出，使手术操作更为简化。

如前囊有裂口，应尽可能放弃水分离，确实需要进行水分离的，可在裂口相对应的囊口下缓缓注水分离，以减少囊口破裂处的张力，防止裂口向后延伸。水分离时注水过猛，会使核"阻塞"囊口，囊袋内压力剧增致后囊膜破裂（囊袋阻滞综合征 CBS）；水分离时注水不易过快，发现核"上浮"、前房变浅，即停止注水，并用水分离针头在皮质内拨出"水道"，有利囊袋内液体流出。

四、核的处理

（一）旋核入前房

对于较小、较软的核可采用水浮核的方法，使小"核心"浮出囊口，甚至浮到前房。而将大而硬的核从直径 5 ～ 6mm 的前囊膜口旋拨至前房是手法碎核中技巧性很强且必须完成的步骤。完整的前囊膜口是旋拨核的基本保证；充分水分层，尽可能缩小核的体积，有助于核的娩出。同时，应了解黏弹剂的特性，利用黏弹剂形成眼内各组织间的间隙，避免操作时损伤眼内组织。旋、拨核步骤：①两手各持一把人工晶状体定位钩，在前囊膜口的区域内将核以顺时针或逆时针水平方向旋转，充分松动核（图 20-4）；②在旋核过程中，右手用定位钩轻轻下压核的下方使上方核的赤道部翘起，左手持定位钩轻轻顶住翘起的上方核赤道部，使上方部分核的赤道部脱出于囊口的平面（图 20-5）；③随即将右手定位钩从左手定位钩顶核处紧贴

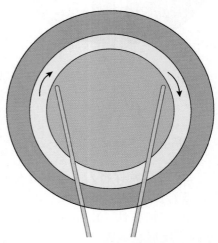

图 20-4　两把定位钩在前囊区域内顺时针方向将核松动、旋转

着核向右滑动，将已变形的囊口轻轻拨开（图 20-6），然后，双手法将核的矢状面以接力棒形式顺时针旋、拨出囊口。切忌将定位钩在囊膜表面拨核，以免使囊口破裂，甚至发生悬韧带撕裂、后囊膜破裂等严重并发症。必要时，可吸除液化或游离的皮质后再施行旋拨核。

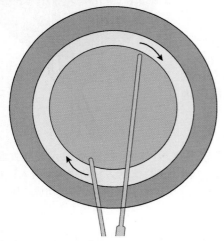

图 20-5　旋核过程中，右手定位钩轻轻下压核下方使核上方赤道部脱出于囊口平面，左手定位钩顶住翘起的上方核赤道部

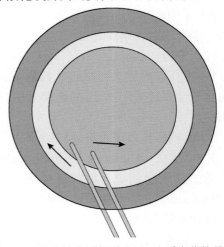

图 20-6　上方核赤道部脱出后，右手定位钩从左手定位钩顶核处向右滑动，将已变形的囊口拨开，双手法以接力棒形式顺时针将核旋、拨出囊口

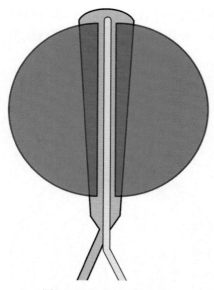

图 20-7　Kansas 二切核法

（二）几种主要的手法碎核方法及优、缺点

1. 二切核法（Kansas technique）　本法取上方水平巩膜隧道切口。截囊后，将核旋入前房，用核垫板和切核刀将核切成两块，分别用移核镊取出碎核块（图 20-7）。

（1）优点

1）切口约常规 ECCE 的 1/2，降低了由切口造成的角膜散光。

2）巩膜隧道切口扩大了组织的接触面，有利于切口的愈合。

3）眼内操作基本上是在闭合状态下进行，减少了术中并发症的发生，尤其是暴发性脉络膜上腔出血的发生率大大下降。

（2）缺点

1）切口的自闭性较差，前房不易维持，术后常需布置缝线。

2）不能确保将人工晶体植入囊袋。

3）上方皮质不易被吸尽。

2. 三切核法（Khouri technique）　本法于角膜缘上方做一反眉状巩膜隧道切口。以特制的灌注式勺状针头进行水分离，并将核松动、游离、拨入前房，用叉状切核刀将核一次切成三块，然后，用灌注式圈套器娩出核块（图 20-8）。

（1）优点

1）切口更小，自闭性好，无需缝线。

2）采用连续环行撕囊技术，减少了由截囊不当而引起的一系列术中、术后并发症。

（2）缺点

1）操作难度较大，平板状核垫板及叉状切核刀在眼内占据较大的空间，尤其在处理大核时，容易损伤眼内组织。

2）叉状切核刀很难将硬核切开。

3. 碎核法（Gutiérrez-Carmona technique）　本法采用上方透明角膜切口，用截囊针施行 CCCC，用水浮核（hydrofloation）技术将核浮出囊口、进入前房；用特制的垫板和碎核器把核挤碎（图 20-9）。

（1）优点

1）切口更小、"干净"，更适合表面麻醉下手术。

2）可植入折叠式人工晶状体。

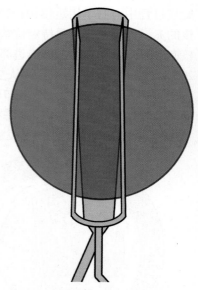

图 20-8　核垫板伸入核与虹膜之间，叉状刀紧贴核表面滑入，双手共同挤压，将核切成三块

（2）缺点

1）碎核器和核垫板在眼内占据较大空间，对晶状体核较大的病例，插入碎核器和垫板有一定难度。

2）由于碎核器接触核的面积较大，很难将硬核切碎。用力过大往往会引起双手力的失衡，造成眼内组织损伤。

3）切口设计较简单，很难达到自闭，需加缝线。

4. 巩膜袋内碎核法（Bartov technique）本法在巩膜隧道向两侧扩大呈腰鼓状，内口较大（图 20-10）。用"滑板"插入核下，将核嵌入隧道内做扇形切除，剩余部分通过侧切口器械的辅助下将其旋拨出切口（图 20-10～图 20-12）。

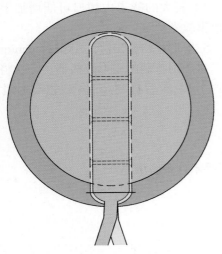

图 20-9　将 2mm×8mm 椭圆形核垫板和格栅状碎核器分别插入"核心"的后面和表面，双手用力把核挤成 6 块，分别娩出

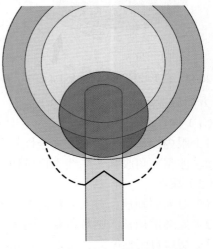

图 20-10　将硅胶"滑板"垫入核下，以保护虹膜组织，有利核"滑"出

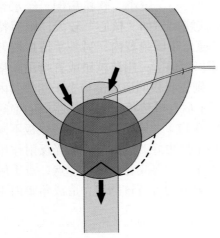

图 20-11　通过增加灌注液压力和侧切口插入虹膜恢复器，驱使晶状体核进入巩膜袋

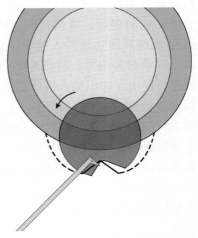

图 20-12　用截囊针在"V"形区域内把核扇形切除，将核在巩膜袋内旋转，并逐一分解娩出

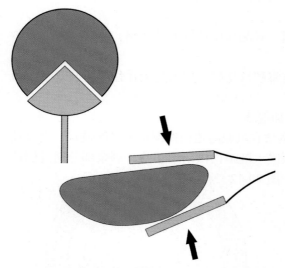

图 20-13 扇形咬核器将核的上 1/4 咬下、娩出

（1）优点

1）眼内操作少，避免了对眼内组织损伤的危险。

2）碎核在巩膜袋内进行，提高了手术的安全性。

（2）缺点

1）巩膜层间创面较大，给隧道制作带来一定困难。

2）切口过多，带来潜在的感染危险。

3）较大的隧道内切口可能增加手术源性角膜散光。

5. 扇形咬切旋出法（Akura technique）

本法用特制的扇形咬核器，一次将核咬除约 1/4，然后将剩余 3/4 核依顺时针或逆时针方向旋拨出切口（图 20-13）。

（1）优点

1）眼内操作少、简便，安全性好。

2）注重在角膜强子午线方位做切口，可降低手术性角膜散光。

（2）缺点

1）对大而硬核，首次完整的 1/4 咬切较困难。

2）如隧道稍长，则难将剩余的 3/4 核旋出切口。

3）切口自闭性略差，常需要补充缝线。

4）需要较多的黏弹剂。

（三）圈垫式切核法（Chop technique with lens loop-pad）

当核被旋入前房后，用黏弹剂将其包裹。对"核心"较小、软核病例，经水浮核技术将核"浮"入前房后，直接可用三明治技术将核娩出。如"核心"较大，则用特制的 3mm×8mm 椭圆形圈垫器伸入核后极部，使其稳稳坐于圈垫器内；另一手持切核刀沿核表面滑入；双手对等用力，将核均等劈成两块（图 20-14）；用移核镊或直接用圈垫器将两块半核逐一娩出。如拟植入折叠式人工晶状体，则先将核的后极部稳坐于圈垫器内，沿圈垫器两侧将核劈成三块（图 20-15）；两侧核劈下后，顺势将嵌入圈垫器内的中间核块娩出（图 20-16）；随后，分别娩出两侧碎核（图 20-17）。圈垫器与以往核垫板不同之处在于：①圈垫器在前房内所占空间少；②切核时稳定性更好；③有良好的光反射作用，切核时可看清其轮廓。必须注意的是：切核时要垂直用力，寻找合适的支撑点，双手用力要均等，以免切核大小不一，造成娩核困难。有时用力不均可将核翻转，造成角膜内皮细胞损伤，甚至后囊膜破裂。

1. 优点

（1）具有小切口共有的优点。

（2）适合各级硬度的晶状体核，尤其适合大而硬核。

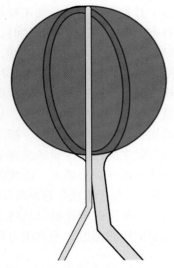

图 20-14　手持圈垫器伸入核下方，另一手持切核刀沿核表面插入，双手对等用力，将核切成两块

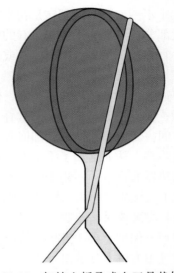

图 20-15　如植入折叠式人工晶状体，则用切核刀先沿圈垫器右侧将核右 1/3 切下

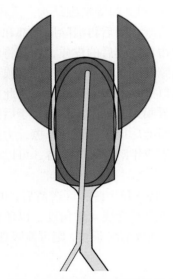

图 20-16　中间核块被嵌入圈垫器内，以三明治法顺势将其夹出

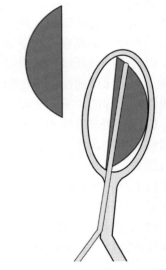

图 20-17　剩下两块碎核，用圈垫器逐一将其夹出

（3）切核方式灵活，器械占用眼内空间小，稳定性好。

（4）使用器械少，操作简便，安全性好。

（5）费用低，有利于推广普及。

2. 缺点

（1）手术技巧有一定难度，需循序渐进。

（2）需备有充足的高内聚性黏弹剂。

劈核大小不一，甚至核翻转是初学者较常见的术中并发症，尤其是使用核垫板劈硬核时。因为大部分核垫板为平板状，有的核垫板在垂直方向有一定的弧。劈核时，虽然不会发生核的垂直翻转，用力点稍有偏差或斜向劈核，则极易将核向左或向右翻转。无论是二切法还是三切法，选用圈垫器劈核有三个优点：①圈垫器具有较强的光反射作用，即使在棕色核下，通过手术显微镜光源照射，仍可清晰地辨别圈垫器轮廓，有利术者劈核时选择正确的位置；②圈垫器与核后极部重叠，减少了显微器械在眼内所占的空间，从而增加了手术操作空间。③使晶状体核后部嵌入圈垫器内，增加了劈核时的稳定性，减少了劈核时核翻转的危险性，从而增加了手术安全性。在核与后囊膜之间注入少量的黏弹剂以增加空间，有利圈垫器的进入；圈垫器应顺着晶状体核后极部的弧度顺势插入。碎核时，切核刀要垂直，双手缓缓相对用力，核将切开时更要谨慎用力。"急于求成"容易将切核刀"滑"出圈垫器或核翻转撕破后囊膜。一旦劈下的核大小不一，较大的碎核难以从隧道娩出，则必须在黏弹剂的保护下再次劈核、娩出。除了准确选定切核的部位、垂直用力切核，双手的稳定和对等用力也十分重要。

五、皮 质 吸 除

调整显微镜焦距，在良好的同轴光照明下准确识别囊膜等精细结构。采用 Simcoe 注吸管吸除皮质。先清除瞳孔区较大块皮质，使视野清晰，而后再清除周边部和较微细的皮质。任何吸出的动作都必须在直视下完成。对于周边和虹膜后的皮质，应先将注吸针头伸至近赤道部，以轻柔的负压吸住皮质后，将其拉向瞳孔区，确信没有吸住囊膜后再加力吸除拉出的皮质。为了保持前房的稳定性，可从侧切口插入注吸管吸除皮质，此方法尤其对上方的皮质吸除是可取的（见图 20-3）。机械性后囊膜抛光可以清除附着于后囊膜内表面的皮质碎片。操作时用带灌注的注吸管在后囊膜表面前后或左右轻轻摩擦，力量要均匀轻柔，避免任何突然性的动作。后囊膜混浊难以被抛光或年龄较轻的患者，可以考虑施行后囊膜连续环行撕囊。

吸皮质时应始终将吸孔朝上，周边部皮质吸除应将其拉至瞳孔区辨清后，再加力吸除。抽吸后囊膜附近的皮质时，应在高倍显微镜下调整焦点和光线入射角度，以便在视野中获得良好的眼底红光反射。一旦发现吸孔附近后囊膜出现放射状条纹，则可能吸住了后囊膜，此时，应立即停止抽吸，甚至回吐。

六、人工晶状体植入

与常规现代白内障囊外摘除人工晶状体植入术不同，隧道小切口硬质人工晶状体植入时，其下襻的输送尤为重要。应先将下襻的头部送入前房（图 20-18），切忌将襻的膝部先送入切口，以免在隧道内过分挤压而使下襻变形甚至断裂（图 20-19）。人工晶状体光学部植入囊袋后，用定位钩或人工晶状体植入镊将上襻滑（送）入囊袋。

将眼内黏弹剂置换后，切口无需缝合。从侧切口注入平衡液，适当提高眼内压，有助于切口的密闭。

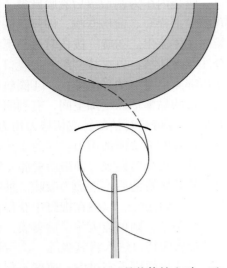

图 20-18 小切口人工晶状体植入时，正确的方法是先将襻的头部送入前房

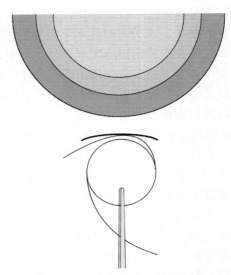

图 20-19 切忌将下襻的膝部送入隧道，以免在隧道内过分挤压而使下襻变形甚至断裂

七、小切口手法碎核白内障摘除术中并发症的处理及关键技术

小切口手法碎核技术与现代白内障囊外摘除术的术中并发症大致类同，这些并发症的处理也基本相同。值得引起注意的术中并发症有以下几种。

（一）角膜内皮细胞损伤的原因及处理方法

角膜内皮细胞的丢失是不可逆的。虽然任何内眼手术都可能造成角膜内皮细胞不同程度的损伤，但是与术者的经验、技巧，以及术中发生并发症时术者的应变能力有关。施行小切口手法碎核，除了术前需要了解角膜内皮细胞的数量和质量外，对晶状体核的大小、硬度的估计也十分重要。勉强把切核刀伸入前房、劈核时双手用力不均衡、斜向劈核致核翻转、娩核时圈垫器过于上抬等，是造成角膜内皮损伤的主要原因。选用高黏性的黏弹剂以形成眼内各组织间的间隙，有利于减少角膜内皮细胞机械性损伤的危险性。切核刀应紧贴核的表面缓缓插入；圈垫器要顺着晶状体核后极部的弧度顺势伸入；劈核时双手用力均衡；选择确切的支撑点后缓缓加力劈核；在黏弹剂的保护下，用三明治法或夹持法娩出碎核都是避免损伤角膜内皮细胞的措施。总之，正确处理晶状体核是减少角膜内皮细胞损伤的关键，千万不能过分追求小切口而造成核处理的困难，最终导致不可逆的角膜内皮细胞损伤。

（二）术中晶状体后囊膜破裂的原因及处理方法

小切口法碎核白内障手术中导致后囊膜破裂的主要原因及处理方法为：①前囊口破裂后仍做过多的水分离和水分层：如前囊有裂口，应尽可能放弃水分离，确实需要进行水分离的，可在裂口相对应的囊口下缓缓注水分离，以减少囊口破裂处的张力，防止裂口向后延伸。②水分离时注水过猛，使核"阻塞"囊口，囊袋内压力剧增致后囊膜破裂（囊袋阻滞综合征 CBS）。水分离时注水不宜过快，发现核"上浮"、前房变浅，即停止注水，并用水分离针头在皮质内拨出"水道"，有利囊袋内液体流出。③旋、拨核时过于下压晶状体核：初学者为了急于将核拨出囊口，往往过分注意下压核，以求核"滑"出囊口。应将晶状体核松动后轻轻下压核下方，使上方核的赤道部露出囊口的平面即止。④圈垫器伸入核下方时致后囊膜破裂：在核与后囊膜之间注入少量的黏弹剂以增加空间，有利圈垫器的进入；圈垫器应顺着晶状体核后极部的弧度顺势插入。⑤劈核时核翻转或切核刀用力过度：碎核时，切核刀要垂直，双手缓缓相对用力，核将切开时更要谨慎用力。"急于求成"容易将切核刀"滑"出圈垫器或核翻转撕破后囊膜。⑥吸皮质时误吸、撕破后囊膜：吸皮质时应始终将吸孔朝上，周边部皮质吸除应将其拉至瞳孔区辨清后，再加力吸除。抽吸后囊膜附近的皮质时，应在高倍显微镜下调整焦点和光线入射角度，以便在视野中获得良好的眼底红光反射。一旦发现吸孔附近后囊膜出现放射状条纹，则可能吸住了后囊膜，此时，应立即停止抽吸，甚至回吐。上方皮质可用注／吸管从侧切口进入将其吸除。⑦后囊膜抛光时破裂：抛光时应尽可能保持前房的稳定，抛光器往反幅度不宜过大、速度不宜过快。⑧人工晶状体植入不当致后囊膜破裂：隧道切口过窄，尤其内切口过小使人工晶状体植入受阻，如强行植入，往往不易控制用力，突入前房后使人工晶状体误伤后囊膜；因此，设计适当宽松的切口有利无弊。人工晶状体必须植入睫状沟固定时，不宜过多转拨人工晶状体，以免转拨时人工晶状体襻误伤后囊膜。⑨眼内操作时病人头部或眼球突然活动：手术中病人头部突然转动是十分危险的，尤其在表面麻醉下进行眼内操作时，更应该提防病人头部或术眼突然活动。通常，一手用镊子固定眼球，另一手进行单手操作是可行的，然而，谋求病人在术中配合有时更为重要。

（三）术中玻璃体脱出的原因及处理方法

后囊膜破裂合并玻璃体前界膜的完整性遭到破坏时才发生玻璃体脱出。这一并发症可发生在手术过程中的某一环节，及时识别后囊膜破裂和正确处理这一并发症十分重要。发现下列情况时应考虑已发生后囊膜破裂的可能：①眼内组织的突然跳动；②前房突然变深；③不明原因的瞳孔大小改变或变形；④晶状体核的倾斜；⑤隧道外切口不能自闭；⑥后囊膜平面出现异常反光；⑦抽吸皮质的阻力突然增大；⑧人工晶状体旋转时不能随意到位。一旦发生上述情况，千万不能慌张地抽出显微器械，应立即停止眼内操作，冷静地加以评估，做到：检查—放松—思考—处理。在手法碎核中，有时核尚未娩出，甚至核未劈碎即已发生后囊膜破裂，如插入圈垫器不当、劈核时核翻转、切核刀用力过猛等。此时，首先应保持冷静，仔细检查后，用黏弹剂形成核周围的间隙，再次进行切核。核被劈碎后不宜用圈垫器或灌注式圈套器把碎核娩出，以免把后囊膜破口扩大。而应该用黏弹剂将碎核包裹后用移核镊把碎核小心夹出。与超声乳化不同，由于手法碎核时没有灌注液的主动输入，不易因前、后房的压力差使碎核下沉。只要充分利用黏弹剂的特性把碎核分开、托起、旋转、飘动，顺利娩出碎核而不扩大后囊膜破口是完全可能的。如碰到大而硬的晶状体核，应放弃在后囊膜破裂的情况下再次碎核的期望，而立即扩大切口，将核一次娩出。碎核娩出后，根据具体情况采用前段玻璃体切割或"干切"技术处理残留皮质和脱出的玻璃体，直至满意后再将人工状晶状体植入囊袋或睫状沟内固定。

应当指出，小切口技术操作有一定难度，对术者的技术要求较高，千万不能过分追求小切口而行之。应以循序渐进的态度去获得满意的手术效果。

（陈　晖　李一壮）

第二节　后房型人工晶状体植入术

一、PMMA 人工晶状体植入术基本步骤

（一）切口准备

当术者顺利完成手工或超声乳化白内障核和皮质清除后，如果患者有人工晶状体植入的指征，接下来可进行切口准备。目前，白内障手术切口类型很多，有沿角巩缘切口、巩膜直线切口还有反眉状巩膜隧道切口。考虑到术后散光问题，建议使用巩膜反眉状隧道切口。因此，在手术开始时就采用反眉状隧道切口，但要比拟植入折叠式人工晶状体的切口弧长要小一些。在扩大切口时，可使用半月形隧道刀或 3.2mm 角膜刀的侧刃，有条件时可使用 5.5mm 角膜刀一次性扩大主切口。

操作技巧及注意事项：①选用锋利的半月形隧道刀使巩膜切口边缘整齐，闭合性好；②扩大切口时，由中央向左右紧贴巩膜床呈弧形方向，保证切口在同一平面。

（二）前房注入适量黏弹剂并撑开囊袋

目前市售的黏弹剂品种繁多，但主要分为内聚型（分子质量较大）和弥散型（分子质量较小）。初学者尽可能选用分子质量大、黏度高的黏弹剂，因为它有助于前房的维持。前房内注入黏弹剂的同时可向囊袋内注射并有意识地分开晶状体的前囊和后囊使囊袋充分撑开。如发现后囊表面有丝状晶状体皮质，也可以用黏弹剂注射钝针头在囊膜表面轻轻摩擦使皮质游离，达到后囊膜抛光的目的，以减少后囊膜表面混浊的概率。

操作技巧及注意事项：①注入黏弹剂时尽可能将囊袋撑开，以便于人工晶状体襻植入囊袋；②晶状体后囊膜表面如残留有丝状晶状体皮质，可在注射黏弹剂后用钝针头轻擦后囊膜表面，使丝状皮质游离，注意力量要轻，以免后囊膜被刺破。如囊膜已机化，不必强行抛光，以免后囊膜破裂。

（三）PMMA 人工晶状体植入

PMMA 人工晶状体自包装盒内取出后，注意人工晶状体的正反面。用人工晶状体植入镊夹住光学区的上半部，将人工晶状体的前襻弧形先旋入前房，最好不要采用直线方向送入前襻，以免襻被折断，再将人工晶状体的光学区推入前房，同时将前襻送入下方囊袋。人工晶状体光学区的下缘可超过囊袋直径的 1/2，松开植入镊改夹后襻，将后襻送入囊袋内。完成这一步的方法很多，可以直接用植入镊，也可以用"T"形人工晶状体调位钩顶住人工晶状体的光学区和后襻的夹角将后襻旋入囊袋。但用力方向为向前、下、左方向将后襻旋入囊袋内（图 20-20）。

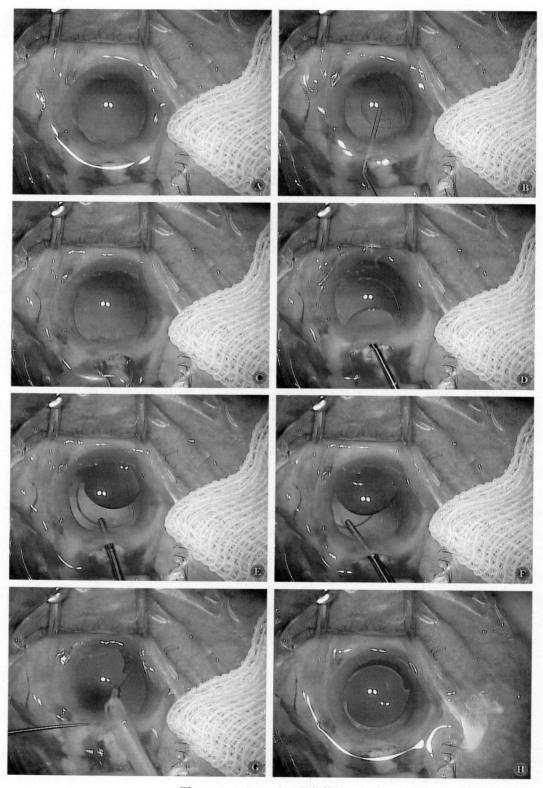

图 20-20　PMMA 人工晶状体植入

操作技巧及注意事项如下：

1. 动作要轻柔，以防囊袋的撕裂或晶状体悬韧带断裂。

2. 若后襻未能顺利进入囊袋内而滑至前房角，有两种方法帮助完成：一是顺时针方向旋转人工晶状体将后襻旋至下方房角，用调位钩勾住襻中部向囊袋中心轻拉将襻送入囊袋内；另一种方法是沿顺时针方向将后襻旋至原始位置，重复前次的动作。用调位钩调整人工晶状体的位置至水平位，或在抽吸黏弹剂时用注 / 吸（I/A）针头调整人工晶状体的位置。

3. 若人工晶状体后襻进入睫状沟，操作方法同上。

4. 如晶状体赤道部有少量皮质残留，可连续旋转人工晶状体使皮质游离，以便于被清除。

5. 若后囊已存在破口时，可将人工晶状体襻调至囊膜完整区域，不必坚持水平位，以防偏位或坠入玻璃体腔。

6. 若术中发现有部分晶状体悬韧带断裂或松弛，应将人工晶状体襻调整该区域，以免人工晶状体偏中心。

7. 对人工晶状体是否已植入囊袋的判断方法有：①观察人工晶状体是否偏位；②观察前囊口是否位于人工晶状体表面；③用人工晶状体调位钩轻拉前囊口，观察囊口是否被牵动。

（四）吸除黏弹剂

调整好人工晶状体后，用注吸针头充分置换出前房内黏弹剂。用晶状体调位钩勾起人工晶状体的上缘，充分清除人工晶状体后的黏弹剂。

操作技巧及注意事项：①尽可能全部清除人工晶状体后的黏弹剂，以防术后高眼压。②注意后囊膜，以防被吸破。如后囊被注吸头吸住（放射状皱褶），松开脚踏或轻踩"回吐"键即可。③若前囊膜口直径较大，挑起人工晶状体时应避免人工晶状体襻滑出囊袋外。

（五）切口处理

置换出黏弹剂后，抽出注 / 吸针头。观察前房深度的变化，若前房较深，主切口及辅助切口无灌注液渗漏则不必处理切口。若前房变浅、灌注液有渗漏则需向切口两端角膜层间注水，或用 10-0 尼龙线缝合主切口。缝合的方法有间断缝合法、"8"字缝合法，将线结置于切口内，无需拆线。

操作技巧及注意事项：①手术结束时用干棉签擦拭切口，观察有无液体渗漏，如渗漏明显则缝合切口；②对于老年患者，建议缝合切口，以免揉眼使切口哆开、前房塌陷及相关并发症发生。

（六）结膜处理

球结膜可采用 10-0 尼龙线缝合、电凝或烧灼黏合、向上穹隆结膜下注水，也可以不处理。结膜下可注射地塞米松 1.0mg，以减轻术后前房内反应。

二、折叠型人工晶状体植入术

（一）折叠镊植入法

1. 切口准备　如可折叠型人工晶状体光学部直径为 6.0mm，需将主切口扩至 3.5 ～ 4.0mm 长。植入光学直径为 5.5mm 的折叠型晶状体需 3.5 ～ 3.8mm 的切口。具体植入方法如下。

（1）纵折法（图 20-21）：用无齿系线镊将折叠型人工晶状体从包装盒内取出，放入特制的折叠器内。术者左手持折叠镊，将折叠型人工晶状体的光学部放入折叠镊内，两个襻的位置与折叠镊的长轴平行。捏紧折叠镊使人工晶状体对称折叠。可通过显微镜检查人工晶状体的位置，必要时可进行重新折叠操作。植入时，用右手持植入镊夹住光学部，并向左旋转，使晶状体的前襻先进入切口，植入镊的前臂与切口的边缘平行进入前房，使光学部进入前房的同时使前襻由前囊口进入下方的囊袋。右手手腕顺时针转动，注意前襻要尽量进入切口对侧的囊袋内，检查光学部已基本上位于环形撕囊孔的平面，光学部折叠的背部朝向前方，晶状体的后襻被夹持在切口之内，此时，轻轻放松植入镊使晶状体能够缓慢地展开并向下进入囊袋，抽出植入镊后，用晶状体植入镊或晶状体固定钩沿顺时针方向将人工晶状体旋入囊袋内（图 20-22）。

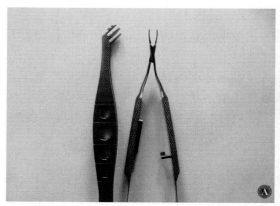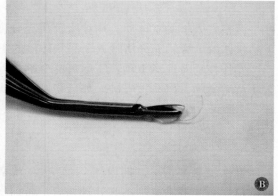

图 20-21　折叠镊（A）；纵折法将人工晶状体折叠（B）

（2）横折法：沿人工晶状体横轴折叠晶状体，将晶状体折向同侧相对位置。将晶状体的两襻分别向屈面弯曲并固定在折叠的光学部两侧。将镊子放平后插入切口，以水平方向向前房送入。当将晶状体推送至前囊口正中时，旋动折叠镊使折叠开口向下。缓缓松开折叠镊，随着晶状体光学部的展开，晶状体两襻将慢慢伸展至囊袋的赤道部，使晶状体呈水平位固定于囊袋内。抽吸黏弹剂和切口的处理同 PMMA 人工晶状体植入方法。由于折叠镊植入法需要扩大切口增加术后角膜散光及人工晶状体注入系统的快速发展，人工晶状体折叠镊植入法已不常用，取而代之的是简单、安全、有效的推注植入法。

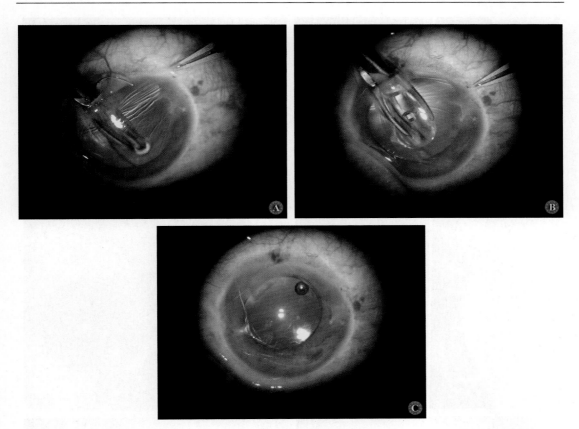

图 20-22　折叠镊植入法

A. 将人工晶状体的下襻植入下方囊袋内；B. 顺时针选择植入镊并松开植入镊；C. 整个晶状体植入囊袋内

2. 操作技巧及注意事项

（1）注意人工晶状体的方向，以免将晶状体装反。因三片式人工晶状体的襻为硬襻，在囊袋或前房内翻转易损伤角膜内皮及其他眼内组织，因此，倘若装反，如原切口为角巩缘切口或巩膜切口，则扩大切口将人工晶状体取出，重新植入。若为透明角膜切口，建议重新做角巩缘切口或巩膜切口取出人工晶状体。

（2）术中注意角膜内皮的保护。

（二）常用人工晶状体推注植入法

1. 三片式 AR40e 折叠型人工晶状体植入法　切口长度为 3.0mm 或 3.2mm。前房及囊袋内注入适量黏弹剂。将黏弹剂从前至后充满夹头中，将人工晶状体前表面朝上放入夹头尾部，用夹持镊将人工晶状体前襻及光学区压入槽内，后襻切勿置于夹内，合上夹片，此时后襻弯向下方。将夹头置于手柄上，并向前滑动夹头，使其嵌入手柄前端的槽中。缓慢向前推手柄后端的推杆，至螺纹部分，此时发现人工晶状体前襻伸直。从主切口插入夹头的头部，缓慢旋转螺旋形推杆将人工晶状体前襻及光学区前 1/2 推入囊袋，用夹头的头部或调位钩将后襻旋入囊袋内，完成植入过程（图 20-23）。

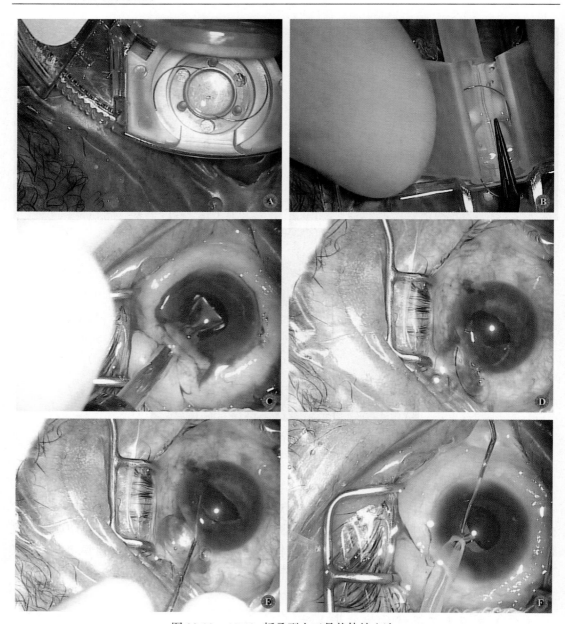

图 20-23　AR40e 折叠型人工晶状体植入法

AR40e 人工晶状体（IOL）（A）；将 IOL 放入涂有黏弹剂的夹头槽内，后襻置于夹头外（B）；将 IOL 的前襻及光学区推注入囊袋内（C）；IOL 的后襻位于切口间（D）；用调位钩将后襻旋入囊袋内（E）；抽吸 IOL 后黏弹剂（F）

操作技巧及注意事项：

（1）人工晶状体必须压至夹头的底面，后襻突出于夹头，否则后襻会在植入的过程中被折断。

（2）如前囊口较小，在推注植入的过程中必须将整个光学区全部推入囊袋，再缓慢退出推注器，将后襻植入囊袋后，再修整扩大前囊口。

（3）若人工晶状体后襻未能顺利进入囊袋，可按前述的 PMMA 晶状体植入方法，切忌使用暴力，致使部分悬韧带断裂。若发生悬韧带断裂，则补充植入囊袋张力环或改为睫状沟植入。

2. 一片式 AcrySof 折叠型人工晶状体植入法　将黏弹剂从前至后充满夹头中，将人工晶状体前表面朝上放入夹头尾部，直至人工晶状体光学部超过 1/2 的部分被置于夹头中，使人工晶状体紧贴夹头底面。使用夹持镊将人工晶状体后襻轻轻置于人工晶状体前表面上。使用夹持镊夹住人工晶状体边缘尽可能将人工晶状体送入夹头前端。并保持人工晶状体紧贴夹头的底面，同时确保后襻始终置于人工晶状体前表面上。将夹头置于手柄上，并向前滑动夹头，使其嵌入手柄前端的槽中。缓慢向前推手柄后端的推杆使人工晶状体折叠（图20-24）。当推杆的螺旋部分接触手柄末端螺纹时，按顺时针方向持续旋入螺旋形推杆，完成推注过程。用调位钩辅助人工晶状体展开人工晶状体的双襻，调至水平位（图20-25）。

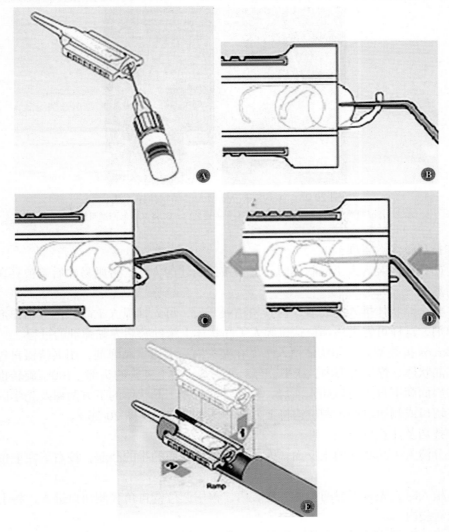

图 20-24　AcrySof 折叠型人工晶状体装夹头示意图

A. 向夹头内注入适量黏弹剂；B. 将 IOL 前襻及光学区置入夹头的底部；C. 将 IOL 后襻置于光学区的表面；D. 压住光学区将晶状体推至夹头前部；E. 将夹头安插于推注器的槽内

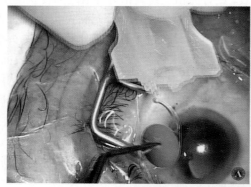
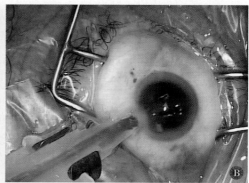
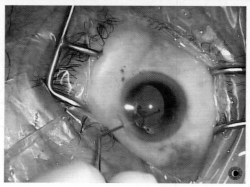

图 20-25　AcrySof 折叠型人工晶状体植入法

A. AcrySof 折叠型人工晶状体；B. 将 IOL 推入囊袋内；C. 将 IOL 的两襻调整至水平位

操作技巧及注意事项：

（1）向夹头内装入人工晶状体时，严格按照上述的方法，否则易致后襻被夹在推注器中最终断离。

（2）整个晶状体推入囊袋后，待其稍稍展开后，可先抽吸人工晶状体下黏弹剂，再吸前房黏弹剂，这样可省去用调位钩拉起人工晶状体上缘抽吸后方黏弹剂的过程。

3. Akreos 折叠型人工晶状体植入法　在夹头内涂上适量黏弹剂，用夹持镊自包装瓶内取出人工晶状体，置于夹头内、压平，合上夹头盖，装上夹头的头部。180° 旋转推注器，将夹头的斜面朝下自主切口插入前房，轻推手柄，人工晶状体的下方两襻及光学区植入囊袋，自主切口或侧切口伸入调位钩将上方两襻压入囊袋内（图 20-26）。

操作技巧及注意事项：

（1）分清人工晶状体的正反面，人工晶状体襻表面的小的凸起，按右下左上位置放置于夹头中。

（2）植入时，先将下方两襻植入囊袋内，再用调位钩自角膜侧切口进入，将上方两襻轻轻压入囊袋内。

（3）将人工晶体调至水平位，以便于调位钩轻轻挑起人工晶状体，抽吸人工晶状体后方黏弹剂。

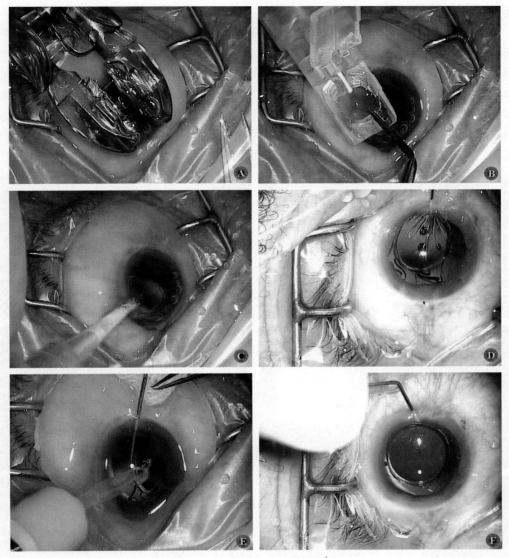

图 20-26　Akreos 折叠型人工晶状体植入法

A. Akreos 晶状体；B. 将人工晶状体放入涂有黏弹剂的夹头槽内；C. 将人工晶状体推注入囊袋内；D. 用晶状体调位钩将人工
晶状体压入囊袋内；E. 抽吸人工晶状体后黏弹剂；F. 角膜层间注水，水闭角膜切口

　　4. CenterFlex 570H 折叠型人工晶状体植入法　将黏弹剂从前至后充满夹头中，将人工晶状体前表面朝上放入夹头中部，用夹持镊将人工晶状体前、后襻及光学区压入槽内，合上夹片。将夹头置于手柄上，并向前滑动夹头，使其嵌入手柄前端的槽中。从主切口插入夹头的头部，缓慢推动推杆将人工晶状体前、后襻及光学区推入囊袋内，用调位钩辅助人工晶状体展开人工晶状体的双襻，调至水平位。

　　操作技巧及注意事项：

　　（1）向夹头内装入人工晶状体时，需将整个人工晶状体入槽，不要像硬襻可折叠人工晶状体将后襻拖出。

　　（2）如囊袋口偏小，在植入时必须将光学区先推入囊袋内，以免人工晶状体展开后难以进入囊袋。

5. HOYA PC-60R 人工晶状体植入法　如同前面所述向前房及晶状体囊袋内注入黏弹剂；向预装式人工晶状体的推注器孔内注入黏弹剂达头部标志线，注入黏弹剂时注意不要将推注器自盒内取出；黏弹剂注入完毕后，将推注器自盒内取出；左手拇指和食指捏住推注器前部的侧面推柄将人工晶状体缓缓推入夹头的前部；轻旋推注器的后部推栓，使推栓与人工晶状体光学区接触；自角膜主切口推注器头部斜面朝下插入前房，缓缓推出人工晶状体的前襻，注意前襻进入囊袋内，再将整个人工晶状体推出，用推注器栓将人工晶状体的后襻推入囊袋内（一步法）；或者用人工晶状体调位钩将另两个襻旋入囊袋内（两步法）（图20-27）。

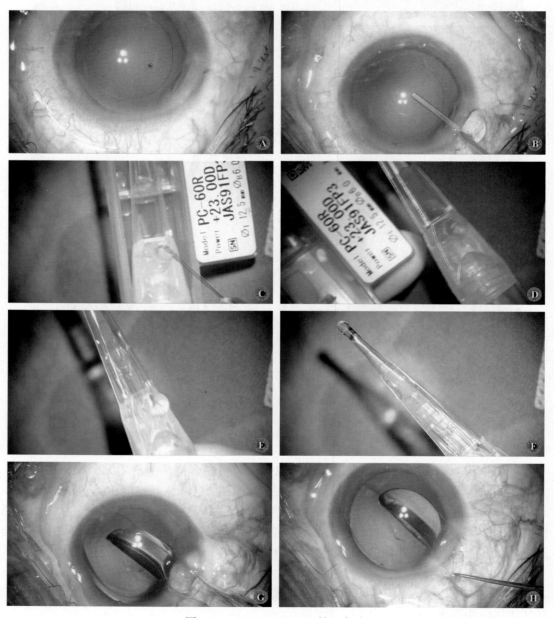

图 20-27　HOYA PC-60R 植入方法

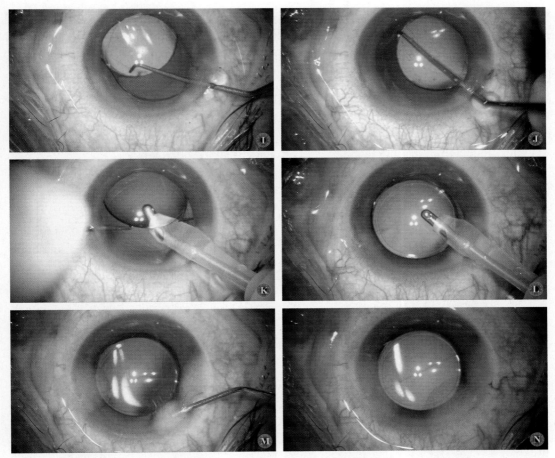

图 20-27　HOYA PC-60R 植入方法（续）

A. 晶状体核和皮质吸除完毕；B. 向前房及囊袋内注入适量黏弹剂；C. 向预装式人工晶状体的推注器孔内注入黏弹剂达头部标志线；D. 将推注器自盒内取出；E. 左手拇指和食指捏住推注器前部的侧面推柄将人工晶状体缓缓推入夹头的前部；F. 轻旋推注器的后部推栓，使推栓与人工晶状体光学区接触；G. 缓缓旋转推注器的后部推栓，将人工晶状体前襻推至囊袋内；H. 用晶状体调位钩调整人工晶状体的后襻使光学区水平；I. 用晶状体调位钩顶住光学区左侧边缘将晶状体光学区及后襻旋至囊袋内；J. 将人工晶状体两襻调至水平位；K. 用晶状体调位钩轻挑人工晶状体上线，用 I/A 清除人工晶状体与后囊膜之间的黏弹剂；L. 吸除人工晶状体前的黏弹剂；M. 角膜层间注射 BSS 封闭角膜主切口及侧切口；N. 术毕时眼前节照片

操作技巧与注意事项：

（1）瞳孔要足够大，能看清囊口的边缘；若瞳孔直径过小，可向囊袋内注入黏弹剂使主切口对应部位的囊口和虹膜抬高，便于人工晶状体植入。

（2）若囊袋口不连续，可以更换植入方向，尽可能不要对破裂的位置施加力量，以免裂口扩大。

（3）一定要看清后襻进入囊袋内，以免发生一只襻在囊袋内，另一只襻位于睫状沟，造成人工晶状体偏斜。

（4）该预装式人工晶状体可以采用"一步法"植入和"两步法"植入，但初学者最好采用"两步法"。

6. Zeiss CT ASPHINA 603P 人工晶状体植入方法　将装有人工晶状体的小方盒自保存

液中取出，印有箭头面朝上；按小方盒与推注器柄上箭头方向将方盒插入推注器内；打开锁孔后向推注器的侧孔内注入适量黏弹剂；轻推推注器柄，将人工晶状体推向夹头的前部；自角膜主切口推注器头部斜面朝下插入前房，缓缓推出人工晶状体的前襻，注意前襻进入囊袋内；再将整个人工晶状体推出，用推注器栓将人工晶状体的另外两个襻推入囊袋内，即所谓"一步法"；或者用人工晶状体调位钩将另两个襻压入囊袋内，即所谓"两步法"（图20-28）。

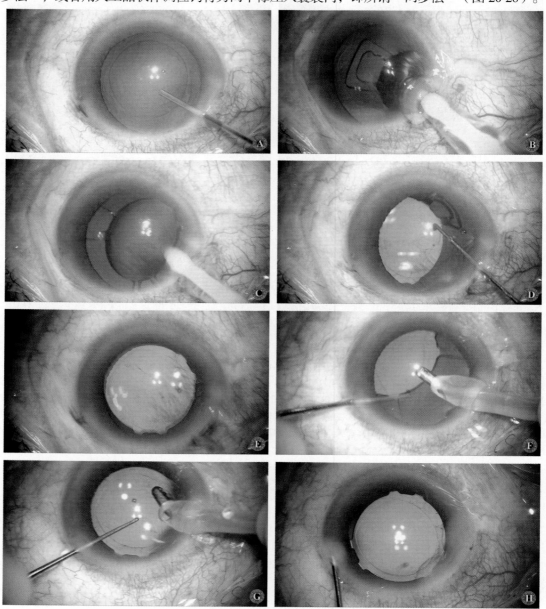

图 20-28　Zeiss CT ASPHINA 603P 植入方法

A. 向前房及囊袋内注入适量黏弹剂；B. 自角膜主切口推注器头部斜面朝下插入前房，缓缓推出人工晶状体的前襻，注意前襻进入囊袋内；C. 再将整个人工晶状体推出；D. 或者用人工晶状体调位钩将另两个襻压入囊袋内（所谓"两步法"）；E. 人工晶状体完全植入囊袋内；F. 用人工晶状体调位钩轻挑人工晶状体边缘，吸除后方黏弹剂；G. 吸除前房及周边囊袋内黏弹剂；H. 角膜层间注射 BSS 封闭角膜主切口及侧切口

操作技巧与注意事项：

（1）囊袋口尽可能连续，以免植入人工晶状体时裂口扩大。

（2）囊口直径控制在5.0～6.0mm，若囊口直径过小，可能会造成人工晶状体植入困难。

（3）预装式人工晶状体可以采用"一步法"植入和"两步法"植入，但初学者最好采用"两步法"。

三、特殊人工晶状体植入方法

（一）ReSTOR多焦点人工晶状体植入方法

在裂隙灯下于3：00、9：00、6：00、12：00时钟位用标记笔定位标记。切口：建议行透明角膜切口。根据角膜地形图检查结果选择角膜曲率最大子午线轴向做透明角膜3阶梯切口，长度以1.75～2.0mm为宜。前房内注入适量黏弹剂后行居中连续环形撕囊，直径约5.5mm。充分水分离、水分层后，超声乳化吸除晶状体核和皮质。人工晶状体植入过程同AcrySof人工晶状体植入。充分吸除人工晶状体前后黏弹剂，用注吸针头调整人工晶状体的中心位置使其对准角膜假想中心点（图20-29，图20-30）。

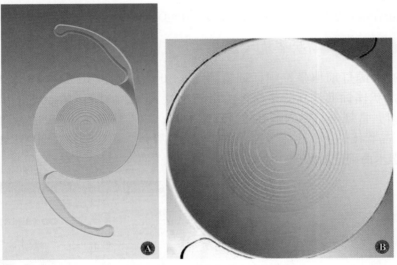

图20-29 ReSTOR多焦点人工晶状体

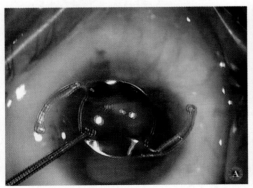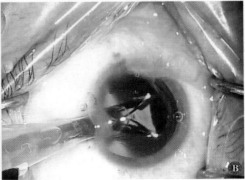

图20-30 ReSTOR多焦点人工晶状体植入法

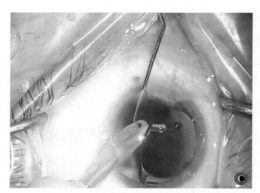

图 20-30　ReSTOR 多焦点人工晶状体植入法（续）

A. ReSTOR 多焦点人工晶状；B. 将 IOL 推入囊袋内；C. 将 IOL 轻轻钩起，彻底清除 IOL 后黏弹剂

操作技巧及注意事项：

（1）居中连续环形撕囊很重要，直径约 5.5mm 的囊口较佳。

（2）向夹头内装入晶状体时，镊子不要夹人工晶状体的光学中心，以免产生夹痕影响视觉效果。

（3）充分清除晶状体后黏弹剂，注吸过程中尽可能不要接触人工晶状体。

（二）散光型人工晶状体植入方法

手术前在裂隙灯前取坐位用标记笔标记 3：00、9：00、6：00、12：00 时钟位点。按散光人工晶状体标准计算分析软件给出的参数（图 20-31），在规定的轴向方位做透明角膜主切口，常规进行白内障乳化、皮质抽吸、注入黏弹剂。人工晶状体植入过程同 AcrySof 人工晶状体植入。充分吸除晶状体前后黏弹剂，用注吸针头调整人工晶状体的轴向位置调整至术前确定的轴位，使二者重合。

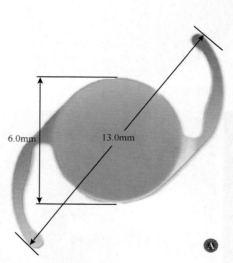
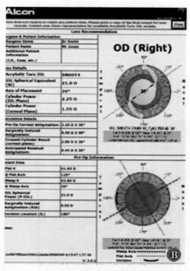

图 20-31　AcrySofToric 人工晶状体数值（A）；分析软件给出的散光晶状体的轴向应放置的位置及角膜切口的位置等详细参数（B）

操作技巧及注意事项：

（1）前囊口尽最大可能居中，直径约5.5mm。若术中发生后囊膜破裂或晶状体悬韧带断裂，则不必强行植入散光型人工晶状体。

（2）抽吸干净人工晶状体后的黏弹剂，有助于人工晶状体散光轴的稳定。

（三）人工晶状体睫状沟缝合固定方法

在3：00和9：00时钟位做1/2～1/3巩膜厚度、三角形小巩膜瓣；将带聚丙烯缝线的长针自9：00时钟位角膜缘后1.5mm处刺入眼内；左手持5号针头自3：00时钟位角膜缘后1.5mm处刺入眼内，将聚丙烯线通过针芯导出眼外；用人工晶状体定位钩自上方切口钩出缝线、剪断，分别结扎于人工晶状体两襻的顶端。将人工晶状体随同缝线植入睫状沟，拉紧缝线使晶状体呈水平位，调整人工晶状体位置和缝线松紧度后，将缝线缝在板层巩膜并结扎。用10-0尼龙线缝合巩膜瓣、角巩膜缘切口及结膜瓣（图20-32）。

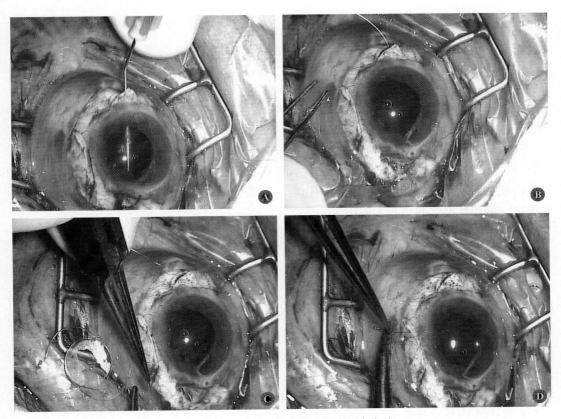

图20-32　人工晶状体睫状沟缝合固定方法

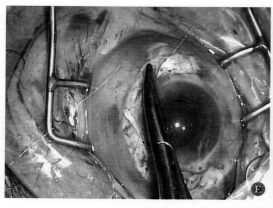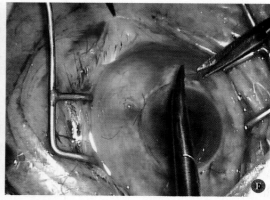

图 20-32　人工晶状体睫状沟缝合固定方法（续）

A. 自左侧 3 点位角膜缘后 1.5mm 处刺入 5 号针尖导出 9 点位刺入的直针；B. 将聚丙烯线引出眼外；C. 将缝线自眼内自上方切口夹出、剪断并将两端缝线结扎固定于 IOL 两襻的固定孔；D. 用 10-0 尼龙线"8"字缝合巩膜切口；E. 将晶状体固定线与缝合于巩膜的 10-0 尼龙线结扎；F. 缝合球结膜

操作技巧及注意事项：

（1）建议选择反眉状弧形巩膜切口，以减轻术后角膜散光。

（2）左手用 5 号针头距角膜缘后 1.5mm 刺入睫状沟顺利导出右侧刺入的长针能保证位置的准确，而且操作简单快捷。

（3）用长针模拟两侧进针的位置，力求使两位置位于 180°以保证固定的晶状体位置居中。

（4）缝合巩膜切口时，每针进针方向应垂直于弧形切口而不是角膜缘。

（5）如拟联合硅油取出，建议先植入人工晶状体，再按常规方法从睫状体平坦部做切口取出硅油，这样可保持术中眼内压的稳定。否则，先取硅油后再植入晶状体时眼内压极不稳定，增加暴发性脉络膜上腔出血的概率。

（四）"井"字形缝线人工晶状体固定方法

1. 适应证　完全玻璃体切除术后或前部玻璃体术后无晶状体囊膜眼。

2. 操作方法　①制作"井"字形缝线。以 3：00 和 9：00 时钟位为中心用 10-0 聚丙烯缝线制作一"矩形"缝线，线结旋入眼内，平行两线的距离为 5.0mm；再以 12：00 和 6：00 时钟位为中心用同样的方法制作另一个"矩形"缝线，形成一个"井"字形缝线。② 人工晶状体植入。向前房推注入三片式人工晶状体，使人工晶状体位于虹膜表面；用人工晶状体调位钩先将一襻旋入虹膜平面下，再将另一襻旋入虹膜平面下；用人工晶状体调位钩轻压人工晶状体光学区的边缘使整个光学区位于四条缝线之后（图 20-33）。

3. 操作技巧及注意事项

（1）两线之间的行距。两线之间的行距若超过 5.0mm，很可能不能有效固定人工晶状体光学区。

（2）垂直方向的两线应位于水平两线之上。人工晶状体一般成水平位，因此，垂直方向的缝线应处于水平线的前面，否则人工晶状体容易坠入玻璃体腔。

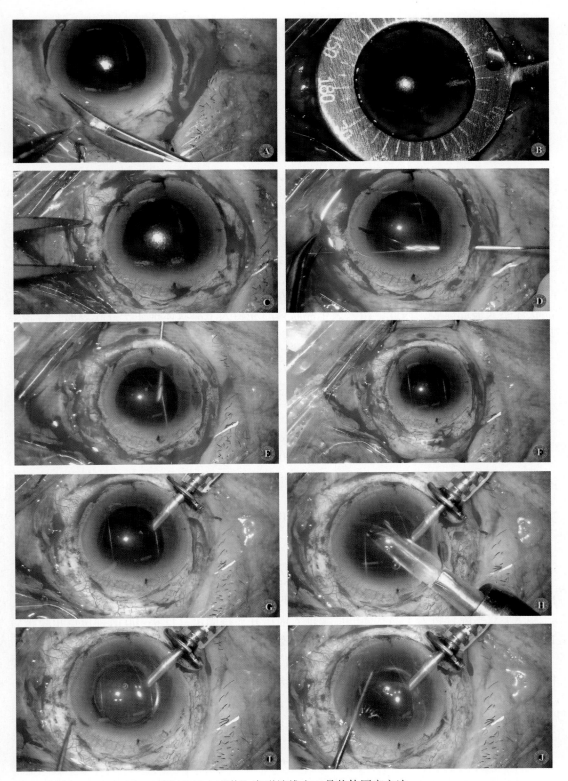

图 20-33　"井"字形缝线人工晶状体固定方法

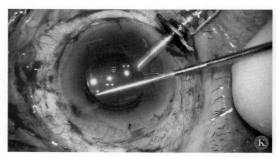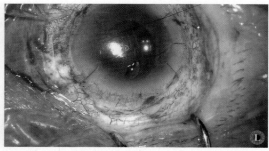

图 20-33 "井"字形缝线人工晶状体固定方法（续）

A. 沿角膜缘 360° 打开球结膜；B. 用刻度盘分别定位并标记 3：00、6：00、9：00、12：00 时钟位点；C. 分别定位标记 3：00、6：00、9：00、12：00 位点旁 2.5mm 各两个点；D. 制作水平"矩形"缝线；E. 制作垂直"矩形"缝线；F. 两条"矩形"缝线构成中央正方形结构；G. 颞下方做侧切口并置入灌注头以维持眼压；H. 向前房推入三片式人工晶状体，前襻推入下方前房角；I. 调位钩自侧切口进入前房将人工晶状体后襻旋入前房；J. 分别将人工晶状体的两个襻旋入虹膜与缝线网状格之间；K. 将人工晶状体光学区下压置于缝线网状格之下；L. 10-0 尼龙线缝合角膜主切口及侧切口

（3）由于人工晶状体被推出推注器时襻及光学区容易偏向玻璃体腔方向，容易使人工晶状体坠入玻璃体腔，因此，植入人工晶状体时先将人工晶状体推注于虹膜表面，再轻柔地将人工晶状体旋入虹膜之后。

（五）人工晶状体襻巩膜层间固定方法

1. 适应证　完全玻璃体切除术后或前部玻璃体术后无晶状体囊膜眼。

2. 操作方法

（1）前房灌注的建立。于角膜缘 5：00 或 7：00 时钟位做角膜穿刺以安放前房灌注头。

（2）结膜瓣制作。分别于 3：00 和 9：00 时钟位做"L"形结膜瓣。

（3）穿刺位点标记。应用角膜定位器在角巩膜缘分别标记 3：00 和 9：00 时钟位点。

（4）角膜主切口及辅助切口的建立。于 11：00 时钟位做 3.2mm 宽透明角膜切口，并于 2：00 和 10：00 时钟位用角膜侧切口刀做辅助切口，切口长度能通过视网膜镊即可。

（5）将三片式人工晶状体装入推注器内。

（6）将推注器插入前房，轻轻推出前襻。

（7）自 3：00 位角膜缘后 1.5mm 处刺入 4 号半针头，通过双手配合将人工晶状体的前襻传入注射器针头内，缓缓将人工晶状体的前襻引出眼外，让助手固定好。

（8）双手配合将人工晶状体的后襻推入前房并夹持固定，自 9：00 时钟位点角膜缘后 1.5mm 处刺入 4 号半针头将人工晶状体的后襻引出眼外。

（9）用注射器针尖自人工晶状体襻穿出位置做平行于角膜缘方向长 1.5 ～ 2.0mm 巩膜槽；用注射器针头制作巩膜隧道并将人工晶状体的两个襻插入隧道内。

（10）调整襻出眼球的长度，以调整人工晶状体的位置，使其居中。

（11）10-0 尼龙线缝合结膜瓣（图 20-34）。

3. 操作技巧及注意事项

（1）选择襻柔韧性较好的三片式人工晶状体，其中以 AMO 的三片式人工晶状体最优。

（2）将人工晶状体的襻插入注射器针尖时尽可能长些，以免在向眼外引出时脱落。

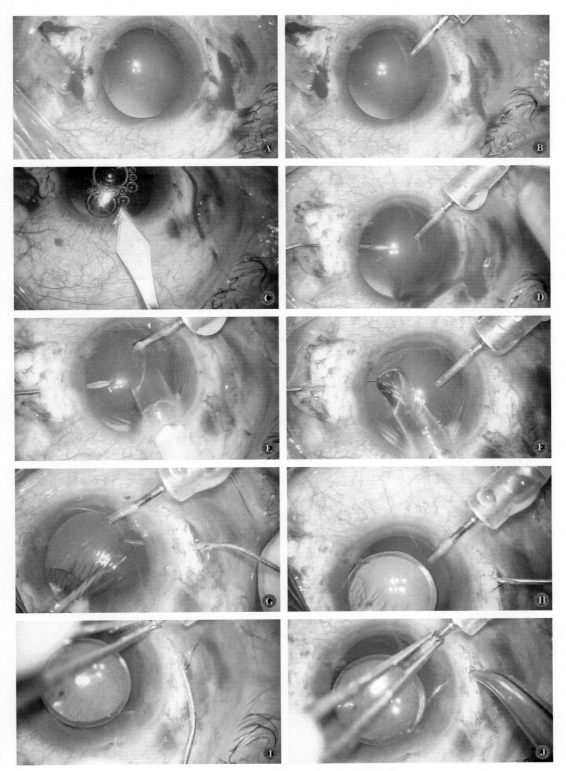

图 20-34 人工晶状体襻巩膜层间固定方法

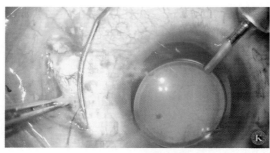
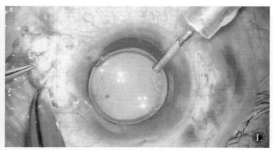
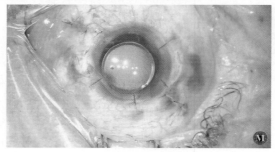

图 20-34　人工晶状体襻巩膜层间固定方法（续）

A. 分别于 3：00 和 9：00 时钟位做"L"形结膜瓣；B. 于角膜缘 5：00 或 7：00 时钟位做角膜穿刺安放前房灌注头；C. 于 11：00 位做 3.2mm 宽透明角膜切口，并于 2：00 和 10：00 时钟位做辅助切口；D. 自 3：00 位角膜缘后 1.5mm 处刺入 4 号半针头；E. 双手配合将人工晶状体的前襻传入注射器针头内；F. 缓缓将人工晶状体的前襻引出眼外；G. 双手配合将人工晶状体的后襻推入前房并夹持；H. 自 9：00 时钟位点角膜缘后 1.5mm 处刺入 4 号半针头将人工晶状体的后襻引出眼外；I. 用注射器针尖自人工晶状体右襻穿出位置做平行于角膜缘方向长 1.5 ～ 2.0mm 巩膜槽；J. 将人工晶状体的右襻插入隧道内；K. 用注射器针尖自人工晶状体左襻穿出位置做相同的巩膜槽；L. 将人工晶状体的左襻插入隧道内；M. 10-0 尼龙线缝合角膜主切口及侧切口

（3）应尽量一次将襻引出，尽量不要多次用针头插入巩膜，以免巩膜针孔直径增大，造成术后针孔漏水，发生低眼压及其相关并发症。如发生针眼渗漏，可用 8-0 薇乔线"8"字形缝合。

（4）制作巩膜隧道时，可将注射器针头弯曲，弧度与眼球弧度相近，这样可以保证巩膜隧道足够长。

（5）隧道的方向应与角膜缘平行，否则会造成人工晶状体偏转而产生棱镜效应。

（解正高）

第二十一章　白内障超声乳化吸出术

晶状体超声乳化吸出术（phacoemulsification aspiration，简称超乳、PEA 或 phaco）是白内障复明及屈光手术中的一个重要里程碑和划时代的进展。由于其手术切口小、对眼内组织创伤少、视功能恢复好，同时具有机械化与数字化特性，目前在发达国家以及我国很多地区，PEA 几乎取代了以往流行的手工为主的白内障囊外摘除术，成为白内障手术的主流方法而广泛应用于临床。但 PEA 尚存在着设备比较昂贵、操作相对复杂、学习曲线较长、初学者手术并发症较多而严重等缺点，导致熟练掌握 PEA 的医师并不多，很难适应众多白内障患者的实际需要。其实，PEA 并不很难，只要克服心理障碍、熟悉仪器构造及原理、掌握操作技巧，每一个眼科医师都有可能掌握 PEA。本章力求详细介绍 PEA 的基本操作原理、细节、技巧以及注意事项，以便初学者少走弯路，尽快掌握 PEA。

第一节　超声乳化仪及其使用技巧

一、超声乳化术的历史与现状

视觉提升系统 1966 年美国医生 Kelman 仿照 Cavitron 高频超声波探头去除牙石的原理设计出第一台超声乳化仪，并于 1967 年为一名拟摘除眼球的病人进行了第一例超声乳化手术并获得成功。由于早期的超声乳化仪器不够精密，控制不够准确，手术操作困难，学习曲线较长，当时眼科医生普遍认为"超声乳化手术的娴熟是以玻璃体溢出为代价的"。此后许多学者和工程技术人员不断对超声乳化仪及手术操作技术进行了大量的改进，使该技术日趋成熟和安全有效。国内外许多公司不断有新产品推出，其临床实用性、安全性和可靠性都达到了较高水平。目前我国应用较多的超声乳化仪有①经典设备：美国 Storz 公司生产的 Protege 超声乳化仪、美国 Alcon 公司生产的 Universal Ⅱ 超声乳化仪、美国 MTP 公司生产的 MTP2000 超声乳化仪等；②先进设备：Alcon 公司生产的 Legacy 超声乳化仪、Bausch & Lomb 公司生产的 Millennium 眼科显微手术系统、AMO 公司生产的 Sovereign 超声乳化仪；③高端设备：Bausch & Lomb 公司生产的 1.8mm 微切口 Stellaris 视觉提升系统（图 21-1）、Alcon 公司生产的 Infiniti 视觉系统、Centurion 超声乳化系统、AMO 公司生产的 Signature 系统等。先进的超声乳化仪具有效率高、可控性和安全性较好等特点。我国北京、苏州等地曾也有超声乳化仪生产。

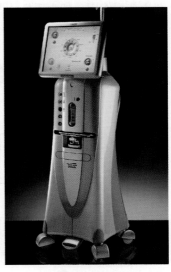

图 21-1　超声乳化仪：Stellaris 视觉提升系统

　　随着超声乳化仪、眼科手术显微镜、显微手术器械及技术的不断改进，超声乳化技术也日趋完善。加上手术经验的积累，许多新观念和新技术应运而生，超声乳化仪泵系统由以往的机械控制发展为微机控制，由以往的单一泵，发展到双泵；由以往的蠕动泵为主，发展到以文丘里泵为主；超声乳化模式在以往固定、连续、脉冲基础上，相继出现微爆破、白星技术、摆动、扭动、三维立体横向超声等多种模式；在操作技术方面，最初采用的是前房内超声乳化，并发症较多，目前普遍采用的是后房囊袋内原位超声乳化法，手术创伤很小。随着表面麻醉技术、无缝线技术、环形撕囊、劈分核技术的应用以及双通道白星冷超声乳化术、微切口同轴超声乳化术、屈光性及软性可卷曲的人工晶状体等的临床应用，PEA 手术精细度和效率更高，手术效果更好。然而，不管仪器和技术如何改良，目前所有的超声乳化术并没有脱离其本质，基本技术仍有其共同性。

二、超声乳化仪的基本结构和工作原理

　　要掌握超声乳化技术，首先要熟悉超声乳化仪的结构和性能。不少初学者，手术失败往往是因为对超声乳化仪缺乏足够的了解。超声乳化仪主要由超声系统、注吸系统、电凝、玻璃体切除系统（前部）和控制系统等部分组成。基本结构包括换能器、手柄、超声（乳化）针头、泵系统、脚踏控制板、电脑显示屏和语音系统等。

　　（一）超声乳化系统

　　1. 超声手柄、针头及其选用

　　（1）超声手柄：超声乳化基本的工作原理是手柄中的压电晶片产生 20 ～ 60kHz（达到超声波的频率，故称超声乳化）的振荡并传至针头，如此高速振动的针头会将任何碰到它的物体振成小碎片（如晶状体变成乳状），并由手柄中的抽吸管道将碎片吸出。以高频振动带动尖锐针头冲击打碎晶状体核块是正作用，但超声产生的声正压（对核产生推开的力量）则为其副作用。超声手柄（图 21-2）有各种形状和大小，以适合人体尤其手部力学为佳。

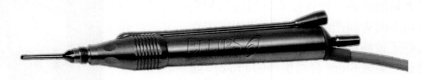

图 21-2　Signature 超声手柄及其针头

　　（2）超声针头：超声针头有其角度、直径、形状、运动模式等差别。要正确选用不同的超声针头，首先要掌握各种针头的性能和原理。

　　1）针头角度：针头的角度（斜面）并不是针尖实际的角度而是如图 21-3 所示针尖实际角度的互补角度。临床上有 0°、15°、30°、45°、60° 等不同角度的针头（图 21-3）。不同角度针头的作用效果不同，角度越大，针头越尖锐，针口面积越大。除 0° 针头外，15° 针头（最钝）最容易被阻塞，45° 的针头切割能力最强，容易破碎后囊，而

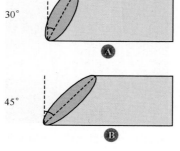

图 21-3　超声针头及其角度

30°针头介于二者之间，弥补了15°针头的缺点，保持了45°针头的优点，所以，临床上最常用30°针头。当然，选择什么样的针头还取决于晶状体核的硬度。晶状体核硬选用45°或60°的尖针头，核软则选用15°或30°钝针头。针头是易损耗品，使用前要检查其锋利度，对于钝、卷曲、不规则的针头以及针体弯曲的针尖最好废弃不用。

2）针头直径：标准超声针头的外径为1.1mm（故切口至少3.2mm），内径为0.9mm。微流针头直径较小，外径0.9mm，内腔0.5～0.7mm。针头越小，切口可更小；针头小，吸引面积也小，容易产生阻塞是其优点，但针头小不易观察到吸口的核吸引情况，在挖沟等操作时相对困难。目前，Bausch & Lomb公司生产的直径最小的超声针头（图21-4），已可以通过1.8mm的微小切口，同轴进行超声乳化和人工晶状体植入术。直径细小的针头除切口小、易阻塞、吸引效果好外，还适宜小瞳孔下操作，可能会逐渐普及使用。

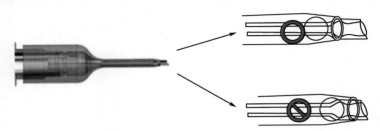

图 21-4　Stellaris 视觉提升系统微小超声针头

3）针头形态：针头一般是钢质或钛合金制成，灰色或蓝色。针头形状除经典的标准直针头外，还有带角度（弯曲）针头（图21-5）、喇叭形针头（图21-4）。喇叭形针头兼顾堵塞能力和乳化能力，前房稳定性较好。Kelman弯针头尖端向下弯曲（图21-5），能够扭动并产生较佳的空穴效应（图21-8），此外，针头弯曲，挖沟时，由于无须将针头竖立，小切口下即可进行，不会导致角膜变形。但弯曲针头需要更深而稳定的前房，浅前房时或完成超核撤离针头时较易刺破后囊。

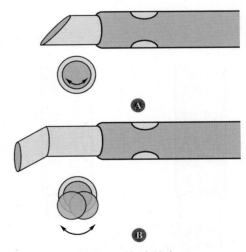

图 21-5　超声针头

A. 直针头前后运动；B. Kelman 弯针头左右扭动

4）针头运动模式：经典针头运动模式为前后运动（图21-5A）。Infiniti视觉系统为左右扭动（图21-5B），Signature系统为前后、左右椭圆形运动。

5）针头外套管：超声乳化针头外都配备相应大小的特殊硅胶套管（一般蓝色，故俗称蓝套管，图21-4，偶有红、黄色）。套管与针头之间的间隙是灌注液的通道。灌注液不仅可以维持前房稳定，而且可以起到冷却作用，降低热量及房水温度。超声乳化时水流停止（针头全堵）热量会急剧升高。因此，性能良好的套管可冷却针头，预防角巩膜隧道周围组织、角膜内皮和眼内其他组织烧伤。破裂的套管要及时更换。

2. 超声乳化工作原理　超声乳化手术主要是利用振荡能量，通过细小的超声针头把晶状体组织撞碎成乳糜状，然后通过超声针头的抽吸系统排出眼外。超声乳化晶状体物质（特别是晶状体核）的主要机制有：①针头的机械作用：即针头碰到晶状体核所产生的机械撞击作用（图 21-6），使核破碎成细块或乳状。除此直接撞击外，还有超声针头前的液体和晶状体物质（颗粒）向前流动时的间接撞击作用。超声径线冲击力亦即超声针头前液体流动产生的冲击力量。经典的超声针头前所射出的冲击力呈圆锥形（图 21-7），避免了横向和斜向振动，除了不必要的冲击力，可以认为针头所放射的冲击实际上就是针头运动的方向。显然这个力越远离针头，力量越小（图 21-7）。因此，超声针头应尽量在后房中央囊

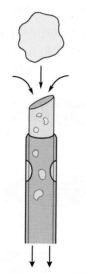

图 21-6　超声乳化工作原理：机械撞击作用

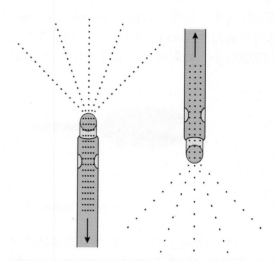

图 21-7　超声乳化工作原理：作用方向呈圆锥形

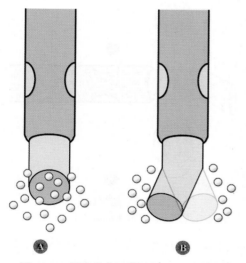

图 21-8　超声乳化工作原理：空穴作用

袋内靠近晶状体核，如此不仅可以发挥最大的效率，同时因远离角膜、虹膜、前、后囊膜，使这些组织得以保护。②空穴作用：物理学上超声对物质的主要作用有三，即上述的机械作用（是由于超声能量巨大，使物质粒子做高频率的机械振动，产生击碎、凝聚、搅拌等效应）、温热作用（物质温度升高）和空穴化作用（cavitation）。空穴作用是指超声针头前伸时，针头向其前方的液体和晶状体核及颗粒传递冲击力量。向前流动液体的末尾，当针头停止前伸而后退时，液体不能跟随后退，如此则在针头前产生一定体积的小空穴（空腔），不过此空穴停留的时间很短，很快在附近巨大声压作用下崩溃（即空穴四周的液体迅速向中央流动而使空穴塌陷），在空穴的形成与

消失过程会产生冲击波而作用于晶状体核。随着超声针头的伸缩，空穴迅速形成与消失，就会对晶状体核产生强有力的冲击波。在周围液体向空穴迅速流动填充空穴时，急速流动的液体还会产生微小的气泡（随之破裂）（图 21-8），似一把水刀，使晶状体核洋葱皮样分层、破碎。空穴作用是超声力学中的特殊现象，超声乳化仪越好，空穴作用越大。超声

乳化手术时，有时针头并未碰到核却产生了核槽即空穴作用所为，如此空穴效应可明显缩短超声乳化时间。

（1）超声能量：超声能量指针头的振幅（也就是针头伸缩冲程的长短），显然振幅大小影响作用力（机械碎核）的大小。一般在空气中，振幅为 1/3800 英寸，在液体中为 1/7600 英寸。超声功率 100% 即超声针头达最大振幅。每种机器在能量表示上基本相同，但在能量表上的刻度即百分比（%）并无单位意义（不同机器相同的能量刻度并不代表同样的作用力），它只表示一相对值，越高的刻度代表本机器越强的能量。能量过低则无法切入晶状体核，而能量太大，一则会把晶状体核推离开针口而无法将其乳化吸出，二则容易损伤角膜内皮、虹膜、囊膜等。

（2）超声频率：超声频率即超声针头机械振动的频率，也就是说针头单位时间（秒）内打击的次数。经典仪器频率多为 27 ～ 60kHz，使用最广泛的是 40kHz（4 万次 / 秒）。高频段（如 40kHz）的优点是声正压小，核块稳定易控，击打硬核能力强，缺点是产热多。低频段（如 28.5kHz）优点是产热少，但声正压大，核块易游离，对硬核打击力较差。

（3）超声副作用：超声对眼组织的副作用最主要为损伤虹膜、角膜内皮和囊膜。超声直接影响角膜内皮的机制有超声振动产热灼伤、气泡及碎屑对内皮的冲撞，还有浅前房时针头直接碰伤内皮；间接机制包括操作时间越长，损伤越大，概率越高；操作距角膜内皮越近，影响越大；能量越高，损伤也越大。

（二）灌注抽吸系统及流体动力学

灌注（irrigation）和抽吸系统（aspiration）（合称注吸系统，I/A 系统）是向眼内灌注平衡盐液，吸出粉碎的晶状体核、皮质、平衡盐液、黏弹剂、血液等，以维持一定的眼内压和前房深度。此外，抽吸系统还可吸住、固定晶状体核以利于乳化核。注吸系统包括连接于灌注瓶的灌注管道（普通输液或输血皮条）和连接于超声乳化仪泵上的抽吸管道（专用管道）以及注吸手柄（针头进入前房内）。

注吸针头（I/A 管）除了直线型外，还有弯头和直角针头。注吸针头的套管有两种，一是与超声针头套管类似的硅胶套管（图 15-49），另一是紧密焊接于注吸针头上的金属固定套管（图 15-50）。金属套管直径较小，易于操作，但外径往往小于切口，导致切口漏水过多，从更好保持前房角度看，配备硅胶套管的针头更好。

1. 灌注　超声乳化灌注系统无需动力，高悬输液瓶使灌注液因重力作用产生压力，当眼压等于灌注瓶高度（患者眼球到灌注瓶的垂直距离）时则没有灌注液进入。灌注压除主要与灌注瓶和手术床的高度相关外，还与灌注管道的直径大小有关，例如，使用输血器的灌注效率比使用普通输血器好。Alcon 公司的 Centurion 超声乳化仪拥有自动加力灌注系统，使前房更稳定，眼内压降低更明显。

灌注依赖灌注液来完成。白内障手术眼内液的基本要求，一是等渗，二是要有缓冲能力。目前以平衡盐液最常用。有些医生喜欢在平衡盐液中添加药物。如几乎 95% 的手术者常规向灌注液内添加肾上腺素，英、美国家 10% 以上的手术者还在白内障手术时添加抗生素。加入肾上腺素是为了预防手术过程中瞳孔缩小。通常眼内灌注液中肾上腺素的浓度为 1 ：1 000 000，该浓度可维持瞳孔散大且没有局部和全身的副作用。肾上腺素浓度为 1 ：1000 时会出现一些问题，1 ：10 000 时对角膜内皮具有毒性作用，问题似乎归因于肾上腺素制剂中的防腐剂和抗氧化剂。

灌注液加入抗生素是为了预防眼内炎。绝大多数手术后感染性眼内炎是手术时接种了病原体的结果。有机体表面共生的微生物或空气污染物（如灰尘）通过器械或人工晶状体表面进入眼内。已经证实在结膜囊内最常见的病原体是凝固酶阴性的葡萄球菌，虽然眼部对感染有明显的抵抗力，但眼内使用抗生素预防眼内炎还是合乎逻辑的。目前最常用的是万古霉素（2～5mg/100ml）和庆大霉素（0.4～0.8mg/100ml）。研究显示 2mg/100ml 的万古霉素和 0.8mg/100ml 的庆大霉素能将前房抽吸物培养的阳性率从 20% 降低到 2.7%。源自常规使用万古霉素或庆大霉素的几个眼科中心的两大系列研究报道的眼内炎的发生率是 0.003%，低于其他研究报道的 0.3%～0.7% 超过 100 倍以上。使用万古霉素和庆大霉素是安全的，对角膜内皮没有不良作用，也没有黄斑梗死的报道（结膜下注射庆大霉素公认可引起黄斑梗死）。万古霉素很少导致术后黄斑囊样水肿，另一个需注意的问题是常规使用眼内用抗生素可能会导致耐药性的提高。

2. 抽吸　抽吸功能靠超声乳化仪产生的吸力来完成，关键部分是泵系统即负压系统，超声乳化仪内泵的运转产生真空负压形成吸力。

（1）泵系统：泵是产生吸引作用的动力装置，是决定仪器性能的最重要因素。目前有文丘里泵、蠕动泵、膜片泵、涡轮泵等四种之分。以前两种最常用。两种泵的主要区别在于负压产生的方式和术者在前房和囊袋内使用和控制负压的方式。高端超声乳化仪往往兼有文丘里泵、蠕动泵（双泵）供术者选择。术者一定要弄清自己使用的机型是哪一种泵及其特性。文丘里泵属主动负压系统，靠外源性压缩气体和硬质集液盒形成持续稳定的负压，特点是启动迅速，立即产生吸引作用，吸引负压呈线性升高，靠脚踏板控制负压，脚控开产生负压，脚控关负压消失，但有少量残余负压持续作用一段时间。效率高，手术进程快，但不够安全（图 21-9）。术者能直接控制负压，间接控制流量。蠕动泵属被动负压系统，通过轮子的转动挤压吸引管道产生负压吸引，前提是乳化针头要被堵塞。堵塞越完全，负压越大。针头堵塞时产生负压，堵塞解除，负压也随之消失，使其具有术中可调流量，可控性强，安全稳定，有利于刻核，不易误伤后囊等优点，缺点是吸引启动较慢，手术进程快慢，另外，乳化针头堵塞解除后的前房浪涌现象更常见。一般来说，蠕动泵可设定流量与吸引压，泵的周围装有吸引管，伴随着泵的回转速度流量增加。吸引的起始比较慢，脚踏关则立即停止吸引，适合初学者手术（图 21-9）。对蠕动泵来说，术者可通过增加泵的转速，直接增加流量来间接提高负压水平。泄压（回吐时用）（从某一负压值回到 0 负压，即负压中和）：有的仪器靠大气泄压，较慢，有的超声乳化仪如 Legacy 靠液流泄压，较快，看不出角膜微塌陷。其实，两种泵各有千秋，随着超声乳化仪特别是微机控制技术的进步和众多参数设置的可调可控，术者均可良好地控制两种泵，熟练地完成超声乳化手术。

（2）流量：流量（flow rate）指的是单位时间内泵将眼内液体吸出眼外的量，又称吸引流量，单位用 ml/min 表示。初学者往往将流量错误地认为是灌注流入眼内的量。只有蠕动泵可以设定调整吸引流量，其他的泵制式如文丘里泵，在脚踏开关踩下去的情况下，吸引流量与负压同时上升即流量与负压呈线性正比例关系，手术医生不可设定流量。蠕动泵超声乳化仪的流量大小影响负压的建立时间，流量越大，达到设定负压值所需时间越短，反之亦然。

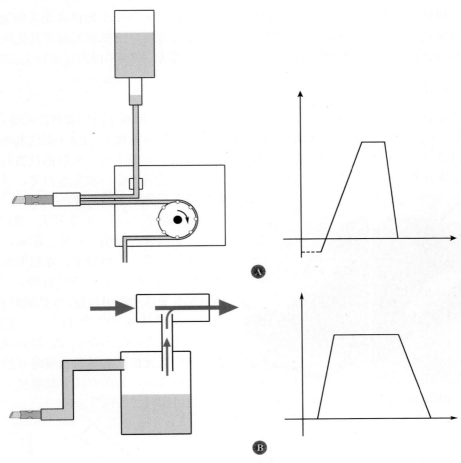

图 21-9　超声乳化仪泵系统

A. 蠕动泵负压启动慢而消失快；B. 文丘里泵负压上升快而消失慢

（3）负压：负压决定吸力，吸力（aspiration pressure）又称吸引压（vacuum），指在抽吸管道内的负压产生的施加在眼内的吸力。单位用 mmHg 来表示。负压值越大，吸力也越大。各种超声乳化仪的负压吸力都是可设定的，有的还可在术中通过控制脚踏板线性调节负压的大小。对蠕动泵超声乳化仪来说，吸引口被核片、皮质等完全堵塞状态下，负压最大。为了防止出现危险，可设定吸引压的最高值，但由于蠕动泵超声乳化仪实际上升之前和完全堵塞要花一定时间，达到最高值，需要一定时间（图 21-9）。

（4）前房控制：稳定前房是 PEA 术中的关键措施之一。液流量是维持前房最直接的因素。一般说来，前房的容量取决于进、出前房液体量的平衡。进水量主要取决于灌注瓶的高低，而出水量取决于切口的大小（漏水）和机器的吸力（流量大小）。进、出水平衡时前房稳定，否则可产生浪涌现象，前房过深或过浅。手术中可以通过调节灌注瓶和（或）手术床的高度和流量的大小来控制前房的深浅。

（5）前房气泡：前房内出现气泡可能由于前房内压力低于大气压、输液器内气泡未排尽（特别是术中临时更换灌注瓶）、针头硅胶套管破裂、能量过大等。气泡往往影响手术野清晰度，应吸除后再继续操作。

（6）跟随性：在灌注和吸引平衡状态下，晶状体碎片被吸引至超声乳化头的能力称为跟随性或随行性（follow ability），该特性关系到如何高效地使核靠近超声乳化头。经典设备针头前后运动模式的跟随性低于新型左右摆动、扭动、椭圆形横向运动针头的跟随性。

（三）控制系统

1.控制面板　仪器内部的操作程序主要通过面板调控。面板上的主要调控功能开关有：IRR（灌注）、U/S（连续超声乳化）、U/S pulse（脉冲超声乳化）、I/A（灌注和吸引）、VAC（真空负压）、Ant Vit（前段玻璃体切除）、Coag（电凝）等。先进的仪器具有电脑控制显示屏并有语言反馈及遥控器等。调控方法有护士旋转按钮、按压触摸屏、遥控器调控以及医生脚踏板控制等。

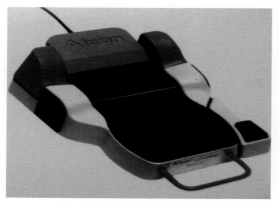

图 21-10　超声乳化仪脚踏板

2.脚踏板控制　脚踏开关（图 21-10）可以控制灌注、吸引、回吐、超声、电凝、玻璃体切除等。一般说来，在超声乳化模式（U/S）下，脚踏板 1 档仅有灌注功能，2 档同时有灌注和吸引功能，3 档同时有灌注、吸引、超声功能（图 21-11）。一般脚踏开关对上述三个功能的控制仅是纵向调节的。有些超声乳化仪具有纵向和横向双向调节功能，使得负压（如向右转）和能量（如向下踩）均可实时线性调节。

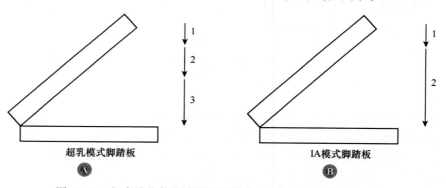

图 21-11　超声乳化仪脚踏板不同模式下，脚踏板各档及其功能

三、超声乳化仪的功能设定与使用技巧

初学者通常轻视超声乳化仪的设定，上级医师虽然可帮助设定，但手术者一定要熟练掌握超声乳化仪的构造、工作原理及设定。在没有指导者，自己独立手术时，如不能掌握仪器性能及设定技巧，可能会导致意想不到的失败。其实，影响超声乳化效率的因素很多，如：①超声能量；②超声针头的体积、形状、锋利程度、角度；③设定的负压、灌注、流量；④能量与负载的关系：晶状体核块对超声乳化来说是负载，核硬度及大小作为负载对超声乳化产生副影响；⑤术者的手法技巧，可显著提高超声乳化效率，如劈核技术甚至超

过提高能量的作用。

不同的仪器和白内障，功能参数的设定有所不同。每位医师必须学会设置、调整仪器的功能参数，拿能量来说，应尝试所有能量设定包括输出模式、能量百分比和工作周期等，以获得适合自己的最佳参数组合。设定参数前需要确认 US 手柄、I/A 手柄、US 针头、I/A 针头、集液盒性能良好、气体足够。此外，还要检查：①灌流瓶内的液量是否足够：做完数例手术后，灌流瓶的余液变少，如果空瓶手术，则只有吸引而没有灌注，会导致前房突然消失，进而损伤角膜内皮、后囊等。其实，从控制院内感染角度看，每一位患者均应重新更换一瓶新的灌流液和管道。②灌流管及吸引管：由于管路很长，为避免垂落，可用布钳子等固定。术前和术中要注意检查管道是否被压迫或折弯，以确保管道畅通无阻。③注意管道与手柄连接部分的松紧度。术中随时可能松脱，一定要经常检查连接完好；当然，针头与手柄的结合部也要拧紧。④套管：检查套管有无破损：超乳针尖与灌注针尖的套管一般是硅制的，常常会出现裂开、破洞，从而影响灌流。除套管的完整性外，套管前针尖的露出程度也应该注意。术者不同，尖端露出度也稍有不同。要避免伸出太多或太短，以 1mm 左右为宜。套管的出水口一般位于针尖与两旁侧（见图 21-4）。I/A 针头如有套管，也要确保一定量的吸引口外露。超乳针尖套管与 I/A 套管，有的仪器是同样的，有的则不同。

仪器检查、管道连接完毕之后，有必要设定超声能量、流量、负压等参数，如果仪器有记忆功能，可启动恢复各项设定值。最后还应标定超声乳化仪，以确保仪器性能良好。不过，以上预设定，一般可适合手术，但术中有时需要根据具体情况修改各项设定值，如升高灌注瓶、提高能量、负压，减少流量等。

1. 功能选择与切换　超声乳化时根据手术步骤的不同选择不同的功能，如电凝、超声乳化、注吸、灌注等。选择功能可由护士通过面板或遥控器控制，也可由术者通过脚踏板控制。在超声乳化功能下，一般先 I/A 再 US，即脚踏开关先踩到 2 档再过渡到 3 档（2～3 档交换），不应一下子踩到 3 档和一直停留在 3 档，否则易出现空超现象，带来副损伤。雕刻核槽时，前进时 3 档，后退时 2 档（图 21-12）。对蠕动泵来说，判断针头堵塞很重要，可以通过显微镜看或用耳朵听（如负压爬升噔噔噔的声音），在小瞳孔时听比看更重要。

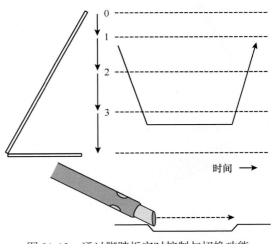

图 21-12　通过脚踏板实时控制与切换功能

2. 能量设定和使用技巧　能量实为动能，术中线性可调，应适当使用，而不空超做无用功。但初学者，由于心理负担和不懂脚踏开关的踩法，太犹豫以至不敢使用能量或仅使用微弱能量，只能将核的表面乳化掉，效率差又浪费时间；或使用能量太大，不仅超穿核块，而且超破后囊。

（1）输出模式：超声乳化能量的输出方式有三种方式，即①定性控制（固定模式）：能量输出固定，面板设定能量后，能量固定不可调，如设定功率为 50%，一踩脚踏开关，功率就是 50%，目前临床上已极少使用该种机器。②线性控制：能量随着脚踏板 3 档的下踩而逐渐加大。目前的仪器都采用这种线性可调模式，通常设定50%～60%，像汽车的油门，踩下去越深，能量越大，踩到底即达到设定的最大值。以上两种都属于连续模式。连续模式易于使用但会产生较多的热量和排斥力，适合刻核。③脉冲能量：即能量以脉冲方式间断发出，可降低能量释放，减少切口热量，维持前房稳定，可避免把核推走或卡于乳化头上，适用于核已碎而变小（增加握持能力）或硬核（减少能量浪费）者，安全可靠但稍费时。④超脉冲模式：脉冲频率高达120次/秒但并不改变能量释放的总量。由于每个脉冲能量后有一短暂的间歇期，因而产热减少，号称"冷超乳模式"或微能量间隙释放，有利于刻核和极硬核的乳化。⑤爆破模式：爆破模式能在设定的时间内以固定的百分比释放能量并线性控制爆破间歇期，具有良好的抓核能力，有利于劈核。

（2）大小设定：目前超声乳化的趋势是使用低能量、高负压、多做机械劈核。功率通常设定在50%～80%，实际使用30%左右。年轻人的核软甚至无核，即使根本不用能量也能高负压吸出晶状体内容，如此病例，倘若初学者对于脚踏开关没有信心，设定值可放低一点，相反，褐色硬核，即使功率60%，也难完全将核乳化，此时能量可上调到90%。但能量过大，声正压加大，核会飞跳，改用脉冲模式则可避免核飞离超声乳化针头现象。当然设定的能量并不代表实际应用能量。能量的选择除取决于核硬度外，还受针头工作状态（切入核的深度）和尖锐度的影响。一般电脑屏上显示的能量为术中应用的平均能量（加权平均数）。先进的仪器可实时全程记载能量。

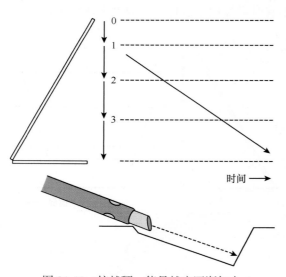

图21-13 核越硬，能量越应逐渐加大

（3）应用技巧：原则上用尽量低的超声能量粉碎晶状体核，术中可根据核的硬度逐渐加大能量（图21-13）。能量的有效使用应考虑以下几点：①核的硬度。②能量一般50%，不同仪器选用不同的能量，硬核用60%～70%，软核用30%～40%；能量过大，流速增加，声正压也大，晶状体核可能跳动，不易被吸住并粉碎。此外，前房深度的波动也可能会损伤后囊膜。③设定的能量必须根据术中情况不断线性调整（图21-14）。核中央硬、周边软，故超中央能量高，超周边能量低（图21-15）；对小核、脆核、碎核、软核用低能量。④不要持续使用超声（空超），要经常在2档、3档之间切换（图21-14），

否则会浪费能量、过多产热而产生副损伤；先吸住核再超声乳化或确认堵塞后再超声乳化（图21-15）。⑤多使用机械劈核：目前较常用的超声乳化操作技术有弹性法、劈核法。用于软核的弹性法，中央挖坑用50%能量，周边用40%能量，同时升高负压。用于较硬核的四分法，小核块用低能量高负压，大核块用高能量低负压，分成4块后要降低能量分别乳去核块。用于硬核的劈核技术，开始可以不用能量（不用第3档）而用高负压吸住核然后机械劈核。

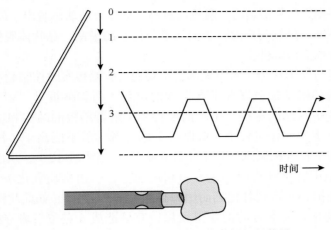

图 21-14　术中根据具体情况不断线性调整能量

3.流量、负压设定与使用技巧

（1）流量：流量通常设在 20～40ml/min，经典仪器一般设定 25ml/min 左右（先进的仪器可高达 36ml/min 左右）。

按此初期设定，核若不能很好地接近乳化针头，可试着提高流量。相反，如核能很快地接近，则有吸到虹膜和后囊的危险，如此则下降流量。此外，乳化核时，设定得高一点；乳化核壳、吸引皮质时，设定得低一点，以免吸破后囊。

（2）负压：在超声乳化时使用 100～400mmHg，吸皮质时使用 400～ 50mmHg，抛光后囊膜时使用 5～10mmHg，而吸较

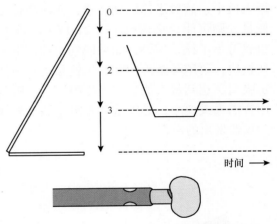

图 21-15　核中央硬用高能量，周边软用低能量

硬皮质或黏弹剂时需用稍大的负压。对于蠕动泵机型，负压主要取决于针尖的堵塞程度。吸引口闭塞则吸引压加大，如不能很好堵塞，无论如何加大设定吸引压也是无用的。另外，也有人误认为核能否接近针尖是吸引压所致，其实主要与流量有关。目前，新型仪器为了提高效率，往往在超声乳化时即使用高负压如 250～360mmHg。

（3）眼压控制与前房稳定：当眼内灌注量等于流出量时则前房稳定。影响术中眼压和前房稳定性的因素有：①切口构造；②流量设定；③负压设定；④能量设置；⑤灌注瓶高度；⑥管道直径。灌注量应大于等于抽吸量加上切口外溢量。切口必须有一定的渗漏，其大小与构形应合适。切口偏大时，灌注量少于吸出量和漏出量，前房变浅，虹膜颤动，眼压偏低；切口偏小时，灌注量多于吸出量和漏出量，前房变深，眼压偏高。当眼压等于瓶高时，灌注停止。管道直径大些好，输血皮条优于输液皮条，前者更通畅，保证前房稳定。灌注瓶的高度很重要。根据瓶和患者眼位的差值，灌流量会发生变化，一般 65cm 作为初期设定。手术床低（眼位低）灌流量会增多。调整瓶高要留意前房的稳定性。前房稳定性不好时，无论怎样抬高瓶子，如果切口太大，灌流液会大量流出眼外，吸引流量即使减少，灌流与

吸引也不能取得平衡。后囊破裂时，灌流压过高，会导致玻璃体脱出。因此，后囊破裂时，首先下降瓶子的高度，继续超声时，也要注意与流量的平衡。晶状体脱位、切除前部玻璃体时，瓶子的高度也应该降低。

4. 脚踏板设定与使用技巧　术中手术者主要通过脚踏板实时控制超声乳化仪。超声乳化仪和手术显微镜的脚踏板放置在术者喜欢的位置（两脚踏板呈"V"形），根据脚踏开关的机型，可变更踩踏的深度。手术前要首先了解脚踏板的结构和功能，熟练掌握脚踏板的使用方法。手术操作过程中，脚踏开关的位置一般不能高于1档。初学者往往不知不觉在操作过程中将开关回到0位上（停止灌流）（图21-12），从而导致前房消失。在刻核挖沟时，超声乳化针头应一边发出超声能量，一边推动乳化头（图21-12）。初学者常见的错误是担心未踩到乳化挡而用力猛踩（图21-13），如此超声能量突然变大，造成上方核不能乳化，而下方的沟挖得太深，容易造成6点位后囊穿破（图21-16）。另外一种常见的错误是不用能量而只推动乳化头，如此可能将核推向6点位方向，造成12点位方向的晶状体悬韧带断裂。固定劈核时，应下踩3档，使用适当能量把乳化针头埋入核中，然后迅速回到2档，使用高负压吸住核，以便劈核。此时如果继续发出超声能量，则可能会穿透核（图21-17），被吸住的部分也被乳化掉，造成吸不住核，从而也就劈不了核。另外，如果回到1档，也不能吸住核块。针头埋入核块后，是否有效吸住核块，要用耳朵来判断，也就是说，吸住核的时候，针头完全被堵住，仪器会发出显示吸引压达到最大值的"噔噔噔"音。听到此声，就可以判断已吸住了核块，相反，如声音消失或变小，必须重新去吸（抓）核块。因此，术者必须首先了解乳化头完全闭塞时仪器发出的声音。

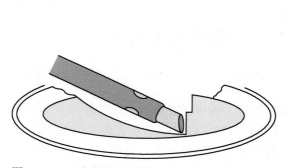

图 21-16　上方核挖得太浅，下方挖得太深，几乎穿破核

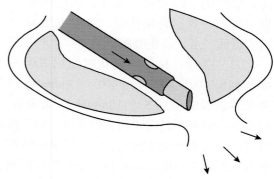

图 21-17　下方核挖穿，同时穿破后皮质、后囊

　　超声乳核时，要根据情况，不断变换脚踏板的档位。单一在3档上持续放出超声波并不好。只有在乳核时才使用3档，乳不动时才下踩增加能量。可见，术中应反复地从2档变到3档，再从3档变到2档（图21-14）。这样，可节省能量、避免空超、避免激烈震荡，防止后囊破裂，同时还可减少切口热损伤和角膜内皮损伤的危险。超声乳核壳时也一样，但以2档为主，不时地发出较弱但足够乳核的超声能量。

第二节　白内障超声乳化吸出操作技术

一、PEA 的基本条件

1. 病例选择

（1）手术适应证：适宜做 PEA 者包括老年性白内障、并发性白内障、先天性白内障、外伤性白内障等。患者角膜清亮，内皮细胞正常，前房深度正常，瞳孔能充分散大，晶状体无明显脱位（隐性晶状体脱位往往在术中充分散瞳、注射黏弹性物质后才发现，多见于高度近视和钝挫伤者）。晶状体核硬度按 LOCS Ⅱ 或 Ⅲ 分为四级：1 级核仅后囊下混浊；2 级核轻度混浊，眼底可见红光反射；3 级核指核明显混浊，隐见红光反射；4 级核指晶状体全混浊，呈黄色或棕色。若核呈棕黑色也有人称为 5 级核。初开展 PEA 最好的适应证是 2～3 级核。1 级核太软，难以劈开且难以转动，4～5 级核太硬难以劈开也难以乳化，操作时间长，易损伤悬韧带、虹膜、角膜及后囊膜，均不适合初学者。

（2）手术禁忌证：初学者避免做 PEA 的有：非手术眼视力低于 0.1；角膜混浊；瞳孔不易散大；控制不理想的青光眼；高度近视；复杂外伤性白内障；术眼有虹膜睫状体炎、视网膜脱离特别是玻璃体手术（核往往十分硬）等内眼手术者；对侧眼有手术并发症史、视网膜脱离史；需联合其他手术（如青光眼、角膜移植）；手术时仍有出血倾向或需使用抗凝剂者；"牡牛颈"患者（术中眼压偏高）；长期糖尿病；局部麻醉不配合而又属全身麻醉禁忌者；切口部位不易选择者。

2. 仪器选择　初学者最好选择蠕动泵型超声乳化仪，熟练者可选用文丘里泵超声乳化仪。使用先进的高端超声乳化仪和手术显微镜则更佳。

3. 手术环境　术者应在熟悉的手术环境中做手术，包括熟悉的手术显微镜、手术器械、手术助手、巡回护士以及手术室环境。

4. 术前准备　按普通白内障囊外摘除术（extracapsular cataract extraction，ECCE）及人工晶状体（intraocular lens，IOL）植入做术前准备，手术前 1～3 天眼部点滴抗生素眼水。为计算人工晶状体度数应做 A 超和角膜曲率检查等。做 B 超了解玻璃体视网膜情况，有条件者做 OCT、视觉电生理了解视网膜视神经情况。术前还应向患者及家属交代有关手术知识，以期密切配合并签署手术知情同意书。

同意手术有两种类型，即明确的和暗指的。暗指的同意是指患者的行为、动作看起来像是表示同意（譬如向抽血的医生伸出手臂），这种情况下的同意是推断的而不是征求的，理应尽量避免，因为患者可能在理解错误的情况下做出反应（例如上例中患者可能原打算握手）。我们必须得到明确的同意。同意手术过程中存在三个主要问题：①患者是否具有签署同意的智力能力？②事先有没有告知患者正确的信息？③是否自愿同意？

大多数白内障手术是择期手术的，诸如征求昏迷患者同意手术这样的困难问题几乎不会碰到。经常遇到的问题是如何才算全面的手术同意书。由于自我保护意识，医师担心没有提供详细手术风险的说明，而向患者详细说明往往会增加患者不必要的担心。很明显，获得彻底全面的同意书是不切实际的或是不可能的，但患者应被告知至少是要点的手术风险。例如，白内障手术患者应被告知：①手术的成功率和成功的定义（如 95% 的机会获得驾车视力或更好）。②手术的风险（如 1% 的患者视力会更坏；1% 需要二次手术；0.1% 可能会变盲）。③由于交感性眼炎，单眼手术后存在双眼失明的理论风险，详细交代后患者考虑到手术中出现的巨大风险可能会产生过度的担心，有人建议当手术某种风险等于或小于"背景"发生率时不必特别强调，例如人群中每年有 1/2000 的人因为各种原因成为盲或低视力，而白内障术后交感性眼炎的发生率估计为 1/10 000 或更低。当然，如果存在明显交感性眼炎风险的情况，则应明白地告知患者。

二、PEA 的操作技巧

PEA 的基本操作步骤包括：麻醉、消毒铺巾、暴露、切口、前房内注射黏弹剂、撕囊、水分离、乳化吸出晶状体核、吸出皮质、前房内注射黏弹剂、植入人工晶状体、吸出黏弹剂、关闭切口等。可归纳为三大核心技术（乳化吸出晶状体核、撕囊、水分离）、八项基本操作（乳化吸出晶状体核、撕囊、水分离、麻醉、切口、吸出皮质、植入人工晶状体、关闭切口）。

（一）准备性操作

1. 一般准备　白内障等眼内手术的消毒、铺单等一般准备有其特殊性。对大部分眼内手术而言，角膜必须保持透明。不太可能擦洗眼球表面，往往仅仅是清理眼睑皮肤，而不是切口部位。大部分术后的眼内感染源于手术时的细菌接种。眼部毛囊皮脂腺的细菌特别多，且消毒很难穿透至深部。此外，睫毛也是一个问题，应该把睫毛与手术野隔开。过去，眼内手术前常规剪掉睫毛。

一般准备包括：①术前常规使用抗生素滴眼液（如在手术准备室内滴氯霉素）。②当患者躺上手术台，用聚维酮碘溶液（对碘过敏者可用氯己定）清洗颊部、前额、眼睑皮肤（包括睫毛根部）。③戴帽子，盖住头发。④消毒（见下）。⑤在开睑和睫毛外翻下，用塑料粘贴单盖住眼部。从上睑开始较容易，一旦睑缘被粘住可拉粘贴单以开睑，下睑操作相同。切开粘贴单，将其分为两片。上方的睫毛通常比下方的睫毛麻烦，因此，粘贴单的上片设计得较下片大。每片中央的分离切口利于它们完全反折。⑥置开睑器，以便粘贴单包绕并完全覆盖睑缘。从而有利于预防感染和减轻痛觉。暴露的睫毛对触觉非常敏感，睫毛未被麻醉时，眼表的刺激足已引起瞬目反射和 Bell 现象。⑦最后用聚维酮碘溶液、氯己定、抗生素直接滴入结膜囊，其中，有报道聚维酮碘溶液直接滴入结膜囊能把术后眼内炎的发生率从 0.24% 降至 0.06%。

2. 消毒铺巾　彻底消毒手术野、清洁结膜囊对预防术中污染、术后感染十分重要。目前常用 0.5% 聚维酮碘（碘伏）和 75% 乙醇消毒眼面部皮肤，0.05% 聚维酮碘冲洗结膜囊。避免高浓度的消毒剂接触角膜引起角膜浑浊。为防止睑腺内的微生物术中外溢污染手术野，术前要挤压出睑腺内容物并侧重消毒睑缘，最好应用带积水袋的透明手术膜粘贴或卷曲型开睑器封闭睑缘。对有心肺疾病者特别是有慢性支气管炎者要吸低浓度氧。

3. 麻醉　可采用球后麻醉加轮匝肌阻滞麻醉，麻醉剂利多卡因、布比卡因中加入透明质酸酶有助于降低眶压和眼压，防止浅前房；也可用球周麻醉；还有人用局部点滴麻醉（表面麻醉）、前房内麻醉等。不论采用何种麻醉都应以能安全适应手术为前提。技术熟

练者多用表面麻醉即术前半小时结膜囊点滴
0.4% 盐酸奥布卡因（倍诺喜）或 0.5% 盐酸
丙美卡因（爱尔卡因）。初学者用球后麻醉
加用轮匝肌麻醉，术中止痛制动良好，又可
随时改变切口大小和手术方式。对情绪紧张、
难以配合手术的患者选择球后麻醉加用轮匝
肌麻醉。但球后麻醉有眼球刺破、球后出血、
视神经损伤、视网膜血管阻塞、眼心反射、
脑干麻醉等危险。球后出血者眼眶饱满，眼
球前突，眶压和眼压升高。应采取压迫止血、
辅助 20% 甘露醇 250ml 静脉滴注、必要时
剪开外眦角。出血严重者应推迟手术。球后

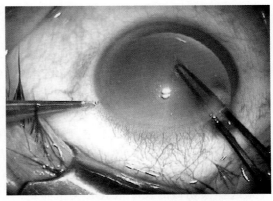

图 21-18　术者左手用镊子夹住角膜缘牵引眼球至
正位

注射麻醉剂中加入肾上腺素，麻醉后及时压迫眼眶可预防球后出血。

　　4. 暴露　选择合适的开睑器充分暴露眼球。上直肌缝线固定可以不做，初学者也可以
做上直肌固定或上、下直肌同时缝线固定，以使眼球位置位于正中央、角膜无眼睑遮挡、
内眦部不易积水。术中眼位偏斜时，可应用镊子、辅助器械等牵引眼球至正位，使红光反
射清晰可见（图 21-18）。睑裂小用可调节的开睑器尽量开大睑裂或做外眦切开。因睑裂小、
凹眼球等因素导致结膜囊积水时，可采用双手器械上抬眼球（图 21-19）、外眦部放置引
流纱布条（图 21-20）、大量液体快速冲洗结膜囊、注射器直接吸取等方法清除结膜囊内
的积水。

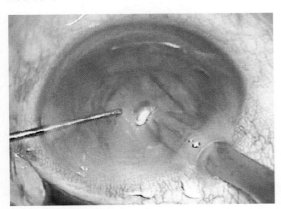

图 21-19　双手器械上抬眼球

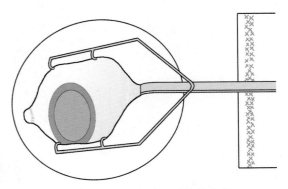

图 21-20　外眦部放置引流纱布条

（二）切口制作

　　以巩膜隧道切口为主切口时，先做球结膜切口，然后依次做巩膜隧道切口（不切穿）、
侧切口、巩膜隧道切口（切穿）；以透明角膜为主切口时，先做透明角膜切口、前房注射
黏弹剂后再做侧切口。

　　1. 球结膜切口　做以穹隆部为基底的小结膜瓣，部位依角巩膜切口而定。切口不应过
大，以便术毕铺平复位或电凝关闭。浅层巩膜出血较明显时，可做双极水下电凝或烧灼器

止血。电凝止血时不要过分（特别是使用烧灼器时），以能止血但巩膜不发黄为宜。

2. 角巩膜切口

（1）巩膜隧道切口：常用于植入非折叠式人工晶状体的患者。巩膜隧道（铰链）切口的主要优点有切口易密闭，术源性散光少，虹膜不易脱出，不损伤前房角组织，切口小则术毕无需缝合，表面还有球结膜保护，故又较为安全。缺点是较费时，浅层巩膜往往需止血，出血还可能流入前房。

1）制作方法：可选择在正上方，但以侧方（右眼颞上方，左眼鼻上方）切口操作顺手（便于双手舒适操作），有角膜散光的患者，尽量选用可消除或减少散光的部位做切口。操作时，先用月形隧道刀在角膜缘后 1.5mm 处做 1/2 巩膜厚度的垂直切口达 3.0 ～ 4.0mm（最终扩大切口的长度依 IOL 类型而定，以能植入 IOL 为度），然后用隧道刀沿同一板层向左右及前做分离运动（图 21-21A），直至透明角膜区内约 1.5mm，制成角巩膜隧道。于角膜侧切口（图 21-21B）完成后（见后）用 1.8 ～ 3.2mm 裂隙穿刺刀于隧道顶端平行虹膜穿刺一次性切入前房（图 21-21C）；也有先穿刺 1mm 切入前房（用截囊针撕囊者）（图 21-21），截囊及水分离后，再垂直向下扩大切口达 1.8 ～ 3.2mm，以顺利插入所用的超声乳化针头为度。巩膜隧道切口的深度要大于切口的长度（植入 IOL 前扩大切口的长度）的 1/3，以便切口自行闭合而无需缝合。巩膜隧道切口的外口一般为直线形，也可做成平行于角膜缘的弧形或反弧形（图 21-21）。切口大小适宜，一般来说，普通针头（外径 1.1mm），切口应不小于 3.2mm，微小针头切口应为 1.8 ～ 2.6mm。切口过宽或破碎不整，液体从切

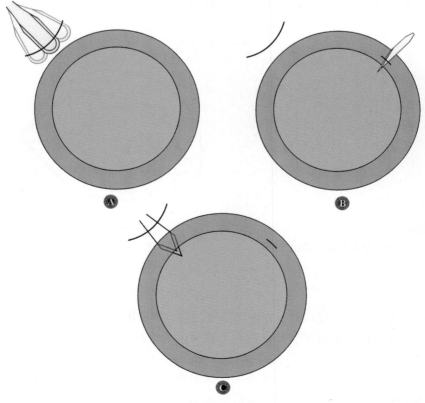

图 21-21　制作角巩膜切口

口溢出过多明显影响前房稳定性时，应予缝合。试图竖起超声乳化针头，由于前房变浅，反而漏出更多，前房并不能因此而加深。切口松紧显然影响房水容量，切口太小过紧，挤压套管，影响进水，前房易浅。

2）操作技巧：巩膜切口制作的成功与否对于以后的手术操作是否顺利影响很大。切口大小要与超声乳化针头及其套管相适宜，如果切口太窄，随着超声乳化针头的前后移动，眼球本身也一起移动，手术的能见度和安全性下降。另外，切口太窄针头套管受切口压迫，灌流量势必减少，前房深度不定，手术危险性增加。相反，切口偏宽时，切口不能水密，前房深浅不定，易引起后囊破损及角膜内皮损伤。所以，既要保持水密，又要切口不过度摩擦套管而致灌流量减少。

3）注意事项：制作切口容易出现以下问题。①切口太浅：切口深度应为1/2巩膜厚度。隧道刀分离时有阻力，能隐约看到刀面。切口太浅则隧道松软易于破碎且关闭困难。②切口太深：切口太深可损伤巩膜下血管和葡萄膜组织，引起出血，出血可进入隧道内、前房、眼球内。③切口太短：内切口应位于透明角膜缘1～1.5mm。内切口太靠后，过早进入前房，术中、术后虹膜容易脱出切口外。术中超声针头容易摩擦损伤虹膜，术后虹膜脱出、"阀门开关"切口自闭功能消失，必须缝合以防漏水。必要时，术中关闭切口，重新再做切口。④切口太长：内切口太靠前则过多地在透明角膜中进入前房，手术时容易产生角膜皱褶，影响手术可见度，易发生后弹力层剥离，切口处水肿呈白色，影响上方皮质吸出。⑤切口太窄：除非特别要求，切口一般为2.8～3.2mm，不要用2.8mm以下的穿刺刀。否则切口太紧，影响超声针头的伸入，影响灌注，超声针头在切口处卡住，操作不灵活，切口易被烫伤。切口太紧还可引起套管破裂，进一步减少灌注。⑥切口太宽：不要用3.5mm以上的穿刺刀。切口太松，切口漏水过多，术中浅前房，角膜内皮损伤。必要时缝合一针或关闭切口再择他处。⑦切口热灼伤：见于切口卷缩、切口太紧、长时间高能量而针头不移动、断水或灌注水流减少。⑧切口不整齐：刀太钝除切口不整齐外，还可导致后弹力层撕裂。此外，还有隧道深浅不一，内外切口不规则等。

（2）透明角膜隧道切口：该切口具有无需做结膜切口，不出血，视野清，反应轻，不影响滤过泡、操作快速等优点，尤其适用于拟植入折叠式IOL和有青光眼滤过泡者。缺点是对角膜有一定的创伤，非软性晶状体植入时需扩大切口而致术源性散光。儿童的角膜发育未完全，不宜做透明角膜切口。

制作时，左手用镊子抓住1点半位角膜缘部固定眼球。右手直接用角膜裂隙穿刺刀于角膜缘内1mm的透明角膜上平行（虹膜平面）穿刺做成切口，也可先于角膜缘内1mm的透明角膜做垂直切口达1/2厚度，然后平行（虹膜平面）向前分离1.5～2.5mm，最后穿刺入前房制成铰链式隧道切口。如切口刺入位置偏后，切破结膜，超声乳化时液体会进入结膜下，可能会导致严重的结膜水肿隆起而影响手术操作。如切口过多地偏向透明角膜，则会影响眼内视野的清晰和造成散光。正确操作应在角膜缘内透明角膜部分刺入角膜基质，与角膜面水平方向平行，前进2mm左右，刀尖向前房内刺入。术中应注意不是单纯地插入刀尖，而是要一边留意制造隧道一边刺入，进入基质内时，要轻轻地下压手术刀尖。裂隙穿刺刀要十分锐利，一次性使用，刀钝会导致后弹力脱离、突然穿破会损伤下方角膜、虹膜、前囊膜等。

（3）辅助侧切口：侧切口以利辅助器械进出前房，一般做在侧方（右眼鼻侧，左眼颞侧）2～3点位（与主切口成90°左右，以便术者双手操作顺利）。于角膜缘内1mm

透明角膜处，用锐利的 15° 角膜穿刺刀进行，大小 1mm 左右的斜切口以便器械自由进出。操作时将尖端几乎与虹膜平行，稍微倾斜插入前房，手术刀不宜竖得太厉害，否则切口太陡直难以自闭和刺破前囊。除此切口外，还有人于 11 点半位角膜缘内 1mm 再做一同样大小的辅助切口以便截囊针、玻璃酸钠注射针进入前房。

（三）制作前囊孔（撕囊）

超声乳化术中前囊孔的制作应尽可能采用前囊膜上居中的连续环形撕囊（continuous circular capsulorhexis，CCC）（图 15-1），CCC 不成功者，也可以采用部分或完全的邮票式（打尽可能多而密的点）截囊（图 15-2），尽量不做开罐式截囊（分核时易导致前囊放射状撕裂）。要安全、顺利完成囊袋内的超声乳化，最关键的一步就是 CCC。CCC 还能保证 IOL 稳定地在囊袋内固定，减少术后偏位和相关反应。如果 CCC 不成功、不完全，乳化核时要十分小心，谨防前囊膜和（或）后囊膜破裂，必要时将核吸至前囊膜前进行手术。详见第十五章第一节。

（四）水分离

水分离是超声乳化的一个重要步骤。超声乳化时超声针头一接触到后囊，破囊的概率就非常高。在乳化核时一旦破后囊，玻璃体脱出，此后的处理将非常棘手。而成功的水分层可形成的核壳与晶状体皮质分离，不让超声乳化针头直接接触后囊，核壳与晶状体皮质成为保护后囊的堡垒。此外，金色环的形成，硬核易被超声乳化针头旋转。核壳与皮质的沙垫样保护作用和核的可旋转性，有助于安全手术，减少并发症的发生。良好的水分离既可将晶状体分解便利乳化，又可于乳化时在后囊与晶状体间有液体间隙保护而避免损伤后囊膜。水分离的顺序应是先做水分离后做水分层，如果先进行后者，则前者难以完全分离。除非成熟或过熟期白内障，其他白内障患者均要进行水分离。水分离完成后，用黏弹剂针尖转动核，以便进行核的超声乳化且不牵连晶状体悬韧带。详见第十五章第二节。

（五）晶状体核的超声乳化

晶状体核超声乳化的基本原则、核心技术详见第十五章第三节。以下介绍乳化核的操作技巧。

乳化核有两种基本方法即弹性法（spring surgery）和分割劈裂法。前者适用于软核白内障（1～2 级核），后者适用于硬核白内障（3～5 级核）。此外，还有较多改良的手术方法如乳化 - 劈裂（phaco-chop）技术、拦截 - 劈裂（stop-chop）技术、拦截 - 劈裂 - 填入（stop-chop-stuff）技术、原位四分碎核技术、囊膜上翻核劈裂（superacapsular flip and crack）技术、切线轮转（削梨法）技术、劈裂超声乳化（prechop）技术等。以上各种方法都各有特点，自成风格，手术中可应用一种方法独立完成，也可采用几种方法融会贯通共同完成晶状体核的超声乳化。

水分离完成后，常常将核（可包括核壳）旋转，以便安全超声乳化，而不损伤晶状体悬韧带。核能够旋转，依赖于成功的水分离。1～2 级比较软的核，由于皮质与囊膜连接很紧，水分离难以完全，导致转核困难，难以施行核分割法。PEA 进行过程中，要根据核的具体情况，不断通过脚踏板等调整能量、负压、流量等。超声乳化针头进入切口时，针头开口面一般朝向虹膜面,开始乳核时,一般针头开口面朝向角膜面(以便锐利的针头刺入核内),乳碎核时,针头开口面直接朝向核以提高效率,也有人一开始就将针头开口面直接朝向核块(图21-22)。超声乳化针头进入时注意不要刺伤虹膜等眼内组织(图21-22)。

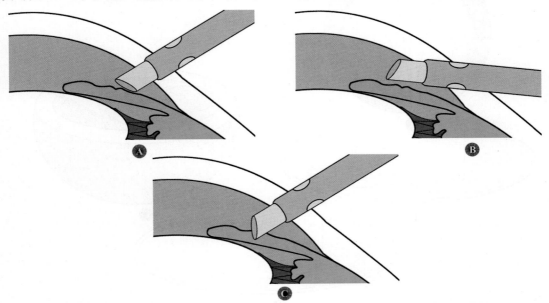

图21-22　超声乳化针头的进入:开始进入时开口面朝向虹膜面,乳核时开口面朝向角膜面,乳碎核时开
　　　　口面朝向核

1. 软核白内障　对软核白内障的超声乳化方法有弹性法、切削翻转法、V 形法等。较常用的方法是弹性法(spring surgery)即挖碗法,具体方法如下。

(1)刻槽挖坑:从上方12点位向下方6点位前囊孔缘(金色环)范围内进行纵行刻核挖槽(图21-23A),然后先试行分核,如能分开核(临床经验表明只要刻槽足够深,大多数软核其实也是能分开的),则优先使用分割法超声乳化。如分不开核,则采用弹性法。即不断在沟槽的两旁一口一口地蚀刻乳核,可挖数条沟,形成扇形的碗状(图21-23B)。由于每次挖沟不可能挖成相同深度(图21-23A),所以应对照最深的部分,把浅部挖去(图21-23C)。最终使核的中央区被清除,残余部分呈碗底状(故弹性法又称挖碗法),碗壁主要为核壳及周围相对较硬的皮质(图21-23D)。

(2)乳化核壳:首先用较高负压吸住某一容易被吸住并可拉至瞳孔中央的核壳(图21-24A),然后将此核壳乳化吸出;由此突破口,继续扩大范围吸住并乳化吸出剩余的核壳(图21-24B),直至乳化吸出整个核壳(图21-24C)。如果任何部位都吸不住拉不到瞳孔中央,则只好采用松解性核切开技术(图21-25):先小心吸引蚀刻并乳化4点半位的核壳,然后再吸引蚀刻乳化7点位核壳,最后吸引蚀刻乳化4点半至7点半位的核壳。下方囊袋内的核壳吸出乳化后,可用 chopper 或人工晶状体调微器推上方核壳旋转180°至下方(图21-26),接着按上述方法乳化吸出。此外,对上方核壳的处理还可先采用核松解术,即瞬间关掉灌注,前房变浅,上方核壳向前向下漂浮脱位至瞳孔区继而被乳化吸出。此时倘若中央区后囊膜表面残留板状核壳,若能吸住则容易乳化吸出,若核壳与后囊膜粘连较紧,可先用低能量乳化削薄,直至透见红光反射,然后再加大负压乳化吸出。

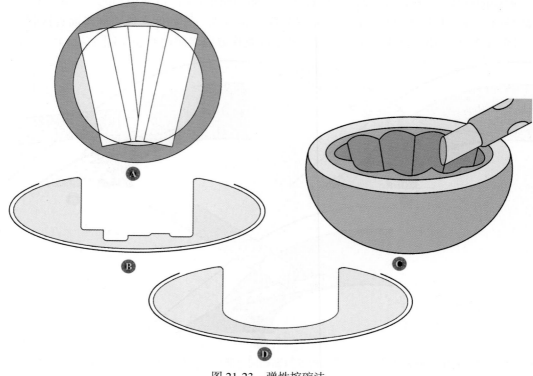

图 21-23　弹性挖碗法

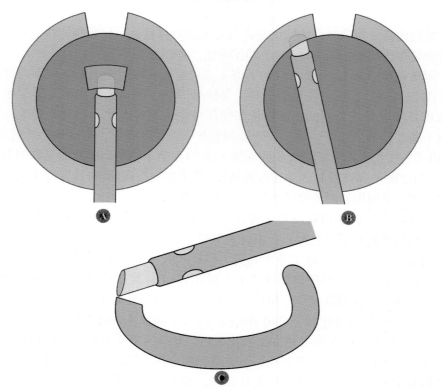

图 21-24　乳化吸出核壳

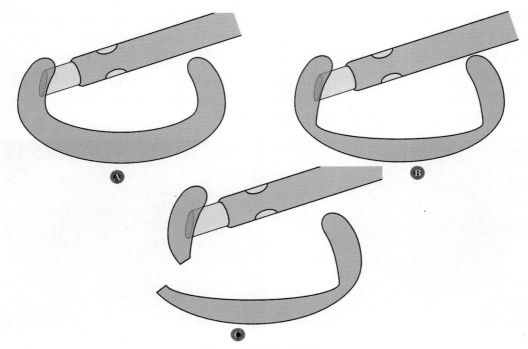

图 21-25　松解性核切开技术

为有效乳化吸出核壳，彻底进行水分离非常重要。可补充将针头伸至位于超声针头插入部对面的核壳，以吸引孔闭塞方式上升吸引压，而不发出超声将核壳吸引到瞳孔中央区。由于突然猛吸可能会一下子拉断核壳，所以要采取慢慢吸出田螺肉那样，一边使核壳堵住吸引孔，一边以 S 形缓变方向慢慢地拉出核壳。如果用人工晶状体调微钩引出位于 12 点位置的核壳，然后将其翻开来，即可一起吸出整个核囊。此时，如果使用强能量、

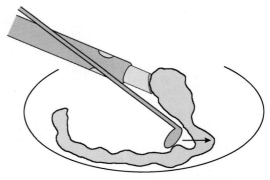

图 21-26　chopper 辅助乳化吸出核壳

高负压反而会出现危险，所以要适当调整设定值。如果很难拉出核壳，可在前囊下再一次进行水分离，或在适当的部位于核壳与囊膜之间注入黏弹剂，使核壳与囊膜完全分离，如此可以安全吸出核壳。核壳中途离断时，可用调微钩旋转核壳然后吸出核壳。

（3）吸除周边部较硬皮质：所有核壳乳化吸出后，如果囊袋内残留的皮质较软可留待 I/A 吸出，如果皮质较硬，估计 I/A 难以吸出，则用超声乳化针头吸出。因为超声乳化针头比 I/A 吸孔直径大得多，如果吸不进还可使用低能量辅助乳化吸出（图 21-27）。其实，随着晶状体核壳的乳化吸出，四周的晶状体皮质容易向中央移动、塌陷而较易乳化掉；如果不塌陷，可先吸住一侧硬皮质拉向瞳孔区呈游离状态，继而以高负压低能量以及辅助器械填入将其乳化吸出（图 21-27C），然后乳化吸除全周边部的较硬皮质。

硬皮质呈碗状且未从囊袋内游离出来，处理非常麻烦。其原因是水分离不充分。安全

处理要领是：①用超声针头一边吸引，一边将赤道部的核上皮质拉到瞳孔区。在赤道部附近绝对不能使用超声。上半部分可通过反复向下旋转然后吸引（图21-27）。②从眼内撤去所有器械并停止灌注，前房呈虚脱状。皮质自行从囊袋内游离出来，然后吸引。③试用I/A吸引硬皮质。尽可能吸引部分皮质，然后再处理小硬皮质。④在前囊与晶体皮质之间注入液体或者黏弹剂后，分离后囊与晶状体皮质。初学者应尽量不用超声乳化针头处理硬皮质，因为超声乳化针头容易破损后囊、误吸虹膜。

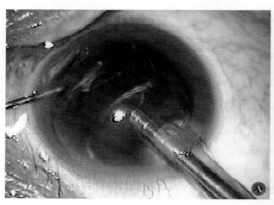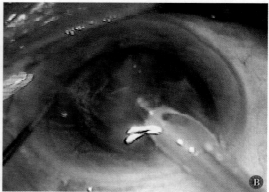

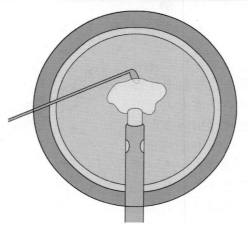

图 21-27　周边部较硬皮质吸除

2. 硬核白内障　各种乳化硬核的方法都是以化整为零为基本原则，先将核分割劈裂为数小块继而依次乳化掉。最经典的方法是1990年Shepherd提出的分割蚀刻法（四象限将核分为4小块，然后乳化吸出）。1991年Gimbel提出"分而治之"的方法将核分成更多块乳化吸出，从而缩短手术时间。1993年Nagahara发明了一种劈裂刀（chopper），可将硬核比较容易地从周边向中央劈裂成碎块而后乳化吸出，并称之phaco-chop法。1994年Koch提出"拦截-劈裂（stop-chop）"方法，将核分为两半，然后再将每个半块分成碎块，此法据称可防止晶状体囊的撕裂。1996年Vassvade提出"拦截-劈裂-植入（stop-chop-stuff）"的方法，在上述方法的基础上，将核碎块向超声乳化针头里主动填入，以便乳化吸出。1997年Maloney提出囊膜上快速劈裂法，将晶状体核翻转过来后，在后房内将其劈碎，然后乳化吸除。

（1）分割蚀刻法：此法又称四象限分核法，是经典的处理硬核的技术。它将晶状体核在囊袋内分成4小块，然后逐一吸到瞳孔区前房最深处进行乳化吸除，既容易又安全。掌握该法的诀窍是中央蚀刻挖槽既要深又要窄，以容易完全分开核块。基本操作是在晶状体核中央雕刻一标准的十字交叉沟槽（一横一竖相互垂直），沟槽十字交叉处一定要重合且够深（最好透见到红光反射）（图21-28）。一条深沟挖成后，旋转90°，再挖同样深度的另一条沟（图21-29），分核时可用chopper和超声乳化头分2～4次将核分开为4块。最好先把十字沟槽都做好后再分开。也可先吸去

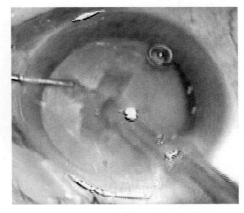

图21-28　雕刻十字交叉沟槽

表面皮质（图21-30），做完十字交叉沟槽，转核。分成4小块后，每块核片游离成单独的碎块，用辅助器械把左下方的核块推向周边，其中间的三角瓣尖翘离后囊，吸到乳化头上并乳化掉（核较硬时可以使用脉冲能量），左下方的核块乳化掉后，再把相邻右侧的1/4核块推向左下，依次乳化吸出。此外，有人用单手做四象限分核乳化（图21-30）。

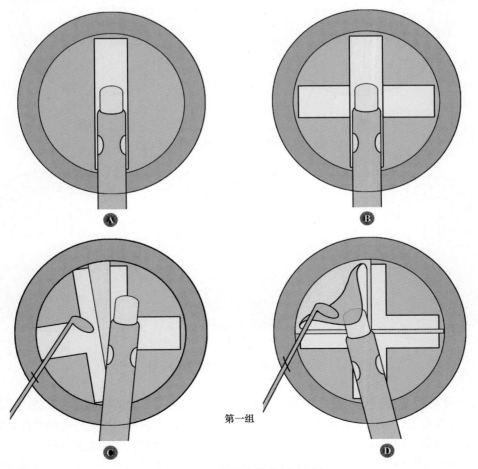

第一组

图21-29　四象限分核分割蚀刻法

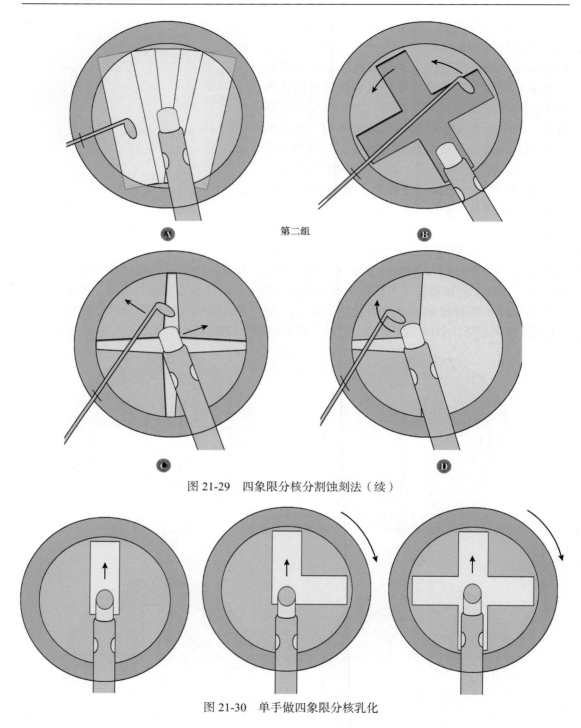

图 21-29　四象限分核分割蚀刻法（续）

图 21-30　单手做四象限分核乳化

（2）分而治之法：分而治之（devide & conquer，D&C）法的原则是在囊袋内将晶状体核分成 4 小块以上，再依次乳化吸出。可分为挖碗式分而治之法和刻槽式分而治之法。前者首先在核中央区做一尽量深而大的弹坑样挖槽，然后用辅助器械和乳化针头交叉抵于 6 点位附近的碗壁，轻轻向相反方向用力即可将下方核壳掰开，依此法将核壳分割成若干小块并乳化吸出。

刻槽式分而治之法先做一纵行刻槽，并分开成两半，然后旋转至一定角度按同法再刻槽分核直至将晶状体核分成多个碎块并乳化吸出之（图21-31）。如果将器械置于沟槽很深的位置就可很好分割，如在正确的地方用上恰当的力，核可被旋转。以 Gimble 的 8 分核法为例，先蚀刻竖沟并转成横位，然后再分别在 6 点位、4 点半位、7 点半位再刻 3 个沟槽；先将下方 4 块核块乳化掉，然后将上方半块核转至下方，按同样方法刻槽乳化吸出整个核。可见，分割蚀刻法与 D&C 法的主要差异在于前者将核刻槽分成 4 块，而后者将核刻槽分成更多块（如 8 块等）。

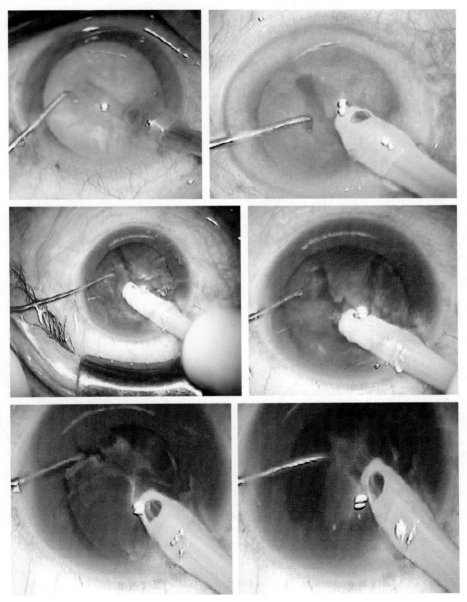

图 21-31　分而治之法

（3）乳化 - 劈裂技术：Nagahara 设计的劈裂技术不需先刻槽，而是用一特殊的小钩子状劈核刀配合乳化头（埋入核内固定之）将晶状体核劈成 4 块，然后粉碎吸出（图 21-32）。

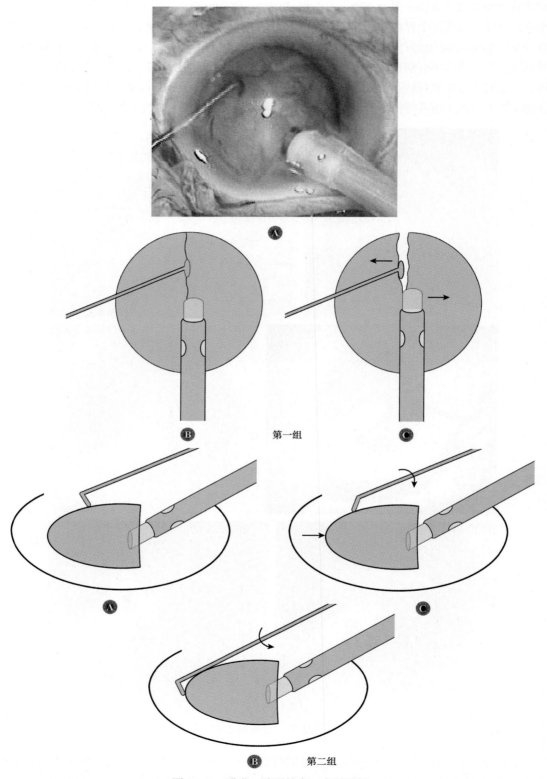

图 21-32 乳化 - 劈裂技术：水平劈核

该法将乳化头放在晶状体核上方 12 点位顶住晶状体核（也可乳化埋入核内），把劈核刀放在晶状体核 6 点位后插入核内并向乳化头方向拉劈核刀（水平劈核），劈开晶状体核并向两侧分开成两半（图 21-32）。旋转晶状体核 90°，乳化头置下方 1/2 核赤道（水平劈核，图 21-32）或中部（垂直劈核，图 21-33），劈核刀放在其前部的晶状体核边缘，同上法将下方 1/2 核再劈成两半。再旋转晶状体核 180°，自 6 点位向 12 点位劈开另一半晶状体核，终致晶状体核成为 4 块，然后逐块乳化吸出。除用劈核刀配合乳化头劈核外，也可用两把劈核刀劈核（图 21-34）。可见，分割蚀刻法与乳化 - 劈裂法的主要差异在于前者是用乳化刻槽将核劈成 4 块，而后者是用劈核刀将核劈成 4 块。

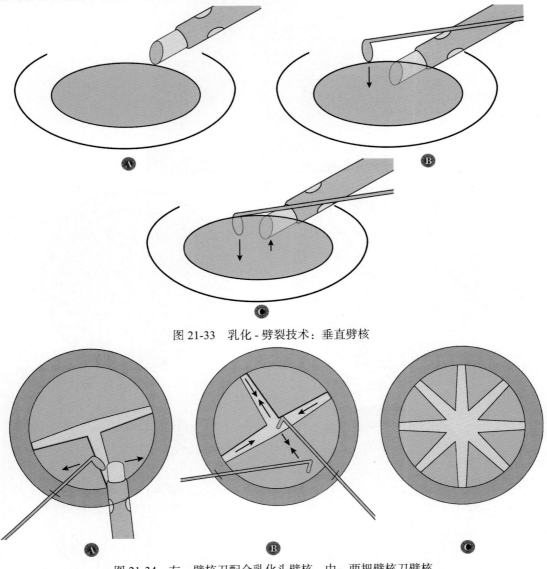

图 21-33　乳化 - 劈裂技术：垂直劈核

图 21-34　左：劈核刀配合乳化头劈核，中：两把劈核刀劈核

（4）拦截 - 劈裂技术：乳化劈裂技术对中等硬度的核是有效的，但对更硬的核则比较困难。对后者可采用拦截 - 劈裂技术（联合应用蚀刻和劈裂技术），即先按分割蚀刻法在

核中央部做纵行刻槽并分为两半（图 21-35），旋转之，然后按乳化劈裂法依次将两个半核劈成 2～4 块或更多块（图 21-35），并乳化吸出。若乳化时同时用辅助器械将小核块填入乳化头口内（喂入，图 21-27C）乳化吸出则称之为拦截 - 劈裂 - 填入法超声乳化。该法适用于高硬度的晶状体核的乳化。笔者实践表明，很硬的核水平位于囊袋内由于操作空间小等问题往往难以劈开，如果先吸住核心与核赤道的中点（核前部）将核竖起，然后将劈核刀（chopper）置于核后方，对冲用力，则容易将硬核劈开（图 21-36）。

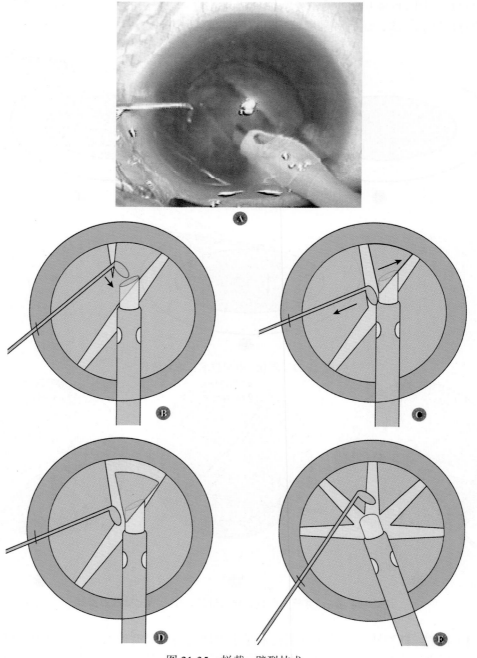

图 21-35 拦截 - 劈裂技术

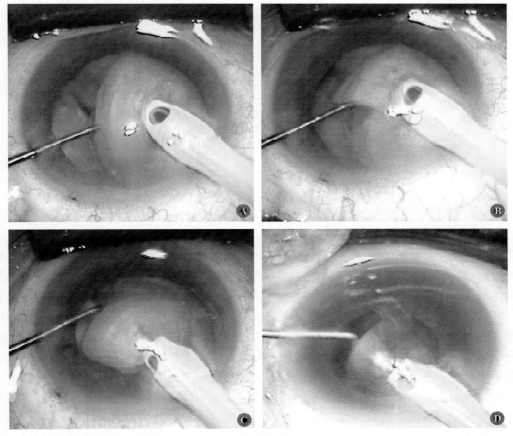

图 21-36 核竖起劈核

（5）劈裂乳化：Phaco-prechop 即先劈核后乳核。该技术由日本 Akahoshi 首创，先用一特殊器械 Prechoper（劈裂镊）将核劈开（图 21-37），然后再在超高负压下快速乳化核块。劈裂时用劈裂镊沿晶状体纤维插入，插入要足够深（确保核底下也完全裂开），先垂直，转 90°再做另一半劈分核，从而将晶状体核劈裂成 4 小块（图 21-37）。根据核的硬度不同采用不同的 Prechop 技术。对Ⅰ～Ⅱ级核者，单手 1 把 Prechopper 即可（图 21-37），对Ⅲ～Ⅴ采用双手即一手持尖锐的 Prechopper，另一手用一对抗器（如晶状体调微钩），双手法称为 Counter prechop，除适用于硬核外，还适用于撕囊不完整、悬韧带脆弱者（外伤、青光眼、假性剥脱综合征）。对抗器深插于核后下方，保护后囊不破。

（6）囊膜上劈裂法：该法适用于硬核和过熟期白内障。它将晶状体翻转 180°置于前囊膜之上与虹膜之间。操作时，先做一个大的（6mm）完整的 CCC，充分水分离（将后囊膜与后皮质分开），水分离后用注水针头转动核并浮出核，前后翻转 180°，使晶状体核后极部朝上，然后将核置于虹膜后、前后囊膜前。接着用乳化头和劈核刀将晶状体核劈开成若干碎片并乳化吸出。该法安全，没有破坏后囊膜（前后两层囊膜均在核后方）和晶状体悬韧带的危险，且快速而节能。

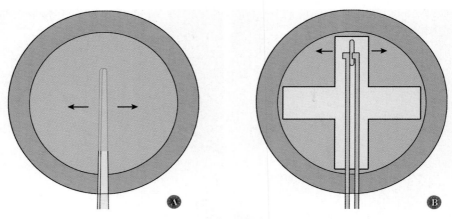

图 21-37 劈裂乳化

（7）削梨法：对核相对较小、水分层成功的白内障，可采用削梨法乳化吸出晶状体核。具体操作时可用辅助器械轻压核的 3 点位赤道部将对侧核赤道部翘起，用乳化头放置翘起的赤道部，在流体力学和辅助器的共同作用下，边旋转核，边逐渐乳化逐层削去晶状体核。

（8）混合法：上述所有方法都是以先将核分开成碎块为基本操作，除经典四分法外，其他方法可统称为改良法，不管经典的还是改良的乳化技术，其实在实际手术中，常常是多种手术方法相互融合、彼此过渡或互相帮助，直至安全快捷地乳化吸除晶状体核。如此根据手术情况，不断调整乳化技术的混合方法可称之为实时混合乳化技术。简单说来，优先采用器械劈核，劈不开则挖槽瓣核，然后再劈成更小块，以便低能量下在辅助器械帮助下乳化吸出核。其实，有时手术之前很难对晶状体核的硬度做出正确的判断，需在手术过程中改变手术方法。一般蚀刻到一定深度才能发现核的真正硬度。多数情况下是低估了核的硬度，先用了弹性法，到深部发现核硬而难以乳化，虽有部分碗底形成，但周边组织不向中央塌陷，此时应改用分割蚀刻四分法将晶状体板中央小心地蚀刻十字沟槽，并将之分成 4 块，然后吸引乳化。如果过高地估计了核的硬度，由分割蚀刻法改成弹性法则比较容易（图 21-38）。

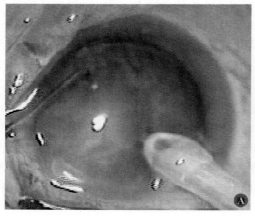
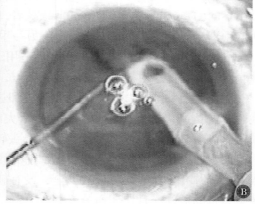

图 21-38 混合乳化技术

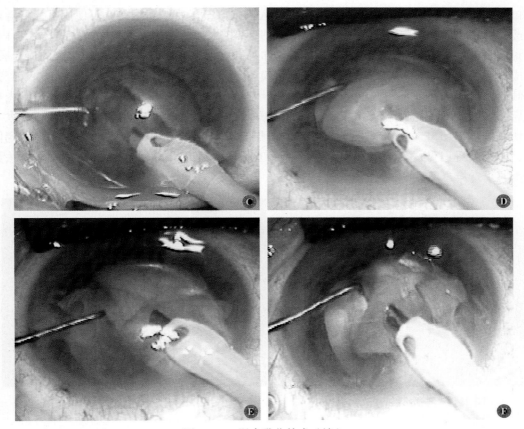

图 21-38　混合乳化技术（续）

（六）吸除皮质

PEA 术中的皮质吸除，与晶状体囊外摘除手术有些差别。由于皮质经过水分离而松软，且 3.0mm 左右的角巩膜隧道切口使皮质吸取在密闭的眼内完成，囊袋的深度加大，I／A 管易进入囊袋的穹隆部而远离后囊膜，加上乳化后残留的皮质较少，虹膜又不易脱出，使得 PEA 术中吸取皮质比 ECCE 容易而彻底。详见第十五章第四节。

（七）后囊膜抛光

皮质吸完后若后囊膜上残存少量皮质碎片，可做抛光处理，抛光可用抛光器、注吸针管（图 21-39）、恢复器，也可用 I／A 管（调节至抛光程序，负压 5～10mmHg，针孔朝下／朝上，一半可见）。后囊膜上残存的钙化膜、机化膜还可在黏弹剂下用截囊针尖钩取剥离。后囊膜抛光也是容易导致后囊破裂的一个步骤。操作前要仔细检查抛光器是否带锐尖，抛光不能过度，以免后囊破裂。

（八）人工晶状体植入

超声乳化晶状体核和皮质注吸完成后，视选择植入人工晶状体的类型，决定是否扩大切口植入 IOL。扩大切口前，先往前房内注入黏弹剂，然后扩大切口。可使用月牙形隧道刀或与要扩大的切口等大的切口扩大专用刀进行。扩大刀应一边左右移动一边进入切口内，注意扩大刀的尖端不要损坏切口内的组织。如果扩大刀笔直地进入，中途可穿破内口上唇，形成二重切口。扩大刀的尖端应越过内侧角膜瓣，直到前房内。手术刀尖端一旦进入前房，则倾斜下压手术刀，一边按住一边切。另外，要注意进入到最深时，是否接触到角膜内皮或后囊，因此不能插入太深。推手术刀的时候，整体向前，稍微倾斜，做成内切口稍大于外切口的隧道切口。向右部扩大切口时，必须腋窝紧夹，扭转手腕，整个手术刀向右稍倾斜，否则就难以做成扇形整齐切口。各种人工晶状体植入（图 21-40）的具体操作方法详见第二十章第二节。

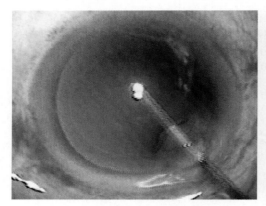

图 21-39 注吸针管抛光后囊膜

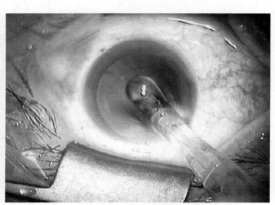

图 21-40 人工晶状体植入（推注器法）

（九）吸除黏弹剂

放置好 IOL 后根据情况考虑是否应用缩瞳剂，其后吸除前后房内和 IOL 后面的黏弹剂以及残余的晶状体皮质。对于植入矫正角膜散光的人工晶状体一定要彻底吸除黏弹剂，以免术后人工晶状体明显旋转而失去矫正散光的作用。

（十）关闭切口

角巩膜切口的缝合与否应根据术中情况而定。一般 < 6mm 的能自闭的角巩膜隧道切口无需缝合。测试切口关闭情况的方法是，压迫切口两端看漏水否；或从辅助切口注水入前房看切口漏水否。为加强切口的闭合能力，可于切口处的角膜基质内注射少量液体使切口进一步闭合。测试切口若漏水或有虹膜嵌顿于切口内，可缝合 1 ～ 3 针或连续缝合。

球结膜切口可用双极电凝封闭或缝合 1 针或不缝合（要在上方结膜瓣下注射液体，如地塞米松、抗生素）。结膜囊内涂糖皮质激素抗生素眼膏，包扎单眼或双眼，结束手术。

第三节 术中常见异常及其处理技巧

白内障超声乳化术中可能会出现一些异常情况和并发症。在初学者和"高危"白内障（包括成熟或过熟白内障、Ⅳ度以上硬核、外伤史及高度近视、小瞳孔、晶状体脱位、玻璃体手术后、短眼轴等）患者发生异常情况和并发症的概率较高。了解超声乳化术常见异常情况和并发症的发生原因、处理技巧十分重要。当然，我们对每一台手术都要有备无患，制定好预防对策，防患于未然，遭遇并发症时，要沉着应战，掌握处理技巧，将并发症化险为夷。超声乳化术中常见异常与并发症主要有：球后出血、切口不当、角膜混浊（包括切口热灼伤）、浅前房、撕囊不当、水分离不当、乳核不当（虹膜挫伤、咬伤、前房涌动、后囊膜破裂、核掉入玻璃体）、IOL 植入并发症等，以下主要介绍角膜混浊、浅前房、后囊膜破裂、核掉入玻璃体等。

一、术中常见异常与处理技巧

（一）角膜混浊

角膜混浊是白内障超声乳化术中影响手术野可视性的常见问题。混浊可发生于角膜表面、上皮、基质、内皮等部位。

1. 角膜表面与上皮透明度下降

（1）原因：最常见的原因是手术中因为开睑的作用，患者失去瞬目作用，加上手术室的空调干燥环境，角膜表面缺少泪液而干燥，如此上皮干燥几乎所有患者都会出现。此外，角膜上皮变形（器械造成）、血迹、黏弹剂、分泌物、上皮创伤、结膜囊积水等都会导致角膜表面透明度降低。

（2）处理

1）点水：为确保术中角膜清亮、手术野清晰，助手要适时使用平衡盐液点眼。点水对上皮干燥、血迹、黏弹性物质、分泌物等引起的角膜透明度降低效果显著。用注射器（5～10ml 左右）进行，注射器可带针（弯曲或去除针尖）或不带针（需要较多点水时）。点水要适时、适量、适速，角膜上皮出现干燥斑或皱褶时就要点水，也可以根据术者的指令及时点水。点水的方向一般从颞侧向鼻侧点。也可从鼻侧向颞侧点（特别是角膜上有血迹、黏弹剂、分泌物等时）。点水的部位最好位于角膜边缘，然后自然蔓延至整个角膜。使用大水（注射器不带针）的点水效果要优于小水。点水的时机要尽量避开撕囊等精细操作步骤，即使必须点水以提高囊膜的可见性时，针尖及水路也要特别注意避开显微镜光路，以免影响手术操作。所以，点水者要认真观察术者正在做什么操作，切不可成为手术障碍。初学者不知道何时需要点水时，应询问术者。对麻醉不够充分、紧张等患者，点水可引起患者频繁瞬目而妨碍手术。此时，应尽量少点水，确要点水时可于角膜出现干燥斑前点，以最小的点滴量迅速点水。

2）其他：①上皮变形（器械造成）：正确使用器械和合适的切口大小可避免由器械造成的上皮变形、皱褶。上皮缺损范围小，点水即可提高角膜透明度。②结膜囊积水：使用大水从鼻侧向颞侧的高速大水可冲走结膜囊内的积水而提高手术野的清晰度。此外，结膜囊内的积水也可通过外眦放置纱条来引流（图 21-20）或助手轻压外眦角引流。助手还可直接用注射器吸除结膜囊内的积水。③上皮弥漫性水肿、灰白色混浊往往因为麻醉剂、高眼压引起，严重者单纯点水难以解决问题时，可将上皮刮除。

2. 角膜基质水肿　切口周围局限性水肿往往是因为切口偏小，手柄套管液体渗入角膜基质而致基质灰白色混浊。一般不需要处理，水肿有扩大趋势时，可适当扩大切口。如此水肿术后很快消退。切口周围局限性水肿还可因为超乳针头热灼伤造成，往往同时伴有切口变形隆起。切口热灼伤是手术中散热不充分引起，可导致切口漏水、角膜散光、眼内炎、角膜失代偿等严重并发症，术中注意避免过分抬高、扭转超乳手柄、避免针头挤压切口、保持灌注管路通畅、使用低能量、冷超乳、维持前房稳定、避免过高能量超乳棕色硬核、避免抽吸管路堵塞（如小核块堵塞管路，针头周围及前房内出现白色烟雾即所谓的"晶状体乳糜"征，此时应停止超乳，疏通管路）仍继续超乳等可导致切口热灼伤。切口热灼伤难以自闭者应予缝合并注意散光问题。

整个角膜基质弥漫性水肿往往发生于青光眼、手术源性高眼压、糖尿病、角膜内皮功能不良者。此时减少灌注、避免眼压升高、点滴 50% 葡萄糖等高渗剂等可提高角膜透明度。角膜基质弥漫性水肿影响手术可视性时暂停一会儿操作，待眼压降低，角膜透明后再继续手术。

3. 角膜内皮及后弹力层问题 角膜内皮除原有的病变外，手术中还可因为器械碰伤（图21-41）和灌注与负压的作用等导致局限性，甚至弥漫性内皮损伤、后弹力层局限或广泛脱离（图21-41）。当然，超声能量也会导致角膜内皮损伤。前房不稳定可导致后弹力层出现皱褶。特别要注意及时发现与处理后弹力层脱离，在不加重后弹力层脱离范围的前提下，迅速、安全完成手术，术毕前房注射黏弹剂、气体（如空气、膨胀气体）将后弹力层复位、熨平。

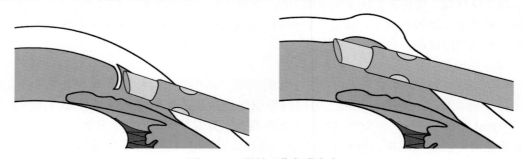

图 21-41　器械碰伤角膜内皮

（二）浅前房

1. 物理性原因与处理 ①球后或球周麻醉出血导致眶压高：通过压迫眼球可降低眶压。②麻醉不足，眼外肌收缩、高眼压，浅前房：补充球后或球周麻醉。③开睑器或牵引缝线太紧：放松之。④短颈：压迫眼球降低眶压。⑤眼睑过小：外眦切开。⑥切口过大：适当缝合或加强灌注。⑦灌注问题：灌注瓶太低，管道太细，升高灌注瓶或改用输血皮条。⑧操作不当：初学者往往在插入黏弹剂针头、超乳针头或 I/A 手柄时没有使用灌注，针头进入前房后，房水通过切口外溢。⑨负压或流量过大：降低设定值。⑩青光眼，特别是恶性青光眼，后者于超乳前，要首先经平坦部抽出适量的玻璃体积液。

2. 房水反流综合征 房水分泌后反流至玻璃体腔，使玻璃体压力过高，前房太浅时，停止手术。静脉滴注 20% 甘露醇。

3. 脉络膜上腔渗漏或出血 可以停止手术则停止；必须继续手术时要加强灌注。脉络膜脱离渗漏可保守治疗，严重者在白内障术后 1 或 2 天经后巩膜切开放液。脉络膜上腔出血者待血凝块溶解后经后巩膜切开放液。

术中浅前房可伴有低眼压或高眼压，在去除上述原因的同时，前房内注入适量的黏弹剂有利于手术的顺利进行。

（三）后囊膜破裂

1. 原因　①撕囊时前囊膜放射状破裂延伸至后囊膜；②水分离时囊袋阻滞综合征（capsular block syndrome，CBS）；③乳核时：a.分核时撕开后囊膜（特别是前囊口不整齐时）；b.小核片尖端刺破后囊膜（图21-42A）；c.超乳头超破后囊膜（图21-42B、C）；d.超乳头碰破后囊膜；e.辅助器械碰破后囊膜；f.前房不稳定，后囊膜前移撞上超乳头（特别是超最后一小块碎结束的一刹那）；g.悬韧带离断；④吸皮质：吸皮质吸到后囊膜未注意而牵拉破裂（尤其12点钟）；吸到后囊膜而回吐不畅；⑤后囊膜抛光：用力过猛、抛光器针头带锐刺；⑥注射黏弹剂时针头碰破后囊膜；⑦人工晶状体植入时：人工晶状体袢撑破后囊膜、旋转时转破后囊膜（尤其囊口小、前囊口不整齐）。以上是后囊膜破裂的术者及手术因素，此外，后囊膜破裂还有患者因素（如小睑裂、高眉弓、深眼窝、眶压高、短颈脖、肺气肿等）和眼部因素（瞳孔小、前房浅、虹膜松弛、高度近视、玻璃体切除史）。

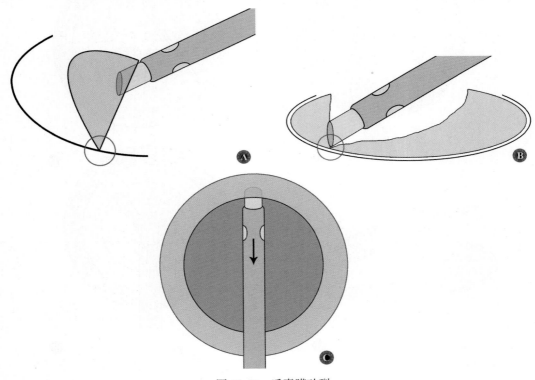

图21-42　后囊膜破裂

2. 临床表现　①直接表现：显微镜下可以看见后囊膜破口，呈圆形、不规则形等，可逐渐扩大。②间接表现：CBS早期表现为前房突然变浅，继而加深，随之瞳孔突然缩小。超乳头插入前房后，前房一深，核即整体掉入玻璃体后部；后囊膜破裂的其他间接表现还有：超乳时前房突然变深、瞳孔变形、晶状体倾斜、超乳头吸引力减弱，核不容易吸住或跟随能力降低或消失，整或核碎片下沉、掉入前玻璃体、核碎片突然消失。

3. 预防　术中注意不要误吸误超虹膜（图21-43A）及前、后囊膜（图21-43B、C、D），采用正确的吸核、乳核方法（图 21-43E、F、G）等可避免前、后囊膜破裂。

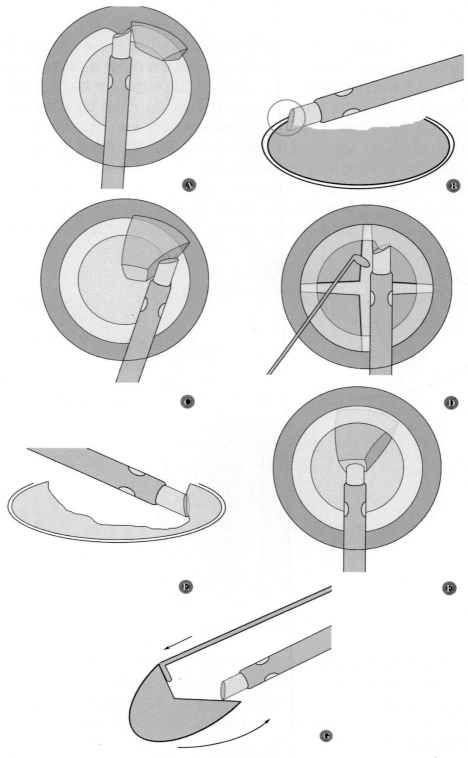

图 21-43　后囊膜破裂的预防

4. 处理

（1）防止后囊膜破口扩大、玻璃体前界膜破裂：后囊膜破裂后不要惊慌失措，不应首先从前房内撤出超乳头，否则前房变浅、后囊膜破口扩大、玻璃体前界膜破裂，继而玻璃体脱出。首先要前房内特别是破口处注射黏弹剂以维持前房深度和压力，适当降低灌注瓶高度，减少超乳头的灌注，待后囊膜稳定后，退出超乳头。然后根据具体情况如后囊膜破口的大小、形状、部位，有无玻璃体脱出及其部位和量，后囊膜破裂的时期，通过全面评估，制定下一步的手术方案，并做以下处理。

（2）晶状体的处理：破口小，核块也中等偏小，可继续乳核，但要避开破口处，将核吸至前囊膜前乳核较为安全。后囊膜破口大者，如核软，破裂不太大，核无下沉趋势，于破口处注射黏弹剂，然后继续乳核。如核硬而大或核块即将下沉掉入玻璃体，应停止乳核，用圈套器取出核块。先拔出超乳头，往前房内注入黏弹剂，保护角膜内皮。扩大切口，将圈套器插入核下，然后娩出。娩出时，圈套器向下压，使切口张开，如往上扬，可能会造成内皮损伤。

（3）皮质的处理：残留皮质在黏弹剂封破孔后可以吸除，注意减少灌注；如用手法灌注吸出则较为安全。为防止玻璃体吸入注吸口，应将注吸口插入皮质内部注吸。

（4）玻璃体的处理：残留皮质已吸除干净、玻璃体脱出不多且未涌入切口溢出眼外时可以用黏弹剂压回；玻璃体脱出且溢出眼外，量少时可用显微剪剪切，量大瞳孔变形难以回复时则需行前段玻璃体切除。玻璃体脱出、皮质残留较多也应行前段玻璃体切除，切割模式采用以低流量、低抽吸和高切割频率。也有人采用无灌注干切模式，不同轴玻璃体切除好于单手同轴玻璃体切除。超声乳化仪上一般都带有前部玻璃体切除功能，可以从侧切口处（稍微扩大侧切口）插入灌注头，玻璃体切割头和灌注针分别从两个侧切口插入切除前部玻璃体。如果有皮质与核壳残留，则与后囊一起切除，后囊切除无关紧要，但要注意不能伤及前囊、虹膜。

（5）人工晶状体的植入：后囊膜破口小仍可囊袋内植入人工晶状体（可先行后囊膜破口环形撕囊）。后囊膜破口大但前囊膜撕囊孔完整可将人工晶体襻植入睫状沟，而光学部夹入前囊膜后。植入前，应在前囊与虹膜间注入黏弹剂，完全确保囊外的空间。如能正确无误地确认前囊边，就可以在前囊上植入人工晶状体。前后囊膜均破裂可睫状沟缝合植入后房型人工晶状体、虹膜夹型人工晶状体、前房型人工晶状体，也可放弃植入人工晶状体（特别是前节结构明显紊乱）。睫状沟固定时应避开撕裂处。晶状体悬韧带离断者植入人工晶状体时应将襻置于悬韧带离断处。植入人工晶状体后，如果瞳孔不圆，应用显微剪剪切不圆处牵引的玻璃体条束，虹膜回复器回复瞳孔，必要时注射缩瞳剂缩瞳。

（四）晶状体掉入玻璃体

白内障超声乳化术中，晶状体可整体（晶状体脱位）、整核（CBS）、碎核、碎皮质（后囊膜破裂）掉入玻璃体。

1. 晶状体整体、整核掉入玻璃体　如能返回前房则扩大切口，用晶状体匙取出；但大多数情况下需要行玻璃体切除加晶状体切除。

2. 碎核掉入前玻璃体　如显微镜下能直接看到核，核后方注射黏弹剂或辅助器械托向

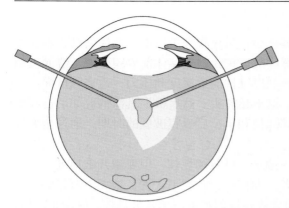

图 21-44 闭合式玻璃体切除加小碎核切除

前房。扩大切口用晶状体匙使其浮起。根据核的大小，扩大相应切口后取出。

3. 碎核掉入后玻璃体　采用各种方法使核浮起的可能性不大。小块核采用闭合式玻璃体切除加晶状体切除（图 21-44）。大块核采用超声粉碎。若条件不允许，暂不植入人工晶状体，转上级医院处理。

4. 碎皮质掉入玻璃体　小块可不处理，让其自行吸收。大块核通过玻璃体切除同时吸出皮质。

二、术中常见异常与并发症的预防

术中一旦发生异常情况和并发症，可暂停操作，仔细考虑处置对策和选择最佳方案，耐心仔细地处理。对硬核尤其是大（＞6mm）、黑核的白内障，初学者甚至有经验者应改为白内障囊外摘除术，不要盲目追求所谓的"100% 的 PEA"，尤其对独眼患者更应如此。若术前检查已发现核非常硬（四级以上）就要准备好术中改做常规 ECCE；若术前未估计好，术中尝试 PEA 发现核很硬（能量已很高但仍咬不动、超声乳化针头像"打桩"，吃进去又吐出来、分核时"藕断丝连"），要毫不犹豫地改成常规 ECCE 或手法碎核后套出核，不要等出现问题后再改，否则将会造成很大的困难。还有一些情况需要改成囊外手术如晶状体在眼内不稳定、CCC 不成功、可见度差、后囊有破损。对已行部分超声乳化核做常规囊外摘除有其特殊性，根据残留核块的大小可分别采用套核、手法碎核、娩出小核片等不同方法。

1. 术前准备充分　手术前准备工作充分是有效预防术中异常和并发症的措施之一。①麻醉充分，紧张或不配合者给以球后阻滞麻醉。②患者头位放正，眼球暴露充分，术前训练眼球运动到位。③超乳仪器调试、设定良好、各种耗品（如黏弹剂、缩瞳剂、多种人工晶状体）准备充分。④显微镜调试良好，取垂直或向手术者倾斜 5°角，尽可能用强光和红光挡。调好瞳距和焦距。⑤准备好普通白内障囊外摘除术器械、玻璃体切除仪器特别是前段玻璃体切除器械。⑥术者座位高低合适，超乳仪器脚踏板和显微镜脚踏呈"V"形分置两侧，方便术者脚控。

术中并发症的产生不只是手术操作问题，超乳仪器设定不良也容易引起较多并发症，如：

（1）前房虚脱：①灌注瓶无液体；②灌流管脱离手柄；③灌流管弯曲折叠；④套管破裂，灌注液部分溢出。

（2）超乳针头握不住核：①流量低，核不能靠近吸引口；②针口面积大，不易全堵；③负压低，已逮住的核又逃逸。

（3）后囊破囊：①吸引流量高，最后的小核片，核壳吸引时吸到了后囊；②灌流不足，后囊上升；③灌流与吸引的平衡不好，前房不稳定。

2. 新技术应用于术中常见异常的预防　白内障超声乳化术中新技术层出不穷，白星科技、微切口、囊膜张力环、瞳孔扩大器等新技术的应用，可显著减少手术的并发症，提高手术的安全性。新技术应用于疑难病例的超声乳化也可有助于常见异常和并发症的预防：①瞳孔小可采用手工劈核分核；②角膜混浊：普通超声乳化挖沟看不见，但可根据感觉做手工劈核分核；③晶状体脱位：手工劈核分核，植长袢悬吊式 IOL；④白色白内障：应用高渗剂降低玻璃体压力对完成 CCC 极为重要；前囊膜染色后做 CCC。

3. 助手的密切配合 白内障超声乳化手术往往需要 1～2 名台上医生或护士和 1～2 名台下护士作为术者的助手来配合手术。像任何手术一样，助手的良好配合是手术成功的关键之一。不同主刀医生的手术程序、步骤、技巧有所不同，作为助手首先要熟练了解主刀医生的手术顺序和风格，以充分发挥助手作用，缩短手术时间。助手的经验很重要，助手显然要预测术者的下一步动作而提前准备。例如，吸皮质时，助手根据显微镜下的情况迅速判断是否需要递上调微钩以便填压吸出较硬的皮质；递上 12 点位 I/A 手柄，以便吸出 12 点位皮质等。如在术者要求之后才去寻找器械，再递上，不能算是熟练助手，其实，做好助手会对将来的独立手术有益。台上助手的两大任务分别为点水（详细见角膜混浊的处理）和器械交接，以下仅简介器械的交接及注意事项。

手术过程中，助手应不断地将不同的器械转交给术者，要特别注意术者需要什么器械。术者不离开手术野即可顺利接到所需的器械。助手手拿器械的方向应与术者相反，以便术者接到器械即可顺手操作。①结膜剪开时，助手右手拿显微有齿镊，左手拿显微弯剪刀，交给术者。结膜剪开后，结膜面如出血较多，助手可将电凝镊转交给术者，然后点水，以便术者做水下电凝止血。②巩膜切开时，先将标好宽度的卡尺转交给术者，以便确定巩膜切开的长度。手术野不清时，可冲水或用海绵或棉签擦拭切开部位。然后依次将隧道刀、侧切刀、角膜刀递给术者，递手术刀时，要注意方向、场所。③制作巩膜隧道时，器械的交换必须做到双手自由。要能确认巩膜剥离的顶端。④前囊切开时，要将截囊针和（或）撕囊镊先后递给术者。递黏弹剂、水分离液前，要确认注射器与针头连接紧密，并排除注射器内的气体。水分离要注意维持前房。⑤超声乳化操作时，助手确认超声波手柄与灌注吸引管的连接。一旦连接松弛，会形成前房消失，吸引不良等麻烦的原因。另外，还要注意所有管道的畅通及位置合适，确保术者宽舒操作。一般先递 chopper，再递超声乳化手柄。⑥吸皮质时，及时递上 I/A 手柄，注意管道的连接。必要时递上调微钩以便填压吸出较硬的皮质。递上 12 点 I/A 手柄，以便吸出 12 点位皮质。⑦植入人工晶状体时，助手可夹持（硬人工晶状体）或预装（软人工晶状体）好人工晶状体递给术者。此前还应递上黏弹剂，必要时递上手术刀以扩大切口。植入水凝胶人工晶状体时，要点水保持人工晶状体湿润。

切口需要缝合时，助手先将缝线剪断，理顺，将夹好缝针的持针器递给术者，像任何器械一样，术者未拿稳之前助手不能松手。缝合完毕，递上结扎镊结扎，必要时 1ml 注射器内准备 0.3～0.5ml 糖皮质激素与抗生素做结膜下注射。去除贴膜及洞巾。注意附在术野周围的水滴有时含有落下的细菌，剥离前用纱布将水滴擦去，由鼻侧向颞侧方向剥除贴膜。

手术中往往因为硬核完全堵塞超声乳化针头或管道（出现完全堵塞异常声音，针头停止乳核和吸引，前房内出现白色雾状物），此时台下巡回人员要及时手工冲洗管道，疏通超声乳化针头或管道。

第四节　超声乳化仪器与技术的进展

近年来，随着超声乳化新仪器、新技术的不断问世，特别是能量调控技术、液流管理系统（流体动力学）和微切口技术的进展，能维持高负压下的前房稳定性、微爆破、超脉冲、可变的工作周期、负压上升时间、扭动和横向超声等新概念产生了一系列可程式化的新变量，降低了能量的释放，减少了产热和眼组织细胞的损伤，使医师能比较容易且精确控制手术全程，显著提高了超声乳化手术的有效性和安全性，使患者获得了较好的视功能。以下仅介绍目前较高端的 3 种超声乳化仪及其特性。

一、Infiniti 白内障乳化手术系统

1. Infiniti 视觉系统　美国 Alcon 公司生产的 Infiniti 视觉系统具有全数字化、更高频率的采样、更多的数据点、更精确的调节、更多的负载补偿、更好的切割效果和更低的能量需要等特点。

（1）手柄：Infiniti 手柄钛外壳、13cm 长、40g 重、超乳针头斜面及灌注口排列有序；而 Legacy 手柄不锈钢外壳、16cm 长、90g 重、超乳针头斜面 / 灌注口排列随意。

（2）液流管理系统特性：①全刚性管路：不变形，最大限度降低顺应性，负压传导准确及时；②精确的非侵入性压力感受器：包括抽吸感受器（负压）、灌注感受器（灌注）；③动态上升时间；④快速调试；⑤模拟文氏泵效果：兼具蠕动泵的安全性及文氏泵的快速负压反应；负压设定可达 650mmHg 以上（实际可到 700mmHg 以上）；预设流量达到 60ml/min，最高为 100ml/min；前房稳定性无与伦比，可提供最大的安全保障；提高开机后的检测速度。

（3）动态上升时间：改变堵塞开始后的流速，增加或降低流速，模拟文氏泵的速度，兼具蠕动泵的安全和控制力，允许多功能性和控制性。动态上升时间的优点：①减少前房湍流：较低的液流参数设定；②调整堵塞的时间：调整负压的建立，提前启动；③快速握持，提供更好的切割效果；④增加泵反应的时间 / 减慢泵的速度，从而可用于复杂病例。

（4）NeoSoniX® 摆动碎核模式：超乳头超声频率 40kHz；附加摆动模式：左右 2° 的摆动，频率 100 次 / 秒。

（5）爆破模式：线性控制间歇时间和能量；脚踏板的分辨率更高，更容易找到碎核点；更好控制能量输出。

（6）用户界面特点：①形象化界面：个性化设定，按手术步骤设定参数且便于使用；②直观：动画、语音提示；③操作简便：触摸屏、遥控器小巧轻便，可控性强，便于术者或助手使用；④功能强大：同一界面内有多种选择与控制。

（7）脚踏板设计：根据脚的尺寸调节宽窄与长短；手术时位置锁定；可根据需要进行编程；更好的控制和灵活性，移动容易；具有负载补偿功能。

2. OZil 扭动超声模式　OZil 扭动超声作为一种新的独特的能量输出模式，对传统纵向超声和 NeoSonix 摆动超声技术而言是一种革命性的进展。OZil 扭动超声能提高超乳效

率，实现精确的能量释放，减少针头对核块的推斥力，增强跟随性，产热少，效果好，适用于所有硬度的核。

OZil 扭动超声使用的 Kelman 超乳头顶端对核块的打击方向是横向（侧向）的，而非传统超声的纵向（前后）。Kelman 超乳头横向振动（左右震荡运动）频率为 32 000 次 / 秒（32kHz），相比 NeoSoniX100 次 / 秒的摆动频率，扭动超声具有更高的频率，仅仅使用扭动超声模式即可产生足够高的侧向核块切割效率，比 40kHz 的传统超声可节省 20% 的能量。Ozil 除了横向振动外，带 IP 功能的仪器还可以 44 kHz 的频率做纵向运动。

传统纵向超声通过前后伸缩击打粉碎晶体核，仅在向前运动时出现击打作用，前向和回退运动均会产热并对核产生排斥，降低跟随性，导致核块颤动。OZil 扭动超声通过侧向切割，类似"剪切"作用完成对核的粉碎，无排斥，提高跟随性，减少核块颤动，左右侧向运动均可以提供有效切割作用，提高切割粉碎效率。

扭动超声使用的 Kelman 超乳头 5.5 度（正负 2.75 度）的扭动运动（图 21-5）在切缘产生约 3.6 密耳（千分之 3.6 英寸，90μm）的冲程；而切口处的冲程大约为一半，即 40μm，降低了灼伤切口的风险。

OZil 扭动超声可快速、安全地进行 PEA 手术，具有如下优点：①对医生来说，无需改变原有劈核等操作技术。②左右侧向运动均可以提供有效切割作用，提高切割粉碎效率。③排斥低，湍流少，灌注液流低，跟随性高，提高手术效率；降低核块的颤动，减少漂移的核碎块损伤角膜和后囊膜的可能。④对患者来说，手术时间短，康复更快，效果更好。

3. SW v2.05 Infiniti®　视觉系统（Intrepid 系统）新一代 Infiniti 超声乳化机具有"OZil®IP""OZil® 智能 PHACO"智能能量输出管理系统即 IP 功能，是增强的 OZil® 乳化，它可保留针头切削平面的晶状体物质，提高了核块跟随性，不会达到最大设置的负压值，保持眼内环境更稳定，减少了眼压波动。可根据核的等级设置"OZil® IP"参数。"OZil® IP"功能在达到负压阈值时 IP 被激活，同时启动传统的纵向超声模式以乳化硬核。可见，具备 IP 软件的 Infiniti 超声乳化仪，不仅可以提供独特的扭动模式，同时将传统的纵向超声和扭动超声完美结合。乳化硬核时，每当真空负压达到设定的阈值水平时，IP 软件会自动感受到乳化头的阻塞状态，即刻激发 IP 功能，释放出传统超声的脉冲能量，有效解除阻塞，消除前房内的雾化现象。扭动超声与脉冲模式的交替运用，充分发挥了扭动模式跟随性好、切削效率高、切口处热损伤少的优势，同时，有效地利用了脉冲模式"冲击钻"的效应，对于硬核的乳化，显示出了极好的安全性和较高的效率。

4. 微切口 - 同轴（micro-coaxial）超声乳化术　白内障手术着眼于缩小手术切口、快速恢复视力。先进的超声乳化液流系统、优化的乳化模式以及新型的 IOL，使切口小于 3.2mm 的所谓微切口白内障超声乳化术（微切口超乳）成为可能。微切口超乳包括微切口 - 非同轴（双手）超声乳化术和微切口 - 同轴超声乳化术。

微切口 - 非同轴超声乳化术即无套管双手操作技术，可产生的一系列问题包括：①由刚性手术器械引起的切口变形和变长，切口自闭较难，灌注减少，前房稳定性低，低负压，低效率；②需要较长的学习时间，需要购买新的手术器械，植入人工晶状体需要做第三个切口或者扩大切口；③切口张力高 5 倍，渗漏区域为同轴手术的 2 倍。无套管双手超乳术中所观察到的切口承受的高张力可以解释频繁发生的切口闭合不良以及不得不进行低负压和低流量设定；④双手超乳针头增加后弹力层损伤的机会；⑤医源性散光较大：资料表明

2.2mm 切口仅产生 0.11D 的医源性散光，而非同轴 3.0mm 的切口则产生 0.33D。

微切口 - 同轴超声乳化术与以往的无套管双手超声乳化术不同，已使白内障手术进入了新境界，目前已成为超声乳化手术医生的最好选择。它具有以下特点：①应用新的 Infiniti 液流技术和技术平台，特别是 IP 软件的开发应用后，可获得较高的负压设定和良好的手术可控性，前房稳定性更好，处理硬核更加快速、高效，术后效果更加满意；②应用 IP 软件，可以实现 2.2mm 微切口白内障超声乳化术，减少了术源性散光、角膜内皮损伤、减轻切口张力、减少热损伤；③微切口 - 同轴超乳十分类似于常规单切口技术，无需学习新的手术技术，学习曲线很短，无需投入新式手柄和灌注式辟核器。由常规手术向微切口技术转化容易，可以使用相同的超乳技术，不影响手术的安全性和手术效率，对一些复杂病例如晶状体悬韧带松弛、小瞳孔、晶状体半脱位、硬核白内障等也同样适用；④ Acrysof 一片式的设计可通过 2.2mm 的切口植入直径 6mm 的人工晶状体，AcrySofTM IQ 非球面人工晶状体更薄的设计在实际的微切口白内障手术中更容易植入。可见，无需扩大切口即可植入 6mm 的 AcrySof 一片式人工晶状体等多种晶状体。

二、Centurion 白内障超声乳化手术系统

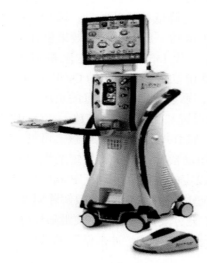

图 21-45　Centurion 白内障超声乳化手术系统

爱尔康公司于 2014 年推出的 Centurion 白内障超声乳化手术系统（图 21-45）系全新白内障超声乳化设备，它具备自动维护眼压（IOP）功能，同时拥有传统超声与扭动超声模式，双段式蠕动设计及实时漏水补偿功能，最大限度地降低了前房浪涌的产生，避免手术过程中产生危险，保障手术和患者安全，提高了患者术后视功能和满意度。

Centurion 白内障超声乳化手术系统能够动态优化每个手术步骤的白内障智能超声乳化平台，为白内障超声乳化技术创立了全新的标准，Centurion 具有以下特性：

（1）主动液流控制（Active Fluidics ™）：主动维持医生手术所需的目标 IOP（如 50mmHg），提供卓越的前房稳定性，保障手术安全。同时可在较低眼压下完成手术，减少对视网膜、视神经的损伤。除此之外，Centurion 在液流控制方面还具有以下特性：①双段式蠕动泵，相比常规蠕动泵对液流的控制更加稳定；②步进式马达，对液流的控制更加精确；③抽吸管道的刚性更强，减少因堵塞解除产生浪涌。

（2）平衡能量优化（Balanced Energy ™）：通过创新型软件、超乳针头及灌注套管，使扭动超声的性能发挥到最佳（图 21-46）。提高手术效率，且有效降低各项并发症的发生，从而大大提高患者的术后满意度。

（3）Centurion 在能量控制方面，具有 Ozil IP 智能扭动超声，增强效率的同时可以减少切口的热损伤。

（4）新型 INTREPID® Balanced 针头可以最大化针头远端的扭动振幅，最小化针头在切口的运动（图 21-47）。

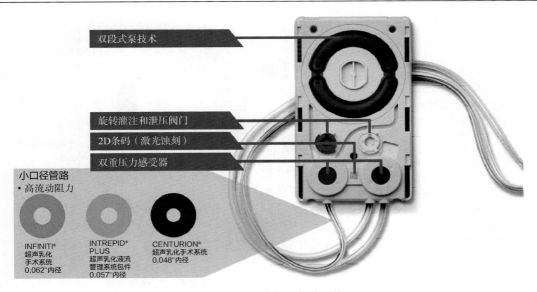

图 21-46　平衡能量优化系统

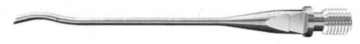

图 21-47　INTREPID® Balanced 针头

（5）新一代 INTREPID® 灌注套管，最小化套管所受的应力，提供更高稳定性（图 21-48）。

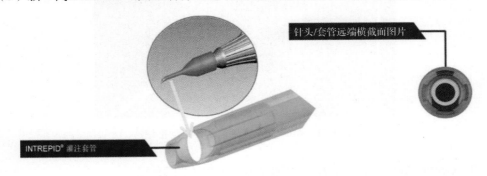

图 21-48　INTREPID® 灌注套管

（6）新型的 Polymer I/A 针头，可以更有利于皮质的吸除及后囊抛光（图 21-49）。

（7）提供 4000 次 / 分的双气路高速玻切。

（8）智能系统集成（Applied Integration™）：可搭载白内障手术数字导航系统和飞秒激光仪（图 21-50），加强手术一致性，提高手术精度及术后效果，为现在及未来的白内障手术提供一整套完美化解决方案。同时也为教学、科研提供了最优秀的硬件基础。

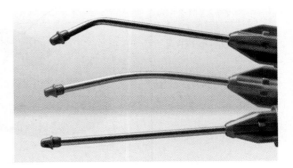

图 21-49　Polymer I/A 针头

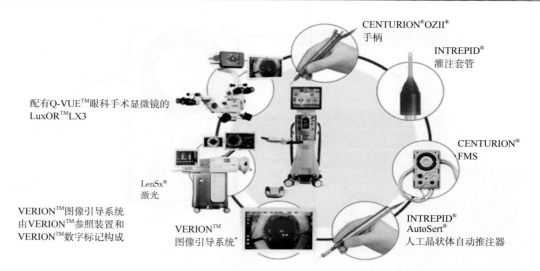

图 21-50　智能系统集成：搭载手术数字导航系统、飞秒激光仪

（9）Centurion 搭载 AutoSert® 人工晶状体自动推注器，一步式植入，减少切口牵拉，减少溯源性散光（图 21-51）。

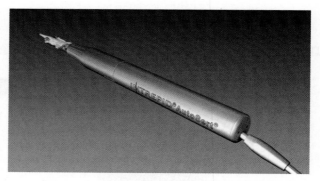

图 21-51　AutoSert® 人工晶状体自动推注器

（10）Centurion 配备无线脚踏，更加灵敏、方便（图 21-52）。

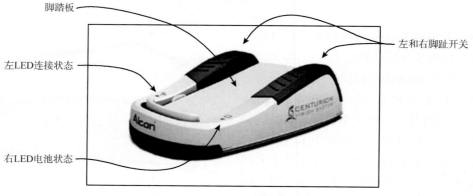

图 21-52　Centurion 无线脚踏

三、白星技术及 Signature 系统

1. 白星科技双手微超乳手术　白星科技（WhiteStar）双手微超乳手术能量间接释放，手术系统密闭，跟随性好、前房稳定，能量得到最大利用，前房里无对冲能量出现，从而不会损伤角膜和其他组织，24 小时内角膜恢复清亮。白星科技能量释放为间接的，但实际处理核时用的是持续效应。灌注分前房灌注和侧面灌注两个，侧面灌注可能伤及角膜内皮和囊袋。放入超乳头时最好停一下侧面灌流，否则前房的压力很大。用镊子或截囊针撕囊，做水分离及水分层。不同的晶状体核采用不同的劈核方法。很硬的核，直接劈核，透明晶状体可直接吸除。

实际上，单手和双手手术差异并不很大，在 2 ～ 24 小时内角膜清晰度差别不大、患者的视力在同样的低能量下也没有明显的差异。但双手超乳手术可以有更大的空间去处理一些比较困难的晶状体，前房更加稳定，跟随性更好，液流系统也很好。因此，该技术特别适用于晶状体悬韧带脆弱、角膜病变、放射状角膜切开术后、虹膜不稳定、高度近视等患者。

2. Signature 超声乳化系统　经典超声乳化系统存在负压上升慢、效率低下；阻塞开放产生的前房压力波动、灌注抽吸动态平衡不稳定；超声能量较大，组织损伤重等不足。随着超声乳化设备技术的不断发展，具备 Fusion 液流真正双泵技术以及 Ellips 横向超乳技术的 Signature 超声乳化系统（白星 Signature 带 Fusion 液流和 Ellips 横向超声技术）已经应用于临床（图 21-53）。蠕动泵控制好、安全，而文氏泵效率更高、跟随性更好。将这两种泵同时做在一个积液盒中，从而实现两个泵在同一手术中随时切换，是 Signature 系统一大革新。另外，Ellips 技术同时融合横向和纵向超乳技术，使产热更少，跟随性更好。这些新技术的应用为临床上处理各种类型的白内障手术尤其是复杂白内障手术提供了帮助。

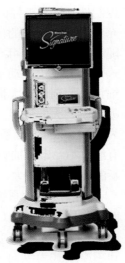

图 21-53　Signature 超声乳化系统

新型 Signature 超声乳化系统具备多种创新技术，如具备白星微脉冲爆破技术、多能量选择模式、全密闭液流 / 负压系统（Fusion 液流管理）、真正蠕动泵、文氏泵双泵技术、冷超乳、Ellips 超声能量系统（横向超声技术）、超乳针头改进；高精度负压传感器、阻塞模式、CASE 模式、全密闭液流系统、新的灌注管道、集液盒设计；多个传感器监测灌注压力、流量、真空压力变化并自动转换安全模式。配有 25G 2500cpm 前节玻璃体切除。高级双线性脚踏控制、一步到位、自动装载的 Fusion 管道包件、直观的触摸屏、无线蓝牙附件、可选的语音确认、手术媒体中心，是一台全功能的顶级白内障摘除系统。该系统融合了公认的独一无二的 Fusion 液流特性和白星横向超声 Ellips 技术，为患者取得最好的术后效果；流线性的直观友好的用户界面；易于使用的附件提高了手术室的工作效能；安全而易于操作。

（1）双泵技术：①文氏泵（Venturi）：只要启动负压模式，负压一直都存在，且快速上升、高效，从而有利于碎核、皮质和黏弹剂的吸出和玻璃体切除，但有破后囊的危险，安全性较低。此外，文氏泵靠真空控制流量，负压与流量成正比，例如设定 50mmHg 真

空下的流量为 17ml/min，每增加 50mmHg 真空，流量增加 6ml/min，卸压快，抽吸作用强，超乳效率高。但在较高真空下可能引起明显前房压力波动、组织损伤危险大。②蠕动泵：负压、流速、上升时间全部独立；安全性与控制性好，有利于核的分离与皮质的清除，但效能较低。流量控制真空，未阻塞，低真空；阻塞后，真空上升缓慢；抽吸作用弱，后期效率高；超乳平稳，吸取皮质需较长时间；但前房压力波动小，对眼内组织的损害小。

新型的 Signature 超声乳化系统第一次将 Fusion 液流的安全特性和文氏泵的高效率一起使用。有研究表明，所有高端超乳仪中，Signature 堵塞后浪涌现象最低。Signature 超声乳化系统不仅增加了文氏泵，还增强了蠕动泵，集两种泵的优点于一身。前一代蠕动泵的不足就是皮质的吸除效能较低，而用 Signature 上的蠕动泵，吸除皮质与文氏泵一样高效。对于硬核，用文氏泵劈第一块；用蠕动泵乳化最后一块；对于软核、小瞳孔、虹膜易漂浮、悬韧带脆弱患者选用蠕动泵，核壳和皮质用文氏泵。双泵技术是两个系统的最佳组合、更好的液流等于更好的效果、更少的 Phaco 能量、更少的炎症反应、更少的内皮细胞损伤、更低的 PCO 发生率、更正常的眼压值。

（2）负压液流系统：Signature Fusion 液流系统可以看做手术工具，具有主动调整负压、前房稳定、堵塞模式突出等特性。该系统融合了文氏泵的高效负压、跟随性以及蠕动泵的控制性，具有更好的核块握持力，通过负压水平的变化减少阻塞后浪涌，增加前房稳定性。充分发挥两种泵的优势，高效、安全地进行手术。蠕动泵和文氏泵可通过一个集液盒术中随时方便切换，可在主模式和子模式下设定选择泵的切换。在 Phaco、I/A 及玻璃体切除模式下均可应用蠕动泵，其可控性好，早期吸附力强，可安全地清除前皮质、劈核，若采用细针头，则可大大提高蠕动泵的效率。文氏泵效能高，全程吸附力强，可用于硬核超乳，吸取黏度大的皮质。一般仪器的双泵转换麻烦，因此，文氏泵逐渐成为主流，蠕动泵却成为补充。Signature 系统液流灌注也是被动的，受抽吸量和真空压力的影响。有抽吸就有灌注，有灌注不一定有抽吸。面板设定的最大抽吸量不代表实际灌注量，变化主要发生在阻塞前后。新的灌注管腔增大，流量增加，并不需要太高的灌注压力，从而减少了对眼内血管的压力。

3. 超声能量系统（白星技术和 ELLIPS 横向超声技术）　超乳针头必须做纵向动作才能乳化破碎硬核。Ozil 必须用弯针头进行扭动（所以直针头不可用），没有 IP 功能则不能进行纵向动作，但在弯曲处，可能会产生热量且易被核块阻塞。而 Ellips 横向超声，其超声模式为纵向（前/后）结合横向运动（椭圆），形成了针头椭圆形的径路（图 21-54），不易出现阻塞且可乳化硬核。Signature 超声乳化系统具有 ICE 高级脉冲调整技术，通过加速气穴效应提高切割效能，减少对机械操作的依赖，缩短有效超声时间，增强跟随性。

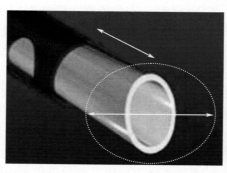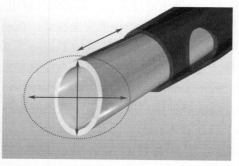

图 21-54　新型的 Signature 超声乳化系统：Ellips 横向超声，其超声模式为纵向（前/后）结合横向运动（椭圆）

在针头选择方面，大多数医生喜欢直针头；特别是处理硬核时，直针头比弯针头更优越。可见 Ellips 能安全高效地处理软核硬核、跟随性更好、热损伤少、对眼组织的湍流少、伤害小，因此，内皮细胞损失更少、术后角膜更清晰、并发症更低。

4. 其他功能系统　Signature 超声乳化系统易于人性化操作。脚踏功能可编程，具有双向线性和无线遥控，数据管理和教学工具先进，用户界面友好，多语言提示、蓝牙控制。系统配备先进的高速前节玻璃体切割头，最大切速 2500 次 / 分、可选 20G、23G 和 25G 三种同轴玻璃体切割头，可经扁平部平稳而安全地行小切口玻璃体切除手术。

总之，能精确调控液流、随时切换双泵的 Signature 超乳仪，无须改变原来手术技术，在眼内的控制性和稳定性佳、阻塞前后前房涌流微弱、核跟随性好、可编程强、多种参数匹配适应不同的核硬度、减少了超声乳化能量，可轻松、愉快、安全地完成白内障手术。

四、Stellaris 视觉提升系统

Bausch & Lomb 公司生产的 Stellaris 视觉提升系统可提供优异的液流和能量控制，加上配套产品 Akreos®M160 微切口人工晶状体、专用 1.8mmSTORZ® 眼科器械，使切口小至 1.8mm 即可完成白内障手术。手术切口越小，益处越多，如伤口密闭性增强，感染机会、内皮细胞损失、手术源性散光减少。此外，Stellaris 视觉提升系统具有 Attune 高级软件，脚踏控制设定，包括"前响应"和"后响应"选择；双向线控抽吸和超声能量；程序化设定的高级波形模式包括动态改变可变的波形持续时间和深度。

利用原来的标准超声乳化手术技巧，稍做改动，医生就可以转换到 1.8mm 手术技术。Stellaris 系统重新诠释了超声乳化手术技术。即使没有 1.8mm 人工晶状体，也可采用 1.8mm 同轴微切口白内障手术技术，特别便于小瞳孔病例的操作。

Stellaris 系统的设计允许医师选择习惯的液流控制系统来进行新的手术。使用流量动力系统后，前房稳定性和随行性更好。术者也可基于个人的液流控制偏好，定制 Stellaris® 视觉提升系统，灵活选择流量动力系统或真空动力系统。Stellaris 视觉提升系统具有前房稳定真空动力系统，该系统超越"文丘里"，对负压响应时间、握持力、随行性和抽吸都增强了控制，以更有效地乳化晶状体。在整个手术过程中实现可靠的前房稳定，在稳定的流量下可输送高达 600mmHg 的真空负压。Stellaris 视觉提升系统的流量动力系统的流量模块允许于手术中在流量和真空模式之间的转换，同时精确检测以及维持预设的真空水平和术中抽吸速度。液流模块在流量模式下检测真空水平，在真空模式下直接控制真空，以实现性能的可预测性。一旦阻塞解除，流量动力系统立即调节抽吸流量，稳定前房，真空和流量变化的响应不会出现任何浪涌。在各种超声能量和真空水平下的前房稳定性提供了安全和舒适的感觉，同时又确实缩短了手术的超声乳化时间。将有越来越多的医生使用 Stellaris 视觉提升系统进行 1.8mm 微切口白内障手术。

（管怀进）

第二十二章 飞秒激光辅助白内障超声乳化吸出术

2009 年，Nagy 首次使用 LenSx® 飞秒激光手术系统（Alcon，Novartis）进行飞秒激光辅助的白内障手术（femtosecond laser-assisted cataract surgery，FLACS），开创了飞秒激光应用于白内障手术的新纪元。飞秒激光在眼科的应用是一项重要的技术创新，而 FLACS 是白内障手术的最新发展。其使白内障手术更精确、更安全，并减少晶状体乳化时所需的超声能量。由于超声乳化手术中规范切口的制作、撕囊和劈核是初学者很难掌握的技术，其不仅影响到手术的安全性，更加影响到术中人工晶状体的植入及其术后的位置。即使很有经验的白内障手术医生也会在这些环节中出现并发症，而飞秒激光是一种更精准的手术技术，可以精准地进行手术切口的制作、截囊和预劈核。当然，FLACS 也有其学习曲线，不过学习时间较短。术前的准备和设计是非常关键的步骤，本章节我们主要介绍的是飞秒激光术前规范、具体操作和后续的眼内超声乳化手术。激光操作部分是激光对前囊膜、晶状体、角膜的预先处理。飞秒激光术后眼内操作部分包括切口的打开、囊膜的移除、晶状体核块和皮质的乳化吸除，以及人工晶状体（intraocular lens，IOL）的植入等。

第一节 飞秒激光白内障手术仪器和原理

一、飞秒激光眼科应用的历史和现状

Kurtz、Juhas 和 Weinberg 于 1995 年创立了 IntraLase® 公司，并在美国密歇根大学研究开发出针对角膜屈光手术和角膜移植的飞秒激光机器，使得飞秒激光技术应用于眼科。该公司在 2007 年被 AMO 公司收购，随后 AMO 又被雅培公司收购。Kurtz 于 2008 年开发出应用于白内障手术的飞秒激光技术，并成立了 LenSx® 激光公司。随后，Nagy 首先在猪眼球上利用该公司飞秒激光机器进行晶状体手术，并证明了飞秒激光辅助治疗白内障的安全性和有效性。LenSx® 飞秒激光系统是第一家获得美国食品和药物管理局（FDA）批准用于白内障手术的飞秒激光机器，并于 2010 年 7 月被 Alcon 公司收购。

至今为止，市场上有四种白内障飞秒激光系统，Alcon LenSx（图 22-1）目前在这个领域装机量最大，完成手术量最多。它有一个可移动机架来传送激光光束到患者眼睛，机架移动范围的设计方便与市场上可买到的患者轮床一起使用。它的 Softfit 患者接口设计避免了角膜后表面皱褶，确保了晶状体手术完美的光束质量和光斑大小。除了 LenSx® 飞秒激光系统以外，目前市场上还有 3 款可以用于辅助白内障手术的飞秒激光手术系统。① LensAR 飞秒激光手术系统（图 22-2）（LensAR 公司），与其他系统相比体积相对较小，它使用 Scheimpflug 成像系统来定位眼部组织。患者接口为液体接口，由于这种锚

定特性，使用这个飞秒手术时间在 4～5 分钟。② Victus 飞秒激光手术系统（Technolas Bausch & Lomb 公司）（图 22-3），占地面积小，使用嵌入式不可拆卸的手术床。有一个坚固的玻璃材质的弯曲患者接口，通过智能压力传感器操控。接口只接触角膜顶端。它在曲面玻璃和角膜之间采用液体填充，避免了角膜褶皱。这台机器还可以完成角膜瓣的制作。③ Catalys 飞秒激光手术系统（OptiMedica/Abbott 公司）（图 22-4），手术床与激光设备不可分开。与 LensSx® 激光相比，患者锚定通过移动手术床。它使用无接触的液体光学患者接口，在激光光学装置和角膜间充填液体。

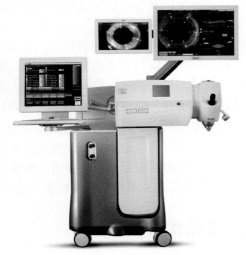

图 22-1　LenSx 飞秒激光白内障手术系统

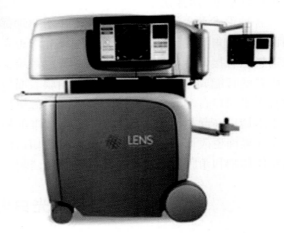

图 22-2　LensAR 飞秒激光白内障手术系统

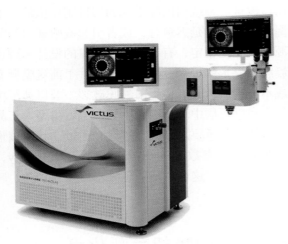

图 22-3　Victus 飞秒激光白内障手术系统

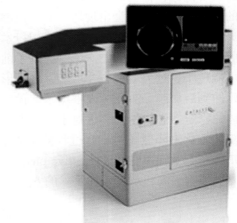

图 22-4　Catalys 飞秒激光白内障手术系统

二、飞秒激光白内障手术系统的工作原理

飞秒激光机器产生短到飞秒（$1fs=10^{-15}s$）的红外光脉冲通过光爆破效应来精准地分离

切割组织。激光的波长为 1053nm，其技术原理是通过飞秒激光脉冲聚焦到组织层间，在分子水平分离组织而没有热量传导到周围的组织。飞秒激光脉冲与组织相互作用的机制被称为激光诱导光学分解。通过计算机生成的模式，成千上万的激光脉冲彼此相邻产生切割。非常短的脉冲飞秒激光聚焦于组织可以在闭合眼球内进行切割，在光束聚焦处产生光学分解。在很短的时间内聚集的高能量产生微等离子体，随后产生空腔气泡和振荡波。微等离子体气泡只有 $1 \sim 5\mu m$，由二氧化碳、氮气和水蒸气组成。它扩大几倍成为空腔气泡，大小由激光能量决定，每个气泡会融合或者相互非常接近。激光组织切割不产生热效应，对其邻近组织不产生热损伤。由于飞秒激光的这种物理特性使得其分离切割组织的精准性远大于传统手术刀的精度。

各种手术平台的飞秒激光白内障手术原理都类似，主要是患者接口各不相同，有用双曲面水凝胶角膜接触镜，也有使用液体光学患者接口。一旦眼睛与光束传输设备锚定，眼球通过患者接口负压固定。此时三维成像系统会扫描角膜和晶状体前、后囊膜的位置，系统内置的智能成像识别软件可以确定角膜表面位置和晶状体前、后囊膜。接下来通过软件执行手术切口自动或手工对齐。接着，摄像机捕捉的图像及眼球横断面扫描图像会与预设的手术切口一起显示在显示屏上。手术校准的最后一步，术者可以确认切口位置或者在图形操作界面更改切口位置。一旦医师确定切口位置，可踩压脚踏板开始激光手术。撕囊、晶状体切割和角膜切口通过扫描系统执行，操作者可以通过实时显示的图像观察整个过程。

三、飞秒激光白内障手术优势

飞秒激光辅助的白内障手术方法的主要优势体现在以下三个方面。一是手术切口质量更高，可以选择任何需要的形状、位置及切口数量。传统白内障手术的切口制作依赖于术者的经验水平，可能会出现切口破裂或渗漏，导致术后延迟愈合，或者引起威胁视力的眼内炎。同时，飞秒激光制作的角膜切口术源性散光更稳定，有利于运用切口的设计来矫正术前存在的角膜散光问题。二是提高了前囊膜撕囊术的可靠性及重复性。手工前囊膜撕囊孔可能过小、过大或偏心，可能呈椭圆形或不规则形，或者发生前囊膜破裂、裂口甚至可能延伸到后囊膜。激光可以根据术前设定的直径进行居中环行撕囊，增加了后房型人工晶状体的稳定性和居中性，这对于高端人工晶状体尤其重要。三是飞秒激光通过晶状体核预切割和软化来降低超声乳化过程使用的累积能量复合参数（cumulative dissipated energy，CDE）及有效超声时间（effective phaco time，EPT）。这可以降低患者术后角膜水肿，减少内皮细胞丢失，从而增加手术的安全性。

第二节　飞秒激光辅助的白内障超声乳化术

一、FLACS 的适应证及禁忌证

（一）适应证

绝大部分适合做白内障超声乳化手术的患者均可以选择 FLACS，只要患者能主动配合手术，角膜透明、前房清澈，不影响激光穿透，睑裂大小能够允许正常对接，眼部无影响飞秒激光正常操作的任何情况。

以下特殊病例可能更适合行 FLACS。

（1）硬核白内障：减少有效超声乳化时间和能量，降低角膜内皮细胞丢失率，减轻角膜水肿，视力更快稳定。

（2）高端 IOL 的使用：完美的前囊膜切开保证 IOL 更好的居中性和稳定性，有利于达到更好的视觉效果。

（3）浅前房：人工操作空间狭小困难。

（4）全白白内障：人工撕囊难以辨识，但激光截囊时可能有液化皮质的溢出从而影响后续光束的穿透，导致截囊不完全。

（5）有角膜内皮细胞失代偿风险：降低角膜内皮细胞丢失率，对角膜内皮细胞计数低的患者提高安全性，如 Fuchs 角膜内皮营养不良。

（6）轴性高度近视：眼轴长、前房深、晶状体囊袋大及悬韧带松弛，这些因素影响术者对撕囊直径的判断，飞秒激光可固定撕囊直径大小及提高居中性。

（7）晶状体不全脱位：飞秒激光辅助的晶状体前囊膜切开和预劈核可最大限度减轻晶状体悬韧带的术源性损伤，有更大希望能够保住晶状体囊袋。但对于脱位范围大、晶状体偏位严重者或者晶状体前囊膜切开区域被虹膜遮挡者，不建议采用飞秒激光切开晶状体前囊膜。

（8）合并角膜散光：飞秒激光白内障系统可在治疗白内障的同时，运用散光强轴上放置松解切口的方式减轻甚至完全矫正术前存在的角膜散光。

（9）外伤性白内障：因角膜穿通伤导致的晶状体前囊膜破裂或眼部钝挫伤所致的晶状体全混浊，使用飞秒激光截囊可降低手术难度，提升手术安全性，但需确保眼部伤口已愈合。

（二）禁忌证

存在下列情况中任何一项者，不适合行 FLACS。

（1）眼眶、眼睑或者眼球解剖结构异常导致飞秒激光无法正常操作，如睑裂狭小、眼睑变形。

（2）患者无法主动配合，如眼球震颤、术中无法固视、头位无法处于正常位置或因全身性疾病不能仰卧。

（3）合并影响角膜压平的角膜疾病，如肥厚的翼状胬肉。

（4）合并干扰激光光束的角膜混浊等，如严重的角膜老年环，严重的角膜斑翳。

（5）角膜后弹力层膨出，施加压力后有角膜破裂风险，或是已有角膜穿孔的眼球。

（6）感染性角膜疾病。

（7）前房内存在血液或其他影响激光光束穿透的物质（如硅油等）。

（8）低眼压或角膜植入物存在。

二、白内障飞秒激光系统的环境要求与预热

（一）环境要求

飞秒激光手术系统对于手术室环境的温湿度有较高的要求，温度要求介于 18 ～

22℃，湿度≤ 50%。仪器 24 小时不能断电，否则会影响设备使用。将飞秒激光手术系统和常规白内障手术系统放在同一间手术室的不同区域，可以减少激光操作后患者移到其他手术间进行超声乳化手术的不便，从而减少激光手术完成过渡到常规超乳手术的时间。当然，两台仪器也可分置不同的手术室内。

（二）白内障飞秒激光系统的启动与预热

开始飞秒激光手术前，手术系统需要进行自检测试，以下以 LenSx® 飞秒激光系统为例，具体步骤如下：

1. 连接线路

（1）将飞秒激光手术系统与录像系统和打印机连接。

（2）连接录像系统的电源线，打开主机开关。

（3）打开飞秒激光手术系统（钥匙顺时针方向打开，如图 22-5）、数字化导航系统（如配备）和打印机的开关。

（4）接通手术床的电源，打开开关，检查性能。

2. 输入账号与密码　飞秒激光系统账号和密码可以根据医生要求进行个性化的设置（图 22-6），输入账号和密码登录。

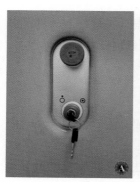
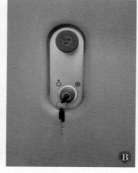
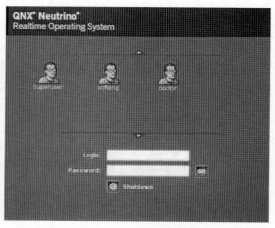

图 22-5　飞秒激光手术系统主开关启动
A. 电源关闭，B. 电源打开

图 22-6　飞秒激光手术系统账号和密码的输入

3. 进入激光系统后的操作　当术者输入账号和密码进入界面后，进行下一步的操作（图22-7）。① Password：Doctor；② Treat Results Print：YES；③ Treat Results Save USB：YES；④ Treat Results Save NAS：NO；⑤ Link：YES（如配备有数字化导航系统）；⑥点击 Laser。

4. 预热飞秒激光机器　在启动飞秒激光系统后，需要根据机器不同状态进行机器的预热（图 22-8）。① Warm Up：距上次关机超过 30 分钟的情况下进行，约测试 30 分钟；② Quick Warm Up：距上次关机不超过 30 分钟的情况下进行，约测试 3 分钟。

5. 核对能量　每次开机后均需进行飞秒激光能量的检测（图 22-9），通常正常范围是15 ～ 24μJ，当设备能量≤ 15 μJ 时需停止手术，联系工程师进行维修。

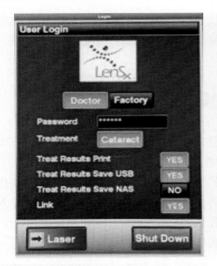

图 22-7　飞秒激光手术系统预热前操作

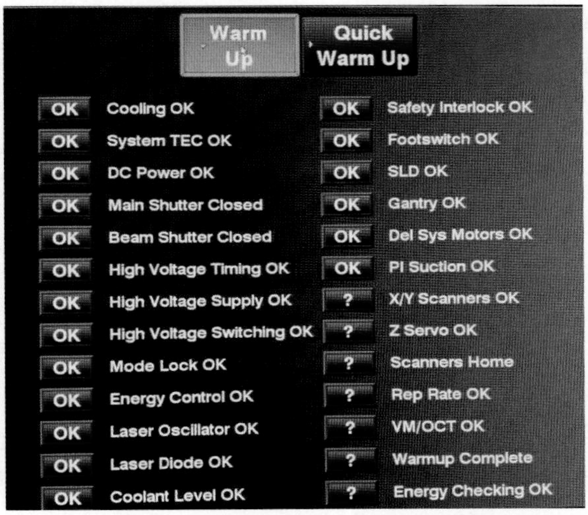

图 22-8　飞秒激光手术系统预热步骤

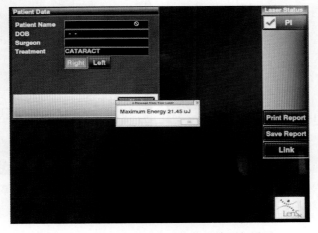

图 22-9　飞秒激光手术系统能量检测与设置

三、患 者 准 备

（一）术前宣教

告知患者白内障飞秒激光手术系统的特性及优势，以及术中配合要求：如需要盯住固视灯，双眼需要一起睁开配合系统的对接，不可随意抬头以防碰撞，不可轻易咳嗽或打喷嚏，以防碰撞或引起负压吸引环脱落等。

（二）术前用药

飞秒激光白内障手术术前用药基本与标准超声乳化白内障手术相同。对于焦虑烦躁患者可口服镇静药，如地西泮或者咪达唑仑。眼局部用药包括抗菌滴眼液，如 0.5% 左氧氟沙星滴眼液；非甾体抗炎药，如双氯芬酸钠滴眼液或普拉洛芬滴眼液；散瞳药，如复方托吡卡胺滴眼液。务必确保患者术前瞳孔尽量散大，一方面因为瞳孔过小可能无法完成激光截囊，另一方面是因为术中负压吸引和激光能量可使扩大的瞳孔回缩，从而影响后续的眼内操作。在进行激光操作前 15 分钟，需给予表面麻醉，如 1% 盐酸丙美卡因滴眼液。激光操作部分一般无需皮肤消毒。

四、飞秒激光手术操作技术

1. 调节光源亮度　在触控小屏上调节亮度，内部、外部光源均调至 20lx 最为适宜（图 22-10）。亮度太低，影响术者操作，亮度太高，患者会因光线刺眼而不配合。

2. 设置参数　将术前规划好的术眼参数直接导入导航系统（如配有 Verion 数字化导航系统等手术规划导航设备，否则需手动输入），再由导航系统将患者的基本信息导入飞秒手术系统的触控式患者界面。针对不同患者的瞳孔大小、晶状体核硬度和角膜散光，可以设置个性化手术截囊大小、劈核的模式及能量、切口的大小及位置等（图 22-11）。

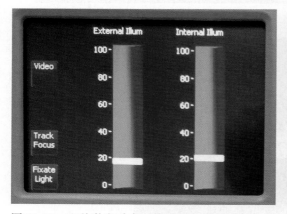

图 22-10　飞秒激光手术系统照明用内部光源与外部光源

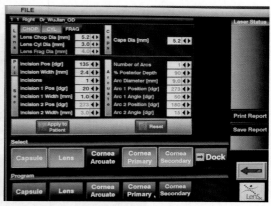

图 22-11　飞秒激光手术系统个性化参数设置

3. 安置体位与眼位　设置参数的同时便可安置患者体位。患者首先要平卧于手术床，手术床必须可以上下移动。保持头位水平，可为患者准备垫头巾，垫头巾应该不可压缩，防止对接困难或术中吸引环脱落。术眼必须在设备摆臂移动范围之内，并处于水平位置，

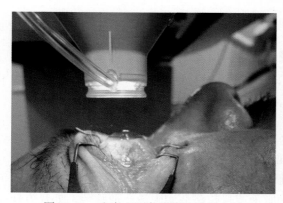

图 22-12　患者上下角膜缘连线呈水平

可以角膜底部连线来判断眼位是否处于水平（图 22-12），观察者需蹲下观察。嘱患者注视探头内闪烁的红点。

4. 第一次拍照比对　移动操纵杆，当手术操作界面中白色虚线圈与角膜缘重叠时按下操纵杆的拍照键进行拍照，获取带有结膜血管及角膜缘血管等特征性解剖结构的卧位患眼图像，系统会与术前已由 Verion 数字化导航系统拍摄的坐位患眼图片比对（图 22-13）。此步骤在飞秒激光系统与导航系统互相连接时才能应用，目的是为了准确定

位角膜子午线，防止正常人由坐位变为卧位时生理性眼球旋转引起的角膜子午线定位的偏差。当然，对于未能配备导航系统的白内障飞秒激光手术系统，术前裂隙灯下标记坐位时角膜水平子午线，术中手动根据标记记号调整角膜定位，也可以减小角膜定位偏差。

5. 装载患眼接口　患眼接口（patient interf-ace, PI）包括接口和接触镜两部分。角膜接触镜的作用为防止 PI 与角膜表面直接接触，也可防止角膜表面干燥和角膜皱褶。装载时须戴无菌手套，将接触镜凸面贴于接口凹槽面，将接触镜沿边缘轻轻压入槽内（图 22-14），接口另一端连接设备的负压接头，

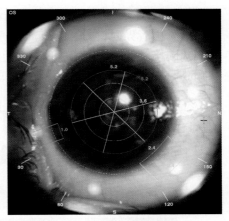

图 22-13　拍照匹配患眼的图像

橙灯亮代表装载过程中及吸引负压的异常或者 PI 不能被识别，绿灯亮起代表装载完成（图 22-15）。

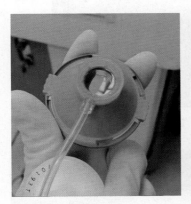

图 22-14　接触镜安装于 PI 凹槽面

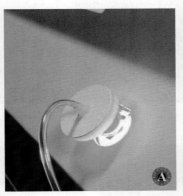

图 22-15　PI 对接正常时显示绿色（A），异常为橙黄色（B）

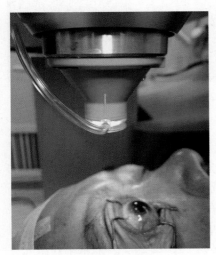

图 22-16　患者接口安装于设备压平锥且真空管位于患者右侧

装载前再次核对眼别，术眼为右眼，则接口的真空管路在患者右侧（图 22-16），术眼为左眼，则接口的真空管路在患者左侧，且接口与设备压平锥接触部分不可以有液体接触，以免损坏设备或影响激光光束穿透。

6. 对接　在飞秒激光辅助白内障手术过程中固定眼球的操作称为对接。用开睑器开睑，推荐用可调节的开睑器（图 22-17），因为在睑裂偏小的患者用片状开睑器（图 22-18）容易卡住 PI 而无法接触到眼球。点击患者界面的 Dock 按钮后（图 22-19），使用操纵杆缓慢下降装有 PI 的压平锥直至接触镜与患眼角膜接触并出现水痕（图 22-20），此时务必要确认眼位依然处于正位，可以通过视频显示系统观察到角膜的压平情况，也可以通过 OCT 显示观察到晶状体扫描图处

于正位来确认。此时还需观察压力指示条，最佳位置是处于绿色区域内（图 22-21）。确认无误后点击患者界面上的 PISuction 按键来完成负压吸引以固定眼球（图 22-22）。PI 内置硅胶透明角膜接触镜，可使负压环贴合更紧密，负压吸引时眼内压升高幅度一般不超过 20mmHg（1mmHg =0.133kPa）。眼压的短暂低幅度升高并不会给患者带来严重的不适感与损害。

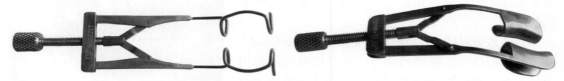

图 22-17　推荐使用可调节的开睑器 　　　　　　　 图 22-18　不推荐使用遮睫式片状开睑器

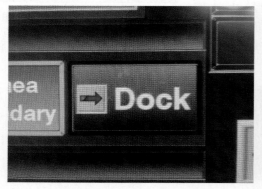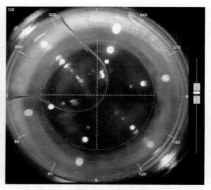

图 22-19　点击 Dock 按钮方能开始对接 　　　　　　 图 22-20　PI 与眼球之间出现水痕

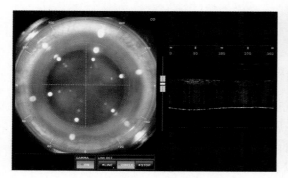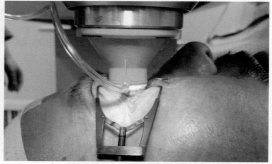

图 22-21　OCT 中角膜压平晶状体正位且压力指示　　　 图 22-22　PI 与眼球对接成功负压固定眼球
　　　　　 条在绿色区域

　　在对接和负压吸引眼球的过程中，要求患者固视激光机器上方的注视光源。但是由于很多患者术前视力很差无法固视，在对侧眼上方提供一个光源让其注视以达到患眼固视的目的。对接面以角膜缘为基准居中，与 PI 形成同心圆定位。眼球的倾斜、对接面偏中心会影响角膜缘切口、撕囊口的制作定位精确性，甚至会在晶状体预劈核时对后囊膜位置误判，而误伤后囊膜。但即使很符合规范的对接过程也有可能出现对接后 PI 与眼球之间残留有气泡（图 22-23），或者存在有未冲洗干净的眼表分泌物（图 22-24），如果不在激光穿透的路径上可不做处理。但如果影响了激光光束穿透则必须解除负压吸引重新对接（图 22-

25），必要时可在眼球表面注少许黏弹剂，以使接触镜与眼角膜贴合紧密（图22-26）。

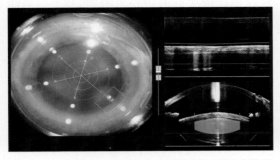

图22-23　对接后PI与眼球之间残留有不影响激光穿透的气泡

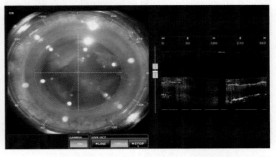

图22-24　对接后PI与眼球之间残留有影响激光穿透的分泌物

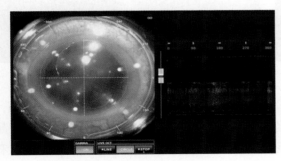

图22-25　对接后PI与眼球之间残留有影响激光穿透的气泡

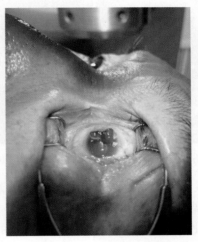

图22-26　眼球表面注少许黏弹剂以利于接触镜与眼角膜贴合紧密

7. 第二次拍照比对　PI安装完毕后则进行第二次拍照，因对接后只能拍到角膜缘及虹膜纹理等角膜范围局部特征，此次照片需与第一次拍照及术前获取的眼表图片进行比对得出患者仰卧位时眼球顺时针或逆时针旋转的度数（图22-27），以便于角膜散光矫正时更精准的手术治疗。

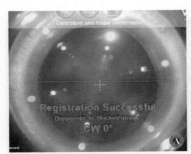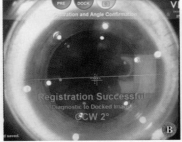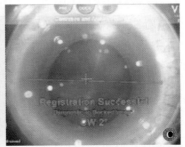

图22-27　第二次拍照比对患眼图像

未发生旋转（A），逆时针旋转（B），顺时针旋转（C）

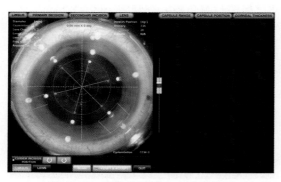

图 22-28　定位角膜缘中心操作界面

8. 调整定位角膜缘及切口位置　十字形鼠标指针依次点击中心（图 22-28）、主切口（图 22-29）、次切口（图 22-30）的绿点调节角膜缘、主切口、次切口的位置（只可里外调节）。主切口和次切口位置可以设定在 360°圆周的任何角膜子午线处，主切口最大直径为 4mm，次切口最大直径为 3mm。笔者所在科室常规的白内障制作一个 2.4mm 的主切口，一个 1.0mm 的次切口，次切口在主切口顺时针方向 90°～ 120°范围内。

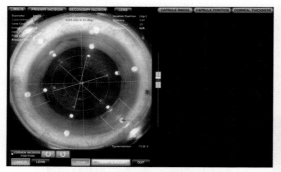

图 22-29　定位透明角膜主切口操作界面

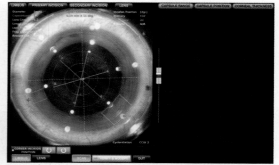

图 22-30　定位透明角膜次切口操作界面

9. 调整定位晶状体治疗位置（截囊及预劈核）　常规激光截囊直径为 4.5 ～ 5.2mm，如果晶状体核较硬，可以将截囊直径调整至 5.8 ～ 6.2mm（图 22-31），以利于后续的超声乳化操作。十字鼠标指针点击中心的绿点居中调节截囊和预劈核中心，点击红色圆圈右侧的绿点调节截囊直径，点击红色圆圈左侧绿点调节十字预劈核直径，点击黄色圆圈上的绿点调节环形预劈核直径（图 22-32）。可同时根据截囊的直径大小而调整晶状体碎核的直径大小和模式。一般有三种基本模式，第一种是交叉劈核（Chop）模式（图 22-33），第二种是柱状劈核（Cylinder）模式（图 22-34），第三种是网格样劈核（Frag）模式（图 22-35）。以上三种模式可单独或联合使用。如果白内障核的硬度低于 2 级，可以单独使用柱状劈核模式。如果核硬度大于 2 级甚至更硬，可以选择网格样劈核模式或者交叉和柱状劈核组合的个性化模式（图 22-36）。

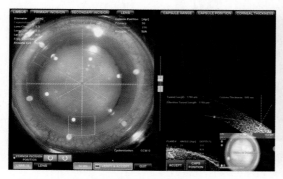

图 22-31　晶状体核较硬时撕囊直径设为 6.2mm

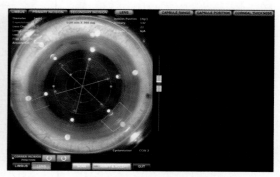

图 22-32　居中定位撕囊及预劈核位置操作界面

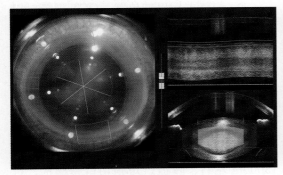

图 22-33　飞秒激光 Chop 劈核模式

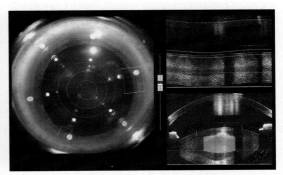

图 22-34　飞秒激光 Cylinder 劈核模式

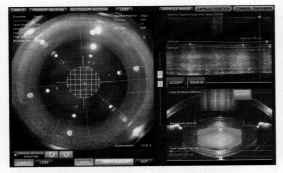

图 22-35　飞秒激光 Frag 劈核模式

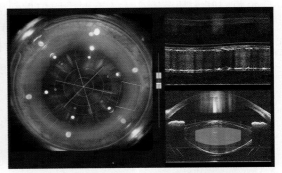

图 22-36　飞秒激光十字加柱状劈核模式

10. 晶状体扫描　前囊膜 OCT 扫描（图 22-37），红色十字点应在前囊最高点，黄色十字点应在前囊最低点，红色竖线应在后囊最高处。两条红线中间为激光发射区域，一般设置为前囊膜上下各 300 μm，能量为 6μJ，以保证激光将前囊膜彻底打穿。如果前囊膜发生钙化，可适当调高激光能量以提高截囊成功率。

晶状体核及后囊膜 OCT 扫描（图 22-38），分别点击左侧上下两个绿点调节预劈核的范围，一般设置碎核范围为前囊膜以下 500μm，后囊膜以上 800μm，能量为 12μJ，术中可根据患者晶状体核的软硬程度适当微调能量大小（10～15μJ），模拟出的预劈核范围以黄色区域表示。调节完成后分别点击 ACCEPT 进入下一步。

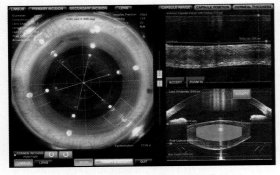

图 22-37　飞秒激光截囊调整操作界面

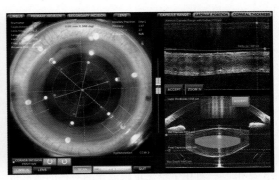

图 22-38　飞秒激光预劈核范围调整操作界面

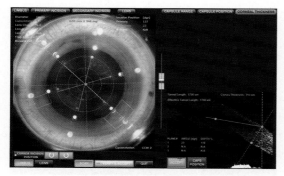

图 22-39　单平面透明角膜切口

11. 调整主切口的位置　OCT 扫描可以显示拟行切口处的角膜厚度，切口隧道的构型和长度可以实时显示于操作界面上，主切口的设置分别有单平面（图 22-39）、两平面和三平面（图 22-40）切口，三平面切口能增加切口的自闭性，更好地维持术后的前房稳定，减少切口的渗漏，减少结膜囊液体回吸进前房。隧道的长度一般设定在 1800μm 左右，隧道过短则切口易漏水，自闭性差，隧道过长则术中操作空间变小，术后角膜层间水肿范围变大。有时因眼位偏斜等原因，系统并未能正确识别角膜前后表面，导致计算出的切口隧道长度异常（图 22-41），这时候就需要点中角膜内皮面的绿色调节点来调整切口内侧的终点位置。制作三平面切口时（图 22-40），每一平面均需在切口参数设定时就设定好每一平面切开的角度及深度，可以个性化地制作想要的切口构型。各项参数确认无误后即可点中 ACCEPT 进入下一步。

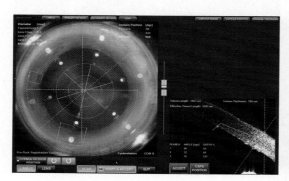

图 22-40　三平面透明角膜切口

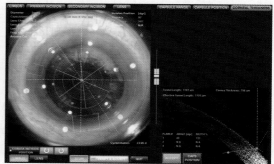

图 22-41　角膜前后表面位置识别错误

有时为了矫正患者的角膜散光，飞秒激光白内障系统可以制作弧形板层切开（图 22-42）或者隧道穿透切开（图 22-43）的方式来达到减轻角膜散光及改善患者术后视觉质量的目的。此部分内容可详见第二十三章。

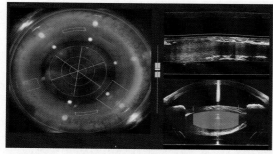

图 22-42　一对用于矫正角膜散光的对称的弧形板层切口设置

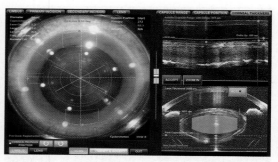

图 22-43　一对用于矫正角膜散光的对称的隧道穿透切口设置

12. 确认治疗　以上各步骤经过调整确认后，点击 VERIFY & ACCEPT，系统会在屏幕上显示截囊、预劈核及切口制作的整体图示（图22-44），此时如发现任何错误可返回重新设定。此时原始参数设定屏幕会显示每步操作的各项详细参数，如无误则点击 Apply To Patient，下一个界面则可点击 Treat 按钮，显示屏会显示激光已准备好（图22-45），此时手术医生踩脚踏则激光发射进行治疗。

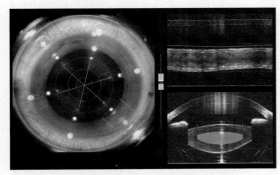

图22-44　截囊、预劈核及切口制作的整体图示

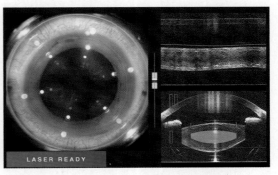

图22-45　飞秒激光发射系统准备完全

13. 激光手术治疗

（1）根据截囊参数设计行飞秒激光辅助的晶状体截囊（图22-46）。

（2）激光预劈核，Chop 模式预劈核（图22-47），Cylinder 模式预劈核（图22-48），Frag 模式预劈核（图22-49），Chop+Cylinder 模式预劈核（图22-50）。

（3）激光制作切口的顺序为先主切口后次切口，由内向外（图22-51）。减少一次性钢刀制作切口时将眼表细菌带入眼内的可能。

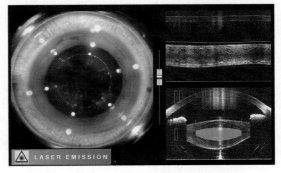

图22-46　飞秒激光辅助的晶状体截囊

14. 激光完成界面　飞秒激光完成的界面会提示松开脚踏，解除负压固定，数据会进行保存（图22-52）。

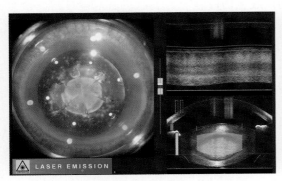

图22-47　飞秒激光辅助的 Chop 模式预劈核

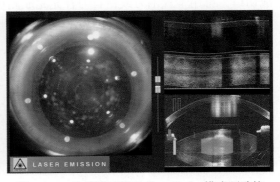

图22-48　飞秒激光辅助的 Cylinder 模式预劈核

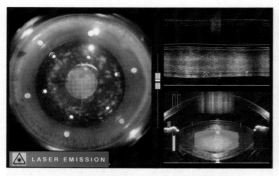

图 22-49　飞秒激光辅助的 Frag 模式预劈核

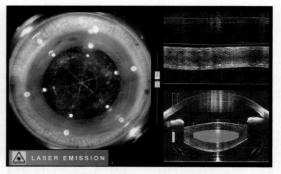

图 22-50　飞秒激光辅助的 Chop+Cylinder 模式预劈核

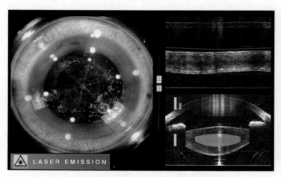

图 22-51　飞秒激光制作透明角膜切口

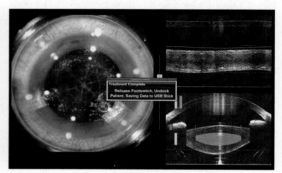

图 22-52　飞秒激光眼内操作完成后的界面

五、超声乳化操作技术

飞秒激光部分操作完成后应当立即再次给予非甾体抗炎药滴眼液及散瞳滴眼液点患眼，以防止瞳孔缩小，并且尽快进行下一步的超声乳化手术操作。

1. 打开切口　在进行消毒铺巾等常规超声乳化手术准备后，需用钝性切口分离器从角膜上皮面打开侧切口及主切口（图 22-53），因为激光制作的切口并不会自动打开，这时尽量保持前房不消失。如果飞秒激光操作与超声乳化操作之间相隔时间较久，因切口内气泡的逸出而使得定位发生困难，需仔细从角膜上皮面寻找切口外口。如果激光未能充分完成切口，可用常规钢刀或钻石刀补充完成侧切口或主切口。

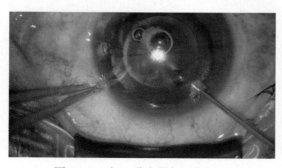

图 22-53　切口分离器打开主切口

2. 注入黏弹剂　注入少量黏弹剂以维持前房，有时注入的黏弹剂可能会把游离的中央前囊膜推向一旁，甚至前囊膜会被对折或者被推入前房（图 22-54），这时会给判断前囊口是否游离完整带来困难。因此，一般先打开侧切口，注入少量黏弹剂后，再打开主切口以尽量维持截开的前囊膜在原位（图 22-55）。此时，可用钝性切口分离器打开辅助切口。

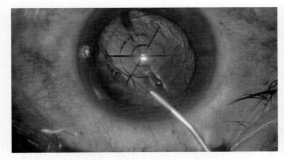

图 22-54　游离中央前囊膜被黏弹剂挤压至前房

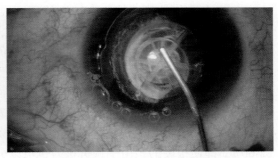

图 22-55　前房注入黏弹剂时维持游离的中央前囊膜在原位

3. 取出前囊膜　大部分情况下，术中患者进行激光处理的时候就要初步判断是否截囊完全。尤其是飞秒激光和后续的眼内手术不是同一术者时特别要注意沟通。术中用撕囊镊小心将游离前囊膜边缘推向中心位置，确认 360° 游离后移出前房是比较安全的做法（图 22-56）。也可通过超声乳化手柄尖端吸除游离的囊膜，但对尚有小的组织桥接使得中央前囊膜与囊袋相连时，则需吸住囊

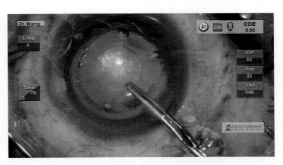

图 22-56　游离前囊膜后撕囊镊取出

膜向前房拉拢并施以圆周运动，通过高负压或小的脉冲爆破可将其吸除。如果飞秒激光未能完成 360° 的撕囊，则可用撕囊镊小心完成 360° 的撕囊。

4. 水分离和水分层　在完整地取出前囊膜后，使用水分离针尖轻柔地挑起前囊口边缘注水充分钝性分离前囊膜和皮质即水分离，多个象限重复充分水分离（图 22-57）。这一步非常重要，并且与传统的白内障超声乳化手术有着显著的不同。一方面是由于飞秒激光切开前囊膜的同时会整齐地切断囊口下的表层皮质，如果不能准确地分离皮质和囊膜会给后续吸除残留的皮质带来很大的困难。另一方面是由于飞秒激光裂解晶状体后在晶状体内产生的气泡压力与水分离时注入的液体张力可能协同作用使得后囊膜破裂。可通过轻压晶状体使得囊袋内气泡溢出的方式降低发生后囊膜被压力撑裂的风险。水分离后的水分层操作与传统超声乳化术类似（图 22-58）。

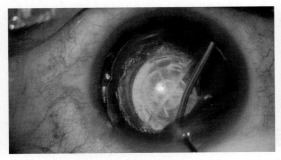

图 22-57　水分离针尖进入前囊膜与皮质之间进行水分离

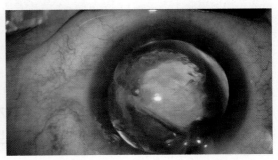

图 22-58　水分离针尖进入核与皮质之间进行水分层

5. 超声乳化晶状体核　主切口的宽度根据术者的设计可能大小不一，此时需要选择不同型号的超声乳化针尖袖套来匹配主切口，以此提高液流稳定来增强手术安全性。由于飞秒激光已进行预劈核，1～2级核直接高负压就可以乳化吸除，或者只需要使用极少的能量（图22-59）。而3级及以上核块虽然已进行激光预劈核，但有时并不能完全劈开。此时，经典的晶状体手工劈核方式，比如分而治之、垂直劈核、水平劈核等均可以使用。首先清除晶状体核表面的晶状体前皮质，接着超声乳化针头尖端向下吸住并提起中央区激光制作的嵌套圆柱体核块至瞳孔中心乳化吸除。对3级以上核块采用拦截劈核法去除（图22-60），即使很硬的核由于预劈核后也可以分开，完成各象限区块的分离，再被乳化吸除。也可以根据个人的习惯，预先设置超声乳化参数，达到预期的效果。有时，超声乳化吸除圆柱体时留下外层的核壳呈现碗状，给后续的操作增加困难，需要耐心小心完成乳化吸除。

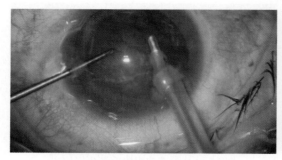

图22-59　超声乳化针头吸除核块

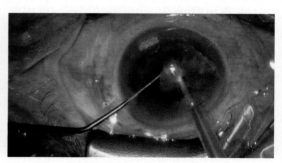

图22-60　拦截劈核

6. 皮质吸除和人工晶状体的植入　当核块被乳化吸除后，如果水分层充分表层核壳容易被吸除。但由于飞秒激光截囊的同时，囊口边缘晶状体皮质被整齐地切断，因此有时候吸除残留的皮质相比于传统超声乳化耗费更多的时间。特别是没有做好水分离的患者，有时候由于透明的皮质紧贴着囊膜会误判为已经吸尽皮质，而带来大量皮质的残留。当皮质完全吸除后，注入黏弹剂及植入人工晶状体。

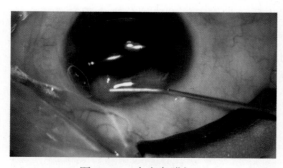

图22-61　水密角膜切口

7. 黏弹剂吸除及切口闭合　术毕黏弹剂需吸尽，避免手术后的高眼压。激光制作的3D切口具有良好的自闭性，如无手术过程中的器械损伤，通常无需水密切口。但激光制作的单平面切口或者宽度较大无法自闭的切口最好用注射器进行加压水密（图22-61）。内压手术结束时如眼内压偏低可从侧切口对眼球注射平衡盐溶液维持眼压。

第三节　飞秒激光白内障术中常见异常和并发症及其预防与处理

1. 负压吸引环固定困难及脱落　发生原因主要与结膜松弛、翼状胬肉等眼部解剖因素

影响了角膜接触镜与眼表的完美贴合，引起
PI 不密闭，无法通过负压产生强大吸力固
定眼球有关。睑裂偏小也会使得 PI 即使勉
强贴合到眼角膜，但其内可能压有睫毛或因
睑缘遮挡无法密合。也有患者因眼球固视不
佳导致眼位不正引起负压环固定不牢，甚至
已固定住的患者因术中突然的头位或眼位转
动而发生负压环脱落（图 22-62）。术前筛
选合适的患者及对患者充分的宣教沟通，术
中按规范对接 PI 与眼球，可以很大程度预

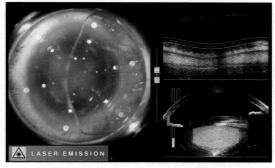

图 22-62　术中负压吸引环脱落

防此情况发生。如遇负压吸引后 PI 与角膜之间依然有气泡（图 22-63），可以于患者角膜
上注加适量黏弹剂，加强软镜与角膜的贴合程度，便可成功吸引（图 22-64）。当患者由
于球结膜松弛导致无法负压吸引，可以将松弛的球结膜推向穹隆部后再次吸引。如负压吸
引后发现多余结膜组织移向 PI 区域（图 22-65）、PI 下出现气泡，以及眼球依然可以转动
等负压环固定不牢迹象，应解除负压吸引后让患者休息片刻后重新放置固定环。如在激光
发射过程中有此情况发生，必要时应迅速松开脚踏以终止操作，可以重新对接固定继续完
成激光发射，也可以直接进行超声乳化白内障吸除术。负压环固定困难及脱落的发生率随
着术者熟练度的增加可逐渐降低，初学者宜选择睑裂较大且配合度较高的患者。

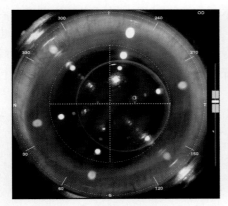

图 22-63　负压吸引后 PI 与角膜之间留
存气泡

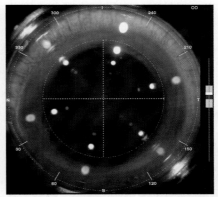

图 22-64　角膜表面注加黏弹剂后负压
吸引固定成功

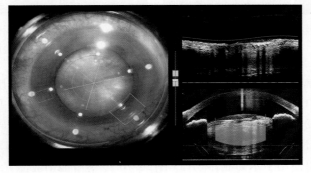

图 22-65　负压吸引多余结膜组织移向 PI 区域影响主切口制作

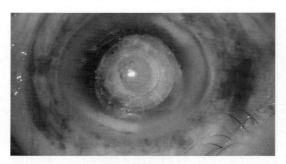

图 22-66　PI 负压吸引后球结膜下出血

2. 球结膜下出血　球结膜下出血是飞秒激光常见的并发症（图 22-66），是由负压吸引引起小血管破裂导致。主要与负压吸引次数、术者熟练程度、患者年龄和配合度有关。尤其是早期手术不熟练多次吸引会使该并发症的比例增加。随着术者手术经验的丰富，对接的时间会明显缩短，对接的准确性也明显提高，球结膜下出血将减少。年轻的患者不易发生，可能与血管弹性有关。主要导致美观方面的问题，一般无需特殊处理。术中应尽可能降低吸引负压，轻巧操作并缩短操作时间，而术前使用抗凝药物的患者建议停用。

3. 角膜切口位置的异常　角膜切口位置异常主要以角膜切口靠内位置为主，有时也可见切口偏斜。眼球的倾斜、对接面偏中心是发生角膜切口位置异常的常见原因（图 22-67）。严重的老年环、角膜血管翳等导致角膜缘定位不准确也与其相关。主切口外口位置尽可能靠近角膜缘相当重要，因为如果主切口内口位置太靠角膜中央会引起较大术源性散光（图 22-68），一方面会使得术后角膜散光增加，另一方面对于术前拟矫正角膜散光的患者使得预测性变差。而且从该切口进行眼内操作角度尴尬，前房易不稳定，使手术难度加大，甚至因此而引起手术切口相关的并发症。角膜切口位置的异常可以通过飞秒激光手术前调整患者对接眼位而尽可能避免。因此术者在这一过程中尽可能对位准确，若偏差较大应当停止负压吸引，重新定位负压吸引环。由于中国人群的老年环较为明显，也可以术前标记协助定位。但如果切口外口太靠角膜缘，使得激光无法穿透，则需使用传统手术刀制作切口。所以，术前应仔细筛选符合适应证的患者，并综合术眼的解剖特点进行准确定位和优化激光参数的设置。

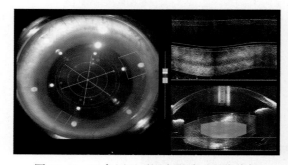

图 22-67　PI 负压吸引固定眼球后眼位偏斜

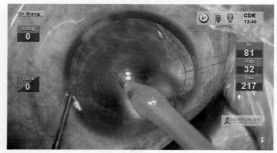

图 22-68　主切口靠内使得术中操作困难和术源性散光增加

4. 角膜切口分离不全　尽管通常情况下无须手工制作主切口和侧切口，但在激光过程中还是会出现主切口或侧切口无法制作完全的情况。常见原因包括严重的老年环或角膜血管翳、PI 与眼球对接平面倾斜、飞秒激光输出能量不稳定等。有时候局部的老年环更为严重，可以避开老年环严重区域来制作角膜切口（图 22-69）。角膜切口无法用开口器钝性分离的情况下则需要使用手术刀制作切口（图 22-70），尽可能沿着激光手术切口进入前房。

主切口的外口打不开，也可以通过打开的辅助切口进入器械从角膜内皮面反方向由内向外打开主切口。术前筛选符合适应证的患者，飞秒激光发射前确保中心对位和吸引正确可以有效减少此类情况发生。

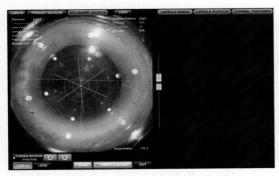

图 22-69 避开老年环严重区域制作角膜切口

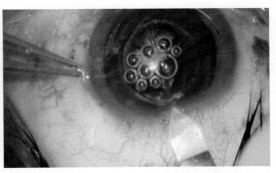

图 22-70 飞秒激光未能打开主切口，用钻石刀补充完成切口

5. 前囊膜截开不完整或撕裂 晶状体前囊膜切开不完整（图 22-71）的主要原因为 PI 下气泡或分泌物、前房内存在乳化硅油小滴（图 22-72）、晶状体皮质已液化、晶状体前囊膜致密钙化混浊、激光能量低等。主要存在以下两种形式：①飞秒激光截囊后存在微小的附着：这种情况肉眼是无法观察到的。在后续进行超声乳化手术时取出截开的前囊膜时要格外小心，尽管看起来是一个

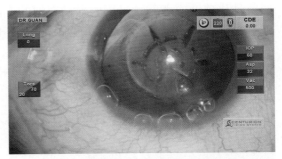

图 22-71 飞秒激光未能行完整前囊膜截开

完整的前囊膜截口。术者需要沿着前囊膜截开的边缘向晶状体中心推开，确保 360° 游离后用撕囊镊完整取出。②飞秒激光截囊后存在完全没有截开的区域：这种情况术者可以肉眼观察到，当打开主切口后避免前房消失，以免不全撕囊向赤道部进一步扩大。同时使用黏弹剂将前囊膜压在原位，看清截囊边缘后手法二次撕囊（图 22-73）。首先注入足量的

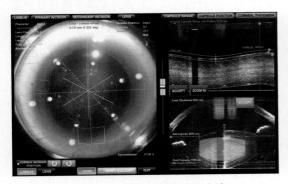

图 22-72 前房内乳化硅油小滴

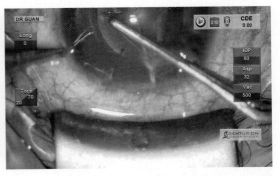

图 22-73 手法二次撕囊

红箭头指示实时图像中可见角膜后表面乳化硅油小滴，蓝箭头指示 OCT 扫描图像可见白色高反射条带位于角膜内皮面，其下方信号遮蔽

黏弹剂仔细观察没有打开的部位及范围。然后使用撕囊镊游离已经打开的前囊膜，逆时针或顺时针小心将前囊膜撕除形成连续光滑的前囊口。对于无法判断晶状体前囊膜是否完全切开者，可用前囊膜染色剂辅助，避免盲目用撕囊镊或超声乳化手柄突然快速取出前囊膜。如果在手工撕除的过程中向赤道部放射状裂开，需要使用囊膜剪修正方向后进一步撕除囊膜。在这种情况下进行下一步的水分离和超声乳化必须非常小心，避免前囊膜进一步扩大撕裂，植入 IOL 时襻也应该避开撕裂区位置。吸引固定时眼位不正也会增加截囊不完整的发生率，规范的对接可降低其发生率。曾行硅油乳化的患者在术前应检查房角或使用眼前节 OCT 明确有无硅油存留，如卧位时前房内的硅油能影响到光束则避免进行激光治疗。

6. 激光预劈核不彻底　预劈核不彻底（图 22-74）主要原因与晶状体核块大小、核硬度、选择的劈核方案和影响激光光束穿透的其他因素有关。还有一个原因是术中激光产生的气泡会阻挡激光对晶状体组织的切割。晶状体核块越大、硬度越高则预劈核成功率越低。软核可采用 Chop+Cylinder 预劈核模式，可以做到无能量释放超声乳化手术；硬核可采用 Chop+Frag 技术，预劈核激光能量也可适当上调，有利于减少后续超声能量。如果前房内残留乳化硅油或者截囊过程中大量气泡的产生又或者全白白内障的液化皮质溢出（图 22-75）都可能遮挡激光光束，最终使得预劈核不彻底。即使存在硬核白内障无法完全劈开后板层的问题，仍然推荐使用飞秒激光预劈核，毕竟可以在一定程度上减少后续所需的超声乳化能量。激光劈核不完全，可使用手工劈核完成乳化手术。

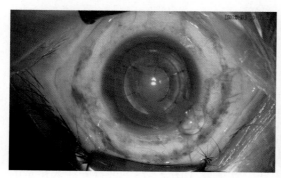

图 22-74　飞秒激光未能行完整晶状体预劈核

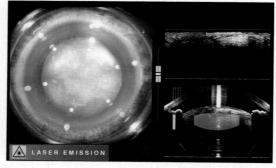

图 22-75　全白白内障飞秒激光截囊后液化皮质溢出到前房

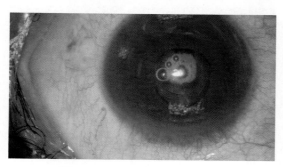

图 22-76　飞秒激光后瞳孔缩小

7. 瞳孔缩小　激光手术过程中的负压吸引，尤其激光能量对眼内组织的切割可能使得房水中 IL-1β、IL-6 和前列腺素水平升高，这些炎症因子与气泡共同刺激瞳孔引起缩小（图 22-76）。瞳孔缩小严重的患者会使得后续超声乳化操作难度增加，手术风险增大，并增加术后的炎性反应。因此，术前 24 小时应常规给患者使用非甾体抗炎药（如普拉洛芬滴眼液，1 次 1 滴，3 次或

4 次）。在手术前 1 小时使用副交感神经阻断药和交感神经兴奋药混合制剂（如复方托吡卡胺）散大瞳孔，联合非甾体抗炎药给药数次。当激光手术操作后，患者进行超声乳化手术之前再次给药一次。对于术中难以散大瞳孔的患者，可以在结膜下注射肾上腺素或者 1：1000 稀释的无防腐剂肾上腺素进行前房注射扩大瞳孔。如对肾上腺素敏感性较差，还可以应用虹膜牵引器、虹膜扩张环等机械装置扩大瞳孔。以下患者尤其应警惕术中瞳孔缩小：伴发虹膜松弛脱垂综合征、假性囊膜剥脱综合征、高度近视、葡萄膜炎、糖尿病和近期服用肾上腺 α 受体拮抗剂。另外，推荐在飞秒激光操作后半小时内及时行超声乳化手术。

8. 后囊膜破裂　FLACS 晶状体后囊破裂率略小于传统超声乳化白内障吸除术。在术前设置激光预劈核前部到后部的范围时应当保守一些，因为屏幕上模拟出的预劈核范围有其局限性，何况有时晶状体后囊 OCT 扫描图上难以辨识，特别是伴有眼位倾斜的患者更应小心，避免预劈核深度过大引起后囊膜破裂。另外，飞秒激光的光致分解作用引发的等离子体微爆破效应急速产生大量气泡积于囊袋内，使得晶状体内压力过大，环行前囊膜切开均一完整及水分离操作进一步增加了液体在囊袋内滞留的风险，容易发生囊袋阻滞综合征，这也是导致晶状体后囊膜破裂的重要因素。建议移除前囊膜前避免过多注入黏弹剂，水分离和水分层时小心缓慢操作并可先行压出囊袋里气泡。如果术中后囊膜破裂需要行前段玻璃体切割后，避免玻璃体牵拉后出现的相关并发症，具体见第二十一章白内障超声乳化吸出术中的术中常见异常及其处理技巧。

9. 皮质吸除困难　由于飞秒激光切开前囊膜的同时会整齐地切断囊口下的表层皮质，使得超声乳化吸出核块后很难吸出前囊口下的皮质。特别是没有做好水分离的患者，有时候由于透明的皮质紧贴着后囊膜会误判为已经吸尽皮质，而带来大量皮质的残留（图 22-77）。处理方法是水分离针尖轻柔地贴近前囊口边缘先钝性分离前囊膜和皮质，找到突破口后进行水分离。

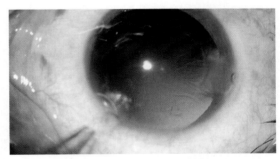

图 22-77　后囊膜残留一层透明皮质

这一步非常重要，如果不能准确地分离皮质和囊膜会给后续吸除残留的皮质带来很大的难度。如果反复在前囊口下还是无法吸出皮质，可以首先在黏弹剂的保护下仔细抛光后囊膜找到皮质和后囊之间的突破口，然而将皮质由后囊中央向赤道部分离，最后从后囊向周边反向吸除皮质。

10. 角膜透明度下降　主要是重复对接后激光操作完成时角膜上皮水肿，甚至因激光界面与角膜表面的反复接触引起角膜上皮糜烂。另外，眼内激光切割组织产生的气泡短时间内对角膜内皮功能的影响，以及过多使用表面麻醉剂对角膜上皮细胞的毒性作用均可影响角膜透明度。对于配合度较差的患者，表面麻醉后瞬目减少、睁眼时间过长所导致的角结膜干燥也是原因之一。角膜水肿使得内眼结构的可视性变差，操作更具有挑战性。这种并发症出现概率很低。处理同第二十一章白内障超声乳化吸出术中的术中常见异常及其处理技巧。

11. 其他　①浅前房：原因及处理同第二十一章白内障超声乳化吸出术中的术中常见

异常及其处理技巧；②晶状体掉入玻璃体：原因及处理同第二十一章白内障超声乳化吸出术中的术中常见异常及其处理技巧；③发射的激光打破角膜缘血管或结膜血管导致出血（图22-78）：这与切口设置太靠近角膜缘血管或者结膜被吸入 PI 与角膜之间有关，无需特殊处理。④术后干眼症：FLACS 较常规白内障手术更易发生干眼症，术前干眼症严重的患者不建议行 FLACS，术后出现的干眼症可使用人工泪液治疗。

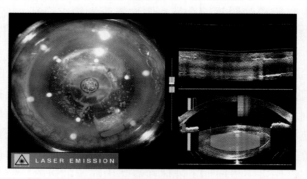

图 22-78　发射的激光打破角膜缘血管导致出血

（陈　威　王　勇　管怀进）

第二十三章　白内障摘除联合角膜散光矫正术

第一节　概　　述

随着手术技术的不断发展和设备耗材的不断更新，白内障手术从复明性手术时代迈入屈光性手术时代，白内障患者对术后视觉质量的要求越来越高，而术后残留散光是导致术后屈光不正和视觉质量不佳的重要因素。临床上超过 0.5D 的散光即可导致视力下降和对比敏感度下降，超过 0.75D 的散光则可引起明显的视物模糊、重影、眩光等症状，有的甚至引起眼痛、头痛、头晕等不适。散光度数每增加 1.0D，可引起大约 0.3% 的图像扭曲，严重影响视觉质量及生活质量。在白内障手术前，术眼的散光主要包括角膜散光和晶状体散光；手术后，因晶状体已被摘除，角膜散光成为了术眼散光的主要来源。矫正角膜散光成为提高白内障术后视觉质量的重要手段。我们统计了南通大学附属医院 2011 ～ 2016 年期间住院的 4587 例年龄相关性白内障患者全角膜散光的分布情况，约 47.5% 的白内障患者术前存在 ≥ 1.00D 的角膜散光，超过 0.5D 的比例更是达到 77.5%（图 23-1）。而术中根据切口的大小、位置、构型不同还可产生不同程度的手术源性散光（surgically induced astigmatism，SIA）。如果术中不考虑角膜散光的问题，我们统计了 318 例行常规超声乳化白内障手术的白内障患者，发现全角膜散光 ≥ 1.00D 的比例从术前的 44.75% 增加到术后的 58.54%（图 23-2）。因此，降低 SIA 与矫正角膜散光已成为精准白内障屈光手术的重要目标。

IOLMaster、角膜地形图仪、Pentacam 眼前节全景分析仪等设备指引下的个性化手术；数字导航技术的不断完善和发展运用；飞秒激光技术在白内障手术中的精准辅助和各种高端功能性 IOL 的应用，以及其他技术、手术设备的不断改进，为白内障手术进入屈光时代提供了

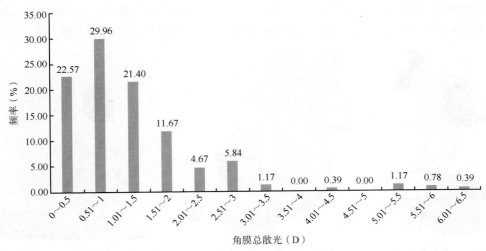

图 23-1　白内障患者术前全角膜散光分布情况

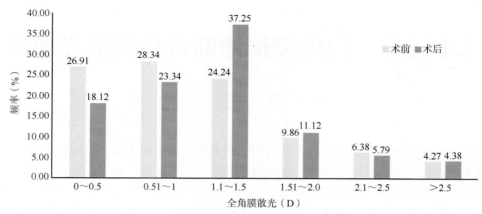

图 23-2　白内障患者术前及常规超声乳化术后全角膜散光分布情况

可靠的技术保障。对手术原理的深刻理解，角膜散光测量仪器的合适选择，适应证的严格把握，手术过程的精准控制有助于术者更好地预测患者术后残留角膜散光，提高患者视觉质量。

第二节　术前检查与准备

一、角膜散光的测量技术

（一）角膜曲率测定的原理

术前精准测量角膜曲率，从而获得准确的角膜散光度数和轴位，是设计手术方案、矫正角膜散光、保证术后最佳视觉质量的基本保障。目前检测角膜曲率的设备较多，包括手动角膜曲率计（图 23-3）、自动角膜曲率计（图 23-4）、IOLMaster 人工晶体生物测量仪（图 23-5）、Lenstar 光学低相干反射测量仪（图 23-6）、角膜地形图仪（图 23-7）、Pentacam 眼前节全景分析仪（图 23-8）、iTrace 视功能分析仪（图 23-9）、VERION 数字导航系统（图 23-10）等。

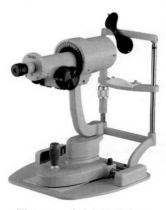

图 23-3　手动角膜曲率计

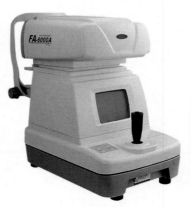

图 23-4　自动角膜曲率计

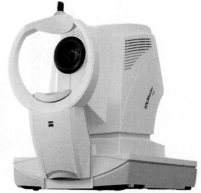

图 23-5　IOLMaster 人工晶体生物测量仪

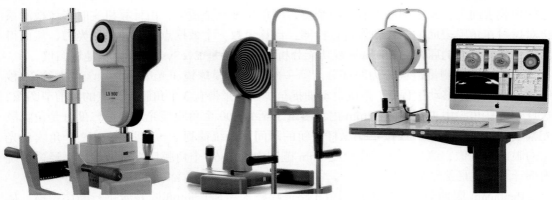

图 23-6　Lenstar 光学低相干反射　　图 23-7　角膜地形图仪　　图 23-8　Pentacam 眼前节全景分析仪
　　　　　测量仪

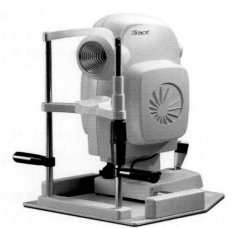
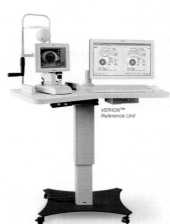

图 23-9　iTrace 视功能分析仪　　图 23-10　Verion 数字导航系统

　　手动角膜曲率计测量的是角膜中央 3～5mm 内相互垂直方向的角膜曲率半径 R 及屈光力，其假定角膜为圆柱球形体，应用镜面反射原理，计算出角膜曲率半径 R，再转换成角膜屈光力 K 值。

　　自动角膜曲率计的设计原理与手动角膜曲率计相同，其测定由电脑自动完成，可同时得到角膜曲率值和屈光度值，具有测量快捷、价格低廉等优点，尤其适用于规则角膜的检查，是临床上测量角膜曲率的重要方法。

　　IOLMaster 人工晶体生物测量仪测量角膜屈光力的原理与角膜曲率计相似，其利用角膜反光原理，将测量光线投射到角膜前表面，根据均匀分布在直径为 2.3mm 圆周上 6 个反光点的反射像大小，计算出角膜屈光力 K 值。

　　Lenstar 光学低相干反射测量仪的测量原理与 IOLMaster 相似，但其具有直径 1.65mm 及 2.3mm 2 个圆周上的 32 个角膜反光点。

　　以上几种设备测量的均是角膜中央 5mm 内的角膜屈光力，仅适用于角膜规则散光的测量，其在角膜存在不规则散光时无法进行测量。

　　角膜地形图仪依据 Placido 盘原理，将 20～34 个同心圆环均匀地投射到从中心到周边的角膜表面上，每个圆环上有 256 个点，使角膜被完全覆盖，由计算机实时影像检测系统对投射在角膜表面的圆环图像进行检测，计算出数千个数据点上的角膜屈光力，从而得出整个角膜表面的屈光力。iTrace 视功能分析仪内置的是 EyeSys Vista 角膜地形图仪。

VERION 的测量过程分为两部分。第一部分是角膜球镜屈光度的测量。在大约 20 秒的测量模板前后移动过程中，系统自动捕捉至少 300 张带有 3 个角膜反光点的眼前节图像，这意味着在角膜中央 0.8 ～ 1.2mm 内，测量了至少 900 个角膜反光点。第二部分是角膜散光幅度和轴位的测量。在按下操纵杆按钮的瞬间，系统捕捉 3 ～ 5 张带有 12 个角膜反光点的眼前节图像，测量了角膜中央 2.8mm 范围内大约 60 个角膜反光点的信息。经过系统内部计算得到最终结果。

Pentacam 眼前节全景分析仪利用光路追踪技术和 Scheimpflug 技术进行断层扫描，从不同的角度拍摄裂隙图像，以获取眼前节多重图像，随后利用计算机三维重建眼前节，根据眼前节结构的完整图像获得全角膜前后表面曲率、高度、厚度的真实数据。

以上检测设备中，Pentacam 眼前节全景分析仪和角膜地形图仪测量角膜曲率的准确性最高，其余设备的检测结果均与两者存在一定的误差，虽然该误差在普通人工晶状体（intraocular lens，IOL）度数的计算中无临床意义，但是在角膜散光的矫正上 Pentacam 和角膜地形图仪要明显较其他设备更为精准。

（二）散光分类

1. 角膜前表面、后表面及全角膜散光　目前临床上测量角膜散光的仪器众多，主要分为基于角膜前表面曲率推算全角膜散光的仪器和基于角膜前后表面计算全角膜散光的仪器。仅基于角膜前表面形态的散光测量仪器，如手动角膜曲率计、自动角膜曲率计、基于 Placido 盘的角膜地形图仪等，忽略了个体角膜厚度和角膜后表面对全角膜散光的贡献，计算方法是假设角膜前、后表面曲率之比为常数（正常角膜约为 82%），采用标准化的角膜屈光指数（大部分仪器为 1.3375），将角膜前表面曲率半径转换成角膜屈光力和角膜散光。而基于 Scheimpflug 摄像技术的角膜散光测量仪器如 Pentacam 能够重建角膜前、后表面形态及角膜厚度，根据 Snell 法则，通过光路追迹法，采用真实屈光指数（空气为 1，角膜为 1.376，房水为 1.336）计算出全角膜屈光力及散光（图 23-11）。

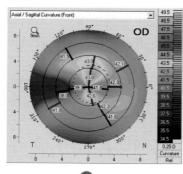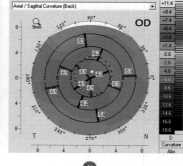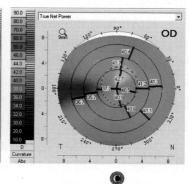

图 23-11　Pentacam 获取的角膜曲率

A. 角膜前表面；B. 角膜后表面；C. 全角膜

随着 Purkinje 成像技术、Scheimpflug 成像技术、裂隙扫描成像技术、OCT 扫描技术的临床应用，大量研究聚焦于角膜后表面散光的分析。数个研究应用 Pentacam（全角膜散光通过矢量加成计算得出）测量的亚洲人群的角膜后表面散光平均值为 -0.33D 左右，并指出一定比例人群的模拟角膜散光与全角膜散光的散光量及轴向存在较大差异，忽略角膜后表面散光将导致全角膜散光测量错误。在测量角膜前表面散光方面，IOL Master、iTrace、Orbscan、Pentacam、手动曲率计、自动曲率计 6 种仪器在角膜散光大于 1.0D 的人群中，几种仪器均无统计学差异。在测量全角膜散光方面（基于角膜前、后表面），Pentacam 眼前节分析仪测量的全角膜屈光力与其自身测得的模拟 K 值（基于角膜前表面）及其余基于角膜前表面仪器（IOLMaster、Lenstar、角膜地形图仪、手动曲率计、自动曲率计）测得的 K 值均有差异，显著小于后者的测量结果。大量研究均指出角膜后表面散光对全角膜散光有重要影响，散光矫正时应充分考虑角膜后表面散光的作用，一般推荐 Pentacam 作为首选的测量仪器，使用全角膜散光的数据来进行手术规划。

2. 规则散光与不规则散光　散光可分为规则散光和不规则散光。最大屈光力和最小屈光力主子午线相互垂直者为规则散光；各子午线屈光力不相同，或者同一子午线不同部位屈光力不一致者为不规则散光（图 23-12），可见于各种角膜瘢痕、角膜变性、翼状胬肉、圆锥角膜、晶状体半脱位和晶状体圆锥等。Pentacam 及角膜地形图仪均能够显示角膜不同区域内特定位置的角膜屈光力大小，易于得出角膜不同区域的规则性。规则性角膜散光手术矫正预测性较好，不规则散光则手术干预预测性欠佳。

随着角膜屈光力检查方法的进展，临床上常常可见同一区域（如 3mm 区）屈光力并不在同一子午线上（如图 23-12A 的 5mm 区及图 23-12B 的 3、5、7mm 区），这也是一种广义的不规则散光，为区别对待，也可称为不对称散光。我们对年龄相关性白内障患者199 只眼行 Pentacam 获取角膜屈光力分布。分别统计了角膜 3mm、5mm、7mm 及 9mm区域上下半球陡峭子午线的角度（表 23-1）及屈光力大小之差（表 23-2）。

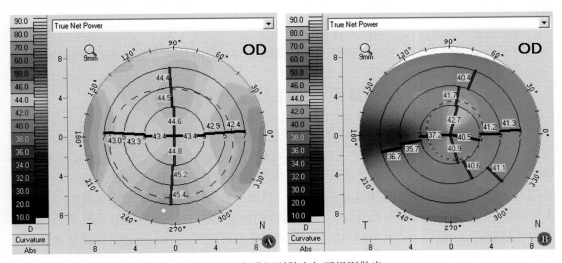

图 23-12　角膜规则散光与不规则散光
A. 角膜规则散光；B. 角膜不规则散光，上下角膜半球的陡峭子午线屈光力相差较大并且子午线轴位偏较大

表 23-1　角膜上下半球不同区域陡峭角膜子午线之间的角度（n=199）

区域	0° n（%）	0.1°～29° n（%）	30°～59° n（%）	60°～90° n（%）
3mm	91（45.73）	72（36.18）	32（16.08）	4（2.01）
5mm	15（7.54）	108（54.27）	56（28.14）	20（10.05）
7mm	10（5.03）	98（49.25）	56（28.14）	35（17.59）
9mm	3（1.51）	102（51.26）	66（33.17）	28（14.07）

表 23-2　角膜上下半球不同区域陡峭角膜子午线上屈光力之差（n=199）

区域	0D n（%）	0.1～0.24D n（%）	0.25～0.49D n（%）	0.50～0.74D n（%）	0.75～1D n（%）	1.01～1.24D n（%）	1.25～1.5D n（%）	1.51～2D n（%）	>2D n（%）
3mm	15（7.5）	35（29.4）	23（11.56）	33（16.56）	15（7.5）	26（13.1）	6（3）	20（10.1）	26（18.1）
5mm	10（5）	11（5.5）	23（11.56）	37（18.6）	22（11.1）	28（14.1）	11（5.5）	26（13.1）	31（15.6）
7mm	12（6）	17（14.2）	27（13.6）	33（16.6）	29（14.6）	25（12.6）	9（4.5）	25（12.6）	22（11.1）
9mm	5（2.5）	5（2.5）	19（9.5）	14（7）	19（9.5）	14（7）	19（9.5）	32（16.1）	72（36.2）

（三）角膜曲率测量操作注意事项

测量角膜曲率可使用角膜曲率计（手动或自动）、光学测量（如光学相干生物测量仪 IOLmaster、Lenstar 等）和角膜地形图（Orbscan、Pentacam 等）。在测量过程中建议注意以下问题：

（1）须停戴软性角膜接触镜 1～2 周以上，停戴硬性角膜接触镜至少 3 周。

（2）翼状胬肉切除术后患者需观察 1 个月以上，待角膜曲率稳定后再进行测量。

（3）检查前嘱患者眨眼数次，使泪膜稳定，切勿在使用麻醉药品、散大瞳孔药物等后测量。

（4）检查时患者应坐位舒适，注视正前方。

（5）重复测量 2 次或 3 次，测量人员尽量固定，必要时可结合多种测量仪器的数据。

二、角膜散光轴位的标记技术

因为患者体位变化容易产生相对性眼球旋转，从直立位到仰卧位后眼球的旋转平均为 2°～4°，更有甚者可达 16°。我们在飞秒激光辅助白内障超声乳化术中进行了 98 例患者直立位与卧位时眼球旋转的研究，发现总体眼球旋转发生率为 92.86%，旋转度数平均为 4.93°±3.68°，范围从逆时针 15° 到顺时针 16°，分布情况见表 23-3。因此术前应在患者直立时进行轴位标记。准确的轴向标记是有效矫正角膜散光最重要的因素之一。目前可以用手工标记，也可以使用数字化手术导航系统的方法进行角膜散光轴位的定位。

表 23-3　直立位至仰卧位时眼球旋转度数的分布情况

旋转度数	眼数	百分比（%）
0～2	29	31.87
3～5	35	38.46
6～10	19	20.88
＞10	10	8.79
合计	98	100

（一）裂隙灯显微镜下标记

标记在明亮环境中进行，患者采用坐位，头位保持垂直，双眼平视远处目标，保证双眼瞳孔位于同一水平线。手工标记前滴表面麻醉眼液（如盐酸奥布卡因眼液），小瞳孔时于裂隙灯显微镜灯下用 4.5～5.0 号无菌注射器针头于角巩膜缘上 3 点和 9 点方位两个标记点做划痕，再用无菌极细医用手术记号笔（线宽 0.5mm）（图 23-13，Medplus Inc.）在 3 点和 9 点方位做水平标记着色，标记部位尽量干燥，标记点尽量细小（图 23-14）。

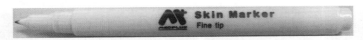

图 23-13　无菌极细医用手术记号笔

术者在术中使用带有刻度的标记环（如 Mendez 量规）（图 23-15），根据已标记的水平位置做手术切口和散光矫正型人工晶状体（Toric IOL）放置轴位标记。Toric IOL 轴位可在手术开始时标记，也可在准备植入 IOL 前标记，也可直接在带刻度的裂隙灯显微镜下坐位直接标记、直视下坐位牛角规（图 23-16）标记等。

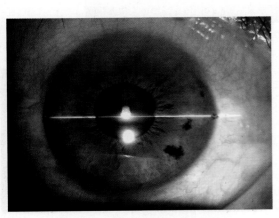

图 23-14　坐位角膜水平位轴标记

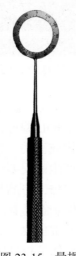

图 23-15　量规

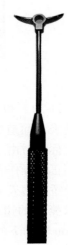

图 23-16　牛角规

（二）数字化手术导航系统

近年来采用的手术数字导航系统，如 Verion（Alcon）、Callisto（Carl Zeiss Meditec AG）、SG3000（Sensomotoric Instruments GmbH）等，可以在术前、术中对切口位置和散光轴位进行实时定位。

数字导航系统内置角膜曲率测量功能和眼表地形采集功能，其工作原理是通过数字化的眼前节识别系统识别术眼眼前节的特定解剖标志，包括瞳孔大小和位置、角膜缘血管结构等，并进行眼表数据的精确采集、计算以设计出最佳手术方案，同时根据测量结果进行角膜散光轴位与眼表地形的匹配（图23-17）。术中系统将再次进行眼表地形匹配，确保在卧位即使眼球旋转情况下也能精确定位。将术前设计的参数如手术主切口位置、撕囊大小和位置、IOL 轴位和中心点等（图23-18），精确地投影在眼表，帮助术者准确完成切口制作（图23-19）、撕囊

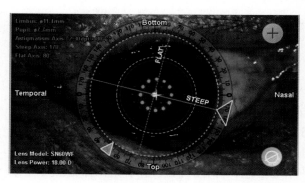

图 23-17　Verion 数字化导航系统拍摄获得的眼表图片

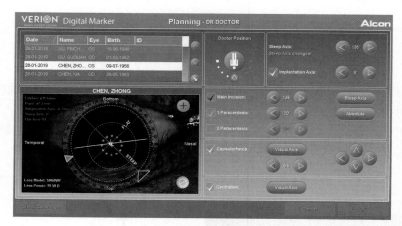

图 23-18　Verion 数字化导航系统参数设定

（图23-20）和 IOL 的准确植入，避免术者判断失误而造成撕囊偏心、IOL 偏位，以及人工标注时由于标记点模糊或消失、患者头位不正和操作者判断不准产生的误差。对于散光矫正型人工晶状体及多焦人工晶状体，要求撕囊的边缘将光学边缘全覆盖，因此 Verion 辅助下的精准撕囊非常重要。另外，多焦人工晶状体的植入需要保证视轴中心和人工晶状体的光学中心保持一致，这需要术

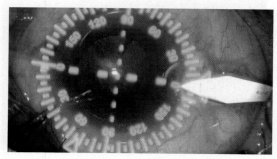

图 23-19　Verion 数字化导航系统引导下的主切口制作

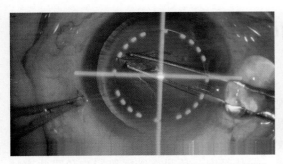

图 23-20　Verion 数字化导航系统引导下的撕囊

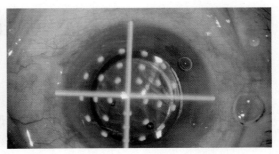

图 23-21　Verion 数字化导航系统引导下的人工晶状体植入

前检查排除一部分患者，并在术中准确确定视轴中心位置，精准放入人工晶状体。Verion 对视轴中心的定位，能够帮助人工晶状体的定位，避免其偏心造成的散光和视觉质量的下降，这对于大 κ 角的患者意义更加重大（图 23-21）。

操作要点在于采集图像时患者应注视仪器内的指示灯（如无法感知指示灯则平视前方），坐姿、头位、眼位都保持正位，使得机器金属杆处的水平凹槽与眼内外眦在同一水平线（图 23-22）。目前，该技术较裂隙灯显微镜下水平标记准确性更高，有条件的医院尽可能利用手术导航技术来标记，既提高了准确性，又降低了手术污染的风险。但也存在一定的局限性，如跟踪系统对眼球运动的跟随性较差、结膜严重出血或水肿时识别较困难等。相信随着设备和技术的不断完善，这些问题都将迎刃而解。

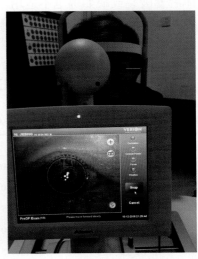

图 23-22　患者在坐位下头位眼位保持水平用 Verion 拍摄眼部照片

第三节　角膜散光手术矫正技术

目前角膜散光手术矫正方法包括散光型人工晶状体（Toric IOL）植入术、陡峭子午线手术切口、散光性角膜切开术、角膜缘松解术、准分子激光角膜切削术、准分子激光角膜原位磨镶术及飞秒激光辅助的白内障超声乳化术中联合角膜散光矫正术等。本章节重点阐述白内障术中可施行 Toric IOL 植入术、陡峭子午线手术切口、角膜缘松解术、飞秒激光辅助的陡峭子午线手术切口及飞秒激光辅助的弧形角膜切开。

白内障患者术后长期的角膜散光变化与正常人群相似，全角膜逆规散光随年龄增大而增加。由于逆规散光、斜轴散光对视觉质量的影响较大，角膜散光的变化将影响散光矫正术后患者的长期视觉质量。根据患者的预期术后寿命及全角膜逆规散光增速合理地保留一定量的顺规散光，能抵消这种变化，但目前临床上对于散光的保留量并无共识。

一、Toric IOL 植入术

（一）适应证

该型人工晶状体主要适用于 ≥ 0.75D 的规则角膜散光（规则散光不仅要考虑轴向的规则，也要考虑屈光力的规则，最大屈光力和最小屈光力主子午线应相互垂直，并且角膜上下半球的最大屈光力之间及最小屈光力之间数值应接近）。

有角膜手术史、圆锥角膜及可疑圆锥角膜、翼状胬肉、角膜血管翳等影响角膜曲率精准测量的患者不适用；有眼部疾患，如活动性炎症、既往屈光手术史、悬韧带松弛、晶状体后囊破裂或缺如等也不适用。此外，Toric IOL 对于小瞳孔、高度近视或者高度散光的患者需慎用，散瞳后瞳孔直径应 ≥ 6mm，以便术中及术后 Toric IOL 的定位及观察；高度近视眼患者可能因为晶状体囊袋较大，故发生 IOL 旋转的风险增加；4.5D 以上高度散光患者可能无完全适合的度数，会有残留散光较多的问题。

以 AcrySof IQ Toric 散光矫正型人工晶状体为例，推荐的角膜散光矫正范围见表 23-4。

表 23-4　AcrySof IQ Toric 散光矫正型人工晶状体

人工晶状体型号	晶状体平面柱镜度数（D）	角膜平面柱镜度数（D）	推荐的角膜散光矫正范围（D）
SN6AT2	1.00	0.68	0.50 ～ 0.90
SN6AT3	1.50	1.03	0.90 ～ 1.50
SN6AT4	2.25	1.55	1.50 ～ 2.00
SN6AT5	3.00	2.06	2.00 ～ 2.50
SN6AT6	3.75	2.57	2.50 ～ 3.00
SN6AT7	4.50	3.08	3.00 ～ 3.50
SN6AT8	5.25	3.60	3.50 ～ 4.00
SN6AT9	6.00	4.11	4.00 以上

（二）Toric IOL 度数及植入轴位的计算

散光型 IOL 需要计算 IOL 柱镜的度数及放置轴位。使用角膜总散光度数计算 Toric IOL 度数，对术后残留散光度数的预测会更为准确；而对于条件有限的眼科机构，可不考虑角膜后表面散光度数的影响，仅使用角膜前表面散光度数代替角膜总散光度数计算 Toric IOL 度数。可通过在线计算器（如 Barrett Toric 计算器，http://www.ascrs.org/barrett toric calculator，见图 23-23）或者各厂商提供的网页进行计算。需要输入的主要数据包括眼别、角膜陡峭轴（最大屈光力）和平坦轴（最小屈光力）曲率和轴位、术源性散光和切口轴位、眼轴长度、球镜度数等，得到所需植入的 IOL 柱镜及轴位的同时可以得到预期残余散光。Toric IOL 柱镜度数原则上不选择过矫。手术切口的位置、大小和形态均会对 SIA 的大小产生影响。既往研究结果显示，1.8mm 切口最终产生的 SIA 约为 0.29D，2.2mm 切口产生的 SIA 在 0.31 ～ 0.40D，2.6mm 和 3.0mm 切口则分别在 0.50D 和 0.60 ～ 0.70D。

因此建议在计算时 1.8mm、2.2mm、2.6mm 和 3.0mm 切口 SIA 值可分别采用 0.30D、0.40D、0.50D 和 0.60D。由于每位术者的操作方法有差异，因此最理想的方法是累积 20 例以上患者手术前后的角膜曲率数据进行评估计算，得到个性化 SIA 数值。登陆 https：//doctor-hill.com/iol-power-calculations/resources-downloads/sia-calculator/ 网站，下载手术源性散光计算软件，输入术前的角膜曲率数据、透明角膜切口位置、切口大小，矢量分析法自动计算得到手术医师的 SIA 值（图 23-24）。

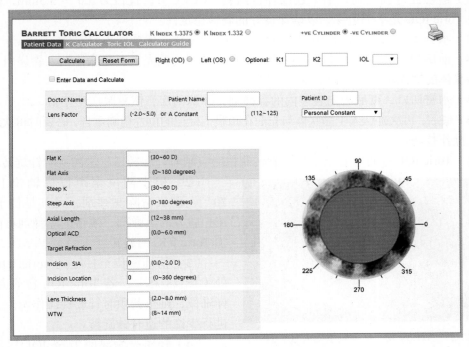

图 23-23　Barrett Toric 计算器

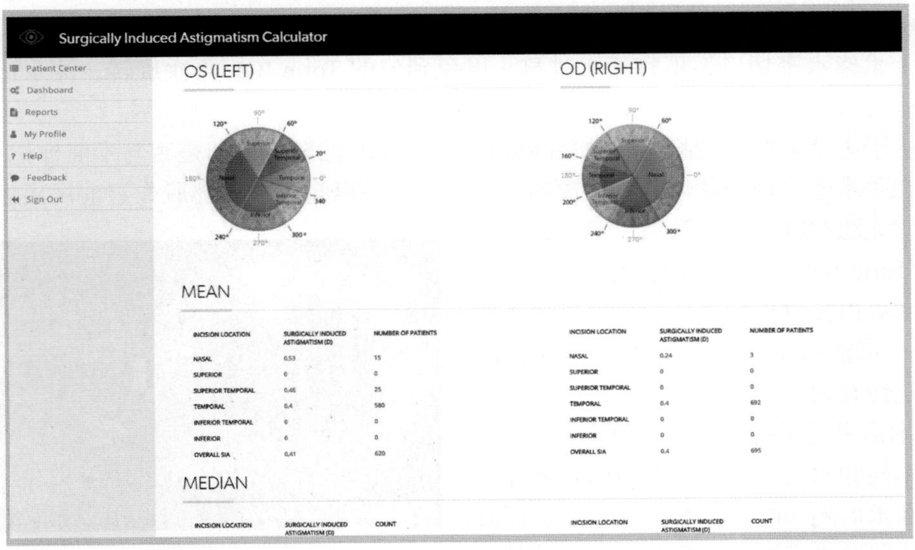

图 23-24　术源性散光的计算

（三）手术操作技术

1. 操作步骤

（1）根据手工标记的角膜点位或者数字化手术导航系统引导下用宝石刀、一次性钢刀或者飞秒激光制作角膜缘透明角膜切口，尽量保持恒定的位置和大小制作主切口和侧切口，有利于获得稳定的 SIA。

（2）前房注入黏弹剂，居中连续环行撕囊（CCCC），直径为 5.0～5.5mm，撕囊口要覆盖 Toric IOL 光学部边缘，以确保良好的旋转稳定性。

（3）水分离、水分层，采用超声乳化去除晶状体核，保持后囊膜完整。

（4）前房和囊袋内注入适量黏弹剂，将预先选定的散光人工晶状体植入囊袋内，并把人工晶状体的散光轴调至预设的轴位。

（5）水密切口，彻底吸出囊袋内的黏弹剂，加深前房，恢复眼压至正常。

（6）最后，再次确认人工晶状体与先前在角膜上标记的位置精确重合，必要时再次调整。

2. 操作技巧

（1）Toric IOL 应置于囊袋中央，旋转调位时应顺时针旋转，尽量勿逆时针旋转。

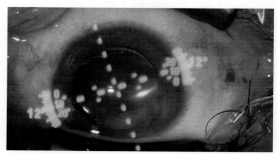

图 23-25　Verion 数字化导航系统引导下的
toric IOL 植入术

（2）初步调位至距目标轴位 10°～20°，彻底清除黏弹剂，尤其是位于 Toric IOL 后方的黏弹剂，残留的黏弹剂可能会增加 Toric IOL 的旋转。

（3）精细调位至标记的 Toric IOL 轴位处（图 23-25），若 Toric IOL 位置越过目标轴位，则重新顺时针旋转操作调位，或者进行少许的逆时针旋转。

（4）轻压光学部使 Toric IOL 尽量贴附晶状体后囊膜，避免前囊膜撕囊口边缘夹持。

（5）手术结束前保证 Toric IOL 襻完全伸展。

（6）术毕水密切口，不宜注水过急，以免到位的 Toric IOL 再次旋转，注水适量使眼压适中。

（7）手术结束取出开睑器后须最终确认 Toric IOL 的轴位方向是否与术前标记一致。

若在手术中出现晶状体悬韧带离断、囊袋撕裂或破损、玻璃体脱失、前房出血、玻璃体出血、无法控制的眼压升高等情况，则不宜植入 Toric IOL。飞秒激光辅助的白内障摘除手术可以提供更加精准的环形撕囊（图23-26），可能对 Toric IOL 的位置居中性和旋转稳定性有利。

3. 术后并发症及其处理　Toric IOL 植入术后用药和术后随访与常规白内障摘除术相同。在术后随访时应注意检查患者的裸眼视力、残留散光度数、角膜曲率等，尤其需

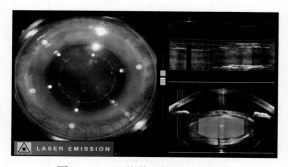

图 23-26　飞秒激光辅助下的撕囊

散大瞳孔在裂隙灯显微镜下检查 Toric IOL 的轴位和倾斜程度等。Toric IOL 植入术后并发症主要包括角膜散光的欠矫或过矫，Toric IOL 的旋转、倾斜或偏心等。Toric IOL 旋转主要发生在术后早期，若出现 Toric IOL 旋转度数过大而导致明显的残留散光度数增加、裸眼视力下降等，查明原因后，应及时行二次手术，重新调整 Toric IOL 的位置。

二、角膜陡峭子午线切开术

角膜陡峭子午线切开术是选择在角膜陡峭轴上做一个或一对切口，利用 SIA 抵消部分角膜散光的手术方法。其手术依据是切开陡峭位置的角膜，致使陡峭处的角膜曲率变平坦，与之相隔 90° 的角膜平坦位置的曲率相对会变得陡峭，称为"偶联效应"。其效果受到透明角膜松解切口的位置、构型、数量、长度、深度、距角膜中心距离等因素影响。

切口位置是影响手术源性散光大小的重要因素。手术切口越靠近中央角膜区，引起的手术源性散光越大。目前，白内障超声乳化手术按切口位置的不同可分为透明角膜隧道切口、角巩膜隧道切口和巩膜隧道切口。透明角膜切口手术源性散光大于角巩膜隧道切口，后者又大于巩膜隧道切口。根据切口所在角膜子午线不同可分为鼻侧切口、鼻上切口、正上方切口、颞上切口和颞侧切口等。颞侧和颞上方切口的手术源性散光小于鼻侧、鼻上和正上方角膜切口。这可能由于角膜呈横椭圆形，颞侧切口较远离角膜中央区，同时受眼睑的压迫和瞬目的影响也较上方切口小，愈合较快，引起的手术源性散光相对较小。

切口结构对手术源性散光的大小也有一定影响。单平面的斜行切口用于术前较低散光的矫正，当术前散光度数较大时，可选择阶梯状切口，以引起较大的手术源性散光来矫正术前散光。切口长度而言，角膜切口越长，产生的手术源性散光越大。切口越长，被撬动的角膜板层越多，造成较多的板层错位，切口处对角膜曲率产生的松解作用越明显，手术源性散光也越大。切口每减少 0.5mm，手术源性散光约减少 0.25D。较小长度切口的手术源性散光较小。所以当患者术前无明显散光时应采用小切口，这样就不会产生较大的手术源性散光，也减少了术后散光的形成。手术源性散光值不会随着切口的减小而一直减小。2.4mm 切口与 1.8mm 切口的手术源性散光值无明显差异。一般当切口小于 2.4mm 时，手术源性散光不会下降至 0.5D 以下，但当切口大于 3.0mm 时，手术源性散光则会增加。

此外，角膜隧道过长或过短对 SIA 也存在较大影响。内切口距离角巩缘＜ 1.5mm 时提示角膜隧道过短、角膜切口的自闭能力较差，加之眼睑的压力和瞬目作用，有可能引起切口非原位愈合，从而导致严重的 SIA；而当内切口距离角巩缘＞ 2.5mm 时，内切口过于接近角膜中央视轴区域，则会增加 SIA，同时加大手术操作难度和时间，增加切口组织的损伤。

目前，一般在角膜最大屈光力轴向上设置单个或一对透明角膜切口用以矫正术前散光，根据笔者的经验，一对 2.4mm 切口可以矫正大约 1.00D 的散光，一对 3.0mm 的切口则可以矫正大约 1.50D 的散光。这种陡峭轴上穿透性的透明角膜切口优点为：简单易行，不需要特殊的手术器械；缺点为：可增加切口渗漏和感染的风险。

（一）适应证及手术量表

主要适用于 ≥ 0.5D 的角膜散光。圆锥角膜及可疑圆锥角膜患者禁用。角膜移植术后角膜高度散光患者、翼状胬肉尚未行切除手术的患者慎用。

手术量表的制作可以参考已发表的文献，笔者使用的陡峭子午线透明角膜切口散光矫正量表也可以作为参考依据（表23-5）。当然，根据术者切口的术源性散光大小来获取个性化的手术量表则更好，手术量表制作完成后要根据矫正效果不断地调整以达到最佳的目的。

表 23-5　陡峭子午线透明角膜切口散光矫正量表

术前全角膜散光度数（D）	切口大小	
	位于陡峭子午线主切口（mm）	位于陡峭子午线的对侧切口（mm）
0.75 ~ 1.00	2.4	
1.01 ~ 1.25	2.4	2.4
1.26 ~ 1.50	2.8	2.8
1.51 ~ 1.75	3.0	3.0
1.76 ~ 2.00	3.0	3.2
2.01 ~ 2.25	3.0	3.4
2.26 ~ 2.50	3.0	3.6

（二）手术操作

1. 手术步骤

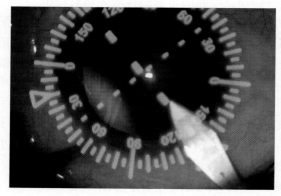

图 23-27　在 Verion 数字化导航系统引导下手工制作的单个陡峭子午线透明角膜切口

（1）制作切口：消毒麻醉后，根据术前角膜标记或数字化导航于术眼角膜最陡散光轴位置角膜缘内 1mm 处做透明角膜切口（图 23-27），切口大小与构型根据手术量表而定，单平面切口进刀方向应与虹膜平面平行。如有需要再做另一侧透明角膜切口（最好待手术结束前制作）。

（2）表面麻醉或局部麻醉下行常规白内障超声乳化术：注入黏弹剂，先做 5.5 ~ 6.0mm 的连续环行撕囊，水分离和水分层，采用超声乳化去除晶状体核，吸除皮质，注入黏弹剂，植入人工晶状体。

（3）切口水密：吸除黏弹剂，所有切口进行水密，防止渗漏与感染。

2. 操作技巧

（1）做到每一类型的手术切口在切口距离角膜缘位置、切口宽度和隧道的长度等方面有统一标准。

（2）切口的走行方向必须与所在子午线一致。

（3）高质量一次性手术刀或宝石刀也是完成高质量手术切口的重要条件，有利于造成恒定的 SIA，使得矫正效果预测性更好。

（4）超声乳化针头的套管应该与切口大小尽可能相匹配，避免术中眼内压波动造成手术难度增大。

（5）原则上切口最大设置为 3.6mm，更大的切口将无法自行闭合，将增加切口渗漏与发生眼内感染的风险。

三、角膜缘松解切开术

角膜松解手术切口是指在角膜缘、中央角膜外的角膜范围内最大屈光力散光轴向上设置单个或一对松解角膜切口，即在角膜上做弧形板层切开改变角膜屈光状态，以此矫正术前角膜散光的方法。按所松解的部位不同可分为透明角膜松解切口（corneal relaxing incisions，CRIS）（图 23-28）和角膜缘松解切口（1imber relaxing incisions，LRIS）（图 23-29）。与 CRIS 相比，LRIS 距离角膜光学中心较远，保证了角膜的光学质量，术后恢复更快，较少引起散光轴向改变和角膜不规则散光，是白内障手术同时矫正散光较为理想的手术方法。LRIS 术后散光的改变与光学区直径的减少及切口长度、深度的增加上呈线性关系，越靠近角膜中心的松解切口、切口弧度越长、深度越深，则散光矫正作用越大。根据实际情况的不同，单一松解性切口最多可以矫正 3.00D 的散光，而在最大角膜曲率径线上做成对切口，其散光矫正效果最好。其矫正的散光量因个体差异而不同，手术设计时参考手术量经验计算表可增加手术矫正的可预测性。

（一）适应证及手术量表

主要适用于 ≥ 0.5D 的角膜散光。圆锥角膜及可疑圆锥角膜患者禁用。角膜移植术后角膜高度散光患者、翼状胬肉尚未行切除手术的患者慎用。

文献中有单个或成对的角膜缘松解切口的手术量表（表 23-6），不同的手术量表考虑的矫正因素有所差异，分别根据年龄、散光类型、切口深度等进行调整（表 23-7）。也可以登录 https：//www.lricalculator.com/ 进行在线计算，内置有 Donnenfeld 和 Nichamin 两种量表，按照界面内容输入相关的数据，填写患者的个人信息（必须填写患者的年龄），选择眼位，勾选计算量表，输入最大角膜屈光力和最小角膜屈光力（即陡峭子午线方向最大角膜屈光力和扁平子午线最小角膜屈光力）、角膜最薄点厚度、超乳切口的位置及术者的术源性散光。在相应位置将全部参数输入后，点击 continue 按钮，LRI 计算器就能输出综合评估后新的陡峭子午线方向的屈光力及轴向、新的扁平子午线方向的屈光力及轴向，给出矫正患者散光所需的 LRI 切口数、切口的弧长、切口处 LRI 需要设置的切口深度等手术所需参数及预计术后残余的散光值等（图 23-28）。

表 23-6　Gills 角膜缘松解切口手术量表

散光（D）	切口类型	长度（mm）	光学区域
1.00	单个 LRI	6.0	角膜缘
1.00 ~ 2.00	成对 LRI	6.0	角膜缘
2.00 ~ 3.00	成对 LRI	8.0	角膜缘
> 3.00	成对 LRI + 必要时 3 个月后 CRI	Lindstrom 散光矫正手术量表	角膜 7 ~ 8mm 区域

注：LRI. 角膜缘松解切口；CRI. 透明角膜松解切口。

译自 Budak K，Yilmaz G，Aslan BS，et al.2001.Limbal relaxing incisions in congenital astigmatism：6 month follow-up. Journal of cataract and refractive surgery，27：715-719.

表 23-7　改良的 Gills 角膜缘松解切口手术量表

术前散光（D）	切口弧长度数						
	30～40 岁	41～50 岁	51～60 岁	61～70 岁	71～80 岁	81～90 岁	≥91 岁
顺规散光							
1.50～2.25	60	55	50	45	40	35	30
2.50～3.00	70	65	60	55	50	45	40
≥3.25	80	75	70	65	60	55	45
逆规散光							
1.50～2.00	70	65	60	55	45	30	30
2.25～2.75	90	80	70	60	50	45	40
≥3.0	90	90	85	70	60	50	45

注：顺规散光定义为 46°～135°，逆规散光定义为 0°～45° 及 136°～180°，切口深度设定为 600μm。

译自 Kaufmann C，Peter J，Ooi K，et al.2005.Limbal relaxing incisions versus on-axis incisions to reduce corneal astigmatism at the time of cataract surgery. Journal of cataract and refractive surgery，31：2261-2265.

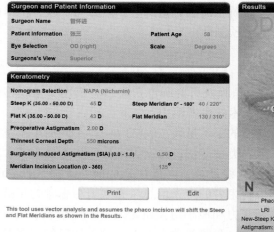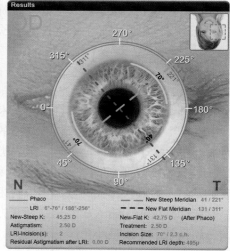

图 23-28　LRI 在线计算器

（二）手术操作

1. 手术步骤

（1）制作角膜缘松解切口：给予复方托吡卡胺滴眼液散瞳，予以表面麻醉（如 1% 盐酸丙美卡因滴眼液），消毒、铺巾，开睑器开睑。依据术前检查结果、散光轴向确定切口轴向，用环形和放射状定位器标记散光轴向和切开位置，切口靠近角膜缘。切口弧长根据散光量表确定。在散光强轴径线上，用可调宝石刀沿环钻刻痕做一个或一对深度达该处角膜厚度 70%～95% 的透明角膜弧形切口（图 23-29）或角膜缘弧形切口（图 23-30）。

（2）常规予白内障超声乳化摘除联合 IOL 植入术：制作主切口，注入适量黏弹剂，制作侧切口，做 5.5～6.0mm 的连续环行撕囊，水分离和水分层，采用超声乳化去除晶状体核，吸除皮质，注入黏弹剂，植入人工晶状体。

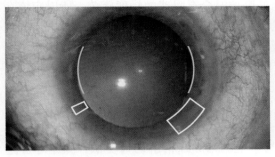

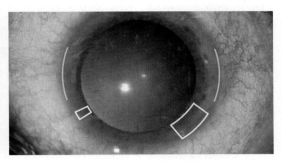

图 23-29　透明角膜松解切口　　　　　　图 23-30　角膜缘松解切口

（3）冲洗松解切口：平衡盐灌注液冲洗角膜缘松解切口上内皮细胞、纤维组织碎屑及出血。透明角膜切口进行水密封闭，I/A 吸除残留黏弹剂，术毕予以氧氟沙星眼膏并遮盖术眼。

2. 注意事项

（1）手工制作的角膜缘松解切口因其切开深度、轴位、弧长及距离光学中心的距离不恒定，所以散光矫正的预测性较差。

（2）切口弧长超过 120°时，特别是鼻侧或者颞侧的切口，有可能会切断角膜神经，引起干眼症或者是切口的难以愈合。

（3）甲状腺功能亢进性突眼的患者行白内障超声乳化联合成对 LRIS，由于下眼睑回退，而导致下方的 LRIs 切口在术后难以愈合，可能与角膜缘干细胞的损伤及自身免疫性疾病有关。

（4）虽然 LRIs 很安全，但对角膜知觉减退的患者应谨慎施行，因为可能发生神经营养性角膜溃疡。

（5）LRIs 依据在角膜曲率陡的径线上切开角膜实质层后，该径线角膜曲率变平，而与其垂直之径线的曲率相应变陡，偶联率为 1 时最佳，对术后等效球镜影响较小。因此术后需关注偶联率，偶联率偏离 1 过大时，可能导致人工晶状体度数计算的偏差。

四、飞秒激光角膜切开术

飞秒激光是一种近红外激光，是目前最短的脉冲激光，它具有非常高的瞬间功率，瞬间能量释放可达百万亿瓦，可使被照射组织产生等离子体微爆破效应，并形成一定程度的冲击波。这种脉冲式的微爆破效应使各个微爆破点由点到线、由线到面进行连接，达到极其精密的切割效应，其精密度可达到 μm 级。另外，由于飞秒激光穿透性强，穿过透明材料时几乎不损失能量，能穿过透明阻碍物直接作用于内部目标不被透明组织所吸收，因此所需能量较小，它对周围组织的损伤也较小，确保了眼内安全性。飞秒激光可以通过激光切割制作松解切口，使陡峭处的角膜曲率变得平坦来矫正散光。但因其高昂的价格、对术者相对较高的要求限制了大范围的推广。用飞秒激光系统在实时 OCT 可视图像引导下制作角膜切口，可控制角膜切口的长度、宽度、深度、形状及位置，而不损伤周边组织。飞秒激光制作角膜切口与手工制作角膜切口相比，精准性及术后稳定性更好。在做角膜切口时定位准确非常关键。因为患者由直立位变为仰卧位时会有眼球的轻度旋转，所以应该在术前做好角膜水平位或垂直位的标记。目前的飞秒激光辅助超声乳化白内障手术平台都可以与数字化导航系统进行对接，从而使得角膜子午线的定位更加方面、精准。飞秒激光制作的手术切口可控，大小、长度、构型均可自行设计，μm 级的精密度使得切口的可重复性很高，切口的 SIA 也会保持稳定，用来矫正角膜散光时预测性会更好。

（一）非穿透性弧形角膜切开术

飞秒激光辅助的非穿透性弧形角膜切开与手工的角膜缘松解切口类似，只是非穿透性弧形角膜切开离开了角膜缘更靠近视轴，并且飞秒激光能够在 OCT 实时引导下精准切开一定的深度，减少了发生角膜穿透的概率，并且弧度及陡峭轴子午线的定位也更为精准（图 23-31）。

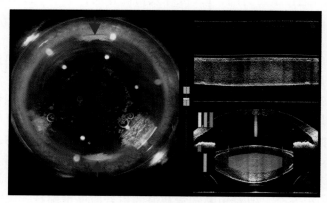

图 23-31　飞秒激光辅助下的成对弧形角膜切开
红色箭头处指示的为弧形角膜切口

1. 适应证及手术量表　角膜散光 ≥ 0.5D。排除标准：①角膜斑翳、角膜白斑、肥厚的翼状胬肉、明显的老年环；②小睑裂；③青光眼；④瞳孔无法散大；⑤晶状体严重半脱位；⑥眼球震颤、斜视。

弧形角膜切开可以为穿透角膜上皮但不穿透角膜内皮的松解切口，可参考 Verion 数字化导航系统内置的弧形角膜切开矫正角膜散光的手术量表；也可以为基质内的弧形角膜切开，可参见表 23-8，此量表为了防止过矫，只矫正 70% 的角膜散光，可以看到根据年龄及散光类型进行了调整，岁数越大矫正弧长越小，逆规散光所需矫正弧长比斜轴散光及顺规散光要长。也有在散光强轴上做透明角膜主切口，再联合对侧做单个弧形角膜切口矫正角膜散光的手术量表，见表 23-9。

表 23-8　基质内弧形角膜切开矫正角膜散光手术量表

第一步	第二步		第三步		第四步	
角膜散光	数值	未校正弧长（°）	年龄校正（岁）	附加（°）	散光类型校正	附加（°）
乘以 1.3	＜ 0.50	0	＜ 40	15	逆规	5
	0.50 ～ 0.74	25	40 ～ 49	10	斜轴	0

续表

第一步	第二步		第三步			第四步	
角膜散光	数值	未校正弧长（°）	年龄校正（岁）	附加（°）		散光类型校正	附加（°）
	0.75～0.99	30	50～59	5		顺规	−5
	1.00～1.24	40	60～69	0			
	1.24～1.49	50	70～79	−5			
	1.50～1.74	60	80～89	−10			
	1.75～1.99	65	≥90	−15			
	2.00～2.24	70					
	2.25～2.49	75					
	2.50～2.74	80					
	2.75～2.99	85					
	＞3.00	90					

举例：50岁，术前角膜散光1.0D@90°：第一步：1.0×1.3=1.3；第二步：未校正前切口弧长50°；第三步：附加5°，切口弧长为55°；第四步：附加−5°，切口弧长为50°；因此需要在角膜子午线90°和270°处制作成对的以角膜缘为中心的8.0mm直径、50°弧长的弧形切口。

译自 Day AC，Lau NM，Stevens JD.2016. Nonpenetrating femtosecond laser intrastromal astigmatic keratotomy in eyes having cataract surgery. Journal of cataract and refractive surgery，42：102-109.

表23-9　飞秒激光辅助的角膜子午线陡峭轴切口联合对侧弧形角膜切口治疗低中度角膜散光量表

角膜散光（D）	8mm角膜区域弧形切口长度（°）
1.00	30
1.25	40
1.50	50
2.00	70
2.50	80

注：译自 Chan TC，Cheng GP，Wang Z，et al.2015.Vector Analysis of Corneal Astigmatism After Combined Femtosecond-Assisted Phacoemulsification and Arcuate Keratotomy. American journal of ophthalmology，160：250-255.

2. 手术步骤

（1）患者准备：患者术前给予复方托吡卡胺滴眼液散瞳以及眼用非甾体抗炎药（如普拉洛芬滴眼液），予以表面麻醉。平卧于手术床，告知患者术中应该注视指示灯，保持正上方注视，手术过程中应保持头位、眼位禁止不动。患者良好的眼位保持是飞秒激光撕囊、预劈核、角膜切口制作等步骤得以精准、顺利地进行下去的关键一步。

（2）参数设定：以 Alcon LenSx 飞秒激光系统（美国爱尔康眼科药品与医疗器械专业公司）为例。激光的参数设置同飞秒激光辅助的白内障超声乳化术章节。弧形切口参数则可以参考文献里不同的手术量表，一般来说切口深度设定为80%～90%，弧形切口个数、直径及弧长根据角膜散光矫正量表确定。Verion 数字化导航系统内置了弧形角膜切开矫正角膜散光的手术量表，可以根据术者主切口引起的 SIA 与术前存在的角膜散光进行矢量计算得到预测后的新的角膜散光轴向与大小，选择散光矫正目标后（一般为0）软件会计算得出应该制作的弧形角膜切口的个数、弧形切口的直径大小可调节，直径越小所需弧长越小，直径越大所需弧长越长。术中把计算出的切口参数输入 AlconLenSx 飞秒激光系统（图 23-32）。

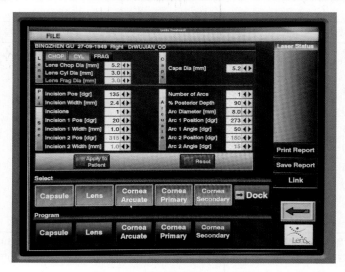

图 23-32　弧形角膜切口的设置

（3）锚定：开睑器开睑，嘱患者注视指示灯，使术眼呈水平位，一套带有软性角膜接触镜的接头固定眼球。

（4）角膜子午线的重新确定：眼球锚定后进行拍照，与术前 Verion 数字化导航系统在坐位下拍摄的患眼图像进行比对，系统识别患者眼球旋转的度数，并重新定位水平轴位。有一定概率出现图像无法比对成功的现象。数字化导航能够比手工标记更为准确，有利于减少散光矫正过程的角度误差。

（5）调整：首先让机器自动定位，不理想时进行手动调整，在实时 OCT 图像引导下调整激光参数并进行手术操作，顺序为角巩膜缘定位、主及侧切口的定位、弧形切口的定位、前囊切开位置居中性、直径及厚度、劈核厚度、主切口的结构程序设定完毕。其中主切口的结构程序有时 OCT 并未能准确定位周边角膜的前表面和后表面，此时需要手工调整隧道长度至想要的长度。

（6）激光发射：踩下踏脚发射激光，依次进行激光前囊截开，自下而上劈核，角膜主、侧切口切开，弧形散光矫正切口打开。激光完毕，负压自动解除，移除负压环。

（7）超声乳化吸出：完成飞秒激光消毒后在表面麻醉或局部麻醉下行超声乳化手术。角膜开口器开启激光角膜主切口及侧切口，前房注入黏弹剂，囊膜镊取出已被激光截开的前囊膜，水分离后，使用超声乳化系统进行白内障吸除联合人工晶状体植入术。手术结束时可用开口器打开弧形切口以此来加强松解作用。术毕，手术主切口及侧切口行水密。

3. 注意事项

（1）非甾体抗炎药需提前使用，可以预防飞秒激光刺激后引起的瞳孔缩小，而瞳孔缩小必然增加手术难度，容易引起术中切口的额外损伤，影响散光矫正的预测性。

（2）PI 与眼球锚定时务必保证眼位处于水平，制作的主切口、侧切口及弧形切口才能避免偏位，降低发现屈光意外的风险。

（3）弧形切口应该在光学区 5mm 以外（应考虑夜间瞳孔大小），这样不仅易于手术操作，而且因为远离视轴发生眩光的概率大大减小。

（4）开口器打开飞秒激光制作的非穿透弧形角膜切口时有可能会使得切口局部穿透，术中、术后可能出现渗漏现象，一般来说不严重的渗漏可以佩戴绷带镜，可以很好地保持前房，穿透切口也会慢慢愈合。

4. 术后并发症及其处理　我们于 2016 年 6 月至 2017 年 6 月期间前瞻性观察了 36 例行飞秒激光辅助的非穿透性弧形角膜切开的白内障患者角膜散光变化情况，入组标准为术前角膜散光≥0.75D 且排除其他影响手术效果的疾病，术前全角膜散光平均为（1.16±0.35）D，术后 3 个月时显著下降到（0.54±0.22）D。术前、术后的角膜散光分布情况见图 23-33。

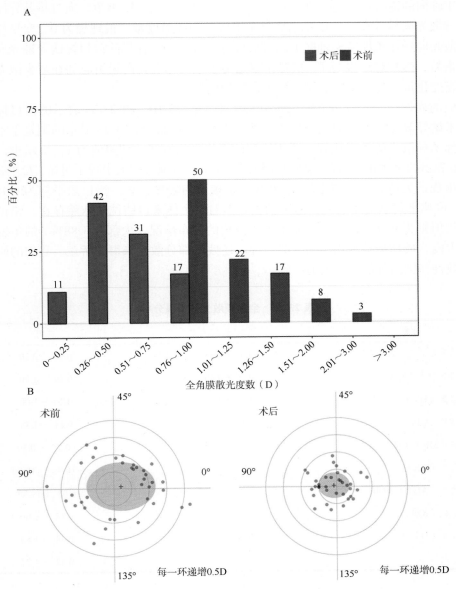

图 23-33　术前、术后全角膜散光度数的分布情况及其极坐标图

A. 示术前及术后全角膜散光度数大小的分布情况；B. 示术前及术后全角膜散光大小与方向的极坐标图

　　因为散光不仅有大小，而且有方向。标准的是用 Alpins 散光向量分析法运算，引入的概念在此做简单的阐述。目标诱导散光向量是指手术预期诱导出的散光（有大小和轴向）。手术诱导散光向量是指手术实际上诱发的散光（有大小和轴向）。差异向量是指能够使初始手术在第二次尝试中达到原始目标所需诱导出的散光（有大小和轴向）。差异向量是可以用来评判手术成功程度的最佳为 0。矫正指数是手术诱导散光向量与目标诱导散光向量的比值，最佳结果为 1。如果发生过矫，则大于 1.0；如果存在欠矫，则小于 1.0。误差值是手术诱导散光向量和目标诱导散光向量的大小之间的算术差，过矫为正，欠矫为负。误差角是由所实现的矫正轴向与预期的矫正轴向的矢量误差角度。如果所达到的矫正轴向在预期矫正轴向的逆时针方向，则为正；如果在顺时针方向，则为负。通过将差异向量除以目标诱导散光向量计算出的成功指数是手术成功的相对度量，最理想为 0。变平作用是手术诱导散光向量在预期矫正轴向上的有效成分。通过变平作用除以目标诱导散光向量计算出平坦指数，最理想结果为 1。扭转作用是由手术诱导散光向量引起的在减少散光方面无效的散光变化量。校正系数定义为矫正指数的倒数。

　　我们的病例中全角膜散光的矢量分析结果见表 23-10。图 23-34 表示的是目标诱导散光、手术诱导散光、差异向量与矫正指数的大小及方向，图 23-35 显示的则是手术诱导散光与目标诱导散光的关系比较。矫正指数的平均值为 0.89，理想值为 1，提示少许欠矫。图 23-36 表示的是矫正指数的具体分布情况，27.8%（10 眼）的人出现了过矫，72.2%（26 眼）的人则出现了欠矫。误差值平均为 –0.16，也提示为轻度欠矫。错位角平均为 0.04，理想值为 0，说明平均后的角度误差基本消失，但对于个体来讲错位角依然存在，错位角绝对值的平均值则为 9.08，图 23-37 显示了错位角的分布情况，大部分（88%）的角度误差在15° 范围内。成功指数平均值为 0.47，提示还残留部分散光未得到矫正。我们的研究安全性和有效性与国内外的文献报道一致。

表 23-10　全角膜散光的矢量分析

参数	平均数 ± 标准差	范围
目标诱导散光（TIA）（D）	1.16±0.35	0.80 ～ 2.20
手术诱导散光（SIA）（D）	1.07±0.40	0.40 ～ 1.80
差异向量（DV）（D）	0.54±0.22	0.20 ～ 1.00
矫正指数（CI）	0.89±0.35	0.44 ～ 1.88
误差值（ME）（D）	–0.16±0.40	–0.77 ～ 0.79
错位角°（AE）	0.04±10.74	–19.39 ～ 18.76
错位角°（AE）绝对值	9.08±5.67	0.08 ～ 19.39
成功指数（IOS）	0.47±0.18	0.18 ～ 1.00
变平效果（D）	0.94±0.38	0.34 ～ 1.80
变平指数	0.83±0.33	0.42 ～ 1.77

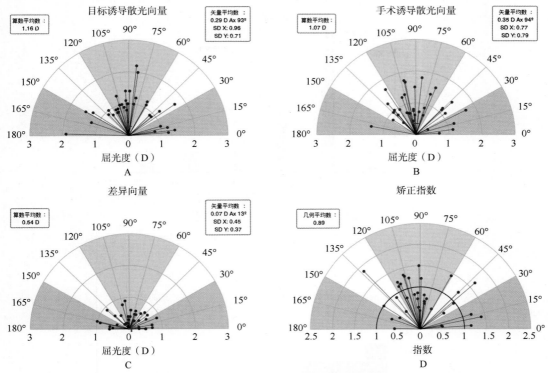

图 23-34 目标诱导散光、手术诱导散光、差异向量与矫正指数的极坐标扇形图

A. 示目标诱导散光向量，算数平均数为 1.16D，矢量平均数为 0.29D，轴位位于 93°；B. 示手术诱导散光向量，算数平均数为 1.07D，矢量平均数为 0.35D，轴位位于 94°；C. 示差异向量，算数平均数为 0.54D，矢量平均数为 0.07D，轴位位于 13°；D. 示矫正指数，几何平均数为 0.89

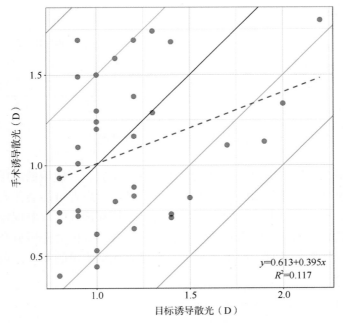

图 23-35 目标诱导散光与手术诱导散光关系图
图中黑线上方的点为过矫，下方的点则为欠矫

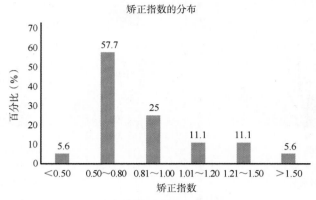

图 23-36　矫正指数的分布情况

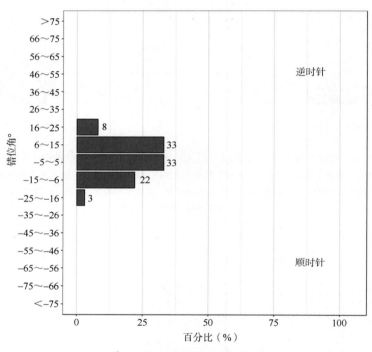

图 23-37　错位角的分布情况

　　术后切口周围在术后 1 周内可能出现温和的炎症反应，可使用糖皮质激素类滴眼液控制。术后因为角膜神经被部分切断及眼表微环境的破坏，患者可能会伴有干眼症的不适症状，可滴用人工泪液治疗。术后可能出现弧形切口意外穿透发生渗漏现象，一般来说不严重的渗漏可以佩戴绷带镜，可以很好地保持前房，穿透切口也会慢慢愈合。散光发生过矫或欠矫而残留一定全眼散光时，如患者有进一步提高视觉质量的需求，可佩戴框架眼镜或者再行手术干预。

（二）角膜陡峭子午线角膜穿透性隧道式切开术

　　飞秒激光辅助的角膜陡峭子午线角膜切开术与手工制作的切口原理一样，飞秒激光制作的切口更方便、快捷，准确度也更高。

1. 适应证及手术量表

角膜散光≥0.5D。排除标准：①角膜斑翳、角膜白斑、肥厚的翼状胬肉、明显的老年环；②小睑裂；③青光眼；④瞳孔无法散大；⑤晶状体严重半脱位；⑥眼球震颤、斜视。

文献中目前无可供参考的飞秒激光辅助的穿透性陡峭子午线手术切口散光矫正量表，我们的角膜陡峭子午线角膜切开手术量表（表23-5）可以作为参考，再根据手术效果进行调整。

2. 手术步骤

（1）患者准备：同飞秒激光辅助的非穿透性弧形角膜切开术。

（2）参数设定：以AlconLenSx飞秒激光系统（美国爱尔康眼科药品与医疗器械专业公司）为例。激光的参数设置同飞秒激光辅助的白内障超声乳化术章节。提前设置好前囊膜、碎核、角膜切口的参数。其中撕囊直径4.5～8mm，如果晶状体核较硬、较大，则撕囊直径倾向于偏大，以利于后续的囊袋内转核、劈核。碎核直径根据术者要求设定，一般5.2～8mm。劈核模式依据核硬度选用Chop、Cylinder或Frag模式，或者联合使用。主切口制作：采用单平面或三平面切口，位置位于散光陡峭轴。切口宽度应根据手术量表来定。单平面切口进入角度可设置为20°～45°，进入角度过小则隧道过长不利于后续手术操作，角度过大则隧道过短不利于切口闭合，易于渗漏并发生眼内感染。通常矫正角膜散光时应保证隧道长度恒定，这样SIA大小能够保持可预测。AlconLenSx飞秒激光系统可设定的主切口最大宽度为4mm，侧切口最大宽度为3mm，超过3.6mm宽度的切口不建议用来矫正角膜散光，切口自闭性较差，容易引起切口渗漏、眼内炎等严重并发症。辅助切口制作：采用单平面切口，位置可与主切口相隔90°～120°，宽1mm，角度30°，辅助切口引起的SIA可忽略不计。

（3）锚定、角膜子午线的重新确定、调整、激光发射：同飞秒激光辅助的非穿透性弧形角膜切开术。

（4）超声乳化吸出：完成飞秒激光消毒后在表面麻醉或局部麻醉下行超声乳化手术：角膜开口器开启激光角膜主切口及侧切口，前房注入黏弹剂，囊膜镊取出已被激光截开的前囊膜，水分离后，使用超声乳化系统进行白内障吸除联合人工晶状体植入术。如果有对侧透明角膜切口，则手术结束时可用开口器打开切口至完全穿透以此来加强松解作用。术毕，所有手术切口均行水密。

3. 注意事项

（1）患者上下角膜缘的连线要保持水平（图23-38），这样PI里的角膜接触镜才能居中覆盖压平角膜，OCT的实时图像才能准确，OCT引导制作的角膜切口才能位置准确。如果眼位偏斜或者PI吸引眼球不牢固，则制作的角膜切口可能偏内（图23-39）、偏斜（图23-40），导致散光矫正效果不稳定。

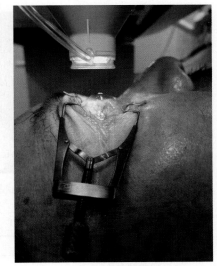

图23-38　上下角膜缘连线保持在水平位

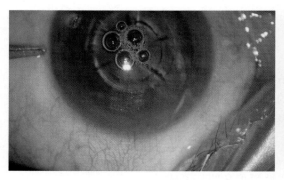 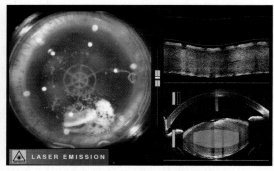

图 23-39 切口偏内　　　　　　　　　　　图 23-40 切口偏斜

（2）飞秒激光制作的切口有时未必能够完全打开，切口内有部分纤维仍有连接，这时候可用一次性穿刺刀在未打穿的切口处行穿刺切开，宽度、隧道长度及切口构型尽量维持原设置。

4. 术后并发症及其处理　我们对 138 例 2017 年 6 月至 2018 年 6 月曾在笔者所在医院行飞秒激光辅助白内障超声乳化手术的白内障合并全角膜规则散光≥ 0.75D 的患者进行了回顾性研究。我们根据自制的散光矫正手术量表设计手术切口（表 23-5），分别行单个（图 23-41）或成对（图 23-42）的陡峭轴透明角膜切口，术后 3 个月随访时全角膜散光从术前的（1.31±0.41）D（平均数 ± 标准差）下降到术后的（0.69±0.34）D。术前患者的一般情况及眼部生物学参数见表 23-11。术前及术后 3 个月时角膜散光分布情况见图 23-43。散光的矢量分析见表 23-12。过矫与欠矫情况及手术诱导散光向量与目标诱导散光向量之间的回归关系见图 23-44。术后 3 个月时视力及屈光情况见图 23-45。所有患者并未发生切口相关的手术并发症，如后囊破裂、切口渗漏或是眼内感染。飞秒激光辅助的穿透性陡峭子午线手术切口对于愿意行飞秒激光辅助的超声乳化手术的患者而言并未增加额外的负担，是术中简单有效地解决患者角膜散光问题的技术。

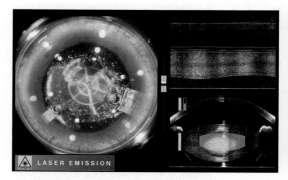 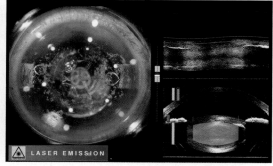

图 23-41 单个陡峭子午线透明角膜切口　　　图 23-42 成对的陡峭子午线透明角膜切口

表 23-11　患者一般情况及眼部生物学参数

参数	平均值 ± 标准差	范围
年龄（岁）	59.46±13.33	24 ～ 81
男 / 女（%）	49%/51%	

续表

参数	平均值 ± 标准差	范围
右眼 / 左眼（%）	53%/47%	
最佳矫正视力（logMAR）	0.76±0.29	0.1 ～ 1.3
前房深度（mm）	2.81±0.26	1.54 ～ 3.89
眼轴长度（mm）	24.25±2.58	19.12 ～ 30.24
术前角膜曲率（D）	42.49±1.69	39.20 ～ 48.70
术后角膜曲率（D）	42.29±1.47	39.20 ～ 48.40
术前角膜散光（D）	1.32±0.41	0.8 ～ 2.5
术后角膜散光（D）	0.70±0.38	0.1 ～ 2.43

表 23-12　矢量分析结果

参数	平均数 ± 标准差	范围
目标诱导散光向量（D）	1.31±0.41	0.8 ～ 2.5
手术诱导散光向量（D）	1.02±0.54	0.10 ～ 2.98
差异向量（D）	0.69±0.34	0.1 ～ 2.0
矫正指数	0.72±0.36	0.09 ～ 1.88
散光矫正百分比	71.89±35.76	9.09 ～ 188.18
校正系数	1.62±1.29	0.53 ～ 10.99
成功指数	0.48±0.20	0.11 ～ 1.29
误差值	−0.29±0.51	−1.98 ～ 1.30
误差角绝对值	11.10±8.03	0.0 ～ 61.26
误差角算术值	1.11±13.70	−61.26 ～ 27.81
变平作用	0.93±0.53	−0.17 ～ 2.97
变平指数	0.73±0.35	−0.14 ～ 1.86
扭转作用	0.05±0.43	−1.25 ～ 1.40
拟定轴向散光降低百分比	72.48±35.12	−14.45 ～ 186.02

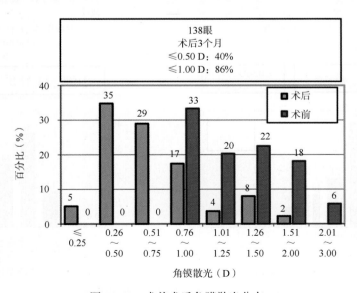

图 23-43　术前术后角膜散光分布

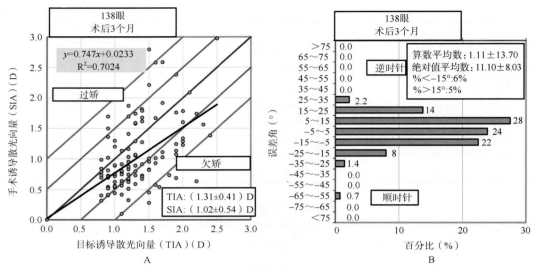

图 23-44　目标诱导散光与手术诱导散光的关系及误差角分布

A. 目标诱导散光与手术诱导散光的回归公式，＞1 为过矫，＜1 为欠矫；B. 误差角的分布情况，逆时针偏位为正值，顺时针偏位为负值

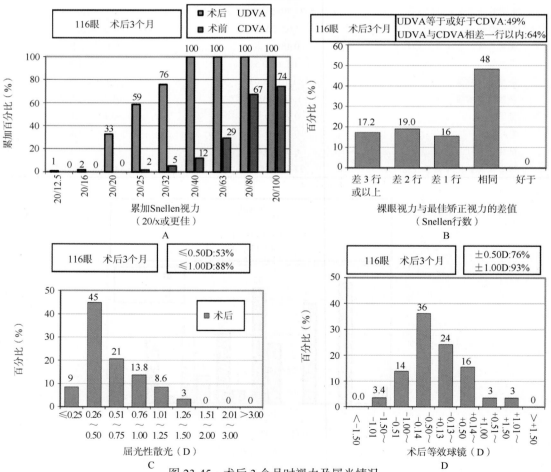

图 23-45　术后 3 个月时视力及屈光情况

A. 术后 3 个月时累加 Snellen 视力（裸眼远视力和最佳矫正远视力）；B. 裸眼远视力和最佳矫正远视力的差异；C. 术后屈光性散光度数分布；D. 等效球镜分布情况

　　术后常规行抗菌、抗炎治疗。术后患者可能会伴有干眼症的不适症状，可滴用人工泪液治疗。术中、术后可能出现切口过大不能自闭，可用尼龙线缝合至无渗漏、前房稳定。散光发生过矫或欠矫而残留一定全眼散光时，如患者有进一步提高视觉质量的需求，可佩戴框架眼镜或者再行手术干预。

　　本章节中涉及的临床研究由江苏省科技计划项目致盲性白内障合并角膜散光的精准规范化诊疗研究（项目编号 BE2016699）资助，为规范的临床病例对照研究设计下开展的白内障摘除联合角膜散光矫正术的临床研究总结。

（陈　戌　管怀进）

第二十四章　玻璃体手术

第一节　概　　述

玻璃体手术经历了两个发展阶段，即开放式玻璃体切除术和闭合式玻璃体切除术。开放式玻璃体切除术经角膜切口或巩膜切口进行，经角膜切口时需用环钻切开角膜，去除晶状体后经瞳孔进入玻璃体腔操作；经巩膜切口时需在睫状体平坦部切开约 1/2 圆周以上。因两种途径都对眼组织损伤较大，术中、术后并发症较多，现在很少应用。

Machemer 于 1971 年发明了玻璃体注吸切除器，从一个大的手术切口发展到三个巩膜小切口，即分别通过睫状体平坦部的三个巩膜切口进行眼内照明、灌注和抽吸切割，开创了经睫状体平坦部的闭合式玻璃体切除手术时代。与开放式玻璃体切除手术相比具有明显的优点：①不需要切开角膜、切除晶状体或大范围切开巩膜，巩膜切口明显缩小；②切除玻璃体时眼内灌注液体，术中眼压维持正常，减少术中出血等并发症；③利用眼内导光纤维照明，提高了眼内结构的能见度，可进行眼内精细手术操作，扩大了玻璃体切除手术的适应证。

随着对玻璃体视网膜疾病认识的不断提高，以及各种玻璃体显微手术器械迅速发展，如双目立体手术显微镜、角膜接触镜、玻璃体手术器械日趋微型化及标准化、玻璃体腔内填充物等，手术适应证日益扩大。特别是随着微创玻璃体切除手术概念的提出，23G、25G 及 27G 微创玻璃体切割系统和非接触广角观察系统的应用，不但能切除玻璃体腔中的病变玻璃体，而且能清除视网膜表面及视网膜下的机化物，并能进行视网膜切开、切除及视网膜脱离复位等手术操作，使手术并发症大大减少，明显提高了玻璃体视网膜疾病的治疗效果。

虽然玻璃体手术对许多玻璃体视网膜疾病治疗具有很好的效果，但做好玻璃体手术，除了要有高质量的玻璃体切割仪及手术器械以外，必须要求术者能熟练使用，并熟练掌握显微手术操作技术。此外，术者应熟悉玻璃体、视网膜解剖，充分了解每种疾病的病理改变、发展过程及转归，才能正确掌握手术适应证，解决术中可能发生的问题，预防术后并发症。

第二节　玻璃体手术基本技术

一、手术仪器和器械

现代玻璃体切除手术是复杂而精细的眼内显微手术，要想提高治疗效果，降低玻璃体手术的术中及术后并发症，先进和完善的玻璃体手术器械是必备的先决条件，同时，术者必须在术中能够熟练应用此显微手术仪器及器械，并具有娴熟的手术操作技巧。下面对玻璃体切除手术中常用的手术仪器及器械作一简要介绍。

（一）玻璃体切割仪

玻璃体切割仪主要由切除系统、抽吸系统、灌注系统和观察系统组成。

1. 切除系统（cutter system） 玻璃体切割头（以下简称"玻切头"），是玻璃体切割手术中重要的切割病变玻璃体、增殖膜及血凝块等的工具，其主要功能是将进入玻切头的上述病变组织切断并抽出眼外。它由固定的外管和可旋转的或前后移动的内管刀刃组成，即刀刃的运动有旋转式和前后往复式两种。传统 20G 玻切头外管直径为 0.89mm，微创玻切头的直径逐渐减小，23G 为 0.6mm，25G 为 0.5mm，27G 为 0.4mm。

由于旋转式玻切头有可能缠绕玻璃体而牵拉损伤视网膜，目前常用往复式玻切头（图 24-1）。推动内管刀刃的动力有气动与电动两种，气动者较安全，通常采用氮气或压缩空气。传统 20G 玻切头刀刃切率为 0 ～ 300cpm，可以调节。微创玻切头的切率更快，如 23G 达 2500cpm，25G 达 5000cpm，27G 切速可达 7500cpm 甚至 10 000cpm。

当组织被吸入内外管的孔后，两个孔边缘的相对运动即可切开组织，通过内管吸出眼外，进入积液盒。

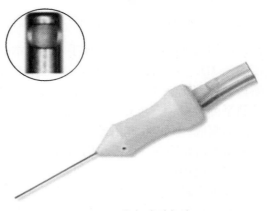

图 24-1 往复式玻切头

2. 抽吸系统（suction system） 一端为切割头，另一端为集液盒，中间与玻璃体切割仪的负压装置相连，抽吸作用完全是依靠动力系统产生的负压。抽吸系统应具有制动敏捷及压力调整准确的特点。术前应仔细检查抽吸系统是否漏气或抽吸阻力增加。漏气多与管道接头不紧、管道漏气、微孔滤过器损坏有关。而抽吸阻力增加多与组织碎片阻塞切割头或抽吸管道、负压瓶与主机接头处扭结有关。

3. 灌注系统（infusion system） 传统 20G 玻切系统是由 1 个灌注液瓶通过 1 根硅橡胶管接双耳灌注头与眼内相连，微创玻切系统是其灌注管与插入眼内的微套管直接连接，不需要缝线固定。其主要作用是手术中通过其向眼内不断输入液体来补偿吸出的玻璃体的容积，维持眼压的稳定，还可以通过抬高或降低灌注液瓶的高度来调节眼压。灌注液瓶一般悬挂在患者头部上方 50 ～ 75cm 处。灌注液瓶内的液体一般为林格液或平衡盐液，可以加入适量的碳酸氢钠、葡萄糖及谷胱甘肽等，满足角膜内皮细胞与晶状体代谢的需要。术前应注意排空灌注系统内的空气，以免影响手术观察。

4. 观察系统（viewing system） 玻璃体切割手术是一种眼内显微手术，必须在手术显微镜和眼内导光纤维照明下进行操作。传统 20G 玻切系统在进行后部玻璃体切除手术时，必须加用角膜接触镜，观察眼底周边部时，则用斜面接触镜或全视网膜镜。而微创玻切系统可采用非接触广角观察系统，与传统观察系统比较具有观察角度广、立体感强等优点。

（1）角膜接触镜（contact lens）：主要作用为中和眼的屈折力，便于手术显微镜下观

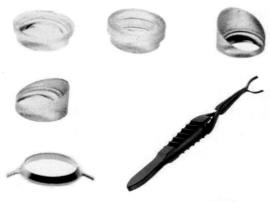

图 24-2　各种角膜接触镜、固定环、专用夹持镊

察眼内深部结构，如玻璃体、视网膜等，使深部操作变得较为容易。放置角膜接触镜时，通常先缝一稍大于角膜接触镜直径的圆形金属环于角膜缘，环内滴入甲基纤维素，再将接触镜放置于环内，起到固定角膜接触镜的作用。另一种为手持式角膜接触镜，手术时由助手协助完成（图 24-2）。

根据手术中的需要，角膜接触镜被制成不同的形状，用以观察眼底不同部位及范围：①平凹镜，表面为平凹面，是一般后段玻璃体手术必备的接触镜，常用于观察后极部眼底，应用范围广泛，是玻璃体手术最基本的标准接触镜；②双凹镜，表面呈凹形，其屈光度为 −83D，注入膨胀性气体、空气或气 - 液交换时用；③双凹 30° 斜面接触镜，用于观察玻璃体腔充满气体时周边的眼底；④ 20° 、30° 斜面接触镜，前者表面为屈光力 20° 之斜平面接触镜，可观察到赤道部附近。后者为屈光力 30° 之斜平面接触镜，可观察更周边的眼底，但成像稍有改变。应用时镜基底放在所需观察的一侧；⑤ 130° 全视网膜镜可观察锯齿状缘部，但需加用倒像装置。

（2）眼内照明（internal illumination）：在进行后段玻璃体及视网膜平面的操作时用光导纤维作眼内照明。使用光导纤维进行眼内照明与外照明相比具有明显的优点：①无界面反射，在角膜接触镜、角膜、晶状体光学界面上消除了光线的反射。②照明强度高，即使在屈光间质明显混浊时也有足够的照明。③冷光源，不产生热量，避免了视网膜热损伤。④弥散照明与局部照明互补，当手持光导纤维接近待切除组织时，可提供一个局部明亮的照明。当光导纤维回撤时，可提供较大区域的弥散照明。⑤亮区照明与暗区照明共存，暗区照明在切除透明玻璃体时更为优越。

（3）非接触广角观察系统：1987 年，Spitznas 将非接触广角观察系统最初引入玻璃体切除手术，视野观察范围 70° ，倒像。经过不断发展，目前非接触广角镜观察系统最大观察范围可达 120° ，并可还原图像为正像，具有观察角度广、立体感强的优点，即使屈光间质轻度混浊仍具有较好的能见度（图 24-3）。与传统接触镜比较，非接触广角观察系统具有许多优点：①无需缝合固定环，节省手术时间；②观察效果较传统接触镜好，受角膜条件及小瞳孔的影响小；③术野广，只需轻轻顶压巩膜即可切除周边玻璃体；④立体感强；⑤对助手依赖程度降低；⑥前后段手术容易切换，不再需要反复缝合、拆卸巩膜环；⑦手术时间缩短减低了角膜上皮损伤概率。

（二）手术显微镜

手术显微镜是玻璃体切除手术不可缺少的设备，在

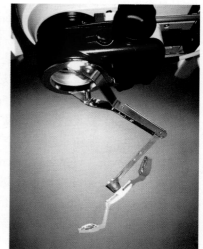

图 24-3　非接触广角观察系统

显微手术器械的帮助下，使玻璃体切除手术达到最小程度的组织损伤和最大程度的组织修复，可明显提高手术质量。临床上常用的手术显微镜为较复杂的双人双目手术显微镜和三人双目手术显微镜。它通常由观察系统、照明系统、控制系统、支架系统及附属设备等组成。玻璃体切除手术对手术显微镜的要求较高，其应具备x-y轴移动装置和脚闸调焦、调倍装置。其中以具有粗细调焦、连续调倍、x-y轴移动、同轴照明的多功能手术显微镜为最佳。

（三）玻璃体手术辅助器械、仪器和材料

除具有良好的玻璃体切割器及手术显微镜以外，玻璃体切除手术通常还需要以下设备：晶状体超声乳化仪、气-液交换机、眼内电凝器、眼内光凝机、冷凝器、硅油注入及硅油取出设备。特殊器械包括巩膜穿刺刀、巩膜塞、玻璃体异物镊、视网膜前膜剥离器、玻璃体视网膜镊、眼内剪、笛形针等。

1. 巩膜穿刺刀　又称 MVR 刀，为一针样小刀，头部呈三角形（图 24-4）。通常在睫状体扁平部垂直刺入眼内做巩膜穿刺口，作为放置灌注管、光导纤维及玻璃体切割头或其他显微手术器械进入眼内的通道。

微创玻璃体切除手术不再需要巩膜穿刺刀制作手术切口，而是采用带有微套管的穿刺针（图 24-5）。带有微套管的穿刺针平行于角巩膜缘，与巩膜成20°～30°角，穿过结膜巩膜及睫状体，当达到微套管与穿刺针接口时，穿刺针改变方向后刺向后极部，缓慢拔出穿刺针，微套管留置于巩膜内。手术器械可通过微套管进入眼内进行手术。

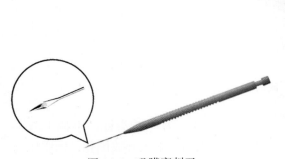

图 24-4　巩膜穿刺刀

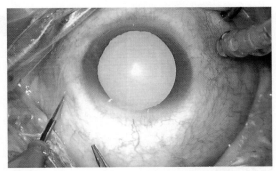

图 24-5　采用带有微套管的穿刺针制作手术切口

2. 巩膜塞　传统 20G 玻切系统，巩膜塞呈光滑钝圆的铆钉状，长度为 2～3mm，针部的直径为 0.89mm（图 24-6），用专用镊子（反向镊）夹取巩膜塞。闭合式玻璃体切除手术通常有三个切口，一个切口插入灌注管，第二个切口插入导光纤维，第三个切口插入玻切头或其他眼内器械。当手术过程中第二、三个切口暂时不用时，切口可暂时由巩膜塞加以封闭，防止液体外流引起低眼压，保证了术中眼压的稳定。

微创玻切系统，如前所述，利用带有微套管的穿刺针穿刺巩膜进入眼内建立手术通道，在器械拔出眼内后，由专用配套的套管塞插入套管内，堵塞微套管而防止眼内液体流出（图 24-7）。而有些微套管带有自闭功能，器械拔出眼内后微套管自动关闭，而不需套管塞。

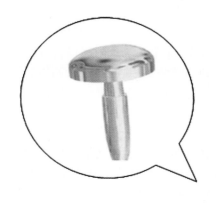

图 24-6　巩膜塞

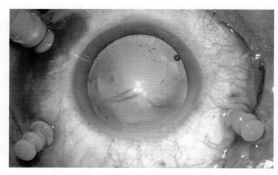

图 24-7　微创玻切术中套管塞插入套管内

3. 眼内剪　主要用于剪开玻璃体增殖条索及膜样组织，分离视网膜前膜及剪开视网膜等。为便于术中操作，剪叶的设计有水平、垂直及斜面三种不同的类型（图 24-8）。

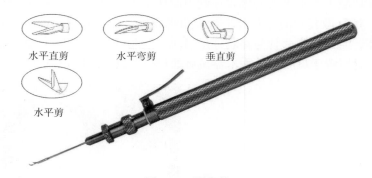

水平直剪　　水平弯剪　　垂直剪

水平剪

图 24-8　眼内剪

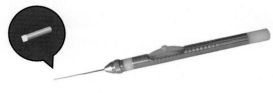

图 24-9　笛形针

4. 笛形针　为一钝头针，手柄上有一侧孔，将针头插入眼内开放侧孔，因眼压与大气压之间的压力差，眼内液体、视网膜下液或未凝结的血液自动经侧孔排出眼外（图 24-9）。如用手指堵住侧孔，引流作用立即停止。通常在针的前端安放一短的硅胶管，用于在头部伸入视网膜下进行引流时，避免坚硬的笛形针的头部直接接触视网膜，减少对视网膜的损伤。

5. 玻璃体异物镊　有三爪异物镊及勺式异物镊，用以夹取眼内非磁性或磁性异物（图 24-10）。

6. 玻璃体视网膜镊　分为有齿镊和无齿镊两大类，又根据其前端形状的不同分为垂直颞、直膜镊、鹰嘴式膜镊、带平台直膜镊、弯膜镊、内界膜镊及视网膜下镊等（图 24-11），用于视网膜前膜、视网膜下膜、玻璃体积血、机化膜及内界膜的去除。

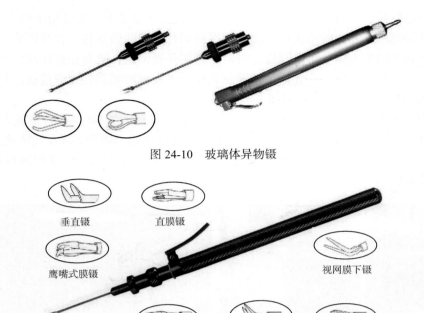

图 24-10　玻璃体异物镊

图 24-11　玻璃体视网膜镊

7. 视网膜前膜剥离器　使用其分离视网膜前膜。其前端呈不同形状，如铲状、钩状、梳状、锯齿状等，粗细不一（图 24-12）。术中应根据视网膜前膜与视网膜粘连的松紧度及其范围和厚度来选择不同的前膜剥离器。如视网膜前膜较薄、粘连广泛者宜选用较锐利的膜剥离器，反之选用较钝的膜剥离器。

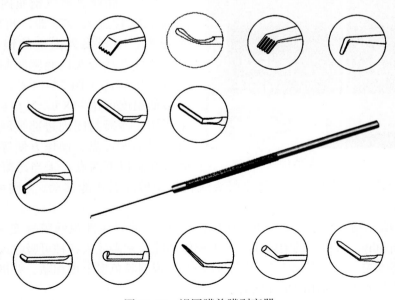

图 24-12　视网膜前膜剥离器

8. 眼内电凝器 眼内电凝常用的为单手双极电凝，操作方便。主要用于以下几种情况：①止血，电凝视网膜表面的出血点；②为视网膜切开或切除做准备，在视网膜切开或切除前将切口处的视网膜先做一排电凝后，沿电凝点切开视网膜，既有止血作用，又使视网膜产生凝固性坏死而便于切开；③标记视网膜裂孔，电凝视网膜裂孔边缘使成白色，便于在气 - 液交换后辨认出裂孔而加以封闭。

9. 眼内激光器 眼内激光器有多种，如氩激光、氪激光、Nd：YAG 激光等，但最常用的是氩激光（图 24-13A、B）。操作方便，通过导光纤维输入眼内，可在气体或水下进行，但前提是视网膜 - 色素上皮贴附。眼内激光主要用于三个方面：①止血；②封闭视网膜裂孔；③全视网膜光凝。

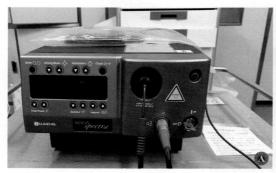
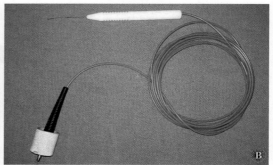

图 24-13 眼内激光器主机（A）；眼内激光头（B）

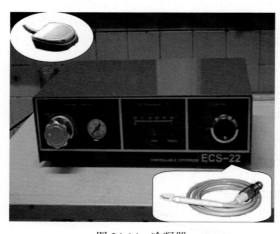

图 24-14 冷凝器

10. 冷凝器 采用高压气体制冷，其制冷原理为 Joule-Thomson 效应。常用气体为二氧化碳（CO_2）和一氧化二氮（N_2O），储存于高压钢瓶内。高压气体经高压软管进入冷凝器，再经导管到达冷凝头。冷凝头为内空的银合金盲管，高压气体在冷凝头内腔膨胀制冷，停止进气可立即解冻（图 24-14）。采用 CO_2 制冷最低温度可达 -78℃，N_2O 可达 -88℃。主要用于冷凝封闭周边部视网膜裂孔，具有效果确实可靠、操作方便等优点。冷凝时应注意以下两点：①当冷凝的视网膜出现白色冷凝反应后应立即解冻；②冷凝头应在完全解冻后才能移动，否则可引起结膜、巩膜的损伤。

11. 眼内填充物 在复杂性视网膜脱离及增生性糖尿病性视网膜病变（proliferative diabetic retinopathy，PDR）的治疗中，在玻璃体切除后常需注入各种可吸收或不可吸收的物质填充玻璃体腔，从眼内顶压视网膜，促使其与视网膜色素上皮相贴，并进行冷凝或激光使视网膜裂孔封闭。常用的填充物有：

（1）空气：空气为极其易得而又无须费用的气体，具有不膨胀、易吸收、维持时间短的特点。主要用于：①黄斑裂孔、上方视网膜裂孔、裂孔有鱼嘴现象而不伴有明显玻璃体牵拉者；②玻璃体手术中进行气 - 液交换，用以置换出玻璃体腔中平衡盐溶液或全氟化碳液体；③在巩膜外垫压术中，放视网膜下液后眼压较低时注入空气用以升高眼压。

（2）膨胀性气体：膨胀气体有 SF_6（六氟化硫）、C_3F_8（全氟丙烷）等，为无色高分子量的气体，水溶性差、能膨胀，其膨胀机制是气泡吸收了溶解于血液中的气体，如 O_2、CO_2 和 N_2，特别是 N_2，其与周围组织中的气体之间存在着扩散压差，气泡的膨胀和消失，实质上就是这种压力在气泡内重新分布达到动态平衡的过程。因其吸收缓慢，能膨胀，作为玻璃体腔内填充物比空气效果好。

（3）硅油：硅油的化学成分为聚二甲基硅氧烷，化学性质稳定，为无色透明的液体，无毒，对人体无害，屈光指数为 1.4，比玻璃体及房水稍高。由于硅氧烷链长度不同，硅油具有不同的黏性，链越长，黏性越大。临床上常用的黏度为 1000 ～ 5000CS。由于硅油不被组织吸收，因此可起到长期或永久的填充作用，可有效阻止视网膜再出血和纤维血管膜收缩，多用于复杂视网膜脱离及严重增生性视网膜病变者。但硅油长期停留在眼内可引起白内障、角膜变性及继发性青光眼等并发症。

（4）全氟化碳：全氟化碳为无色、透明、无味的液体。因其比重大于水，约为水的 2 倍，故称之为"重水"。其特点：①屈光指数不同于水而接近玻璃体，与灌注液之间形成一明显的界面，便于观察，且不需更换接触镜。②具有一定的表面张力，解除视网膜牵拉增生膜后，注入全氟化碳液体时，即使超过裂孔的后缘，也不会经过裂孔进入视网膜下。③因比重大于水，注入眼内后，沉于玻璃体腔底部。随着注入量的增加，视网膜自后向前逐渐压向色素上皮，使视网膜复位，同时视网膜下液也自后向前移动，最后从裂孔排出，使视网膜下液排出更安全方便。④沸点高，可在全氟化碳液体下进行激光光凝。⑤黏度低（＜ 10 CS），容易被注入和吸出。

12. 眼内灌注液　眼内灌注液用于替代切除的玻璃体，维持术中眼压的稳定。因此，任何无菌、透明、等张的液体都可用作眼内灌注液，如生理盐水、林格液（或乳酸林格液）、平衡盐溶液、谷胱甘肽 - 碳酸氢钠 - 林格液等。如果手术时间长，可选用含谷胱甘肽、葡萄糖、矿物质、碳酸氢钠缓冲体系等成分的灌注液，可有效减轻角膜水肿、晶状体混浊和视网膜损伤。

二、玻璃体切除手术基本操作技术

（一）结膜切口

传统 20G 玻璃体切除手术结膜切口的形状可以是"L"、"T"或"梯形"（图 24-15）。通常在鼻上、颞上及颞下方准备做巩膜切口的部位、距角巩膜缘后 2mm 处剪开球结膜，有效止血，防止术中血液渗入角膜接触镜下影响手术操作。如合并白内障需行晶状体摘除时，右眼可顺时针剪开 8 ～ 3 点球结膜，左眼顺时针剪开 9 ～ 4 点球结膜（图 24-16）。

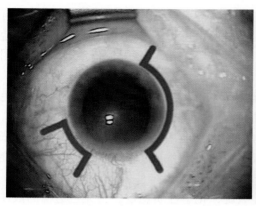

图 24-15　梯形结膜切口形状

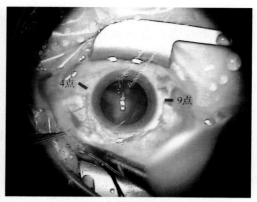

图 24-16　顺时针剪开左眼 9～4 点球结膜

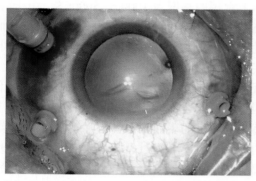

图 24-17　微创玻璃体切除手术制作的灌注、
玻璃体切割及眼内照明手术切口

现代微创玻璃体切除手术不再需要剪开球结膜，分别于距角巩膜缘 3.0～3.5mm 处，右眼于 8：30、9：30、2：30，左眼于 3：30、10：30、2：30，带有微套管的穿刺针平行于角巩膜缘，与巩膜成 20°～30° 角，直接穿刺结膜、巩膜及睫状体而进入眼内，制作灌注、玻切及眼内照明手术切口（图 24-17）。

（二）巩膜切口

闭合性玻璃体切除手术通常在睫状体扁平部颞下、颞上、鼻上做三个巩膜切口，颞下象限的巩膜切口一般安置灌注管，鼻上及颞上巩膜切口为导光纤维及玻璃体切割头出入的切口，两切口相距约 120°，有利于切除上方周边玻璃体。切口方向一般与角膜缘平行，有晶状体眼距角膜缘 3.5mm，无晶状体眼距角膜缘 3mm，婴幼儿切口适当靠前。传统 20G 玻璃体切除手术，常用刀宽为 1.4mm 的玻璃体手术专用巩膜穿刺刀穿刺巩膜，切口的长度正好与直径为 0.89mm 的玻璃体手术器械大小一致。穿刺时应垂直穿入，不可过深，避免损伤晶状体及视网膜。如前所述，现代微创玻璃体切除手术，直接采用带有微套管的穿刺针在相应的巩膜位置穿刺，制作手术切口。

（三）晶状体切割

若手术需联合晶状体手术时，晶状体切割最好在晶状体囊袋内完成。过早切除前囊导致大量灌注液与角膜内皮细胞接触，将加重其损伤；后囊破损则晶状体皮质或核碎片易掉入玻璃体腔。

（四）玻璃体切除基本技术

玻璃体切除是玻璃体视网膜手术重点，技术好坏关系着手术的预后。玻璃体切除具有以下五方面作用：①清除混浊玻璃体；②切除对视网膜和睫状体有牵拉的玻璃体机化物；③选择性切除视网膜重要部位、影响视功能的视网膜前膜；④复位脱离的视网膜；⑤尽量切净玻璃体，防止玻璃体牵引视网膜或视网膜前纤维血管组织生成。

　　玻璃体切割头通过巩膜切口进入眼内时玻璃体切割口不应有玻璃体嵌塞，保持巩膜切口处通畅。否则，玻璃体切割头反复进出切口时容易造成玻璃体牵拉视网膜，造成不必要的医源性损伤。另外，应注意不要损伤晶状体。在开始切割之前要确定眼内灌注是否已经打开，以保证玻璃体切除过程中眼压保持稳定。玻璃体切割过程中，玻璃体切割头应始终在可视范围内。切除顺序为先切除前部玻璃体（图24-18），再切除中央部及后部玻璃体（图24-19、图24-20），最后切除周边部玻璃体（图24-21）。但应注意，为了避免损伤晶状体，一般不切除紧靠晶状体后囊的玻璃体。向后切除时，要由点到面，由浅入深，边切边看，避免将脱离的视网膜当作玻璃体被切除。如此进行玻璃体切除，一直到玻璃体后皮质。如玻璃体已有部分或全部后脱离，选择后脱离所在处，将玻璃体后皮质切除一块，透过此切除孔可观察其后的视网膜。确定了视网膜与玻璃体后皮质间存在的距离后，再进一步扩大后皮质切孔继续切割直到周边玻璃体基底部。也可在玻璃体腔内注入曲安奈德辅助染色玻璃体，利用玻璃体切割头的负压吸引抓住玻璃体后皮质，反复提拉玻璃体后皮质，造成人工完全性玻璃体后脱离，可完整切除玻璃体后皮质。如玻璃体下腔有大量积血影响观察视网膜时，可应用笛形针予以清除，直至看见视网膜；也可单纯应用玻璃体切割头的负压吸引功能来清除积血。

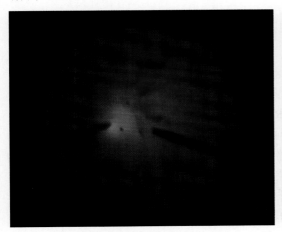

图 24-18　应用显微镜灯光照明切除前部玻璃体

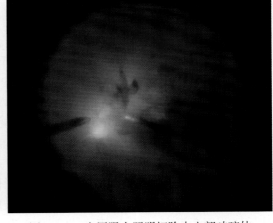

图 24-19　应用眼内照明切除中央部玻璃体

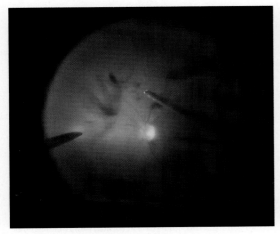

图 24-20　应用眼内照明切除后极部玻璃体

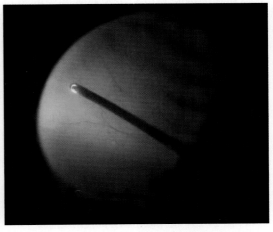

图 24-21　应用眼内照明切除周边部玻璃体

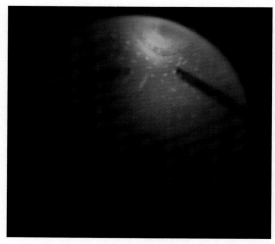

图 24-22　应用巩膜压迫器顶压周边巩膜，暴露周边部玻璃体

切除周边部玻璃体时，需采用巩膜压迫法，使周边部组织暴露于视野内，以便直视下操作（图 24-22）。通常术者一手用巩膜压迫器向内顶压周边巩膜，使周边部玻璃体暴露于瞳孔区，另一只手持玻璃体切割头进行切吸。如术者双手都被占用，可由助手协助压迫巩膜。

从眼内取出玻璃体切割头前，要先停止切割，观察玻璃体切除口内无玻璃体缠绕后再退出玻璃体切割头。传统 20G 玻璃体切除手术，需注意要切除嵌顿在巩膜切口内的玻璃体，如暂时无手术器械进入玻璃体切割口，应用巩膜塞塞住巩膜切口，保持眼压稳定。

（五）膜剥离与切除

视网膜前膜发生在视网膜内表面，是由于视网膜胶质细胞及视网膜色素上皮细胞移行、增生而形成的纤维化膜，可发生于多种病变。根据视网膜前膜内是否有异常增生的血管成分而分为纤维血管膜和无血管的纤维膜。纤维血管膜常见于增生性视网膜病变如 PDR、视网膜静脉周围炎和视网膜静脉阻塞、ROP 等；无血管的纤维膜常见于增生性玻璃体视网膜病变（proliferative vitreoretinopathy，PVR）或黄斑前膜等。

有血管的纤维血管膜先电凝血管或电凝止血后，再进行剥膜。剥膜时可使用带钩的 5ml 注射器针头或特殊的玻璃体视网膜分离器把膜轻轻钩起，使其与视网膜分开，用钝钩或膜剥离铲继续扩大分离，或改用眼内镊，夹住已钩起的膜，沿膜的分布区顺势将其撕下（图 24-23）。撕膜时，另一只手可用导光纤维的前端协助分离，双手操作可防止医源性视网膜裂孔发生。视网膜前膜游离后再用玻璃体切割头切除之（图 24-24）。膜剥离时应从后向前逐渐剥离，可减少医源性裂孔产生，另外，缺血区的视网膜容易形成裂孔，层间分膜和眼内剪断膜可减少膜对视网膜的牵拉。

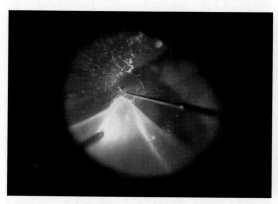

图 24-23　应用眼内钩分离视网膜前膜

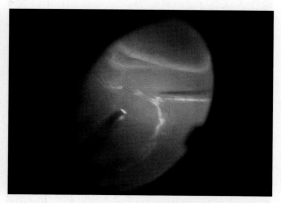

图 24-24　应用玻璃体切割头切除游离的视网膜前膜

有时纤维血管膜与视网膜粘连较紧，单凭上述方法不能将其与视网膜分开，强行分离容易造成玻璃体出血，影响手术操作。此时，应仔细寻找视网膜前膜与视网膜粘连不紧密处，往往两处粘连之间的视网膜前膜仅如架桥样横越其下面的视网膜，并无紧密粘连，将眼内膜钩或带钩的 5ml 注射器针头伸到膜与视网膜之间，轻轻分离此处，伸入眼内剪剪断前膜后，可使用玻璃体切割头进行膜的切除，直到不能再分离的粘连处，此时留下一些膜性岛屿。使用玻璃体切割头做膜切除时，切除刀口侧向视网膜，增加切割频率，降低吸引力，以防止造成视网膜裂孔。

（六）视网膜切开

视网膜切开适用于处理严重的玻璃体视网膜病变，可用于排放视网膜下液和松解视网膜。

1. 为排放视网膜下液而做视网膜切开术　当视网膜无裂孔或原裂孔位于远周边部不便放视网膜下液时，选择在视网膜脱离范围内切开视网膜，切口位置尽量在鼻上，至少距视盘 1.5DD。在拟切开视网膜处先行眼内电凝，以防切开时出血，并作为气 - 液交换后观察切口的标记。连续进行电凝，造成局部坏死，即可穿破视网膜。在进行上述操作时切勿损伤脉络膜，否则可致大出血。

2. 松解性视网膜切开术　彻底切除视网膜前膜，如仍存在张力，视网膜复位困难，则应行松解性视网膜切开。在欲切开处，先做一排互相连接的视网膜电凝斑，并电凝血管。沿电凝斑用眼内剪剪开或直接用玻璃体切割头切开视网膜，切开的两端必须达到正常视网膜，以便彻底解除牵拉。

（七）视网膜切除术

视网膜切除术适用于不能单纯用视网膜前膜剥除法展开的视网膜皱缩。如手术或外伤造成的视网膜嵌顿、巨大裂孔后瓣卷曲变硬等。确定欲切除视网膜范围，在与正常视网膜的交界处连续做一排互相连接的视网膜电凝斑，沿电凝斑用眼内剪剪开或直接用玻璃体切割头切除病变区视网膜，切除的边缘应达到活动度正常的视网膜。

（八）视网膜下膜切除术

视网膜下膜是视网膜脱离或视网膜不易复位的常见原因，术中应广泛切除视网膜下膜方可复位视网膜，而对视网膜复位无影响时可不必处理。在视网膜下膜处切开视网膜，做一小切口，如视网膜下膜位于后极部，切开时应沿神经纤维走行方向切开，避免过多损伤神经纤维，用眼内膜镊抽取增生的条索。若不能抽出或操作时原切口明显扩大，应立即停止抽拉下膜，将条索剪断后分段取出。若条索剪断后回缩，不再牵拉视网膜，不影响视网膜复位，可保留在视网膜下。气 - 液交换后做眼内光凝或巩膜外冷凝封闭视网膜切开口。

（九）眼压调整与维持

闭合式玻璃体切除手术中，眼压应保持动态平衡，一般为 20 ～ 25mmHg。眼压增高时表现为角膜水肿、巩膜切口溢液、眼球变硬、视网膜血管搏动等；眼压低时表现为瞳孔缩小、后弹力膜皱褶、眼球变软、视网膜血管出血等。一般灌注液瓶的高度为患者头部上方 50 ～ 75cm 处。眼压低时可升高灌注液瓶高度，眼压高时可降低灌注液瓶高度。

（十）眼内止血

闭合式玻璃体切除手术中，视网膜血管或新生血管出血是常见的问题，容易发生在视网膜前膜剥除、视网膜切开等操作时，特别是术中眼压低时更容易发生。下列措施可用于眼内止血。

1. 升高灌注液瓶　但应注意升高眼压的时间不能过长，以免影响角膜透明度或引起视网膜动脉的阻塞。待手术野清晰时查找出血点，予电凝或激光止血。

2. 眼内电凝　电凝止血的电流强度应以白色反应为佳，勿使用强电流和连续电流。

3. 眼内激光　使用氩激光和二极管激光对术中引起出血的血管进行激光凝固，封闭血管。

4. 气 - 液交换　在玻璃体大部已切除或全部切除后视网膜出血时，可进行气 - 液交换，利用气体的压力压迫止血。

5. 曲安奈德术中应用　在增生性糖尿病性视网膜病变玻璃体切除术中，剥除增生膜时，发生不同程度视网膜出血或小血管出血时向玻璃体腔注入曲安奈德（4mg/0.1ml），药物在玻璃体内持续 1 分钟，可见大部分出血可停止，然后继续切除残存的与增生膜粘连紧密的玻璃体及增生膜（图 24-25）。

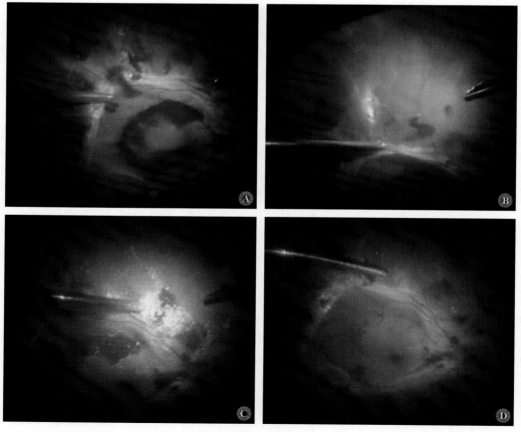

图 24-25　在剥除增生膜时，发生视网膜出血或小的血管出血（A、B），曲安奈德（TA）注入后，原视网膜出血部位被 TA 颗粒覆盖，形成红、白相间的小出血片或膜状物（C）。清除 TA 后视网膜颜色稍变浅，视网膜渗血及小血管出血逐渐停止，术野清晰（D）

（十一）眼内激光

眼内激光主要用于封闭视网膜裂孔、视网膜无灌注区的光凝治疗及眼内止血等。

激光前准备：因为激光能量高度集中，如操作不当可对术者眼睛造成很大危害。因此，手术显微镜上应安装保护性滤光镜或术者佩戴激光护目镜或眼罩。

激光照明：眼内激光可在眼内光导纤维照明下进行，或光凝锯齿缘部的视网膜时，可应用巩膜压迫器顶压周边部视网膜，在手术显微镜光源直视下进行。传统 20G 玻璃体切除手术系统需根据术眼的情况采用不同的角膜接触镜，如在气体下对无晶状体眼进行视网膜光凝时可应用平凹镜，有晶状体眼时应用双凹镜；现代微创玻璃体切除手术系统的非接触广角观察系统可适用于术中几乎所有情况，避免了更换不同接触镜的麻烦。

光凝参数设置：激光斑强度可通过改变功率、照射时间（＞0.3秒）和至视网膜距离来调节。距视网膜越近，光斑反应越强。一般激光头距视网膜的距离为 3～5mm。光凝输出功率一般设置为 0.3～0.5W，时间为 0.1～0.2 秒，光凝斑直径为 500μm，光凝斑呈灰白色为佳。可根据眼部具体情况及视网膜不同部位进行参数调整。如气-液交换后进行视网膜光凝时，由于激光的微爆破效应而损失一部分能量，激光头应更靠近视网膜，并保持恒定的距离，否则激光能量不稳定，易发生视网膜穿孔或不出现光斑反应等问题。

光凝的注意事项：光凝时光凝斑之间的距离应为 1～1.5 个光斑直径，且为避免光凝时失真使光斑的距离过小，应将显微镜调至最低倍数（图 24-26）。封闭视网膜裂孔时应围绕视网膜裂口进行 2～3 排激光光凝。如局部有新生血管时，应先光凝无新生血管处视网膜，避免光凝引起出血影响操作。如有玻璃体视网膜增殖或视网膜前膜时，应先彻底切除玻璃体，剥除视网膜前膜，松解视网膜的牵拉，进行气-液交换或注入过氟化碳液体，待视网膜复位后再进行光凝。否则，不产生光凝效应。

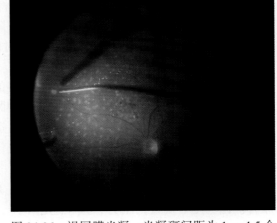

图 24-26　视网膜光凝，光凝斑间距为 1～1.5 个光斑直径

（十二）气-液交换

通过气-液交换，复位脱离的视网膜，使视网膜与下面的色素上皮相贴，便于冷凝或激光封闭视网膜裂孔。因此，气-液交换是玻璃体手术治疗复杂性视网膜脱离术中的关键步骤，能否高质量完成气-液交换直接关系到手术成败。

气-液交换之前，供气管通过三通管与眼内灌注管连接。空气通过管道连续进入眼内。传统 20G 玻璃体切除手术系统需通过角膜接触镜观察视网膜复位情况，有晶状体眼使用双凹接触镜（-98.0D），无晶状体眼用平凹镜。而现代微创玻璃体切除手术系统的非接触广角观察系统则可应对不同的屈光介质的变化，避免来回转换不同接触镜的麻烦。采用眼内光导纤维照明，以右手食指封住笛形针的排液孔并通过玻璃体切割口将笛形针伸入玻璃体腔中部，松开排液孔，眼内液在气体压力作用下沿笛形针排出眼外。此时应控制眼内液的排出速度，不宜过快，应保持注气和排液间的动态平衡。随着液体平面的下降，笛形针

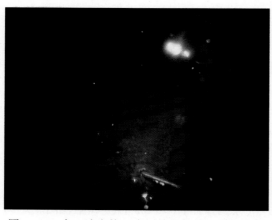

图 24-27 气 - 液交换，应用笛形针排出眼内液体

尖端逐渐靠近视网膜裂孔，将玻璃体腔液体及视网膜下液完全排净（图 24-27）。将笛形针尖插入至视网膜裂孔口平面时，应避免尖端损伤脉络膜血管引起出血。

（十三）膨胀性气体的应用

膨胀性气体的主要特性是在眼内具有膨胀性，吸收缓慢，可较长时间发挥顶压视网膜的作用。常用的膨胀性气体有 SF_6 和 C_3F_8。因 SF_6 与水作用后产生微量五氟化硫及氟化氢，对眼组织有很强的刺激作用。氟碳气体的分子质量比 SF_6 大，在水内的溶解性更小，在眼内吸收缓慢，作用时间更长。因此 C_3F_8 应用更为广泛。

在注入膨胀性气体之前，应首先完全解除玻璃体牵拉，充分剥离视网膜前膜，展开视网膜固定皱褶，视网膜活动良好后再行气 - 液交换，并根据视网膜裂孔的位置、大小、增生性视网膜病变的严重程度等决定膨胀气体的种类和浓度。

$12\% \sim 14\%$ C_3F_8 在眼内不发生膨胀。将注射器通过三通与眼内灌注管相连，缓慢注入眼内以交换眼内的空气。如推注时感觉有阻力，应适当松解一巩膜切口预置缝线的张力后继续推注，直至注射器内剩余大约 15ml 时停止推注，令助手给注射器针栓一定的力量，维持眼压，关闭巩膜切口。

术后应根据视网膜裂孔的位置保持适当的头位和体位，是手术成功的必要条件。每日应至少保持体位 12 ～ 16 小时，睡觉时可侧卧，不可平卧，直至大部分气体吸收为止。如平卧位，气体与晶状体后囊长时间接触，可造成晶状体后囊混浊。对于无晶状体眼，气体与角膜内皮接触可造成角膜内皮细胞功能失代偿；气泡推顶虹膜与角膜后壁接触，可致周边虹膜前粘连，造成继发性青光眼。

玻璃体腔内填充有膨胀性气体的患者，应避免乘坐飞机或到海拔 1200 米以上的地方旅行。因为随着高度的上升，气压迅速下降，玻璃体腔内气泡体积迅速扩大，眼压可迅速上升，引起高眼压的症状，甚至导致视网膜中央动脉阻塞。

（十四）全氟化碳液体的应用

全氟化碳液体（重水）具有比重高的特性，应用范围较广，如巨大裂孔性视网膜脱离、严重 PVR、外伤性视网膜脱离、PDR、晶状体或人工晶状体脱入玻璃体腔等。在注入全氟化碳前，应先解除视网膜牵拉，特别是视网膜裂孔附近，否则全氟化碳会从视网膜裂孔进入视网膜下腔。应用时应先将全氟化碳液体抽入 5ml 注射器中，通过 25 号钝针头自巩膜切口进入眼内达视乳头前方，缓慢注入，保持针头始终处于全氟化碳液体内，否则易出现小泡影响观察，同时注意观察视网膜复位情况。

在应用全氟化碳排出视网膜下液时，注入量应尽量充分，以压平全部视网膜，利于眼内光凝。最后通过气体 - 全氟化碳交换或硅油 - 全氟化碳交换置换出全氟化碳液体。但应注意在进行交换之前确保无周边部视网膜下液存在，否则，液体会随着气体或硅油进入眼内而再次回到后极部视网膜下，造成复位的视网膜再次脱离。在取出脱位的晶状体核或人工晶状体时，全氟化碳注入量不宜过多，一般不宜超过赤道部。否则，由于全氟化碳 - 灌注液界面之间的表面张力差形成凸面，核或人工晶状体不能保持在术野中央，不利于操作。

（十五）硅油的应用

硅油主要应用于常规方法不能复位的复杂视网膜脱离。在硅油注入之前，应先完全解除玻璃体视网膜牵拉，剥除视网膜前膜，进行气 - 液交换压平视网膜，以免硅油进入视网膜下。传统 20G 玻璃体切除手术系统进行硅油 - 气体交换时，应先将硅油装入消毒的塑料注射器内（图 24-28），再将注射器放入硅油助推器内，通过 20 号硅油注射针从上方巩膜切口缓慢注入眼内（图 24-29）。

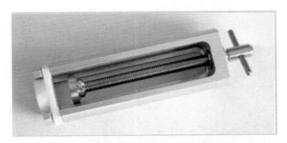

图 24-28 硅油助推器

因硅油的比重比空气大，注入的硅油沉降于气体下方，气体被逐步从眼内光导纤维巩膜切口排出。硅油注入的过程中逐步降低眼内气体的压力，直至关闭。当硅油即将充满玻璃体腔时应放慢注入速度，排净眼内剩余气体，硅油充满玻璃体腔，缝合巩膜切口。现代微创玻璃体切除手术系统具有硅油注入功能，将硅油注入装置与微套管连接，脚踩脚踏板即可快速将硅油注入玻璃体腔（图 24-30）。

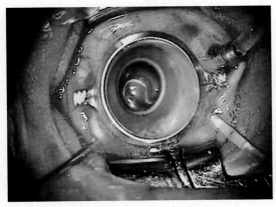

图 24-29 通过硅油 - 气体交换，玻璃体腔内注入硅油

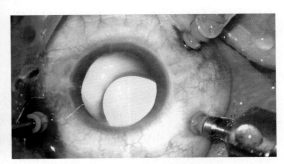

图 24-30 微创玻璃体切除术中硅油注入

硅油注入时应尽可能使硅油充满玻璃体腔，并排净视网膜下及玻璃体腔内的液体。硅油的注入量依据眼内腔的大小而定。但在注入过程中要注意观察视乳头的颜色及动脉搏动情况，防止硅油注入过多引起眼压升高。如发现视乳头颜色变白或动脉搏动，说明眼压过高，应暂停注入，并迅速排出视网膜下或玻璃体腔内液体直至视乳头颜色恢复或动脉搏动消失。无晶状体眼注入硅油时，为防止硅油进入前房或瞳孔阻滞导致青光眼，常规在下方 6：00 位做周边虹膜切除术。因硅油比重 0.97 比水小，故浮于玻璃体腔上方，玻璃体腔下方液体可通过 6：00 周边虹膜切除孔与前房房水交通，避免因瞳孔阻滞导致青光眼，又可防止硅油进入前房。

（十六）硅油取出

在确定视网膜复位、玻璃体视网膜无增殖、裂孔封闭良好后，可行硅油取出，以免引起眼部并发症，如并发性白内障、继发性青光眼、角膜变性、低眼压及硅油对视网膜的毒性等。一般认为硅油填充术后 3 ～ 6 个月行硅油取出。而对于硅油填充术后仍有视网膜脱离者，于再次手术时行硅油置换。

传统 20G 玻璃体切除手术系统进行取硅油时，对于有晶状体眼，通过巩膜切口放出

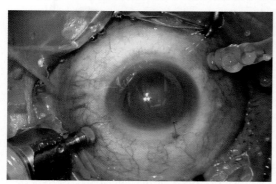

硅油，切口可适当宽一些。对于无晶状体眼可通过透明角膜切口放出硅油。取硅油时可适当升高灌注液瓶，硅油在灌注液压力作用下缓缓流出。在硅油全部排出眼外后，为避免玻璃体腔内硅油滴残留，可行数次气 - 液交换。检查眼底，确认无新裂孔、无视网膜牵拉或脱离后，关闭切口。

现代微创玻璃体切除手术系统具有硅油注吸功能，将硅油注吸装置与微套管连接，脚踩脚踏板即可取出硅油（图 24-31）。

图 24-31 微创玻璃体切除术中硅油取出

三、术中、术后主要并发症及处理

由于手术操作不当或手术本身局限性等原因，术中或术后可发生一些并发症，术者必须对此有充分的认识，做到早预防、早处理。

（一）术中主要并发症及处理

1. 医源性视网膜裂孔

（1）原因：视网膜裂孔是玻璃体切除手术较常见且严重的并发症。常见于以下几种原因：①玻璃体切割头贴近视网膜切除玻璃体或视网膜前膜时，以及屈光间质明显混浊无法分辨视网膜时，意外切割视网膜；②剥离视网膜前膜时，因粘连紧密，用力牵拉造成视网膜破裂；③巩膜切口处玻璃体嵌塞，器械出入时缠绕其上而牵拉玻璃体基底部造成周边部视网膜裂孔；④眼内器械直接损伤视网膜，可同时伴有视网膜下或视网膜前出血。

（2）预防：①高质量的手术显微镜和各种类型的角膜接触镜或非接触广角观察系统，使手术能在清晰的立体视下进行，确保术野清晰，操作轻巧准确；②术者熟悉视网膜组织结构，具有丰富的手术经验，能正确区分各种眼内组织结构；③做巩膜切口时一定要使用锋利的巩膜穿刺刀或带有微套管的穿刺针刺破玻璃体基底部，巩膜切口内如有嵌夹的玻璃体应清除，保持切口通畅，器械进入眼内时方向要准确、动作要轻柔，且不可强行穿过无切口的玻璃体基底部，以减少玻璃体基底部对周边部视网膜的牵拉；④玻璃体切割头贴近视网膜时应提高玻璃体切割速度，降低吸引力，且刀口锋利，以便切除玻璃体时不牵拉视网膜；⑤剥离视网膜前膜时用力要适度，并随时通过调整用力方向来避免视网膜受牵拉破裂。

（3）处理：应暂停手术操作。如有视网膜出血，可电凝出血点；牢记裂孔位置，或用

眼内电凝标记视网膜小裂孔，以防视网膜复位后看不清裂孔而遗漏。根据视网膜裂孔的位置及大小可采用巩膜外冷凝或眼内激光光凝封闭裂孔，处理方法同一般裂孔。

2. 灌注液进入视网膜下腔

（1）原因：①在前部PVR、视网膜全脱离致周边部视网膜前移位或合并睫状体脱离情况下，插入灌注管没有进入玻璃体腔而进入脱离的视网膜下；②灌注管过短，或同时合并有眼压过低、眼球变形或视网膜动度较大时，灌注管没有插入到玻璃体腔；③灌注管固定不可靠，致其后退进入视网膜下腔。

（2）预防：①术前详细检查周边部视网膜及脉络膜脱离情况，选择合适长度的灌注管，如对无晶状体眼、前段玻璃体病变严重或睫状体脱离者，应选用较长的灌注管；②灌注管应朝玻璃体腔中心方向插入，并避开脱离视网膜前移明显的方位，脉络膜脱离严重时应先放出脉络膜上腔的液体，玻璃体腔内注射灌注液恢复眼压，脱离的脉络膜平复后再插入灌注管；③开始灌注之前，应先通过瞳孔区观察灌注管确实已进入玻璃体腔；④固定灌注管，确保术中灌注管位置稳定、不滑动；⑤处理视网膜前膜时避免向瞳孔区方向过度牵拉周边部视网膜。

（3）处理：如术中发现视网膜脱离范围越来越大，隆起度越来越高，看不见已切除的玻璃体空间，灌注液滴入不畅等情况时，应考虑到灌注液进入视网膜下腔。此时应立即停止灌注，停止手术操作。查看灌注管前端视网膜及睫状体情况，根据不同的原因进行处理。①睫状体上皮或其他组织覆盖灌注管时，一手持灌注管末端，另一只手从上方巩膜切口进入用巩膜穿刺刀或锋利器械小心刺开灌注管前端的膜组织，重新暴露灌注管，升高眼压，使灌注管前端的膜组织复位；②视网膜向前移位覆盖灌注管前端时，则可利用光导纤维头向后钝性分离此处的视网膜，使灌注管从视网膜穿孔中退出；③视网膜覆盖灌注管前端，同时伴睫状体上皮脱离时，可用光导纤维头向后轻压该处视网膜，并协助暴露脱离的睫状体上皮，使灌注管穿破睫状体上皮进入玻璃体腔内；④如上述方法无效，则可从上方巩膜切口插入另一灌注管保持眼压后，退出原灌注管，确认无膜组织阻挡后重新安置灌注管。

3. 晶状体损伤

（1）原因：绝大多数是由器械直接损伤晶状体所致，主要见于以下几个方面：①巩膜穿刺刀做睫状体平坦部巩膜切口时，切口位置靠前或穿刺角度不正确，直接损伤晶状体；②灌注管过长直接损伤晶状体，或在应用巩膜压迫器顶压周边部视网膜时滑脱，灌注管损伤晶状体；③玻璃体切割头、眼内光导纤维、眼内镊等器械进出眼内时可直接损伤晶状体；④在切除前部玻璃体时，玻璃体切割头直接损伤晶状体后囊。

（2）预防：①注意巩膜切口位置的选择，如欲保留晶状体时，巩膜切口位置不宜靠前，一般为角巩膜缘后3.5mm，婴儿可适当靠前；②注意巩膜穿刺刀进入眼内的方向，应向内、向后，且不可过深。眼内器械进入眼内也应如此，且不可斜向前；③切除前部玻璃体时，应调整好手术显微镜焦点以看清晶状体后囊，或事先通过灌注管注入一小气泡，其浮于晶状体后囊表面而帮助判断其位置；④切除前部玻璃体，尤其玻璃体基底部时，应用巩膜压迫法充分暴露后直视下进行切除，玻璃体切割头的刀口切勿正对晶状体后囊，并密切关注玻璃体切割头与晶状体后囊关系。

（3）处理：术中晶状体损伤后，应视其混浊程度及其对手术的影响、患者的年龄及具体的眼部病情来决定进一步处理。①若晶状体后囊轻度损伤，不影响手术操作，手术可以继续进行，术后观察其发展变化，再做相应处理。年轻患者可保守处理。若晶状体损伤严重，或估计其术后很快发展为完全混浊,则可立即行晶状体切除术。②严重的前部 PVR,为了彻底切除周边部玻璃体,常先做晶状体切除。

4. 脉络膜脱离

(1)原因:常见原因有:①在做巩膜切口时,巩膜穿刺刀较钝,推顶睫状体造成脉络膜脱离;②巩膜切口偏小,进入玻璃体切割头和导光纤维及眼内器械时,其头端推顶睫状体造成脉络膜脱离;③灌注管太短,未进入玻璃体腔内,或进入原已脱离的脉络膜上腔内,从而使脉络膜脱离范围扩大;④由脉络膜上腔出血引起的脉络膜脱离极为罕见。

(2)预防:①应用锐利的巩膜穿刺刀,穿入眼内后在瞳孔区应看到刀尖,确认已穿透眼球壁。②玻璃体切割头、光导纤维及眼内器械进入眼内感觉有阻力,瞳孔区看不到其头端时,应立即退出,巩膜穿刺刀重复穿刺巩膜切口后再进入。③避免术中眼压过低或眼压波动较大。如眼压较低时,应先行巩膜穿刺注入灌注液,恢复眼压后再做巩膜切口。④使用适当长度的灌注管,确保灌注管稳定位于玻璃体腔内。

(3)处理:应立即停止灌注,退出原灌注管,以巩膜穿刺刀再次穿刺巩膜切口,同时用另一灌注管从上方巩膜切口维持眼内灌注,加大玻璃体腔内的压力,促使脉络膜上腔内的液体从灌注口排出,使脱离的脉络膜复位。重新放置灌注管,通过瞳孔区观察到灌注管确实已进入玻璃体腔内时开启灌注。如切口部位不当,应重新选择合适部位做切口。

(二)术后主要并发症及其处理

1. 角膜并发症

(1)原因:术后角膜并发症多见于持续或复发性的上皮水肿、角膜上皮缺损及角膜基质水肿,大多发生于合并有糖尿病的患者。常见原因有:①糖尿病患者由于角膜上皮细胞基底层与前弹力层黏着较疏松,以及术中角膜上皮损害,导致上皮缺损。又由于角膜上皮再生时与前弹力层的附贴能力差,容易再次发生角膜上皮剥脱。此外,角膜知觉降低,神经营养不良,也容易造成角膜上皮愈合不良或持续性缺损。②术中角膜内皮细胞的损伤是造成术后持续性角膜上皮及角膜基质水肿的重要原因,多见于联合晶状体切除或无晶体眼的玻璃体切除手术。③角膜上皮愈合前局部使用去氧肾上腺素(新福林)或前房内使用高浓度的肾上腺素均可对角膜内皮造成毒性损伤,引起术后持续或复发性的角膜上皮缺损及基质水肿。④术中刮除角膜上皮过深或刮除角膜缘上皮时损伤了角膜缘干细胞,均可导致术后持续或复发性的角膜上皮缺损。⑤无晶状体眼硅油填充术后,硅油进入前房与角膜内皮接触而影响角膜营养,可造成角膜内皮失代偿及角膜变性。随着玻璃体切除手术技术提高,持续性角膜损害的发生率较以前明显下降,现较少见。

(2)预防:一旦出现持续性角膜上皮缺损或基质水肿,治疗较为麻烦,因此重在预防。如:①术前应尽量减少测眼压及使用角膜接触镜等,器械的无菌消毒采用气体,避免使用液体。②术中始终保持角膜湿润,避免过度损伤角膜上皮,如刮除角膜上皮时可先局部点高浓度葡萄糖液,在角膜上皮松动后再予以刮除。刮除时用棉棒或用钝性器械,如虹膜复位器,而不应用锐利器械,不伤及前弹力膜,并留下角膜缘部上皮,以利于再生(图24-32)。糖尿病患者刮除上皮,易导致长期不愈合。③尽可能缩短手术时间,灌注液使用 BSS 等以减少灌注液或眼内操作对角膜内皮的直接或间接的损伤。④ 对于无晶状体眼硅油填充术者,应在虹膜 6 点钟处做周边切除,避免硅油进入前房与角膜内皮接触,必要时取出硅油。⑤角膜上皮愈合前避免局部使用损伤角膜内皮的药物，如去氧肾上腺素、高浓度的肾上腺素等。

（3）处理：如出现上述问题，应积极治疗，恢复角膜结构及功能。①控制眼压正常，如眼压升高，可用2%盐酸卡替洛尔滴眼液、布林佐胺滴眼液等，必要时可服用乙酰唑胺或静脉快速滴注20%甘露醇。②术后注意角膜上皮再生问题，应用多种维生素及角膜上皮保护剂或表皮生长因子等，避免再次对角膜损害。③局

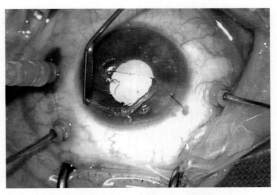

图 24-32　应用虹膜复位器刮除角膜上皮

部应用抗生素、睫状肌麻痹剂，不使用皮质类固醇激素。如术后炎症反应较重，可口服泼尼松。④眼部绷带包扎不宜过紧，每天换药都用眼膏等润滑剂，尽量减少眼睑对角膜上皮摩擦。⑤病人出院后继续应用人工泪液，定期随访。

2. 白内障

（1）原因：①上述术中并发症中讲到，任何晶状体损伤均可造成白内障；②眼内膨胀性气体或硅油填充术后，晶状体与气体或硅油长期接触引起晶状体损伤；③玻璃体切除术后，晶状体长期失去了正常玻璃体支持和营养；④在玻璃体切除过程中，特别是切除前部玻璃体时，能量扩散造成了晶状体损伤；⑤灌注液对晶状体后囊的影响。

引起白内障原因不同，其发生时间及临床表现也不尽相同。如气体填充术后发生白内障往往出现于术后短期内，后囊下呈"羽毛状"混浊，大多为可逆性；硅油填充术后引起白内障的发生率及程度与硅油在眼内存留时间有关，多见于术后数月至1年左右。表现为晶状体后囊膜下混浊、核混浊或完全混浊。

（2）预防：①术中可保留部分透明玻璃体前皮质，不必全部切除，以减少灌注液对晶状体后囊影响及玻璃体切除过程中由于能量扩散造成晶状体损伤；②选择合适灌注液及合理用量，如灌注液流量、流速要控制在生理范畴内，以预防晶状体混浊；③眼内气体填充后，应注意预防术后高眼压，并严格保持术后俯卧位，尽量减少气泡与后囊接触；④眼内硅油填充术后也应保持俯卧位，待术后视网膜复位及裂孔封闭良好后尽早取出硅油。

（3）处理：晶状体混浊轻，对视力无明显影响者，不必手术，尽早去除诱因，如视网膜复位稳定者早日取出硅油。晶状体混浊明显者择期行白内障摘除手术，如眼内填充硅油且视网膜复位良好，可同时取出硅油。

3. 高眼压

（1）原因：术后早期暂时性眼压升高一般发生于术后2周内。常见原因有：①长期视网膜脱离打破了正常房水生成与排出的动态平衡，而视网膜复位术后新平衡尚未建立。②眼内膨胀性气体注入过多或浓度过高，气体膨胀体积增大，致术后眼压升高；或术眼瞳孔区被气泡充满，形成瞳孔阻滞，导致前房变浅或消失，房角关闭，眼压升高，特别是对于患眼原有房角关闭或小梁网阻塞时更易导致眼压升高。③硅油注入过多，或硅油进入前房阻塞小梁网，使房水排出受阻，眼压升高。④术中残留晶状体皮质及细胞碎屑、新鲜血细胞、溶血性产物及炎性细胞沉积在小梁网，阻塞或破坏小梁网。⑤术后睫状体水肿，房水分泌增加。⑥氧分压增加对小梁网的损害。

术后晚期发生者可见于：严重视网膜血管性疾病，如 PDR、视网膜中央静脉阻塞等，在晶状体切除联合玻璃体切除术后，眼内促新生血管生成因子进入前房，虹膜和房角新生血管化，阻塞小梁网，导致新生血管性青光眼。

（2）预防：①膨胀气体注入时应严格注意眼压，浓度不宜过高；②硅油注入时要满而不应过量，无晶状体眼注入硅油后应在下方 6：00 做周边虹膜切除，以维持正常房水循环；③长期玻璃体积血者应充分清除积血，合并白内障摘除时应完全吸除晶状体皮质；④对于视网膜存在无灌注区者，术中应给予光凝；⑤对于合并视网膜缺血患者，如 PDR，术中尽量保留晶状体或后囊膜；⑥术后应用皮质类固醇激素及非甾体抗炎药以减轻术后炎症反应，密切观察眼压变化，必要时应用降眼压药物。

（3）处理：①眼压升高早期可应用药物积极降低眼压，眼压多可在 1 周内恢复正常；②应用药物 3 天后，眼压仍持续升高者，考虑眼内气体或硅油量多时可手术取出少量；③周边虹膜切口闭合时可应用 Nd：YAG 激光或手术切开，并保持严格俯卧位；④血影细胞引起者可考虑行玻璃体腔灌洗；⑤眼压经以上积极治疗仍居高不下者，或术后晚期发生新生血管性青光眼者，可考虑行滤过性手术，或睫状体光凝术、引流物植入术等。

4. 玻璃体再出血

（1）原因：①术后早期再出血常见于 PVR 术后，因眼压波动较大，视网膜血管因剥膜受到轻度损伤，术后切口渗血而致；或术中止血不彻底致术后再次出血。②后期反复出血多见于眼部血管性疾病、出血性疾病等，如术后新生血管膜的增生或牵拉视网膜血管断裂再出血。③术后剧烈呕吐或活动致新生血管出血。④原有全身疾病控制不稳定，如糖尿病、高血压等，使原有眼部病变加重。

（2）预防：①术中应充分彻底止血；②术后定期复查，对视网膜无灌注区尽早光凝治疗；③有出血倾向者术后早期应用止血药物；④术后避免剧烈运动、咳嗽或呕吐；⑤积极控制全身疾病，如血糖、血压等。

（3）处理：①出血早期应用止血药物，后期可服用活血化瘀的中药促进血液吸收，并控制眼压；②出血量多时采用半坐位，以促进血液吸收；③出血量不多时一般都能自行吸收，如稳定数日出血仍不吸收时，可行玻璃体腔灌洗，置换出眼内血性液体；④出血量大、不吸收，B 型超声检查示伴有视网膜牵拉或视网膜脱离者，应再次行玻璃体视网膜手术。

5. 视网膜脱离

（1）原因：①术中未将全部视网膜裂孔牢固封闭。②术后早期发生的视网膜脱离多与术中操作损伤或牵拉玻璃体、视网膜，形成视网膜裂孔，术中未被发现或未做处理有关。或原有眼部病变发展，如眼内炎术后细菌毒素对视网膜继续损伤造成视网膜裂孔或锯齿缘解离，引起视网膜脱离。③术后晚期发生视网膜脱离大多与玻璃体牵拉有关。如玻璃体基底部嵌入巩膜切口内、视网膜增生性病变继续发展均可导致牵引性视网膜脱离。④术中过强光凝击穿视网膜造成多发微小裂孔。⑤术后裂孔处不能形成有效视网膜 - 色素上皮粘连，膨胀性气体吸收或硅油取出后裂孔再次发生引起视网膜脱离，特别是伴有高度近视眼的视网膜脱离术后。

（2）预防：①术前、术中详细检查眼底，对视网膜裂孔及可疑裂孔进行处理，特别是检查周边视网膜时，可应用巩膜压迫器顶压后仔细检查；②术中使用巩膜穿刺刀要锋利，器械进出眼内动作要轻柔，玻璃体切除时要避免对视网膜造成牵拉，如靠近视网膜切除时高切速、低吸引等；③手术结束关闭切口前要复查周边部视网膜，对可疑病变进行光凝或冷凝；④眼底激光治疗时，能量不应过强，一般产生 3 级光斑即可；⑤术后 2 个月内应加强随访，及早发现和处理视网膜脱离。

（3）处理：散瞳，详查眼底，了解视网膜脱离范围、裂孔大小、位置、视网膜病变增殖情况，进行不同手术治疗。如孔源性视网膜脱离不伴有明显增殖及玻璃体牵拉，可行巩膜外垫压及冷凝术，若伴有明显视网膜增殖、玻璃体视网膜牵拉、巨大裂孔、黄斑裂孔等情况，则再做玻璃体视网膜手术。

6.感染性眼内炎

（1）原因：眼内感染发生率低，但后果严重，可造成视力丧失，甚至眼球摘除。主要原因有：①术前未充分预防性应用抗生素滴眼液，结膜囊不清洁；②开始手术前洗眼不充分，消毒不彻底，特别是睫毛根部；③手术器械、灌注液及手术室环境污染及手术时间长等；④患者本身抵抗力下降，如患有严重糖尿病及感染性疾病等。

（2）预防：①严格执行手术科室各项规章制度及消毒隔离措施和预防感染措施，严格无菌操作，围手术期应用广谱抗生素等；②玻璃体腔灌注液中可加入适量抗生素；③定期复查，根据眼部具体情况调整用药。

（3）处理：①局部和全身应用抗生素，并根据微生物培养和药敏试验结果调整用药；②如保守治疗无效，或眼内炎较重，发展迅速，应立即行玻璃体切除手术，术中可应用抗生素，术后根据眼内容物标本微生物培养结果及药敏试验结果调整用药。

四、微创玻璃体切除手术

微创玻璃体切除手术是近年来发展比较迅速的新型玻璃体切除手术。与传统经睫状体平坦部玻璃体切除术（20G）相比（表 24-1），具有手术时间短，术后恢复快等优点。微创玻璃体切除术是通过应用精细和复杂的手术器械，使手术切口明显缩小，达到免缝合的要求，即所谓通过"微小创伤"进行的玻璃体切除手术。25G 和 23G 经结膜无缝合系统近年来应用比较广泛。

表 24-1　微创玻璃体切除术和常规玻璃体切除术比较

	微创玻璃体切除手术	常规玻璃体切除手术
手术时间	较短	较长
手术对眼睛损伤	小	大
切除时对玻璃体牵拉	轻	重
手术伤口出血	很少	较多
结膜和巩膜伤口缝合	不需要	需要
手术并发症	少见	多见
术后炎症反应	较轻	较重
术后疼痛	较轻	较重
术后恢复	快	慢

（一）25G 经结膜无缝合玻璃体切除手术系统

25G 微导管系统包括微套管、套管穿刺针、灌注管、套管塞及塞镊。穿刺口大小为

0.5mm。套管是一种聚乙烯亚胺管，长 3.6mm，内外径分别为 0.57mm 和 0.62mm。25G 灌注管是一个长 5mm，内外径分别为 0.37mm 和 0.56mm 的金属管。玻璃体切割头和导光纤维的尖端直径为 0.5mm。

1. 手术适应证

（1）黄斑部手术，包括黄斑前膜、黄斑裂孔、玻璃体黄斑牵引综合征、糖尿病性黄斑水肿不伴有严重增生性视网膜病变、年龄相关性黄斑变性伴玻璃体出血。

（2）可以选择性地应用于视网膜分支静脉阻塞性玻璃体积血、简单的孔源性视网膜脱离、眼内炎、玻璃体混浊影响视力明显者（如 Beçhet 病）、白内障术后玻璃体腔晶状体残留、玻璃体组织活检、脉络膜组织活检、4～5 期的早产儿视网膜病变、儿童后发性白内障。

2. 手术方法　在常规标准玻璃体手术三通道切口部位放置定位套管和灌注管，套管插入进行穿刺时，将结膜向角巩缘方向拉平，同时穿刺刀与眼球表面保持垂直，将套管向眼内推，直到无法前进为止。将套管轻轻向两边转动，使套管完全进入。当套管插入后，不要接触或牵拉伤口。根据病情行玻璃体切除、视网膜前膜、黄斑前膜和（或）内界膜剥离，眼内激光光凝、气 - 液交换和 16% 全氟丙烷（C_3F_8）气体眼内充填。手术结束时，使用结膜镊将套管向下压，使其保持在原位上，在拔出前两个套管时，先降低灌注瓶高度以降低眼内压，后关闭灌注管，将灌注管与最后一个套管一起拔出。拔出套管后检查伤口以确保没有渗漏，结膜回复到原先的位置。

（二）23G 经结膜无缝合玻璃体切除手术系统

23G 经结膜无缝合玻璃体切除手术是集合了 20G 和 25G 优点的玻璃体切除手术。23G 微创玻璃体切除系统的微导管系统包括压力板（铲形）、穿刺刀、钢制钝性植入器和套管、塞钉。手术器械包括玻璃体切割头、广角眼内照明、视网膜钩、视网膜剪、眼内光凝及电凝。穿刺口的大小为 0.72mm，套管长 4mm，内直径为 0.65mm，外直径为 0.75mm。

1. 手术适应证　黄斑前膜、黄斑裂孔、增生性糖尿病视网膜病变、非增生性糖尿病视网膜病变、孔源性视网膜脱离和视网膜中央静脉栓塞。

2. 手术方法　大致同前。

第三节　玻璃体切除术治疗玻璃体积血

玻璃体积血是一种眼科常见病，可由各种原因引起，如 PDR、视网膜静脉阻塞、视网膜静脉周围炎、眼外伤等。玻璃体积血造成屈光间质混浊，引起视力下降；如玻璃体积血长期不吸收，可导致玻璃体变性、后脱离及牵引性视网膜脱离等。

一、手术适应证

一般少量玻璃体积血可自行吸收，也不易引起其他严重并发症，大多不需要手术治疗；大量、致密的玻璃体积血 1 个月不吸收，反复的玻璃体积血经 B 超检查发现玻璃体视网膜增生性病变、视网膜牵拉、视网膜脱离等者，应尽早行玻璃体切除手术；对于原因不明的玻璃体积血，应尽早行玻璃体切除手术，以防视网膜裂孔引起的视网膜血管破裂出血，避免视网膜脱离进一步发展或 PVR 加重。

二、麻醉方法

成人术眼球后及球周注射利多卡因和布比卡因混合液 3 ~ 4ml，小儿或不能配合手术者做全身麻醉。

三、操作方法及注意事项

1. 患者平卧于手术台上，麻醉后常规消毒、铺治疗巾和孔巾，暴露手术眼。

2. 剪开结膜　术眼彻底消毒后，开睑器撑开上下眼睑。分别在鼻上、颞上及颞下方准备做巩膜切口的部位、距角巩膜缘后 2mm 处剪开球结膜，结膜切口的形状可以是"L"、"T"形或梯形。如合并白内障需行晶状体摘除时，右眼可顺时针剪开 8 ~ 3 点球结膜，左眼顺时针剪开 9 ~ 4 点球结膜。分离暴露巩膜，电凝待巩膜切口部位巩膜表层血管，防止术中血液渗入角膜接触镜下影响手术操作。

3. 巩膜切口　持巩膜穿刺刀于颞下方距角巩膜缘 3.5mm 处刺入玻璃体腔，无晶状体眼者为 3mm，婴幼儿切口适当靠前，切口与角巩膜缘平行。用 6-0 可吸收缝线作预置缝线，插入双耳式灌注管，其斜面背向眼球壁，缝线结扎固定。待灌注管确认进入玻璃体腔后，打开灌注液开关。于鼻上及颞上方的巩膜处，采用相同方法各做一巩膜切口分别为光导纤维、玻璃体切割头入口，切口夹角为 120°。制作巩膜切口时，巩膜穿刺刀刺入方向为朝向眼球中心，不可过深，避免损伤晶状体及视网膜。且勿用力挤压眼球，防止晶状体损伤。

4. 缝合固定角膜接触镜环，放置角膜接触镜。

现代微创玻璃体切除手术可省略上述 2、3、4 步骤，直接采用带有微套管的穿刺针在相应部位穿刺巩膜制做手术切口，如前所述。

5. 玻璃体切除　玻璃体切除顺序为首先切除轴心部位玻璃体，然后向后极部方向切除，最后切除周边部玻璃体。若应用全视网膜镜切除玻璃体则更为彻底。在切除后极部不透明的玻璃体后界膜时，应将切除刀口侧向欲切除的玻璃体后界膜，逐渐切除，直至看清下面的视网膜，以免误切视网膜，造成医源性视网膜裂孔。当玻璃体后界膜被切开后，有时可见到陈旧的积血如"烟雾"状冒出，亦称为"血池"，此时应只吸勿切（图 24-33），或退出玻璃体切割头，插笛形针入血池，清除血液。

6. 眼内光凝或眼外冷凝　针对出血原因，对原发眼病进行激光光凝治疗，并查找视网膜裂孔，激光封闭裂孔，如裂孔位于周边部，可进行巩膜外冷凝。

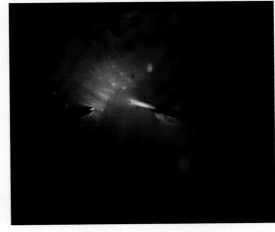

图 24-33　应用玻璃体切割头吸除陈旧的玻璃体积血

7. 根据眼内是否有视网膜脱离，以及增生性病变的程度、视网膜裂孔的部位等选择眼内填充膨胀性气体、硅油或灌注液。

8. 缝合切口　用 6-0 或 7-0 可吸收缝线依次水密缝合鼻上、颞上及颞下巩膜切口。指测眼压，如较高，可适当放出少量填充物。眼压正常后，间断或连续缝合球结膜。现代微创玻璃体切除手术可直接缝合结膜巩膜切口或不缝合。

9. 术毕球旁注射地塞米松 2.5mg+ 阿米卡星 25mg，结膜囊内涂抗生素皮质类固醇激素眼膏，消毒纱布遮盖，绷带包扎。

四、术后处理

术后第 1 天打开包扎，每日换药。围手术期 48 小时内全身应用抗生素预防感染。术后 2 周内，注意观察眼压、葡萄膜反应及视网膜状况，合理选择抗生素、皮质类固醇、非甾体抗炎药、上皮生长因子等滴眼液。如术后葡萄膜炎性反应较重，可重复球旁注射甲泼尼龙 20mg，也可加用阿托品眼膏，每日 1～2 次。眼压高者给予抗青光眼药物或静脉滴注甘露醇。术后第 5～6 天拆除球结膜缝线。如玻璃体腔内填充膨胀气体或硅油，术后应采取一定的体位，一般为俯卧位，使填充的气体或硅油充分顶压视网膜裂孔，促进视网膜裂孔封闭。

五、手术并发症及处理

手术并发症及处理同前所述，不再赘述，此后章节只讲述特殊的手术并发症及处理方法。

第四节　玻璃体切除术治疗复杂性视网膜脱离

复杂性视网膜脱离是一个比较广泛的概念，泛指不能用常规的手术方法来治疗的视网膜脱离，如巨大裂孔性视网膜脱离、后极部裂孔性视网膜脱离、合并严重 PVR 的视网膜脱离、牵引性视网膜脱离等一系列的眼部疾病，治疗以玻璃体切除、剥膜和眼内填充膨胀气体或硅油等措施为重点。

一、巨大裂孔性视网膜脱离

大于 90° 的视网膜裂孔称为巨大裂孔。由于裂孔大，玻璃体附着在裂孔前缘，其后缘易向后翻转遮盖在下方的视网膜上，具有明显的玻璃体视网膜增生倾向，往往伴有严重前部 PVR。

（一）手术适应证

伴有严重 PVR 和裂孔后瓣翻转的巨大裂孔视网膜脱离。玻璃体切除术主要解决三个问题：①松解牵拉，复位视网膜；②封闭视网膜裂孔；③由于视网膜裂孔巨大，往往需玻璃体腔内填充硅油，以确保裂孔愈合。

（二）操作方法及注意事项

手术步骤同本章第三节玻璃体切除术治疗玻璃体积血，相同部分在以后手术方法中不再赘述，只重点介绍各种玻璃体视网膜手术技巧。

1. 做巩膜切口时应特别注意，放置灌注管的巩膜切口部位不要位于视网膜裂孔区，以免在气 - 液交换时气体进入视网膜下，另两个巩膜切口至少相距120°，以便于双手操作。

2. 晶状体处理　对于伴有严重前部PVR病例，通过巩膜切口做晶状体切除，以利于基底部玻璃体的切除及膜分离。如患者为年轻人，晶状体无硬核，用玻璃体切割头直接切除。对于晶状体有核者，用晶状体超声粉碎切除晶状体。

3. 切除玻璃体　玻璃体切除要彻底，尤其是周边部玻璃体（图24-34）。

4. 膜剥离及切除　彻底松解玻璃体牵拉及视网膜增生膜。对视网膜下增生严重、视网膜巨大裂孔后瓣翻转、固定者应做视网膜切开，并切除裂孔边缘视网膜，利于视网膜复位及裂孔封闭（图24-35）。

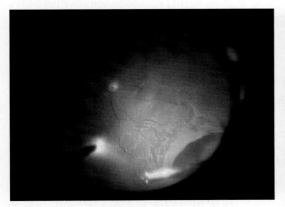

图 24-34　彻底切除前部增殖病变的玻璃体

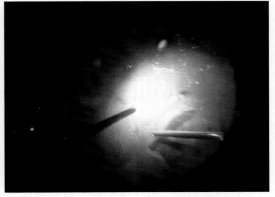

图 24-35　应用玻璃体切割头切除裂孔边缘卷边的视网膜

5. 气 - 液交换、放出视网膜下液，或玻璃体腔内注入"重水"至视网膜复位（图24-36）。视网膜完全复位后，于裂孔周围做3～5排光凝，或冷凝封闭视网膜巨大裂孔及视网膜切开处（图24-37）。

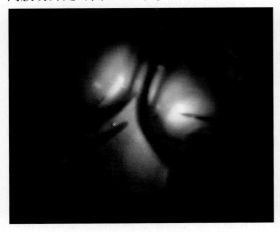

图 24-36　气 - 液交换，复位视网膜

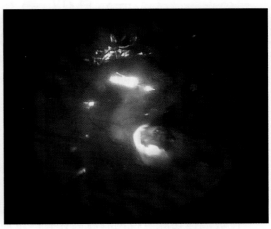

图 24-37　巩膜外冷凝视网膜裂孔

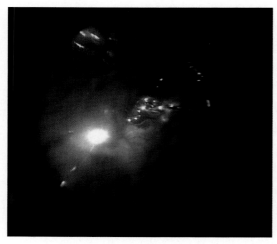

图 24-38 眼内填充硅油

6. 眼内填充　根据视网膜裂孔大小、位置及 PVR 程度，玻璃体腔内注入膨胀气体或硅油（图 24-38）。为减少视网膜脱离复发，一般眼内填充硅油，并于周边虹膜 6 点位做周边虹膜切除术。

（三）术后处理

同前所述。

二、后极部裂孔性视网膜脱离

后极部裂孔性视网膜脱离是指黄斑区、视盘或黄斑周围的裂孔所引起的视网膜脱离。不适宜用常规巩膜扣带术治疗。玻璃体切除联合膨胀气体或硅油填充可提高手术成功率。

（一）手术适应证

手术适应证包括：①后极部视网膜裂孔伴有视网膜脱离；②黄斑裂孔伴有视网膜脱离；③高度近视眼存在后巩膜葡萄肿、黄斑部脉络膜萎缩形成"白孔"者。

（二）操作方法及注意事项

1. 玻璃体切除　玻璃体切除应特别注意对玻璃体后皮质的切除，解除玻璃体视网膜牵拉、剥离并切除视网膜前膜。

2. 裂孔封闭　气 - 液交换，放出视网膜下液后，可采用眼内激光光凝封闭裂孔，黄斑裂孔不用光凝封闭。

3. 眼内填充　后极部裂孔视网膜脱离一般玻璃体腔内填充膨胀性气体，但对于填充膨胀性气体失败病例，应填充硅油。

三、合并严重 PVR 的视网膜脱离

PVR 是指在孔源性视网膜脱离或视网膜复位手术后及眼球穿通伤后，由于玻璃体内及视网膜表面细胞增生和收缩，造成牵引性视网膜脱离的病变。国际视网膜学会（1983）根据血眼屏障损害、视网膜表面膜及脱离程度和范围，将 PVR 分为 A、B、C、D 四级。

（一）手术适应证

对于合并 PVR-C 级以上的视网膜脱离、复发性视网膜脱离及外伤性视网膜脱离等均应做玻璃体切除手术。

（二）操作方法及注意事项

1. 玻璃体切除　视网膜脱离伴有严重前部 PVR 者，应先行晶状体切除。玻璃体切除

时应彻底切除基底部玻璃体，以防术后前部 PVR 复发。

2. 分离、切除视网膜前膜，松解视网膜，必要时行视网膜切开。

3. 气 - 液交换、放出视网膜下液，或眼内注入全氟化碳液体使视网膜平复后，用激光或冷凝封闭视网膜裂孔。

4. 玻璃体腔内填充　对合并严重 PVR 者，玻璃体腔内填充硅油，以保证术后硅油对视网膜持久顶压，促进视网膜平复、裂孔封闭。眼内填充物选择与术者经验有关。

四、牵引性视网膜脱离

牵引性视网膜脱离指因增生性玻璃体视网膜病变的增生条带牵拉而引起的无裂孔的视网膜脱离。

（一）手术适应证

视网膜血管性疾病、眼外伤等引起玻璃体积血长期不吸收，玻璃体机化条索形成，牵拉视网膜，或引起牵引性视网膜脱离者。

（二）操作方法及注意事项

1. 晶状体处理　糖尿病性视网膜病变合并白内障者，以做白内障超声乳化手术为宜。而其他病例可经巩膜切口行晶状体切除或晶状体超声粉碎。

2. 玻璃体切除　玻璃体切除时应谨慎处理玻璃体视网膜粘连，不可强行牵拉，以免造成医源性视网膜裂孔或出血。对于玻璃体机化条索及纤维血管膜可用眼内剪剪断并切除，同时彻底止血。

3. 封闭视网膜裂孔　对于术中发现的视网膜裂孔或医源性视网膜裂孔，气 - 液交换后可采用激光光凝或巩膜外冷凝封闭。对膜分离彻底者，可在注入全氟化碳液体使视网膜平复后行光凝封闭裂孔。

4. 玻璃体腔内填充　牵引性视网膜脱离合并视网膜裂孔者，在眼内气 - 液交换视网膜平复后填充硅油为佳。

第五节　玻璃体切除术治疗黄斑病变

随着对黄斑疾病认识的提高，玻璃体手术仪器、器械的完善及对黄斑手术的全面认识，黄斑手术已成为一门独立的手术学，大大改善了黄斑疾病预后。

一、黄斑前膜

黄斑前膜是指由于视网膜胶质细胞及 RPE 细胞移行、增生，在黄斑区视网膜内界膜表面形成的无血管纤维化膜。黄斑前膜可继发于多种病变,如眼外伤、玻璃体视网膜手术、激光光凝、冷凝、眼内炎症、视网膜血管性疾病等；也可无明显原因，如特发性黄斑前膜，罕见先天性黄斑前膜。黄斑前膜收缩可使黄斑发生皱褶、变形、黄斑水肿，引起视力下降和视物变形。

（一）手术适应证

大多数特发性黄斑前膜不影响视力或影响轻微，一般不考虑手术治疗，只需定期随访。对于明显影响视力的黄斑前膜应手术治疗，如视力下降到 0.2 以下或视力 0.2 以上但视物变形明显者，可考虑手术治疗。由于术后视力恢复程度与术前有无黄斑囊样水肿及视网膜神经上皮层脱离有关，故手术时机应选择在黄斑囊样水肿及神经上皮层脱离之前。

（二）操作方法及注意事项

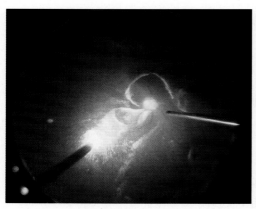

图 24-39　玻璃体切除术中人工玻璃体后脱离

1. 切除轴心部玻璃体，晶状体后正常的玻璃体不必切除。

2. 彻底切除后极部玻璃体。若无玻璃体后脱离，可将 23 号针头的针尖弯成铲钩形或应用视网膜前膜剥离器，沿视网膜表面轻挑玻璃体后界膜，人为造成玻璃体后脱离后予以切除（图 24-39）；或用带硅胶头的笛形针或用玻璃体切割头吸引，通常首先从视盘周围玻璃体附着处开始，避开黄斑区，一旦玻璃体被吸住，就可以轻轻地从视盘上分离下来，然后向玻璃体基底部进行切除。

3. 剥膜时应放大手术显微镜倍数，确定黄斑前膜的边缘，剥离膜组织。可有两种方法：①可用 23 号针头的针尖弯成铲钩形，沿其膜边缘分离膜组织，尖端伸入到黄斑前膜与视网膜的分离部位，切线方向剥离膜组织或直接钩起膜组织。②用视网膜内界膜镊夹取膜边缘，然后沿膜走行方向，切线方向将其撕下。此外，对于膜边缘不明显者，可在膜边缘表面，用 23 号针头的针尖轻轻反复轻蹭前膜表面，使黄斑前膜边缘游离，然后再用上述方法剥离。对于膜与视网膜粘连较紧难以剥离者，只需剥离、切除大部分膜组织，暴露黄斑，可残留粘连紧密处的膜组织，不必强行剥离，以免造成视网膜裂孔。③最好同时剥除内界膜。判断膜是否剥除干净可借助 TA 染色或重磅亮蓝染色。

4. 因视网膜裂孔是黄斑前膜的常见原因，故黄斑前膜手术不单是剥离、切除膜组织，同时应行标准玻璃体切除手术，寻找视网膜裂孔并封闭。

（三）手术并发症及处理

1. 视网膜出血　多发生于剥离较厚且粘连紧密的膜组织。多与视网膜表层小血管受牵拉损伤有关，少数由器械直接损伤视网膜所致。术后均能自行吸收，不需特殊处理。

2. 视网膜裂孔　视网膜裂孔的发生主要与玻璃体切割时对视网膜的牵拉、器械的直接损伤及剥膜时用力牵拉有关。如裂孔位于黄斑区或其附近，不用光凝封闭，只需完全剥离黄斑前膜并玻璃体腔填充 SF6 或 C3F8 气体，裂孔位于其他部位时，可采用激光或冷凝封闭。

3. 黄斑前膜复发　复发性黄斑前膜通常比术前范围要小，只要不侵犯黄斑中央凹，一般不影响视力，可不必手术治疗。如明显影响视力，可考虑再次手术。

二、黄 斑 裂 孔

黄斑裂孔指发生于黄斑区的视网膜裂孔，是指黄斑部视网膜内界膜至感光细胞层发生的组织缺损，严重损害患者中心视力。黄斑裂孔既可作为一种独立的眼病，如特发性黄斑裂孔，也可并发于其他眼病，如高度近视眼退行病变、眼外伤及黄斑囊样水肿等。特发性黄斑裂孔一般按 Gass 分期法分为四期：Ⅰ、Ⅱ、Ⅲ、Ⅳ期。本部分以特发性黄斑裂孔为例介绍黄斑裂孔手术方法。

（一）手术适应证

以往认为，特发性黄斑裂孔极少发生视网膜脱离，视力稳定，不需手术治疗，而对伴有视网膜脱离的黄斑裂孔应手术治疗。近年来，随着玻璃体视网膜检查技术水平的提高，认识到玻璃体视网膜牵拉在裂孔形成过程中起着关键性作用，提出了黄斑裂孔的预防性手术治疗，即在裂孔形成之前的Ⅰ期或Ⅱ期，利用玻璃体切除手术解除玻璃体黄斑牵引，避免发生黄斑裂孔。

（二）操作方法及注意事项

1. 玻璃体切除　重点为切除玻璃体后皮质及视网膜前膜。

2. 对于Ⅱ～Ⅲ期患者，因未形成完全的玻璃体后脱离，切除玻璃体后皮质时应先行人工玻璃体后脱离。在中央部玻璃体切除干净后，可用内眼钩在视网膜表面轻轻搔刮，注意勿直接触及视网膜造成视网膜损伤。当看到玻璃体后皮质与视网膜之间发生分离，将钩伸入到此间隙，沿切线方向轻挑玻璃体后皮质，扩大后脱离范围直至完全脱离，再切除玻璃体。由于玻璃体后皮质难以辨认，可向玻璃体腔内注入曲安奈德或自体血液对玻璃体进行染色。

3. 特发性黄斑裂孔往往合并有不同程度的黄斑前膜或视网膜内界膜增厚，术中应仔细辨认膜的位置及范围，将其剥除。此种膜较为纤细、易碎，与视网膜结合紧密，不易辨认。可使用亮蓝（brilliant blue G，BBG）、吲哚菁绿（indocyanine green，ICG）染色内界膜，可使用眼内界膜镊夹住孔周的膜，像撕晶状体前囊一样撕除颞侧视网膜血管弓内的内界膜，剥除范围根据裂孔大小及裂孔病变时间长短而定。可以采取内界膜填塞或反转等方法（图24-40）。

4. 在玻璃体切除完成后，充分气-液交换（图24-41），仔细检查周边部视网膜有无视网膜裂孔。眼内注入 SF_6、C_3F_8 膨胀气体或消毒空气。术后保持俯卧位。

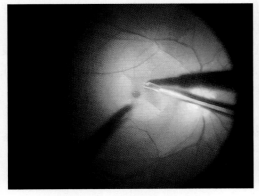
图 24-40　内界膜镊撕除内界膜

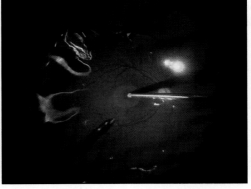
图 24-41　通过气-液交换，应用笛形针经黄斑裂孔排出视网膜下液

三、黄斑中央凹下脉络膜新生血管膜

黄斑中央凹下脉络膜新生血管膜是由多种病因所致的脉络膜新生血管穿越 Bruch 膜并在视网膜色素上皮下或色素上皮上增殖形成的纤维血管组织，其出血、渗出及瘢痕组织形成是导致视力下降的主要原因。可发生在年龄相关性黄斑变性、中心性渗出性视网膜炎、视网膜血管样条纹、高度近视眼、眼外伤及不适当的激光治疗使 Bruch 破裂等情况下。

（一）视网膜小切口黄斑中央凹下脉络膜新生血管膜取出术

1. 手术适应证

手术适应证包括：①眼底荧光血管造影显示新生血管膜居于无血管区中央，新生血管膜结构清晰；②眼底荧光血管造影显示结构不清，但晚期强荧光在无血管区中央。而对于新生血管膜不能确诊时暂不适合手术治疗。

2. 操作方法及注意事项

（1）玻璃体切除：手术方法见黄斑裂孔手术。

（2）选择靠近黄斑下瘢痕组织、手术易操作部位，用巩膜穿刺刀做一小的视网膜切口，将较细冲洗针头经视网膜切口进入视网膜下，缓慢注入平衡盐溶液，使视网膜神经上皮与瘢痕组织分开后，视网膜下膜钩经视网膜切口进入视网膜下，钩取、移动瘢痕组织至视网膜切口处，再用视网膜镊将其拉出。或直接用视网膜下膜镊夹取并拉出新生血管膜组织。当视网膜下新生血管膜组织与神经上皮粘连较紧时，不可强行拉出，需用水平视网膜剪经视网膜切口进入视网膜下，予以分离、剪开后取出。此时应提高灌注液瓶升高眼压，以防出血。

（3）由于后极部玻璃体被切除，玻璃体与视网膜之间没有牵拉，视网膜小切口多可自行愈合，不需光凝封闭。

（4）充分气 - 液交换，完全引流视网膜下液或视网膜下血液，复位视网膜。眼内注入 SF_6 或 C_3F_8 膨胀气体。术后保持俯卧位。

3. 手术并发症及处理

（1）视网膜下出血：取出脉络膜新生血管膜时有少量视网膜下出血，此时停止操作，出血停止后用笛形针排出积血。如出血较多时升高灌注液瓶，升高眼压，出血停止后排出视网膜下积血。如出血较多，在视网膜下形成较大血凝块时，可用视网膜下膜镊夹取。

（2）黄斑及其周围视网膜裂孔：有时黄斑中央凹下脉络膜新生血管膜组织与视网膜神经上皮粘连紧密，分离二者时造成视网膜裂孔。裂孔位于黄斑区外可予以激光光凝封闭。

（3）黄斑萎缩：病变本身或手术破坏色素上皮及 Bruch 膜是黄斑萎缩的主要原因。手术同时予以色素上皮移植可有望解决此问题。

（4）黄斑前膜：多与分离新生血管膜与视网膜粘连时损伤视网膜合并术后出血有关。黄斑前膜可随着术后时间的推移逐渐减轻，一般无需手术治疗。

（二）黄斑转位术

视网膜小切口取出黄斑中央凹下脉络膜新生血管膜后，由于手术病变部位视网膜神经上皮、色素上皮、Bruch 膜及脉络膜毛细血管损害，大多数患者术后视力并未得到改善。为了解决此问题，1993 年 Machemer 提出了黄斑转位术。该手术使黄斑部视网膜离开原脉络膜新生血管膜生长部位，转位到视网膜色素上皮健康区域，恢复其正常生理代谢功能。但同时也引起了另外一些问题，如物像倾斜是黄斑转位术后不可避免的并发症。因此，术后还需考虑配戴三棱镜或再次手术调整眼外肌以消除物像倾斜。另外，视网膜皱褶是这一手术特有并发症，也在一定程度上限制了视功能恢复。

四、黄斑下出血

黄斑下出血大多来自于脉络膜新生血管，也可见于视网膜血管或动脉瘤破裂出血进入视网膜神经上皮下，偶见于钝挫伤或穿孔伤、视网膜脱离手术巩膜缝线过深或巩膜切开放液等致脉络膜血管损伤。

（一）手术适应证

对于大多数稀薄的黄斑下出血均可在几周内吸收，不需手术治疗。而对于出血范围大、积血厚者吸收困难，保守治疗视力预后差，应考虑尽早手术取出黄斑下积血，一般在出血发生后 7 天内进行手术为宜。

（二）操作方法及注意事项

1. 玻璃体切除　手术方法同黄斑裂孔手术。
2. 选择取出黄斑下积血易操作部位，用巩膜穿刺刀切开视网膜，通常选择在黄斑颞侧，以避免损伤乳头黄斑束引起视野缺损。
3. 清除视网膜下出血，应根据视网膜下出血状态选择不同方法。如血凝块已液化，可用带硅胶头笛形针经视网膜切口排出视网膜下血液，也可用重水在视网膜切开对侧压迫视网膜，使积血从视网膜切口处溢出，然后用笛形针将重水吸出；如积血为血凝块，或积血为脉络膜新生血管合并瘢痕组织所致，需用视网膜下镊经视网膜小切口取出血凝块或瘢痕组织。如血凝块或瘢痕组织与脉络膜相连，为防止手术取出时引起脉络膜新生血管破裂出血，应将灌注液瓶升高以升高眼压。
4. 黄斑区视网膜小切口多可自行愈合，不需激光光凝。
5. 气 - 液交换后，眼内填充 SF_6 或 C_3F_8 膨胀气体。术后保持俯卧位。

第六节　玻璃体手术治疗糖尿病性视网膜病变

糖尿病是以糖代谢紊乱为主的常见全身病，可引起眼部多种并发症，如糖尿病性视网膜病变（diabetic retinopathy，DR）、白内障、晶状体屈光状态改变、虹膜睫状体炎、虹膜红变和新生血管性青光眼等。其中 DR 是糖尿病最严重的并发症之一，对于增殖性 DR 常需手术治疗。

一、手术适应证

1. 严重玻璃体积血　一般来讲，玻璃体积血3个月不吸收或吸收不好明显并影响视力可考虑手术，最迟不要超过1年。浓厚、不吸收的玻璃体积血1个月后即可手术。术前未行视网膜光凝者可提早手术，已行视网膜光凝者可适当延长观察时间。

2. 玻璃体积血合并虹膜红变　玻璃体切除术可清除混浊的屈光间质，便于进行全视网膜光凝或周边视网膜冷凝等其他治疗措施，防止发生新生血管性青光眼。

3. 牵引性视网膜脱离累及黄斑区　立即进行手术。纤维膜形成导致视力下降，累及黄斑区可引起视物变形，术中剥除黄斑前膜。

4. 广泛牵引性或孔源性视网膜脱离　立即进行手术，解除纤维血管膜对视网膜牵拉。

5. 进行性视网膜纤维血管增生　PDR进行足量激光治疗后，仍有部分患者发生玻璃体积血，新生血管仍不消退者，可以进行玻璃体切除术。

二、操作方法及注意事项

玻璃体切除手术治疗糖尿病性视网膜病变的目的在于：

1. 切除混浊晶状体、玻璃体等屈光间质，进行视网膜光凝，延缓或阻止视网膜病变发展。

2. 切除陈旧玻璃体积血，降低血液对视网膜毒性损伤。

3. 去除后极部玻璃体皮质，破坏新生血管生长支架，同时也降低玻璃体腔内促新生血管生长因子含量，降低新生血管发生概率。

4. 解除玻璃体视网膜牵引及黄斑牵引，防止视网膜脱离及黄斑水肿。

5. 松解牵引性视网膜脱离或孔源性视网膜脱离的牵拉，封闭视网膜裂孔，复位视网膜。

由此可见，糖尿病性视网膜病变玻璃体切除手术比较复杂，除了遵循常规玻璃体切除手术基本方法以外，也有区别于其他玻璃体切除手术的独特特点。

1. 糖尿病性视网膜病变合并白内障者，以做白内障超声乳化为宜，不宜做后路晶状体切除术。研究认为，晶状体后囊缺失或不完整是PDR患者玻璃体切除术后虹膜新生血管形成的重要原因，糖尿病患者手术时应尽可能保留晶状体后囊的完整性。

2. 糖尿病性视网膜病变纤维血管膜和玻璃体积血多局限于后极部玻璃体，故玻璃体切除手术中以切除后极部及中央部有增殖改变的病理玻璃体为主，并尽量留下前面相对健康的玻璃体，从而降低术中晶状体损伤和术后晶状体混浊的发生率。

3. 手术重点是膜的剥离及切除（图24-42）。由于增殖膜与视网膜局部粘连紧密，并有新生血管连接，强行剥膜可引起玻璃体积血和医源性视网膜裂孔。因此，遇到粘连

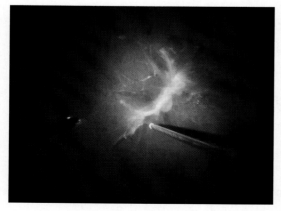

图24-42　应用玻璃体切割头分离、切除视网膜前增殖膜

牢固部位，围绕粘连区剪断，尽量切除粘连周围的增殖膜，留下小岛屿状残余增殖膜。水下电凝增殖膜上的血管，防止出血。残余增殖膜多自趋萎缩。与单纯撕膜相比，此种方法降低了术中医源性视网膜裂孔的发生。

4. 剥膜完成后进行气 - 液交换。如有牵引性视网膜脱离合并视网膜裂孔者，应于气 - 液交换后做眼内硅油填充。

三、手术并发症及处理

1. 纤维血管膜增生　主要表现为眼内反复出血。因纤维血管膜牵拉引起周边视网膜和睫状体脱离，甚至造成低眼压、眼球萎缩。此并发症多见于伴有广泛视网膜缺血和新生血管形成者，以及有环扎史、虹膜红变、牵引性视网膜脱离和多次手术者。

早期诊断及治疗是关键。可再次行玻璃体切除术，晶状体混浊影响观察时做晶状体切除术，彻底切除前部纤维血管膜，行眼内光凝或巩膜外睫状体冷凝等治疗。

2. 并发性白内障　可能与灌注液、气体、硅油等填充物有关。如晶状体混浊较重，明显影响视力，可行晶状体超声乳化或晶状体囊外摘除术。

3. 虹膜新生血管和新生血管性青光眼　是一种严重并发症，常导致视功能严重破坏。容易发生在无晶状体眼，这可能与术中晶状体切除，不能在眼前后段之间形成保护性屏障有关。

术前、术中和术后短时间内行全视网膜光凝可阻止虹膜新生血管形成或使新生血管消退。当药物和光凝不能控制眼压时，可行滤过性手术，并联合应用 5-FU、丝裂霉素等药物；当青光眼进入绝对期，为减轻患者疼痛可行睫状体冷凝、二极管激光睫状体光凝或眼球摘除术。

第七节　玻璃体手术治疗眼外伤

一、概　　述

眼外伤居致盲性眼病的第二位。处理眼外伤时，应首先了解颅内及全身有无致命性伤害，然后再处理眼外伤。通过询问病史、初步临床及影像学检查判断是锐器导致的眼球穿通伤还是钝挫伤或暴力过大而致眼球破裂伤等，并进一步了解眼内有无异物、玻璃体积血、视网膜脱离、脉络膜脱离、视神经视网膜挫伤、眼内炎等。如有异物，应进一步了解异物的性质与部位，以便决定何时、采用何种术式取出。

（一）手术适应证

1. 前后囊破裂的外伤性白内障、晶状体脱位于玻璃体腔、与玻璃体粘连的后发障；瞳孔区机化膜、浅前房或无前房、瞳孔阻滞；玻璃体积血长时间不吸收并机化、PVR、牵引性视网膜脱离、伴有玻璃体积血的孔源性视网膜脱离等。

2. 球内异物　包括磁性异物和非磁性异物，特别是虹膜平面以后的异物，尤其是伴有外伤性白内障、玻璃体积血等。

3. 眼球钝挫伤　晶状体混浊、破裂、脱位，玻璃体积血、机化，或合并视网膜裂孔及视网膜脱离；玻璃体脱入前房导致继发性青光眼等。

4. 眼内炎　药物不能控制，前房积脓、玻璃体混浊，眼底无红光反射者。

（二）手术时机选择

开放性眼外伤发生后应立即进行一期手术，其目的是将伤口密闭缝合，减少眼内容物脱出，恢复眼压，并尽量使视网膜脉络膜展平，为二期玻璃体切除手术做准备。二期玻璃体切除手术一般在伤后两周左右进行。此时视网膜和脉络膜出血机会减少，玻璃体后脱离形成，玻璃体视网膜增殖病变不严重，视网膜无明显僵硬。过早手术易发生术中出血，脉络膜水肿，且玻璃体后脱离不完全，术中剥离玻璃体后界膜时易发生医源性视网膜裂孔，加重视网膜和脉络膜出血，残留的玻璃体皮质术后收缩，引起牵引性视网膜脱离等。过晚手术会使玻璃体视网膜增殖病变加重，视网膜前膜及睫状膜形成，引起牵引性视网膜脱离或视网膜缩短，视网膜皱缩僵硬，手术效果差，手术失败的可能性增加。如合并眼内炎、有反应的铁质异物、晶状体破裂导致严重的眼内炎症反应、玻璃体积血合并视网膜脱离，以及致密玻璃体积血时应尽早手术。

（三）影响手术效果的因素

术后视功能恢复主要与眼部损伤严重程度、损伤部位、伤后一期治疗措施、二期手术时机、外伤性视网膜脱离严重程度及PVR严重程度密切相关。同时，二期玻璃体手术技巧及术中、术后并发症也明显影响手术效果。

二、外伤性视网膜脱离手术治疗

外伤性视网膜脱离主要包括眼球钝挫伤引起的视网膜裂孔及视网膜脱离、眼球穿通伤或异物伤直接引起的视网膜脱离，以及外伤后PVR引起的牵引性视网膜脱离等。

（一）手术时机选择

外伤性视网膜脱离往往同时伴有角膜损伤、晶状体损伤、玻璃体积血、脉络膜脱离、脉络膜上腔出血、PVR等，属于复杂性视网膜脱离，发展快，拖延手术时间会降低手术成功率。因此，一旦确诊，应尽快手术。

（二）操作方法及注意事项

1. 伴有角膜损伤时，由于角膜伤口、缝线、水肿等致角膜混浊，术中会影响对眼底的观察，如影响不重，均可在非接触广角观察系统下进行手术；如影响较重，可应用临时人工角膜来完成手术。

2. 外伤可造成虹膜损伤及眼内炎症反应，引起虹膜后粘连，瞳孔不易散大，影响眼底观察，此时可先分离虹膜后粘连，采用虹膜拉钩拉开瞳孔（图24-43）。

3. 巩膜切口应避开原巩膜伤口，而不应单纯按照一般的玻璃体切除手术的切口位置。否则，巩膜切口在伤口处时，术毕不易水密缝合切口，造成术后低眼压，眼球萎缩。

4. 插入灌注管时，由于睫状体脱离、脉络膜脱离，以及前部 PVR、视网膜嵌夹、晶状体损伤、玻璃体混浊等因素存在，很可能使灌注管误入脉络膜上腔或视网膜下。因此，对于拟摘除晶状体者，宜用长灌注管建立眼内灌注，确定其进入玻璃体腔后再打开灌注开关。当无法确定灌注管位置时，应先从光导纤维的巩膜切口建立临时灌注，在显微镜

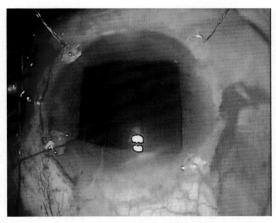

图 24-43　应用虹膜拉钩拉开虹膜，扩大瞳孔

灯光照明下，切除晶状体、前段混浊玻璃体及血凝块，看到灌注管并确认其在玻璃体腔后再打开灌注开关。

5. 脉络膜上腔积血清除　当合并脉络膜上腔积血时，自巩膜切口插入尖锐的针头注入平衡盐溶液，同时挤压脉络膜脱离部位，将脉络膜上腔陈旧积血从穿刺口排出。少量不能排出的积血能自行吸收，使脉络膜复位。

6. 正确处理巩膜伤口处视网膜嵌塞是提高视网膜复位率、减少术后视网膜脱离的关键。嵌塞于巩膜伤口处的视网膜呈封闭漏斗状脱离并向伤口聚集，应先处理此处的视网膜，彻底切除此处的玻璃体、机化膜，必要时行视网膜切开，松解视网膜，彻底切断伤道与其他部位视网膜的联系，可有效防止术后视网膜脱离复发。

7. 对于 PVR 引起的视网膜脱离，首先剥离视网膜表面膜，其顺序由后极部向周边部进行，彻底剥离增殖膜，完全松解视网膜。对于视网膜巨大裂孔及视网膜全脱离呈荷包样改变者，首先彻底剥离视网膜下膜，然后向荷包中心注入重水，将荷包撑开，打开荷包口，剥离视网膜表面膜，由后极部向周边部进行；对于僵硬或皱缩的视网膜，用电凝针直接切开视网膜，充分切除缩短和僵硬的视网膜，取出视网膜下增殖膜。

8. 视网膜下积血清除　对于影响视网膜复位的视网膜下血凝块，可在血凝块附近切开视网膜后取出，必要时可扩大切口。

9. 视网膜被完全松解后行气 - 液交换或注入重水，压平视网膜，激光封闭视网膜裂孔及切开的视网膜。对于周边部视网膜裂孔或视网膜切开部位，可行巩膜外冷凝。最后，玻璃体腔内填充 C_3F_8 或硅油。

（三）术中并发症及处理

1. 低眼压　常见原因有：①原巩膜伤口漏水。如原巩膜伤口缝合不严密或巩膜切口在伤口附近，术中眼压升高后或手术交换器械时伤口会扩大或裂开。此时应重新水密缝合巩膜伤口；②对于眼球贯通伤，不宜过早手术，否则因贯通伤出口没有形成瘢痕而漏水产生低眼压。由于伤口靠后，缝合伤口难度很大。巩膜伤口至少 7 天后才会形成瘢痕。

2. 眼内出血　常发生在视网膜切开去除视网膜下积血时，特别是合并有脉络膜血管损伤时，或摘除嵌塞于视网膜脉络膜内的异物时。应提高灌注压升高眼压或采用气 - 液交换

来止血，用笛形针吸除积血，待稳定后继续手术。否则停止手术，关闭切口，待血栓形成后再手术。

（四）术后并发症及处理

1. 视网膜脱离复发或脱离的视网膜不复位　PVR 是导致视网膜脱离复发或不复位的常见原因，如手术处理不当可引起 PVR：①前部 PVR 处理不彻底，如对虹膜后方及玻璃体基底部的增殖膜未完全切除；②眼外伤尚未稳定时过早植入人工晶状体促进了前部 PVR 的发展；③原巩膜伤口处机化物处理不当，玻璃体视网膜粘连牵拉，促使 PVR 发生；④眼球贯通伤出口处机化物处理不当。对其可不必完全切除，但必须将其孤立，否则 PVR 继续发展；⑤术后视网膜表面残留玻璃体后皮质，其收缩会使视网膜脱离或脱离复发。常发生于眼外伤后早期尚未发生玻璃体后脱离时行玻璃体切除手术眼，如眼内炎、眼内异物等。术中应人为造成玻璃体完全后脱离后彻底切除玻璃体，可避免此并发症；⑥膨胀性气体或硅油填充后，与 PVR 形成有关的细胞和细胞因子积聚在视网膜表面，有助于 PVR 发生。而术后长期低眼压，如硅油填充不足、巩膜伤口或切口渗漏、气体浓度和体积不足或气体吸收过快时，视网膜脱离不易复位或再次脱离，导致 PVR 发生；⑦术后玻璃体再出血也是 PVR 发生原因。

2. 低眼压　术后低眼压原因较多，且目前无有效治疗方法。①外伤造成睫状体损伤引起睫状体功能下降，房水生成减少；②外伤造成睫状体脱离，房水流出增加；③眼球前段外伤，前部 PVR 可引起睫状突扭转，房水生成减少；④术中视网膜切开、切除造成大范围视网膜色素上皮裸露，增加了房水流出通道；⑤儿童外伤后低眼压较成人常见，可能与儿童眼球对于外伤和手术承受能力差有关。

3. 眼球萎缩　长期视网膜脱离、术后或多次手术后视网膜不复位及长期术后低眼压是导致眼球萎缩的主要原因。目前无有效治疗方法，为改善外观可行眼球摘除联合义眼台植入术。

三、眼 内 异 物

眼内异物是常见眼外伤。眼内异物有磁性异物和非磁性异物，可有单个或多个。当异物进入眼内，不仅可造成眼部机械性损伤，如角巩膜穿通伤、外伤性白内障、玻璃体积血、视网膜损伤、脉络膜损伤，还可随异物带入细菌，引起眼内炎，或因异物化学作用，引起其他并发症，如铁质沉着症或铜质沉着症，均可引起视功能及眼球结构破坏。因此，眼内异物，除非体积很小且化学性质很稳定可不做处理，否则应及早取出，特别是对于引起眼内炎症反应的异物，更需积极处理。但在某些情况下，如眼内出血多、眼压低，又无明显炎症反应的情况下，可待病情好转后再行手术取出。

玻璃体切除术取出眼内异物已成为目前主要的治疗方法，与传统方法相比具有明显优点：①能取出传统手术不能取出的异物，如非磁性异物、眼球后极部异物、多发细小异物等；②定位准确，直视下取出异物，避免了盲目性；③安全性高，在取出异物前先解除异物与周围组织，特别是视网膜牵拉，减少手术并发症；④在取出异物的同时处理外伤性白内障、玻璃体积血、视网膜脱离、眼内炎等其他眼组织损伤。

（一）经睫状体平坦部巩膜切口取异物

1. 手术适应证 适用于长径≤5mm的眼内异物取出。
2. 操作方法及注意事项

（1）如晶状体混浊，则晶状体切除保留前囊，或晶状体超声乳化保留后囊（图24-44），前后囊均不能保留时则予以完全切除。

（2）切除混浊玻璃体，找到异物后，去除包裹，将其游离（图24-45）。若为视网膜内异物，若无脱离，可在异物周围先行光凝，再取异物，以避免视网膜脱离。

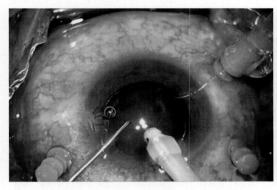

图24-44 晶状体超声乳化，并保留后囊

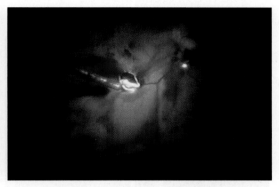

图24-45 切除异物周围积血及机化物

（3）夹取异物前，需要根据异物大小适当扩大巩膜切口（图24-46）。自巩膜切口用异物镊夹出异物，应防止异物滑脱损伤视网膜、视神经（图24-47）。

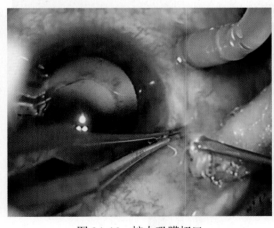

图24-46 扩大巩膜切口

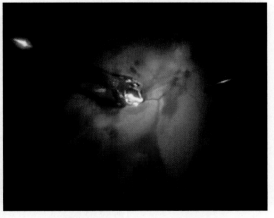

图24-47 眼内异物镊抓取眼内异物

（4）异物取出后，缩小巩膜切口，继续切除混浊玻璃体，应仔细检查有无视网膜裂孔及脱离，特别是异物进入眼内时直接损伤的视网膜部位，必要时行光凝或冷凝并眼内填充气体或硅油。

（二）经角巩膜缘切口取异物

1. 手术适应证 适用于长径≥6mm、短径≥3mm的各种异物，即眼内巨大异物。此类异物如经睫状体扁平部切口取出，由于巩膜切口过大，会损伤睫状体和视网膜。

2.操作方法及注意事项

（1）行晶状体切除，不保留前、后囊。

（2）行玻璃体切除，当发现眼内巨大异物后，切除异物周围的玻璃体积血及增殖的玻璃体条索和增殖膜，彻底使异物与周围组织分离，稍微扩大玻璃体切除口，使眼内异物镊能够顺利进入眼内，稳固夹住巨大异物边长相对短的一边，拔出光导纤维，用巩膜塞塞住光导纤维口。用角膜穿刺刀在玻切口正对方向的角巩膜缘刺入前房，并扩大切口至稍大于异物的短径，用虹膜复位器压迫切口后唇，使巨大异物从角巩膜缘切口探出，用有齿镊稳固抓住异物并缓慢取出（图 24-48）。

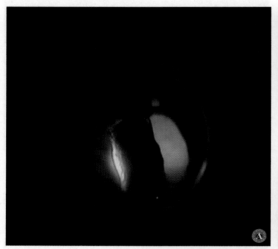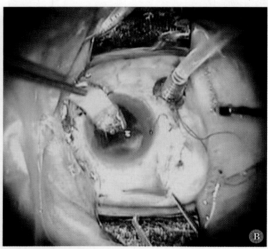

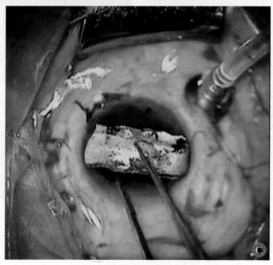

图 24-48　眼内巨大异物取出

A.应用异物镊夹住眼内巨大异物送至前房；B.自角巩膜缘切口取出眼内巨大异物；C.取出的眼内巨大异物

（3）用 10-0 尼龙线间断水密缝合角巩膜缘切口后继续切除混浊及增生病变的玻璃体，剥离视网膜前膜，取出视网膜下增殖膜，复位视网膜。眼内填充 C_3F_8 或硅油。

（三）临时人工角膜下眼内异物取出联合穿透性角膜移植

1. 手术适应证　角膜血染、角膜混浊或白斑合并眼内异物、玻璃体积血、视网膜脱离、影响眼后段手术者（图 24-49，图 24-50）。

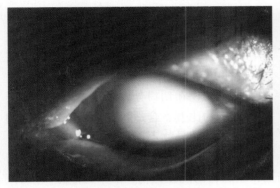

图 24-49　术前裂隙灯照相，显示严重角膜血染

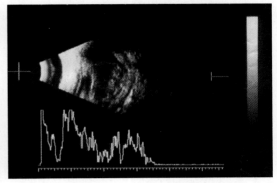

图 24-50　术前 B 超，显示视网膜脱离、脉络膜脱离、玻璃体积血、眼球萎缩

2. 操作方法及注意事项

（1）选用合适的角膜环钻，如直径为 7.25mm 的角膜环钻，将有病变的角膜钻下（图 24-51），进行前部玻璃体切除，切除前房积血块及混浊的晶状体。再将直径 7.20mm 的临时人工角膜放置在植床上，缝合固定，达到水密状态（图 24-52）。

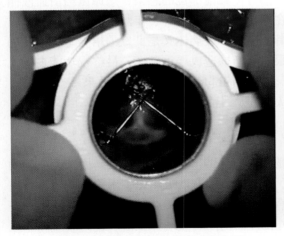

图 24-51　应用角膜环钻钻取病变角膜

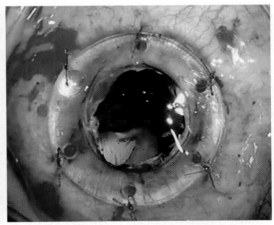

图 24-52　临时人工角膜水密缝合在植床上

（2）在临时人工角膜下行玻璃体切除手术，切除混浊的玻璃体，当发现眼内异物后，切除异物周围的玻璃体积血及增殖的玻璃体条索和增殖膜，彻底使异物与周围组织分离，对于较小的异物可自睫状体扁平部巩膜切口取出；对于较大异物，如巨大异物，则拆除人工角膜，自"天窗"取出，取出后再将人工角膜重新缝合固定，继续完成玻璃体切除手术。

（3）若无视网膜病变，拆除人工角膜后，将直径为 7.5mm 新鲜异体角膜移植片间断缝合于植床上；若为气体填充，角膜移植后行气 - 液交换，最后填入所需的膨胀性气体；

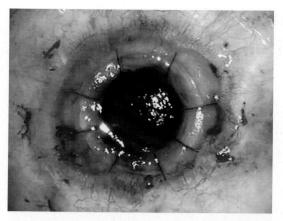

图 24-53　穿透性角膜移植，水密缝合角膜植片

若为硅油填充，硅油填入眼内 2/3 后行角膜移植，最后补充到所需硅油量，并于周边虹膜 6 点位做周边虹膜切除术（图 24-53）。

3. 手术并发症及处理

（1）异物中途脱落：主要因为异物镊夹取异物的位置不当。夹取异物时，一般夹在异物的中央。但对于长条形异物，则要夹住异物的一端，通过较小的切口取出。

（2）异物在切口处脱落：主要是因为异物与切口的比例不合适，如切口小，或异物较大都可能使异物不能顺利通过切口取出。避免的方法：①估计异物大小，适当扩大切口；②夹取异物将它取出时，异物的长轴应与切口垂直；③磁性异物，切口处电磁铁接力。

第八节　玻璃体手术治疗眼内炎

感染性眼内炎是一种因病原微生物侵入眼内，引起眼内组织感染发生炎症的现象，细菌性眼内炎最为常见。引起眼内炎最常见的原因有角膜穿通伤、眼内异物、眼内手术等。病原菌从眼外侵入眼内，称为外源性眼内炎；如身体其他部位的感染，病原菌经由血液循环侵入眼内，称为内源性眼内炎，容易发生在如糖尿病、肝脓肿、年龄较大、长期卧床、身体抵抗力差的患者。眼组织对病原菌的防御功能差，玻璃体又是良好的培养基，因此病原菌能迅速繁殖，产生剧烈的炎症反应，对眼组织结构造成严重破坏，最终视功能丧失，甚至眼球萎缩。因抗生素穿透眼组织能力差，全身及局部应用抗生素治疗效果差。近年来，玻璃体切除术治疗眼内炎的疗效已得到一致认可，是目前最好的治疗方法。

（一）玻璃体切除手术治疗眼内炎的优势

玻璃体切除术在治疗眼内炎方面具有明显的优势：①直接清除眼内的病原菌及炎性物质；②切除作为病原微生物培养基的玻璃体、晶状体；③获取玻璃体、房水标本，进行病原学检查，指导术后用药；④玻璃体腔直接给药，有效控制感染；⑤在治疗外伤性眼内炎时能同时处理眼外伤引起的其他并发症，如外伤性白内障、玻璃体积血、视网膜脱离、眼内异物等。

（二）手术时机选择

目前一般主张在确诊感染性眼内炎后视力低于 0.05 时，应在 24 小时内行玻璃体切除手术。但对于伴有眼内异物者，应尽早行玻璃体切除手术，以清除病原微生物。为控制感染，应立即眼内注射耐药少且敏感的广谱抗生素如万古霉素、头孢他啶等。玻璃体切除术中使用的灌注液中应加用敏感的广谱抗生素。

（三）操作方法及注意事项

1. 晶状体处理如晶状体透明，则保留晶状体。否则经巩膜隧道切口行晶状体超声乳化吸除术。在人工晶状体眼，最好取出人工晶状体。若不取出人工晶状体，则将其表面膜状物、囊袋内的前房渗出物彻底清除干净（图 24-54）。

2. 玻璃体切除时应先抽取少许玻璃体作为标本进行涂片、细菌培养及药敏试验。术中造成玻璃体完全后脱离，彻底切除炎性玻璃体。用笛形针吸除视网膜表面脓性物，在吸除时应注意避免损伤视网膜。

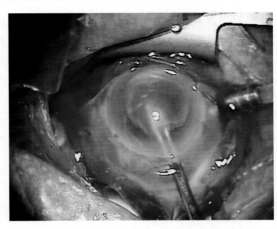

图 24-54 应用注吸针头清除晶状体表面及前房内的渗出物

3. 由于病原微生物对视网膜的毒性损害及蛋白水解酶的作用，视网膜水肿，甚至溶解坏死，在外力作用下，容易形成视网膜裂孔。特别在锯齿缘，玻璃体基底部胶原纤维走行方向与视网膜垂直，一旦锯齿缘受到振荡和外力牵拉，容易出现断裂。因此，在切除混浊或炎性玻璃体时应使用高切割频率，低负压吸引，以减少对视网膜牵拉。

4. 伴有眼内异物时应同时取出。在玻璃体内漂浮与周围组织无粘连的异物可直接取出；而与视网膜粘连、嵌顿的异物取出前应先在其周围行激光光凝，再切开包裹后取出。

5. 硅油应用 无论有无视网膜脱离，手术结束时，眼内均填充硅油。

6. 在晶状体切除眼无后囊情况下，6：00 位行周边虹膜切除术（图 24-55），防止瞳孔阻滞继发青光眼，前房注入消毒空气可有效阻止玻璃体腔内的硅油进入前房（图 24-56）。

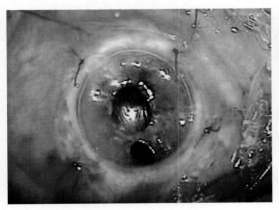

图 24-55 周边虹膜切除

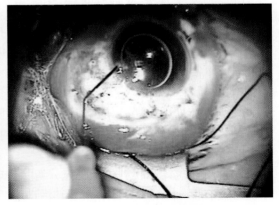

图 24-56 前房内注入消毒空气

（四）手术并发症及处理

1. 角膜水肿 是术后常见并发症。如果角膜内皮没有严重受损，角膜水肿常在 1 周内缓慢消退。对于合并持续的角膜上皮缺损者应慎用皮质类固醇滴眼液。对于有视功能的患眼如角膜长期水肿不消失，可考虑做穿透性角膜移植术。

2. 炎症反应　术后炎症反应通常会持续数周，如长期迁延不愈常会导致眼球萎缩。如术后炎症反应无好转并伴有持续性疼痛时，应怀疑感染未能控制，应根据细菌培养结果及药敏试验向玻璃体腔内注射抗生素。如术后玻璃体明显混浊，可能是初次手术未完全切除病变玻璃体，应再次行玻璃体切除术。

3. 视网膜脱离　是眼内炎术后严重并发症，术中应反复检查视网膜有无裂孔，并对视网膜裂孔进行巩膜外冷凝或视网膜光凝。眼内填充硅油可有效预防视网膜脱离。对视网膜脱离者可再次行玻璃体手术。

第九节　其他玻璃体手术

一、先天性脉络膜缺损合并视网膜脱离

先天性脉络膜缺损是以脉络膜和色素上皮缺损及视网膜发育异常为特征的先天性疾病，具有遗传性，一般为不规则显性遗传，也有人认为是隐性遗传。脉络膜缺损常合并其他先天异常，如小眼球、先天性白内障、眼球震颤、虹膜缺损、视神经缺损、黄斑缺损等，在临床上较为少见。合并视网膜脱离是一种特殊类型的视网膜脱离，多见于青少年，裂孔不易发现，手术成功率低，术后视力恢复也低于一般孔源性视网膜脱离。

先天性脉络膜缺损合并视网膜脱离有两种情况：①裂孔发生在缺损区以外的视网膜，多位于周边部视网膜，容易被发现，手术效果较好；②裂孔发生在缺损区视网膜，裂孔不易被发现，手术成功率低。

（一）玻璃体手术治疗先天性脉络膜缺损合并视网膜脱离的优势

其优势包括：①松解玻璃体对视网膜牵拉；②术中查找全部裂孔，并给予眼内激光或巩膜外冷凝封闭；③配合眼内填充膨胀性气体或硅油可有效预防视网膜脱离复发。

（二）操作方法及注意事项

1. 晶状体处理　伴有晶状体混浊时应切除。对于透明晶状体，在合并虹膜缺损时，手术时晶状体赤道部妨碍观察下方周边部视网膜，且硅油填充后常并发白内障，也有必要切除之。

2. 切除玻璃体和膜剥离　要充分切除玻璃体特别是基底部玻璃体，以及牵拉条索。剥除视网膜前膜，松解视网膜，恢复其活动度。对张力大的视网膜下增生条索或膜也要切除，使视网膜完全复位。

3. 放视网膜下液　通过气-液交换于缺损区的裂孔处放出视网膜下液，复位视网膜，特别强调使缺损区视网膜贴附到巩膜上。脉络膜缺损区的巩膜常因巩膜扩张而形成葡萄肿，气-液交换不易使发育不健全的视网膜下液完全排净，视网膜不能完全复位。此时需对缺损区视网膜做松解性切开，解除视网膜张力，使缺损区视网膜完全附着到巩膜上。

4. 光凝　沿缺损缘对正常视网膜做2～3排光凝，目的使视网膜脉络膜产生粘连隔开

缺损区不健全的视网膜与正常的视网膜，而不是直接封闭裂孔。也可对缺损缘进行巩膜外冷凝联合激光光凝，即对缺损缘的前部进行巩膜外冷凝，而对后部进行激光光凝。对环绕视乳头的缺损缘不做光凝，以免损害视功能。

5. 眼内填充物　如膨胀性气体或硅油，较长时间顶压视网膜使脱离的视网膜牢固复位，是这种特殊类型视网膜脱离手术成功的重要环节。

关于选用何种填充物，不同的术者根据自己的经验有不同选择。有术者认为，虽然硅油填充效果可靠，但硅油可引起严重并发症，如白内障、角膜变性、继发性青光眼等。因此，建议选用膨胀气体，硅油只用在复发性视网膜脱离和晚期PVR病例。也有术者认为，气体在眼内有效填充时间较短，有时需要重复注入。此外，有些患者不能保证术后正确的俯卧位，气泡不能有效顶压缺损区，对下方脉络膜缺损区的裂孔封闭和填充效果差，且气体影响术后补充激光治疗，因此建议眼内填充硅油。但也有术者认为，膨胀气体或硅油的比重均小于水，而先天性脉络膜缺损往往位于下方，对于此处的视网膜脱离并无有效顶压作用，因此，建议眼内填充比重大于水的全氟化碳液体。

6. 术后根据裂孔的部位、视网膜脱离范围及眼内填充物等选择正确的体位。如眼内填充硅油或膨胀性气体，视网膜裂孔及脱离的部位位于下方，术后应保持一定时间的俯卧位；如眼内填充过氟化碳液体，则术后保持坐位或半坐位。

（三）手术并发症及处理

手术并发症与一般的玻璃体切除手术并发症相似。

二、合并白内障及玻璃体积血的新生血管性青光眼

新生血管性青光眼属于一种难治性青光眼，病因复杂，致盲率高。对于同时伴有白内障及玻璃体积血的新生血管性青光眼来说，若采用以往治疗方法，如睫状体破坏性手术、滤过性手术、引流阀植入手术等都存在一些不足，效果均不理想。

（一）眼前后段联合手术优势

随着眼科显微手术技术的提高，玻璃体切除术联合白内障超声乳化吸除术、全视网膜光凝术及小梁切除术治疗此病，显示了眼前后段联合手术的综合优势：①白内障超声乳化吸除为玻璃体切除和全视网膜光凝的顺利完成创造了条件。②玻璃体切除术去除了混浊的玻璃体积血，便于查清玻璃体积血及新生血管性青光眼形成的原因。同时，降低了促新生血管生成因子浓度，促进新生血管消退。③全视网膜光凝改善了视网膜缺血状态，促使视网膜、虹膜及房角新生血管回退，是治疗新生血管性青光眼的重要环节。④小梁切除术可起到快速降低眼压的作用，避免高眼压进一步损害视功能。

（二）病例选择

符合下列条件者可考虑采用此联合手术方法：①光感以上的视力；②经局部联合应用降眼压药物后，眼压不能控制在正常范围；③虹膜或房角新生血管；④屈光间质混浊，包括晶状体混浊和玻璃体积血；⑤角膜透明。

（三）操作方法及注意事项

新生血管性青光眼的治疗必须包括 3 个方面：治疗原发眼病、消除视网膜缺血状态、控制眼压。具体方法如下：

1. 剪开球结膜　右眼顺时针 8 ～ 3 点剪开球结膜；左眼顺时针 9 ～ 4 点剪开球结膜。

2. 手术眼颞下方角巩膜缘后 3.5mm 缝合灌注管预置缝线，穿刺巩膜，置入灌注管并固定，暂时关闭灌注管。

3. 以 12 点为中心做一大小为 4mm×6mm、厚度为 1/2 巩膜厚度的长方形巩膜瓣（图 24-57），并作为白内障超声乳化吸除术的手术切口，穿刺进入前房，注入黏弹剂，环形撕囊，水分离，超声乳化吸除白内障（图 24-58）。用 10-0 缝线水密缝合巩膜隧道切口。在白内障超声乳化吸除术时是否保留晶状体后囊的选择上，主要依据术前眼压、前房炎症反应及房角关闭等情况而定。对于术前眼压不很高、炎症反应不重、房角不完全关闭者，白内障手术时应尽可能保留晶状体后囊，为二期植入人工晶状体做准备。

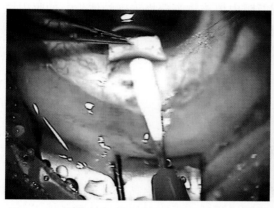

图 24-57　制作长方形巩膜瓣，约为 1/2 巩膜厚度

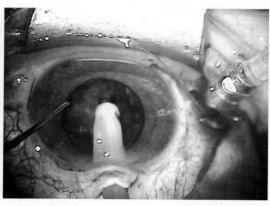

图 24-58　经巩膜瓣处隧道切口行白内障超声乳化吸除术

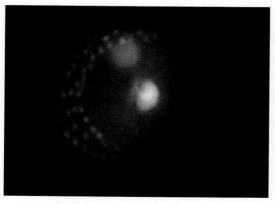

图 24-59　全视网膜光凝

4. 缝合固定角膜接触镜环后，分别在角巩膜缘后 3mm 做光导巩膜切口和玻切口，并进行玻璃体切除。

5. 行全视网膜光凝　全视网膜光凝范围包括从视盘起至锯齿缘区域，视乳头 - 黄斑纤维束与颞侧上下血管弓之间的后极部不做光凝。光凝要充分（图 24-59）。

6. 水密缝合巩膜切口后，拆除巩膜隧道切口缝线，切除位于巩膜瓣下角巩膜缘位置的 1mm×3mm 小梁组织（图 24-60），做虹膜周边切除，沟通眼前后房（图 24-61）。缝合巩膜瓣并作可调整缝线，上方滤过区的结膜水密缝合。

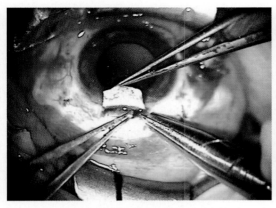 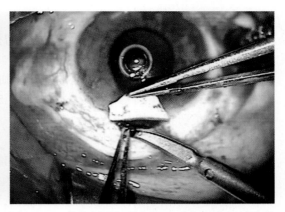

图 24-60 切除巩膜瓣下角巩膜缘处小梁组织，包 　　图 24-61 剪除周边虹膜组织，略大于小梁切除的
　　　　括 Schlemm 管组织 　　　　　　　　　　　　　　　　内切口

（四）手术并发症及处理

1. 前房炎性渗出　结膜下注射地塞米松，每日 1 次，大多于术后 1 周内渗出全部吸收；或滴皮质类固醇与抗生素混合液每小时一次，共 1 周。

2. 一过性高眼压　经松解可调整缝线及局部应用 β 受体阻滞剂和口服乙酰唑胺，2 周内眼压逐渐得到控制。

3. 脉络膜上腔出血　巩膜切开引流脉络膜上腔积血和眼内注气，可使脉络膜复位。

4. 玻璃体腔再出血　如出血量少，可采用半坐位，口服止血剂，可自行吸收；浓密且长期不吸收的积血，可考虑再次手术。

第十节　药物辅助性玻璃体切除手术

在玻璃体切除术前、术中或术毕向玻璃体腔或眼内注入某种或某些药物以使玻璃体手术更安全、更有效或以此增进手术效果，目前已在临床较为广泛地应用。有些药物的使用已被许多手术医生接受，有些药物仍处于实验阶段。按药物使用目的可分为药物诱导玻璃体后脱离、药物抑制 PVR、药物抑制新生血管及助视性玻璃体切除术等。本节内容仅供参考，不构成治疗建议。

一、药物诱导玻璃体后脱离

药物诱导玻璃体后脱离已做了许多实验研究，目前已初步进入临床探索阶段。较多使用的药物有透明质酸酶、纤维蛋白溶酶、组织型纤维蛋白溶酶原激活剂、软骨素酶等。一般在术前使用，剂量要小。临床常用小剂量纤溶酶 0.2 ～ 2U，术前 20 分钟使用，t-PA 25μg 于术前 15 分钟使用。

二、药物抑制 PVR

药物抑制 PVR 已有较为广泛的基础及临床研究，候选药物有：①抗代谢药物，如柔红霉素、多柔比星（阿霉素）、氟尿嘧啶（5-fluorouracil，5-FU）、秋水仙碱等；②皮质类固醇激素类药物，如曲安奈德、地塞米松、去炎舒等；③细胞信号转导抑制剂，如维拉帕米；④其他药物，如青霉胺、吲哚美辛等。其中曲安奈德已被许多医生使用，而其他药物因有一定的视网膜毒性或其他并发症而不能被广泛接受。曲安奈德于术毕玻璃体腔内注入 4mg 可明显减少术后炎症反应及 PVR 发生。为了避免一次大剂量给药造成视网膜及晶状体毒性或多次给药可能引起的医源性损伤，药物控释系统应运而生。控释制剂有聚乙酸、聚乙醇酸、壳聚糖等，把它们作为载体，装载 5-Fu、t-PA 等，在玻璃体腔内缓慢而持久地释放药物。

三、药物抑制新生血管

药物抑制新生血管，是目前玻璃体手术的一个亮点。在术前给予抑制新生血管的药物可有助于减少术中出血，较为安全地去除增生性纤维血管膜。目前较为常用的药物有曲安奈德、阿瓦斯丁（avastin）和雷珠单抗（lucentis）、康柏西普（conbercept）、阿柏西普（aflibercept）等。曲安奈德玻璃体腔内的常用剂量为 4mg，如果去除赋型剂更好。增生性糖尿病视网膜病变于术前 2 ～ 3 次注入 25mg 阿瓦斯丁，可使新生血管萎缩，明显增加玻璃体切除术中的可操作性。注药后必须在 1 周内完成玻璃体切除手术，否则有牵拉性视网膜脱离的风险。抑制新生血管的其他药物有哌加他尼钠（pegaptanib sodium）、VEGF Trap、血管内皮抑素（endostatin，ES）等。

四、助视性 / 染色性玻璃体切除术

视网膜内界膜（internal limiting membrane，ILM）是一层由视网膜 Müller 细胞基底膜、少量胶质细胞及玻璃体纤维组成的均质膜。ILM 位于视网膜最内层，与玻璃体相邻，是一层透明、反光、有弹性、表面规则的膜。ILM 由视盘边缘向周边覆盖整个视网膜表面。黄斑区 ILM 较厚，并与玻璃体皮质牢固粘连，黄斑中心凹内界膜极薄。ILM 可以作为支架使可收缩组织，如胶原细胞、神经胶质细胞、巨噬细胞、成纤维细胞、RPE 等，迁移至 ILM 的两侧并增殖，在膜上施加切线方向的牵拉力。

在一些玻璃体视网膜病变，如特发性黄斑裂孔、黄斑水肿、黄斑前膜、外伤性视网膜病变、视网膜劈裂、视盘小凹等，剥除视网膜内界膜，即视网膜内界膜剥除术（internal limiting membrane peeling，ILMP）能彻底松解后极部玻璃体视网膜之间的牵拉，尤其在黄斑病变玻璃体视网膜手术中，ILMP 能松解后极部玻璃体皮质剥离后仍存在的对黄斑切线方向的牵拉力。剥离 ILM 后可使收缩组织失去施力的支架，其牵拉作用也会失去，视网膜活动度增加，裂孔边缘活动性变好，通常可使裂孔的尺寸缩小 25%，视网膜下积液更容易被吸出，裂孔更容易修复。

越来越多的手术医师着眼于通过 ILM 剥除提高上述玻璃体视网膜疾病的手术治疗效果。具体方法为：常规行玻璃体切除手术，在完全玻璃体后脱离后，在颞侧视网膜血管弓内，远离黄斑中心凹至少 1DD 处选择一个开始点，以视网膜钩或钻石刷沿视网膜内表面轻轻钩起或刷起内界膜，掀起一片视网膜内界膜瓣，用内界膜镊抓住此瓣，以黄斑为中心，平行于神经纤维层，环行撕除内界膜 2 ～ 3DD。剥除区内的视网膜内界膜反光消失，视网膜呈光滑的灰白色。在此操作中，由于 ILM 通常没有边缘，做出 ILM 剥离起始的瓣非常关键。

由于视网膜前膜及内界膜均为透明膜，剥除有一定难度，剥除不当会损伤视网膜，并可导致疾病复发。近年来，染色技术的临床应用使视网膜前膜（epiretinal membranes，ERM）及 ILM 易于辨认，从而增加其可视性，提高了手术成功率，降低了医源性损伤可能性。而且，染色技术的临床应用缩短了手术时间，减少了视网膜长时间暴露于强光下的光毒性反应，并为术中判断 ERM 及 ILM 是否已完整撕去提供了很好的方法。术中常用的染色方法主要有以下几种。

（一）吲哚菁绿

吲哚菁绿（indocyanine green，ICG）是一种无毒三碳花青苷染料，可选择性地对 ILM 着染，使视网膜内界膜呈淡绿色，而对 ERM 完全不着色，是最常用的 ILM 染色方法。

染色方法为剥离玻璃体后皮质后将一定浓度的 ICG 溶液注入玻璃体腔后极部，保留一定时间后吸出，此时即可见已着色的 ILM，应用内界膜镊撕除视网膜内界膜（图24-62 ～ 图 24-64）。文献中染色中常用浓度有 0.25mg/ml、0.5mg/ml、1.25mg/ml。但对于 ICG 的浓度、暴露时间和稀释方案，仍没有统一标准。

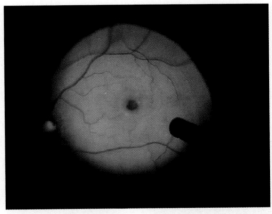

图 24-62　玻璃体腔内注入吲哚菁绿，使视网膜内界膜着色

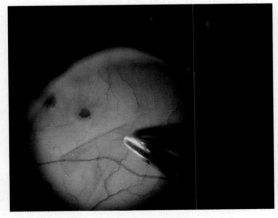

图 24-63　应用内界膜镊撕除内界膜

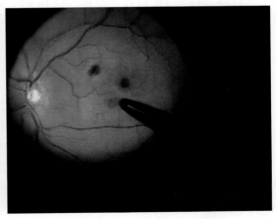

图 24-64　内界膜已完整撕除

但 ICG 使用也存在一些并发症，如视网膜劈裂、RPE 萎缩、视野缺损等，具体原因尚不清楚。有研究认为，ICG 直接注入玻璃体腔后在 RPE 中存留的时间较静脉注射长，目前观察到 ICG 对 RPE 损害可能与其长时间存留有关。术后 ICG 残留一直困扰着手术者，目前仍需要更多的研究来探讨 ICG 使用方法，以最小 ICG 浓度及最短着染时间达到既提高 ILM 可见度，又减少潜在毒性风险。

（二）曲安奈德（TA）

TA 不溶于水，呈白色颗粒，可附着于玻璃体、ERM 和 ILM，能清晰辨认和更为安全彻底地剥除视网膜前膜和视网膜内界膜。ILM 剥离术中应用 TA 染色除了帮助手术者辨认 ILM 外，还可以减轻术后炎症反应。

染色方法为将 40mgTA 溶于 2ml 平衡液中，过滤后抽取 0.1ml 注入后极部玻璃体，此时玻璃体后皮质清晰可见，用玻璃体钩分离视乳头和后极部的玻璃体后皮质，进行完全的玻璃体切除。TA 混悬液再次被注入后极部，这时可见 ILM 表面分布有细小的白色颗粒，依照以上视网膜内界膜剥除方法剥除 ILM（图 24-65，图 24-66）。

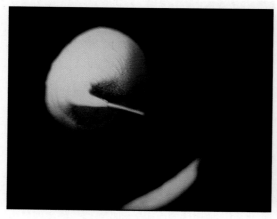
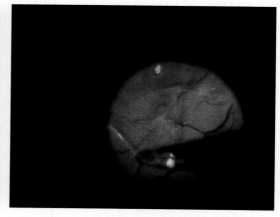

图 24-65　玻璃体腔内注入 TA　　　　　　图 24-66　用内界膜镊撕除视网膜内界膜

目前，有关 TA 对视网膜神经层和 RPE 的局部毒性作用还不清楚。

（三）台盼蓝

台盼蓝是一种高分子质量的活性染色剂，对 ILM 和视网膜前膜无选择性，但 ERM 的着色浓于 ILM，ILM 呈淡蓝色。

染色方法有气 - 液交换后染色法和直接染色法两种方法。

1. 气 - 液交换后染色法　气 - 液交换后以钝针头将台盼蓝注入视网膜后极部，染色 1 ～ 2 分钟后，用笛形针吸出台盼蓝。此方法优点为台盼蓝不易向其他部位扩散，染色充分，尤其适用于黄斑区染色；缺点为空气可能导致晶状体短暂性混浊，影响手术操作。

2. 直接染色法　在玻璃体腔充满灌注液的条件下，直接将台盼蓝注入后极部，夹闭灌注管 1 ～ 2 分钟。直接染色法的优点为可避免术中晶状体混浊，台盼蓝与视网膜接触的浓度低，比气 - 液交换后染色更安全，适用于范围较广泛的 ERM 染色。缺点为染色效果较差。

台盼蓝常用的浓度有 0.6g/L、1g/L 和 2g/L。台盼蓝在安全性方面及长期存留方面被认为优于 ICG。但 2g/L 的台盼蓝表现出对玻璃体腔内成纤维细胞轻度的毒性反应，且其对视网膜的长期作用还不清楚。

（四）重磅亮蓝

因其染色内界膜速度快、亲附力强、清晰，多用于内界膜剥除术，如特发性黄斑裂孔、黄斑裂孔性视网膜脱离、黄斑前膜、玻璃体黄斑牵拉综合征及孔源性视网膜脱离黄斑部有皱褶。内界膜剥除术中，浓度为 0.25mg/ml，使用时用 1ml 注射器自瓶内抽出 0.05ml 染色剂，再抽 50% 葡萄糖注射液 0.1ml（1：2 稀释），混匀后自巩膜切口插入注射针头缓缓注入黄斑部表面，染色 60 秒。不需气 - 液交换，不需关闭灌注管。用内界膜镊抓住内界膜便可剥除之，剥膜边缘清晰可辨。原液可高压消毒，而多次使用，常温避光保存。

（五）染色剂的联合应用

每种染色剂都有其优点和缺点，两种染色剂联合应用，既可以充分应用其优点，又可以最大可能避免其缺点，提高手术安全性。如台盼蓝与 TA 可联合应用于特发性黄斑裂孔手术术中。在切除中央部玻璃体后，将 0.1ml 曲安奈德悬浊液注射至后极部，白色的 TA 颗粒附着于残存的后部玻璃体，且呈固定状态，增加了后部玻璃体的可视度，彻底切除玻璃体后皮质后，将台盼蓝注射至黄斑区，对 ILM 进行染色，在可视下剥除 ILM，可避免医源性损伤，提高手术治疗效果（图 24-67 ～图 24-71）。

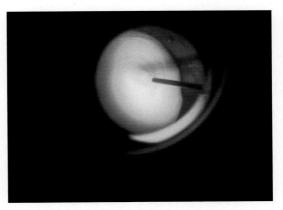

图 24-67　玻璃体腔内注入 TA

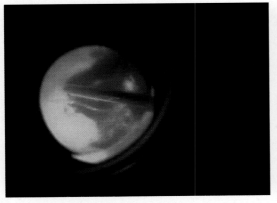

图 24-68　TA 附着于玻璃体，彻底切除包括玻璃体后界膜在内的玻璃体

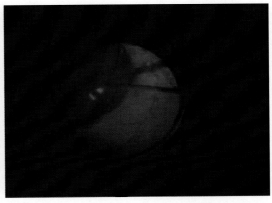

图 24-69　玻璃体切除后玻璃体腔内注入吲哚菁绿

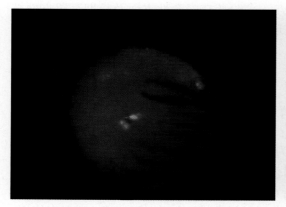

图 24-70　视网膜内界膜被吲哚菁绿着色

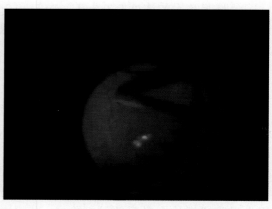

图 24-71　在吲哚菁绿帮助下完整撕除视网膜内界膜，并清除残余吲哚菁绿

（颜　华　于金国）

第二十五章　视网膜脱离手术

第一节　概　　述

视网膜脱离（retinal detachment，RD）可分为孔源性、牵拉性及渗出性三种类型。孔源性视网膜脱离（rhegmatogenous retinal detachment，RRD）为液化的玻璃体经裂孔进入视网膜神经上皮层与色素上皮层之间，从而引起视网膜脱离。多见于高度近视眼、老年人、无晶状体眼、人工晶状体眼和眼外伤后。孔源性视网膜脱离是常见的致盲眼病，几乎都必须手术治疗。

1929年，Gonin提出视网膜裂孔是视网膜脱离的原因，并通过引流视网膜下液，用火烙针刺巩膜封闭裂孔，取得了一定的疗效。距今已经90余年，经过眼科界同仁的不懈研究和改良，目前可选择的手术方式，包括在巩膜外进行放液的环扎术、仅限于裂孔部位的节段性垫压术，以及侵入眼内的注气手术和玻璃体切除术等。这几种术式，都可能获得较高的视网膜脱离复位率，但在手术的花费、并发症及长期视力等方面存在差别。无论选择何种术式，封闭引起漏水的裂孔，仍是手术的基本目的和关键，封闭裂孔可以使玻璃体内液体不能再渗入裂孔，促使视网膜复位，从而促进视功能的恢复。因此，任何视网膜脱离手术都是围绕着以下三个环节来进行：①寻找并封闭所有的视网膜裂孔；②创造条件促使视网膜神经上皮层与色素上皮层贴近（如扣带术）；③缓解或消除玻璃体的牵引力（如视网膜前玻璃体牵引、视网膜前后增殖膜，则应予去除，以便游离视网膜）。所以，应该在手术之前仔细寻找所有裂孔，然后根据增生性玻璃体视网膜病变（proliferative vitreoretinopathy，PVR）情况首选手术量较小而且可能一次成功、并发症少、视力预后好、花费少的术式。

合并C级或D级PVR的，后极部裂孔、多发裂孔、部分巨大裂孔及脉络膜脱离型视网膜脱离，单纯采用巩膜扣带术治疗时往往不易成功，进行玻璃体视网膜手术可以切除漏水裂孔上的牵拉和前后部玻璃体，充分解除影响视网膜复位的牵拉因素，有效封闭所有视网膜裂孔，实现视网膜的稳定复位。随着对玻璃体视网膜疾病认识的不断提高、显微手术的飞速发展及各种新仪器设备、器械的不断问世，特别是玻璃体手术的发展和微创玻璃体切除术的开展，以及各种玻璃体内填充物的有效应用，视网膜脱离手术的操作技术有了很大的发展和突破，如对复杂性视网膜脱离进行的玻璃体切除，视网膜前、后膜剥除，视网膜下液内引流，眼内视网膜光凝，视网膜切开或切除，气液交换（尤其是过氟化碳类化合物）或硅油注入术，使复杂性视网膜脱离手术的成功率得以不断提高（详见第二十四章）。本章主要介绍孔源性视网膜脱离的外路手术方法。

第二节 视网膜脱离手术基本技术

一、术 前 准 备

（一）眼部检查与眼底图描绘

视网膜脱离术前应对患者进行详细的眼部检查，检查时应双眼同时进行，对健眼的检查有可能发现视网膜干性裂孔、变性区甚至局限性视网膜脱离，以便于尽早采取积极的预防性治疗措施，如激光或手术等。眼底检查完成，需绘制眼底图，记录裂孔的大小、形态、位置及增殖膜、出血等眼底改变的情况，进行 PVR 分级，拟定合适的手术方案。术前视网膜裂孔的准确定位对于视网膜脱离外路显微手术的方案设计、手术进程和手术预后尤为重要。

（二）眼部准备

1. 抗生素使用　择期手术患者术前至少应用抗生素滴眼液 3 日，每日 3～4 次。

2. 手术眼术前常规剪眼睫毛，冲洗泪道，如有慢性泪囊炎者，原则上先行泪囊鼻腔吻合术或泪囊摘除术，或行泪道激光置管术后抗生素冲洗 3 天以上。

3. 术前散瞳　视网膜脱离手术眼要求瞳孔要充分散大。一般情况下，拟行外路手术的患眼可以用 1% 阿托品滴眼液或眼药膏散瞳，手术前 1 小时可加用复方托品酰胺点眼，5～10分钟 1 次至瞳孔充分散大。

（三）医患沟通要点

视网膜脱离手术的主要目的是封闭裂孔、复位视网膜，因此，有的患者因为术中裂孔封闭困难、玻璃体浓缩牵拉、视网膜前及视网膜下膜的存在等原因，会引起视网膜未复位，以及视网膜新裂孔形成等导致视网膜脱离复发，需要再次手术；有的患者手术后虽然视网膜已经达到解剖复位，但是由于脱离时间过长、黄斑受累、术后屈光不正等问题会导致视力恢复不满意、视物变形；有些患者由于玻璃体腔内注气，术后视力不如术前，甚至需要特殊的体位，都要向患者及其家属交代。手术中牵拉眼肌会导致部分患者眼部疼痛，术后有些患者可以出现术眼疼痛、恶心呕吐，也要事先说明。

（四）镇静

为避免患者手术时紧张，术前 30 分钟可以肌内注射苯巴比妥钠 0.1g。术中可以给予吸氧，心电监护，以确保手术安全。

（五）手术器械、仪器和设备的准备

手术前要准备的手术器械，主要有开睑器、眼科剪（直剪和弯剪）、眼科镊（有齿镊和无齿镊）、斜视钩、眼睑拉钩、持针器、血管钳等，同时要准备检眼镜（直接或间接）、冷凝器或电凝器等，如果是在显微镜下进行手术，要准备手术显微镜和显微手术器械。

二、视网膜脱离手术基本操作技术

（一）麻醉

视网膜脱离手术的麻醉，除儿童用全身麻醉外，成人多用局部麻醉，麻醉剂一般选用 2% 利多卡因（尤其适用于有心脏病史者）和 0.75% 布比卡因等量混合液或者 0.75% 罗哌卡因注射液，可加入少量透明质酸酶（5ml 麻药中加 150U）加强麻药的渗透性。若无高血压病等全身禁忌证，麻药中可加 1 : 1000 的肾上腺素 1～2 滴，以延长麻醉剂作用。

局部麻醉包括手术象限的球结膜、筋膜囊下注射 1.5ml 左右；球周麻醉，在眶下缘中外 1/3 交界处的眼球下方或者同时在眶上切迹的内侧注射总量约 7～10ml 的麻药，以减轻牵拉眼肌疼痛，也便于手术野的暴露；或球后注射 1.5～2ml，但是视网膜脱离的患者多伴有近视，眼轴较长，甚至可能有葡萄肿存在，所以注射时应注意进针方向，不能误入眼球。在定位、封闭裂孔之前，千万注意不要滴用地卡因类药物做表面麻醉，以免发生角膜上皮干燥、脱落、混浊而影响角膜的透明度，妨碍手术时检查眼底。

（二）开睑

用开睑器开睑。如睑裂过小，可做外眦切开术扩大睑裂，因为当解剖分离后极部时，狭短的睑裂会使巩膜暴露极为困难。

（三）结膜切口

结膜切开的部位和大小取决于视网膜脱离的部位和裂孔的大小、形态、个数及所在子午线和手术方式。结膜切开有两种：角膜缘结膜切口和角膜缘外结膜切口，目前多采用前者。

1. 角膜缘结膜切口　一般选择在 4 条直肌之间的 1:30、4:30、7:30 或 10:30 做放射状的球结膜剪开，具体选择时是在裂孔相邻的两个象限。用眼科镊提起近角膜缘的结膜，用眼科弯剪刀或者角膜剪呈放射状垂直剪开球结膜，约 10mm 长，然后用剪刀分离与巩膜粘连的筋膜，沿角膜缘或距角膜缘 1～2mm 处做平行于角膜缘的结膜剪开。一般单纯行巩膜外加压术的患眼，角膜缘切口弧长为 1/2～2/5 圆周。需行环扎术的患眼可以全周剪开球结膜，放射状球结膜切口做在裂孔相邻的两个象限内（图 25-1）。放射状的球结膜切口应尽可能避开裂孔位置，因为该处有可能放置加压块，会引起植入物的暴露、感染和脱出。结膜瓣要包括眼球筋膜在内，不要破坏两者的解剖关系，如筋膜过紧，手术野小，影响手术操作，也可做放射状切开。

角膜缘切口的主要优点是球结膜和眼球筋膜始终结合在一起（原位），可以同时翻转结膜和筋膜，手术结束时这两层组织一同向前复位，从而提供一个盖在植入物上的厚被膜，使其得到较好的覆盖与保护，从而减少植入物感染或暴露与脱出的机会。此外，角膜缘切口简便省时，保留球结膜、筋膜的完整性，且可减少瘢痕形成，也便于以后再次手术。但是，这种切口由于破坏了角膜缘的干细胞，术后容易引起干眼症。

2. 角膜缘外（后）结膜切口　在角膜缘后 5～8mm 处平行角膜缘剪开结膜及筋膜囊，大小随手术范围而定。对赤道部的单个裂孔，一般剪开 1/4～1/3 眼周，球结膜 20～25mm，

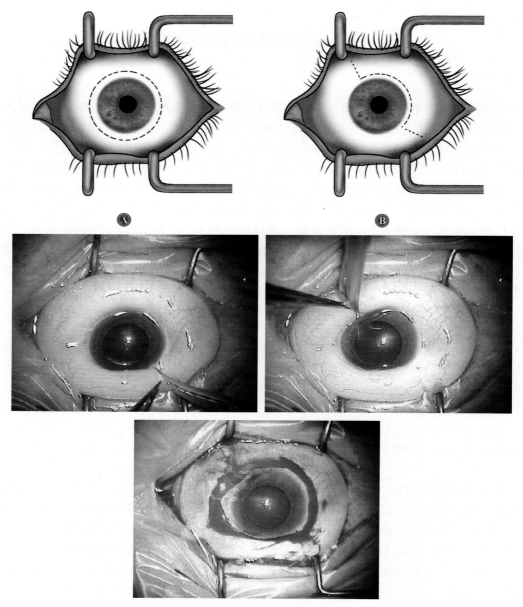

图 25-1　球结膜切口
A. 360° 结膜切口；B. 180° 结膜切口

分离结膜下组织至越过裂孔位置。角膜缘后切口是一种传统的结膜环形切口，目前主要用于角膜缘区有严重瘢痕和粘连，近期施行过白内障手术及青光眼手术后要保留滤过泡等情况下。

（四）分离及固定眼外肌

术中分离、拉开眼外直肌的目的在于充分暴露手术野。分离肌肉的方法有眼外肌下缝线牵引、斜视钩牵引和肌肉离断等。一般将与裂孔相邻的两条直肌作牵引线，如做环扎术则作四条直肌牵引线，局部可用斜视钩钩起肌肉进行手术。需要牵拉某一直肌时，在相邻的两个象限，用眼科弯剪刀放射状紧贴巩膜伸入到眼球赤道部，张开剪刀分离巩膜表面的筋膜及肌间的筋膜，然后用斜视钩紧贴巩膜壁从该直肌一侧平行肌止端伸入到直肌下，从直肌的另一侧穿出，从而钩取该直肌，注意检查有无钩全该直肌，不能遗漏，以防止环扎带穿过时遗漏部分直肌，导致术后复视、斜视等。用缝线牵引眼外肌时，可以在直肌下、斜视钩旁用血管钳或镊子带 3-0 丝线穿过，另一侧用镊子接出，线的长度以足够将直肌固定在洞巾上或便于牵拉为度，线的两端合起打结，可以防止脱失，也便于固定（图 25-2）。由于上斜肌腱位于上直肌肌止端外侧缘后 3～5mm，所以钩取上直肌时斜视钩不能钩得太后，以免钩到上斜肌肌腱。

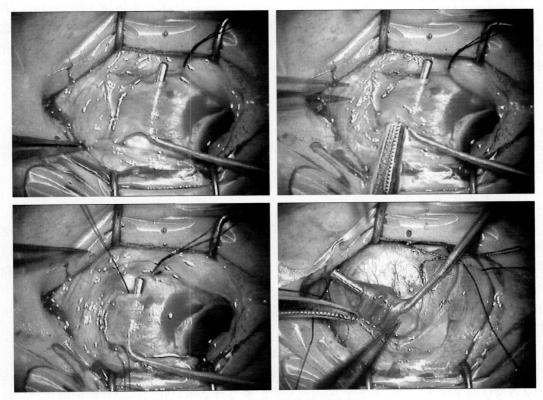

图 25-2　分离及置直肌牵引线

手术中尽量不要离断眼肌，以免损伤供应眼前段的血管，或者导致术后较麻烦的复视，特别是垂直肌所致的复视将难以矫治。如果裂孔位置很靠后（如后极部孔、黄斑孔，现多采用玻璃体手术）、裂孔恰位于肌肉下面而必须在肌肉下直接置入宽阔的放射状植入物、多发性裂孔或再次手术需暴露较大范围时，可离断 1 根肌肉甚至 2 根，以便清楚暴露、操作方便及减少术中、术后并发症。原则上可以断水平肌时就不要断垂直肌，避免同时剪断三条直肌，禁止同时剪断四条直肌，否则可引起眼前节缺血综合征。临床上一般以断外直肌的机会较多。肌肉的缝线及断腱法同斜视矫正术：先在肌止端后约 2.0mm 处肌肉上预置缝线（以备缝回时用），紧靠止端剪断眼外肌，然后在肌止残端上自后向前穿过肌止前

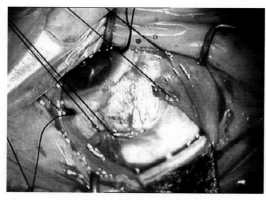

图 25-3　暴露手术区的巩膜

端及浅层巩膜做牵引缝线（以便将眼球牵引固定以暴露手术野）。缝线要牢固，防止缝线滑脱而术毕找不到肌肉。暴露手术区时应注意隐蔽在直肌下的葡萄肿，如果斜视钩在直肌下强行通过可引起眼球意外穿孔。

（五）手术野暴露

暴露手术区巩膜的方法有：牵拉眼外肌、牵拉眼球、缝线牵开、以拉钩牵引巩膜周围的软组织等以暴露手术区域（图 25-3）。做球结膜牵引缝线时应包括筋膜囊（层），这样不致扯破球结膜。暴露巩膜时应仔细检查巩膜的表面，观察有无巩膜变薄、巩膜葡萄肿和异常的涡静脉，避免手术中损伤或致眼球破裂。

（六）保护角膜

视网膜脱离手术中应始终保持角膜湿润、透明，以便清晰地察看眼底。为此，助手要随时应用生理盐水湿润。术中还要防止牵引缝线擦伤角膜上皮。术中可用盐水棉片轻轻遮盖角膜以保护角膜，防止其干燥。

（七）术中裂孔定位与固定

裂孔的定位准确与否，往往是手术成败的关键。定位准确可以减少甚至避免冷凝、电凝裂孔时所造成的视网膜、玻璃体等过度损伤。由于视网膜下积液的量多少不同，裂孔位置往往随病人的体位不同而有所变异。另外，由于窥视赤道部视网膜的角度不同，坐位和卧位时所看到的裂孔位置和多少也不尽相同，因此，在术前检出的裂孔位置，必须在术中加以核实，要准确无误地定出裂孔位置，才能准确地封闭裂孔。现多采用术中冷凝头推压定位裂孔的方法。

推压定位即手术中用器械压迫巩膜进行定位（巩膜压陷法检查眼底），实用价值大，可大大提高封闭裂孔的命中率。有经验的医生可以直接用冷凝头推压定位，随即冷凝，这样不但可以减少手术步骤，而且还能通过观察冷凝冰球判断裂孔封闭位置的正确与否。具体方法是：检查 4 个象限的巩膜无明显异常（如巩膜葡萄肿）后，用冷凝头或裂孔定位器（或单个钝头细长镊片、细长的有齿小镊子等），沿术前定出的裂孔所在的子午线的巩膜面向后滑行，当顶压器尖到达裂孔相应部位后，将其顶端垂直于巩膜面并向球内方向顶压巩膜；同时用眼底镜或手术显微镜观察眼底的隆起情况，主要是观察被压迫部内隆的顶端与裂孔的关系。若裂孔正在被压处，检眼镜下或显微镜下可以看到裂孔变形和裂孔周围视网膜由灰白色变成红色，并有被压紧感。如所压位置不正对裂孔，可稍移动位置再推压，至完全压中裂孔为止。不过直接顶压裂孔往往稍有误差。在确认裂孔无误后，将顶压器顶端再稍加压巩膜，以造成局部巩膜印迹，作为裂孔所在巩膜对应位置上标记，为防止印迹消失，必要时可用黑丝线缝合或用甲紫、一次性皮肤记号笔标记裂孔。

推压定位裂孔时必须注意采用任何器械压迫巩膜，都要保持顶端垂直于巩膜表面，不能用柄部压迫巩膜，不然将造成误差（图 25-4），但顶压不能用力过猛，否则有造成球壁穿孔之虞。此外，还应注意如推压位置在裂孔旁，裂孔同样会动，必须看到受压的最高点与裂孔完全贴合，裂孔后缘也同时被压住，才算定位准确。常易发生的情况是子午线位置对了，但前后位置有偏差，特别是偏向前方，故应反复查对，准确定位。

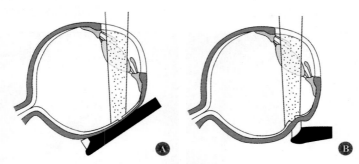

图 25-4　视网膜冷凝方法

A.冷凝头柄部压迫巩膜，但冷凝头未压在裂孔位置；B.冷凝头置于视网膜裂孔处

视网膜固定术（封闭裂孔）是视网膜脱离手术成败的关键。通常利用冷凝、电凝、激光等方法破坏局部视网膜和脉络膜，引起组织的细胞反应和蛋白性渗出，从而使色素上皮发生无菌性的炎症反应，使其与视网膜形成粘连而达到封闭裂孔的目的。由于全层巩膜电凝可以引起巩膜皱缩和坏死，尤其是在有外加压的情况下更易发生，有可能导致巩膜扩张及巩膜葡萄肿，引起再次手术困难，所以现在一般不用。

1. 冷凝术　冷凝术是目前国内外应用最广泛的封孔方法。冷凝巩膜可以使脉络膜和视网膜色素上皮层产生局部的炎性反应，促使脉络膜视网膜瘢痕粘连，达到封闭视网膜裂孔的目的。而巩膜本身、眼外肌及肌腱，大血管壁的胶原组织不受冷冻的影响而坏死，这种不同眼组织对冷冻反应性的差异在视网膜脱离手术中很有价值。封闭裂孔时，冷凝头与巩膜面的接触温度一般为 $-60 \sim -80\,℃$。

冷凝一般在巩膜外进行，薄的、水肿的、表面潮湿的巩膜，有巩膜后葡萄肿及电凝后坏死的全层巩膜面都可应用冷凝。有解冻装置的冷凝器尚可安全地经结膜或肌肉面进行冷凝。在 $-70\,℃$ 左右，涡状静脉、睫状后长动脉和神经组织可以耐受而无损，所以可直接深入眼球后部进行冷凝，手术中不必过分担心损害这些软组织。

冷凝封孔的优点主要是：①对巩膜无损伤，较少引起视网膜坏死，可以反复使用；②由于巩膜表面较光整，无粘连、坏死，有利于再次手术；③再手术时发生眼球穿破的可能性很小；④对视网膜和玻璃体的损伤也较小，所以冷凝的范围可以广泛些；⑤冷凝在涡状静脉或睫状后长动脉上也不引起严重损伤。冷凝的缺点有：①巩膜面上的冷凝痕迹很快消失，无明显标记可供下一步操作参照；②冷凝对脉络膜视网膜的粘连比较弱，没有电凝可靠；③如果温度过低或在一个部位反复冷凝，可引起脉络膜、视网膜出血，甚至坏死；④最严重的是冷凝后色素上皮细胞脱落，术后可引起增生性玻璃体视网膜病变。因为已有大量的实验和临床观察证明，冷凝可促进活性视网膜色素上皮细胞播散入玻璃体腔，同一部位重复冷凝尤甚，而电凝的这种作用很小。

手术操作最好是在检眼镜或手术显微镜直视下进行。先将巩膜表面擦干，固定即将冷凝部位的相邻的两条眼外肌，将冷凝头沿着裂孔所在的子午线插至结膜筋膜囊下巩膜面，以冷凝头顶端垂直压迫巩膜面，看到冷凝头已对准顶压裂孔时，即启动脚踏开关，将冷凝头顺裂孔外缘进行冷凝，当棕红色的脉络膜出现白色的冰球并且扩展到裂孔缘的视网膜呈灰白色冰冻水肿时，放松脚踏开关，停止冷凝，并于 3 ～ 6 秒内自动解冻或用生理盐水解冻（图 25-5）。眼底看到冰球出现的时间，与致冷温度、视网膜下液的多少、裂孔位置（赤

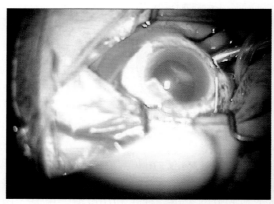 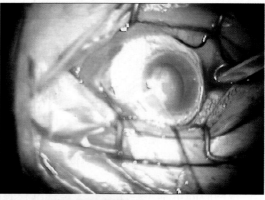

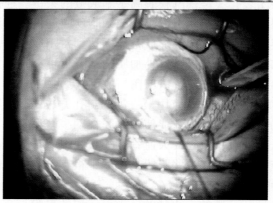

图 25-5　以冷凝头顶压裂孔进行冷凝，当棕红色的脉络膜出现白色的冰球并且扩展到裂孔缘的视网膜呈灰白色冰冻水肿时停止

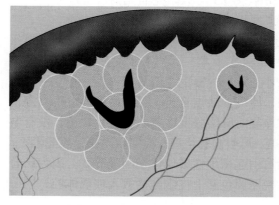

图 25-6　冷凝视网膜的范围

小裂孔一次冷凝；大裂孔各冷凝点之间互相衔接，直至裂孔完全被封闭

道前或赤道后）、巩膜厚度等条件有关。一般需要的冷凝温度为 -60 ～ -80℃，时间 4 ～ 6 秒（赤道后方需 20 ～ 40 秒）。切忌过度冷凝，否则可致视网膜坏死、玻璃体改变，甚至促使 PVR 的发生。对于小的视网膜裂孔，一次冷凝即可覆盖整个裂孔；对于较大的裂孔，则需多次冷凝，各冷凝点之间可以互相衔接，不必留有间距，直至裂孔完全被封闭（图 25-6）。操作时应注意冷凝头的方向应垂直压向巩膜，不要偏斜。顶压冷凝时不能用力过猛，否则有可能造成眼球壁

穿孔。冷凝范围仅局限于裂孔和变性区，其他部位不应过度冷凝。应避免重复冷冻，会造成视网膜色素上皮破坏过重、细胞过度增生致术后 PVR 的发展，或破坏血 - 视网膜屏障导致严重的渗出性炎症反应。冷冻不足或遗漏，视网膜脉络膜不能粘连，可以使手术失败。

2. 电凝术　电凝术在技术操作和设备要求上都较简单，且封闭裂孔的效果确实，国内曾经普遍应用一段时间。根据电极在巩膜上的位置可分为表面电凝、板层下电凝和穿透性电凝。由于电凝会引起巩膜、脉络膜和玻璃体损伤，巩膜坏死，反应性葡萄膜炎，玻璃体浓缩，过量电凝更易造成广泛巩膜坏死，再次手术困难，而且透热的用量和范围比较难控制，所以现在电凝封闭裂孔法已不常用，但无冷凝设备时，电凝仍不失为封闭裂孔的有效方法。电凝的具体操作方法同冷凝封闭裂孔，裂孔开始出现灰白色改变，裂孔呈现棕色时停止电凝。

3. 光凝术　激光光凝术仅用于视网膜已经复位或未形成视网膜脱离（干性裂孔）时。如有视网膜下液存在，激光通常无效，也就是说激光仅能封闭周围没有视网膜下积液的裂孔。激光有眼内、眼外两种，以前者多用。目前国内最常用于视网膜脱离的有红宝石及氩激光器。激光封闭裂孔的基本原理是通过激光聚焦在视网膜上，引起脉络膜充血和渗出，色素颗粒分解，最终使脉络膜和视网膜发生粘连。激光疗法的优点是方法较简便，对其他眼组织没有损伤。激光封孔主要用于预防性治疗及无视网膜脱离的视网膜裂孔。此外，激光尚可与其他视网膜脱离手术措施结合使用。

（八）巩膜缝线

1. 固定与暴露巩膜　良好地固定眼球与巩膜、清晰地暴露手术野是顺利进行巩膜缝线的先决条件。助手可以利用直肌的牵引缝线牵拉固定眼球（或将缝线用血管钳固定在手术巾上），用台氏拉钩拉开结膜与筋膜，以便清晰地暴露手术区巩膜。术者可以用无齿镊镊住直肌附着处牵拉以固定眼球，使得巩膜呈笔直的倾向，使针较易通过巩膜板层。

2. 缝针选择　以应用小圆针为好，如 4×6 圆针，很短，能在赤道部深处、暴露不充分的部位自如地进行缝合。可以选用带线的缝针。

3. 缝合深度与方向　缝针应尽可能深地穿过巩膜。在正常厚度的巩膜中，缝线的深度以接近 1/2 ～ 2/3 巩膜厚度穿过巩膜，临床上以在巩膜内恰能看到这种缝线为宜。不过这种外观随巩膜厚度而异，如巩膜是薄的，则易看到这种缝线。进出针的方向应与巩膜接近垂直，以防线道两端或一端因缝合过浅而于扎紧缝线时缝线脱出。缝线太深将会发生巩膜穿孔继发视网膜下液释放，如太浅，则结扎时缝线将会脱出（图 25-7）。

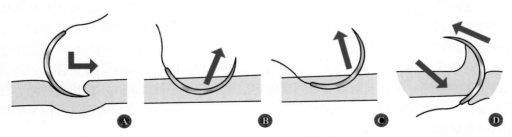

图 25-7　巩膜缝针和用力方向

A. 进针时在巩膜面形成凹陷阶梯，达 1/2 或 2/3 厚度；B、C. 穿过巩膜 3 ～ 5mm；D. 斜行向下穿透巩膜

4. 缝合方式　预置条带缝线一般以褥式缝合或"8"字缝合方式，以骑跨压陷在硅胶等植入物上。

5. 操作注意事项

（1）意外放液的问题：若进针太深可穿通脉络膜，致视网膜下液流出。一般很小的缝针大小的巩膜穿刺口并无严重问题，除非其下没有视网膜下液时可损伤视网膜，发生视网膜嵌顿和玻璃体脱出。发生意外引流后，应在进针口一侧的根部剪断缝线，然后轻轻抽出缝线，应避免将其后的缝线再次通过穿刺口，以造成更多的损伤。用冷凝或电凝封闭穿通口。然后改用更宽的预置缝线对缝封闭视网膜下液漏出口。

（2）预置后部缝线的方法：当缝合加压于后部裂孔的放射状硅胶海绵植入物的最后部的一对缝线时，有时操作相对困难。首先可利用前面一对的缝线牵拉及深部拉钩尽可能暴露后部巩膜，然后用两端带较短的缝针的缝线按前、后方向分别把两针缝入巩膜，并从后方出针。

（3）防止损伤涡状静脉：缝针在巩膜内通过时，可以直接损伤涡状静脉在巩膜内的经过段；在眼球后部缝置巩膜线时操作困难，抽针退回时，针尖可误伤涡状静脉；从巩膜内抽出缝线时，与后部疏松筋膜粘连的涡状静脉可以被缝线拉入线道内；拉钩等手术器械也可损伤、拉断涡状静脉。手术时应密切注意涡状静脉在球外的解剖通道，并充分估计其在巩膜内的行走方向，以免被缝线损伤。损伤单根涡状静脉时一般可不予处理，多根受损必要时可做后巩膜切口引流。

（九）放出视网膜下积液

放出视网膜下积液（放液，俗称放水）即引流出视网膜下的液体。它有助于视网膜迅速贴近巩膜扣带，降低了眼压，并代偿了巩膜扣带引起的眼内容积改变。在过去，封闭裂孔和放出视网膜下液是公认的视网膜脱离手术关键性的两步，由于放液有一定的并发症，目前认为下列情况可考虑不放液：①视网膜活动度好，体位改变时视网膜脱离范围和高度均有明显改变，在休息、平卧、包扎后，视网膜下液明显吸收者。②裂孔附近视网膜下液少，放液有困难者，或上方裂孔，视网膜下液积于下方者。③有明显外伤因素，血管不健康，估计放液易发生并发症者。

1. 放液指征　①患者的脉络膜吸收功能不良（如高龄、高度近视、陈旧性视网膜脱离、脉络膜萎缩等）。②对不能耐受高眼压的青光眼患者，如果不放液进行手术，结扎缝线时会导致眼压大幅度升高，特别是对具有浅前房、窄房角的患者会导致青光眼急性发作。此外，对于视网膜中央动脉或静脉阻塞患者、长期糖尿病、高血压病、广泛视网膜动脉硬化者及眼球壁薄弱的患者，应考虑术中放液。③对于后部裂孔、下方裂孔和不规则裂孔合并高度球形脱离时，视网膜下液多、裂孔冷凝困难，放液有助于裂孔准确定位和确定加压物的位置。对于多发裂孔、巨大裂孔，放液可为形成宽高的巩膜加压嵴创造条件，为玻璃体注气提供手术空间。④裂孔附近有视网膜固定皱褶患者，不放液裂孔不易牢固封闭，视网膜很难复位，术中放液可以观察视网膜固定皱褶部位能否复位，以便确定是否需要做玻璃体注射或玻璃体手术。

2. 放液的位置　原则上应在视网膜下液最多、最深处（不会穿破视网膜），用透照法或靠近内外直肌放液，以尽量避免放液切口位于脉络膜大血管之上。如果裂孔区积液多，也可在该区或就在冷凝封闭区后缘放液，不必非在下方排液，但一般不应在裂孔处尤其是大裂孔处引流排液，以防玻璃体脱入视网膜下或嵌在穿刺口形成牵引带。如积液聚积在下方，可用斜视钩拉开下直肌，在赤道稍后处做穿刺，若过前做穿刺口，在翻转眼球时，积液会向后坠，从而排不出积液。一般放液应选择在眼球外下方，原因在于：若有出血，病人手术后取垂直坐位，血液可离开黄斑而下沉。最好的放液部位在外直肌下缘，因该部容易暴露且巩膜较薄，且容易检查脉络膜及眼底情况。在眼球鼻侧放液操作比较困难。

放液一般不要在过厚的巩膜上进行，因为难以判断深度。放液应避开脉络膜大血管。不要在涡状静脉旁或睫状后长动脉处做穿刺。在两侧放液，可在内外直肌的旁侧。不能在手术冷凝过的部位放液，因为该处视网膜已粘连而不脱离，若在此处穿刺引流非但放不出液体而且可导致玻璃体丢失。尽可能不要在条带后放液，因为一旦发生并发症，则很难处理。此外，还应避免选在硅胶海绵下面，因为结扎海绵缝线后，如仍有积液需再放液时比较困难。

3. 放液技术　放液通常是在裂孔封闭及条带缝线预置后施行。放液的方法有很多，如电凝放液法、垂直切开巩膜针头穿刺放液法、斜行切开巩膜针头穿刺放液法、尖刀片斜行穿刺放液法、针头斜行穿刺放液法等，其中以针头斜行穿刺放液法由于其操作简单、手术损伤较小、节省手术时间，目前较常用。

针头斜行穿刺放液时，术者手持一次性1ml注射器（或25号针头），在预计放液处与巩膜成45°角（有的术者采用与巩膜成90°角刺入）插入眼球壁内1.5～2mm（如果该处巩膜厚可稍增加深度），针尖斜面方向与角膜缘方向垂直，可以尽可能少地损伤脉络膜和视网膜血管（图25-8）。拔出针尖即可见到视网膜下液流出，压迫针眼的下缘，一般视网膜下积液会自然流出，如果流出不畅，可用斜视钩等轻轻按摩眼球壁各象限，轻压眼球以助视网膜下液的排出，这种操作一方面可以促进积液流出，另一方面还可以

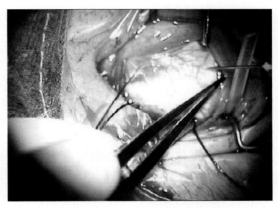

图25-8　针尖放出视网膜下液

保证眼内压不至于一下降得过快，降低了眼内出血的危险。尽可能多地排出视网膜下液，以见到色素颗粒流出为止。放液时不宜过快、过多，否则有造成眼内出血和视网膜嵌顿的危险。

以往应用较多的是垂直切开巩膜针头穿刺放液法，在选择好放液的位置后，在此位置做与角膜缘垂直的放射状巩膜板层切开，达巩膜的2/3厚度，长2～3mm，用刀或硬质的虹膜恢复器插入切口内轻轻地向切口两侧板层分离巩膜，做成巩膜瓣。越过切口两唇作一对褥式缝线，整理缝线，使之离开切口，同时提起切口使之略向两侧拉开，再用尖刀切通巩膜全层，露出脉络膜。助手用恢复器或棉棒轻压切口两侧巩膜，使切口下的脉络膜张力增加而鼓出。此时，可用导光纤维或间接检眼镜经角膜向瞳孔内投射光线，照亮放液的部位，看是否有脉络膜大血管跨越脉络膜鼓出处（若有，另选放液部位）。用冷针（锋利的缝针）或穿刺电凝针（透热针）在裸露的脉络膜上灼一小孔，刺通脉络膜时缝针的方向尽

量平行于巩膜面，视网膜下液即自动缓缓流出，用斜视钩等轻轻按摩眼球壁各象限，以助视网膜下液排出，直至液体不再流出为止。然后检查眼底，确定是否已放出全部视网膜下液及有无视网膜下出血或视网膜嵌顿，一般放液后视网膜的隆起度应明显减低，若脱离区视网膜仍高度隆起，可继续按摩眼球放液或在隆起处再做切口放液。最后结扎并剪短预置的褥式缝线（也可用可吸收缝线缝合巩膜放液切口）。如操作顺利，在放液处的巩膜面可不加电凝或冷凝。当有视网膜下液残留时，可保留开放的放液口，待结扎条带缝线后再结扎放水切口缝线。

如果视网膜下液放不出来，应首先检查放液的位置是否正确，是否位于液体最多处。如果该处积液不多，可改变头位或调整眼球位置。若仍无液体放出，可用虹膜恢复器在放水口稍加按摩，以改善玻璃体填塞情况，否则应更换切口位置。放液失败的原因有：穿刺针未刺破脉络膜全层，也可因穿刺针退出太快，脉络膜阻塞穿刺孔使液体不能流出，这时可用刀尖轻轻挑开脉络膜，视网膜下液即可外流，或另选位置略加深穿刺深度以放液。放液过程中，有时开始非常通畅，但很快又不再外流，这很可能是视网膜或脉络膜组织堵塞了穿刺孔，此时可以用钝圆注射针头或细无齿镊尖压迫穿刺口一侧边缘而使液体继续外流。放液时应用注射器抽吸液体，并计算液体量，以供进一步操作（玻璃体内注气、环扎等）时参考。

（十）扣带或充填

孔源性视网膜脱离手术除运用热/冷/光等凝固技术以封闭裂孔外，还需要运用球外垫压或球内充气固定等手段使视网膜神经上皮层和色素层牢固贴紧，以促使裂孔和视网膜的复位。

（十一）肌肉复位与切口缝合

1.肌肉复位　在将眼外肌复位前，最好再看一次眼底，观察裂孔及视网膜复位是否符合要求。若无问题，再将肌肉复位。肌肉缝合复位必须平整对齐，对合宜稍留间隙，防止术后瘢痕收缩，影响肌肉平衡。剪除肌肉缝线前，要用斜视钩探查复位肌肉是否已确实全部缝合在内。

2.结膜瓣复位缝合　将结、筋膜瓣回复到原位，应仔细辨认，防止错位。用5-0黑丝线或8-0可吸收线连续或间断缝合从角膜缘向穹隆部延伸的两个放射状切口，结膜、筋膜最好分层缝合。必要时用斜视钩按摩结膜面使结膜下的筋膜铺平，不能使筋膜嵌于结膜切口处。

术毕半球后注射地塞米松2.5mg，阿托品眼膏散瞳，涂抗生素眼膏包眼。指导患者体位，球内注气者需采用特殊体位，使气泡顶压位于最高处的裂孔，此时忌用仰卧位，以防止青光眼和白内障的发生。

第三节　巩膜外垫压术（加压术）

在临床上对于大多数不复杂的、尤其是新鲜的视网膜脱离，引起漏水的裂孔是1个或邻近的一组，采用限于裂孔区的不放液的节段性外垫压，是合理的选择。手术过程包括裂孔边缘冷凝固定和在裂孔区巩膜放置垫压物（海绵或硅胶），垫压物的大小不是由脱离的范围而是由裂孔的大小决定，手术范围仅限于视网膜裂孔区。这种不放液复位视网膜的手术，和巩膜环扎术相比具有以下优点：①可避免放液手术的严重并发症，放液可致眼内出血、视网膜嵌顿、玻璃体脱出、医源性视网膜裂孔、低眼压、眼内感染等，并可促进PVR发展而导致视网膜手术失败；②不放液也就不再需要注射眼内气体补充丢失的体积；③使手术变为单纯的外眼手术，损伤小，术后反应轻，缩短了手术时间，提高了手术的安全性；④减少了再次手术的困难，眼球壁解剖完整，屈光间质混浊轻，再次手术操作较容易；⑤术后长期视力好，并发症少。

1. 开睑、结膜剪开、裂孔定位、封闭裂孔　同前所述。

2. 预置巩膜外缝线　冷凝或电凝封闭裂孔后即可作加压块的预置缝线。通常采用褥式缝线或"8"字式缝线（图25-9）。

（1）缝针与缝线：在大多数情况下，1/4圆缝针比较好，原因是要得到一段较多的巩膜内缝合，用该针缝较为容易。但是，当进入解剖部位如肌肉下或在后部时，用1/4圆周缝针缝合是较困难的，所以常用1/2圆周的针较好。最满意的缝线是在1/4或1/5圆的铲形缝针上的5-0、6-0涤纶线。也可用0～1号丝线，但是丝线因有组织反应，术后有可能崩脱。

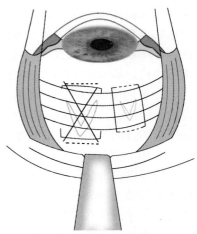

图 25-9　巩膜缝线方法：褥式缝线或"8"字式缝线

（2）针道长度：置入的缝线在巩膜内经过的途径一般以 3～5mm 为合适，应尽可能长（5mm 左右），这样在结扎缝线时或在手术后可减少缝线割断的危险。如果缝线割断可以引起植入物松脱。

（3）缝线跨度（线脚距）：线脚分开距离取决于所用的植入物的宽度。一般规律是预置缝线之线脚分开的宽度是植入物宽度的一倍半左右。这样如果置入一个 4mm 宽的植入物，其缝线脚分开的宽度为 6mm。增加任何植入物的巩膜缝线脚之间的宽度并不会增加其顶压作用（眼内嵴）的宽度，而只增加眼内嵴的高度。

（4）针距：两对褥式缝线的针距大约 2mm。大多数放射状硅胶海绵块需要预置 2 对缝线。裂孔大时需要预置 2 个并排的放射状加压物。当使用横加压物时需要的缝线对数主要取决于所需条带手术的范围。通常每个象限的视网膜条带要 2～3 对缝线。

（5）缝线经巩膜的走向：视加压块的摆向而定，如为平行于角膜缘方向摆置硅胶或硅胶海绵等加压块（横加压），则缝线亦平行于角膜缘穿过巩膜；反之，则应垂直角膜缘布置缝线（纵加压）。

（6）缝线穿过巩膜的深度：不能太浅，否则可崩断；当然也不能过深，否则会造成意外穿透巩膜。以从巩膜面能看见针柄为佳。

3. 加压块（压垫、条带、植入体）的放置

（1）材料：目前多采用反应小且有弹性的硅胶海绵、车胎硅胶等。硅胶植入物术前采用环氧乙烷或高压消毒，在放置前可浸泡在抗生素溶液（如阿米卡星）中以减少感染的机会。

（2）加压块的大小：加压块的大小主要取决于裂孔的大小，如有多个裂孔存在，则取决于多个裂孔分开的距离。条带必须有足够的宽度和长度，在裂孔和条带的边缘之间要保留大约 1mm 的正常视网膜安全边缘区。在不放液的非引流手术中，如视网膜下液较多且定位困难则必须保留更大数值的视网膜边缘区。

如果要获得最阔条带的宽度，可以将两个相互平行的 7mm 硅胶并排放置，预置缝线可以稍多且宽，并将其结扎于条带顶部。这种加压块可以在赤道部产生 8mm 宽的加压嵴，足以抵住赤道部 40° 左右的视网膜裂孔。

眼底所见的条带嵴的高度取决于巩膜缝线出入点的叉开度（线脚距）和打结时缝线缩短的量，缩短缝线的程度主要决定于眼内压力。如做非引流术，眼压快速地增高而缝线上有相当大的张力，可以获得一个满意的巩膜内陷。应特别注意的是，放液后眼球软化，甚至塌陷，要获得与非引流术相同的条带嵴高度，仅需用很小的张力来结扎缝线。如果结扎较紧，不仅加压嵴太大而且还容易形成放射状皱襞。一般来说，用 7mm×5mm×2mm 的加压块已足够封闭 2PD 大小的裂孔。对小的裂孔，即使定位略有偏离，也可完全被压住。

（3）加压块的方向：加压块方向（植入物的长轴方向）的选择取决于视网膜裂孔的类型、裂孔之间的关系，还要考虑视网膜皱褶布局及皱褶与视网膜裂孔之间的关系。总之，加压块的方向与角膜缘的关系不是放射状（直法，纵加压法），就是圆周状（横法，横加压法）（图 25-10）。纵加压法主要用于：①需要 5mm 以上加压嵴的中等或大裂孔；②马蹄形裂孔，特别适合做纵加压，因为纵行放射状加压所造成的眼内嵴可使裂孔的前后缘达同一高度，这样不仅能关闭裂孔，而且可以使裂孔的长轴全部覆盖于嵴上，从而可解除对裂孔前缘的牵引；③术前存在放射状方向上排列的皱褶提示术后裂孔有鱼嘴形成的危险时；④单个裂孔；⑤当局部条带与环扎术联合应用时。横加压法主要用于：①巨大裂孔，目前多选用玻璃体切除手术；②多个裂孔（甚至"U"形），需要一起封闭裂孔和避免置入多个加压块时；③变性区裂孔，玻璃体牵引不明显；④锯齿缘截离；⑤视网膜分离时。在某些情况下，加压嵴方向的选择是很重要的。但在视网膜下液不多或裂孔很小时，条带方向选择没有什么重要性，因为在这两种情况下，寻找和关闭裂孔都较容易，而且在手术后期不可能形成皱褶。不论是纵加压还是横加压，都是通过外来植入物来缩短眼球径线，形成眼内嵴，直接抵住裂孔边缘的每个部位，加上配合应用冷凝、电凝、光凝使之达到封闭裂孔的作用。

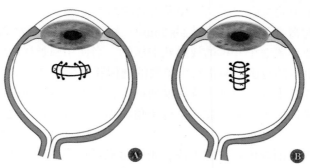

图 25-10　巩膜外加压
A. 环形外加压；B. 放射状外加压

（4）放置加压块：将加压块按预计的方向放在预置的巩膜缝线下，放置位置必须准确在术中裂孔定位的巩膜面上。

（5）放液：拟作引流手术时，应予放置加压块前或放置加压块后，做放液操作（见本章第六节）。

（6）结扎缝线：加压块放正后，结扎其预置缝线。结扎缝线过程中应注意眼压情况，如果裂孔部视网膜不高，可以仅略为收紧缝线使加压块下陷，即可以压住裂孔，没有必要将加压块压陷得很深。过紧的结扎特别是缝线跨度宽而且靠近角膜缘时，术后会发生较高度的散光，此外，压陷过深，还有眼压过高阻断血流和放射状皱褶形成等危险。只有在玻璃体牵引较明显、视网膜脱离较高时，才应适当加强加压块的压陷程度。术者在扎紧第一个线结后，可以让助手用镊子夹住线结以防松脱，再做第二个线结，通常应做三次结扎。可以将第二个结先打成活结，待检查眼底发现加压块位置准确后再将其打成死结，并做第三次结扎。硅胶长度可比计划需要稍长一些，术毕根据眼底及硅胶情况，将多余的部分剪掉，而且表面（尤其是两端）应尽量修平而不留棱角。

4.检查眼压　加压后的一过性高眼压，如出现角膜轻度水肿，绝大多数可以迅速恢复。眼压过高则有阻塞视网膜中央动脉的危险，故术中应注意询问病人有无光感。固定加压块后若眼压仍高，可行前房穿刺术，少数情况下，可切除玻璃体以恢复正常眼压。有些患者可在术前或术中应用乙酰唑胺，以降低术中眼压并减少术后高眼压的发生。部分患者可在术后应用甘露醇以降低眼压。眼压很低者，可经睫状体平坦部向眼内注入平衡盐液以恢复正常眼压。

5.检查眼底　观察眼内嵴与裂孔的关系，如裂孔未完全被眼内嵴顶住，应拆除缝线，把握不大时，可暂时打活结固定加压块，当估计巩膜扣带足以支撑视网膜裂孔和松解玻璃体视网膜牵引时，打结固定加压块。或者重新移正加压块位置，或在不够处加置缝线结扎而压陷硅胶（尤其是后部），再检查眼底，直至完全满意为止。视网膜裂孔在巩膜扣带处仍高起者，可经睫状体平坦部向眼内注入空气或膨胀性气体。

6.结束手术　缝合肌肉及球结膜切口等。

第四节　巩膜环扎术

环扎手术意味着对裂孔形成最大的"屏障"，既封闭已发现的裂孔，也顶压周边部没有查到的裂孔或可疑的格子状变性区，造成一个新的"锯齿缘"，是一种包括了预防性成分的治疗。它对裂孔在子午线上的定位要求不那么精确，操作相对容易些，再次手术较易修改，复位后可以剪断环扎带。

采用环扎手术，需要对每例脱离都用环扎、在裂孔区冷凝并附加外垫压，联合引流，以使视网膜在手术台上就复位。如果在放液之后，裂孔表现出后部鱼嘴，还需要加上注气。这种手术使复位率提高，但比较费时，术后眼部炎症较明显，并发症较多。裂孔漏水仍是再脱离的主要原因。当再手术时，或者把环扎做得更高，或放置得更靠后，更多地收缩眼球。其他并发症还有眼内出血、玻璃体嵌顿或慢性脉络膜缺血等。

1.麻醉、开睑、结膜剪开、裂孔定位与封闭　见前文所述。

2.预置固定环扎带缝线

（1）缝线位置：于四个象限的每两条直肌间各作一环扎带固定缝线，一般位于赤道位，但也可根据裂孔的位置不同，环扎平面适当前后倾斜。

（2）缝线宽度：作小的褥式缝线，线脚分开的宽度约5mm，应稍大于所用的环扎带宽度。可以作褥式缝线，也可以作"8"字式缝线（图25-11）。针在巩膜板层内潜行约3mm长，然后穿出巩膜。

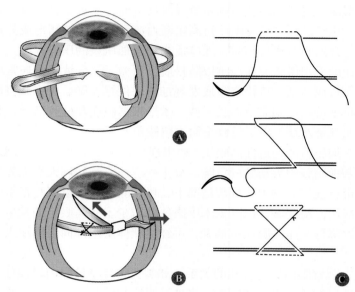

图 25-11　环扎带缝线固定法
A.置环扎带；B.环扎带缝线；C.缝线方法

（3）打结：不要打结过紧，因为条带的压陷与压力，可使缝线松断。

（4）缝线数目：环扎赤道部时，应于每个象限各作一对缝线。若环扎条带置于赤道部前方，则在同一象限内必须用两根固定线。因为固定线如果分开太宽，在两固定线之间的条带会稍向前移位。

3. 置入环扎带　环扎带应固定于四个象限内。如环扎的目的是松解玻璃体视网膜牵引，则应将环扎带置于赤道部（离角膜缘大约12mm）。如环扎的目的是利用条带封闭可见的或可疑的裂孔，则应将条带缝置于特定的位置，使裂孔或变性区恰好位于眼底所见的条带嵴的前坡上，但后一种环扎带位置一般仅用于有多个小裂孔时。环扎带多采用特制的3～5mm宽、1.5mm厚、120mm长的弹性硅胶条带。将硅胶环扎带的一端套入细小硅胶管内。依次将环扎带穿四条肌肉下及预置的巩膜缝线下，绕眼球一周，测量并记住收紧条带时所需的条带长度。

4. 放出视网膜下液　做环扎术时一般都要放液，不然难以收紧环扎带。

5. 拉紧并结扎环扎带　放液后眼球变软，先结扎1～2根预置巩膜缝线（先结扎与环扎两端相交处的对侧象限的巩膜缝线），然后整理并收紧条带，即将环扎带的另一端用细血管钳头部从硅橡胶管内伸入抓住后拉出，并向相反方向牵拉条带，达到所需要的紧张度（一般比原先绕眼球周长缩短约10mm，注意眼球特别软时，也不能无限制地收紧条带，一般压陷巩膜1～2mm即可）（图25-12）。结扎剩余的巩膜预置缝线，尤其是位于套管侧的预置缝线，可以防止环扎带松脱。剪除多余的环扎带末端。

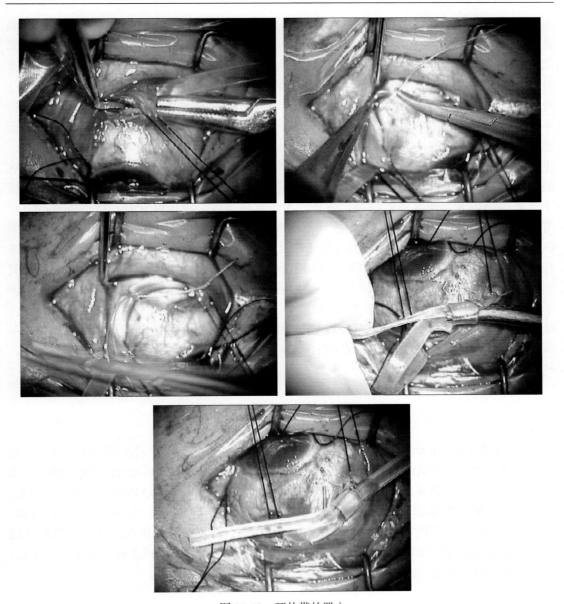

图 25-12　环扎带的置入

6. 联合外加压术　有较大的裂孔或不在同一纬度的多个裂孔，可根据情况联合外加压术。环扎带置入后应检查眼底情况。最后缝合肌肉、结膜等。

第五节　其他视网膜脱离手术

一、不放液的球囊手术

1972～1978 年，Lincoff 和 Kreissig 发明了 Lincoff-Kreissig 球囊，创造了一种在一个

小的视网膜脱离的视网膜裂孔下保持暂时性压陷的方法。原发 RRD 和非牵引性视网膜脱离，裂孔不超过 1 PD，多发性裂孔不超过 2 个象限，是球囊顶压最小量视网膜脱离手术的适应证。赤道附近的裂孔效果较好。手术在表面麻醉或结膜下麻醉进行，在手术显微镜直视下，根据术前检查决定施行巩膜外顶压的位置。距角膜缘后 8mm 剪开球结膜 3mm，分离至巩膜，再向后分离至顶压处，放置球囊导管，注气，调整球囊位置，见裂孔被封为妥。不需放置固定球囊的缝线。1 周后若视网膜下液吸收、视网膜复位，取出球囊，此时裂孔已闭合并达到足够的粘连，在缩小的球囊取出后切口自行闭合。拔管后行裂孔周围激光，也可以在放置球囊前行视网膜裂孔位置的巩膜外冷凝。这样可以通过球囊的局部顶压使巩膜壁内陷形成巩膜嵴，使裂孔封闭，从而阻止液体继续进入视网膜下腔；其次，原视网膜下液被推挤散开，使其吸收加速；另外，由于球囊顶压，眼压可升高，25 ～ 30mmHg，有利于视网膜下液吸收和早期视网膜复位。激光光凝可使视网膜永久复位。球囊手术遵循 Custodis 原则，即找到裂孔并将治疗限于裂孔区，且不引流视网膜下液，消除了感染或硅胶海绵脱出等并发症，是改良的不放液的节段性垫压术。因此术前裂孔定位很重要，球囊顶压位置要准确。多发性裂孔位于 2 个象限者，可放置双球囊，留置时间应适当延长。该手术简便易行、损伤小、恢复快、效果好、并发症少，手术时间短，10 分钟可完成手术。球结膜切口无须缝合；无巩膜切口及损伤，术后散光较传统巩膜缩短等手术明显减少；不需穿刺放液，避免了脉络膜和视网膜损伤，亦无脉络膜上腔出血及视网膜出血等并发症，从而真正实现了最小量视网膜脱离手术。

二、不放液的膨胀气体手术

自 1974 年起，Kreissig 开始研究不放液的膨胀气体手术，用于治疗后部裂孔或巨大裂孔性视网膜脱离，不放液原则第一次转换到眼内气体手术。在 20 世纪 80 年代中期，气体注入开始用于不复杂裂孔的原发性视网膜脱离，即位于上方 8 个钟点内的 1 个或一组裂孔，称为注气性视网膜固定术。为达到有效的顶压，使视网膜裂孔愈合，需用膨胀较大的气体，且需要在眼内的停留时间较长，术后 PVR 显著提高，故不放液的膨胀气体手术现在仅用于部分后部裂孔或巨大裂孔性视网膜脱离。由于眼内注气联合冷凝或在视网膜复位后光凝，手术相对简单、省时，病例选择适当也可以获得较高的复位率。

三、不放液的球囊 - 气体手术

1984 年，Kreissig 利用球囊 - 气体手术治疗巨大裂孔性视网膜脱离。在表面麻醉下，将球囊插入球旁间隙，由于伴随着眼球的压缩，引起了视网膜下液的内引流，2 小时后还是在表面麻醉下，向玻璃体内注入膨胀较小、在眼内停留时间较短的气体，由于表面麻醉，患者会报告光感消失的时刻，在那一时刻，抽出预先注入球囊内的液体，以恢复视网膜循环和光感。重复此操作，直到球囊液体完全抽出，而由注入眼内气泡的体积所代替。这样，可一次注入较大体积的气体，同时减少了膨胀性气体在眼内需要停留的时间，术后增殖性玻璃体视网膜病变发生率减少。对 90° 甚至到 150° 的巨大裂孔和后部裂孔，这种不放液的球囊 - 气体手术代表最小量眼内手术，有较好的视网膜复位率，但是仍有一定量的手术后 PVR 发生率。

第六节　视网膜脱离外路显微手术

传统巩膜扣带术是在间接眼底镜下定位及冷凝裂孔，其成像为倒像，初学者比较难掌握，术中需要反复取戴而不方便且增加感染可能性。显微镜下巩膜外加压术是近几年发展的，其机制是通过引流视网膜下液后眼压降低，经巩膜加压可以在显微镜下看到视网膜裂孔及周边区域视网膜状况，其优点有视野清晰，放大倍数高，可调，且为正像，具有立体感，可以在直视下准确定位视网膜裂孔及观察冷凝反应，而且术者双手操作，且与助手同步视野，无间接检眼镜需反复取戴及单手操作的不便，使手术操作简化、手术时间缩短、视野清晰、感染概率小，手术创伤小、并发症少，术后恢复快。较传统的间接检眼镜手术，其操作简单，易于掌握，学习曲线短，提高了手术效率。但是，该手术方法必须事先通过放视网膜下液来充分软化眼球，才能通过巩膜顶压在显微镜下观察视网膜的情况，可能导致放液及低眼压相关并发症而有争议，因此又有人采取前房穿刺降低眼压的方法。适应证包括由单个或多个较小裂孔引起的视网膜脱离，无脉络膜脱离或严重玻璃体出血等并发症，PVR 分级不超过 C_1。裂孔位置太靠后时不宜采用本手术方法（要求距角膜缘后 18mm 以内），因为裂孔靠后需进一步降低眼压方可在手术显微镜下看到视网膜，有引起眼内出血、晶状体脱位等并发症的危险。

（一）术前仔细检查，定位裂孔，决定术式

术前需用三面镜检查确定视网膜裂孔距离角膜缘的直线距离和钟点位置，作为指导硅胶填压在巩膜上的依据。但是，视网膜脱离高度、近视程度和裂孔离角膜缘的距离等因素可以影响三面镜定位裂孔的准确性。

（二）手术方法

1. 麻醉，开睑，剪开球结膜　方法同前。

2. 暴露和预置直肌牵引线　手术显微镜下暴露视网膜脱离区对应巩膜，预置相应直肌固定线，方法同前。

3. 预置巩膜缝线　根据术前检查结果，可以采用带 5-0 白色聚酯线铲针或 6-0 尼龙线圆针预置褥式巩膜缝线。环形硅胶填压位置根据三面镜检查结果定位计算，其计算公式为：硅胶块在巩膜表面的位置 = B±1/2S±1（B：裂孔后缘在角膜缘后巩膜表面投影的直线距离；S：硅胶块的宽度；1：预留硅胶块压陷巩膜的宽度）。根据预先设计好的手术方案，预置硅胶块缝线和（或）环扎带，并指导探查裂孔在巩膜表面位置。两针之间的间距和结扎缝线的松紧度决定巩膜嵴的高度，术中可以用卡尺或米尺测量缝线两针间距的宽度。一般来说，比硅胶块宽 1～2mm，形成低度巩膜嵴；宽 2～3mm 形成中度巩膜嵴；宽 4～6mm 形成相当高的巩膜嵴。显微镜下巩膜缝线进针清晰可见，可以防止出现巩膜穿透的情况。也可以先预置环扎带缝线，然后在放液和封闭裂孔后放置巩膜加压块缝线，但是要注意放液后眼压低，放置缝线时一定要在显微镜下，在巩膜下能看见进针为限，否则会导致眼球穿破。

4. 放液　需要放视网膜下液者在手术显微镜下放液，利用手术显微镜的光源照明，根据手术前的观察和定位，助手牵拉眼肌暴露放视网膜下液区域，一般取视网膜下液最多处，手术者用电凝排液针或 1ml 注射针尖垂直巩膜面穿透巩膜，待视网膜下液自动排出。可在视网膜隆起较高的部位巩膜面稍许加压，视网膜下积液多的病例，为了防止眼压过低不要求充分放液，视网膜下可以仍残留少量液体，放液后裂孔区域视网膜趋于平复，眼压降低大致达 T_2 左右，眼球软化易于顶压，能充分暴露锯齿缘部位及周边区，可以使术前靠近周边未发现的裂孔也能在术中找到。如果视网膜下液排出不完全或眼压 Tn，可通过前房穿刺放出 0.1 ~ 0.3ml 房水，使眼球变软以利于巩膜压陷。眼压如果不降低，将导致压陷巩膜困难，如强行压陷，可以引起角膜上皮水肿使眼底观察困难。由于显微镜下放大倍数高，可以尽量避开巩膜血管，放液时最大限度地减小了视网膜下出血的可能。

5. 封闭裂孔　一手持直肌固定线，一手持冷凝头，伸入巩膜下，牵拉肌肉调整眼球至最佳位置，以利充分暴露，同时调节显微镜，以便在手术显微镜下可以清晰地看清裂孔区域及裂孔准确位置，在显微镜直视下顶起巩膜，寻找到裂孔后启动冷凝器（-80℃）冷凝封闭裂孔，沿裂孔边缘依次冷冻，变性区同法处理。在手术显微镜下可见到以下几个冷冻反应阶段：脉络膜充血→视网膜色素上皮变白→视网膜变白→视网膜表面形成冰球。一见视网膜色素上皮或视网膜发白即停止冷凝。裂孔外定位，视网膜冷凝反应在显微镜下清晰可见，易于掌握冷凝的量，可以避免重复冷凝、冷凝不足或冷凝过度等情况的发生，使冷凝更容易、确实。

6. 放置硅压块并扎紧预置手术缝线，然后在手术显微镜下用眼科镊顶起硅胶填压块前后跨度的中央，在手术显微镜下观察眼内视网膜裂孔位置、视网膜是否平复及是否有新的皱褶形成，了解硅压位置是否准确，如有偏差，可在镜下重新缝合巩膜缝线并调整垫压物位置。检查裂孔位置，裂孔位于手术嵴前坡上并且平伏，有环扎带者可在缩短环扎带后结束手术。

7. 如眼压低或视网膜有新的皱褶、裂孔呈鱼嘴样、巨大裂孔等可通过眼内注射（包括消毒空气、膨胀气体）方式以平复视网膜。眼内注射的部位一般取 3 点钟距角膜缘约 4mm 处进针，在显微镜下进行操作，精确、可靠。注毕及时检查视力，看光感是否存在。如为眼内注气后眼压过高所致，可以在显微镜下行前房穿刺降低眼压，部分患者可以恢复光感，如仍无光感，可以经球后注射阿托品、吸氧、静脉注射甘露醇和扩血管药物，考虑可能是术中牵拉及顶压眼球等原因造成视神经或视网膜出现暂时性血循环障碍所致，所以术中要注意操作轻柔。

8. 缝合结膜和术后处理方法同前所述。可以用 8-0 可吸收线在显微镜下缝合切口。

第七节　视网膜脱离与白内障联合手术（ECCE，PEA）

视网膜脱离患者如果白内障比较严重，影响术中和术后的观察，可以进行联合手术，包括白内障囊外摘除或超声乳化（可以联合人工晶状体植入）联合外路手术、白内障囊外摘除或超声乳化（可以联合人工晶状体植入）联合玻璃体切除术等，可以根据患者的眼底情况（如视网膜脱离范围、PVR 程度及视网膜裂孔的位置、大小、数目等）、手术室的仪器、设备配置情况、手术者的技术水平、患者知情后对手术方案的选择等决定。

联合手术的方法不是两、三种方法的简单叠加，术前要详细检查眼底，从而设计比较理想、容易操作、损伤较小的方案。

联合手术时，白内障可以采用囊外摘除或超声乳化的方法，可以采用角膜缘后切口或角膜缘内透明角膜切口，在晶状体核娩出或乳化后，吸除晶状体皮质，不必急于植入人工晶状体（原因有：①过早植入人工晶状体，其边缘可以妨碍视网膜手术中观察眼底；②若术中晶状体后囊膜破裂，术中牵拉、顶压眼球可能导致人工晶状体坠入玻璃体腔；③患者视网膜条件差，估计植入人工晶状体不能改善视力；④需注入硅油的患者，硅油黏附在人工晶状体表面取油时难以清除），前房内注入黏弹剂（注意囊袋内不要注入过多，否则在玻璃体手术中易切到后囊膜），切口用 10-0 缝线缝合 1～2 针。在白内障手术过程中，要格外注意角膜的保护，以免角膜水肿影响后面手术的顺利进行。白内障手术后即进行视网膜脱离手术（外路或内路），在手术中操作要轻柔，尤其是顶压眼球时要注意不要用力顶压切口后唇，以防黏弹剂溢出、虹膜脱出。在结束视网膜手术后，根据眼底情况决定是否植入人工晶状体，置换前房内黏弹剂。一般而言，对于手术中注入硅油的患眼，可以不必急于植入人工晶状体，可以根据眼底恢复情况，在取出硅油时再行植入。

联合手术时，于完成视网膜手术后，拆除角膜缘后或缘内缝线，植入人工晶状体，置换前房内黏弹剂，必要时再用 10-0 尼龙线缝合切口，若切口对合良好，可以不予缝合。玻璃体切除、眼内激光、环扎等操作完成后拟植入人工晶状体时，可以用巩膜塞暂时封闭切口，但要注意眼内压不能太高，否则容易导致植入困难、后囊膜破裂。拟填充气体、硅油的患眼，行气液交换后注入气体或硅油，再缝合巩膜切口。

第八节 玻璃体手术

对于外路手术不能复位的复杂性视网膜脱离，如巨大裂孔性视网膜脱离、后极部裂孔性视网膜脱离、合并严重 PVR 的视网膜脱离（C_2 以上）、牵引性视网膜脱离、脉络膜脱离型视网膜脱离经用糖皮质激素无改善、术前找不到裂孔的孔源性视网膜脱离（需向患者及家属交代，试行外路手术或玻璃体手术）、合并明显玻璃体混浊（如玻璃体出血）眼底窥视不清的视网膜脱离、急性视网膜坏死综合征致视网膜脱离等，需要进行玻璃体手术，根据玻璃体、视网膜情况进行剥膜、眼内填充膨胀气体或硅油充填等措施。详见第二十四章。

第九节 视网膜脱离手术术中和术后并发症及其预防与处理

视网膜脱离手术中的并发症包括：

1. 麻醉意外　由于视网膜脱离易于发生在近视患者，一般来说，该类患者的眼球比较大，有葡萄肿存在的可能，所以麻醉时要注意针尖的方向，以免误伤眼球，或将麻醉剂误注入眼球内。

2. 术中出血　包括驱逐性脉络膜出血、前房出血、视网膜下出血等。由于手术中的操作，导致眼内压的突然变化，近视眼患者、年龄大或者高血压等因素，可以引起驱逐性脉络膜出血，术中可见眼压突然升高，眼内结构看不清或者见视网膜、脉络膜隆起，考虑出血，首先关闭所有切口，必要时行后巩膜切开。眼压的变化及牵拉眼球，也会引起前房出血，表现为前房血迹，眼底看不清，手术困难，前房出血影响手术时可以用穿刺刀做角膜缘内切口，前房内注入黏弹剂，以利手术继续进行，术毕可以灌洗前房吸出黏弹剂或术后用脱水剂，注意观察眼压情况，必要时从原切口行前房放液。视网膜下出血多见于放液时意外损伤血管，少量出血无须特殊处理，可以取半卧位观察，如果出血波及黄斑可以在术毕注入气体，术后患者取俯卧位使出血离开黄斑。

3. 角膜水肿　由于术中顶压眼球，导致眼压变化，可以引起角膜水肿，影响术中观察，可以用湿棉签来回滚动改善之，若无效可以刮除角膜上皮以利手术进行。

4. 眼球穿破　由于患者巩膜薄、部分患者合并有葡萄肿、操作不当、二次手术等原因，在麻醉、分离巩膜暴露眼球、牵拉眼球、顶压裂孔、预置缝线、放液等环节都有可能导致眼球穿破，小的穿破可以行穿破口冷凝、调整环扎带位置、放置加压块等处理，大的穿破按巩膜裂伤处理，如果巩膜修补（尤其是巩膜葡萄肿）困难的，必要时需行异体巩膜修补。

5. 其他　如涡状静脉损伤、术中放液困难、找不到裂孔、高眼压等，详见前述。

视网膜脱离手术后的观察及并发症的及时处理非常重要。观察的内容主要包括视力、切口愈合情况、加压块情况（如有无暴露、感染等）、眼前节情况（如角膜水肿、前房深浅及房水细胞、渗出、晶状体混浊等）、玻璃体情况（有无混浊、出血等）、眼底情况（视网膜裂孔闭合复位情况、视网膜下液吸收与否、加压块及环扎嵴的位置等）、眼压等。

视网膜脱离术后常见的并发症有：

1. 视网膜未复位或复位后再脱离　术中视网膜裂孔未全封闭、加压块位置偏差、视网膜下液未能吸收或增多、PVR形成、炎症反应、新裂孔形成等原因均可导致，需仔细分析原因，寻找裂孔，必要时再行外路手术或行玻璃体切除手术。术后存在视网膜下积液的原因可能是术中未放水、冷凝或电凝引起的渗出、裂孔封闭不良或遗漏及新的裂孔产生等。视网膜下积液逐渐减少时，可继续观察。若视网膜下积液不吸收或更多时，应做全面检查，渗出反应者全身或局部用激素，其他情况对症处理。PVR是视网膜脱离术后比较严重的并发症，也是手术失败的重要原因。主要是预防。视网膜脱离手术应尽早进行，一次治愈，尽量减少术中损伤。治疗做玻璃体切除。

2. 术后高眼压　以术后早期高眼压常见，原因包括：①气体膨胀；②环扎或硅胶加压造成巩膜内陷使晶状体虹膜隔前移而关闭部分房角；③术后体位不当，气体顶压晶状体使晶状体虹膜隔前移；④俯卧诱发急性闭角型青光眼。需根据具体情况分别处理。经药物保守治疗眼压大多数可以恢复正常。由瞳孔阻滞引起的可行激光虹膜打孔或虹膜周边切除术；脉络膜渗出引起的可做巩膜切开并用激素；原因不明者先用药物治疗，持久高眼压可考虑做滤过手术。术后眼压高的患者还需注意可能与局部应用糖皮质激素类滴眼液及眼药膏有关。

3. 眼前段缺血　由于手术损伤睫状后长动脉或睫状前动脉后引起。轻度缺血较常见，不影响手术预后，重度缺血可造成严重后果，终致眼球萎缩。因此手术时宜尽量少断直肌，3点与9点钟附近少电凝或冷凝，且环扎不要太紧。治疗可全身或局部使用激素，必要时拆除环扎或加压物。

4. 加压块或环扎带外露或感染 可由异物排斥反应引起,而缝合不良、加压物移位、眼球筋膜及结膜未能很好地覆盖加压物是相关因素。加压物外露如果距手术时间较长,视网膜裂孔已愈合的,可以拆除加压物。加压物感染一般应拆除,同时抗感染。必要时可以进行球结膜或羊膜修补。

5. 术后视力恢复不良 由于手术中注入气体、术后炎症反应、角膜水肿、玻璃体混浊或出血、视网膜脱离时间长、累及黄斑、视网膜下液未能吸收、视网膜未复位、远期黄斑前膜形成、屈光度改变等原因,可以导致术后视力不良。此时,应认真查找原因,进行相应处理。一般来说,视网膜已复位的患者术后 3 ～ 6 个月需要验光,环扎和加压手术可以导致术后眼轴延长致近视及散光。

6. 玻璃体混浊加重 原因有:①手术刺激造成葡萄膜炎症反应;②术中冷凝过度;③气体眼内存留时间长致玻璃体一过性混浊;④手术中牵拉眼球或放液等原因导致玻璃体出血。经加强抗炎及促吸收治疗大多可以恢复至术前状态。视网膜未复位、PVR 形成的患者也可以出现玻璃体混浊加重,此时需仔细查找原因,必要时手术治疗。

7. 黄斑前膜 易发生在视网膜颞侧有较大裂孔及变性区、冷凝范围大、术前已有 PVR 及再次手术的患者。可行玻璃体切除、剥膜。

8. 环扎痛 一般持续数月后逐渐减轻或消失,严重眼痛者可做球后普鲁卡因封闭,仍不能缓解的可予拆除环扎带。

9. 葡萄膜炎 视网膜脱离手术时因为涉及葡萄膜,术后可以发生葡萄膜炎。一般前部葡萄膜炎少见,可以表现为前房闪辉、房水细胞,部分患者可有渗出。后部葡萄膜炎症可以表现为玻璃体混浊、渗出性视网膜脱离等。渗出性视网膜脱离的原因有:①术中放液造成眼内压骤降,血管扩张通透性增强,大量脉络膜液体渗出;②术中冷凝过度或冷凝破坏涡静脉造成涡静脉回流受阻;③再次手术刺激造成葡萄膜的炎症反应加重,视网膜下渗出液增多,发生渗出性视网膜脱离,部分患者还可能出现脉络膜或睫状体脱离。因此,视网膜脱离术后应局部或全身使用激素。

10. 白内障 由于气体与晶状体后囊膜接触可以导致一过性晶状体混浊,经俯卧位和随着气体的吸收而消失。术后炎症反应、长期应用糖皮质激素类眼药等也可以引起白内障或原有白内障加重。

11. 其他 ①干眼:术后患者可以有眼干、异物感等表现,与手术切口、瘢痕等相关,可以点用人工泪液等;②复视:截断肌肉未缝合原位、直肌下填入加压块太大、巩膜与肌肉粘连等可造成复视,对症处理;③眼内炎:较少见,可能通过放液口将病菌带入眼内,按常规处理,必要时做玻璃体切除;④交感性眼炎:较少发生,对症处理。

(朱蓉嵘)

第二十六章　眼外伤手术

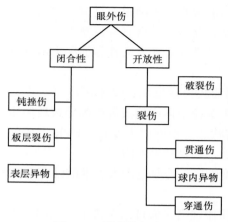

图 26-1　眼外伤的分类

眼球是视觉器官，其构造极为精细而脆弱，眼外伤常导致视功能严重受损，是严重的致盲性眼病之一。根据国际眼外伤学会新的分类标准，将眼外伤分为闭合性损伤和开放性损伤两大类，其中闭合性损伤又包括了挫伤和板层裂伤，开放性损伤包括破裂伤和裂伤（图 26-1），裂伤又包括穿通伤、贯通伤、球内异物伤。

损伤的分区，Ⅰ区损伤仅限于角膜和角巩膜缘，Ⅱ区损伤可达角膜缘后 5mm 的巩膜范围，Ⅲ区损伤则超过角巩膜缘后 5mm。有多个伤口者以最后的伤口为准，眼内异物以入口为准，贯通伤以出口为准。

眼外伤的类型决定了治疗措施的选择，眼外伤处理及时和正确与否，预后大不一样。

随着我国交通和工业的快速发展，近年来我国眼外伤的发病率明显升高，因此，如何最大限度地减少眼外伤所带来的伤害是眼外伤治疗的关键。近年来，随着现代眼科显微手术的进展，尤其是玻璃体切割技术的广泛应用，众多外伤的眼球得到挽救，部分患者的视功能也得到恢复，手术质量较以前有了明显提高。本章主要叙述眼球穿通伤修补术、眼内异物取出术和泪小管断裂修补术的操作技术与技巧。

第一节　眼球穿通伤修补术

眼球穿通伤以锤子或凿子等物在敲击中溅出的碎屑高速击入眼内最为常见，其次为刀、剪、针等各种锐器和战场上的小块弹片、爆炸时的细小异物等伤及眼球。另外，各种钝器所产生的力，撞击眼球所造成的损伤，也可引起角膜、巩膜的开放性损伤。

穿通伤的严重程度与致伤物的大小、形态、性质和飞溅的速度、受伤的部位、污染的程度及眼球内有无异物存留等因素有关。

按眼球穿通的部位，可分为角膜穿通伤、角巩膜穿通伤、巩膜穿通伤。眼球穿通伤的基本处理原则是：①尽快及时清创，缝合伤口；②防治伤口感染和并发症；③后期针对并发症选择合适的手术治疗。

一、角膜穿通伤修补术

角膜位于眼球暴露部位的最前端，很容易受到伤害。角膜在光学上既要求透明，又要求保持其正常的屈光作用，故在穿破时，只能做细致的修补，不能切除角膜组织。一期角膜伤口处理的质量对减少术后角膜散光及白内障的发生至关重要。

随着现代眼科显微手术的发展，角膜穿通伤的修补均要求在手术显微镜下用显微手术器材进行。采用显微手术技术在缝合伤口时手术野清晰，清创彻底，组织层次分明，可以避免组织扭曲或伤口两侧边缘的高低错位。在操作时能准确精细，减少了对组织的不适当的、反复的夹持，从而对组织的损伤小，术后瘢痕小，对视力影响小。同时，显微镜下缝合能较好地把握缝合的深度，针距也整齐一致，线结松紧适宜，伤口对合良好、严密。

（一）适应证

1. 角膜伤口较大，创缘对合欠佳，前房不能形成。
2. 整齐而较小的伤口经保守治疗后 1 ~ 2 天荧光素染色仍可见"溪流"征。
3. 有眼内组织嵌顿于角膜伤口。
4. 角膜板层裂伤，伤口深，范围大，呈游离瓣状。

（二）缝针、缝线及术前准备

1. 缝针、缝线　角膜穿通伤修补术的缝针、缝线可根据缝合组织及手术者喜好而定，原则上使用的是铲式针，10-0 尼龙线。铲针较锋利，便于穿过较坚韧的角膜组织，10-0 尼龙线细且坚韧，张力较高，不易断线，同时可减少组织水肿和角膜瘢痕的形成。

2. 术前准备及麻醉　术前应详细询问病史，了解受伤时间、致伤情况和前期处理情况。仔细检查眼部，切忌挤压伤眼，避免眼内容的进一步脱出，必要时可滴用表面麻醉药，减轻患者的刺激症状，以利检查。应做必要的 X 线、CT 或眼部 B 超检查以明确是否有眼内异物存在，为手术方案的制订提供依据。伤后 24 小时内需行破伤风抗毒素肌内注射。

成人一般采用表面麻醉、球结膜下浸润麻醉、眼球筋膜囊下麻醉，多不采用球后麻醉，儿童及不合作者应予全身麻醉。角膜伤口较小者可仅用表面麻醉，刺激症状较重时可加用睑轮匝肌、球结膜下浸润麻醉。角膜伤口较大，如行球后注射麻醉剂极易导致眼内容进一步脱出，此时，可在表面麻醉开睑后，于颞上方结膜剪开一小口，用弯针头（黏弹剂针头）向后伸入后部筋膜囊内注入约 1ml 的麻醉剂。少量的麻醉剂注入可避免对眶内压影响过大，减少眼内容的脱出。表面麻醉可用 0.5% ~ 1% 丁卡因或 0.4% 奥布卡因滴眼液点滴结膜囊 2 ~ 3 次，浸润麻醉用 1% ~ 2% 利多卡因。

（三）开睑和清创

一般采用开睑器开睑，如开睑器开睑造成对眼球的压迫使眼内容进一步流失时，可考虑用缝线牵开上、下眼睑。

开睑后应在显微镜下仔细检查伤口，可用生理盐水或妥布霉素溶液冲洗结膜囊和伤口，去除创口的异物。用显微镊仔细清除创缘的色素和渗出物，必要时用刀片刮除，使创面清洁、光整。

（四）缝合方式

角膜穿通伤的常用缝合方式有四种：间断缝合、连续缝合、"8"字缝合和荷包缝合（图

26-2，图 26-3）。间断缝合可修复伤口，矫正伤口错位、变形，适用于各种创口的缝合，尤其是不规则创口的缝合，垂直于伤口的间断缝合是目前最为常用的缝合方法。连续缝合则仅能吻合较好的创口，一般用于规则、清洁的角膜伤口的缝合。亦可先采用间断缝合以矫正创口错位，再行连续缝合以修补创口的方法。"8"字缝合适合于不在瞳孔区的较小的角膜伤口，荷包缝合适用于"T"形、星形或瓣状的伤口缝合。

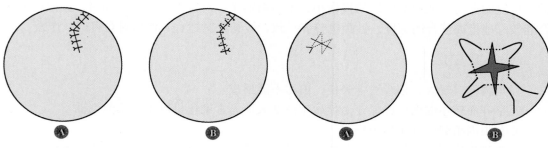

图 26-2　间断缝合和连续缝合　　　　图 26-3　"8"字缝合和荷包缝合

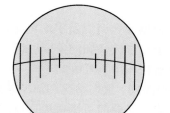

（五）缝合操作

总的原则：缝合前一般先对较大的伤口或成角的伤口进行缝合；缝线深度、间距要合适，避免虹膜等眼内组织嵌顿于角膜伤口内，伤口密闭应达到水密或气密；为减少术后散光，缝线的跨度应是靠近角膜中央的缝线跨度小，远离角膜中央的缝线跨度大（图 26-4）。

1. 一般角膜裂伤缝合

（1）缝合：用显微有齿镊夹住一侧角膜创缘，持针器末端 1mm 处夹持缝针的中、后 1/3 处，使缝针从创口一侧 1 ～ 2mm 处角膜面垂直穿入，从创缘 2/3 ～ 4/5 厚度处穿出，然后从伤口内侧穿入对侧相同深度处，在对侧创缘的对称部位穿出角膜。一般认为缝合深度应达到角膜全层的 2/3 ～ 4/5，这样可使创口尽可能紧密地贴合在一起，避免伤口的内侧面（前房一侧）

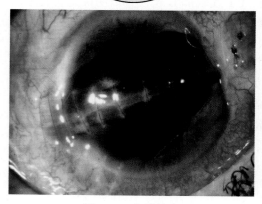

图 26-4　角膜缝合

裂开，并促进后弹力层再生修复，内皮细胞移行覆盖（图 26-5）。若缝合太浅，内侧面张开（图 26-6），不仅影响愈合，房水也可由此进入创口导致角膜水肿甚至整个创口裂开，缝线崩脱。缝线间隔视创口的长度、形状及位置而定，一般而言，若创口边缘整齐、锐利，仅稍有分离，间隔可略大些。若创口长且有明显分离，间隔需小，为 1 ～ 1.5mm。创口弯曲者缝线较直者密，瞳孔区创口缝线可略稀，以减少术后瘢痕影响视力，一般间隔为 2.5 ～ 3mm，但是无论如何必须确保伤口闭合。如裂伤处的角膜组织水肿，缝针进出角膜时距伤口边缘至少是 2.5mm，所以缝针的弯曲弧长一般不宜小于 4mm，缝针进针深度是角膜厚度的 2/3 ～ 4/5。

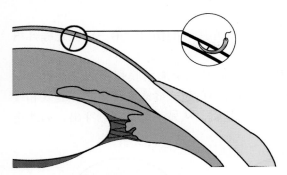

图 26-5　角膜缝合深度应达到角膜全层的 2/3 ～ 4/5

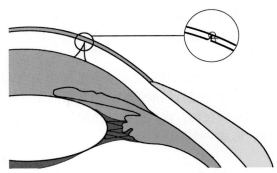

图 26-6　角膜缝合太浅，内侧面张开

（2）打结：所有的缝线结扎时松紧要合适。过松则伤口接触不紧密，过紧则会妨碍伤口的愈合，且易割伤缝线圈内组织。结扎的第一扣不宜太紧，特别是受伤时间较久，角膜呈现水肿的患者，如结扎过紧，不但容易撕裂角膜，而且容易产生角膜散光。如果第一扣过松而不能闭合伤口，也同样会影响角膜的愈合。结扎的第二扣应牢固，防止脱落。单丝尼龙线宜做三次结扎，

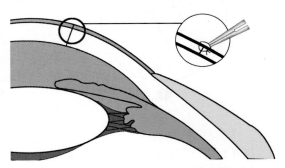

图 26-7　缝合结束应将线结埋入角膜实质内

以防滑脱。留存的线头不宜短于 1mm，所有的线头都应放在靠近角膜缘的一侧。手术结束时，均需将线结导入角膜实质内（图 26-7），以避免线结暴露、摩擦引起疼痛及长期眼部刺激症状。

（3）缝合后处理：缝线结扎完毕，可用前房注射针头直接伸入伤口，注入消毒空气或生理盐水，检查伤口水密闭情况，必要时可注射 Healon 等黏弹性物质，促使前房形成。注入的黏弹剂手术结束时应尽量去除，以免术后高眼压。结膜下注入抗生素、激素，根据情况散瞳或缩瞳或不散不缩，涂抗生素眼膏，双眼或伤眼包扎。

（4）拆线：角膜拆线视缝线种类、创口愈合情况及缝合方式等因素而定。丝线一般在术后 10 ～ 14 天拆线，尼龙线等显微拆线应在术后两个月左右拆线，其间视伤口情况可提前间断分次拆线。连续缝线拆除时间适当延长。如果伤口愈合不好，也可适当延迟。

（5）并发症的处理：①术后浅前房或前房未形成时，应先行角膜伤口检查，行荧光素染色，对于渗漏轻微的伤口可行加压包扎 1 ～ 2 天，渗漏较严重，加压包扎无效的伤口则需再次行伤口修补术，方法同前。②继发性青光眼：术中应尽量清除前房中的黏弹剂，视情况早期散瞳，抗炎治疗，术后高眼压先行降眼压药物治疗，药物治疗效果欠佳，可行前房穿刺放液或手术治疗。③眼内炎：若术后出现术眼剧痛，视力下降，前房渗出加重，甚至出现前房积脓、玻璃体混浊明显加重，应立即行眼部 B 超等检查，确诊后按眼内炎处理。

2. 特殊伤口的缝合

（1）3mm 以下伤口：若伤口对合整齐，无内容物脱出嵌顿，前房已恢复或部分恢复者，不需缝合，但需密切观察，必要时仍需行修补手术。伤口虽小却闭合不佳（如针孔伤），

以致伤口不恢复者均应手术缝合。

（2）跨瞳孔区伤口：缝合时应尽量避开视轴。跨越角膜缘的伤口，第一针应先缝合角膜缘。

（3）不规则伤口：若创缘不整齐宜先缝角膜瓣的尖端。星形角膜裂伤的缝补可按图26-8的次序进行间断缝合。当角膜尚无水肿时，可以采用荷包式缝线法封闭之，缝线和线结都是埋在创口内。缝针从角膜裂口内侧进入，通过基质，从另一裂口内侧穿出，如此连续，形成一个荷包缝线。

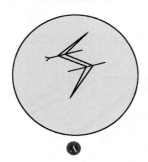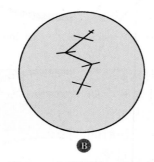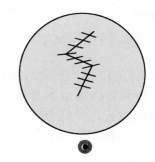

图 26-8　不规则伤口的缝合

（4）斜行伤口：若伤口小、无变形，且前房形成良好，虹膜无嵌顿者，可不予缝合，单纯加压包扎。但角膜表层有扭曲变形或伤口倾斜角度小者，则需按常规缝合。

（5）角膜缺损的处理

1）生物黏合剂法：若仅有一小片角膜组织破坏或丢失，且仍有部分前房，而角膜移植又缺乏条件者，可取小量氰基丙烯酸生物黏合剂封闭缺损区，一直达到与正常角膜组织相邻处，然后佩戴软角膜接触镜。在使用黏合剂时，千万不要让它进入前房。

2）结膜瓣遮盖法：对于角膜组织缺损较小，或角膜多处裂口且不规则的可采用此法。结膜瓣可通过直接分离角膜缘附近的球结膜的方法，几天或几周后结膜瓣就会缩回原位，而角膜损伤处已被纤维及纤维化组织填补。若结膜同时损伤严重，也可行羊膜移植方法来修补缺损的角膜。

3）板层角膜移植修补：如角膜部分基质层缺损，或角膜创口较小且边缘相对健康者，可取供者的相应大小的板层角膜（新鲜的或冰冻保存者）用10-0尼龙线间断缝合修补创口。也可用多层羊膜移植法来替代该术式。

4）穿透性角膜移植修补：对大的星形裂伤缺损，用该方法时移植片应该大些，其边缘应避开瞳孔区。若当时没有角膜移植材料，可先做巩膜瓣移植或板层角膜移植，保存眼球，以后再做角膜移植，挽救视力。

3. 伤口内嵌顿组织的处理　原则上应可能保存眼内组织，以便后期的视觉重建。

（1）虹膜的处理：对受伤后12小时以内洁净的小部分虹膜脱出，可以用抗生素液或生理盐水反复冲洗后，用虹膜恢复器或弯针头小心地自角膜伤缘分离脱出的虹膜，注意力求不对虹膜造成损伤。虹膜松动后，由于本身的张力作用，会自行退回前房而复位。如不能自行复位可用虹膜恢复器或者黏弹剂轻轻将其送回前房。为避免虹膜前粘连，结扎缝线时可让助手用虹膜恢复器伸入创缘和虹膜之间，将虹膜恢复器向前房侧平压（图

26-9），或者使用黏弹剂将虹膜纳入前房，确保无虹膜组织嵌入角膜创口内，此时由虹膜恢复器的尖端开始结扎，边抽出虹膜恢复器边结扎缝线。然后加深前房，使虹膜远离角膜伤口。也可根据角膜伤口的位置给予散瞳剂（角膜伤口在中央）或缩瞳剂（角膜伤口在周边部），以确保虹膜不与角膜伤口粘连。其间需要注意预防处理，防止角结膜上皮植入。

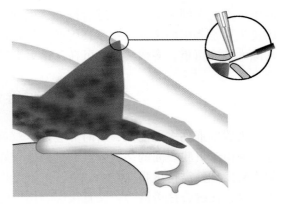

图 26-9 伤口内虹膜的处理

虹膜脱出较多，或污染严重，或虹膜碎裂失去正常结构，或脱出时间较久则可考虑剪去。对预备剪除的虹膜，则先应用抗生素液反复冲洗，用虹膜剪在角膜正切方向剪除虹膜并使之复位，应尽量避免器械等对虹膜的牵拉，增加眼内组织的脱出。如果脱出的时间已超过 1 周，则往往伤口与虹膜已有了粘连，此时应先用虹膜恢复器伸入伤口仔细分离，以同样方法剪去。用虹膜恢复器从角膜面轻轻按摩，使虹膜复位，随即结扎角膜缝线。

如果脱出或嵌顿伤口的虹膜失去弹性，不能从原伤口直接复位，或复位后有反复脱出倾向，或伤口位于角膜中央，有损伤晶状体危险的，可先利用虹膜恢复器将脱出的虹膜与伤口分开，然后根据虹膜脱出的部位，在它的上方或下方，做一角膜缘小切口，用虹膜恢复器循此切口进入前房后，从虹膜周边起，在虹膜表面做 90° 回转，横扫嵌在角膜上口的虹膜，使其分离，从而将脱出组织拉回原位。

（2）睫状体的处理：在新鲜的伤口中倘发现少量睫状体脱出，则需用抗生素液或生理盐水多次冲洗后，尽量将其推送回眼内。注意若剪除睫状体，一则易引起出血，再则是睫状体遭受损伤，易于发生交感性眼炎及眼球萎缩，因此一定要慎重处理。

（3）玻璃体的处理：伤口内有玻璃体嵌入者应剪除，最好做前段玻璃体切割术，以避免眼内组织嵌顿，造成伤口愈合困难或畸形愈合。

4. 外伤性白内障的处理 角膜穿通伤时经常会合并有外伤性白内障，如伤眼晶状体混浊，囊膜破裂口小且已闭合，无皮质溢出，或晶状体无水肿膨胀，眼球安静者，可以待伤后 3～6 个月再施手术。到时应根据晶状体混浊的情况，后囊膜有无破裂，玻璃体及视网膜情况等决定行白内障摘除，同期或二期人工晶状体植入术。

如果晶状体囊膜破裂，皮质混浊，手术时不仅要缝合角膜裂口，对混浊的晶状体应酌情处理。伤眼晶状体皮质进入前房并发外伤性虹膜睫状体炎及继发性青光眼时，或囊膜嵌在角膜或角巩膜伤口内，或晶状体囊膜破口较大，皮质已散入前房，为避免发生继发性青光眼、过敏性葡萄膜炎均应及时行白内障手术。若晶状体混浊但后囊膜未破或破口不大，可同时做人工晶状体植入术。但人工晶状体的一期植入需慎重，对于污染严重、后囊破裂较大的患者二期植入人工晶状体更加安全可靠。

行白内障摘除前一般先行角膜伤口缝合，使眼球达到暂时的密闭，待白内障摘除后再行角膜伤口修整。伤口密闭是角膜穿通伤修补术后再行其他手术的前提，是眼前段结构重建的基础，因此术中应仔细检查伤口，尽快恢复眼球密闭状态，术毕时尽量使前房形成。

术中尽量避免同一部位重复缝合操作，以加重角膜损伤，由于过多的眼内操作会增加角膜内皮失代偿和眼内炎的发生率，因此，修补角膜的同时行白内障摘除或其他操作如玻璃体切除术均应慎重，多数情况下可在急诊手术后 1 ～ 2 周进行二期处理。

二、巩膜穿通伤修补术

巩膜穿通伤多在前段，有时亦会发生双重贯通伤。破裂位置多在上方角膜缘及其稍后处。但由于巩膜表面的结膜弹性和延伸性较好，加上常伴有结膜下出血，巩膜裂伤直视下常不易发现，需行巩膜探查术。由于巩膜裂伤往往比较严重，眼内压偏低，缝线的安置很不容易，而缝合是否恰当，又直接影响伤口的对合和功能的恢复，所以手术者必须熟练掌握缝合技巧。

（一）适应证

1. 可见裂开的巩膜伤口及嵌顿的虹膜组织。
2. 可见巩膜伤口及嵌顿的玻璃体组织。
3. 较严重的紫黑色的局限于一侧的结膜下出血，伴有低眼压、瞳孔变形或移位。

（二）缝针、缝线及缝合方式

缝针常用半圆形（180°）、3/8 圆形（135°）铲针，针弧长 3 ～ 5mm。由于尼龙线易滑脱，且易割破组织而少用，常用的是 5-0 丝线和 8-0 可吸收缝线。缝合巩膜可采用间断缝合或褥式缝线缝合。

（三）术前准备、麻醉、开睑和清创

同角膜穿通伤修补术。

（四）缝合操作

1. 一般巩膜伤口缝合

（1）缝合巩膜：可利用眼睑缝线分牵引分开眼睑，注意切忌对眼球施加压力，以防眼内组织从伤口脱出。以伤口为中心沿角膜缘两侧剪开其周围的球结膜，但巩膜创口较大者，切忌将球结膜切开过长，将巩膜伤口暴露过多，因为巩膜伤口表面的血凝块及结膜具有一定的保护伤口能力，逐步除去，可以减少在手术中玻璃体脱出的危险，术中可采用边缝合边分离球结膜的方法。剪开的球结膜伤口应尽量与巩膜伤口错开，不在同一平面，以使巩膜伤口完全被球结膜所覆盖，避免结膜囊细菌直接进入眼内。

用巩膜镊或微型有齿镊夹住创缘，持针器末端 1mm 处夹持缝针的中、后 1/3 处，使针柄适当略呈垂直，弯的针尖从距伤口边缘 1mm 处进针，进入巩膜的 2/3 深度，然后用巩膜镊夹住对侧伤口，使之产生对抗力，针尖平行，持针器顺势用力，缝针就可很快穿过对侧组织，在创口对侧相当距离处出针，而不会出现扭曲现象。针尖进入组织时，不可太陡，以免穿通巩膜；也不可太浅，以免伤口深层对合不好。穿入和穿出巩膜时，固定创缘的镊子和缝针都不可使眼球改变形状或提起创缘，以免增加眼内压力使玻璃体等眼内容物脱出。两侧进针的位置要对称，一般为距裂口边缘 1mm，若裂伤处巩膜水肿，可适当增宽到 2.5mm 左右。缝线间隔一般为 2.5～3mm。缝合时须注意缝线位置对称，深浅一致，间隔均匀（图 26-10）。如果眼内组织有脱出，在伤口缝合时，可以从创缘的一侧跨越它，缝入对侧创缘同一平面。

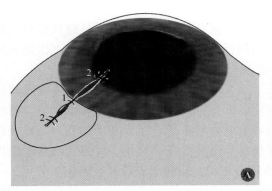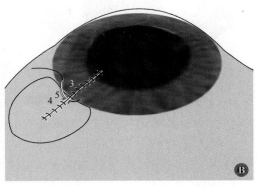

图 26-10　巩膜伤口的缝合

（2）结扎缝线：在结扎前注意伤口内不可有血痂、葡萄膜组织、玻璃体或晶状体囊膜等嵌顿。整齐且较小的创口可待缝线安置好后再结扎，较大或不规则形创口则一般边缝边结扎。结扎松紧要适宜，过松创口不易对合紧密，过紧则妨碍愈合，且易割伤线圈内组织。较大的巩膜创口结扎缝线时，助手将虹膜恢复器伸入创缘和葡萄膜之间，在无葡萄膜和玻璃体嵌入伤口的情况下，由虹膜恢复器的尖端开始结扎，边抽出恢复器边结扎缝线。

（3）缝合球结膜：巩膜伤口缝合完毕，缝合球结膜创口及切口。部分结膜线还可穿过巩膜浅层，以便固定。结膜缝合可采用间断或连续缝合。

（4）术后处理：若合并角、巩膜裂伤，其术后前房没有恢复，可以从伤口的对侧做角膜缘小切口，用黏弹剂针头，伸入前房后注入消毒空气或平衡盐液。术毕时结膜囊内涂抗生素激素眼膏。必要时散瞳，双眼包扎。球结膜缝线术后 7 天左右拆除，巩膜缝线拆除时间同单纯角膜修补术。

（5）并发症的处理：①术中伤口持续大量出血，应尽快缝合。②术后玻璃体积血：给予止血药物治疗，待伤后 1～2 周后根据 B 超情况考虑是否行玻璃体切割手术。③术后脉络膜、视网膜脱离：早期给予糖皮质激素治疗；如有视网膜脱离，应尽快考虑手术治疗。

2. 特殊伤口的缝合技巧

（1）跨越角膜缘的伤口：第一针应先缝合角膜缘，然后依次缝合角膜和巩膜伤口。缝合方法与单纯角膜修补、单纯巩膜修补术相同。

（2）不整齐及较长的伤口：如巩膜创口不整齐，第一针应先缝巩膜瓣的尖端。当巩膜创口较长且不规则时，在找到巩膜伤口并进行间断缝线后，继续剪开球结膜及筋膜囊，进一步暴露巩膜伤口，每暴露一小段，即缝合一小段。缝合时，利用前一根缝线作牵引，逐步前进，直到全部伤口缝合。这样处理的原因是由于巩膜裂伤的实际长度往往比预计的长，有时还不止一个。对巩膜伤口较大者，可先缝合伤口中间一针，然后利用此缝线

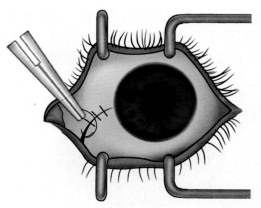

图 26-11 较大的巩膜伤口缝合时，利用前一根缝线作牵引，逐步前进

作牵引，缝合两侧创口（图 26-11）。由于越往眼球后极部，越需要用力牵拉挤压眼球，可能使眼内容物进一步丢失，故对于后极部难以达到的伤口，可断 1～2 根直肌充分暴露后缝合。

（3）累及Ⅲ区的伤口：结扎缝线后宜在创缘两侧行冷凝，必要时做外加压术，以防视网膜脱离。

（4）隐匿性的巩膜伤口：多发生在巩膜相对薄弱处，特别要注意直肌附着点后方。有时需要剪断直肌来缝合肌肉下面的伤口，以及较好暴露赤道后的巩膜裂伤。需要暂时剪断肌肉时，直肌断端应预置缝线，肌肉附着点保留少部分组织，以便于直肌复位缝合。

（5）眼球贯通伤（眼球双穿孔伤）：先缝合角膜或前段的巩膜伤口，然后沿角膜缘 360° 剪开球结膜，仔细分离结膜及筋膜，探查巩膜，当发现巩膜后部的裂口时，根据伤口情况酌情缝合。在伤口附近做冷凝术，必要时取硅胶做巩膜外加压术。若有葡萄膜、视网膜及玻璃体嵌顿，按常规清洗后，在伤口两侧做间断缝线，嵌顿组织如果完整，将组织还纳；如果碎裂，确实不能回纳，则及时清除并及时结扎缝线。

（6）巩膜缺损：国外常用巩膜移植术或巩膜修补术。前者按照角膜移植术方法，以破口为中心，取直径大于破口的环钻做一标记，将创伤的巩膜与脉络膜分离，取储存的异体巩膜，用同一环钻划记取下后，修剪整齐，做间断缝线缝合于伤眼并结扎。巩膜修补术是按巩膜缺损区的范围，取适当大小的巩膜片缝合在缺损部位，此法适用于较整齐、规则的巩膜缺损。巩膜片用甘油保存，使用前浸泡在 90% 的乙醇溶液中 20 分钟、抗生素溶液中 20 分钟。如无保存巩膜，亦可取角膜组织代替。

3. 伤口内嵌顿组织的处理

（1）葡萄膜组织：伤口内仅有虹膜脱出，且时间短无污染，可将虹膜用抗生素溶液反复冲洗后送回前房。脱出的睫状体最好能送回眼内，如已有污染必须剪除时，应先用电凝器做局部烧灼，再行剪除，以免发生严重出血。对于脱出的葡萄膜剪除要慎重，一般有结膜保护，污染不严重的葡萄膜均应还纳。

（2）玻璃体的脱出：沿巩膜面原位剪除，为避免加重眼内容脱出，勿使用镊子夹取或者棉签等提拉后剪除，有条件者可行玻璃体切除术。应仔细辨认脱出的组织，切勿将玻璃体与视网膜一并切除。

如视网膜已大量脱出，眼球塌陷严重，术前已无光感者，为防交感性眼炎的发生，可考虑行眼球摘除术。但术前需有交代签字，术中仍需向患者及其家属解释病情，同意签字后再行摘除。若保留眼球，也要仔细缝合，精心修复。

巩膜裂伤常表现为多发性、隐匿性，术中特别警惕局限性结膜下出血部位可能伴有下方巩膜裂伤，应仔细探查，避免遗漏。一旦发现巩膜裂伤，应尽快处理，多个巩膜裂伤可逐个缝合。

第二节　眼内异物取出术

一、概　　述

　　各种异物穿透眼球壁，可能会留置于眼内。因此，当眼球发生穿通伤时，首先要明确眼内有无异物，判断异物物质，异物在眼内的着床位置，只有这样才能拟定正确的手术方案。

　　对眼内异物伤，应详细询问受伤时情况，如时间、方式、致伤物等，从而判断异物性质。从手术角度讲，眼内异物可分为磁性和非磁性两大类。异物可从角膜、巩膜和角膜缘进入眼内。进入眼内的异物可停留在角膜、前房、前房角、后房、虹膜、晶状体、睫状体、玻璃体、视网膜及球壁等位置，也可贯穿球壁，进入眶内而成为眶内异物（包括视神经异物）。

　　异物性质的正确判断及异物位置的准确定位，对眼内异物取出手术都是至关重要的。若屈光间质尚透明，异物定位可依靠直接观察，如通过裂隙灯、前房角镜、三面镜和眼底镜（直接、间接）检查能帮助判断异物的位置。若屈光间质混浊不能直接观察眼内异物，此时可借助X线、超声波、CT和MRI等影像学检查方法，但MRI应慎重，磁性异物禁做。X线是眼内异物的传统检查方法，通过正位片及侧位片上直接测量出异物位置。目前常用的方法有：①角膜缘环形标记定位法；②几何学定位法；③薄骨定位法；④无骨定位法；⑤方格定位法。但X线仅对高密度异物显影清楚，不能显示眼球结构，因此限制了X线定位的范围。超声波检查无创伤、快速、不受异物性质的限制，且超声波检查可根据图像直接确定异物与眼球各个组织的关系，随着UBM检查的临床应用，弥补了B超检查盲区漏诊的缺点，已成为眼内异物定位的常规方法。CT分辨率高，可发现细小的异物，显示异物位置明确，判定异物位于眼球内、球壁或球外，特别是对判断球壁附近异物的位置较为确切，准确率优于X线，是眼内异物定位的常用方法。MRI对软组织分辨率高，非磁性异物显影较好，但可造成磁性异物的二次移位，故需在CT或B超确认为非磁性异物时再行MRI检查。

　　原则上眼内异物都要及早诊断，适时尽量取出，其目的不仅是为了消除异物在眼内产生的化学性损害和机械性创伤，还有助于感染的控制和减轻眼内的炎症反应，以便于保持和恢复视力。但对于部分细小的，取出困难且在眼内性质稳定不易引起眼部并发症的异物可不予取出。如细小的玻璃、石子、自身毛发，只需密切观察，一旦出现并发症，则需及时处理。部分较稳定的金属、油污、非金属等在眼内暂时未引起并发症且取出困难时可择期手术取出。对于有毒性的非金属异物（动物性异物、植物性异物）和化学活性的金属异物（铁、铜、铅、锌），易引起眼内炎症反应，必须积极处理，及时取出。新鲜外伤伴有严重感染，且异物位置又很深时，应先用抗生素控制感染2～3天后再行手术。如眼球穿破口较大，眼内异物位于眼球中心或靠近伤口，容易从原伤口取出者，应争取在缝合伤口时一并取出。如果异物从原伤口试取失败，则不应勉强多试，或任意扩大伤口，以免加重组织损伤，造成眼内出血、眼内容物脱出，增加眼内感染的可能。此时可根据异物定位，另做切口，或留待再次手术时予以取出。而对远离伤口的异物，则以另行切口取出为原则。眼科显微手术的开展提高了眼内异物取出的准确性，减少了盲目性，避免了周围正常组织的过多损伤。

按手术途径的不同，异物取出手术可包括三大类：经角膜切口途径、经巩膜外途径和经玻璃体手术途径。①经角膜切口途径主要适用于：巨大异物＞6mm（常结合玻璃体手术），前房角、晶状体内和虹膜异物。②经巩膜外途径主要适用于：伤口内可见的异物、玻璃体内可见的磁性异物、赤道前可用检眼镜精确定位的球壁异物（包括磁性和非磁性）。③经玻璃体手术途径适用于：后极部、睫状体部异物，高度怀疑眼内异物的探查性手术，合并玻璃体积血的眼内异物，合并视网膜脱离的眼内异物等。虽然异物的性质和位置直接决定了手术方式，但是随着玻璃体切割技术及器械的进步，不管是磁性还是非磁性眼后部异物均首选玻璃体切割手术取异物。

另外，术者要充分估计术中可能出现的意外并制定相应的对策，考虑手术成功率的大小，切忌盲目手术。否则不仅导致手术失败，还会增加眼内组织的损伤，毁坏本可挽救的眼球。因此，在决定眼内异物取出的必要性和手术时机时，应考虑诸多因素：异物的活动度、性质和成分，炎症性质和程度，伤眼的损伤情况和视功能，以及术者的经验和手术设备。

二、眼球内异物取出操作技巧

根据异物位置，可分成眼前段异物和眼后段异物两大类。前者主要指存在于角膜、前房、虹膜、前房角、后房、睫状体及晶状体内的异物；后者主要指存在于玻璃体、视网膜及眼球壁的异物。异物的部位不同手术方法各异。

根据异物性质，可分为磁性和非磁性两大类，前者如钢、铁及其合金等，手术时可用磁铁吸出；非磁性异物中包括其他金属和非金属，如铜及其他重金属和玻璃、矿石、木屑等，取出非磁性异物大多比较困难。

（一）磁性异物的取出

眼科磁铁是眼内磁性异物取出的主要工具，可分为恒磁铁和电磁铁两大类，因电磁铁操作不便，且脉冲模式容易造成眼内二次甚至多次损伤，目前眼球内的磁性异物一般采用恒磁铁吸出。磁性试验是一种在术中对磁性异物定位、定性的方法。用磁铁的尖端对准预定异物的位置做间歇磁吸。观察异物被吸引后该处组织有无出现跳动，或异物被吸向磁铁头挤压该处组织而出现黑点，从而进一步证实磁性异物的正确位置和磁性的强弱。如有跳动反应或黑点出现即为磁性试验阳性。如磁性试验阴性，可能是：①异物为非磁性；②异物被机化物包裹固定；③异物极小或弱磁性的合金（不锈钢）。

1.前房异物取出术　包括角膜深层异物、虹膜异物和前房角异物。

（1）角膜深层异物：该类异物是指位于角膜基质深层，极易穿透后弹力层和内皮细胞层而进入前房；或异物的一部分嵌在角膜基质层内，另一部分已在前房中。对此类异物原则上争取在角膜上取出，若术中不慎异物落入前房，按虹膜异物将其取出。

1）异物大部分在角膜，很少部分在前房

A.术前准备：用 1% 毛果云香碱缩瞳，以免操作中异物通过瞳孔区坠入晶状体或后房造成进一步损害。

B.麻醉：术眼用 0.5% 丁卡因或 0.4% 奥布卡因做表面麻醉。

C.手术方法：①角膜表面切开取出法：主要适用于角膜深层的磁性异物。a.正对异物切开角膜基质层，直至异物前端。采用极锐利的刀轻轻划切，避免由于反复划切而使异物坠入前房。b.小心切开覆盖在异物表面的角膜基质层，整个切口应略大于异物，待刀刃触及异物时，用磁铁将异物吸出（图26-12）。c.前房如未消失，角膜切口一般可以不缝合。②角膜周围切开取出法：主要适用于进入前房很少的磁性异物或非磁性异物。a.在角膜上做"V"形切口，其边缘距异物约1mm，"V"形切口尖端朝向角膜缘，"V"形切口深度达异物前端平面深度，掀开板层角膜瓣，直接夹取异物，或用磁铁吸出异物。b.异物取出后复位板层角膜瓣，不需缝合。此方法在显微镜下操作对其深度掌握准确，异物落入前房机会少，取出异物比较安全。

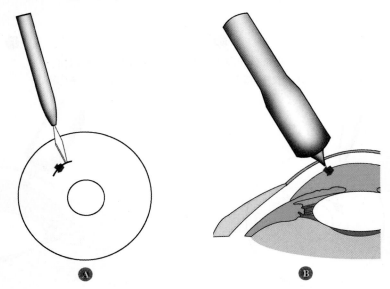

图26-12　角膜前表面切开，磁铁吸出角膜深层异物

2）异物大部分在前房，很少部分在角膜

A.方法之一：①在瞳孔缩小之后，做异物附近的角膜缘切开，切口略大于异物。前房内注入黏弹剂，手持磁铁自切口处小心吸引，可使异物自角膜脱落，并自切口吸出；或异物坠于虹膜表面，然后按虹膜异物进行手术摘出。②注意在吸引异物时，磁头缓慢移近切口，并选择合适吸引方向，使异物自角膜内面缓慢松动脱落。切勿将异物向瞳孔区方向吸引，以免坠入后房或晶状体（图26-13）。

B.方法之二：①在瞳孔缩小后，在相应部位切开角膜缘，前房内注入黏弹剂，虹膜复位器伸入前房，抵达异物底部托住异物，然后按角膜异物表面切开取出法吸出异物（图26-14）。②对于较小且突入前房的异物，可用白内障匙伸入前房，凹面向上，用注射针头从角膜内面，将异物剥落于匙内，取出白内障匙带出异物。③异物取出后，切口不能水密的，用10-0尼龙线缝合切口。

C.术后处理：结膜囊内涂抗生素激素眼膏，封术眼。术后第二天用抗生素激素滴眼液滴眼。

（2）虹膜异物：该类异物系指虹膜前表面、虹膜层间和虹膜后表面的异物。

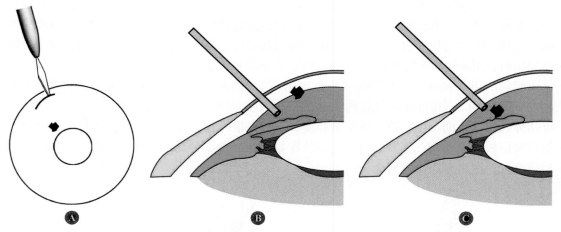

图 26-13　大部分在前房，很少部分在角膜的异物取出
A.缩小瞳孔；B.沿角膜缘吸引异物；C.异物坠于虹膜表面，同虹膜异物取出

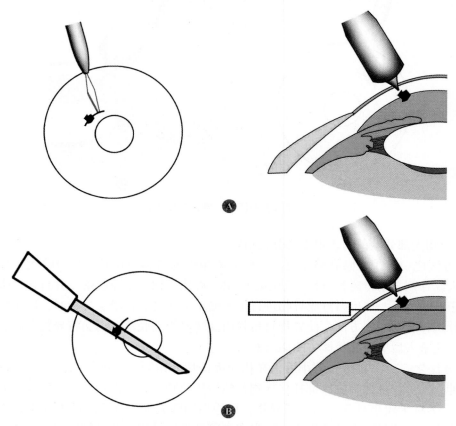

图 26-14　虹膜恢复器抵达异物底部托住异物，角膜表面吸出异物
A.角膜前表面切口，磁铁吸引异物；B.虹膜恢复器伸入前房，从后面托住异物

1）术前准备：用 1% 毛果云香碱缩瞳。

2）麻醉：用 0.5% 丁卡因或 0.4% 奥布卡因做表面麻醉。如做浸润麻醉或球后麻醉时不应加肾上腺素，以防止瞳孔散大。

3）手术显微镜准备：由于手术时累及虹膜组织，为减少葡萄膜反应，应该使用显微镜。这样可使得术者操作时动作准确、精细，对组织损伤小。

4）切开角膜：于异物所在的径线用尖刀片或15°刀做角膜切口，切口在角膜缘偏向角膜侧，以刺切法做倾斜的切开（图26-15）。切口的长度应略大于异物的横径1mm，最好不要等到异物吸不出时再予扩大。如异物比较厚，则切口可更大些，但一般不超过6mm。如欲扩大切口，可用挑切法扩大，拔刀时动作要慢，避免房水急剧外流，导致异物的移位。如异物在虹膜的周边部，则不做倾斜的切开，而是做与虹膜表面垂直的切口，以利于异物吸出。

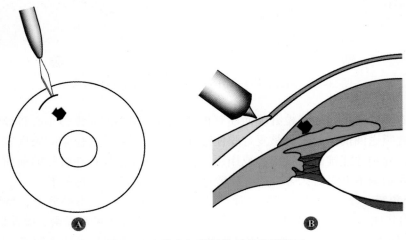

图26-15　取出虹膜异物时的角膜切开

5）注意前房深度：为有利于操作，同时避免损伤角膜内皮，必须保持一定前房深度，为此，前房内可注入黏弹剂。

6）磁吸异物：磁头长轴方向应与切口和异物的连线方向一致。将磁头由远移近接近切口，随着异物磁感的增强，可见异物蠕动逐渐加强，最后异物离开虹膜或连同虹膜一起被吸至角膜切口处。术中只要看到异物有明显移动，应持续吸引，直至将异物吸出角膜切口为止。否则异物弹回进而损伤晶状体或坠入后房，增加取出难度。

如异物仅在原位移动不移向切口，则电磁头移近异物。如果异物到达切口时不能顺利吸出，可用无磁性的虹膜恢复器压迫切口后唇，使切口张开，异物即易被吸出（图26-16）。如系切口太小吸不出，可以挑切法或以角膜剪扩大切口，吸出异物。异物吸出后应注意还纳脱出的虹膜组织，使瞳孔复圆。

7）特殊虹膜异物处理：①若异物与虹膜粘连，可在切口或异物周围注入少量黏弹剂，用弯针头或显微镊将异物略做分离。②对嵌在虹膜内或已被渗出物包缠的异物，术前应先用磁铁感应，如异物脱出包囊，可按上述方法取出。③如经数次磁感应，虹膜随之向前牵引，而异物不能脱出，则在角膜切开后以无磁性虹膜恢复器压住异物邻近的虹膜，再用磁铁吸取。如异物仍不能被吸出，可一边用虹膜恢复器拨动包裹，一边用磁头吸引，这样可避免虹膜随异物脱出，尽量保留瞳孔呈圆形。④如虹膜与异物一起被吸出，则异物吸出角

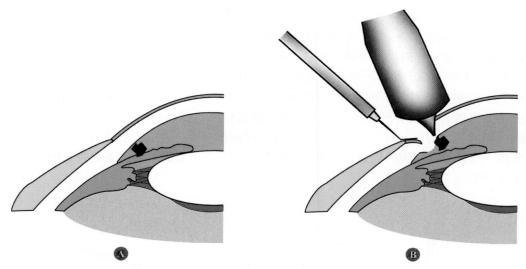

图 26-16　用虹膜恢复器压迫切口后唇，使异物易被吸出

膜切口后，应注意避免过度牵拉虹膜而使其根部离断。用小的无齿镊小心将异物自虹膜上剥下，再将虹膜送回前房，充分整复虹膜使瞳孔复原。⑤如异物位于虹膜后表面，则须将虹膜翻转后，异物才能被磁铁吸出，或用镊子剥掉。⑥无论异物在虹膜的前面、后面或层间，只有在异物剥不下来时，方可用虹膜剪连同一部分虹膜将异物剪下。

8）缝合角膜：整复虹膜后清除黏弹剂。角膜的小切口一般不必缝合，特别是倾斜的切口，多可自行闭合。大切口可用 10-0 尼龙线缝合。前房注入平衡盐液，检查是否水密闭。

9）术后处理：复方托吡卡胺滴眼液散瞳，结膜囊内涂抗生素激素眼膏，封术眼。术后第二天起用抗生素激素滴眼液滴眼。

10）术中注意事项：虹膜异物取出术前应仔细观察异物的大小、部位、长径方向，对设计手术切口十分重要。术前磁性试验切勿使异物向瞳孔区方向移动，以免异物落入后房或晶状体上，损伤晶状体，且不应反复过度行磁性试验，以防二次损伤。术中适当使用黏弹剂有助于稳定前房，保护晶状体和角膜内皮，术毕需将黏弹剂吸除干净。

（3）前房角异物

1）术前准备：前房角镜检查观察异物，并标记异物所在角膜缘位置。用 1% 毛果云香碱缩瞳，瞳孔缩小后周边部虹膜展平，这样便于跟踪观察异物的位置。

2）麻醉：用 0.5% 丁卡因或 0.4% 奥布卡因做表面麻醉。或 2% 利多卡因球周或球后麻醉，但不要加肾上腺素。

3）结膜瓣制作：以穹隆部为基底的结膜瓣。自角膜缘切开长 6～10mm 的结膜，然后于一侧放射状剪开，巩膜表面烧灼止血或双极电凝止血。

4）切开巩膜：据前房角镜检查确定异物所在的径线，角膜缘巩膜侧向后 0.5～1.0mm，做板层巩膜切开，宽度约大于异物 2mm，内口至巩膜突前缘。做前房穿刺及扩大切口，前房内注入黏弹剂。

5）查找异物：在切口两侧切开巩膜，使得深层巩膜瓣以巩膜侧位基底翻转，在前房角方向检查异物。

6）吸出异物：如为较大异物，同磁铁吸除比较容易。如细小异物或有粘连的异物，磁性试验可能不出现阳性反应，此时不能盲目试吸，特别是细小异物，有可能造成异物的移位。应在手术显微镜下吸取或按非磁性异物夹出。

7）缝合巩膜：整复虹膜后清除黏弹剂，平衡盐液恢复前房，用10-0尼龙线缝合巩膜，5-0丝线缝合球结膜。

8）术后处理：复方托吡卡胺滴眼液散瞳，结膜囊内涂抗生素激素眼膏，封术眼。术后第二天起用抗生素激素滴眼液滴眼。

2. 后房异物取出术　该类异物包括虹膜根部后面异物、晶状体周边部前表面异物、悬韧带上和睫状体前表面异物。

（1）术前准备：用1%毛果云香碱缩瞳，瞳孔缩小后虹膜根部变薄，有利于手术的进行。

（2）麻醉：术眼用0.5%丁卡因或0.4%奥布卡因做表面麻醉。若做浸润麻醉或球后麻醉时不应加肾上腺素，以防止瞳孔散大。

（3）结膜瓣制作：异物所在径线为中心，做以穹隆部为基底的结膜瓣，长度约10mm，其一端放射状切开，巩膜表面烧灼止血。

（4）切开巩膜：角膜缘后0.5～1.0mm切开巩膜进入前房，切口长度为3～5mm。前房内注入黏弹剂。

（5）取出异物：①方法之一：在虹膜根部做磁性试验，如虹膜根部隆起，则在隆起切开虹膜后吸出异物。如虹膜根部不隆起，按非磁性异物处理。②方法之二：为了避免损伤晶状体，可在异物所在径线处垂直于角膜缘切开角膜，并做该处虹膜根部切开，用磁铁从虹膜孔洞直接吸出异物。

（6）虹膜的处理：如虹膜根部切口不大，不必缝合。如根部切口较大，直径≥3mm，则需用10-0聚丙烯线缝合1～2针，以避免形成"D"形瞳孔，暴露晶状体周边部，导致球面差加大，造成重影不适感。

（7）缝合巩膜：整复虹膜后清除黏弹剂，平衡盐液恢复前房，用10-0尼龙线缝合巩膜，5-0丝线缝合球结膜。

（8）术后处理：复方托吡卡胺滴眼液散瞳。结膜囊内涂抗生素激素眼膏，封术眼。术后第二天起用抗生素激素滴眼液滴眼。

3. 合并有白内障的后房异物取出术

（1）术前准备：复方托吡卡胺滴眼液散瞳。

（2）麻醉：2%利多卡因球周或球后麻醉。

（3）巩膜切口：常规白内障囊外摘除术的巩膜切口。

（4）磁吸异物：①如异物就在切口附近，直接将磁头由切口伸入前房，指向异物所在处，通过扩大的瞳孔将异物直接吸出。②如异物不在切口处，利用针头作为接力磁棒吸引。先将针头伸入后房，待接近异物后，用磁铁的磁头接触针头的后端，针头便感磁，异物在晶状体和虹膜之间经瞳孔被磁吸至前房，然后按虹膜异物取出。③如异物较大，当异物到前房后，要扩大切口后再将异物吸出。④如异物很小，可在退出针头时将异物一并吸出；极小的异物，有时可直接被抽入针头内而取出。

（5）白内障摘除：异物取出后根据病情选择合适的白内障手术方法，行一期或二期人工晶状体植入术。

（6）术后处理：按白内障术后处理。

4. 睫状体异物取出术　该类异物包括睫状体冠部和平坦部的表面异物和层间异物。

（1）术前准备：必须进行准确的眼内异物定位，包括 CT 检查、UBM 检查。

（2）麻醉：2% 利多卡因球周或球后麻醉。

（3）结膜瓣制作：同后房异物取出术。

（4）磁性试验：在术前异物定位的巩膜行磁性试验，有巩膜跳动或黑点出现为磁性异物阳性反应。如为阴性反应，可板层切开巩膜后再做磁性试验。

（5）巩膜切开：以磁性试验中确定的异物位置为中心，做巩膜板层或全层切开，用 3-0 或 5-0 丝线做预置褥式缝线牵开切口。

（6）吸出异物：磁铁再做磁性试验，在阳性最明显处，切开巩膜和睫状体，吸出异物。收紧预置缝线并结扎，必要时切口处再加缝一针。睫状体血液供应丰富，极易出血，故应注意局部止血。5-0 丝线缝合球结膜。

（7）术后处理：为减少术后葡萄膜反应，复方托吡卡胺滴眼液散瞳。结膜囊内涂抗生素激素眼膏，封术眼。术后第二天起用抗生素激素滴眼液滴眼。

5. 晶状体异物取出术

（1）合并有白内障的晶状体异物

1）术前准备：正确异物定位。术前用复方托吡卡胺滴眼液散瞳。

2）麻醉：2% 利多卡因球周或球后麻醉。

3）切口：根据异物定位情况和晶状体囊膜完整与否，决定采用白内障囊外摘除术或超声乳化白内障摘除术切口。如晶状体前囊已不完整，或异物较大或异物近睫状体，可采用白内障囊外摘除术的巩膜切口；如晶状体囊膜尚完整，或异物近旁中央，可采用超声乳化白内障摘除术的角膜切口。

4）磁吸异物：①晶状体前囊已不完整，或同时伴有软化皮质涌出的，可直接用磁头自巩膜或角膜切开处，正对异物进行吸引，大多数能将异物吸出。②晶状体前囊膜尚完整，异物入口处的囊膜已自行封闭，应在前房内注入黏弹剂，连续环形撕囊后同①吸出异物。③如异物极小或磁性较弱而未能吸出时，可用接力磁棒（感磁的手术器械如虹膜恢复器、镊子、针吸针头等）由切口插入晶状体内接近异物，用磁头接触接力磁棒的后端，将异物吸出（图 26-17）。

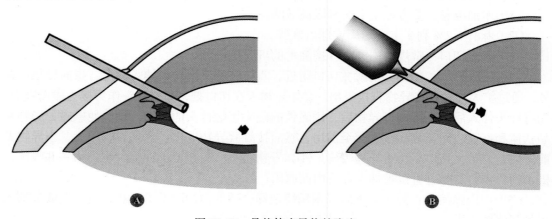

Ⓐ　　　　　　　　　　　　　　　　Ⓑ

图 26-17　晶状体内异物的取出

5）按白内障手术步骤完成手术。一期或二期植入人工晶状体。要注意儿童和年轻者其伤眼易发生视轴区混浊，条件许可，可考虑行后囊环形撕囊及前部玻璃体切割；晶状体后囊破裂，伴玻璃体脱出的，最好选择为二期植入人工晶状体。如一定要植入人工晶状体，那么要行前部玻璃体切除，正确处理好脱出的玻璃体，防止由此而引起的并发症。

6）术后处理：按白内障术后处理。

（2）透明晶状体内的异物：对于透明晶状体内异物的治疗问题，目前还存在分歧。一些学者认为晶状体新陈代谢低，就是对组织毒性大的铁异物，在晶状体内反应也比较缓和，可保持相当长时间的较好视力，不主张早期取出异物。另一些学者则认为晶状体内的异物最终导致白内障，应早期取出透明晶状体内的异物，以免使晶状体遭受过多损伤。但是笔者认为尚需考虑异物性质，如为铁质、铜质等危险性异物，均应取出，以免产生严重并发症。

1）术前准备：用复方托吡卡胺滴眼液散瞳，使术中可清楚地跟踪到透明晶状体内异物移动方向，便于将异物吸入前房，并有利于从晶状体内吸除异物后立刻缩瞳。

2）麻醉：2%利多卡因球周或球后麻醉。

3）引导异物：用磁铁的磁头自角膜外吸引异物。如果异物未被吸动，则在保持磁力的情况下，慢慢移近磁头与异物的距离，逐渐加大异物的磁力，使异物被吸引移动。然后慢慢将异物由原位引到晶状体赤道部和中央部之间，距前极 2 ～ 3mm 处的前囊下，即预想使异物穿出的部位。将磁头正对异物并尽量接近角膜，使异物突然跃起穿破前囊而进入前房。异物进入前房后，立即改变磁头位置，引导异物落在周边部的虹膜面上。

4）吸出异物：在对应角膜缘做切口，按虹膜异物处理异物。在取异物时，角膜切口要小，尽量避免房水过多外流，使前房保持一定的压力，以免晶状体前囊原切口裂开。

5）封闭晶状体伤口：用卡巴胆碱缩瞳直到虹膜能遮盖晶状体前囊上的伤口，使房水不能进入晶状体。术后需再保持缩瞳数日，而使二者发生完全的粘连，最终封闭晶状体前囊膜上伤口，使晶状体仅发生局部性混浊。如封闭伤口的目的未能达到，晶状体完全混浊，则待以后行白内障手术（图 26-18）。

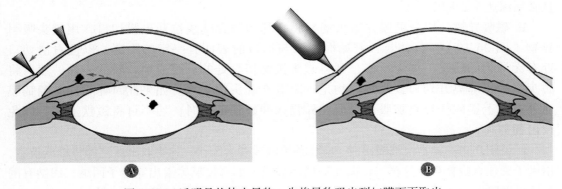

图 26-18　透明晶状体内异物，先将异物吸出到虹膜面再取出

6）缝合切口：注入平衡盐液恢复前房，如角膜切口对合好可不缝合，如伤口对合不能达到水密，需用 10-0 尼龙线缝合角膜缘切口。

7）术后处理：结膜囊内涂抗生素激素眼膏，封术眼。术后第二天起用抗生素激素滴眼液滴眼。

此方法多理想化，实际操作困难，成功率不高，大多数情况仍需选择在超声乳化或囊外摘除晶状体的同时摘除异物，并联合人工晶状体植入。

6. 玻璃体内异物取出术　该术式主要有后径路取出和闭合式玻璃体切割取出法两种。

（1）后径路取出法：眼球后部的异物中，磁性异物约占 89%，在距异物最近的巩膜表面做切口取出异物，是传统的手术方法。由于此种手术方法容易造成玻璃体牵拉及视网膜嵌塞，因此仅适合于伤后既有感染或角膜混浊又无玻璃体切割条件的情况下使用。

主要包括：①经睫状体平坦部切口间接吸出法；②经后巩膜切口直接吸出法。

玻璃体内漂浮的磁性异物，可用磁铁吸引到睫状体的平坦部，从巩膜表面取出。位于眼球后段的赤道部前后的眼球壁内表面小的或中等大的异物，可以直接经异物位置所在的相应巩膜做切口吸出异物。但使用这些方法取出异物必须进行正确无误的术前定位，可采用检眼镜定位法、角膜缘环形标记法、几何学定位法等异物定位的方法。

1）睫状体平坦部切口间接吸出法：此法适用于在玻璃体中部不靠近眼球壁的异物。该方法具有操作简便、对异物定位不需十分明确、对眼内组织损伤较小、不造成视网膜直接损害、不需要玻璃体切割机等特点，临床上仍较适用。

A. 术前准备：需行异物定位，明确其所在位置。

B. 麻醉：2% 利多卡因球周或球后麻醉。

C. 制作结膜瓣：选择异物所在象限做以穹隆部为基底的结膜瓣，分离球筋膜，巩膜表面烧灼止血或双极电凝止血。也可选择在颞下方象限，该处容易操作，如取异物时引起玻璃体出血，因沉积在下方对屈光间质的影响要小些。缺点是如异物离切口较远，对眼内的损伤比较大。

D. 巩膜切口：在距角膜缘接近锯齿缘对应的巩膜面上，避开直肌前的前睫状动脉，用磁铁做磁性试验，在试验阳性处做平行于角膜缘的切口，切口长度比异物的长径长 1～2mm。切口深达巩膜厚度的 1/2 以上，作一对褥式缝线，预置缝线以垂直于切口者较好，且必须深达 1/2 巩膜厚度。

E. 磁吸异物：切透巩膜并露出葡萄膜，利用预置缝线拉开巩膜切口，用磁头吸引异物（图 26-19）。具体是：开始时磁头与切口的表面有一定的距离，以便看清切口处有无异物的跳动。如无反应，则将磁头接触切口处的巩膜或葡萄膜的表面，然后将磁头轻轻抬起离开切口，观察异物是否附着在磁头的尖端。如果此时异物冲破葡萄膜而外露，上提磁铁异物被吸出。但在异物未冲破葡萄膜时，切不可将磁铁上提，以免拉出葡萄膜。

F. 关闭切口：异物快被吸出时，应将预置缝线线套缩小，异物取出后立即将缝线拉紧，用镊子夹住合拢伤口，这样可以防止玻璃体溢出。如有玻璃体溢出应给予回纳，回纳有困难的可剪除脱出的玻璃体。结扎缝线后如伤口不够严密，可再加缝 1～2 针。

G. 视网膜预防性冷凝：平坦部异物取出因未累及到视网膜，多不需要行预防性冷凝。8-0 可吸收线缝合球结膜。

H. 术后处理：用复方托吡卡胺滴眼液散瞳，结膜囊内涂抗生素激素眼膏，封术眼。术后第二天起用抗生素激素滴眼液滴眼。

2）经后巩膜切口直接吸出法：对玻璃体内位置偏后的异物，或位于赤道部前后的眼球壁内表面的异物，可采用在最接近异物的眼球壁上做切口的方法。

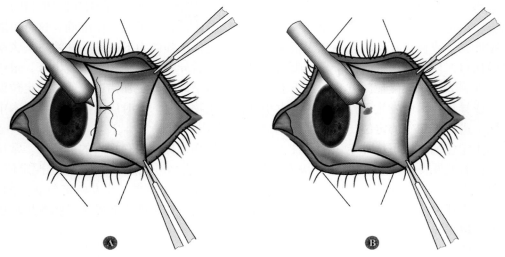

图 26-19　睫状体平坦部切口吸出异物

A. 术前准备：需行异物定位，明确其所在位置。用复方托吡卡胺滴眼液充分散瞳，以利于术中必要时对异物的观察。

B. 麻醉：2% 利多卡因球周或球后麻醉。

C. 制作结膜瓣：根据术前异物定位，沿角膜缘剪开异物所在象限的球结膜。

D. 眼外肌的处理：术中尽量不断或少断眼外肌。如巩膜切口在赤道部以前，眼外肌不妨碍切口的，可不必离断眼外肌。如巩膜切口恰被眼外肌覆盖，则可在肌腹下穿一根缝线，将眼外肌向一旁牵引，以暴露巩膜切口处。如巩膜切口靠后，为充分暴露手术野，必须将眼球旋转较多时，才离断眼外肌，但切忌三条肌肉同时离断。

E. 巩膜切口：在相应位置的巩膜面上，用磁铁做磁性试验，找出阳性反应点。但不应反复进行磁性实验，以免二次损伤。根据此点切开巩膜，使切口的中心恰在定位标记上。一般切口垂直于角膜缘；若异物较大且厚，切口可与角巩膜缘平行；亦可做"L"形或"["形切口，原则上切口应较异物略大。巩膜切口先做半层切开，即将巩膜切开 1/2 厚度或略多些，甚至切至可看到葡萄膜的颜色，只剩下很薄的一层巩膜，但不可切透。如异物较小者，可根据术前 X 线或 CT 定位情况，先做垂直于角巩膜缘的巩膜切口，再行磁性试验。

F. 切口预置缝线：在巩膜切口的两唇作预置缝线，小切口可作单个缝线，较大的切口则作褥式缝线。缝线不可穿透巩膜全层，只能从层间通过。

G. 磁吸异物：再次行磁性试验，确认异物位置在切口内后，将球壁切透，使之露出葡萄膜，用预置缝线将切口尽量拉开，磁头正对切口并与巩膜面垂直，接近切口后针对异物吸引。有锐利边缘的小片状异物，有时在不将巩膜完全切透而留下很薄一层巩膜的情况下亦能被吸出。

在磁吸时可能出现异物吸不出的现象，常见的原因有：①磁性试验阳性，但异物不露出切口。有可能是切口偏小，或吸引的方向与异物的长径不一致，或异物被机化物包裹。

此时应酌情扩大切口；或者改变磁头的磁吸方向，使异物的长轴与磁力方向一致；当异物与包裹物一起隆起时，用无磁性的镊子连同机化物一起抓住异物，然后用利器切开机化物，露出异物后再用连续磁吸方法吸出异物。②磁性试验阴性，但术前定位准确，这有可能是异物磁性弱，或被炎症性机化物包裹较甚，此时应更换更强磁力的磁铁，并将磁头尖端接触巩膜切口，使磁性增强，便于异物吸出或磁性增强后异物从机化物中松脱出来，最终被吸出球外。③用增强磁性的方法后仍不能吸出，可能是异物的定性错误，或异物定位误差太大，或异物在术中发生移位，或异物太小且被机化物包裹，此时应暂停手术，行术中定位方法，进行更精确的定位。

术中定位的方法可增加定位准确性，减少手术损伤，提高保存视力的可能性。常用的方法有：①巩膜表面标记定位法；②巩膜表面抵压定位法；③透热定位法；④透照定位法；⑤磁铁定位法；⑥巩膜面超声直接定位法；⑦电视 X 线检查法；⑧方格定位法（图 26-20）。经上述方法明确异物位置后，修正切口再予吸出。如考虑为非磁性异物改用玻璃体手术方法取出异物。

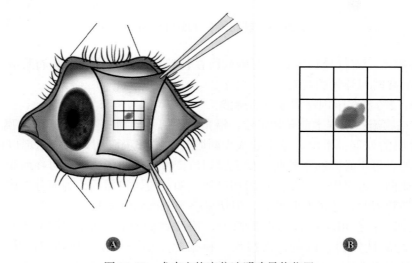

图 26-20　术中方格定位法明确异物位置

H. 关闭巩膜切口：异物吸出后结扎预置缝线，具体方法同睫状体平坦部切口间接吸出法。如离断眼外肌，则予常规缝合。

I. 视网膜冷凝：由于异物破视网膜而出，为防止视网膜脱离的发生，应在巩膜切口的周围进行一排视网膜冷凝处理。注意冷凝的强度要掌握，不宜过度。必要时行巩膜外硅胶或硅海绵外垫压或联合环扎。8-0 可吸收线缝合球结膜。

J. 术后处理：同睫状体平坦部切口间接吸出法。

（2）闭合式玻璃体切割取出法：随着玻璃体手术的成熟和发展，不但提高了眼内异物取出的成功率，并且能快速恢复有效视功能，减少了术中操作引起的二次损伤的概率。术中清除屈光间质中的混浊物，在显微镜下清晰观察到异物所在位置，且一期手术即能处理完全，防止后期并发症出现。目前眼后段异物，无论磁性与非磁性异物，均首选玻璃体切割手术取出（详见下节闭合式玻璃体切割取异物及第二十四章）。

（二）非磁性异物取出术

1. 前房异物

（1）角膜深层异物

1）异物大部分在角膜，很少部分在前房：同磁性异物取出术中的角膜异物周围切开取出法。

2）异物大部分在前房，很少部分在角膜：同磁性异物取出术中的方法之二。

（2）虹膜异物：虹膜非磁性异物的摘除与前面讲述的磁性异物的摘除方法相似，但角膜切口长度应略大于异物的横径3～4mm，以便于无齿镊或异物钳深入前房，将异物夹出。如异物与虹膜粘连较紧密，或异物嵌入虹膜层间或位于其后层，则可将虹膜连同异物一起拉出，把异物由虹膜上剥离后再将虹膜整复，或连同受累虹膜一并剪除。虹膜表面细小的非磁性异物（如细小的石屑、玻璃），如摘除有困难时，

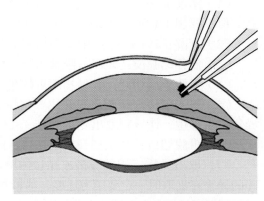

图26-21　用无齿镊取出虹膜表面异物

可不必勉强摘除，但需长期随访密切观察（图26-21）。

（3）前房角异物：主要手术步骤同前房角磁性异物取出术，只是：①巩膜切口较磁性异物取出时要长些，长于异物3～5mm，切口处预置缝线，通过牵引缝线开大切口。②在取出异物时非磁性异物应在手术显微镜下用无齿镊夹出，注意操作轻柔，避免损伤房角。③术中应随时注意观察异物动向。因为一些非金属异物不易粘连牢固，当眼位改变或扩大切口时可能移位，加之异物细小，会出现寻找困难的情况。所以术中要注意头位、眼位及切开组织时的用力方向。切穿前房时，动作必须轻巧，让房水缓慢流出，以免异物被房水冲出或被虹膜卷淹没。切忌等切开眼球壁后才去查看异物。

2. 后房异物

（1）方法之一：复方托吡卡胺滴眼液充分散瞳后，向异物所在位置的相反方向转动体位或眼位，如果异物能进入前房，即行缩瞳并按前房异物取出。或在散瞳情况下，按前房异物完成切口，将异物相应方位的虹膜拉出切口外，使异物处呈现无虹膜状态，直接暴露后房异物并夹出异物。

（2）方法之二：用1%毛果云香碱缩瞳，使瞳孔缩小后虹膜根部变薄，按前房异物完成巩膜切口，在异物相应方位与角膜缘平行切开虹膜根部，通过牵开切口寻找异物。如有机化团块包裹异物，可将机化物切开后用小镊子取出；如未被包裹，则要看清异物后用小的无齿镊取出，切忌用镊子在后房内试探性钳夹异物，这样有损伤眼内组织的危险。如虹膜根部切口不大可不缝合。如切口≥3mm，则须用10-0聚丙烯线缝合1～2针，避免形成"D"字形瞳孔，也可将异物和该处虹膜同时拉出切口外，剪除周边部虹膜后夹出异物。

3. 睫状体异物　异物如位于睫状体冠部的内表面，即位于睫状突上时，可按上述后房非磁性异物取出方法进行手术。异物如位于睫状冠部的层间或睫状环部，则通过玻璃体切割术取出。

4. 晶状体内异物　如晶状体尚透明或仅有局限性混浊时可继续观察，不必急于摘除异

物，如玻璃、塑料等因不易引起晶状体混浊的继续发展，眼内性质比较稳定可以被耐受。但是对于植物类、铜等眼内性质不稳定，易引起严重并发症的异物应尽早，并尽可能一次性取出干净。

如晶状体混浊可在做晶状体摘除时一并取出非磁性异物，但手术时为防止异物坠入后房或玻璃体内，应先取出异物，然后再行晶状体摘除。

（1）术前准备：用复方托吡卡胺散瞳。目的是便于在术中观察异物与晶状体前囊的关系。但不要用1%阿托品散瞳，这样可以在取出异物后如需要可立即用缩瞳剂。

（2）麻醉：2%利多卡因球周或球后麻醉。

（3）制作结膜瓣：做以穹隆部为基底的结膜瓣。

（4）巩膜板层切开：在异物附近的角膜缘后做3～4mm的巩膜板层切口。

（5）进入前房：穿刺前房并注入黏弹剂，以代替房水充满前房，防止前房突然消失后异物发生移位，使异物取出变得困难。

（6）巩膜切口：全层切开巩膜切口，或根据异物大小相应扩大切口。

（7）取出异物：用虹膜镊或晶状体植入镊，缓慢进入前房，看准异物将其夹出。对易碎的异物在夹取时一定要用力适度，尽量避免在夹取或移出过程中碎裂或脱落。特别细小的异物可以通过提高显微镜放大倍数看清异物后取出，也可用注射器将异物吸入针头内取出。

（8）依晶状体前囊膜破损的情况行连续环形撕囊或开罐式破囊，然后进行超声乳化白内障摘除或白内障囊外摘除术。术中观察晶状体后囊情况，决定是一期还是二期行人工晶状体植入术。

（9）关闭切口：按白内障手术处理切口。

（10）术后处理：结膜囊内涂抗生素激素眼膏，封术眼。术后第二天用抗生素激素滴眼液滴眼。

5. 玻璃体内异物　该类异物取出的方法有：方格定位取出法、直接取出法和闭合式玻璃体切除方法。由于近年来玻璃体切除术的快速发展，玻璃体切除在眼内异物的取出中已被广泛应用，前两种方法基本已被淘汰。

下面介绍闭合式玻璃体切除术摘除眼内异物。

（1）接力法吸取后极部异物：按闭合式玻璃体切割术，切除混浊玻璃体，寻找到异物后，将其大部分游离，自睫状体平坦部切口进入吸出异物，如异物偏大，需预先扩大巩膜切口，取出异物后即可关小巩膜切口，完成后续操作。

（2）异物钳夹取异物：先切除异物周围大部分玻璃体，根据异物的大小、形状选择爪形或鸭嘴形异物钳，确认没有任何组织牵拉时，小心夹出异物，随后切除剩余的玻璃体。当异物直径大于异物钳外径，受阻于切口时，需充分扩大切口，以免异物滑脱，增加手术难度。直径小于切割孔的细小异物，可经切割头内管直接吸出。

（3）经前房角巩膜缘切口或原角膜伤口摘除异物：睫状体平坦部切口摘取较大的异物时，往往由于切口和异物过大，难免直接损伤睫状体和视网膜。根据异物大小，事先切开异物钳对侧角巩膜缘，在切除混浊的晶状体和玻璃体后，用异物钳夹住异物，送入前房，经角巩膜缘切口或原角膜伤口夹出异物。

（4）人工角膜及内镜下摘除异物：眼内异物较大或多发异物，因角膜白斑影响玻璃体及视网膜手术，使异物无法取出，此时需要使用临时性人工角膜完成眼后段手术，待异物取出或硅油填充后，全层异体角膜取代人工角膜。近年来，纤维内镜的应用，摆脱了对角膜材料的依赖性，可以在内镜下不失时机地完成眼后段手术。

另外，术中可应用重水，以预防取异物时异物脱落引起二次损伤，同时在一些扩大切口取异物的时候可以避免眼球的塌陷。如果异物部分嵌入球壁，或贴附于视网膜，应先完成玻璃体切除，同时先行眼内光凝，以免异物取出过程中出现出血、视网膜脱离等使后期玻璃体处理困难，带来不便。

第三节　泪小管断裂吻合术

泪小管断裂是眼睑外伤中常见的疾病，常见于眼睑挫伤及撕裂伤，如不采取适当的治疗会引起长期溢泪。许多学者在泪小管断裂吻合技术上进行了多方面的研究，包括手术方法、支撑物的改良等。

泪小管断裂修复的基本方法是找出断裂的泪小管断端，管腔内置入适当的支撑物，然后吻合断端。其术式很多：Speath 法是直接将泪道探针从泪小点通过泪小管断端进入泪囊及鼻泪道，然后用丝线缝合泪小管及皮肤裂伤；Scheie 法是用带尼龙线的钝头弯针，从泪小点经过断端穿入泪囊内壁，切开泪囊，修复泪小管；还有 Worst 的猪尾巴探针法及 Greaves 的逆行插管法等，都是常用的方法。

新鲜的泪小管断裂，应争取在伤后 12～24 小时内积极行吻合手术，力求在解剖学及生物功能上同时达到第一期修复。若未能及时吻合或在急诊手术时吻合失败，最好在 7 日内行二次吻合。个别患者可将伤口暂时缝合，二期酌情行泪小管吻合术。但新鲜的断裂和陈旧的断裂修复缝合方法不同。陈旧性泪小管断裂一般是指受伤 3 个月以上的泪小管断裂。手术应切除瘢痕组织，尽量寻找泪小管断端，吻合泪小管。

泪小管损伤是泪道损伤中最常见的，其中又以下泪小管断裂最为常见。下面就以下泪小管断裂为例，主要介绍单纯泪小管断裂缝合术的操作技巧。

一、泪道解剖

泪小点是两个微突起的圆形小孔，环绕以致密的结缔组织，位于上、下睑缘内侧部分，距内眦约 6.5mm 处。泪小管起自泪点，上下睑各一小管，向内侧进行至泪囊，管长约 10mm。管的开始部分垂直，长约 1mm，继成直角向内弯转，单独或连成一短干（称泪总管）通入泪囊。鼻泪管为泪囊下方的延续部分，向下直达下鼻道。

二、手术步骤

手术宜在手术显微镜下施行。原则：彻底清创，恢复结构，预防感染。

（一）准备吻合材料

既往常用的有硬膜外麻醉管和硅胶管，还有聚乙烯管、大直径的缝线材料等。但由于材质及形态的问题都无法满足临床的需求，逐渐被淘汰。目前有很多公司根据临床需求开发了多款的泪道置管，大家可以根据自我需求，选择适合的材料。

（二）麻醉及止血

泪点部表面麻醉。以 2% 利多卡因 2～3ml，可加入数滴肾上腺素，在创口两侧皮下和结膜下、泪囊区皮下、鼻泪管上口处做浸润麻醉，以眼睑不肿胀为宜。小儿及不合作者可以考虑全麻。充分止血。

（三）寻找断端

新近伤口断端较易寻找，但伤口淤血肿胀或组织缺损较大及瘢痕形成的陈旧病例，则寻找困难。

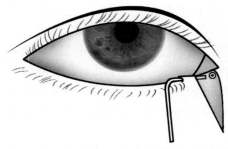

图 26-22　直视寻找法寻找泪小管断端

1. 直视寻找法　为首选方法。适用于新鲜及陈旧病例。在显微镜下用泪点扩张器扩张泪小点，插入探针至泪小管，明确泪小管断裂位置（图 26-22），根据泪小点至断端的距离，寻找鼻侧断端位置。在瘢痕陈旧病例中，首先需逐层剪除瘢痕，即使是对 10 年以上的陈旧病例，只要充分去除瘢痕也能找到泪小管断端。泪小管断端开口呈灰白色喇叭口状，为断端泪小管内膜的颜色，较易辨认。

2. 注水寻找法　多用于新鲜及单纯下泪小管断裂病例。用手压迫泪囊区，自上泪小点一次大量注入生理盐水或染料如灭菌牛奶、乳白色的维丁胶钙液、亚甲蓝液及甲紫溶液等，观察断端位置。但有时也不易观察清楚。须注意亚甲蓝和甲紫易使睑组织着色，污染术野。

3. "猪尾巴"探针寻找法　猪尾巴探针或 14 号圆针，自上泪点插入，经泪总管至下泪管，从下泪小管的鼻侧断端开口处穿出。检查探针末端露出的部位，可见灰白色的泪小管内膜。将牵引用缝线挂于探针末端，按原路将探针退出，牵引线则通过上泪小管引出。新鲜及陈旧的病例均可使用，但须注意动作自然平稳，用力过猛易损伤泪道造成假道。

4. 泪囊切开法　经皮肤切口切开泪囊前壁，从泪囊腔内的泪总管开口处用探针逆行寻找断端。为寻找泪小管鼻侧断端最可靠的方法，但损伤较大。适用于陈旧性下泪小管断裂及难用上述方法吻合泪小管者。

经皮切开泪囊前壁，在泪前嵴颞侧 2mm 或内眦韧带内中 1/3 处垂直切断内眦韧带，依次切开泪筋膜和泪囊，即可看见泪小管内口。直视下将探针伸入泪总管或下泪小点在泪囊内的开口，寻找泪小管断端。寻找断端时确定断裂处距离下泪小点的长度非常重要，首先自下泪小管插入探针，即可发现颞侧断口。而鼻侧断端＜ 4mm 的断裂，按泪小管的解剖位置，应在睑缘结膜下寻找；＞ 5mm 以上的断裂，应先在泪阜及内眦韧带附近寻找。

（四）插入支撑管

泪小管插管作为支撑物，可保证两侧断端正确对位，手术的成功与插管的材料选择有密切的关系。且不同支撑管插入及固定方式亦有不同，下面以传统支撑管为例。

找到鼻侧断端后，直接插入带有盲端的支撑管，管内可插入管芯作为支持，便于顺利插入鼻泪管留置，另一端再逆行插入颞侧断端自下泪小点穿出，这样可以减小支撑管走形的角度，便于操作。泪道置管的上端要固定在下睑皮肤上（图26-23）。

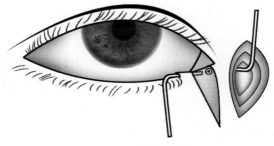

图 26-23　插入支撑管

由下泪小点插入，也可将内插有细钢丝的带盲端的支撑管通过泪小管两个断端及泪囊、鼻泪管进入下鼻道。

（五）吻合断端

吻合成功的关键是泪小管断端确实吻合2～3针。原则上板层缝合，不穿通管壁，不损伤黏膜和上皮。在黏膜薄而少的情况下，特别是靠近睑缘的断裂，为吻合成功，必要时全层缝合（图26-24）。缝合结扎时，张力不能过大，以免扭曲泪小管。如果泪点区损害过于严重，可考虑形成一个辅助

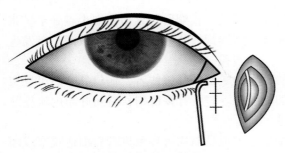

图 26-24　吻合泪小管断端

泪点或新的泪小管开口。

（六）分层间断缝合睑板和皮肤

若下睑内侧皮肤有损伤，应同时予以修复。

（七）固定支撑管

闭合式的支撑管等目前无需固定，只需在鼻腔内打结防止脱离即可。传统的硬膜外麻醉管游离端缝合固定在下睑缘皮肤上；硅胶管两端结扎留置在内眦角，为防止硅胶管脱落，可将两端加固一针缝线（图26-25）。

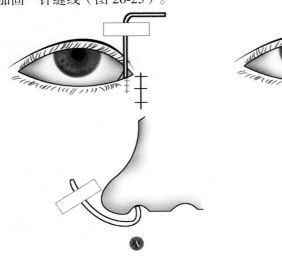

图 26-25　固定支撑管

（八）术后处理

（1）酌情应用抗生素、激素等药物。

（2）术后隔日换药、冲洗泪道，若麻醉管冲洗不通畅，可能由于淤血阻塞，不必处理。硅胶管植入者于1周后自下泪点冲洗泪道，也有人不主张冲洗直至拔管。

（3）术后5～7天拆除眼睑皮肤缝线，睑缘缝线在术后2周拆除，2～3个月后拔除支撑管。

三、常见并发症及其处理

1. 泪小点扩大或龟裂　由于硬膜外麻醉管质地较硬，长期留置容易使泪小点处于扩张状态；靠近泪小点处的断裂由于吻合口位置表浅、麻醉管的活动及牵引会导致泪小点发生龟裂。此种情况无需处理。

2. 肉芽组织增生　使用环行留置的硅胶管并在内眦部结扎缝线者，伤口处摩擦可导致个别患者内眦部肉芽组织生长，发现后局部切除即可。硅胶管保留稍长时间并与内眦皮肤缝合固定，避免硅胶管的尖端与结膜组织接触。

3. 拔管后泪道不通　吻合口处肉芽组织增生、泪道短缩均可导致拔管后泪道狭窄或闭锁，3个月左右拔管后，每日或隔日应用抗生素滴眼液冲洗泪道十分重要。确实不通者，根据损伤的情况，酌情选择再次吻合或人工泪管植入。

泪小管断裂吻合手术的重点是发现泪小管断端及选择硅胶管植入的方法。确认手术是否成功需做泪道冲洗试验和主观有无溢泪症状。一般在支撑管拔出后冲洗通畅无流泪者为成功，冲洗试验通畅但主观仍感觉有溢泪症状为改善，冲洗不通畅并伴有溢泪症状为失败。

（姚　勇　谢田华　孙　超）

第二十七章　斜视矫正术

第一节　概　述

斜视手术已经历了160多年的发展，手术方式不断改进，手术方法和操作技巧不断完善，手术效果也渐趋满意。总的来说，斜视矫正术的目的有两个，一个是使视轴平行，建立正常的视网膜对应关系，恢复正常双眼单视功能；另一个则是矫正眼位偏斜，改善外观。功能治愈即恢复双眼单视功能是斜视矫正术的主要目的，只有当功能治愈无望时，通过手术满足美容所需。因儿童视觉发育有关键期，尽早处理或手术，可以为双眼单视功能的正常发育提供基础，那种要等待患儿成年后再做手术的主张是极其错误的。虽然目前对于斜视手术年龄还有争议，但大多数医生都倾向于早期手术，一些斜视如先天性斜视在6个月至1岁即可考虑手术治疗。

斜视手术的基本式式不外乎两种：①眼外肌（肌力）减弱术：包括肌肉止端后徙（后徙术）、断腱或肌腱切除、肌腱延长术、肌肉部分切除及后巩膜固定缝线等式式；②肌（力）加强术：包括肌肉截除、前徙、折叠、直肌转位及直肌联结等式式。一般来说，应根据患者的情况、斜视的性质和术者的习惯等选择合适的术式。

本章主要讨论斜视手术的基本操作技术和技巧问题。斜视手术操作本身并不复杂，任何斜视手术，无非是将眼外肌松松（减弱）紧紧（加强）而已。但要真正做到一次手术成功矫正，并不是件简单的事。斜视手术的成功涉及多方面的因素，正确而详细的术前检查和诊断是手术成功的基础，手术设计即到底选择哪只眼？应该减弱哪条肌肉和（或）加强哪条肌肉才能效果更好，以及手术量的分配等是手术成功的关键，这些问题必须仔细考虑、精心设计、周密计划才能给出正确的手术方案。减弱过强的肌肉，加强不足的肌肉是最重要和最根本的原则，任何斜视手术的设计都应遵循这一原则。此外，必须熟悉眼外肌的解剖，具备精湛的手术技巧、技能，才能实施好手术方案，达到满意的手术效果。

第二节　直肌手术操作技术

一、手术设计和手术器械

斜视是眼科常见病之一，以直肌尤其是水平肌引起的斜视最为常见，故本节主要介绍直肌手术操作技术。

（一）术前检查

斜视手术前应详细询问病史，做视力检查、常规的眼前节和眼底检查、散瞳验光、眼球运动检查、双眼视功能检查，并准确检出斜视度数，对怀疑有限制性因素的患者还应做被动牵拉试验，必要时做影像学检查，有复视的患者做复视像检查等。斜视术前检查非常重要，只有做出准确的检查才能制订出合理可靠的手术方案。

（二）手术设计一般规律

斜视手术不仅是一个手术技巧问题，更重要的是一个手术设计问题。临床实践已经证明，手术设计没有所谓的标准方案，应根据患者具体情况及手术者的经验技巧综合考虑手术的方式和手术量，一些经验性的规律会对手术设计有所帮助。

1. 有屈光不正者应先散瞳验光配镜，有弱视的先治疗弱视，双眼视力平衡后再手术。

2. 一次手术能矫正的尽量一次手术矫正，但当斜视较复杂、患者精神紧张影响手术效果者可分次手术。

3. 直肌减弱手术常比加强手术效果稳定，减弱术合并加强术是同样有效。

4. 原则上选择视力较差眼或非主导眼作为手术眼。

5. 在直肌上手术，一般同一眼一次手术不得超过两条肌肉，以免过多损伤前睫状血管引起眼前段缺血。

6. 过量的肌肉后徙或截除有可能引起眼球运动障碍，因此，一般情况下不可将大的手术量放在一条肌肉上，应合理分配在各眼外肌上。

7. 双眼视力相近、双眼运动较为协调的交替性斜视、A-V 综合征等适合采用对称性手术；一眼视力差、单眼斜视、双眼运动不对称者适用于非对称性手术。但这不是绝对的，要根据患者的具体情况综合分析，做出选择。

8. 部分调节性内斜患者，手术只是矫正非调节部分，因此，应在阿托品散瞳验光全矫戴镜、斜视度数稳定的情况下再手术，手术量以戴镜下所查得的度数为依据，术后仍需戴镜。

（三）手术量的计算

眼外肌后徙或截除 1mm 能矫正多少偏斜很难预知，通常都以一条肌肉后徙 1mm，其拮抗肌同时截除 1mm 可矫正 5° 斜视来初步估算肌肉的手术量。但是这些数值仅供参考，没有单纯的数学公式能计算出手术量。手术效果受很多因素的影响，要获得满意的效果往往根据术前计算、术者经验，尤其是术中观察综合调整。

每条直肌都有手术极量，后徙或截除的最小和最大手术量是：内直肌后徙最小 3mm，最大 5mm；截除最小 4mm，最大 9mm。外直肌后徙最小为 5mm，最大 12mm；截除最小 4mm，最大 10mm。上直肌和下直肌后徙最小为 3mm，最大为 5mm；截除为 3～5mm。上直肌和外直肌可超常量后徙，只要手术需要上直肌可后徙 8mm 甚至更大，外直肌后徙 14mm。

（四）手术器械

1. 基本器械　水平肌及垂直肌后徙、前徙、截除等手术时需用的器械不多。斜视钩、角规是基本器械，此外尚需开睑器、眼睑拉钩、无齿镊、有齿镊、直及弯眼科小剪刀、持针器、直及弯血管钳、电止血器等。也可准备肌肉镊（夹）。

2. 缝针与缝线　缝合肌肉及巩膜的缝针以眼科铲形缝针为好，铲形缝针不易穿通巩膜，较为安全。若没有铲形缝针，宜选用小圆针，三角形缝针危险性较大。

缝线分可吸收缝线与不可吸收缝线。目前临床上使用可吸收缝线较多，这些人工合成的缝线种类和型号很多，基本没有抗原性，强度大，现已广泛应用于斜视手术。可以用 6-0 可吸收缝线做肌肉加强术、减弱术、调整缝线术，8-0 可吸收缝线缝合结膜。可吸收缝线一般在术后 10 ～ 14 天化解，2 个月完全吸收，可不拆线。不可吸收缝线中丝线和尼龙线使用最为广泛，丝线的术后反应比尼龙线多见，以远期肉芽组织增生最常见。在没有可吸收缝线的情况下，不可吸收缝线用于肌肉后徙、截除及调整缝线术，各种肌肉折叠术、联结术及后固定缝线术，必须使用不可吸收缝线。

二、基本操作技术

（一）眼部消毒铺巾

肥皂液擦洗双眼后，用 2% 碘伏反复擦洗消毒，重点在于睑裂、内眦、眉部，范围同一般内眼手术。斜视手术一般都应消毒双眼，即使单眼手术也要消毒双眼，以便术中观察眼位。消毒皮肤完毕后铺巾，可以露出双眼，以便术中观察眼位矫正情况。

（二）麻醉

斜视矫正术的麻醉可以选择全麻或者局麻。

1. 全麻　婴幼儿及学龄前儿童常需采用全麻，全麻时应密切注意维持呼吸道通畅，头需后仰，加上神经调节的减弱或消失，这些都会改变原来的斜视状态，影响术中眼位的观察。因此，术前要对手术周密计划，并在角膜缘设置必要的标记线。不要因为术中发现矫正不足或过矫而轻易改变手术方案。全麻过程中应密切注意生命体征的观察，以防出现意外。

2. 局麻　局麻药物包括表面麻醉药 0.5% ～ 1% 的丁卡因液和局部浸润药物 1% ～ 2% 利多卡因或 2% 普鲁卡因或 2% 利多卡因加 0.75% 布比卡因等量混合液。

表面麻醉可于手术前 10 ～ 15 分钟，以 1% 的丁卡因液点术眼，3 ～ 5 分钟一次，共 3 次，即可达到表面麻醉作用。一般直肌手术，只行结膜下浸润麻醉即可。麻醉用药一般 0.3 ～ 0.4ml，做肌肉前的结膜切口处的结膜下注射。操作时，术者左手持结膜镊轻轻提起结膜及筋膜，右手将注射针尖刺入相应筋膜下的巩膜表面注入麻药，使筋膜与巩膜分开，有利于分离暴露肌肉组织。注意不能注射太多或太靠后，以免麻药作用于肌肉，影响术中眼位观察。要求镇痛完全又不适合全麻者，可以采用球后阻滞麻醉，它对预防眼心反射有一定的作用。但是，临床上绝大多数病人均不用球后麻醉，因它可影响眼球运动而无法在术中观察矫正情况。

（三）眼球固定

水平肌肉手术时角巩膜缘 9 点和 6 点钟位用 3-0 丝线各作一带浅层巩膜组织的牵引线以固定眼球及暴露手术区。固定缝线时，针尖应在肉眼观察下穿过浅层巩膜，以防针尖穿过眼球壁。上述两对牵引缝线还可作为标记线。随着斜视显微器械的使用，现多用 Moody

锁定镊固定眼球。

（四）结膜切口

斜视手术的结膜切口有多种类型，如近穹隆部结膜切口（Parks 切口）、角巩膜缘结膜切口（vonNoorden 切口）和跨肌肉结膜切口（Swan）等（图 27-1）。以上这些切口各有优缺点，不管何种切口，均应注意以下问题：①切口要充分暴露眼外肌，便于手术操作；②避免在睑裂部切开，以减少睑裂部位结膜瘢痕；③应减少筋膜、肌间膜和巩膜间的粘连；④易于再手术。

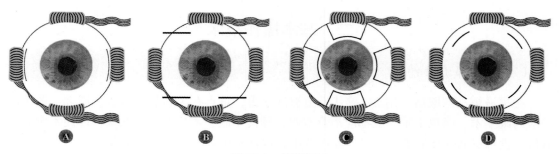

图 27-1 结膜切口

A. 肌肉附着处弧形切口；B. 肌肉上下缘横行切口；C. 角膜缘（梯形、不全梯形）切口；D. 穹隆部切口

1. 近穹隆部结膜切口（Parks 切口）　切口做在眼睑遮盖部与穹隆平行的位置。此种切口以往主要用于斜肌手术，因其愈合后睑裂部无瘢痕，水平肌手术也越来越多地采用此种切口，现已成为最常用的手术切口。操作时，距角膜缘后 8mm，在相邻的直肌之间近穹隆部球结膜处做一切口，切口通常平行于睑缘，根据需要向鼻侧或颞侧扩展。这种切口睑裂部无瘢痕（愈合后瘢痕不外露）且切口自然对合好，可不缝合，也可间断或连续缝合。缺点是手术操作稍不方便，有时出血较多（图 27-1D）。

2. 角巩膜缘结膜切口（vonNoorden 切口）　直肌手术目前采用角膜缘梯形结膜切口较多。操作时，角膜缘后 1.5mm、沿角膜缘切开结膜和前 Tenon 囊，两侧沿子午线方向做5～7mm 的辅助切口。分离结膜下组织，切断节制韧带，即可将结膜瓣掀开。结膜瓣靠近角膜缘的两角可分别作一标记线（图 27-1C，图 27-2）。这种切口可充分暴露肌肉，出血少，结膜瓣覆盖良好，术后无明显瘢痕，且对结膜筋膜有挛缩的病例可以同时将结膜筋膜后徙。缺点是结膜瓣处结膜充血，且长期不退。

3. 跨肌肉结膜切口（Swan 切口）　既往这种切口是水平肌矫正术较为常用的一种。于眼外肌附着点后 1mm，做一与肌肉垂直的结膜切口，长约 10mm（图 27-1A）。这种结膜切口的优点是切开方便，暴露较好，而且为以后做其他眼科手术保留了角膜缘的结膜瓣。缺点是切口愈合后瘢痕较明显。

4. 角膜缘"L"形结膜切口　主要用于内外直肌矫正手术。操作时，于角膜缘后 1.5mm、沿角膜缘切开结膜和前 Tenon 囊，上端沿子午线方向做 5～7mm 的辅助切口，分离结膜下组织。暴露肌止端和肌腱的上缘即成。其优点是切口较小，出血少，可以不缝合，愈合后瘢痕不明显；但其暴露不如角巩膜缘结膜切口。

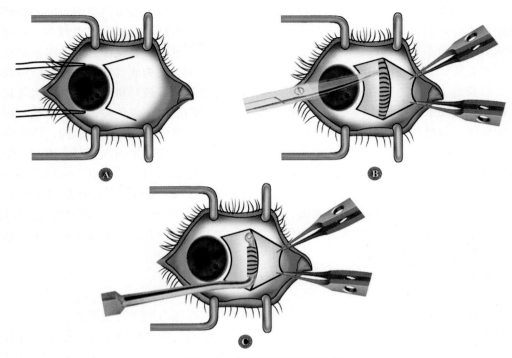

图 27-2　分离暴露及钩取肌肉
A. 梯形角膜缘结膜切口；B. 切开肌间膜；C. 钩出肌肉

（五）分离暴露肌肉

分离暴露肌肉有带肌鞘与不带肌鞘两种方法，带肌鞘的分离术中和术后出血少、手术后粘连少，手术成功率高，因此临床应用较多。

1. 带肌鞘的方法　在完成角巩膜缘结膜切口后，分离结膜下组织，剪断节制韧带（前筋膜囊与肌鞘之间的纤维附着），掀起结膜瓣即可见到暴露的眼外肌。于肌附着处两侧，将肌间膜（前后肌鞘在侧方的融合性筋膜，即肌肉与相邻肌肉之间的筋膜）各剪开一个小口，露出下面的巩膜。以斜视钩由肌间膜切口进入肌腱与巩膜之间，直达整个肌腱宽度，将肌肉轻轻钩出（图 27-2）。然后将两侧肌间膜切口扩大，沿肌肉两侧向后剪开肌间膜，操作时剪刀沿肌肉上下缘剪开，不能离肌肉太远或太近，以免损伤肌鞘膜或肌肉周围组织。再向后分离节制韧带，用尖剪刀靠近筋膜囊侧做锐性分离，节制韧带的分离应比手术量多 2～3mm。在行内直肌后徙时，应将泪阜与肌鞘间的节制韧带分开，否则可能发生泪阜退缩而影响外观。如为截除术，则要根据手术量，将两侧肌间膜充分剪开，并将肌鞘与结膜间的节制韧带做一定范围的分离。这样就可使肌鞘保持完整，手术后局部形成的瘢痕粘连较少。

如果行 Parks 切口，剪开结膜及筋膜组织直达巩膜表面，用一大斜视钩由切口伸入完整地钩住直肌，再将一小斜视钩伸入切口，在前筋膜囊下沿肌肉表面向前后滑动，分离前筋膜囊与肌肉之间的联系，用小斜视钩拉开结膜及前筋膜囊，暴露大斜视钩的尖端，此时可分离肌间膜及节制韧带，完整地暴露出带肌鞘的肌肉。

不论应用哪种手术切口,在分离寻找肌肉时要注意:①不要过度分离肌肉。切忌将肌鞘、肌间膜做不必要的剥离,尤其不应撕破肌鞘或损伤肌肉,否则不仅术中出血较多,影响手术野清晰,进而不利于操作,而且若分离太重,术后粘连也重,甚至因过多的瘢痕粘连而影响手术效果。②寻找肌肉时,动作要稳准轻巧,不要用斜视钩或其他器械在切口内或结膜下、筋膜囊下乱钩。钩取肌肉时宜先把结膜瓣掀起或拉开,最好将肌间膜与肌肉等量移位,以便在直视下进行操作。万万不可在结膜下盲目乱钩乱捞,以免过多损伤肌鞘、肌肉及结膜组织。斜视钩钩住肌肉后,可轻轻提起或牵拉,不要过分用力牵拉肌肉,否则病人难以耐受,有时甚至会恶心、呕吐或出现较重的眼心反射,特别是做内直肌手术时。钩取外直肌时不要深入太后,以防损伤下斜肌纤维。③带肌鞘暴露肌肉的优点是术后肌肉与周围组织粘连少,不影响眼球运动;但要注意避免在固定缝线时只缝了筋膜而漏缝了肌肉。

2. 不带肌鞘的方法　在剪除肌间膜、分离节制韧带后,用剪刀沿肌肉轴向剪开肌鞘膜,使肌肉完全暴露,剪刀不宜过深,以免伤及肌肉和血管。这种方法术中易出血,术后粘连形成的瘢痕较多,影响手术效果。

(六)肌肉缝合

斜视矫正术强调术后肌肉宽度尽量与术前相等,这样缝合肌肉时要平整、无遗漏,要缝住肌腱的全厚部,切勿只缝住肌鞘,使肌肉在鞘内滑动。缝合肌肉的方法很多,各有优缺点。基本条件是一定要缝住肌腱的全厚、全宽。此外,缝线与肌肉附着点或切除处之间的距离一般以 1 ~ 2mm 为度,丢失的肌肉越少越好。但缝线过于贴近附着点,会给剪断肌肉带来困难,甚至剪破巩膜。缝合肌肉的方法很多,最常用的有套环缝合、连续缝合、褥式缝合等。

1. 套环缝合法　套环缝合法是目前最常用的肌肉缝合方法,操作较简单,易于掌握。其缝合基本方法是:以直肌后徙术为例,用斜视钩将肌肉钩出后,分离两侧肌间膜,于直肌附着点后 1 ~ 2mm 的肌腱之上下缘做套环缝合。应注意缝线不要太靠近肌肉止端,否则离断肌肉时易将缝线剪断,或在离断肌腱后造成缝线滑脱。缝合时,用 6-0 可吸收缝线从肌腱上 1/3 肌束的前面即在上中 1/3 交界处由前向后穿过肌腱,由后面拔出缝线后,再次从近原进针处稍后上方,由前向后穿入肌腱,做成一个套环抽紧,此称为套环缝合。再从肌腱下 1/3 肌束同样做一套环缝合,这样成为双套环缝合(图 27-3A)。

2. 褥式缝合法　将肌肉宽度分为 8 等分,于上 1/8、3/8 两处用双针由前向后各缝入一针,下 5/8、7/8 同样由前向后缝入一针,均由后面穿出(图 27-3B)。也可用单针缝合,这样 3/8 由后向前,1/8 由前向后缝一褥式缝线,7/8、5/8 同样缝一褥式缝线,如此做成双褥式缝合(图 27-3B)。

3. 连续缝合法　从肌肉上缘后面进针穿过肌肉向前,进针后绕过肌肉上缘再从后面进针向前穿入,穿出处较第一针远些,即缝达肌肉中部,并在此做一结扣缝合,最后从肌肉下缘出针,并在下缘做一套环缝合(图 27-3C)。注意上、下两套环缝线线头均要从上、下结扣内绕过,以便扣住上、下缘肌肉,并有利于术后肌肉宽度同术前。

(七)切断肌肉

缝合肌肉后,即可将肌腱从附着处剪断。后徙术需在肌肉附着点处剪断,先将剪刀平

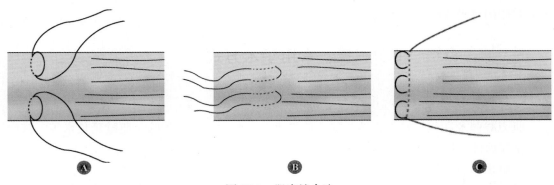

图 27-3 肌肉缝合法
A. 双套环法；B. 褥式（"U"形）缝合法；C. 连续缝合法

贴肌肉附着处的巩膜面，然后将剪刀刃抬起约 45°（即离开巩膜面一点距离），剪断肌肉。剪肌肉时要注意提紧肌肉缝线，以免将线剪断。截除术时应在肌肉缝线前 2mm 处剪断肌肉。

剪断肌肉时注意勿过度向下用力，以免剪破巩膜。不要贪图一剪刀将肌肉的全宽度剪断，以用弯剪刀分次剪断直肌较好。因为眼球是一个弧面，若一下剪断全部肌肉，其遗留的断端常是宽窄不匀的。一般将肌肉的全宽分成三次剪断较为合适。分次剪断还可以避免一次剪断肌肉时伤及巩膜等并发症。此外，要完全切断肌腱而不要有残留。

（八）巩膜缝线

肌肉后徙术时，后徙缝线要与肌肉附着点宽度相等，而且与之平行。缝针穿过巩膜的深度以肉眼下能看到缝针在巩膜内的走行为宜。缝线在巩膜板层内潜行 2 ～ 3mm，两针平行或呈"八"字形，相距 3 ～ 5mm。缝线过浅过窄容易撕裂巩膜，造成缝线滑脱；缝得过深则易穿通巩膜。若发生穿通且位置超过锯齿缘时应进行电凝，必要时做外加压手术，以防止视网膜脱离。

在肌肉截除术时，由于眼外肌纤维很薄，如用缝线将肌肉断端直接缝合于肌止端残端（肌附着点）时，便容易撕豁而发生缝线滑脱；眼外肌附着点后巩膜薄（仅 0.3mm），缝合过深又会穿通巩膜。而附着点前巩膜较厚，若缝合时缝针能紧靠附着点后进针，使缝线经过附着点前的浅层巩膜，则缝线便牢固可靠。

（九）缝合结膜

若为角巩膜缘结膜切口，应先缝合结膜瓣的角端，然后再沿放射状切口补充缝合 1 ～ 3 针。如为跨肌肉结膜切口，须将球筋膜囊先缝合一针，再缝合结膜。可做间断缝合或连续缝合，每一针的间隔和深度要一致，且一定要将球结膜切口对合好，防止只穿过球结膜光滑面而未缝到创缘处使创缘内卷而影响愈合。缝合鼻侧结膜切口时要特别注意，切勿将半月皱襞误作结膜切口缝合，否则会引起结膜切口愈合不良甚至裂开。为了使结膜切口对合良好，可在切开结膜时做结膜切口的标志缝线，手术结束时拆除。

（十）包扎与拆线

术后可不用包扎或者包扎术眼 1 天，术后 1 天术眼开放点抗生素滴眼液，每日换药 1 次。

现大多使用可吸收缝线，不需要拆线。

三、常用手术方式

（一）肌力减弱术

肌力减弱术：包括肌肉止端后徙（后徙术）、断腱或肌腱切除、肌腱延长术等，其中以肌止端后徙（后徙术）最为常用。

1. 肌止端后徙术

（1）手术方法：如前所述做结膜切口，充分分离和暴露肌肉后，在附着点后 1.5mm 用 6-0 可吸收缝线作两针双套环缝线，结扎肌肉后用剪刀从附着点剪断肌腱，再用角规量好后徙量，将肌肉按附着点宽度平行后徙至预定后徙点，缝于浅层巩膜上，缝针不宜过深，以隐约透见缝针为度。若为局麻手术，术中需要观察眼位可先打成活结，观察眼位，眼位理想后打结，最后缝合结膜切口（图 27-4）。

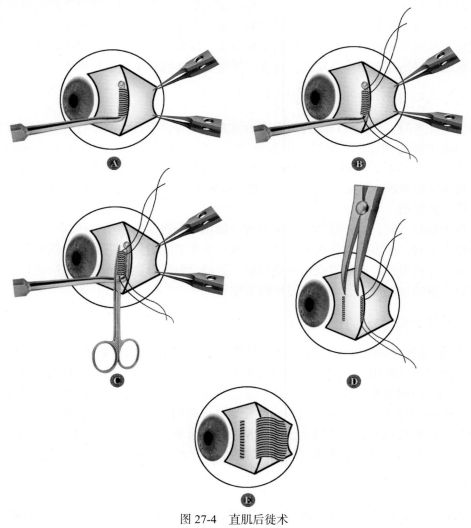

图 27-4　直肌后徙术

（2）注意事项

1）后徙量的计算：测量时应自原附着点向后，在巩膜表面测量所需的适当距离，计算时要加上缝线前面肌腱断端的长度（1～3mm），否则会造成后徙量不足。例如，如果所需后徙的距离为6mm，预置缝线距肌附着点的距离（即缝线前面肌腱断端长度）为2mm，这样距离应该为8mm，应将离断的肌肉缝于距原附着点向后8mm处的巩膜上。

2）在附着点附近剪断肌肉时应拉起斜视钩和缝线，以免剪断缝线使肌肉滑脱。为了减少剪断肌肉时出血，缝合时可用线环套住睫状前动脉，在切断肌肉前先电凝附着点或者用血管钳紧夹肌肉片刻后再做剪断。

3）缝合肌肉时应将肌肉缝于后徙处的浅层巩膜上，新附着线须与原附着线平行。为使肌腱缝合在巩膜新附着处平坦，防止肌腱中间缩后呈弧形，可于中间再增加一褥式缝合，使三个缝合点并列拉齐。

4）注意不要缝穿巩膜，尤其在儿童或高度近视眼者，巩膜较薄，较易发生此种手术并发症。若一旦发生巩膜缝穿，则可见穿出巩膜的可吸收缝线上带有脉络膜的黑色素。应立即停止抽拉缝线，并将缝线紧贴出口处剪断，然后轻轻向后牵拉缝线的后段，穿透巩膜的线段即可退出。随即电凝此处巩膜，检查眼底如无出血等不良情况发生，才可继续进行手术。术后应按眼球穿孔伤处理，如双眼包盖、静卧等。

2. 其他肌减弱手术　减弱肌肉的手术除传统的肌止端后徙术外，尚有些改良式。如直肌悬吊后徙术、可调缝线直肌后徙术、肌腱延长术等。

直肌悬吊后徙术实际上也是肌止端后徙术的一种，是传统的后徙术的改良，主要适用于水平斜视的减弱术，也可用于垂直肌的减弱手术。具体操作方法是将肌肉钩出后，分离两侧肌间膜，于肌肉附着处的中央部，距附着点向后2mm处，预置一根双臂线，作为悬吊线，自附着点离断肌肉后，再将双臂线缝于原附着处的浅层巩膜，双臂线穿过巩膜的长度为2mm，进针处针距3mm，出针处针距为1mm，使双臂线会聚成"V"形，尖向角膜。测量所需后徙的距离，将游离的肌肉断端悬吊后徙于此距离处，然后打结即可。

直肌悬吊后徙术的主要优点为术中、术后可方便地调整眼位，对提高术后成功率有较大帮助，且缝合位置靠前，仍在肌肉的原附着处，不需缝合于较后部的巩膜，故操作方便，缝穿巩膜的风险较小。其缺点为结膜下要留置较长的缝线，后徙量较大时缝线可能弯曲，导致后徙量不足。

（二）肌加强术（肌截除术）

肌加强术主要有肌截除术和前徙术。如不做止端前徙而只切除一部分肌腱及肌肉时，则称为单纯截除术。由于前徙术有碍美容，效果不很稳定，故有些学者不愿施行前徙术，而单纯截除术更为普遍应用。以单纯肌肉截除术来说明肌加强术。

1. 手术方法　如前所述做结膜切口，充分分离和暴露肌肉，以角规测量出所需截除的肌肉量，在拟定位置后1～2mm处做肌肉套环缝线，于缝线前1～2mm处剪断肌肉，同时剪除附着点的残留肌肉，把肌肉缝合固定于原附着点处结扎，如肌肉中段对合不佳，可作补充缝线，最后缝合结膜切口（图27-5）。

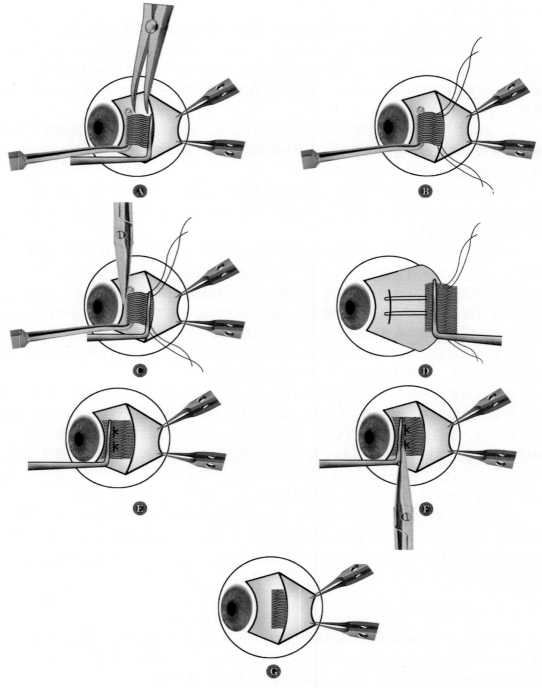

图 27-5 内直肌截除术

2. 注意事项

（1）测量截除与缝合肌肉的距离：用角规测出需切除肌腱的长度，在准备切除肌肉处后 1 ～ 2mm 处作肌肉套环缝线。例如准备切除 8mm 外直肌，则在距离肌肉附着点后

10mm 处作肌肉缝线。测量时应注意肌肉不要过度紧张或松弛，应在保持肌肉平展、张力适当的情况下测量。

（2）为了便于术中观察眼位后需要改变手术量时容易操作，所截除的肌肉部分，建议在观察眼位正位之后再剪除。应在缝线前 1 ～ 2mm 处剪断肌肉，以防肌肉滑脱。

（3）缝合肌肉的方法有很多，如套环式缝合、"U" 形缝合等。不论采用什么方法，最重要的是缝合要牢固。因为肌肉截除后张力增强，缝合不牢固可能造成肌肉滑脱。

（4）结扎肌肉缝线时，助手应用镊子牵拉肌肉游离端至原附着点附近，使术者较容易地收紧缝线，这样可以结扎牢靠，也可预防拉断缝线。

第三节　斜肌手术操作技术

一、手术设计和手术器械

斜肌手术主要适用于旋转性斜视、各种原发或继发的斜肌功能异常、伴有斜肌功能异常的 A-V 综合征、特殊类型斜视如上斜肌肌鞘综合征等。

（一）手术设计

1. 外旋转斜视多由于上斜肌功能不足所致，所以多采用上斜肌加强手术，包括上斜肌前部前徙术、上斜肌折叠术；也可选择拮抗肌，即下斜肌减弱术，包括下斜肌断腱术、下斜肌部分切除术、下斜肌后徙术等。

2. 内旋转斜视患者常表现为上斜肌功能亢进，所以上斜肌减弱术是最有效的方法，首选术式是上斜肌减弱术、上斜肌部分切除术或断腱术；很少选择下斜肌加强术。

3. 斜肌麻痹需行手术时，可以选择减弱麻痹肌的拮抗肌或加强麻痹肌。例如先天性上斜肌麻痹患者，常有下斜肌功能亢进，可以根据情况，选择上斜肌加强术或下斜肌减弱术。

4. A-V 综合征患者常有上斜肌或下斜肌运动功能过强或不足，斜肌手术是主要方法之一。V 征伴双侧下斜肌功能亢进者，需行双眼下斜肌减弱术；外斜 A 征常有上斜肌功能亢进，最有效的手术是上斜肌减弱术。

5. 上斜肌肌鞘综合征患者在第一眼位有下斜或明显代偿头位时需手术治疗，常选择上斜肌后徙术。

（二）手术器械

与直肌手术相同，详见本章第二节。

二、基本操作技术

斜肌手术消毒、麻醉、缝合等基本操作同直肌手术，结膜切口一般采用穹隆部切口，详见本章第二节。斜肌的分离暴露难于直肌，操作不当将会引起眶脂肪脱出、手术后粘连、上斜肌腱鞘综合征等严重并发症，故在此将斜肌的分离暴露作一介绍。

（一）下斜肌的分离暴露

方法一：颞下方做穹隆部结膜切口，分离眼球筋膜直达巩膜表面。用镊子提起结膜后唇，暴露下斜肌，直视下用小斜视钩暴露并完整钩取下斜肌，可见一白色的三角形巩膜面。

方法二：颞下方做穹隆部结膜切口，分离眼球筋膜直达巩膜表面。用两个斜视钩分别钩住外直肌与下直肌，将眼球拉向鼻上方。钩起结膜切口的后唇，即可见到在切口深处斜行的暗红色的下斜肌。用小斜视钩紧贴巩膜面伸入到下斜肌后面，在直视下钩出下斜肌。

（二）上斜肌的分离暴露

方法一：鼻上方做穹隆部结膜切口，分离眼球筋膜直达巩膜面。用两个斜视钩钩住上直肌和内直肌，将眼球拉向颞下方。用第三个斜视钩拉开切口后唇，可见到上直肌下斜行的条带状白色上斜肌肌腱。用一小斜视钩紧贴巩膜面伸入到上斜肌腱的后面，翻转斜视钩即可钩出上斜肌腱。

方法二：鼻上方做穹隆部结膜切口，分离眼球筋膜直达巩膜面。先钩住上直肌，再用一小斜视钩紧贴巩膜面沿上直肌鼻侧缘向鼻上方、向后伸进约 10mm，翻转斜视钩，将斜视钩轻轻向前拉，即可钩出上斜肌。

三、常用手术方式

（一）下斜肌手术方法

下斜肌手术主要是减弱术，加强术（折叠术和前徙术）效果差，现已很少采用。下斜肌减弱术常见术式为下斜肌切除术、下斜肌断腱术、下斜肌后徙术，其中下斜肌切除术最为常用，效果可靠，适用于各种原发或继发的下斜肌功能亢进及伴有下斜肌功能亢进的外斜 V 征患者。现将其作一介绍。

1. 下斜肌切除术　在颞下方穹隆部做结膜切口，长约 8mm，如上所述在直视下钩出下斜肌。电凝烧灼下斜肌附着点及其鼻侧 8～10mm 处，通常此处有较大血管，切除前需烧灼止血。部分术者主张首先用两把血管钳夹住此段下斜肌，然后电凝止血。用剪刀在近鼻侧端断离下斜肌，然后将附着点端残留的下斜肌剪除。另一端残留的下斜肌回缩至下直肌下 Tenon 囊内。间断或连续缝合结膜切口，若切口较小也可不缝合。

2. 注意事项

（1）在钩出与分离下斜肌时，注意避开后筋膜囊。否则容易引起眶脂肪脱出，发生出血和手术后粘连等并发症。

（2）在做下斜肌切除时，有时会遗留少部分肌肉未被切除，造成欠矫。因此在切断下斜肌前后，均应仔细检查是否有下斜肌束残留，若有残留应一并切除。

（3）下斜肌切除量常为 5～8mm，太小会影响效果。

（4）术毕用镊子牵引眼球向鼻上转动，使下斜肌两断端退缩分离，以免近距离粘连，影响手术效果。

（二）上斜肌手术方法

上斜肌手术主要分为加强术与减弱术。加强术主要包括上斜肌折叠术和前部前徙术，适用于外旋斜视的患者。上斜肌减弱术有上斜肌后徙术及上斜肌断腱术、切除术，其中上斜肌后徙术是目前最常用的减弱术，主要适用于上斜肌功能亢进、伴有上斜肌功能亢进的A征、内旋斜视及较明显的上斜肌肌鞘综合征患者。现将上斜肌减弱术作一介绍。

1. 上斜肌后部断腱术　上方角巩膜缘结膜切口，将眼球拉向下方，暴露上直肌附着点及其鼻侧缘。钩住上直肌。直视下找到上斜肌肌腱，术中避免盲钩，否则容易损伤鼻上方涡静脉。在上直肌鼻侧，用小斜视钩钩住上斜肌，另一斜视钩检查有无后部肌腱残留。小心钝性分离，暴露上斜肌肌腱的后缘。放射状劈开上斜肌肌腱，断离后部80%～90%的肌腱，保留前部1/5肌腱（约1mm）仍附着于巩膜。关闭球结膜。

2. 上斜肌断腱术　如前所述完整钩出上斜肌，电凝烧灼上斜肌肌腱并切除一段肌腱。如需做上斜肌鞘内断腱，则钩出上斜肌后在上斜肌肌鞘上做一不超过肌腱宽度的切口，在肌鞘内分离上斜肌肌腱，用两把小斜视钩钩住肌腱，鞘内断离肌腱。牵拉试验判断所有肌腱是否完全离断。关闭球结膜。

3. 上斜肌肌腱延长术　如前所述鼻侧结膜切口暴露上斜肌肌腱。打开上斜肌肌鞘，找到肌腱。用双针5-0爱惜邦缝线在上直肌鼻侧3mm处上斜肌肌腱两端作双套环缝线。于第一对缝线鼻侧2mm处同法作第二对缝线。在两对缝线之间断离上斜肌肌腱，牵拉试验判断是否完全断离所有肌腱。取合适长度硅胶环扎带做延长条，将预置的两对缝线分别缝合固定硅胶带两侧。关闭上斜肌肌鞘和球结膜。

4. 注意事项

（1）在剪断上斜肌肌腱时一定要仔细分离肌鞘膜，在肌鞘内断腱，不能剪断肌鞘膜，否则可能引起上斜肌肌腱鞘综合征。

（2）因为上斜肌肌腱在肌止端附近有时会分成两股肌束，所以在断腱前后应仔细检查是否有另一束肌束遗漏。

（3）断腱术所起作用的大小取决于剪断处与滑车的距离，越靠近滑车矫正效果越大，越靠近上直肌鼻侧矫正效果越小。

（李　健　娄　斌　刘　虎）

第二十八章　眼眶肿瘤摘除术

第一节　概　述

眼眶肿瘤种类繁多，仅眼眶内原发性肿瘤就达 100 余种，由于肿瘤的病理性质不同，其质地及包膜的坚韧程度也有区别，手术时摘除病变的方法也不一样；此外，眼眶内部血管、神经和肌肉等正常结构非常复杂，且与颅脑及鼻窦等结构相邻，因此，在进行眼眶肿瘤摘除术时，不仅要十分熟悉眼眶局部的解剖结构，避免正常结构的损伤，还应清醒地认识到肿瘤与眼眶毗邻之间的关系，防止出现严重的并发症；同时，掌握相应的手术技巧，根据肿瘤的位置和性质选择适当的眼眶手术入路也是顺利完成手术的关键。

一、眼眶肿瘤摘除术对医生的要求

眼眶肿瘤摘除术是眼科手术中难度最大的手术操作之一，应由具有丰富临床经验和娴熟手术技术的高年资医师来完成。术前手术医生对肿瘤的定位和定性的判断是手术能否顺利施行的前提，根据肿瘤的位置和性质采用最简单、最直接的手术入路，以达到对眼眶结构和患者损伤最小化的目的。为此，需要做到以下几点。

（一）对眼眶肿瘤的定位诊断

1. 熟悉眼眶解剖学　眼眶解剖学内容复杂，除了长期实践的积累和学习外，可借助计算机三维辅助学习系统帮助掌握提高，也可利用尸体做眼眶解剖学研究。

2. 仔细阅读和分析各种影像学资料　术前仔细阅读眼眶肿瘤 CT、MRI 影像学资料，如水平位及冠状位眼眶 CT 扫描可显示肿瘤在眼眶的位置：肿瘤位于肌锥内或肌锥外，肿瘤与眼外肌、视神经、眼球的关系及是否侵犯眶骨等。在怀疑有些肿瘤是眼眶继发性肿瘤、视神经肿瘤如胶质瘤或脑膜瘤向视神经管内或颅内蔓延时，可行 MRI 或增强 MRI 的水平位、冠状位、矢状位三维扫描，进行肿瘤的定位。

（二）对眼眶肿瘤的定性诊断

1. 超声检查　眼部 B 型超声检查可对眶内占位性病变的内回声多寡、强度、声衰减的多少及病变的形状做出定性的提示：如强而均匀的回声病变可见于海绵状血管瘤；点状或小片状强回声光斑可见于静脉石或钙化。彩色多普勒影像（color Doppler imaging，CDI）可用于颈动脉 - 海绵窦瘘的诊断，CDI 显示眼上静脉呈反向动脉化血流频谱，流速较高。

2. 数字减影血管造影（digital subtraction angiography，DSA）　可用于诊断含有动脉血管成分的肿瘤，如眶内动脉瘤，动静脉血管瘤等。

3．熟悉眼眶病理学 追踪观察切除的肿瘤标本病理切片，术前与术后对比，了解病变的全部病理过程。

此外，眼眶手术医生还要详细掌握各种手术方式和手术入路的优缺点，选择合适的手术方式，制定周密的手术计划，同时根据患者具体病情，对每个眼眶肿瘤患者采取"个性化"的治疗，并进行术后的随访，对每一例手术认真总结经验教训，分析手术并发症形成原因和规避策略等，不断提高手术技术并有所创新。

二、眼眶手术常用的器械

（一）用于手术切口的器械

小号刀片（圆刀、尖刀）、刀柄、眼科小剪刀（直、弯）、脑膜剪、长弯剪、眼科镊、整形镊（有齿和无齿）。

（二）用于分离及止血的器械

剥离子、各种止血钳、电刀、双极电凝、吸引器、止血海绵、骨蜡及止血纱布。其中，剥离子的头部形状可根据被剥离的组织的性质、形状和范围来选择，主要以圆钝为主，以避免损伤正常组织。如骨膜剥离子用于剥离骨膜或包膜完整的肿瘤等，视神经管减压、视神经鞘开窗时需用显微剥离子。射频电刀可用在一些边界不清范围较大的肿瘤分离时。双极电凝在眼眶手术止血时用处最大，但应该注意尽可能使用较小的能量，尤其在眶尖部或靠近视神经处止血时，需立即注水降温，避免灼伤重要结构。

（三）用于病变暴露的器械

皮肤牵开器（可用乳突撑开器代替）、甲状腺拉钩、眼睑拉钩、脑组织压板（简称脑压板）、斜视钩等。脑组织压板是常用的牵引器。眼眶肿瘤摘除术常用到各种宽度、可任意弯曲的脑压板。使用脑压板牵拉时应注意牵拉力度和牵拉时间，尤其是靠近视神经一侧。

（四）用于骨性操作的器械

微型动力系统（包括动力锯和钻），骨膜剥离子、骨锉、骨凿、咬骨钳、钛板、钛钉，医用耳脑胶等。

（五）用于摘除肿瘤的器械

组织钳、肿瘤匙、刮匙、脑膜剪等。脑膜剪为神经外科使用的器械，有一定长度，不很尖锐，适合眼眶肿瘤的摘除。

（六）手术显微镜和放大镜

对有些需要特别精细操作的眼眶肿瘤手术，如眶深部的肿瘤、视神经手术、经颅开眶取瘤术和泪腺手术，需要手术显微镜。带有放大镜的冷光源头灯也是眼眶肿瘤常用的器械，对眶深部手术有时发挥很大的作用。

目前，国外眼眶手术专用器械已上市，一些先进的眼眶病中心有眼眶手术用自动拉钩及各种眶深部操作器械。

第二节　眼眶肿瘤摘除术

一、眼眶肿瘤的治疗原则

（一）眼眶恶性肿瘤的治疗原则

1. 手术治疗　在大多数情况下，恶性肿瘤仍然采取手术切除的方法进行治疗。对球内恶性肿瘤眶内蔓延；眶内转移癌；眶内原发性恶性肿瘤；眼睑、结膜恶性肿瘤；鼻窦内恶性肿瘤侵犯眶内等肿瘤，需行眶内容切除术。

2. 综合治疗　即手术治疗联合放射治疗和化学治疗，是治疗眼眶恶性肿瘤最为有效的方法。术前辅助治疗，可使恶性病变缩小，以利切除。术后给予放射治疗或化学治疗，可控制或杀灭残存的肿瘤细胞，减少复发风险。

3. 局部和整体观念　对于起源于眶内的局灶性恶性病变，可完全切除，切缘距病变边缘的距离根据恶性病变本身的性质决定。同时要注意排除转移性肿瘤，避免仅治疗局部而忽略整体。

4. 非接触性整体切除邻近组织　如泪腺腺样囊性癌侵及周围骨质时，肿瘤与骨质已融为一体，应将肿瘤连同骨骼一起切除。因为若切除肿瘤后再切除病变骨质，会造成局部污染或切除不彻底。如果肿瘤边界不清，难以完全切除时，术后应辅助化疗和放疗。

5. 对术中快速冰冻病理组织学诊断的认识　术前或术中高度怀疑为恶性肿瘤的病例，可术中送检快速冰冻病理学诊断。但由于冰冻病理学诊断有一定的不确定性，一般一期不进行眶内容切除手术，待石蜡切片结果确诊后再进行根治手术。

（二）眼眶良性肿瘤的治疗原则

1. 根据病变性质

（1）实质性肿瘤的处理原则

1）位于眶浅部的肿瘤采用前路开眶术。

2）位于眶深部的肿瘤采用外侧开眶或外侧开眶联合内侧结膜入路。

3）对于无明显包膜和边界的肿瘤，切除范围应广泛，以防术后复发；容易复发的肿瘤，应仔细操作，做到尽量彻底切除。

4）大部肿瘤切除术：某些局部孤立生长的肿瘤与重要结构粘连明显，强行切除极易出现并发症，可行肿瘤大部分切除。如与眶尖或视神经粘连紧密的肿瘤，在术中大体确认性质时可行大部分切除以保存视功能。眼眶黏膜相关淋巴组织淋巴瘤日渐增多，部分肿瘤包绕视神经或肌肉，若术中提示为可疑该病，可行局部切除，术后给予放射治疗。

（2）囊性病变的处理原则：囊性病变，切除不彻底容易复发。囊内容散落在眶腔，也可造成复发。因此，手术时可将囊肿从正常组织中游离出整个囊肿的大部分，在囊肿表面切一个小口，吸出囊内容，缝合囊口，方便牵拉；对于哑铃形的皮样囊肿，可先切除哑铃形峡部两侧的骨质，然后再切除囊肿；也可先切除一侧囊肿，接着切除峡部，最后切除另一侧囊肿。对于累及眼眶的鼻窦囊肿，以黏液囊肿最多见，手术时要彻底切除囊壁，并使鼻窦腔与鼻腔沟通，避免复发。

（3）血管性病变的处理原则：有适应证时，首先考虑手术治疗。眼眶血管性病变根据血流动力学可分为静脉性病变和动脉性病变。对于高流性动静脉瘘、动静脉畸形应积极治疗，因其引起的搏动性眼球突出及杂音随时间推移而加重。而对于婴儿性血管瘤以局部注射药物治疗为主。以体位性眼球突出为特征的眼眶静脉曲张，若视功能较好，可临床观察，暂时不行手术治疗；情况严重，影响学习、工作或生活的可行栓塞性治疗。

（4）炎性病变的处理原则：分为眼眶特异性炎症和非特异性炎症，前者治疗可使用抗生素治疗，脓肿形成时切开引流等；后者以皮质类固醇激素药物治疗为主，若反复发作，激素治疗效果不理想且影像学检查证实有眶内实质性肿块的，可采用手术治疗。

2.根据病变位置

（1）眶前部及眶周围病变的处理原则：可采用前路开眶术或外侧开眶术。

（2）眶尖部病变的处理原则：应慎重！易造成视力损伤。常用的手术入路为外侧开眶或内外侧联合开眶。若有颅内蔓延，应请神经外科会诊协助治疗。视神经本身病变或沿眶上裂蔓延者，应积极手术治疗或行伽玛刀治疗。

（3）肌锥内的病变：多采用外侧开眶术。注意在视神经的下方的操作应轻巧，避免损伤视网膜中央动脉。

（三）儿童眼眶肿瘤的治疗原则

1.严格掌握手术适应证，应由经验丰富的手术者操作，缩短时间，减少出血及并发症，12 岁以下患者，术前备血。

2.患者年龄小，术后根据病情应尽早打开加压绷带，防止长期包扎导致的视功能障碍。

3.早期矫正术后的上睑下垂，防止形觉剥夺导致弱视的产生；术前、术后均应进行密切观察。

二、眼眶手术操作原则

（一）充分暴露手术野，直视下摘除肿瘤

1.手术中充分暴露手术野非常重要，眼眶手术往往需要至少三块脑压板拉开眶脂肪，这就要求两名助手给予良好的配合。尤其是眶深部的操作，助手的配合不是盲目地牵拉，更重要的是要掌握牵拉的力度和时限，避免牵拉力量对神经或血管的损伤。

2.眼眶手术在充分暴露的同时要求直视下操作，应避免因暴露不明确而盲目切取病变组织，或盲目用手指抠取肿瘤，导致正常结构的损伤。实际上有些眼眶肿瘤摘除术要真正做到直视下操作很困难，术者只有根据经验（肿瘤所在位置有无重要结构）剥离或切除病变组织。此外，直视下手术，还需要术者有良好的技术、较宽阔的术野、适当的照明、适当的牵拉、助手的密切配合及放大镜或手术显微镜的使用等。盲目操作最大的危害是导致术眼的失明。

（二）少损伤性操作和非接触性摘除肿瘤

应仔细辨认正常和异常组织之间的界限。剥离组织应尽可能采用少损伤性操作，尽量使用骨膜剥离子等钝性分离，手术熟练者可用剪刀在肿瘤周围采取锐性分离。有些肿瘤的包膜薄且脆弱，甚至无明显的包膜，可将肿瘤游离后，用脑压板或其他器械自肿瘤后极将肿瘤托出。对容易复发的肿瘤如泪腺多形性腺瘤，可切除肿瘤周围的部分眶脂肪及骨膜，术中不直接接触肿瘤，即所谓的"非接触性摘除"。对不宜用组织钳夹取的肿瘤可在肿瘤上用大针粗线十字交叉缝线的方法进行牵引，会减少肿瘤细胞播散的机会。如能在手术显微镜或放大镜下操作，则更可减少伤及肿瘤包膜的机会。

（三）活检的原则

对反复发作而不能明确病变性质、全部切除肿瘤存在一定困难者可采取活组织检查。

1. 活检组织必须代表病变组织，一般应切除正常与病变之间的组织。

2. 其次标本应迅速处置，用生理盐水纱布包裹标本，防止组织干燥，使组织学诊断更准确。

3. 切除的标本体积要足够满足组织学诊断的需要。

（四）术后引流

一般的手术采用橡皮引流条；较大的病变可置负压引流管。引流条放置 24 ～ 48 小时，术后取出引流条时需注意引流条的完整性。

（五）手术切口的选择

皮肤切口应与皮纹方向一致，这样术后瘢痕不明显，较美观。选择眉弓下切口时略呈弧形与眉毛下缘一致；内上方和外上方皮肤切口弧度宜大，沿眶缘切开；"S"形改良切口外侧开眶皮肤切口转弯时切忌呈直角；睫毛下切口时应在睫毛下 1mm，如张力较大可于外眦部向外下延长切开 1cm。

结膜切口根据情况多选择在穹隆附近，但切忌选择上穹隆和外上穹隆切口，否则易引起上睑下垂和泪道系统损伤。

（六）肿瘤的剥离

术中剥离肿瘤应遵循以下原则：①尽可能采取钝性与锐性剥离结合，病变与眼眶正常结构粘连紧密时强行剥离易造成严重损伤，此时可使用剪刀锐性分离，可能较钝性操作造成的损伤要小。②肿瘤有包膜时（如泪腺良性多形腺瘤、神经鞘瘤）宜沿肿瘤包膜剥离，能减少对正常结构的损伤。③病变与视神经或其他神经、血管粘连时宜直视下锐性剥离，但应注意锐性剥离血管旁肿瘤时需先电凝血管，以免造成剥离后的出血。④剥离恶性肿瘤时应在肿瘤外正常界面剥离，全切肿瘤。

（七）肿瘤的摘除方法

眼眶肿瘤质地、性质不一，摘除方法也不同。①质地较韧的肿瘤如海绵状血管瘤、纤维组织较多的炎性假瘤、脑膜瘤等，术中可用组织钳夹持后分离、取出；②质地较脆的肿瘤如泪腺良性多形性腺瘤，只能夹取病变周围的骨膜，夹持肿瘤易破碎造成复发，可用粗线缝合肿瘤的中上部牵拉肿瘤后再分离；③质地脆、包膜薄而无法夹取的肿瘤如神经鞘瘤，尽可能全切肿瘤，或囊内摘除即刮除肿瘤内容，再切除囊膜（只有部分神经鞘瘤允许囊内摘除）；④某些囊性肿瘤如黏液囊肿、皮样或表皮样囊肿在摘除过程中，大部分分离出囊肿整体后，再吸出囊内液（有时过早吸出液体造成病变后部分离困难），直视下摘除囊膜；⑤整体一次性摘除肿瘤如泪腺良性多形性腺瘤、神经鞘瘤（神经鞘瘤有两种，一种可囊内切除，另一种必须整体切除）等需要此种方法摘除，不可分块切除；⑥有些肿瘤无法一次全切时，可以分块切除如某些炎性假瘤、粘连严重的海绵状血管瘤、某些恶性肿瘤（术中要防止肿瘤污染正常组织）等，但尽可能将肿瘤切除彻底；⑦有些肿瘤因各种原因无法全切（或全切可能引起严重并发症）可做部分切除（或减容术），如粘连严重的海绵状血管瘤、炎性假瘤、血管畸形、淋巴管瘤等。此外，尚有使用常用器械难以彻底切除而造成术中出血不止的肿瘤如眶骨内的海绵状血管瘤，可采用神经外科所用的铣刀沿肿瘤边缘整体切除。

（八）止血和引流

止血要彻底，尤其是活动性出血，不可忽视，更不能抱有任何侥幸心理。双极电凝止血对活动性出血是较好的方法，特别是对眶深部的出血，但应特别注意止血过程中电凝使用的能量及电凝的时间，同时注意注水降温以保护周围血管和神经。可使用止血海绵或止血纱布填塞眶腔止血，但不要过分依赖这一措施，且要注意到填塞物的膨胀效应，以免对神经或血管造成挤压。任何眶内出血较多的手术应置引流条，防止术后球后软组织水肿或出血引起眶压增高。

（九）缝合

和其他外科手术一样，眼眶手术的缝合应将骨膜、皮下组织和皮肤对合良好。由于眼部皮肤较薄，皮下组织较少，缝合时缝线距皮肤应较近、较深，才能达到理想的愈合。如无特殊需要，尽可能不缝合睑裂，除非结膜入路且操作时间较长。

（十）敷料包扎

眼眶手术术后包扎时松紧要适度。过紧会造成眶压增高影响眼球血液循环，过松易造成眼眶组织水肿。儿童眼部包扎较困难，可用弹力绷带头罩。

三、眼眶手术常见的并发症及处理

（一）眶内出血

眶内出血包括术中出血和术后出血。

眶内出血常见于术中误伤及血管止血不彻底或血管性肿瘤残端出血。术中出血的处理方法有：①直视下电凝，这是最有效的手段，但需注意不要伤及视神经或肌肉组织；②止血海绵或止血纱布填塞出血处；③压迫眼球；④抬高头位；⑤控制性低血压；⑥药物止血；

可用注射用血凝酶静脉注射；⑦较多的出血，需输血。填塞止血需要考虑到填塞物的膨胀系数，避免膨胀后压迫眶尖部血管和神经而造成失明。

术后出血也不容忽视，出血的原因多半由术中止血不彻底或血管性病变如静脉曲张、静脉性血管瘤等造成。对于出血量少的病例可仔细观察，观察过程中仔细询问患者眼部胀痛的程度和光感的明暗度，同时记录敷料上渗血的变化范围。对于短期内大量出血的应立即再次手术止血。

（二）视力丧失

视力丧失是眼眶手术最严重的并发症。手术中直接损伤视神经或血管是导致视力丧失的主要原因之一，特别是进行眶尖部或眶内侧深部操作时，如眶尖部海绵状血管瘤手术时。因此，术中眶尖部或内侧深部操作要非常谨慎。导致视力丧失的另一重要原因是取出肿瘤时，病变与视神经粘连紧密，牵拉肿瘤涉及视神经及其血管损伤。孤立性神经纤维瘤或神经鞘瘤往往和视神经或血管粘连紧密。另外非眼眶专业医生由于对眼眶解剖的不熟悉及不同肿瘤处理原则的生疏，盲目手术，也是造成手术失明的原因之一。需要注意的是麻醉药本身的刺激，也可引起短暂视力丧失，但一般在 30 分钟或数小时内恢复正常。术中及时发现视力丧失非常重要。局麻手术会较早察觉，全麻手术主要依靠术眼瞳孔散大来间接判断，但需要与睫状神经节损伤导致的瞳孔散大相鉴别。根据笔者经验，术中失明造成的瞳孔散大程度往往大于因睫状神经节损伤散大的程度。术中视力丧失的处理：如为血管痉挛，可球后注射阿托品、6-542 等恢复血供。如为手术操作中牵拉或压迫所致，应立即放松各种牵张器或拉钩的压力；如果为视神经的直接损伤或挫伤，则治疗困难。对于术后近期内的视力丧失，应仔细查找原因，可有如下处理方法：脱水剂、血管扩张剂、大剂量皮质类固醇激素、神经营养药等药物治疗；若由于继发性出血导致的视力丧失应手术治疗：外眦切开、球后穿刺、眼眶减压或前房穿刺等是主要手段。

（三）角膜损伤

角膜损伤的处理：多由于角膜暴露或消毒液灼伤所致，术中湿棉片覆盖角膜或睑裂缝合可以避免，手术消毒时注意保护角膜。

（四）眼外肌损伤

多由于肿瘤与眼外肌粘连或界限不清导致分离困难所致。术者对眼眶解剖结构的熟悉也非常重要，其中上斜肌和提上睑肌的损伤最为常见，因此处理眶上方病变时应谨慎操作。眶尖部止血时电凝也会伤及肌肉组织。术中离断眼外肌造成的损伤叫永久性损伤，眼外肌部分离断或手术引起的肌肉水肿可引起暂时性损伤。永久性损伤肌肉功能很难恢复，暂时性损伤一般在 6 个月内就可恢复功能。术中如果发现眼外肌损伤应间断缝合肌肉断端，手术时于肌肉附着点处用缝线标志可避免损伤。

（五）感觉神经损伤

眶内较为细小的神经损伤很难发现，如外侧开眶时颧面神经的损伤可导致局部皮肤感觉障碍。眶上神经是眼眶手术时容易损伤的神经之一，特别是摘除泪腺复发性肿瘤和眶上方炎性假瘤更易离断该神经。因此手术中应注意保护，若发现神经离断，可用神经缝合线对端缝合断裂的神经。

（六）眶压增高

眶压增高是指在术中或术后眼球突出甚至固定，球结膜高度水肿，患者清醒时可表现为眼眶部胀痛，恶心甚至呕吐。眶内血肿和组织水肿是眶压增高的两大主要原因，应针对病因进行处理：术后眶内出血首先表现为球结膜下淤血，早期发现可有效控制病情进展，积极止血，消除血肿；对于较重患者还需切除眶内脂肪；必要时切除眶外壁进行骨眶减压术；手术后放置引流；为减少前部对眶内的压力不缝合睑裂等。

（七）上睑下垂

多由于眶上方入路手术造成，有时摘除较大泪腺部肿瘤也可发生上睑下垂。暂时性上睑下垂可自行恢复，半年不能恢复则考虑手术矫正，由于此种情况多由于提上睑肌离断所致，阔筋膜悬吊手术效果较为满意。对儿童或年龄较小的患者，应定期拉开眼睑，防止发生弱视。

（八）眼球内陷

多由于眶内肿瘤瘤体较大或静脉曲张导致眶脂肪萎缩所致。严重影响外观的应手术矫正，可在骨膜下植入羟基磷灰石或 Medpor 等人工材料。

四、眼眶手术常用的手术入路

常用的开眶手术入路包括前路开眶术、外侧开眶术、内侧开眶术、内外侧联合开眶术及经颅开眶术等。

（一）前路开眶术

前路开眶术可分为经皮肤切口、经结膜切口、外眦切开联合下穹隆结膜切开三大类。适应证：位于眼球赤道部之前的肿瘤及粘连较少的眶深部的肿瘤，如海绵状血管瘤等。

1. 经皮肤手术入路（图 28-1）　是前路开眶常用的手术进路。根据眼眶肿瘤的具体位置，皮肤切口可分为眉弓的外上方、内上方、眶上部、上睑皮肤皱褶（双重睑）入路、睫毛下切口、眶下部切口、内下方 7 个部位。每种手术入路会遇到各种不同的解剖结构，因此具有不同的操作技术及注意事项。

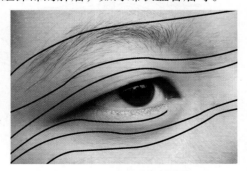

图 28-1　经皮肤手术入路

（1）外上方皮肤入路

1）适应证：眼眶外上方或颞上方的肿瘤。如皮样囊肿及泪腺部较小的肿瘤等。

2）麻醉：全麻或局麻。2% 的利多卡因 +0.5% 的布比卡因各 2ml 加 1 ：1000 的肾上腺素少量，行皮肤切口皮下、肌层和骨膜之间的麻醉。

3）手术步骤：①切口：沿外上方眉弓下缘的皮肤切开，可达外眦部，一刀切至眶隔前，切口呈弧形，长 2 ～ 3cm。②切开眶隔或骨膜：分离、暴露眶隔、止血，用尖刀切开眶隔 3 ～ 5mm，然后用脑膜剪沿眶缘剪开眶隔，注意不要剪开眶隔太深，否则容易损伤提上睑肌、泪腺或病变。此时可见眶脂肪脱出，用脑板牵拉眶脂肪，暴露术野，探查病变位置。③肿瘤摘除：分离肿瘤并摘除，若肿瘤位于骨膜下，应在眶缘处切开骨膜，分离进入骨膜下间隙，在肿瘤周围纵行切开骨膜，暴露肿瘤并摘除。④缝合：缝合前应检查正常结构有无损伤，若有损伤，应给予修复等相应处理。用 5-0 可吸收肠线分层缝合眶隔或骨膜、皮下组织，3-0 丝线缝合皮肤，加压包扎。

4）注意事项：不要伤及或切除睑部泪腺，因睑部泪腺有泪腺导管的开口；非泪腺肿瘤应保留泪腺；勿损伤外直肌和提上睑肌外侧。

（2）内上方皮肤入路

1）适应证：眼眶中部以前的内上方的肿瘤；额窦、筛窦黏液囊肿。

2）麻醉：全麻或局麻。2% 的利多卡因 +0.5% 的布比卡因各 2ml 加 1 ∶ 1000 的肾上腺素少量，行皮下、肌层下麻醉、筛前神经浸润麻醉。

3）手术步骤：①切口：沿内上眶缘做皮肤弧形切口，长 1.5 ～ 2cm，外至眶中线，内至内眦部水平。止血，暴露术野。②切开眶隔或骨膜：用尖刀在眶隔划开一个小口，用脑膜剪剪开眶隔，眶脂肪脱出，根据病变而定是否要切开骨膜，手术结束时内眦韧带牢固缝合并准确对位。③摘除肿瘤：探查肿瘤位置，分离、摘除肿瘤。如为鼻窦黏液囊肿，暴露额窦底，用血管钳穿入，吸出黏液，刮除干净窦内黏膜，抗生素冲洗窦腔，注意建立与鼻腔引流通道，避免复发。④缝合：5-0 可吸收肠线缝合骨膜、眶隔、皮下组织，3-0 丝线缝合皮肤。加压包扎。

4）注意事项：注意术中不要损伤上斜肌、滑车神经、眶上神经、提上睑肌等结构。

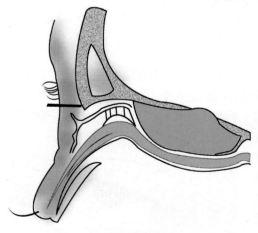

图 28-2　眶上部经皮肤入路

（3）眶上部皮肤入路（图 28-2）

1）适应证：眶上部的肿瘤，球后视神经上方及眶尖部内侧的肿瘤。

2）麻醉：全麻或局麻。2% 的利多卡因 +0.5% 的布比卡因各 2ml 加 1 ∶ 1000 的肾上腺素少量，行眶上皮肤、肿瘤周围、眶上裂麻醉。

3）手术步骤：①切口：沿眉弓眶缘处做一弧形皮肤切口，两侧可达内、外眦部，一刀切至眶隔，止血、暴露。②切开眶隔或骨膜：用尖刀在眶隔划开一个浅的小口，用脑膜剪剪开眶隔，眶脂肪脱出，眶隔下方有提上睑肌，注意不要损伤。对于眶上部无明显粘连的肿瘤，也可沿眶缘切开骨膜，用剥离子分离骨膜与眶壁，扩大术野，用手指探查肿瘤的位置，在肿瘤的位置垂直切开骨膜，暴露肿瘤。③摘除肿瘤：钝性分离肿瘤与周围组织并摘除，术中注意勿损伤上直肌、提上睑肌。④缝合：5-0 可吸收肠线缝合骨膜、眶隔、皮下组织，3-0 丝线缝合皮肤及睑裂。

4）注意事项：此入路易切断眶上神经，可用 5-0 神经缝合线将其吻合，一般的挫伤可在术后 3 个月恢复。

（4）上睑皮肤皱褶入路（双重睑入路）

1）适应证：位于眼球后极部之前的肿瘤，无粘连或粘连较轻的肿瘤，如静脉性血管瘤、海绵状血管瘤、神经鞘瘤等。

2）麻醉：局麻及表面麻醉。2% 的利多卡因 +0.5% 的布比卡因各 2ml 加 1 ∶ 1000 的肾上腺素少量，行眶上部、上睑皮肤浸润麻醉。

3）手术步骤：①切口：切开皮肤及眼轮匝肌，在睑板与轮匝肌之间将皮肤 - 肌肉瓣向上分离，不要穿破眶隔，至眶上缘。②切开眶隔：用尖刀及脑膜剪切开扩大眶隔，眶隔置缝线向下牵拉，用脑压板将眶内脂肪向两侧牵拉，暴露肿瘤。③摘除肿瘤：分离肿瘤与周围脂肪组织并摘除。④缝合：用 3-0 丝线缝合眶隔及眼睑皮肤，加压包扎。

4）注意事项：皮下分离时要保持在眼轮匝肌下，否则术后会造成上睑皮肤挛缩。

（5）下睑睫毛下皮肤入路

1）适应证：眶底部的肿瘤；眶下壁爆裂性骨折的修复；甲状腺相关性眼病眶底减压术。

2）麻醉：全麻或局麻。2% 的利多卡因 +0.5% 的布比卡因各 2ml 加 1 ∶ 1000 的肾上腺素少量，行眶下部、下睑皮肤和眶下神经的浸润麻醉。

3）手术步骤：①切口：沿下睑睫毛下 2mm，范围从内眦部至外眦部，达外眦后再将切口向外下方延长 1cm，用脑压板暴露术野，自泪囊窝水平切开骨膜或眶隔至眶外缘。②分离、暴露摘除肿瘤：用骨膜剥离子分离骨膜，在肿瘤部位切开骨膜，暴露并摘除肿瘤。③缝合：用 5-0 可吸收肠线缝合骨膜，3-0 丝线缝合皮肤。

4）注意事项：术后可将下睑皮肤缝合后固定于前额部，防止下睑退缩。

（6）眶下部皮肤入路

1）适应证：眶下部的肿瘤；泪囊部的肿瘤；眶下壁爆裂性骨折的修复；甲状腺相关性眼病眶底减压术。

2）麻醉：全麻或局麻。2% 的利多卡因 +0.5% 的布比卡因各 2ml 加 1 ∶ 1000 的肾上腺素少量，行皮下及肿瘤周围浸润麻醉。

3）手术步骤：①切口：沿眶下部皮肤或睫毛下 2mm 切开，切口呈弧形。②切开眶隔：暴露术野，用尖刀浅刺入眶内，用脑膜剪剪开眶隔。③摘除肿瘤：暴露肿瘤并摘除。④缝合：用 5-0 可吸收肠线缝合眶隔和皮下组织，3-0 丝线缝合皮肤，加压包扎。

4）注意事项：注意不要损伤下直肌、下斜肌、眶下神经及泪囊。

（7）内下方皮肤入路

1）适应证：眼眶内下方部位的肿瘤以及泪囊的肿瘤。

2）麻醉：局麻。2% 的利多卡因 +0.5% 的布比卡因各 2ml 加 1 ∶ 1000 的肾上腺素少量，皮下肌层下及肿瘤周围浸润麻醉。

3）手术步骤：①切口：沿内眦部距眶下缘 2mm 皮肤切开 2 ～ 3cm，分离、暴露眶隔或眶缘。②分离皮下组织并打开眶隔：紧靠眶缘切开肌层和眶隔，用血管钳在眶内做钝性分离。泪囊的肿瘤如位于皮下，无须进入眶内。③摘除肿瘤：用深部拉钩牵开眶内组织，暴露肿瘤，紧贴肿瘤表面分离并取出肿瘤。④缝合：5-0 可吸收肠线缝合眶隔、皮下组织，3-0 丝线缝合皮肤。加压包扎。

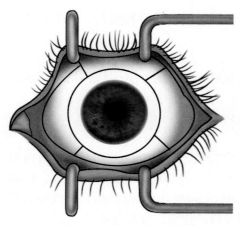

图 28-3　经结膜手术入路

4）注意事项：注意不要损伤泪囊及下斜肌的起点。

2. 经结膜手术入路（图 28-3）　此入路不经眶隔直接进入眶内，不易损伤滑车等结构，不遗留瘢痕。根据具体病变采取不同位置的入路，如内上侧、下穹隆、外侧结膜切口。

（1）适应证：结膜下的肿瘤；眶中、后段肌锥内、与眶尖无粘连的海绵状血管瘤。

（2）麻醉：局麻和表面麻醉。用 2% 的利多卡因 +0.5% 的布比卡因各 2ml 加 1 ∶ 1000 的肾上腺素少量，行结膜下和肿瘤周围的浸润麻醉，1% 地卡因点结膜局部。

（3）手术步骤：①切口：结膜切口的位置，视肿瘤的位置而定。弧形剪开结膜，向后分离达直肌附着点，直肌作牵引缝线，将眼球向对侧牵拉，若病变范围大，可行外眦切开，扩大术野。下睑缘下可作缝线向下牵拉暴露下穹隆结膜。②分离切除肿瘤：仔细分离肿瘤与结膜，如果肿瘤侵犯 Tenon 囊，根据情况适当切除，不要广泛切除，否则术后引起结膜眼球粘连，限制眼球运动。③缝合：5-0 丝线连续缝合结膜。

（4）注意事项：不要损伤眼外肌。若术中切除过多结膜，应做口唇黏膜或健眼结膜移植。

3. 外眦切开联合下穹隆结膜手术入路　是最常用的眼眶手术的入路方式。

（1）适应证：眶下部前端的肿瘤；肌锥内视神经外侧、上方、下方或外下方的海绵状血管瘤，并且无明显粘连。

（2）麻醉：全麻或局麻。2% 的利多卡因 +0.5% 的布比卡因各 2ml 加 1 ∶ 1000 的肾上腺素少量，外眦、眶下部和穹隆结膜的浸润麻醉。

（3）手术步骤：①切口：用直剪水平向外剪开外眦，长约 7mm，剪断外眦韧带的下支，向内眦方向剪开下穹隆结膜。②暴露并摘除肿瘤：用脑压板牵拉软组织、暴露，向深部分离，暴露下直肌和外直肌之间的肌间膜，剪开肌间膜，组织钳夹住瘤体的前极，轻轻摇摆摘除肿瘤。如果有粘连，要仔细分离肿瘤周围的组织，摘除肿瘤后，压迫眼球数分钟，防止出血。术中要观察瞳孔的变化以监测视力。③缝合：用 5-0 丝线连续缝合结膜，3-0 丝线缝合皮肤及外眦。

（4）注意事项：此手术中助手的配合很重要，主要是脑压板的正确使用，应将肿瘤两侧软组织拉开的同时，将肿瘤托出；为防止眼外肌的损伤，应标记肌肉；缝合时正确对位，防止外眦畸形；结膜缝合应对位良好。

（二）外侧开眶术（图 28-4）

外侧开眶有三种手术入路方式：常规外侧入路、"S"形切口外侧入路、冠状切口外侧入路。

1. 常规外侧手术入路

（1）适应证：位于球后肌锥内的肿瘤和眶尖部的肿瘤；眶外上方的肿瘤，如泪腺部的肿

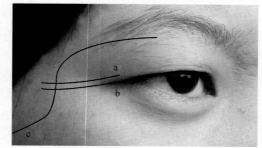

图 28-4　外侧开眶手术入路

瘤和眶深部的皮样或表皮样囊肿。

（2）麻醉：全麻加局部麻醉。局部可注射含有肾上腺素的麻药，减少出血。

（3）手术步骤：①切口：沿患眼外眦角水平向外侧切开 2～3cm，达深筋膜。直剪剪开外眦，将外眦韧带水平剪开。沿切口向两侧分离，上至眶上缘，下至眶下缘，用乳突牵张器扩大切口，止血，用湿棉片保护角膜。②分离：沿眶外缘 3～5mm 弧形切开骨膜，再于切口两端上下各做一横切口。使切口呈"工"字形。用骨膜剥离子将骨膜向周围分离，分开眶内骨膜与骨壁。眶外侧骨壁暴露范围上至颧额缝，下至眶底。骨面出血用骨蜡止血。③切开眶外壁：用动力锯锯开眶外壁，用咬骨钳咬除骨瓣。充分暴露眶后部。锯开眶外壁时，要用脑板在两侧的骨和骨膜之间保护，防止损伤骨膜或肿瘤。④暴露并摘除肿瘤：根据肿瘤的位置，切开骨膜，沿外眦水平剪开骨膜达眶尖部。充分暴露并分离肿瘤周围软组织后，用组织钳夹取肿瘤，轻轻取出。如果肿瘤有粘连，要在直视下操作。⑤骨瓣复位：将骨瓣放回原位，用医用耳脑胶固定骨瓣，用 5-0 可吸收肠线缝合眶内骨膜、骨瓣表面的骨膜和皮下组织。⑥缝合：彻底止血、缝合。用 3-0 丝线缝合外眦、皮肤。根据情况放置引流条，加压包扎，敷料中放置监护灯泡。

（4）注意事项：眶外侧的水平切口不要超过 3cm，防止损伤面神经的额支；要减少眶尖部的操作；助手用脑板牵引暴露术野时，动作应柔和，3～5分钟放松一次，以免引起眼球或者视神经的供血障碍。

2."S"形切口外侧手术入路

（1）适应证：泪腺部的肿瘤及位于眶深部的皮样和表皮样囊肿。

（2）麻醉：全麻。

（3）手术步骤：①切口：自患眼眶上缘外上方眉弓下缘起切开皮肤，沿眶缘切口达外眦时水平转向外侧，使切口呈"S"形，不切开外眦，保持外眦的良好外观。②切开分离骨膜：用牵张器暴露眶外缘，沿眶外缘 3～5mm 弧形切开骨膜，再于切口两端上下各做一横切口，使切口呈"工"字形，用骨膜剥离子将骨膜向周围分离，分开眶内骨膜。眶外侧骨壁暴露范围上至颧额缝，下至眶底。骨面出血用骨蜡止血。③锯开眶外壁：用动力锯锯开眶外壁。眶外壁骨瓣上端的切口，要靠近外上或眶上缘的中部。用咬骨钳咬除骨瓣。充分暴露眶后部。④摘除肿瘤：剪开肿瘤及周围的骨膜达肿瘤后极部，用组织钳将肿瘤前端的骨膜提起，分离肿瘤骨膜与骨壁间达到肿瘤后极部。完全游离肿瘤，用脑膜剪从肿瘤后极剪断，完整取出肿瘤。若肿瘤周围的骨壁有破坏，应切除或电灼骨壁。⑤骨瓣复位：将骨瓣放回原位，用医用耳脑胶固定骨瓣，用 5-0 可吸收肠线缝合眶内骨膜、骨瓣表面的骨膜和皮下组织。⑥缝合：用 3-0 丝线缝合切口皮肤。加压包扎，敷料中放监护灯泡。

（4）注意事项：同外侧开眶术。

（三）经筛窦内侧开眶术（图 28-5）

内侧开眶的同时打开部分筛窦，又称 Smith 手术。

1.适应证　视神经内侧、内直肌内侧的肿瘤；筛窦的黏液囊肿、骨瘤。

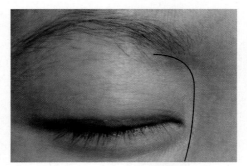

图 28-5　经皮肤经筛窦手术入路

2. 麻醉　全麻或局麻。2% 的利多卡因 +0.5% 的布比卡因各 2ml 加 1 ： 1000 的肾上腺素少量，行筛前神经、滑车神经及肿瘤周围浸润麻醉。

3. 手术步骤　①切口：距内眦 4mm 一刀切开皮肤至骨膜，切口长 2cm，上至眶上切迹内侧，下至内、下眶壁交界处的泪囊下端。②暴露术野：切开骨膜，用剥离子将泪器、内眦韧带等向外侧分离，暴露鼻骨、上颌骨额突和筛骨纸板。至眶后部时，电凝切断筛前动脉、筛后动脉。③凿除骨质：用骨凿凿除上颌骨的额突，咬除筛骨纸板和气房，刮除筛窦内黏膜。若肿瘤较小，可省略此步骤。④摘除肿瘤：沿眶前部水平剪开眶内侧的骨膜，根据肿瘤与内直肌的关系，剪开肌间膜，进入肌锥内，暴露肿瘤，分离并取出肿瘤。对于神经鞘瘤，可行囊内切除。⑤缝合：5-0 可吸收肠线缝合骨膜，皮内缝合皮肤。绷带加压包扎。

4. 注意事项　注意不要损伤滑车、内眦韧带和泪囊；严密缝合眶内侧的骨膜；骨质的凿除范围不要太高。此外，此入路应排除患侧筛窦炎症，否则会引起眶内炎症。

（四）内外侧联合开眶术

1. 适应证　视神经内侧眶尖部的肿瘤及视神经内侧肌锥内范围较大的肿瘤。

2. 麻醉　全麻。

3. 手术步骤　①切口：沿外眦水平向外切开 2cm，达深筋膜，剪开外眦，暴露眶外缘，沿眶外缘 5mm 弧形切开骨膜，在切口上下端做横切口，使切口呈"工"字形，分离骨膜暴露眶壁。②切开骨壁：用动力锯锯开眶外壁。眶外壁骨瓣上端的切口，要靠近外上或眶上缘的中部。用咬骨钳咬除骨瓣。③切开内侧结膜：将内侧结膜与泪阜内侧球结膜弧形剪开 180°，暴露分离内直肌，用 3-0 丝线作内直肌的预置缝线，从附着点处剪断内直肌和节制韧带，将内直肌向内牵拉，眼球向颞窝牵拉，沿眼球向眶后分离进入肌锥内。④摘除肿瘤：根据肿瘤的位置和粘连程度，分离肿瘤后摘除。⑤缝合：缝合剪断的内直肌，8-0 可吸收缝线连续缝合球结膜，眶外侧骨瓣用钛板、钛钉或耳脑胶复位后，5-0 可吸收肠线缝合骨膜、皮下、皮肤和外眦。根据情况放置引流，加压包扎。

4. 注意事项　术中注意不要将眼球向外侧过分牵拉，以免影响眼球的血供。

（魏锐利　黄　潇）

第二十九章　眼整形手术

第一节　上睑下垂矫正手术

正常人在无额肌作用下双眼向正前方平视时，上睑覆盖角膜 1.5 ～ 2mm。上睑下垂（ptosis）是指提上睑的肌肉——提上睑肌和 Müller 平滑肌的功能不全或丧失，或其他原因所致的上睑部分或全部下垂。下垂的上睑遮盖上方角膜超过 2mm，轻者瞳孔部分被遮盖，严重者瞳孔全部被遮盖。上睑下垂不但有碍美观，先天性者影响视力还可造成重度弱视。上睑下垂患者还有一种特殊的"望天"面容，表现为前额皮肤横纹，额纹加深，眉毛抬起，仰首视物，这是抬头、紧缩额肌从而提高上睑缘位置的结果。

一、上睑下垂分类

上睑下垂有多种分类方法，按发病年龄及发病原因可分为先天性、后天性或假性上睑下垂、肌源性、神经源性或机械性上睑下垂等。按上睑下垂的程度，即根据下垂量，一般将上睑下垂分成轻度上睑下垂（1 ～ 2mm）、中度上睑下垂（3mm）和重度上睑下垂（≥ 4mm）三种临床类型。

根据上睑下垂的病因、严重程度、对视力的影响程度及是否伴有其他异常等情况，治疗方法和时机有一定区别。先天性上睑下垂，3 ～ 5 岁间进行手术矫正。后天性上睑下垂，在治疗原发病的基础上，根据具体情况，随访、药物或手术治疗上睑下垂。

根据上睑下垂病因的分类，有助于对此病全面认识、诊断和治疗。

（一）先天性上睑下垂

先天性上睑下垂是上睑下垂中最常见的一种，与遗传有关，为常染色体显性或隐性遗传疾病，单侧约为 75%，双侧约为 25%。其原因绝大多数是提上睑肌发育不良，或支配它的中枢性和周围性神经发育障碍。少数病例是由于提上睑肌的外角和内角及上横韧带太紧，限制了提上睑肌的运动。

根据患者是否同时存在眼部及其他部位的先天异常，又将先天性上睑下垂分为以下四种类型：①单纯性上睑下垂；②上睑下垂伴眼外肌麻痹，最常见的是上直肌麻痹，表现为眼球上转受限；③睑裂狭小综合征，典型特征包括睑裂狭小（睑裂横径及高度均狭小）、上睑下垂、内眦间距增宽及倒向型内眦赘皮；④下颌 - 瞬目综合征（Macus-Gunn syndrome），其特征是静止时一侧眼睑下垂，当咀嚼、张口或下颌朝向对侧移动时，下垂的上睑突然上提，甚至超过对侧高度，可能是由于三叉神经核的翼外神经部分与提上睑肌的神经核区域间存在异常联系，或三叉神经与动眼神经之间在周围发生运动支的异常联系。

（二）后天性上睑下垂

后天性上睑下垂约占所有上睑下垂的 40%。按病因学分为腱膜性、神经源性、肌源性、机械性及外伤性上睑下垂。

1. 腱膜性上睑下垂　为后天性上睑下垂中最常见的一种类型，是提上睑肌腱膜损伤（如腱膜伸长、变薄、裂孔、部分或全部从睑板表面断裂等）造成的上睑下垂。常见原因有老年性上睑下垂（退行性变化）、眼球手术和眼睑手术、长期佩戴角膜接触镜或外伤等。典型临床表现为：①单眼或双眼发病；②下垂量可以是轻度、中度或重度，而提上睑肌肌力良好；③上睑皮肤皱襞向上移位；④上眶区凹陷；⑤眼睑变薄。

2. 神经源性上睑下垂　常见有以下几种：①动眼神经麻痹性上睑下垂，常伴有瞳孔扩大、固定和其他眼外肌麻痹现象。② Horner 综合征，为交感神经麻痹的部分症状，上睑轻度下垂，眼球后陷，瞳孔缩小，还伴有患侧半面无汗、皮肤温度升高等症状。③眼肌麻痹性偏头痛，常有偏头痛病史，可伴随动眼神经麻痹症状。④多发性硬化，为原发性中枢神经系统脱髓鞘疾病。常见于 30 岁左右的年轻人，累及眼部者表现为突然发生的单眼视力下降、眼球转动时疼痛、瞳孔对光反射消失、眼球活动受限及上睑下垂。

3. 肌源性上睑下垂　①重症肌无力，上睑下垂往往是首发症状，可为单侧性或双侧性，伴或不伴眼外肌运动障碍，最终约 96% 的患者可出现上睑下垂症状。下垂程度多不稳定，具有典型的早晨起床或休息后上睑下垂减轻，午后或疲劳后上睑下垂加重现象。部分患者患有胸腺瘤，经胸腺切除术后症状可减轻或消失。皮下或肌内注射新斯的明后上睑下垂症状可暂时缓解，此现象对重症肌无力有诊断意义。②慢性进行性眼外肌麻痹症，其特征为双眼上睑下垂和向各方向运动受限。一般于儿童或青少年期发病，病程进展缓慢。③肌强直综合征，多有家族史，表现为上睑下垂，有全身横纹肌受累、眼外肌麻痹等。④进行性肌营养不良症，是一种遗传性慢性进行性疾病，呈进行性双眼睑下垂和眼外肌麻痹。

4. 机械性上睑下垂　多为单侧，由眼睑本身病变所致，如上睑的神经纤维瘤、血管瘤、淋巴血管瘤、重症沙眼及眼睑瘢痕等可使上睑重量增加，引起机械性上睑下垂。

5. 外伤性上睑下垂　因创伤或手术损伤提上睑肌、Müller 肌或动眼神经而造成，多发生于单侧，如上睑的撕裂伤或切割伤、胎儿娩出、眼部手术等原因引起。

（三）假性上睑下垂

假性上睑下垂指睑裂高度缩小而提上睑肌或 Müller 肌功能正常。如上睑皮肤松弛、眼睑痉挛、上睑缺乏支撑和眼位异常等引起的上睑下垂，应仔细检查提上睑肌功能，加以鉴别。

二、手术方法及步骤

上睑下垂矫正手术需根据患者上睑下垂的类型和程度选择合适的手术方式及决定手术量，因此术前的检查和准备十分重要。

首先确定下垂量，可测量向前、向上、向下注视时的睑裂高度。其次测量提上睑肌肌力，肌力大小对手术方式的选择具有重要作用。测量方法如下：用拇指向后压住患侧眉部，注意向后压住整个眉部，嘱病人尽量向下注视，用木尺零点对准上睑缘，再嘱病人尽量向上看，睑缘从下向上提高的幅度（以 mm 来表示）即为提上睑肌肌力。根据临床手术选择的需要，可将肌力分为三级：良好（＞8mm）；中等（4～7mm）；弱（0～3mm）。外伤性或老年性上睑下垂，下垂很明显而肌力却良好；有些先天性上睑下垂，下垂并不严重而肌力却很差。而具有上睑皱襞（双眼皮）的患者，其肌力必定是良好的。最后还需检查患者视力、有无"上睑迟滞"现象存在、上直肌及其他眼外肌功能，一些患者可能还需新斯的明试验或疲劳试验。对于眼球上转受限、Bell 现象阴性的患者，下垂矫正量应该不足，尽可能减轻术后的兔眼现象。

上睑下垂主要根据提上睑肌功能来选择不同的手术方法。手术方式（包括各种改良术式）有很多，但从手术原理来分析，主要归纳为三大类：①增强提上睑肌力量的手术；②利用额肌力量的手术；③利用上直肌力量的手术。利用上直肌的手术，由于手术效果差，术后易出现斜视、复视等并发症，目前已淘汰。通常提上睑肌肌力差者，选择利用额肌的悬吊术，提上睑肌肌力良好者，选择增强提上睑肌力量的手术。

1. 提上睑肌肌力＜4mm 时，应选择利用额肌力量的手术。此类手术方法繁多，悬吊的材料也多种多样，如吊线术、硅胶带悬吊术及目前最常采用的额肌瓣悬吊术和阔筋膜悬吊术。

2. 提上睑肌肌力为 4～9mm 时，应选择提上睑肌缩短术。

3. 提上睑肌肌力≥1mm 时，既可选择提上睑肌缩短术，也可选择提上睑肌折叠术，如下垂量≤2mm 者，还可选择做睑板 - 结膜 -Müller 肌切除术。

4. 腱膜性上睑下垂，应首选提上睑肌腱膜修复术，也可选择睑板 - 结膜 -Müller 肌切除术。

5. 上睑下垂合并 Marcus-Gunn 下颌瞬目现象者，应行额肌悬吊手术。

增强提上睑肌力量的手术是较理想的手术方法。因为提上睑肌收缩时，上睑向上后方做弧形上举，合乎生理、美容的要求。因此，提上睑肌肌力良好者，均应选择增强提上睑肌力量的手术。

（一）利用额肌力量的手术

利用额肌力量的手术，其主要原理为借助额肌的力量来提拉上睑，而达到矫正上睑下垂的目的。手术方法主要有以下两种：①间接利用额肌力量，采用中间物将额肌与上睑相联系，由额肌收缩将下垂的上睑拉起，悬吊材料主要有：异体或自体阔筋膜、硅胶带、缝线等。采用同种异体阔筋膜悬吊材料，术后几乎没有排斥反应，手术效果稳定、持久，临床上用得比较多。②直接利用额肌力量，分离出额肌组织瓣，与睑板缝合固定，通过额肌瓣的收缩运动直接拉起上睑。在没有筋膜材料时，额肌筋膜瓣悬吊术已成为最常采用的额肌悬吊手术。

1. 阔筋膜悬吊术　该手术适用于提上睑肌肌力在 4mm 以下的先天性、后天性上睑下垂，以及各种术后复发的上睑下垂。具体手术步骤：

（1）常规消毒铺巾。用亚甲蓝画出上睑重睑线及眉上缘相当于内眦、外眦及中央 3 个长约 5mm 横向切口的标记。单侧性上睑下垂为避免术后重睑不对称，如估计能基本矫正，则切口尽量与健侧相接近；如估计术后矫正不足的可能性大，则切口的位置应比健侧的上睑皱襞稍低些，这样术后即使还残留轻度下垂，但可获得上睑皱襞的基本对称。

（2）一般均做上睑及眉上缘皮下浸润麻醉，不合作的儿童做全身麻醉，最好也配合局部浸润麻醉，可使切口出血减少。按亚甲蓝标记切开上睑及眉部皮肤，眉部切开深及肌肉，压迫止血，剪除睑板前轮匝肌。

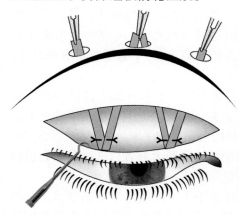

图 29-1　筋膜呈"W"形固定在睑板及眉部

（3）将角膜保护板插入上穹隆，将筋膜穿针从眉部中央切口穿入，经轮匝肌下从上睑切口穿出。将长 8mm、宽 3mm 的筋膜条穿入穿针针孔，慢慢抽出穿针，把筋膜条从眉上中央切口引出。再从眉上内侧切口入针至上睑切口内侧出针，将筋膜条的一端由穿针自眉上内侧切口引出，使筋膜条呈"V"形。如上述方法使筋膜条另一端在眉外侧切口及上睑切口外侧之间形成另一"V"形。此时，两条筋膜呈"W"形，"W"形下端两点分别用 5-0 涤纶编织线缝合固定于中外及中内 1/3 交界处的睑板上。注意缝针须穿过 1/2 ～ 2/3 睑板厚度，但切勿穿透睑板，缝线固定位置在睑板中上 1/3 处（图 29-1）。如筋膜材料紧张，也可将筋膜条呈"V I"形穿行固定。在眉部切口牵引两条筋膜，调整上睑高度和弧度，检查有无内翻倒睫，如不满意可重新调整筋膜在睑板上的位置，必要时可增加缝线。有上睑内翻时可将筋膜条下端固定位置朝向睑缘方向靠近。

（4）用 5-0 尼龙线关闭上睑皱襞切口。缝针从上睑切口下唇进针，带睑板上缘处的组织，再从切口上唇出针、结扎，使睫毛外翘，避免内翻及倒睫。

（5）从眉部三个切口牵引筋膜条调整上睑高度，如上直肌功能良好，Bell 现象存在，通常使上睑缘达到上方角膜缘上 1mm 水平。对施行全身麻醉的儿童来说，由于患者眼球可能有轻微上转现象，故可参考术前眼的睑裂大小决定上睑高度。用 5-0 涤纶编织线穿过筋膜，并重复一次后，将筋膜固定在眉上缘切口深部的额肌纤维，可用弯止血钳协助拉出额肌纤维，结扎的松紧可视上睑高度而定，每个断端缝两针增加牢固度。

（6）仔细观察上睑弧度、高度及有无内翻倒睫。剪除多余的筋膜，眉部切口用 5-0 尼龙线缝合，儿童也可用可吸收缝线缝合（图 29-2）。下睑用 3-0 丝线作一牵拉缝线，向上牵引关闭睑裂，用胶布将牵引线固定在额部，眼球表面及切口处涂抗生素眼膏，眼部轻度加压包扎。

（7）术后处理：术后局部冰敷 4 ～ 6 小时，术后第二天观察睑缘弧度、高度及角膜情况。局部给予抗生素眼水、眼膏，防止暴露性角膜炎发生。术后 7 天拆线（图 29-3，图 29-4）。

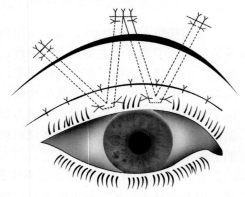

图 29-2　关闭上睑及眉部切口

额肌悬吊术后，眼球向下注视时，上睑不能随着眼球的下转而下移，为了获得两眼动态平衡，在取得患者同意和理解的情况下，健侧也可施行悬吊术。

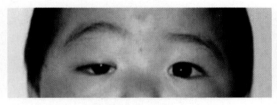

图 29-3 上睑下垂患者术前，右眼上睑下垂

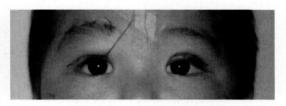

图 29-4 上睑下垂患者右眼行阔筋膜悬吊术，左眼行双重睑术

2. 额肌筋膜瓣悬吊术 适用于提上睑肌肌力在 4mm 以下的先天性、后天性上睑下垂及各种复发性上睑下垂。具体手术步骤：

（1）常规消毒铺巾。用亚甲蓝画出上睑皱襞切口线。局部行浸润麻醉，范围为上睑及眉上方 1.5cm×2cm 大小区域。儿童需全麻。按亚甲蓝标记切开皮肤及眼轮匝肌，剪除切口下唇睑板前轮匝肌。

（2）在皮下组织与轮匝肌之间向眶上缘剥离，依次暴露眶隔前轮匝肌、眶部轮匝肌、眉部额肌及筋膜，剥离范围达眉上缘上方 1.5cm×2cm 大小，勿损伤眉毛毛囊。为方便暴露及剥离额肌筋膜瓣，也可选择做眉下方辅助切口。

（3）在眶上缘处辨认额肌与轮匝肌交织处，在此做一横行切口切开额肌纤维，深达肌下骨膜表面。然后在额肌后紧贴骨膜向上剥离达眉上 1.5cm 左右，勿损伤内侧的眶上神经血管束。在横切口两侧各做一纵行切开，两者相距约 2cm，形成一宽约 2cm 可向下滑动的额肌筋膜瓣，嘱患者抬眉时可以拉动此肌瓣，则额肌筋膜瓣已制成（图 29-5）。在眶隔前轮匝肌与眶隔之间进行剥离以形成一隧道，将额肌筋膜瓣从轮匝肌下穿过。

（4）用眼睑拉钩向上轻轻牵拉上睑，确定额肌筋膜瓣在睑板上固定的位置。用 5-0 涤纶编织线在额肌瓣的中央及两侧各作一褥式缝线，在睑板中上 1/3 处穿过睑板层间缝合固定。3 针缝线先打

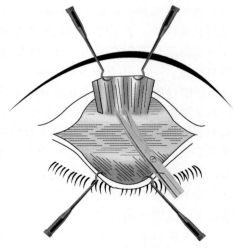

图 29-5 分离额肌瓣

一活结，观察上睑的高度、弧度及有无内翻倒睫，如有欠缺，则需调整缝线后再做结扎，必要时可适当增加缝线以调整，一般使上睑缘位于上方角巩缘。

（5）切除多余的额肌筋膜瓣组织。

（6）用 5-0 尼龙线缝合上睑重睑切口，下睑作牵引缝线。结膜囊内涂抗生素眼膏，牵拉下睑关闭睑裂，缝线用胶布固定于额部。

（7）术后加压包扎 24 小时，加压部位主要在额眉部，酌情应用抗生素及止血剂。术后局部冰敷 4～6 小时，术后第二天拆除绷带，观察睑缘弧度、高度及角膜情况。局部给予抗生素眼水、眼膏，防止暴露性角膜炎发生。术后 7 天拆线（图 29-6，图 29-7）。

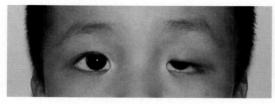

图 29-6 上睑下垂患者术前，左眼上睑下垂

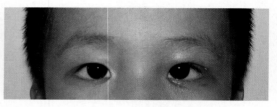

图 29-7 上睑下垂患者左眼行额肌筋膜瓣悬吊术，
术后眉部及上睑组织轻水肿

（二）增强提上睑肌力量的手术

1. 提上睑肌缩短术　适用于提上睑肌肌力≥ 4mm 的先天性、老年性、外伤性或其他类型的上睑下垂。缩短量主要取决于提上睑肌肌力及下垂量的多少。通常遵循下列原则：每矫正 1mm 下垂量，需缩短 4 ～ 6mm。肌力为 4mm 者，以 6mm 计算；肌力 5 ～ 7mm 者，以 5mm 计算；肌力为 8mm 或以上者，以 4mm 计算。因此，先天性上睑下垂肌力在 4mm 者，需缩短 20 ～ 24mm；肌力为 5 ～ 7mm 者，缩短 14 ～ 18mm；肌力为 8mm 或以上者，缩短 10 ～ 12mm。根据我们的体会，老年性上睑下垂缩短量不应超过 10mm，而先天性上睑下垂的缩短量不应低于 10mm。但不能机械地依据下垂量来估计缩短量，需根据术中情况而具体调整。手术中在切断提上睑肌内、外角后，如发现提上睑肌的弹性较好，说明上睑下垂的部分原因是因内、外角太紧限制了上睑活动所造成的。遇此情况可较预期减少一些缩短量，一般可按少矫正 1mm 下垂量来计算。有些上睑下垂的患者不可充分矫正，如进行性眼外肌麻痹者、无 Bell 现象或上睑迟滞明显者，若矫正至正常人高度，则术后极易产生暴露性角膜炎，术中矫正量应保守。成年上睑下垂患者，一般在局部麻醉下施行手术，术中可以让患者睁眼及坐起以观察缩短量是否足够，术中进行调整。而儿童因为在全身麻醉下手术，术前须事先算出可能需要的缩短量。提上睑肌缩短术不同于利用额肌的悬吊手术，因为后者所选择的病例提上睑肌肌力都在 4mm 以下，手术后随着时间的推移上睑位置会逐渐下降，而提上睑肌缩短术按不同的肌力手术后上睑位置以继续提高、不变为多，术后上睑位置下降者少。

提上睑肌缩短术包括内外路结合法、外路法（经皮肤）及内路法（经结膜）三种方法。临床上比较常用的是外路法、内外路结合法，具体手术步骤如下：

（1）内外路结合以外路（经皮肤）为主的提上睑肌缩短术：优点是解剖明确，暴露清晰，缩短量易于调整。是目前最常应用的手术方式之一。

1）常规消毒铺巾。用亚甲蓝画出术眼上睑重睑线。如为单侧性上睑下垂，则患侧的上睑重睑线的弧度、走向、高度应与健侧一致或略低于健侧，健眼如无上睑皱襞，则可同时做上睑皱襞成形术。

2）眼睑皮下做浸润麻醉。沿画线切开皮肤和皮下组织，暴露眼轮匝肌。剪去切口下唇一条睑板前轮匝肌。切口下分离不要太靠近睑缘，以免损伤睫毛毛囊及睑缘动脉弓。在切口上方眶脂肪隆起最高处横行剪开眶隔，切除眶脂肪或烧灼眶脂肪使眶脂肪后退，即可暴露其下面的提上睑肌腱膜。

3）用眼睑拉钩翻转上睑暴露上穹隆部结膜，在穹隆部结膜下行浸润麻醉（图 29-

8）。翻转上睑，外侧穹隆部结膜做一长 5mm 的纵行切口，用眼科剪刀伸入切口结膜下，通过剪刀叶的开闭将穹隆部结膜分离，尽量保留 Müller 肌直到剪刀头伸至内眦部或外眦部结膜为止（图 29-9）。用眼科镊将一细橡皮条从上述切口插入，置于穹隆部结膜下，然后将眼睑复位。

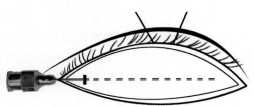

图 29-8　上穹隆部结膜下浸润麻醉　　　　图 29-9　外侧穹隆结膜切口、结膜下分离

4）在睑板上方近外眦部纵行剪开腱膜，朝结膜方向穿过腱膜暴露橡皮条，将弯血管钳的一叶置于橡皮条的上面，这时橡皮条正好起到保护穹隆部结膜的作用，肌肉镊的弯曲弧度应与睑板上缘的弧度一致。肌肉镊的另一叶置于提上睑肌腱膜前面，拉出橡皮条后将肌肉镊锁住（图 29-10）。

5）用刀片在睑板上缘与肌肉镊之间切断提上睑肌腱膜，向上提起肌肉镊将腱膜向上牵引（图 29-11），在提上睑肌腱膜下向上分离，使提上睑肌腱膜与穹隆部结膜分离至所需要的高度。术中可保留 Müller 肌。

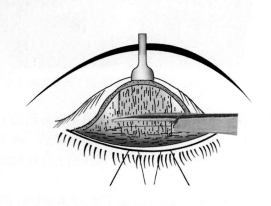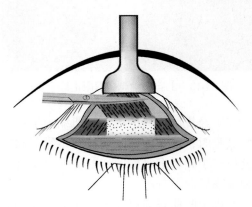

图 29-10　肌肉镊夹住提上睑肌腱膜　　　　图 29-11　切断腱膜

6）将肌肉镊向下牵引，观察内角、外角的牵制作用，沿提上睑肌腱膜两侧剪断外角、内角及节制韧带(Whitnall 韧带)，左右移动肌肉镊感觉提上睑肌已被放松，可以顺利地拉出、回缩。整个腱膜长度分离到预先估计的量后，将肌肉镊向下牵拉，测定肌肉的弹性，以考虑是否需增加或减少缩短量。剪开内角时须注意勿过于靠近眶缘或眼球，以免损伤滑车及上斜肌，剪外侧角时勿过于靠近眶缘，以免伤及泪腺。

7）将肌肉镊向下牵拉，用圆规量出所需的缩短量，并用亚甲蓝标记。

8）在标记线的中央及内、外侧，用 5-0 涤纶编织线作 3 对褥式缝线，缝线先在腱膜上套圈，然后穿过睑板层间，再从腱膜下面穿至腱膜上面。穿过睑板的位置是睑板的中上

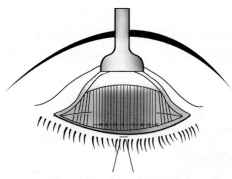

图 29-12 在缩短标记处作褥式缝线

1/3 交界处（图 29-12）。收紧缝线，可先打活结，去除器械后嘱患者睁眼向上平视或撑床坐起，观察上睑的高度及弧度是否满意，如弧度或高度不满意，则调整缝线在腱膜或睑板上的位置、结扎的松紧度。高度及弧度满意后，结扎缝线。

9）剪除多余的提上睑肌，充分止血。皮肤切口用 5-0 尼龙线间断缝合，儿童可用可吸收缝线缝合。缝合时由切口下唇进针，下带提上睑肌腱膜，再从切口上唇出针，以便形成上睑皱襞并可使睫毛上翘，防止倒睫。

10）术毕用 3-0 丝线于下睑缘作一牵拉缝线，结膜囊内涂多量抗生素眼膏，用胶布将缝线牵引固定于额部，以防暴露性角膜炎发生。术眼用绷带轻加压包扎。如有上穹隆部结膜脱垂现象（一般发生在缩短量较多的情况下），可用 3-0 丝线从穹隆部结膜进针，穿过上睑皮肤，做 3 对褥式缝合。

11）术后局部冰敷 4～6 小时。术后第 1 天拆除绷带，观察角膜、眼睑高度弧度及伤口情况。局部给予抗生素眼水及眼膏，防止暴露性角膜炎发生。皮肤缝线术后 7 天拆除，牵拉缝线的拆除可根据兔眼及角膜情况而定（图 29-13，图 29-14）。

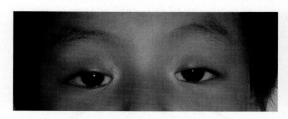

图 29-13 上睑下垂患者双眼上睑下垂

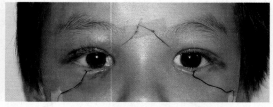

图 29-14 上睑下垂患者双眼行提上睑肌缩短术后

（2）经皮肤切口的提上睑肌缩短术：手术步骤基本同内外路结合法，只是在分离提上睑肌腱膜时，无须做结膜切口及结膜下放置橡皮片，只在穹隆部结膜下浸润麻醉后，将上睑复位，于睑板上缘横向切断提上睑肌腱膜，两侧接近内外眦部。然后再在提上睑肌腱膜前和腱膜后向上分离。

2. 提上睑肌腱膜修复术　适用于提上睑肌肌力≥10mm 的腱膜性上睑下垂。手术步骤如下：

（1）常规消毒铺巾。亚甲蓝画出重睑弧线，伴有上睑皮肤松弛的还要画出所需切除的多余皮肤的轮廓线。

（2）上睑皮下浸润麻醉。按画线切开皮肤，剪除部分睑板前轮匝肌。

（3）分离暴露腱膜：在眶隔与提上睑肌腱膜结合部上方中央处，剪开眶隔一小孔，腱膜前脂肪疝出孔口，再向内外侧剪开眶隔，这时可看清腱膜前脂肪，其后白色闪亮的组织即为提上睑肌腱膜，可将脂肪切除，同时让患者上下注视，可见腱膜移动，而眶隔不随之移动。分离眶隔与腱膜的结合部，暴露腱膜。可采用棉签钝性剥离，也可用剪刀锐性分离，只要注意不造成腱膜损伤。

（4）腱膜修复：有三种情况可供选择：①腱膜裂孔或断腱：可见一较厚的白色腱膜

裂开边缘，通常发生在腱膜远端接近睑板处。有时因腱膜变薄较难分辨，则能见到红色的Müller肌一直延伸到腱膜裂开边缘。用5-0不可吸收缝线，沿水平方向将裂孔上下缘腱膜间断缝合。若下方腱膜缘薄弱或完全消失，将腱膜上方断端移前与睑板做褥式缝合。入针点在上睑最高点，即正中线内2mm。褥式缝线先打活结，观察上睑高度，或未达到理想高度，可调节缝线松紧或打开线结重新缝置，直到满意为止。再于中间缝线的两侧，作同样褥式缝线各一针。②腱膜完整：可采用腱膜徙前、折叠或缩短，缝线方法同前。我们认为，腱膜的缩短、徙前手术效果较明确，腱膜折叠由于没有新鲜创面形成机化、粘连，手术矫正的效果往往不能持久。③整个腱膜缺失：这时，只有将提上睑肌腱膜部用缝线拉起，将肌肉行缩短或折叠，缝于睑板上缘。

（5）高度及弧度满意后，结扎缝线，剪除多余的提上睑肌，充分止血。用5-0尼龙线闭合皮肤切口。如兔眼明显，则行牵拉缝线闭合睑裂。术后7天拆除缝线。

3. 增强Müller肌力量的手术　最具代表的手术方法为睑板-结膜-Müller肌切除术，通过缩短Müller肌以增强Müller肌的力量而提高上睑。适用于提上睑肌肌力≥10mm，下垂量在1.5～2.0mm的先天性上睑下垂、腱膜性上睑下垂及Horner综合征的患者。为了判断术后效果，术前应做Müller肌功能测定，即新福林试验。如试验证明上睑可提高到理想位置，则术后效果满意。具体手术步骤：

（1）上睑皮下及上穹隆部结膜下做浸润麻醉。

（2）用眼睑拉钩翻转上睑，用有齿镊夹住睑板上缘向下牵引，再用两把弯血管钳夹住睑板上缘及穹隆部结膜，两把血管钳尖端在睑板中央相遇（图29-15）。特别注意两侧要夹住睑板，否则，术后会造成中央部高、两侧特别是鼻侧过低的情况。被夹住的组织包含睑板、结膜及Müller肌。

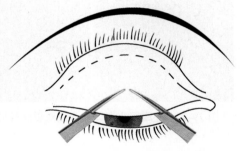

图29-15　两把血管钳夹住睑板

（3）将带有5-0尼龙线的针从相当于上睑皱襞的颞侧端皮肤面进针，在血管钳上面的穹隆部结膜出针，然后从后向前、从前向后沿着血管钳上面贯穿所夹组织做连续缝合，针距2～3mm，再从上睑皱襞的鼻侧端皮肤面出针（图29-16）。

（4）去除血管钳，沿血管钳所夹印记剪除部分睑板、结膜及Müller肌（图29-17）。

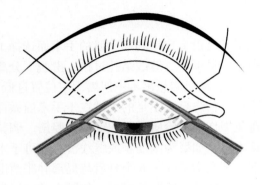

图29-16　做连续缝合

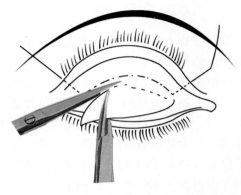

图29-17　剪除部分睑板、结膜及Müller肌

（5）收紧5-0尼龙线，用短胶布将尼龙线两端分别固定在内外眦部皮肤面。为避免倒睫形成，可在手术同时做一双重睑成形术（切开法或小切口切开法）。

（6）结膜囊内涂抗生素眼膏，轻加压包扎（图29-18～图29-21）。

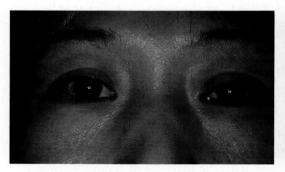

图 29-18 上睑下垂患者左眼轻度上睑下垂

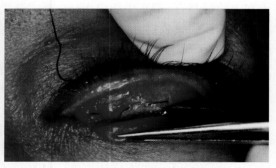

图 29-19 将左眼上睑翻转，剪除部分睑板、结膜及 Müller 肌

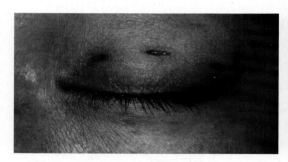

图 29-20 左眼行小切口切开法双重睑成形术

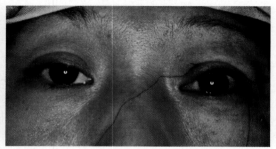

图 29-21 左眼行睑板 - 结膜 -Müller 肌切除术后

三、术后并发症及其处理

在上睑下垂手术时，如果手术适应证及手术方法掌握不准确，术后也会发生各种并发症，下面介绍一些常见的并发症及其处理。

（一）矫正不足

常见于提上睑肌肌力差的先天性上睑下垂，手术时没有选择利用额肌的手术而选择了提上睑肌缩短术者；或者提上睑肌缩短术中肌肉缩短量不足、缝线结扎过松、滑脱、分离提上睑肌腱膜时损伤腱膜；筋膜悬吊高度不够、滑脱；额肌瓣悬吊术中肌瓣固定位置过低、缝线滑脱、制作额肌瓣时损伤等均可导致矫正不足。预防矫正不足的关键在于手术前做详细的检查，选择合适的手术方式，并且手术中避免损伤提上睑肌腱膜或额肌筋膜瓣、调整睑缘高度至合适位置、缝线确切。术后出现矫正不足，如疑为阔筋膜或缝线滑脱，可于术后早期打开伤口予以重新缝合固定。一般情况下，须在术后3～6个月后待局部肿胀消退后再考虑再次手术。再次手术时，如肌力良好可选择做提上睑肌缩短术；如肌力差则行利用额肌的手术，行阔筋膜悬吊术比较方便。

（二）矫正过度

多发生在腱膜性上睑下垂等后天性上睑下垂，先天性上睑下垂者很少出现过矫现象。可能是行提上睑肌缩短术时提上睑肌缩短量过大，如腱膜性上睑下垂患者缩短量大于10mm。阔筋膜悬吊时牵拉过度、切开额肌瓣的位置过高且分离不充分而勉强下移与睑板缝合。因此，在行提上睑肌缩短术时，应根据术前的检查结果，调整术中上睑缘高度，特别对于后天性上睑下垂患者，手术矫正量应保守些。对于利用额肌悬吊术者，术后上睑缘的高度随时间推移会逐渐下降，早期过矫 1～2mm 者不需处理。但如出现角膜并发症时，需及时手术。将创口打开，将额肌瓣或筋膜固定于睑板上的缝线拆除，向睑板上缘移位，结扎缝线时松一些。晚期者，若经局部按摩等保守治疗无效而影响美观或出现暴露性角膜炎时，应重新手术调整。对于提上睑肌缩短术者，术后 2 周内发现过矫，可用手向下按摩上睑，或嘱病人闭眼后用手压住上睑，再努力睁眼，如此反复训练 2～3 个月，常能奏效。或在局麻下于上睑缘略上方用 1 号丝线作一褥式缝线，将上睑向下牵引，也常有效；如过矫超过 3mm，特别是出现角膜并发症时，需及时手术。早期可将创口打开，将提上睑肌固定于睑板上的缝线向睑板上缘移位，结扎缝线时松一些，如仍不能矫正可按上睑退缩手术做提上睑肌延长手术；术后 3 个月仍存在矫正过度，需再次手术。

（三）眼睑闭合不全

利用额肌的手术及缩短量大的提上睑肌缩短术，手术后必然会出现眼睑闭合不全。但随时间推移，闭合不全可逐渐减轻或消失。手术时防止矫正过度，对 Bell 现象缺乏者，手术矫正量应保守些。手术后，睡前结膜囊内涂大量眼膏，牵拉缝线牵拉下睑或用湿房保护角膜，防止暴露性角膜炎。

（四）暴露性角膜炎

由于眼睑闭合不全、缺乏 Bell 现象、泪液分泌减少、消毒液灼伤角膜、术中操作不当误伤角膜、术毕未作牵拉缝线、术后内翻倒睫、局部加压包扎过紧擦伤角膜或术后眼部护理不当等引起。术后表现为术眼异物感、畏光、流泪，体征为睫状充血、角膜出现点状浅层浸润、上皮脱落或混浊水肿甚至继发角膜溃疡。暴露性角膜炎多出现在角膜下方或角膜中央。因此，术中手术矫正量应保守些，术中注意保护角膜，防止消毒液灼伤角膜及术中长时间暴露致角膜干燥，术毕作牵拉缝线。术后常规应用抗生素眼液及眼膏以保护角膜。若经保守治疗 1～2 天后病情未见好转，应果断行手术将上睑重新放下，使眼睑能自然闭合，3～6 个月后可考虑再次行上睑下垂矫正手术。

（五）上睑迟滞

重度的上睑下垂患者利用额肌的手术及大量提上睑肌缩短术后，都会出现上睑迟滞现象。部分患者术前就已存在上睑迟滞现象，术后更加明显。术后随着时间推移，上睑迟滞会有所改善，但不会完全消失，也无治疗方法。可嘱患者学会自我控制，尽可能避免极度向下注视，以掩盖这一缺陷。

（六）上睑内翻倒睫

由于提上睑肌腱膜或筋膜、额肌瓣在睑板上的附着点太低所造成；眼睑皮肤切口位置过高，使切口下方皮肤过宽，皮肤松弛下垂推挤睫毛内转形成倒睫；缝合皮肤时，未带睑板或带缝睑板的位置过低而致睑缘内翻形成倒睫，多出现在眼睑内侧。因此，固定于睑板上的缝线应缝在睑板的中、上 1/3 处，结扎时不宜过紧。上睑皮肤切口宜低些。关闭皮肤切口时，特别是内侧要与睑板上缘带一针，使内侧睑缘略呈外翻状。有内翻倾向的患者，可在近内侧睑缘作一褥式牵引缝线，用胶布固定在额部，待眼睑肿胀消退后，睑内翻也会消退。如术后出现睑内翻，须重新打开切口，调整提上睑肌腱膜、额肌瓣或筋膜在睑板上的缝线位置或切除部分切口下唇的皮肤，缝合时缝线穿过睑板上缘或提上睑腱膜、额肌瓣切口线以上组织，以增加外翻力量。

（七）穹隆部结膜脱垂

提上睑肌缩短术中，如果肌肉缩短量大，分离超过上穹隆部，破坏了上穹隆悬韧带，加之手术造成组织水肿、出血致使结膜脱垂。所以手术时不要过度分离结膜与提上睑肌腱膜。手术结束前检查穹隆结膜有无脱垂，如有脱垂，可用 5-0 可吸收缝线在穹隆部作 2～3 对褥式缝线穿至切口皮下结扎。术后发现结膜脱垂，轻者可在表面麻醉下，用斜视钩将脱垂的结膜推送复位，然后局部加压包扎，或作 2～3 对褥式缝线穿至切口皮下结扎。严重者或经上述方法不能恢复者，需剪除部分脱垂的结膜。

（八）眉额区血肿

多发生于额肌瓣悬吊术，与手术操作粗暴、术中损伤血管（尤其是制作矩形额肌瓣）、止血不彻底及术后包扎压迫不当有关。术前肌内注射止血药，必要时术后继续 2 天。术中局麻药中（除心血管患者外）加适量 1∶1000 肾上腺素。操作时动作要轻柔，在直视下分离，术中充分止血。术毕充分止血且加压包扎。术后第 2 天换药若发现血肿，即以 12 号针头抽出并重新加压包扎，并给予巴曲酶（立止血）肌内注射。若血肿过大，需重新打开切口，取出血凝块。

（九）上睑皱襞不对称

由于画线时两侧高低即不对称，或由于缝合皮肤切口时，缝线穿过其下组织高低不一致，或结扎缝线时松紧不一所造成。单侧上睑下垂，虽然画线高度两侧对称，但由于矫正不足，术后下垂眼的双重睑可能过宽。因此，术前应正确估计术后效果，如术后矫正不足的可能性较大，则切口的位置应比健侧的上睑皱襞稍低，这样术后上睑皱襞基本对称，患者会比较满意。如术后下垂矫正尚满意，上睑皱襞太宽，可在术后 3 个月修整，切除原来切口瘢痕及一部分切口下唇皮肤，重新缝合。

（十）睑缘角状畸形或弧度不佳

由于筋膜悬吊术中筋膜各臂的牵引力不均匀，固定于睑板上的位置不当，穿过层间睑板缝线跨度过长，而结扎时又太紧，或术后某处缝线松解滑脱而造成睑缘弧度不佳或角状畸形。在上睑下垂手术结束前，一定要检查睑缘弧度，如发现不理想，必须耐心调整直至满意为止。如术后发现角状畸形，可于角状畸形处近睑缘的地方作一褥式牵引缝线，向下牵引缝线并用胶布固定于颊部，如角状畸形明显或弧度明显不佳，须重新打开切口，调整缝合位置。

第二节　无眼球眼窝凹陷矫正手术

患者因外伤、肿瘤、炎症、化学伤和青光眼绝对期等原因导致眼球被摘除或眼内容物被剜出，术后容貌严重受到影响。为了让患者容貌得到改善，为其装配合适、逼真且能动的义眼，是目前能够实现的目标。但是眼球或眼内容物缺失患者，即使长期佩戴义眼，如不用替代物填充缺失的眼眶容积，患者外观上也会产生畸形，如义眼活动度差、假性上睑下垂、结膜囊倾斜狭窄、上眶区凹陷等无眼球眼窝凹陷症候群等。在儿童还会影响眶骨及面中部的发育，因为眼球可能通过压力介导方式对眼眶产生营养性刺激作用而促进其生长发育，眼球摘除后不仅造成眼眶发育紊乱，而且还引起颅面其他诸骨发育迟缓。因此，除眼部恶性肿瘤、眼部炎症等疾病需进一步随访治疗外，眼球摘除术后原则上一般应同时行眼座肌锥内植入手术。如果恶性肿瘤局限于眼内，未在眼眶内扩散，也可考虑做一期眼座植入手术。

目前常用的眼座假体多为羟基磷灰石、高密度聚乙烯（Medpor）、硅橡胶或氧化铝生物陶瓷眼座。除硅橡胶眼座血管纤维结缔组织无法长入，其余几种眼座具有内联多孔，血管纤维结缔组织均可以长入。羟基磷灰石的成分与人体骨组织的主要无机成分类似，且具有与人体骨相似的孔隙结构，因此羟基磷灰石眼座具有高度的生物相容性、无毒性、无抗原性，纤维结缔组织可长入内联多孔，不引起明显的异物排斥反应，并可进行切削、钻孔，将眼外肌缝合或固定在眼座上，大大提高义眼活动度，是目前最理想的眼座材料，这种新型生物材料在临床上已经得到了广泛的应用。眼座直径有 16mm、18mm、20mm 及 22mm，可根据患者年龄、眼眶大小及术式，随意选择不同直径眼座。可做一期植入、二期植入、眼内容剜出同时植入或用异体巩膜全包裹后植入。但在后二者术中都需要在 4 条直肌附着点附近做部分巩膜开窗，以便血管能长入。下面介绍一期、二期眼座植入术及眼内容物剜出同期植入眼座术。

一、眼座一期植入术

适用于眼球萎缩或角膜葡萄肿失明等各种需行眼球摘除术的患者。感染性疾患如眼内容炎、全眼球炎患者，需行眼球摘除时不能施行同期眼座植入术，待感染控制后再行二期眼座植入术。手术步骤如下：

1. 术眼滴用抗生素眼液 2 日。术前半小时肌内注射阿托品 0.5mg。

2. 用 2% 利多卡因与 0.75% 布比卡因（1∶100 000 肾上腺素）等量混合后，用球后神经阻滞注射及球结膜下浸润麻醉。

3. 按常规做眼球摘除。沿角膜缘周围剪开球结膜，尽可能多地保留结膜，以免术后结

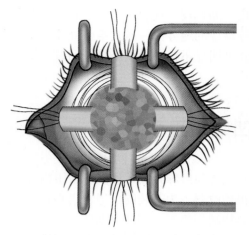

图 29-22　4 条直肌做预置缝线

膜囊过小。筋膜下分离，暴露眼外直肌。用斜视钩钩起四条直肌，在每条直肌断离前，用 5-0 尼龙线作预置缝线。在肌止处剪断直肌后，用血管钳将 4 条直肌的缝线固定在手术巾上。转动眼球，剪断上、下斜肌。用血管钳夹从鼻侧进入球后，触及视神经时，血管钳钳夹视神经 2 ～ 3 次，退出血管钳，用视神经剪将视神经剪断。眼球摘除后用热盐水纱布塞入肌锥内，压迫止血（图 29-22）。

4. 彻底止血后，将合适的无菌钢球（规格直径分别为 16mm、18mm、20mm、22mm）植入肌锥内，一方面可压迫止血，并扩张肌锥腔；另一方面可估计眶腔所需植入眼座大小（图 29-23，图 29-24）。

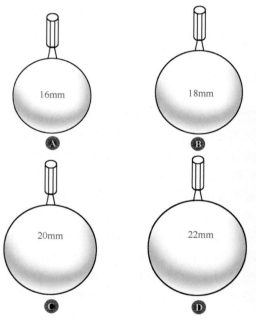

图 29-23　无菌钢球直径分别为 16mm、18mm、20mm、22mm

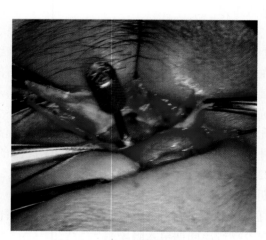

图 29-24　无菌钢球植入肌锥内

5. 选择好眼座尺寸后，用长 5 号注射针头在眼座前端钻 4 个孔，形成 2 条平行的隧道，进针与出针间距在 1cm 左右，用 5-0 涤纶编织线穿过隧道使呈 "U" 形，并将 "U" 形缝线两端结扎以防滑出。用亚甲蓝或甲紫在 4 个孔的中央定点，并在相当于 3 点及 9 点钟再各定一点（图 29-25）。用庆大霉素 4ml（4 万 U/ml）浸泡眼座。

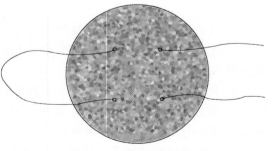

图 29-25　缝线穿过眼座

6.用两张消毒的塑料薄膜部分重叠后置于肌锥表面,以减少眼座植入时的阻力。将眼座置于薄膜上,隧道与睑裂平行,眼座连同塑料薄膜一起压入肌锥内,植入时要注意将3个定点位置朝上(图29-26)。指压眼座,将塑料薄膜从眼座下缓缓抽出。抽出时注意3个定位点的位置,如有偏位需调整压迫眼座力量的方向。用血管钳在眼座与眼球筋膜之间略做分离,以便进一步调整定点位置,也可使眼座植入再深一些。

7.将内外直肌上的缝线分别与眼座上的缝线打结。打结后,对线结上的缝线其中一根缝线剪断,另一根缝线与上下直肌缝线结扎。

8.用5-0可吸收缝线,间断缝合眼球筋膜,5-0尼龙线间断缝合球结膜(图29-27)。结膜囊内置薄型眼模,涂抗生素眼膏,术眼加压包扎。

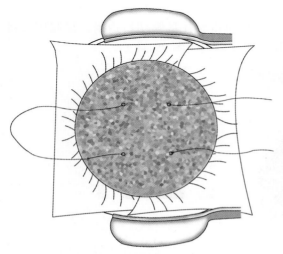

图 29-26　眼座放在塑料薄膜上

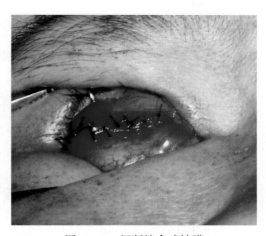

图 29-27　间断缝合球结膜

9.术眼用绷带加压包扎5~7天。每1~2日换药1次,并取出薄型眼模清洗,清洁结膜囊,滴抗生素眼液及涂膏,然后置入眼模。术后静脉滴注抗生素2~3天。术后第7日拆除结膜缝线,2~3周可配义眼(图29-28,图29-29)。

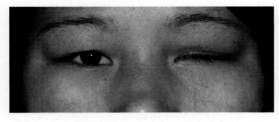

图 29-28　眼座植入术后患者左眼尚未配戴义眼

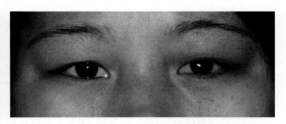

图 29-29　眼座植入术后患者左眼佩戴义眼

二、眼座巩膜腔内植入术

青光眼绝对期角巩膜葡萄肿患者,可在做眼内容物剜出手术的同时,行羟基磷灰石眼座巩膜腔内植入术。手术步骤如下:

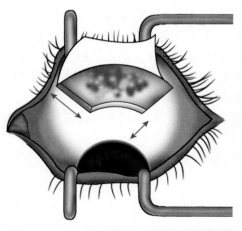

图 29-30　距上方角膜缘 4mm 处做巩膜瓣

1. 术前滴抗生素眼液 2 天。

2. 刮除术眼角膜上皮。沿角膜缘剪开球结膜，在眼球筋膜下用眼科剪向赤道部分离。

3. 距角膜缘 4mm 处，做与角膜缘平行的上方巩膜全层切开，切开范围为 2 ～ 10 点钟。在巩膜切口两端各做一条向赤道部的放射状切口，长 4 ～ 5mm（图 29-30）。也可沿角巩膜缘切除角膜，直肌间做四个放射状巩膜切开。

4. 剜除眼内容物。对眼内容（尤其是葡萄膜）一定要刮除干净。

5. 用止血钳夹住巩膜切口边缘，提起切口将眼座植入巩膜腔内（图 29-31）。

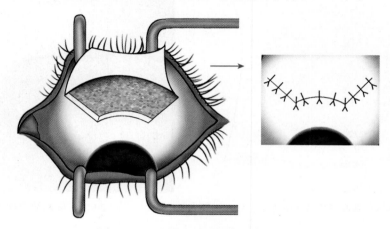

图 29-31　眼座植入巩膜腔内并予缝合

6. 巩膜切口用 5-0 可吸收缝线做间断缝合。

7. 在 4 条直肌旁各做 3mm×7mm 的巩膜全层切除，以促使眼座血管化。

8. 眼球筋膜及球结膜完全遮盖角膜，并分层做间断缝合。

9. 术后处理　同眼座一期植入术。

三、眼座二期植入术

眼座二期植入术，在多数情况下比眼球摘除或眼内容物剜除术要复杂，主要是因为正常的眼眶解剖结构被破坏甚至重新组合，形成不同程度的瘢痕，眼外肌失去与眼球的附着关系，向眼眶深部退缩，增加了手术的难度，术后眼外肌和眼座的活动度也较一期植入为差。眼座二期植入术的关键是寻找到四条眼外肌（上、下、内、外直肌），这不仅可以确保眼座植入到正确的解剖位置，也能最大程度改善其活动度和义眼的位置。

适用于眼球已摘除，而未植入眼座，配戴义眼后上眶区凹陷者；以往植入的眼座暴露需手术置换者；既往植入的眼座太小导致义眼外形、活动度不理想等。禁忌证：活动性感染性疾患，恶性肿瘤眼球摘术后有复发倾向者。手术步骤如下：

1. 患者术前 3 天停止佩戴义眼，结膜囊滴用抗生素眼液，术前清洗结膜囊。

2. 术眼置开睑器，球结膜下浸润麻醉，麻醉不要太深，否则干扰眼外肌的寻找。

3. 水平剪开球结膜，分离球结膜与 Tenon 囊。

4. 寻找眼外肌 嘱患者健眼上下左右运动，即可见直肌运动产生的凹陷，并用镊子感觉张力，剪刀分离暴露可见条索状肌肉纤维，找到确切的直肌，应用 5-0 涤纶编织线或可吸收缝线作预置缝线。用血管钳将 4 条直肌的缝线固定在手术巾上。如果是儿童等全麻患者，手术中小心寻找眼外肌的肌鞘，分离暴露条索状肌肉纤维，找到确切的直肌，用 5-0 涤纶编织线作预置缝线。全麻患者牵拉直肌时可从心电监护仪上看到心率减慢，这也可以作为判断是否找到直肌的标志。全麻患者术前还需行眼肌检查，嘱其健眼上下左右运动，观察患侧结膜囊内直肌运动情况。在分离寻找上直肌时应特别注意，提上睑肌就紧贴着上直肌，以免造成术后上睑下垂。

5. 充分分离筋膜囊后，将眼座放入肌锥深处，其余具体手术步骤及术后处理同眼座一期植入术。

四、眼座植入手术的术后并发症及其处理

（一）术后近期并发症及其处理

眼座植入术后近期并发症是指术后 2 周内发生的并发症，主要有结膜裂开、眼座暴露、结膜囊狭窄、眼座活动度差、上睑下垂和感染。

1. 结膜及筋膜裂开 是比较常见的并发症，多在术后 1 周左右拆线时发生。主要由于手术时眼球筋膜缝合不够严密，结膜对位缝合欠佳；二期手术寻找直肌过度分离眶内组织，损伤球筋膜或手术时损伤球结膜导致切口张力过大，术后易裂开；眼座植入位置过浅，或术后加压不够出现眶内血肿，推挤眼座前移，使结膜切口张力大而裂开；术后结膜下血肿，局部血供差，结膜坏死、裂开；术后护理不当，取出和置入眼片或拆线时动作粗暴，导致伤口裂开。单纯结膜裂开而球筋膜愈合良好，不需手术修补，给予隔日换药、加压包扎，通常能自行愈合。对结膜裂开伴随筋膜裂开病例，需行手术修复，可行带蒂筋膜瓣覆盖术，术中充分分离结膜和筋膜组织，取上、下穹隆处的筋膜制成带蒂筋膜瓣转移至切口处进行修复。对眼座过大或眼座植入偏前，裂开比较严重者，将眼座前极部分咬去、磨平，充分分离结膜和筋膜组织后分别逢合。

2. 结膜囊狭窄 指术前结膜囊大小尚可，因手术操作不当造成结膜囊狭窄。可能是术前即有轻度结膜囊狭窄，术后由于眼座植入，结膜囊狭窄将更严重；或术中对眶内组织过度分离，损伤球结膜及筋膜囊，术后结膜囊狭窄，义眼薄壳不能置入。对于轻度结膜囊狭窄，早期可采用上下穹隆切开加深术，术中置入正常大小的义眼薄壳，上下眼睑对缝，加压包扎。也可将义眼薄壳磨小抛光后置入，在保持切口无张力的条件下尽量置入较大的薄壳，对现存的结膜囊起支撑作用，对抗结膜的进一步收缩。对于严重的结膜囊狭窄，一般在眼座植入后 3 ～ 6 个月二期行结膜囊成形术联合口唇黏膜移植术。

3. 眼座活动度差 主要由于眼外肌与眼座的固定不牢，术后眼外肌松脱；二期眼座植

入术中，由于眶内组织粘连、瘢痕形成，术中不易分离眼外肌，四条直肌没有找到和找全，影响手术效果；眼座植入术后行结膜囊成形术，植入口唇黏膜与眶内组织产生瘢痕粘连，影响眼座的活动度。因此主张最好一期植入眼座，若无条件一期植入时，在摘除眼球的同时应将眼外肌对端缝合。

4. 眼座前突，无法放置眼片或义眼　是由于手术植入时眼座位置靠前，未进入肌锥内，或术后未给予加压包扎，水肿的球后组织推挤眼座向前，使整个眼座浮于筋膜囊浅表，义眼无法置入。因此术中眼座应植入肌锥内，并较正常眼球位置偏后。术后充分加压包扎 1～2 周，防止眼座突出的发生。对于已发生眼座突出者，可行手术咬除部分突出的眼座球体或取出眼座重新植入，再分层用 5-0 可吸收缝线和尼龙线缝合眼球筋膜和球结膜，置入薄壳，术后加压包扎 2 周左右。

5. 上睑下垂　多见于二期手术中，主要由于术中寻找上直肌时损伤提上睑肌造成；植入的眼座较大，或患者在儿童时期眼球摘除，眼眶较小，眼座植入后眶内压较高，压迫提上睑肌腱膜，造成上睑下垂。术后观察 3～6 个月，麻痹性上睑下垂一般半年内逐渐恢复，机械性损伤无法恢复者，可行上睑下垂矫正术。

6. 感染　眼座感染少见。多孔的眼座易于细菌繁殖，故一旦发生感染，难以控制，需摘除眼座，行结膜囊引流。

（二）术后远期并发症及其处理

眼座植入 2 周以后发生的并发症主要有以下几种类型：眼座暴露、残留上眶区凹陷、肉芽组织增生、眼座下垂。

1. 眼座暴露　是最常见的并发症。主要由于：①眼座的质量较差，排异性和抗原性较大，使眼座暴露；②眼座尺寸相对于眶容积过大；③眼座粗糙的表面对前部的结膜及筋膜囊有刺激作用，影响组织的愈合；④眼座植入不够深入肌锥和筋膜囊，造成前面组织的菲薄；⑤一期植入术中眼座上直肌固定位置偏后，使整个眼座浮于筋膜囊浅表，且眼座前部血管化延迟；⑥二期植入术暴露情况多于一期植入术，这与二期植入术多伴有眶骨骨折或结膜囊狭窄等，且术中寻找直肌不确切，筋膜囊分离不充分有关；⑦术后加压不够，容易出现血肿，推挤眼座前移或组织自溶；⑧过早配戴义眼或义眼不适合，对轻度暴露病例采取保守治疗，多能自行痊愈。对中重度暴露病例，多采用在眼球筋膜下充分分离，然后咬切去部分暴露的眼座球体，磨光后再分层用 5-0 可吸收缝线缝合眼球筋膜，用 5-0 尼龙线间断缝合球结膜。

2. 残留上眶区凹陷　残留上眶区凹陷的原因主要有：①植入眼座过小，由于眼球摘除术后眶内容丧失一般为 6～7ml，即便加上义眼也不能弥补眶内容丧失量，就会出现上眶区凹陷；②合并眶骨骨折的患者，眶容积较正常增大，且眶内容物通过骨壁缺损处丢失到眶外；③眼座植入过深，有的医生为防止眼座脱出，将上下直肌、内外直肌相对结扎于眼座前表面，造成眼座深入肌锥，位置过深，也会导致残留上眶区凹陷。轻度凹陷者，结膜囊内置入较厚义眼片予以矫正；凹陷明显者，可采用片状或块状眼眶修复材料眶底骨膜外植入，使之充填于眼座的后下方，增加眼眶内容量，改善上眶区凹陷。

3. 肉芽组织增生　肉芽组织增生一般与眼座质量有关，眼座存在明显质量问题可使结膜囊内大量肉芽组织增生。义眼摩擦使眼外肌缝线暴露，缝线刺激结膜组织，炎性肉芽组织增生。可手术切除肉芽组织，肉芽组织增生处结膜电凝、烧灼。眼座质量差、大量肉芽组织增生的患者行眼座取出术，去除肉芽组织，眼外肌对端缝合，术后结膜囊内置入眼模，3个月后再行眼座二期植入术。

4. 眼座下垂　多见于二期眼座植入患者，原因主要在于分离 Tenon 囊时，由于怕损伤提上睑肌，往往上直肌的寻找不确切，术后由于重力的关系，眼座逐渐向下移位，导致下穹隆浅甚至消失，义眼片不能置入。一般采用块状眼眶修复材料眶底骨膜外植入，使之充填于眼座的下方，改善眼座下垂；也可进行 Tenon 囊内同种异体阔筋膜眼座兜带术来提高眼座位置。

5. 眼座栓钉植入术的并发症　羟基磷灰石和高分子聚乙烯眼座最大的优点是组织相容性好和纤维血管化，术后6～8个月，眼座已基本实现血管化。在20世纪90年代到20世纪末，眼整形外科医生在内联多孔眼座植入后6～8个月，认为眼座已基本血管化，此时多施行眼座打孔栓钉或钛钉植入术。栓钉植入后3～4周结膜上皮可以完成孔内壁的上皮化，孔内创面消失。此时可在义眼背面制成一个凹臼，使义眼与栓钉之间通过球-窝状关节而连接，从而增加义眼活动度，并减轻义眼对下睑的压力，减少下睑松弛等并发症。但栓钉植入术患者经过5～10年随访观察，大多数患者会发生栓钉脱出、肉芽组织增加、眼座暴露和眼座感染等严重并发症，目前，栓钉植入术已完全淘汰。

第三节　单纯眶壁骨折整复手术

1957年，Smith 首先提出了眼眶爆裂性骨折（orbital blowout fracture）的概念，用于描述临床最常见的中 1/3 眼眶骨折。之后，Converse 进一步提出了单纯性和非单纯性眼眶爆裂性骨折的概念：单纯性眼眶爆裂性骨折不累及眶缘，故现在称之为单纯眶壁骨折，伴有眶缘骨折为非单纯性眶爆裂性骨折，又称之为复合性眼眶骨折，这一分类一直沿用至今。根据外力大小和作用部位的不同，眼眶骨折呈复杂多样的组合形式，其治疗方法也大相径庭。临床上可将眼眶骨折分为以下五类：①单纯眶壁骨折；②眶颧颌骨折；③鼻眶筛骨折；④额眶骨折；⑤多发性骨折。下面主要论述单纯眶壁骨折的手术治疗。

单纯眶壁骨折是指未累及眶缘的眶内侧壁和眶底薄弱处骨折（orbital blowout fracture），是由直径大于眶口的物体钝性打击眼眶软组织和眶缘，导致眶压突然增高和眶壁坍塌，引起眶壁最薄弱处爆裂，眶内软组织嵌顿疝入到副鼻窦内，造成眼球内陷和移位、眼球运动障碍和复视及眶下神经感觉丧失等一组综合征（图29-32）。单纯眶壁骨折的程度和部位各不相同，其临床表现和体征有很大的差异，部分病例外伤后仅表现为眼睑水肿，眶周血肿和瘀斑等软组织钝挫伤的临床体征，骨折被掩盖。外伤后2周水肿逐渐消失，方出现单纯眶壁骨折的典型临床表现：眼球内陷，眼球运动障碍和复视，眶下神经感觉丧失，眼球移位和视力下降等（图29-33）。此时结合X线平片和计算机体层摄影（computedtomography，CT）检查往往可以做出诊断（图29-34，图29-35）。但对于各种特殊情况，如发生眶内血肿、眼外肌损伤和大量软组织嵌顿等，需要结合超声检查和磁共振成像（magnetic resonance imaging，MRI）明确诊断。同时，为了对眶爆裂性骨折的典型表现进行全面的定性定量分析，还需进行多种特殊检查：①被动牵拉试验明确眼外肌嵌顿情况；②突眼计测量眼球内陷度数；③ Lancaster 红绿灯测量法或同视机检查分析复视情况；④视觉电生理诊断分析系统明确视功能改变情况。近年来，医学三维影像技术的发展和应用，使眶爆裂性骨折的诊断水平达到一个新的高度：①立体显示解剖结构；②定性和定量诊断分析；③模拟设计眶内植入模型。

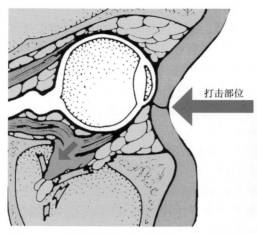

图29-32 物体钝性打击眼眶软组织和眶缘，导致单纯眶壁骨折

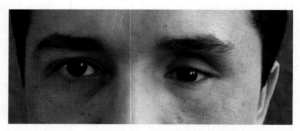

图29-33 单纯眶壁骨折患者，表现为左眼球内陷，眼位下移

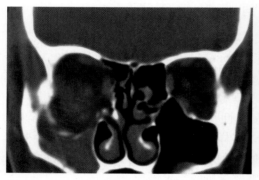

图29-34 CT冠状位示右眼眶下壁和内侧壁骨折

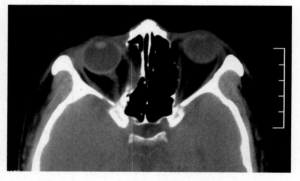

图29-35 CT水平位示右眼眶内侧壁骨折

单纯眶壁骨折的治疗方案分为保守治疗、早期手术治疗和晚期手术治疗。早期手术治疗可使嵌顿和陷入的眼外肌等软组织及时松解复位，恢复功能，在功能和外形上获得满意的治疗效果。但对失去早期手术机会，发生晚期畸形的患者，仍然强调晚期整复手术，仍然有希望达到较好的治疗结果。

一、单纯眶壁骨折的治疗方案选择

（一）保守治疗

适应证：①外伤后3周内视功能障碍性复视显著改善和消除；②无明显的眼球内陷和眼球移位；③被动牵拉试验阴性，主动收缩试验正常，CT扫描显示无眼外肌嵌顿和陷入；④不产生晚期眼球内陷的小的眶壁缺损。

大多数眶爆裂性骨折病例，是进行手术治疗还是保守观察是相当明确的，问题主要存在于一些边缘病例，如复视症状缓慢减轻，进行性畸形改变等。对一时难以决定的边缘病例，应在外伤后 1～3 周内详细检查病人，密切观察复视和眼外肌运动情况，眼球内陷及眼球下移度数改变，根据病情变化情况选择合理的治疗方案。当需要手术治疗时，应尽早进行。

口服泼尼松为主，一般口服泼尼松 5～7 天。成年病人的泼尼松口服剂量为 60mg 维持 2 天，减量为 40mg 2 天，再减为 20mg 2 天，根据治疗效果可适当延长用药 1 周。

（二）早期手术治疗

单纯眶壁骨折的早期手术治疗，主要指外伤后 3 周内进行的手术治疗，手术方法主要根据外伤后复视、眼球内陷和眶壁缺损的情况决定。其适应证是：①视觉障碍性复视继续存在，无明显改善；②被动牵拉试验阳性，CT 扫描显示眼外肌嵌顿或陷入骨折处；③美容上难以接受的眼球内陷，一般为 ≥ 3mm 的眼球内陷；④ > 3mm 的眼球移位；⑤ > 2cm^2 的眶壁缺损，它将引起晚期眼球内陷。

单纯眶壁骨折早期手术治疗的目的是解剖复位和修复重建。手术步骤主要分为：①骨折部位暴露；②软组织复位；③骨折复位；④缺损修复和眶腔重建。

（三）晚期手术治疗

由于眶爆裂性骨折早期，眶内软组织肿胀、血肿等，眼球内陷并不明显，虽然各项检查指标提示早期手术，但部分病人往往拒绝早期手术治疗；或经过早期手术治疗或保守治疗后，仍有部分患者达不到满意的治疗结果，发生继发性畸形，需要再次手术治疗或晚期手术矫正。全面的术前检查、运用先进的诊断方法、选择正确的手术方法，单纯眶壁骨折的晚期手术治疗仍能取得相当满意的疗效。

晚期手术治疗的适应证：① > 3mm 的眼球内陷或眼球移位；②视觉障碍性复视；③眼外肌运动障碍。眼球内陷是由于眼球赤道部以后部分的眼眶容积扩大，眶容积和眶内容间的不平衡，晚期手术治疗主要是嵌顿软组织复位、骨折复位和眼眶重建手术。复视和眼球运动障碍的晚期治疗主要选择眼肌手术。单纯眶壁骨折晚期手术治疗的顺序是首先矫正眼球内陷，眶内植入生物材料重建正常眼眶容积，然后进行眼外肌手术治疗复视和眼球运动障碍。晚期手术的时间选择，过去强调第二次手术的时间至少在第一次手术后 6 个月，以便软组织稳定和瘢痕软化。目前认为，第二次手术的时间越早越好，以预防瘢痕形成使眼球运动障碍和软组织畸形的产生。

眼球内陷晚期手术矫正的不利因素：①眶内广泛的瘢痕粘连，向后牵拉眼球，限制眼球前移；②眶周某处局限性瘢痕牵拉，眼球前移时导致眼位偏斜；③如存在严重的眼睑瘢痕，眼球前移将产生眼睑闭合不全，需要寻找眼球前移和暴露性角膜炎之间的中间点；④晚期手术整复的效果比早期手术治疗效果差，晚期整复后，需要再次手术治疗的比例高。

二、单纯眶壁骨折的手术步骤

1. 麻醉　可行局麻和全麻。局部麻醉为眶下神经孔、眶下缘和眶底、内眦和眶内侧壁浸润麻醉，为便于术中观察眼球运动和复视情况，不进行球后麻醉。

2. 切口选择

（1）眶底爆裂性骨折的常用切口：①下睑睫毛下切口（图 29-36）；②下穹隆结膜切口（图 29-37）；③下眶缘切口。下穹隆结膜切口没有皮肤瘢痕，术后不引起下眼睑外翻，更加符合美容的要求，因暴露范围较小，当手术范围广，暴露不彻底时，可行外眦切开延长手术切口。下穹隆结膜切口是目前最常用的手术入路。下睑睫毛下皮肤切口暴露范围广泛，术后瘢痕不明显，但可发生下睑退缩等并发症，临床应用逐渐减少。下眶缘切口沿下睑皱褶切开，暴露较好，但瘢痕明显，临床基本淘汰。

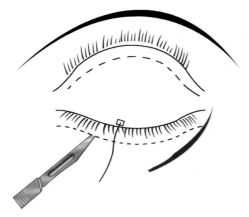

图 29-36　下睑睫毛下切口

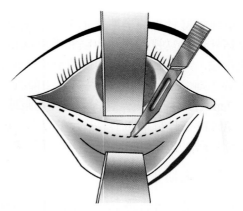

图 29-37　下穹隆结膜切口

（2）眶内壁爆裂性骨折的常用切口：①下睑睫毛下切口；②内眦切口；③眉内侧切口；④经鼻筛窦进路；⑤结膜切口。下睑睫毛下切口也是眶内壁骨折或眶底骨折伴发眶内壁骨折时比较常用的切口。内眦切口包括内眦韧带上切口和内眦韧带下切口及整个内眦切口，是暴露眶内壁骨折最好的切口，但暴露范围不如下睑睫毛下切口。眉内侧切口对眶内壁下部骨折的暴露不足，内眦和鼻内侧皮肤切口因术后皮肤瘢痕明显，正在逐步淘汰中。经鼻筛窦进路在鼻内镜下进行，经鼻筛窦进路可直达骨折部位，并可根除筛骨板的骨折块，避免皮肤切口更符合美容要求，目前应用逐渐增多，缺点是鼻腔进路要去除鼻甲以便暴露，术后眼眶与鼻腔完全相通，使修复材料与外界相通，植入修复材料困难。目前经鼻进路大多作为单纯眶内壁骨折的辅助切口。

单纯眶内壁骨折，以及眶底骨折合并眶内壁骨折，目前主要选择结膜切口进路。

3. 软组织复位和骨折暴露　软组织复位包括嵌顿在骨折缝处或疝出到副鼻窦内的眶内软组织和眼外肌的完全复位。暴露眶壁缺损的所有边缘，测量眶壁缺损的大小，首先要分离并显示整个骨折部位和骨折缺损，鉴别出骨折所有边缘的正常骨壁，然后将嵌顿在骨折缝处和疝出到副鼻窦内的眶内软组织和眼外肌回复到眼眶内（图 29-38，图 29-39）。复位过程中用镊子轻轻牵拉嵌顿的软组织，必要时可压迫骨折的一边以利于软组织松解。软组织复位后进行被动牵拉试验，以验证眼外肌运动的情况。但眶壁骨折和缺损的下缘往往不能完全显示，使深部的软组织不能完全复位，且手术医师担心损伤视神经。因此，手术者应熟悉眼眶解剖，眶壁深部骨折最好在内镜下进行，充分暴露骨折边缘（图 29-40），软组织完全复位。

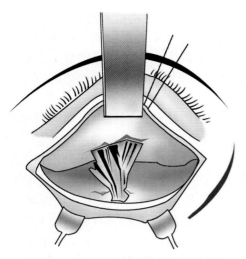

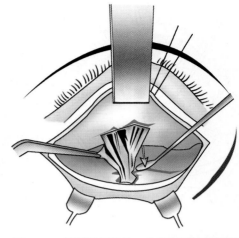

图 29-38 嵌顿在骨折缝处的眶内软组织　　图 29-39 镊子轻轻牵拉、分离嵌顿的软组织

4. 缺损修复和眶腔重建　为了预防复位的软组织再一次疝出，修补眶壁骨折缺损，矫正扩大的眶腔容积，必须进行移植物眶内植入。植入材料分为自体、异体或非生物材料。自体骨移植常用颅骨、髂骨和肋骨。同种异体材料以冻干的硬脑膜和放射处理的肋软骨最常用，软骨是来源丰富的异体材料，即使最大限度的吸收，它与周围组织形成包膜同样可预防软组织疝出和脂肪移位。非生物材料包括钛、聚四氟乙烯、聚乙烯、甲基丙烯酸甲酯、明胶薄膜、硅橡胶和羟基磷灰石人工骨等，非生物材料应用的最大缺点是排异反应、感染、囊肿形成和植入物移位。目前常用钛网、高密度多孔聚乙烯（Medpor）和 HA 人工骨片作为眶内植入材料。术前可行眼

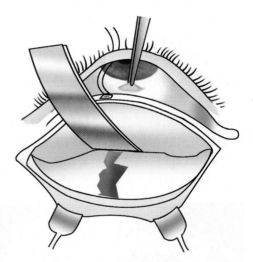

图 29-40 暴露骨折边缘

眶容积测量，并借助 CAD/CAM 技术确定植入物的大小、形状和部位。以 Medpor 为例，选用厚度为 2.3mm，大小为 40mm×52mm 的多孔聚乙烯片修复眶壁骨折，选用大小为 43mm×18mm，下眶缘形状的多孔聚乙烯片修复眶缘骨折和缺损。将多孔聚乙烯片浸泡在热生理盐水中 5 ～ 10 分钟，然后应用剪刀和刀片任意修剪和塑形多孔聚乙烯片，以适应眶壁和眶缘缺损的大小和形状。多孔聚乙烯片植入前先浸泡在稀释的庆大霉素溶液中 10 分钟。首先植入一块形状和眶壁缺损相似、略大于缺损区的多孔聚乙烯片，完全覆盖和修复眶壁缺损（图 29-41）。眶底和眶内侧壁联合骨折大多是眶下神经管内侧部分和筛骨纸板破裂形成一个大的缺损和凹陷，修剪出一块大小适合的多孔聚乙烯材料，依据眼眶内下角的形状将多孔聚乙烯弯成弧形植入。多孔聚乙烯材料植入前先计算其体积。依据眼球内陷度数推算出的眼眶容积增加量减去该块多孔聚乙烯材料的体积的差值，即为完全矫正眼球内陷还需要植入的多孔聚乙烯的体积。根据体积计算出还需植入的多孔聚乙烯的大小，

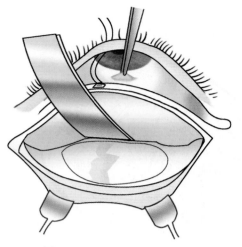

图 29-41　眼眶骨折缺损修复

将其分成 2 ~ 3 块，分别植入到眼球赤道部以后，如移植物植入眼球赤道部以前，将使眼球上移而不是前突。手术中，尤其注意眼球赤道后眶底内侧隆起结构的修复，它对眼球内陷的完全矫正相当重要。

在多孔聚乙烯植入过程中，随时观察患者复视和眼球运动情况及进行被动牵拉试验，如引起眼前运动受限，说明植入的多孔聚乙烯压迫软组织，取出多孔聚乙烯，充分分离软组织后重新植入。为了预防多孔聚乙烯和眼外肌及其周围组织粘连，最靠近软组织的植片选择带有保护层光面的多孔聚乙烯薄片，光面向眶内。为预防眶内植入物的继发性移位，根据骨折部位和大小不同，还需决定是否需要植入物固定或选择不同的眶内植入物固定法，如生物胶水固定、微钢板固定、小钢板固定及钛钉、钛板和钛网固定等。眶壁缺损修补的多孔聚乙烯和眶内植入的多孔聚乙烯一般应用胶水固定，仔细缝合眶缘处骨膜，即可防止多孔聚乙烯血管化之前向眶缘移动。但下列情况下植入物必须充分固定：①较大的眶壁缺损，眶内植入物体积较大，且骨膜破裂严重的患者；②合并眶缘骨折，进行生物材料眶缘重建；③合并颧弓骨折，施行颧弓复位和沿眶外壁植入生物材料。

5. 将术眼眼球突出度调整满意后，充分止血后，逐层缝合骨膜、皮下组织及皮肤。为代偿组织水肿和骨移植材料的吸收，眼球突出度的过矫是必要的。涂眼膏，加压包扎。

6. 术后静脉滴注抗生素和激素 3 ~ 5 天，术后第二天开始眼球运动锻炼，进行手术前后眼球位置对比（图 29-42，图 29-43）。

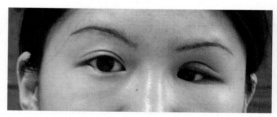

图 29-42　眶爆裂性骨折患者术前左眼眼球内陷

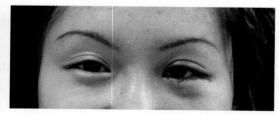

图 29-43　眶爆裂性骨折患者术后左眼眼球内陷被矫正

三、单纯眶壁骨折后复视的治疗

复视是眶爆裂性骨折晚期手术治疗和再次手术的主要原因之一，占晚期手术病人总数的 20% 以上。眶爆裂性骨折后复视和眼球运动障碍的主要原因是眼外肌水肿、血肿和直接损伤，眼外肌嵌顿到骨折处及眼外肌运动神经损伤。外伤后不同时间和不同原因产生的复视和运动障碍，其治疗方案完全不同。

1. 外伤后 3 周内和 CT 扫描未见眼外肌嵌顿的复视患者，主要采用随访观察和保守治疗。对此类复视患者给予激素口服，可快速改善复视症状，甚至使复视完全消失。

2. 对眼外肌嵌顿产生的复视和运动障碍，强调早期手术治疗。采用软组织和眼外肌彻底复位、骨折复位、缺损修补和眼眶容积重建。Chen 等（1992）对 77 例眶爆裂性骨折患者进行早期手术治疗，骨折处嵌顿的软组织彻底复位，应用冻干的硬脑膜和软骨封闭骨折缺损和重建眼眶容积。其中 35 例存在复视症状，早期眶底手术后 24 例复视症状完全消失，1 例保留原位注视时复视，10 例周边视野复视。

3. 复视和眼球运动障碍的晚期手术治疗主要选择眼外肌手术。①骨折时眼外肌严重损伤产生的复视，保守治疗未能恢复眼外肌功能，晚期手术只能通过减弱其拮抗肌作用增加协同肌作用来改善复视症状，眼眶重建手术是无用的。②眼外肌嵌顿产生的复视，由于未能早期手术复位，到晚期眼外肌嵌顿处广泛的瘢痕形成、粘连牵拉，此时即使嵌顿的眼外肌复位也不能完全恢复其功能。③运动神经损伤产生的眼外肌麻痹性复视，只有进行眼外肌手术改善症状。

4. 复视和眼外肌运动障碍的情况不同，手术类型的选择也不同。眼眶外伤后大多数患者表现为患眼的下直肌运动障碍，向下注视困难，不能阅读，向下注视时复视。①对眼球上转正常，向上注视时被动牵拉试验正常，向下注视时复视的患者，可考虑将内外直肌全部肌腱移位缝合在下直肌附着点的巩膜上或下直肌附着点后 2 ～ 3mm 的巩膜上。②对被动牵拉试验阳性，眼球不能上转的复视患者，首先进行下直肌后徙来消除眼球上转困难，3 ～ 6 个月后，再进行上述手术。

应该强调，对眶爆裂性骨折晚期手术治疗，应该首先进行骨折复位和眼眶重建手术矫正眼球内陷、眼球移位和复视，对上述治疗无效的复视患者，选择眼外肌手术治疗复视。

（范先群　刘海燕）

第五篇 眼科手术的实验室训练

第三十章 眼科手术操作技术的实验室训练

第一节 概 述

娴熟的手术操作技术是手术成功的基本保证。调查发现，初学者的手术并发症发生率是熟练者的 10 倍以上。熟练掌握眼科手术操作技术是一个漫长的实践累积过程，必须勤于练习才能技术精湛。尽管眼科医生可以通过理论学习、手术观摩等方法学习手术操作技术，但手术实践是最为直接和高效的学习手术的方法。以往绝大部分眼科医生是通过"师徒传教"方式在患者眼上进行临床手术实践来学习和掌握手术操作技术的，但受病情变异、手术例数少等条件制约，不能实现标准化、反复强化训练，因而学习效率低、学习曲线长。此外，随着公民维权意识的日益增强，患者对在自己身体上进行临床手术学习和操作越来越抵触，甚至反对，因而使得这种方式的手术训练几乎成为不可能。另外，一旦手术失败，不仅给患者带来不良后果，也会严重打击教、学双方的信心，产生强烈挫败感，带来沉重心理负担，严重的可能导致放弃手术生涯。因此有必要建立一种新的手术训练方法：既能最大程度地达到临床手术实践的效果，又能规避手术失败的风险、缩短手术的学习曲线。建立眼科手术实验室，通过在动物眼或手术模拟仪上进行反复、标准化的训练来掌握手术操作技术是目前最为有效的方法。美国、德国、日本等国家非常重视眼科住院医生的实验室手术培训，建立了眼科手术实验室，开发了相关产品，累积了丰富的培训经验，给年轻医生创造了良好的实验室手术训练的环境。随着住院医师规范化培训制度在我国的推进，各眼科培训基地需建立手术实验室，开设相应的眼科手术培训课程。

广义的眼科手术实验室训练分为 wet lab 和 dry lab 两种。前者在实验用眼上用实际手术设备和器械进行的手术训练，需在配有眼科手术显微镜、手术器械等设备的专用手术实验室进行，此书中称之为实验室手术训练，是狭义的实验室手术训练概念；后者在由仿真显微镜、仿真显微器械、仿真眼和计算机等组成的模拟手术仪上进行，不需要建立专用的实验室，在办公室、教室等都可以进行，此书中称之为计算机虚拟手术训练。通过这两种手术训练方法都可以培养正确的手术姿势，正确使用眼科显微镜、器械及各种现代眼科仪器，掌握眼科基本手术操作技术及常用手术方法。

第二节　实验室手术训练

实验室手术训练是在专用手术实验室，用真实的眼科显微镜、器械，在尸体眼球、动物活体眼或模型眼球上进行手术训练。美国、日本等国家把实验室手术训练作为住院医生开展实际手术之前的必要培训项目之一。日本有些医院要求住院医生在动物尸体眼球上连续成功完成20个连续环形撕囊（CCC）后，才能在患者眼上开始白内障手术的实践操作。

一、眼科手术实验室

（一）仪器设备

眼科手术实验室一般不需要严格的无菌条件，但基本设施与实际的手术室大致相同。根据手术实验室的规模配备一定数量的手术显微镜、眼科手术器械和相应的白内障或玻璃体手术仪、手术操作台、水池、储物柜、分类垃圾箱等。条件允许时还应配备冰箱和微波炉。手术耗品如手套、眼用黏弹剂、注射器、灌注系统等同实际手术所需，可以收集实际手术后剩余的耗品用于手术练习。

（二）训练用眼球

1. 人尸体眼球　人尸体眼球是最理想的练习用眼，其解剖和组织特征与患者眼球基本一致。但与欧美国家不同，在我国，其来源非常困难，基本不可能使用人尸体眼球作为实验室训练用眼。

2. 动物眼球　动物眼球包括动物活体和尸体眼球。从伦理和经济考虑，动物尸体眼球更为大多数手术实验室所应用。动物尸体眼球中羊、猪及牛眼球由于大小、虹膜颜色等较其他动物眼球如兔、鼠的眼球等更接近人眼球，且来源更为充足和稳定，是目前眼科手术实验室较为理想的训练用眼球，能满足大部分眼科常见手术的练习。猪、羊、牛眼球主要从附近的屠宰场获得，最好是当日早上摘得的结构完整的眼球。这些眼球在4℃下能保存2～3天，但最好在1～2天内用于手术训练。

3. 模型眼　目前商业销售的模型眼有日本产的Kitaro模型眼（图30-1）。它由人造角膜、不同核硬度的人造白内障（图30-2）及可以放置人造白内障的底座组成。在此模型眼上，可以进行角、巩膜切口的制作，CCC，核的超声乳化吸除术（图30-3），人工晶状体植入术等

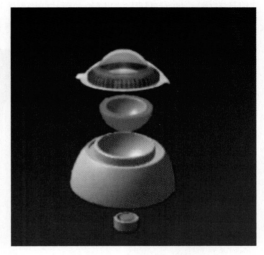

图30-1　Kitaro模型眼

手术技能的训练。

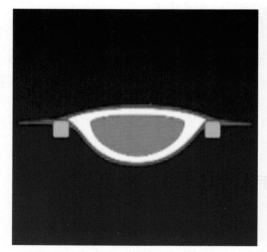

图 30-2　人造白内障

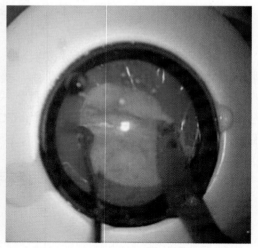

图 30-3　在模型眼上行核的超声乳化吸除

二、眼科实验室手术训练的准备性操作技术

实验室手术训练用眼球与实际患者眼球存在很大差异，手术训练前必须进行相应的准备如眼球的固定、眼病模型的制作等。

（一）眼球的固定

从屠宰场买回来的动物眼球，必须固定后才能进行手术训练。最简单的方法是在大小适中的聚苯乙烯泡沫板上挖出一个眼球大小的凹窝，将眼球的球后多余组织剪除，嵌入凹窝中，把角膜面调整到水平位后用 4 枚大头钉借助球结膜固定在泡沫板上（图 30-4）。眼球固定中，如发现眼球过软，可向玻璃体腔中注入适量平衡液，以维持眼球正常形态。现在有专门用于眼科实验室手术训练用的聚苯乙烯泡沫做成的模拟人脸（图 30-5）销售，可

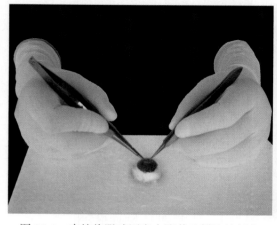

图 30-4　直接将眼球固定在聚苯乙烯泡沫板上

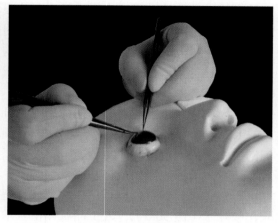

图 30-5　将眼球固定在聚苯乙烯模拟人脸上

以将眼球按上述方法固定在其眼窝中。实际手术中不同眼别的手术操作是有区别的，难易度也不同，用模拟人脸可以把动物尸体眼球装在左侧或右侧眼窝内来模拟不同眼别上的手术操作，更利于向临床手术的转换。

（二）角膜水肿的处理

运送到手术实验室的动物尸体眼球可能已发生不同程度的角膜水肿，影响内眼手术的操作训练，需要进行相应的处理以恢复其透明性。

1.角膜上皮滚压法　轻度的角膜上皮混浊，用湿棉棒滚压角膜上皮，可暂时性恢复角膜透明度。

2.角膜上皮刮除法　角膜上皮明显混浊、角膜上皮滚压法不能奏效时，刮除角膜上皮，可大大提高眼内组织的可视度。

3.角膜脱水法　角膜基质水肿致角膜混浊者，可在刮除角膜上皮后再滴上少许甘油或50%葡萄糖溶液，待角膜变透明后进行眼内手术的训练。

（三）尸体眼球疾病模型的制作

尸体动物眼球上制作眼病模型与在活体动物眼球是不一样的，要求制作时间短，至少不能长于尸体眼球的保存时间。

1.白内障模型的制作　从屠宰场获得的羊、猪、牛等尸体眼球晶状体是透明、无核的，其前囊膜也较人白内障眼厚、弹性大，类似人婴儿的晶状体前囊膜，在这样的晶状体上进行白内障手术训练与实际白内障手术相差甚远，必须进行晶状体核硬化、前囊膜去弹性化处理以接近人眼白内障。

（1）晶状体核的硬化

1）化学法：甲醛、冰醋酸、无水乙醇和丙酮等多种化学试剂都可诱导出核性白内障，模拟出不同硬度的晶状体核。冰醋酸的作用最弱，无水乙醇、丙酮其次，甲醛作用最强，但它们对角膜的损伤也同比增大，影响角膜的透明度。据此特性，可以把不同化学剂配制成混合液，这样既能短时间内硬化晶状体核又能最大程度地保护角膜。常用混合液为甲醛、乙醇和丙醇按 4∶3∶3 比例配制而成。硬化处理时，可以在完成 CCC 后向囊袋内注入上述混合液，也可以直接从晶状体赤道部注入。后者化学试剂局限在晶状体囊袋内，能减轻对角膜的损伤。具体方法是在角膜缘后 3mm 处，用装有 5 号针尖的注射器从睫状体平坦部穿刺入晶状体中央部，左右摆动创造一定空间后，注入 0.2ml 上述混合液。10 分钟后透明晶状体达到 Emery-Little 分级的 II 级核硬度、15 分钟达到 III 级核硬度，时间越长，核越硬，最硬能达到 V 级核。用上述核进行水分离、刻核、分割核、超声乳化吸除核等练习，与人眼白内障手术极为相似。

2）白内障植入法：即把人白内障核植入到尸体眼晶状体囊袋内。具体方法是先在动物尸体眼球如猪、羊眼球上行 CCC，用超声乳化的方法在透明晶状体上制作一凹窝，然后把人白内障核放入该凹窝中，制作出白内障模型。这样的模型用于白内障超声乳化手术的训练，相当于直接在人眼白内障核上进行手术训练，是理想的手术训练模型。但步骤复杂、难度大，只有熟练掌握白内障超声乳化术的医生才能完成模型的制作；其次，人白内障核来源非常困难，因此不能用于大规模的白内障手术训练。

3）微波加热法：尽量去除多余眼球周围组织后，将尸体眼球放在盘子里，保持角膜面向上，覆盖一层湿纱布后，用家用微波炉不同档位的能量加热眼球 9～15 秒，可得到Ⅰ～Ⅴ级核。低中档能量制作出Ⅰ级核、中档能量制作出Ⅱ级核、中高档能量制作出Ⅲ～Ⅳ级核、高档能量制作出Ⅳ～Ⅴ级核。但此方法容易造成前囊膜和晶状体悬韧带的脆弱，易导致白内障手术的失败。

（2）前囊膜的处理：由于猪、牛眼球的前囊膜较人白内障的前囊膜厚、弹性大，CCC操作的手感、力的运用与在人眼白内障上有较大的差异。因此在模拟练习前要进行适当的

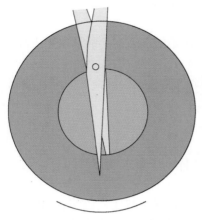

图 30-6　制作虹膜撕裂伤的模型用于练习虹膜成形术

去弹性化处理。笔者推荐使用甲醛和任何眼用黏弹剂等量混合的液体注射在晶状体前囊膜表面，留置 60～90 秒即可获得和人眼白内障相似的前囊膜。为减轻甲醛对角膜的损伤，可在前房内注入黏弹剂之后再进行前囊膜的去弹性化处理。若想增加前囊膜的可见度，可在上述混合液内加入 1/10 量的台盼蓝进行前囊膜染色。

2. 眼外伤模型的制作　用手术刀切开角、巩膜的不同部位，可以制造出角、巩膜穿通伤的模型。也可以从角膜切口进入前房，剪开虹膜的瞳孔缘（图 30-6）、刺破晶状体前囊，制作外伤性虹膜裂伤、外伤性白内障模型。

3. 其他眼病模型的制作　其他的手术练习如玻璃体切除术、青光眼手术、角膜屈光手术的实验室训练，可以直接在动物尸体眼上进行。

三、眼科手术基本操作训练

（一）手术姿势的培养

规范的手术操作技术离不开正确的手术姿势。初学者往往重视手术操作的具体技巧而忽略手术姿势的训练。正确的手术姿势可以让身体处在放松的状态，减少身体疲劳，增强显微镜下操作的稳度。眼科手术时，应让身体处在自然坐位，调节操作台、手术椅和（或）显微镜至舒适高度，轻轻闭拢双上臂，弯曲肘关节，可以将两手稳稳地固定在患者（模拟）脸上（图 30-5），不要用手指作为支撑来固定（图 30-7）。显微手术时，用手腕以前的部位进行显微镜下的操作。当然也有例外的时候，比如在做从侧切口进入

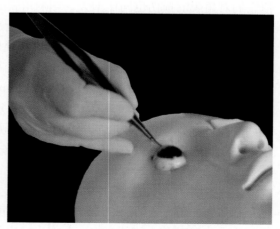

图 30-7　不要用手指固定

前房进行前囊切开时，右手上臂就需要张开，做整个手臂的运动，否则会引起角膜的扭曲、眼球的移位。

（二）显微镜调节的练习

现代眼科手术离不开显微镜的应用，只有熟练掌握显微镜的调节才能提高手术的精确度达到微切口微创的效果。显微镜的调节方法参见第七章。实验室手术训练时，由于训练用眼是可以随意移动的，不少初学者为了方便，通过直接调整练习用眼的位置而不是通过调节显微镜进行聚焦，从而达不到练习调节显微镜的目的。这个不良习惯在实验室训练时一定要避免。

（三）眼耳手脚的协调性练习

现代眼科手术如白内障手术、玻璃体视网膜手术，在术中不仅要实时调节显微镜，还要通过脚踏板不断调节超声乳化仪、玻璃体切除仪等仪器进行模式转换和吸力、超声乳化能量、切割速度等的调节。因此现代眼科手术不仅需要眼和手，还需要脚来完成。此外，手术中练习者还要注意听仪器发出的声音，因为不同模式下仪器的声音是不同的；不同的状态下发出的声音也不同。比如在超声乳化模式下，超乳头全堵塞时，代表吸引压达到最大值的提示音就会响起，因此通过听也能帮助判断手术中发生的意外。训练者通过模拟练习熟悉仪器的操作，进行眼耳手脚的协调性练习。

（四）切开、缝合的练习

切开和缝合是眼科手术的基本功，在实际手术前可以在练习用眼上进行青光眼巩膜瓣、白内障和玻璃体手术切口等各种手术切口的制作和缝合的练习。具体步骤同实际手术，请参见各手术章节。由于猪、牛眼的角巩膜较人眼的厚，所以用力要大，因此转换到人眼上制作切口时要注意减轻力量。

四、眼科常用手术操作的训练

利用动物尸体眼球可以进行大部分眼科常用手术如角膜移植术、角膜屈光性手术、青光眼手术、白内障摘除术、超声乳化白内障手术、人工晶状体植入术、瞳孔成形术、虹膜根部离断术、玻璃体切除术等的实验室训练。具体的操作技巧和细节请参见各章节，但实验室手术训练与实际手术间存在一定差异，要在甄别差异的基础上进行训练，日后才能顺利地转换到临床实际手术。白内障手术的实验室训练开展最为广泛，积累了一定实验经验，此处主要阐述白内障实验室手术训练应掌握的手术技能和实验室手术与实际手术存在的差异及相应对策。

白内障手术技能的训练

1. 前囊膜的切开　如果用未经处理的猪前囊进行 CCC 练习，起始的瓣要做得小些，撕的方向也要更靠近中心（图30-8）。这与婴儿白内障上进行的前囊膜切开相似，但与年龄相关性白内障不尽相同，日后实际手术时要注意调整。初学者在 CCC 时，容易发生如下的操作不当：在以中心为起点做横向小

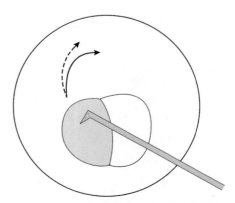

图30-8　前囊膜弹性大时，应沿实线方向撕囊，即应更靠中心

于直径的前囊膜切开以制作起始瓣时往往不连贯、瓣不能立起；在撕囊过程中，抓瓣点远离瓣的边缘；反复抓瓣过程中骚动皮质，导致可视度下降；过度下压前囊膜或由于器械操作不当导致切口漏水使前房变浅。这些都是导致 CCC 失败的原因。实验室的反复训练可以显著提高实际手术中 CCC 的成功率。

2. 核的超声乳化吸除　直接在透明晶状体上进行超声乳化吸除术的训练，很容易一下就把透明晶状体吸除而达不到练习的目的。已硬化处理过的晶状体核与人白内障核相似，可以进行刻槽、劈核等训练。练习中始终要以在人白内障眼上进行手术的标准进行训练。通过反复训练基本能掌握实际手术中的所有手术技能：正确的手柄握持方法以保持前房的稳定；有效地以"刨木花"的方式刻槽（图 30-9），靠近后囊膜时，要沿后囊膜的弧度逐步刻槽（图 30-10），不要过分埋入核内，但也不要有"空刨"动作（图 30-11）；6 点位要留有表层核等。分核时，在第一个槽刻好后用 chopper 和超乳头在槽底的位置，先稍向下用力，然后用向两侧并稍稍上提的力量把底部分开（见图 15-37）。

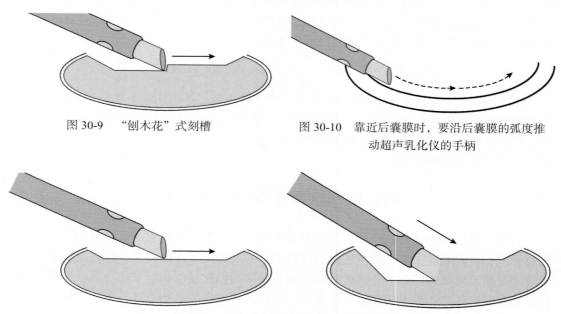

图 30-9　"刨木花"式刻槽

图 30-10　靠近后囊膜时，要沿后囊膜的弧度推动超声乳化仪的手柄

图 30-11　不要无效刻核，也不要埋得太深

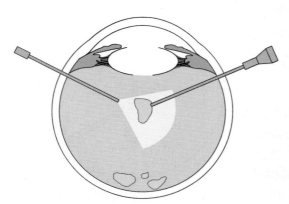

图 30-12　取出玻璃体腔内碎核的实验室训练

3. 皮质的吸除　按照实际手术的方法练习皮质的吸除。上方的皮质最难吸除，练习中可以有意识地残留上方皮质，进行练习。操作要点同实际操作，不再赘述。

4. 各种复杂病例及手术并发症处理的训练　实验室手术训练是无风险、不会对患者造成任何危害的，是进行各种复杂病例及手术并发症处理的最好练习机会。因此可以进行碎核的取出（图 30-12）、前部玻璃体切割、人工晶体缝合、瞳孔成形术等并发症、复杂病例的手术练习，方法参考各相应章节。

第三节　计算机虚拟手术训练

计算机虚拟手术是利用各种医学影像数据，采用虚拟现实技术在计算机中虚拟出一个身临其境、极具真实感的手术环境，用仿真手术器械在此手术环境中进行手术训练，是手术训练的新方法、新技术。眼科手术模拟仪是利用各类眼科手术影像数据构建高分辨率的三维眼科手术虚拟环境，用仿真手术器械，在虚拟手术环境中进行手术的模拟训练，是计算机模拟技术和仿真技术发展的高科技产物。由于是在计算机辅助下的三维手术环境界面上进行手术练习，不需要建立专门实验室，也解决了练习用眼来源的难题。目前受眼科手术影像数据库及计算机数字虚拟技术的限制，只能构建出白内障和视网膜玻璃体显微手术的三维手术界面，已研发生产了德国的 Eyesi 和瑞典的 Phaco Vision 两个眼科手术模拟仪。

一、眼科手术模拟仪的组成

眼科手术模拟仪有仿真眼、仿真手术仪器及相应器械、三维虚拟手术界面等组成（图 30-13）。

（一）仿真眼

仿真眼安装在模拟人脸上，其中有电子感受器，能及时收集仿真器械在仿真眼内的运动轨迹，转化成数字信息，整合到三维手术界面中。

（二）仿真显微镜脚踏板

必须像调节仿真显微镜才能清楚地看清楚数字化三维手术界面。整个过程如同实际手术中的显微镜调节。

（三）仿真玻璃体切除仪或白内障超声乳化仪脚踏板和手术器械

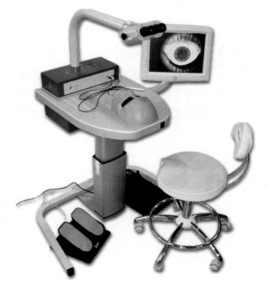

图 30-13　Eyesi 眼科手术模拟仪

像使用实际玻璃体切除仪或白内障超声乳化仪一样踩踏仿真脚踏板时，踩踏动作被转化为相应实际仪器产生的能量、负压对组织的作用力的数字信息，以模拟玻璃体切除术或白内障超声乳化术。

（四）仿真手术器械

带有电子感受器的仿真手术器械进入仿真眼中，像实际手术一样进行手术操作时，它的运动及作用力被实时收集，转化成数字信息。

（五）虚拟白内障和玻璃体手术的三维手术界面

训练者根据自身情况，选择不同的手术训练模式，可以在这两种手术界面中实时、自由切换。

二、训练项目

（一）白内障手术模式

该手术模式提供了 CCC，超声乳化核吸除术，刻、分核技术。练习者可以根据自身情况，有选择地进行某项手术技能的反复练习，体现了灵活性和个体性，这是实验室手术训练无法比拟的优点。

（二）玻璃体视网膜手术模式

可以在该手术界面下进行玻璃体的切割、玻璃体后脱离术、眼内激光、黄斑前膜和视网膜内界膜剥除术、视网膜前膜切除术等训练。

三、实时评价功能

手术训练中如果操作不当，如误伤到角膜、虹膜、视网膜等眼内组织时，系统会发出警告，训练者进行实时改正。模拟手术结束后，计算机对手术过程进行分析评估。眼科手术模拟仪有良好的仿真度，能很好地训练眼手脚协调性，对眼科显微手术产生直观体验。自带的评分系统可以量化评价手术的优劣，利于练习者不断改进。

（黄　蓉）

第六篇　眼科人工智能概述与机器人手术

第三十一章　人工智能与眼科机器人手术

第一节　概　述

人工智能（artificial intelligence，AI）是研究人类智能活动的规律，构造具有一定智能的人工系统，研究如何让计算机去完成以往需要人的智力才能胜任的工作。它是计算机科学的一个分支，该领域的研究包括机器人、语言识别、图像识别等。医疗领域一直是人工智能的前沿，人工智能可为创新和改革提供强大动力，有助于缓解医疗资源短缺问题。且整个医疗行业复杂程度高，涉及的知识面广，人工智能可在多个环节发挥作用，如医学影像识别、药物开发及手术机器人等领域，目前应用最为广泛的当属医学影像识别诊断及手术机器人研发。

随着医学影像技术、传感器技术及机器人技术的快速发展，医疗机器人已成为人工智能领域的重要研究方向，机器人辅助外科手术在操作灵活性、稳定性及精准性等方面具有明显优势。以达芬奇为代表的手术机器人已在心胸外科、泌尿外科、妇科和腹部外科等领域逐渐应用。

现代眼科手术中，显微手术技术已经在角膜移植术、白内障手术及玻璃体视网膜手术中得到广泛应用。但眼科手术存在操作空间小、精细度要求高，复杂手术耗时长，医生容易疲惫，对眼内组织缺乏力学感知等弊端，从而影响了手术成功率。而且由于人类生理颤抖及精细操作限度，部分手术如视网膜静脉血管搭桥术、视网膜微血管插管术等，单靠手工操作无法实现。眼科显微手术机器人融合了机器人技术、显微外科技术及生物力学等多种学科，运动、定位精度高，手术器械能深入到人手不能触及的狭小空间完成精细手术操作，消除了人类生理颤抖的局限性，拓展了医生的手术技能，使原来不可能实施的眼内手术成为可能。

眼科手术机器人技术的研究起始于 20 世纪 80 年代，研究者们研发了构型各异的眼科机器人及智能手术器械。理想的手术机器人应该是轻巧、兼容性好的，允许临床医生、机器人和患者亲密互动，可以直接安装在手术室桌子上或安装在外科医生的手上。它应包含一个分辨率相当于或超过当前眼科手术显微镜的显示器。考虑到眼部精细的解剖结构，机器人硬件和软件应有适当的限制条件，以确保操作安全。手术机器人设计还应该对病人不经意的移动能够做出快速的反应，以保证手术过程安全。随着机器人技术的日益成熟，近年来不断有学者报道将机器人手术系统应用在多种眼科手术中。

第二节 机器人辅助的外眼手术

达芬奇手术系统（Da Vinci system）是目前 FDA 批准的最普遍的市售机器人手术系统，是人类手术使用最广泛的机器人平台。自 2000 年获得美国食品和药物管理局批准后，已推出四种型号：S、Si、Si HD 和 Xi。达芬奇手术系统由以下 3 个部分组成：带有 4 个关节臂的移动式仪器推车、成像系统推车和用于控制机器人手臂的外科医生控制台（图 31-1）。移动推车包含铰接式机器人手臂，其中 3 个携带手术器械，第 4 个操纵数字立体摄像机，该摄像机提供 3D 视觉图像，最多可放大 15 倍，可放置在任何手臂上并可自动对焦。每个手臂均具有多个关节，允许手术器械的 3D 运动。外科医生控制台包括一个光学观察系统、2 个遥控操作手柄和 5 个踏板。控制台中光学观察系统具有操作区域的 3D 高清视图，并实时显示反映系统状态的文本消息和图标。2 个遥控操作手柄可以远程操纵 4 个铰接式机器人手臂。成像系统推车主要有一个显示屏，与操控台中光学观察系统同步显示操作区域高清图像。达芬奇手术系统可以过滤震颤并提供手术区域的 3D 可视化，外科医生可以从远程工作站控制机器人手臂上的手术器械和摄像头。近年来陆续报道达芬奇手术系统被用于外眼手术中。

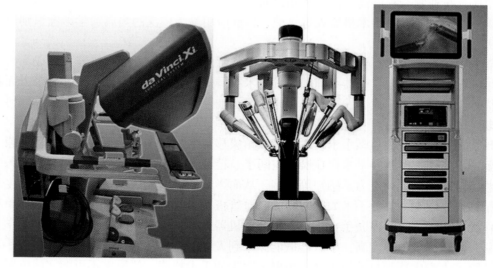

图 31-1 达芬奇手术系统

2019 年法国斯特拉斯堡大学研究者首次报道将机器人系统应用在眼科斜视手术中。他们使用最新版本的达芬奇 Xi 系统辅助，对 6 只模型眼成功进行了斜视手术，辅助操作包括结膜和 Tenon 囊的切开和缝合，肌肉识别、缝合、牵拉、切断和重新缝合，证实了机器人辅助模拟斜视手术的可行性。

手术模型眼是具有巩膜壳的中空球体，其厚度为 0.5mm。四个直肌粘在巩膜上。此外，还有结膜和 Tenon 囊。由具有机器人显微外科经验并由机器人辅助显微外科和内镜协会认证的眼科医生执行手术。手术动作按比例缩小至 1.5∶1。模型眼安装在达芬奇系统臂下。

相机垂直安装在模型眼上方，其他器械以三角形方式放在眼睛周围。手术在右眼外直肌上进行。使用双臂配合方法做基于穹隆的结膜切开。然后打开 Tenon 囊以分离出外直肌。Tenon 囊和结膜使用 8-0 线牵引，以促进眼外肌的暴露。每只眼睛连续进行 4mm 的肌肉折叠、4mm 的肌肉后退和 4mm 肌肉切除。然后将残留肌肉末端缝线穿过巩膜肌肉附着点，使缩短的肌肉被拉到原附着部位。最后，8-0 聚乳酸缝线关闭 Tenon 囊和结膜。整个手术平均持续时间为 27 分钟，术中无任何手术并发症或意外，表明机器人手术系统在斜视手术中是安全可行的。

由于眼眶解剖结构复杂，内含眼球，富含血管、神经，眼眶手术操作难度大，并发症较多，国内上海交通大学附属第九医院将术中导航应用在眼眶手术，明显提高了手术精准度，并在研发多自由度眼眶导航手术机器人，拟将机器人手术系统应用在眼眶手术中。

第三节　机器人辅助的眼表手术

翼状胬肉手术是最常见的眼表手术之一。在 2015 年，法国的斯特拉斯堡大学眼科学者使用达芬奇 HD 机器人手术系统，完成了第一例机器人辅助人翼状胬肉手术，切除了一名 73 岁男性右眼鼻侧及颞侧胬肉，证实机器人辅助翼状胬肉切除在技术上是可行的。手术开始用眼科显微剪制作水平和垂直结膜切口以移除翼状胬肉组织，使用手术刀刮除浅表巩膜和角膜上异常纤维组织，烧灼止血。然后制备结膜移植物，并将其缝合到结膜缺损处。整个手术过程均为机器人辅助操作，手术时间为 60 分 30 秒，无手术并发症发生。机器人手术可允许外科医生在手术期间改变手术器械中器械的方向，特别在结膜移植物制备阶段、当右手外科医生对位于左眼的翼状胬肉或有突出的鼻子或眉弓的患者进行手术等情况，具有比较明显的优势。

羊膜移植是一种用于眼表重建的外科技术，应用于急性化学或热灼伤、疼痛性大疱性角膜病、角膜溃疡、严重细菌性角膜炎、坏死性疱疹性角膜炎等病变。2015 年法国斯特拉斯堡大学 Bourcier 团队使用达芬奇 HD 手术系统成功地在 3 例角膜病变的患者眼部行了羊膜移植手术。达芬奇手术 HD 系统较之前的版本具备更大的放大率和更好的手术区域分辨率。手术开始于角膜病变内部和周围的细胞碎片、渗出物和松散的角膜上皮清创，然后准备一块 12mm×12mm 的方形生物羊膜贴片放置在角膜表面，并将它缝合到角巩膜缘的浅表巩膜内。最后在结膜囊放置一个直径 14mm 的绷带隐形眼镜（博士伦），保持佩戴 1 个月。所有 3 例患者术中没有出现任何并发症，也没有转为常规手术，表明机器人辅助人眼表羊膜移植手术是安全可行的。

角膜移植手术已经开展了一个多世纪，穿透性角膜移植术（penetrating keratoplasty，PK）仍然是当今修复角膜穿孔、全层角膜缺损修补、深部角膜感染等严重角膜病变最为有效的治疗方法。早在 20 世纪 80 年代，就有科学家将手术机器人应用在角膜移植、角膜缝合的研究中。早期的科学家们在制作角膜植片和植床的精度、切割形状、缝合间距、缝合深度、缝合力度等问题上做了大量的前期实验研究。2017 年法国斯特拉斯堡大学 Chammas 研究团队首次报道将达芬奇机器人手术系统应用在人角膜移植手术中。

该研究使用新的达芬奇 Xi 机器人手术系统对 12 例患者进行了穿透性角膜移植术。手术由具有角膜移植手术经验的眼科医生和经机器人辅助显微外科和内镜协会（RAMSES）认证的机器人完成手术。手术动作按 1.5 ∶ 1 比例缩放。直径 8mm 的真空环钻用于切割角膜。配备黑宝石显微镊的机器人手臂夹住角膜植片。另外两个黑宝石显微镊手臂用于缝合角膜。间断缝合角膜四点之后，用一根 10-0 线连续缝合角膜植片与植床。机器人的第四臂握住的眼科显微剪用于剪线。相机垂直安装在角膜上方，对手术全过程进行录像，记录手术操作时间及评估术中并发症或意外事件。术后使用谱域光学相干断层扫描（spectral domain optical coherence tomography，SD-OCT）检查角膜缝线的深度。手术的平均持续时间为（43.4 ± 8.9）分钟，术中没有并发症或者意外，术后 SD-OCT 确认缝线在适当的深度。研究证实了达芬奇 Xi 机器人手术系统应用在人眼穿透性角膜移植手术中的可行性。

第四节　机器人辅助的白内障手术

白内障手术是世界上应用最广泛的外科手术。在过去的 50 年里，白内障手术技术发生了重大变化，包括更小的切口、更有效的超声乳化、更精准的术中导航引导、飞秒激光辅助白内障手术和新一代人工晶状体的出现等。术后结果也在朝着更安全、有效、可预测及可重复的方向不断改进。总体来讲，目前的白内障手术已经是一种快速、标准化程度高及并发症发生率低的手术，因此机器人手术系统要实现或者超越现有的白内障手术技术有一定难度，这也限制了机器人手术系统在白内障手术中的应用，因此目前白内障机器人手术研究仍处于实验阶段。

2017 年法国斯特拉斯堡大学 Bourcier 等报道将达芬奇 Xi 系统应用在白内障手术中。研究使用的模型眼主要包括角膜、清晰的前房和由黏土制成的白内障核。人造囊膜是由红色聚酯制成的薄膜。角膜的主切口和侧切口有红色标记。软核和中等密度核用于实验。手术由有资质的医生完成。超声乳化手柄及灌溉 / 抽吸（I/A）手柄用胶带绑在机器人的手臂上，将摄像头垂直安装在眼睛上方的一条手臂。一条机器人手臂连接针式驱动器，其末端可接 2.2mm 角膜刀、黏弹剂注射器的针头、囊口切开器、水分离套管、人工晶状体推注器等，可对模型眼进行 2.2mm 角膜主切口制备、黏弹剂形成前房、连续环形撕囊、水分离、超乳刻槽、碎核、吸出皮质、植入人工晶状体及吸出黏弹剂等步骤。实验共完成了 25 例白内障超声乳化联合人工晶状体植入手术。完成的手术中，机器人可进行超声乳化多个步骤，但是注射黏弹剂、推注人工晶状体步骤需要助手辅助。而且一些特殊的设备如角膜刀、水分离套管和囊膜切开器等，一些仪器如超声乳化手柄需额外绑定在达芬奇系统上。这些仪器和设备的连接工作约需 60 分钟。有 2 例超声乳化过程中角膜主切口被扩大，手术结束切口有渗漏。由于使用囊口切开器而没有用撕囊镊，没有一例环形撕囊口出现放射性撕裂，囊口直径在 4 ～ 6mm。这一结果也告诉我们机器人辅助的白内障手术技术上是可行的，但仍需不断改进。

美国加州大学洛杉矶分校学者研发了一个新型机器人手术平台 IRISS（Intraocular Robotic Interventional and Surgical System），既可以完成眼后节手术（玻璃体切除术），也可以完成眼前节（超声乳化术）手术。IRISS 是一种基于主从机械手设计的机器人手术平台，专用于眼内手术。它由 2 个主机械手和 2 个独立的机械臂构成。主机械手由两个专用的自定义操纵杆组成，设计为主输入设备。外科医生握住并操纵两个主机械手，类似标准的双手眼内操作。由光学编码器测量两个主机械手的运动传递给从属装置以模仿主机械手的运动。可以根据任务的难度修改主机械手和从机械手运动的比例。从机械手包括两个独立的臂，每个臂连接两个可自动互换的手术器械，它们都安装在圆形轨道的托架上，围绕远程运动中心（RCM）或轴心点运动，拥有 7 个自由度，具有较大的活动度。并采用了双端口手术显微镜、3D 外科手术相机及高分辨率的平板显示器，搭建了立体视觉系统，医生可以观察显示器上的立体图像进行手术。

2013 年，该团队完成了该系统辅助眼前节和眼后节手术中的几个关键步骤。研究选择了超声乳化术步骤包括连续环形撕囊术和 I/A 模式下皮质吸除术，玻璃体切除术步骤包括进行轴心玻璃体切除、后部玻璃体切除，以及诱导曲安奈德辅助的玻璃体后脱离（posterior vitreous detachment，PVD），并模拟颞侧视网膜静脉显微插管。他们成功地在 16 只猪的眼睛上进行了操作。在 4 只猪眼上完成了连续环形撕囊，在另外 4 只猪眼上完成皮质吸除，无后囊膜破裂发生。在 4 只猪眼进行了 23G 玻璃体切除手术，然后成功进行 PVD 诱导，没有任何并发症发生。最后，在剩下的 4 只猪眼成功模拟颞侧视网膜静脉显微插管，无任何视网膜撕裂/穿孔发生。该工作初步研究了 IRISS 手术机器人系统辅助完成白内障手术的可能性。

2018 年该校的研究者又对 IRISS 系统进行了改进，将实时 OCT 导入该系统，在术中提供非接触、实时、高分辨率眼部组织图像，并可完成术前自动追踪、术前手术规划、术中实时成像，外科医生必要时可随时干预。研究完成了 25 例猪眼球白内障超声乳化手术，没有一例后囊膜破裂，20 例术中完全去除皮质，仅 5 例有少量皮质残留，这些都为后续机器人辅助的人类白内障手术提供了研究基础。

第五节　机器人辅助的玻璃体视网膜手术

Preceyes 手术机器人是目前唯一进入人体应用阶段的眼科手术机器人，是由埃因霍温大学的研究者们为提高玻璃体视网膜手术精度而设计的辅助装置。系统包括一个运动控制器（MC），用于外科医生的手部运动输入，以及一个固定手术器械的台式器械操作器（IM）。启动 MC 上的离合器，MC 和 IM 之间的耦合被激活。耦合时，IM 复制外科医生使用 MC 所做的动作，并根据个人程序步骤按比例缩放，同时使用程序过滤人类生理震颤。当松开离合器后，IM 保持静息的位置，称为备用功能状态。IM 固定在标准手术台上的头枕上（图 31-2）。MC 旁边有控制柜、腕带、触摸屏及脚踏板。外科医生可以继续观察和操作通过常规眼科显微镜或其他现有的可视化系统指导手术。由于紧凑的设计，该设备可固定在非侵入式手术台的头部，可

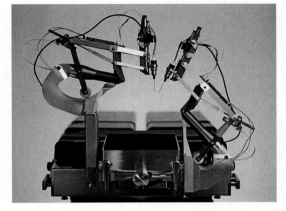

图 31-2　Preceyes 手术机器人操纵器系统

以实施复杂手术。只有当完成高精度操作时使用 IM，其他时间则需要远离手术领域。

Preceyes 微操纵器将自由度（DOF）操纵分为 Z-Θ 轴操纵器和 Φ-Ψ 轴操纵器。Z-Θ 轴操纵器依赖于直线导轨、滚珠轴承和旋转直流电机驱动。它与选择了双平行四边形结构的 Φ-Ψ 操纵器一起协调操作。平行四边形机制在运动学上将旋转接入点限制在眼内，同时在 Φ 和 Ψ 方向操作仪器（图 31-3）。为将所需的制动器扭矩降至最低，并进一步提高系统的固有安全性，操纵系统增加了平衡锤，使重心移到 Φ 轴上。因此，当电子设备或软件发生故障时，无论操纵器的方向如何倾斜，Φ-Ψ 操纵器的重心将保持平衡。整个操纵器重约 800g，其中 480g 来自平衡锤。采用智能化设计的制动器，配备高分辨率编码器，在仪器尖端插入 25mm（正常眼球直径）的深度后分辨率最高可达到 10μm。与其他 6 自由度和 7 自由度系统相比，该系统具有更少的机械连接和支点，具有更高的硬度，确保更好的性能，为外科医生提供了符合人体工程学和直观的工作环境。

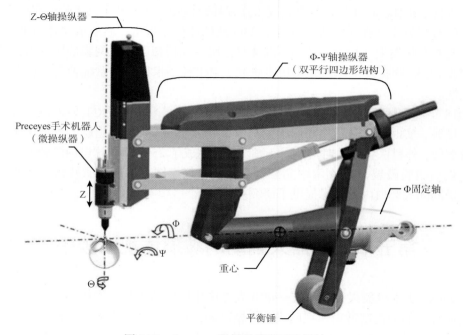

图 31-3　Preceyes 微操纵器的系统设计

2016 年 9 月，牛津大学的医生在该校约翰·拉德克利夫医院实施了世界首例机器人辅助的人类眼内手术，采用 Preceyes 眼科机器人手术系统，为一位 70 岁的患者剥除了厚度仅为 10μm 的视网膜前膜。患者采用全身麻醉，标准玻璃体切割术 23G 三通道建立后，内介膜染色，微操纵器锥形尖端被固定在一个定制的圆锥形巩膜转接器上。转接器的顶端可与 23G 套管末端连接，连接后可牢牢地固定在眼球上，需要时可允许操纵杆迅速从眼内撤出。对于黄斑前膜或者内界膜的剥除，要通过两个对接圆锥形元件的对齐顶点，穿过套管然后进入玻璃体腔，术中实时 OCT 的应用可指导手术精准操作（图 31-4）。23G 标准玻璃体切除术后，先在颞部黄斑的水平中缝起瓣，然后剥膜。剥膜过程中如果操作中断，系统有自动"回位"功能，返回到上次操作的位置，可节约操作时间。

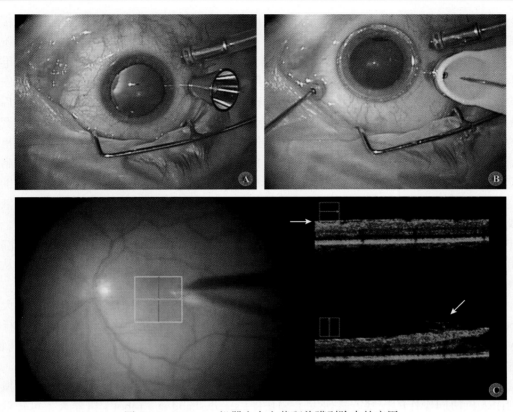

图 31-4 Preceyes 机器人在人黄斑前膜剥除中的应用

A.23G 套管外接锥形巩膜连接器；B. 微操纵器尖端即将进入眼内；C. 微操纵器尖端在剥除黄斑前膜，OCT 实时成像（引自 Edwards TL，et al. Nat Biomed Eng，2018）

2018 年 6 月，该团队发布了首个用于人眼的机器人手术研究报告。12 例需要剥除黄斑前膜或者内界膜的患者纳入研究，随机分为两组，实验组为机器人手术，对照组为人工手术。术后解剖学恢复两组结果无统计学差异。同时研究组比较了两组术中医源性视网膜碰触或者微小出血点的数量，两组同样没有统计学差异。但是实验也发现与对照组相比，实验组无论是起瓣时间还是剥膜时间均较对照组长（总手术时间实验组平均 55 分钟，对照组平均 31 分钟）。同时研究者还用机器人对有网膜下出血的患者进行网膜下注射重组组织纤溶酶激活物溶液，也取得了满意的效果。研究证明了 Preceyes 眼科机器人手术系统能安全、可靠地用于黄斑手术操作。

视网膜静脉阻塞（retinal vein occlusion，RVO）是由一支或者多支的视网膜静脉阻塞引起的致盲性眼病。目前的治疗方法主要是针对其症状进行玻璃体腔注射或者视网膜激光，而不是针对静脉阻塞这个根本原因治疗。视网膜血管内手术（retinal endovascular surgery，REVS）理论上可通过将抗凝血剂直接注入阻塞的静脉来溶解阻塞物，达到根治 RVO 的目的。但是鉴于视网膜静脉的管径细、管壁脆及外科医生有限的定位精度，手动执行此操作风险巨大。比利时鲁汶大学机械工程系和眼科学系合作，研发了适合此操作的 KU Leuven 机器人手术系统，以帮助外科医生有效、安全地进行这种治疗。

KU Leuven 机器人由两个子系统组成：手术系统和对准系统。手术器械固定在手术系统上帮助外科医生进行操作。手术系统可在干预期间防止眼睛旋转，使外科医生操作精确度提高 10 倍以上，并可根据要求固定仪器。对准系统用于特定患者术前定位手术系统。当使用临床机器人技术进行 REVS 时，要执行以下四个连续步骤：设备安装、术前对准、术中（血管内手术中）使用和术后（血管内手术后）使用。在手术开始之前，设备的安装和检查操作程序大约需要 15 分钟。患者全身麻醉后和机器人系统均覆盖无菌单。最后，将无菌不锈钢器械支架连接到手术系统。安装完成后开始手术，外科医生手动执行带套管针的巩膜穿刺和玻璃体切除术。在完成准备步骤之后，外科医生借助于控制踏板激活机器人辅助装置的对准模式，即外科手术系统的 RCM 与巩膜进入点对准，以防止术中眼睛意外旋转。在完成术前对准之后，将对准模式切换到手术模式。此时，外科医生可以借助于机器人辅助装置和插管器械开始进行视网膜静脉插管。该仪器由金属涂层玻璃微量移液管组成，其尖端长度为 500μm，角度为 30°，外径为 30μm，插入眼内和从眼内取出时，有可伸缩的外管覆盖针尖。一旦正确定位，外科医生需禁用手术系统运动以固定器械。此时，开始将抗凝剂注射到闭塞的静脉中。一旦注射完成，外科医生解锁手术系统并将针头从眼内移出。最后，外科医生手动执行去除套管针和缝合巩膜切口。

在前期的离体猪及在体猪眼成功进行初期 REVS 实验后，2018 年比利时鲁汶大学 Gijbels 等进行了首个机器人辅助人类 REVS 临床研究，成功对 4 位 RVO 患者进行了 REVS 手术，结果表明利用机器人辅助技术，在人视网膜静脉持续 10 分钟注射抗凝血药物，技术上是可行的。

21 世纪初，约翰·霍普金斯大学的研究者对眼科机器人提出了远程运动中心的概念和利用人机协同操作的控制方式研发了 SHER（steady-hand eye robot）机器人，可辅助进行视网膜静脉插管术、视网膜前膜剥离等手术操作。中山大学无人系统研究所和德国慕尼黑工业大学合作研发了视网膜注射原型机 iRAMS。iRAMS 整机配备 OCT 导航系统，精确度高，已经基本完成动物实验验证。北京航空航天大学与温州医科大学机器人团队也研制了辅助玻璃体视网膜显微手术机器人系统，该系统具有 2 个机械手臂，手术操作的精度达到 10μm。在人机协同操控模式下，该系统可辅助年轻医生顺利完成离体猪眼玻璃体切割和人工 PVD 操作。

眼科手术机器人虽然已在多种眼前节和眼后节手术中的应用进行了探索研究，部分完成了实验验证，并且机器人眼科手术已经成功在少数患者中进行，但手术机器人仍存在使用成本昂贵、体积庞大、调试复杂等缺陷，广泛应用于临床还面临着一些挑战。在保证安全的基础上，向小型化、智能化和实用性方向发展，具备更优的人机交互设计、更强的触觉反馈功能，能更好地整合、兼容影像学资料，优化术中实时导航技术是研发手术机器人发展的方向。

（季　敏　管怀进）

参 考 文 献

曹晓莉, 2008. Epi-LASIK 手术矫正近视的进展. 临床眼科杂志, 16（4）: 379-381

陈鹤, 陆晓和, 2018. 人工智能时代下眼科诊疗的变革——以早产儿视网膜病变为例. 医学与哲学（B）, 39: 57-62

陈虹综述, 刘磊, 张舒心审, 2003. 内窥镜在青光眼的应用现状. 国外医学眼科学分册, 27（2）: 89-93

陈辉, 程新梁, 2004. 准分子激光原位角膜磨镶术后角膜上皮内生 4 例分析. 眼视光学杂志, 6（4）: 240, 243

陈辉, 龚启荣, 蔡辉, 等. 1998. PRK 术后角膜上皮下雾状混浊的相关因素分析. 中国实用眼科杂志, 16（9）: 558-560

陈辉, 于靖, 钱汉良, 2006. 波前引导 LASIK 对视觉质量的影响. 中国实用眼科杂志, 24（10）: 1075-1080

陈潇, 秦伟, 2009. 内窥镜在眼眶手术中的应用进展. 中国实用眼科杂志, 27（10）: 1072-1074

陈星, 于建春, 2015. 白内障手术同时矫正散光的方法研究进展. 国际眼科杂志, （6）: 993-996

陈轶卉, 盛敏杰, 林安娟, 等, 2007. 两种有晶体眼人工晶状体治疗高度近视的初步疗效分析. 上海医学, 30（11）: 818-821

陈云云, 俞阿勇, 薛安全, 等, 2008. 两种前房型有晶体眼人工晶状体植入术后视觉质量的比较. 眼视光学杂志, 10（6）: 412-415, 418

程新梁, 陈辉, 2006. 准分子激光原位角膜磨镶术后角膜瓣皱褶的原因及处理. 中国实用眼科杂志, 24（12）: 1278-1280

龚莉华, 吴强, 2007. 有晶状体眼人工晶状体植入术矫正高度近视眼的进展. 国际眼科杂志, 7（2）: 460-463

管怀进, 2017. 重视白内障合并角膜散光的精准手术矫正问题. 中华实验眼科杂志, （3）: 193-196

何守志, 1994. 眼科显微手术. 北京: 人民军医出版社

贺昌岩, 杨洋, 梁庆丰, 等, 2019. 机器人在眼科手术中的应用及研究进展. 机器人, 41: 265-275

贺自力, 2006. 角膜热成形术治疗老视新进展. 中国实用眼科杂志, 24（6）: 552-554

侯文博, 张明昌, 2008. 飞秒激光在角膜移植术中的应用. 国际眼科杂志, 8（3）: 566-567

黄圣松, 余敏斌, 2003. 内窥镜下手术在眼科的应用. 眼科学报, 19（4）: 227-232

黎霞, 2004. 传导性角膜成形术. 国外医学. 眼科学分册, 28（5）: 299-302

李凤鸣, 2005. 中华眼科学. 中册. 北京: 人民卫生出版社, 1172-1338

李金科, 贾丽, 米生健, 2006. LASIK 术中游离和不全角膜瓣的处理. 国际眼科杂志, 6（2）: 499-500

李镜海, 肖瑛, 2001. 近视手术治疗学. 北京: 人民卫生出版社

李邵珍, 1997. 眼科手术学. 第 2 版. 北京: 人民卫生出版社, 265-291

栗静, 刘磊, 李新宇, 等, 2007. Q 值引导个性化 LASIK 治疗近视的临床疗效观察. 临床眼科杂志, 15（4）: 302-304

梁庆丰, 李大寨, 胡一达, 等, 2009. 辅助角膜移植显微手术机器人系统的实验性应用研究. 中华眼科杂志, 45: 823-826

林铎儒, 黄凯, 林浩添, 2018. 眼科手术辅助机器人的发展现状和未来挑战. 中华实验眼科杂志, 36: 804-807

林茂昌, 1997. 现代眼部整形美容学. 西安: 世界图书出版公司

刘俐利, 陈辉, 2007. Q 值与准分子激光角膜屈光手术. 国际眼科纵览, 31（6）: 381-385

刘俐利, 陈辉, 2009. Pentacam 眼前节测量分析系统对青少年近视角膜前、后表面 Q 值得测量与分析. 眼视光学杂志, 11（1）: 23-26

刘文, 2007. 视网膜脱离显微手术学. 北京: 人民卫生出版社

刘祖国, 2003. 眼表疾病学. 北京: 人民卫生出版社, 571-617

柳林. 1995. 现代眼屈光手术学. 北京: 人民军医出版社

陆文秀, 2006. 准分子激光屈光性角膜手术学. 北京: 科学技术文献出版社

美国眼科协会, 2006. 屈光手术学. 陈跃国译. 北京: 北京科学技术出版社

潘红卫, 陈建苏, 2008. 紫外光核黄素交联治疗圆锥角膜的研究进展. 眼科研究, 26（5）: 397-400

彭晓娟, 肖满意, 2008. Epi-LASIK 术的研究进展. 国际眼科杂志, 8（1）: 137-139

祁颖, 2006. 有晶状体人工晶状体植入术的治疗现状. 眼外伤职业眼病杂志, 28（5）: 398-400

钱汉良, 陈辉, 2006. 角膜个体化切削. 国际眼科纵览, 30（2）: 77-80

桑延智, 刘心, 潘东艳, 等, 2008. LASIK 术后角膜瓣下异物的发生和预防. 国际眼科杂志, 8（5）: 1044-1046

史剑波, 许庚, 李源, 等, 1998. 经鼻内窥镜视神经管减压术的初步报告. 中华耳鼻咽喉科杂志, 33（4）: 225-227

肖利华, 宋国祥, 2000. 眼眶手术及图解. 郑州: 河南科学技术出版社

谢立信, 2000. 角膜移植学. 北京: 人民卫生出版社, 134-344

徐乃江，1987. 实用眼成形手术学. 杭州：浙江科学技术出版社

徐乃江，1990. 眼整形手术技术. 上海：同济大学出版社

徐乃江，2007. 眼整形美容手术. 上海：上海科技教育出版社

徐乃江，朱惠敏，杨丽，2003. 实用眼整形美容手术学. 郑州：郑州大学出版社

徐乃江，朱惠敏，杨丽，2007. 眼整形美容手术. 上海：上海科技教育出版社

徐渊，赵炜，惠延年，等，2005. 波前相差与屈光矫正. 世界核心医学期刊文献. 眼科学，1（3）：1-5

杨朝忠，柳林，1998. 现代角膜移植学. 北京：人民军医出版社，86-90

杨朝忠，牟敏，吴艳蕊，等，2008. 球囊顶压最小量手术治疗孔源性视网膜脱离. 眼科新进展，28（12）：926-927

杨浩江，司马晶，窦小燕，等，2008. Monovision LASIK 的临床研究. 国际眼科杂志，8（7）：1398-1400

杨亚波，姚克，2017. 图解中央孔型 ICL/TICL 手术操作与技巧. 杭州：浙江大学出版社

易敬林，杨海军，2004. 内窥镜在泪道病中的应用. 现代诊断与治疗，15（5）：257-261

于靖，陈辉，2004. 准分子激光角膜屈光手术与高阶像差. 国外医学. 眼科学分册，28（4）：227-230

于靖，陈辉，2005. 波前引导的准分子激光原位角膜磨镶术矫正准分子激光角膜切削术偏心切削一例. 中华眼科杂志，41（6）：547-550

于靖，陈辉，2007. 术前配戴软性角膜接触镜对 LASIK 术后高阶像差的影响. 中国实用眼科杂志，25（1）：40-43

俞莹，陈辉，程新梁，等，2008. 高度近视眼 Epi-LASIK 术后一年效果分析. 中国实用眼科杂志，26（9）：913-917

曾新生，曾军，2007. 孔源性视网膜脱离治疗进展. 国际眼科杂志，7（3）：763-765

赵东生，1999. 赵东生视网膜脱离手术学：附有关眼内病和玻璃体显微手术学. 上海：上海科技教育出版社

赵刚平，姜德咏，2006. 眼调节机制与老视矫正手术研究新进展. 中国实用眼科杂志，3：229-235

赵家良，罗岩，2007. LASIK 手术阶梯教程. 北京：北京科学技术出版社

中华医学会眼科学分会眼视光学组，2016. 我国飞秒激光小切口角膜基质透镜取出手术规范专家共识（2016 年）. 中华眼科杂志，52（1）：15-21

周行涛，王晓瑛，2014. 飞秒激光小切口透镜取出术. 上海：上海科学技术文献出版社

周行涛，王晓瑛，褚仁远，2010. 飞秒激光、LASEK/Epi-LASIK 及 ICL 手术. 上海：复旦大学出版社

周浩东，严丽文，林影芳，等，2007. 准分子激光角膜上皮瓣下磨镶术矫治近视. 医学临床研究，24（10）：1719-1721

周晶，夏丽坤，高殿文，等，2008. 波前像差联合 Q 值优化的非球面切削治疗中低度近视的临床研究. 国际眼科杂志，8（4）：766-768

大鹿哲郎，1997. 超音波白内障手術の修得. とうきょう：メジカルビュー社. 12-33

Ingrid Kreissig，王琳（译），惠延年（译），2005. 原发性视网膜脱离手术技术的概念变革. 国际眼科杂志，2（1）：34-49

Spaeth GL，2004. 眼科手术学. 谢立信译. 北京：人民卫生出版社

Agarwal A，Agarwal S，Agarwal A，et al，2001. Phakonit-lens removal through a 0. 9mm incision. J Cataract Refract Surg，27：1531-1533

Alpins N，2001. Astigmatism analysis by the Alpins method. J Cataract Refract Surg，27（1）：31-49

Alpins NA，1993. A new method of analyzing vectors for changes in astigmatism. J Cataract Refract Surg，19（4）：524-533

Alpins NA，1997. Vector analysis of astigmatism changes by flattening，steepening，and torque. J Cataract Refract Surg，23（10）：1503-1514

Alpins NA，Goggin M，2004. Practical astigmatism analysis for refractive outcomes in cataract and refractive surgery. Surv Ophthalmol，49（1）：109-122

Anwar M，Teichmann KD，2002. Big-bubble technique to bare Descemet's membrane in anterior lamellar keratoplasty. J Cataract Refract Surg，28（3）：398-403

Bourcier T，Becmeur PH，Mutter D，2015. Robotically assisted amniotic membrane transplant surgery. JAMA Ophthalmol，133：213-214

Bourcier T，Chammas J，Becmeur PH，et al，2015. Robotically Assisted Pterygium Surgery：First Human Case. Cornea，34：1329-1330

Bourcier T，Chammas J，Becmeur PH，et al，2017. Robot-assisted simulated cataract surgery. Journal of Cataract & Refractive Surgery，43：552-557

Bourcier T，Chammas J，Gaucher D，et al，2019. Robot-Assisted Simulated Strabismus Surgery. Transl Vis Sci Technol，8：26

Bourges JL，Hubschman JP，Burt B，et al，2009. Robotic microsurgery：corneal transplantation. Br J Ophthalmol，93：1672-1675

Buratto L，Bohm E，2007. The Use of the Femtosecond Laser in Penetrating Keratop lasty. Am J Ophthalmol，143：737-742

Buratto L，Osher RH，Masket S，2000. Cataract Surgery in Complicated Cases. Thorofare：Slack incorporated，15-27

Cairns JE，1968. Trabeculectomy. Preliminary report of a new method. Am J Ophthalmol，66：673-679

Chammas J，Sauer A，Pizzuto J，et al，2017. Da Vinci Xi Robot-Assisted Penetrating Keratoplasty. Transl Vis Sci Technol，6：21

Chan TC，Cheng GP，Wang Z，et al，2015. Vector Analysis of Corneal Astigmatism After Combined Femtosecond-Assisted Phacoemulsification and Arcuate Keratotomy. Am J Ophthalmol，160（2）：250-255

Chee SP，Chan NS，Yang Y，et al，2019. Femtosecond laser-assisted cataract surgery for the white cataract. Br J Ophthalmol，103（4）：544-550

Chen CW，Lee YH，Gerber MJ，et al，2018. Intraocular robotic interventional surgical system（IRISS）：Semi-automated OCT-guided cataract removal. The International Journal of Medical Robotics and Computer Assisted Surgery，14

Clayman RV，2001. Transatlantic robot-assisted telesurgery. Nature，168：873-874

Coombes A，Gartry D，2003. Cataract Surgery. Chennai：BMJ. 1-83

Custer PL，Lind A，Trinkaus KM，2003. Complications of supramid orbital implants. Ophthal Plast Reconstr Surg. 19：62-67

Day AC，Lau NM，Stevens JD，2016. Nonpenetrating femtosecond laser intrastromal astigmatic keratotomy in eyes having cataract surgery. J Cataract Refract Surg，42（1）：102-109

Dick HB，Krummenauer F，Schwenn O，et al，1999. Objective and subjective evaluation of photic phenomena after monofocal and multifocal intraocular lens implantation. Ophthalmology，106（10）：1878-1886

Edwards TL，Xue K，Meenink HCM，et al，2018. First-in-human study of the safety and viability of intraocular robotic surgery. Nat Biomed Eng，2：649-656

Eisner G，1978. Eye Surgery：An Introduction to Operative Technique. Berlin：Springer-Verlag，135-152

Ernest PH，Popovic M，Schlenker MB，et al，2019. Higher order aberrations in femtosecond laser-assisted versus manual cataract surgery：A retrospective cohort study. J Refract Surg，35（2）：102-108

FederRS，RapuanoCJ，2006. The Lasik Handbook. Lippincott Williams & Wilkins

Foss AJE，2001. Essential Ophthalmic Surgery. Oxford：Butterworth-Heinemann，3-95

Fujii GY，De Juan E Jr，Humayun MS，et al，2002. A new 25-gauge instrument system for transconjunctival sutureless vitrectomy surgery. Ophthalmology，109（10）：1807-1813

Gijbels A，Smits J，Schoevaerdts L，et al，2018. In-Human Robot-Assisted Retinal Vein Cannulation，A World First. Ann Biomed Eng，46：1676-1685

Hayashi K，Manabe S，Yoshida M，et al，2010. Effect of astigmatism on visual acuity in eyes with a diffractive multifocal intraocular lens. J Cataract Refract Surg，36（8）：1323-1329

Henderson BA，Grimes KJ，Fintelmann RE，et al，2009. Stepwise approach to establishing anophthalmology. J Cataract Refract Surg，35：1121-1128

Hoffart L，Proust H，Matonti F，et al，2009. Correction of postkeratoplasty astigmatism by femtosecond laser compared with mechanized astigmatic keratotomy. Am J Ophthalmol，147（5）：779-787

Hoffmann PC，Hutz WW，2010. Analysis of biometry and prevalence data for corneal astigmatism in 23，239 eyes. J Cataract Refract Surg，36（9）：1479-1485

Ibrahim T，Goernert P，Rocha G，2019. Intraoperative outcomes and safety of femtosecond laser-assisted cataract surgery：Canadian perspective. Can J Ophthalmol，54（1）：130-135

Janbatian HY，Peng SL，Melki SA，2018. Simple technique to avoid capsular block syndrome in femtosecond laser-assisted cataract surgery. Can J Ophthalmol，53（3）：e90-e92

Jordan DR，Gilberg S，Mawn LA，2003. The bioceramic orbital implant：experience with 107 implants. Ophthal Plast Reconstr Surg，19：128-135.

Ju RH，Chen Y，Chen HS，et al，2019. Changes in ocular surface status and dry eye symptoms following femtosecond laser-assisted cataract surgery. Int J Ophthalmol，12（7）：1122-1126

Kim JW，Kikkawa DO，Aboy A，et al，2000. Chronic exposure of hydroxyapatite orbital implants：cilia implantation and epithelial downgrowth. Ophthal Plast Reconstr Surg，16（3）：216-222

Krarup T，Ejstrup R，Mortensen A，et al，2019. Comparison of refractive predictability and endothelial cell loss in femtosecond laser-assisted cataract surgery and conventional phaco surgery：prospective randomised trial with 6 months of follow-up. BMJ Open Ophthalmol，4（1）：e000233

Kumar NL，Kaiserman I，Shehadeh-Mashor R，et al，2010. IntraLase-enabled astigmatic keratotomy for post-keratoplasty astigmatism: on-axis vector analysis. Ophthalmology, 117 (6): 1228-1235 e1221

Lee JA, Song WK, Kim JY, et al, 2019. Femtosecond laser-assisted cataract surgery versus conventional phacoemulsification: Refractive and aberrometric outcomes with a diffractive multifocal intraocular lens. J Cataract Refract Surg, 45 (1): 21-27

Levitz L, Reich J, Hodge C, 2018. Posterior capsular complication rates with femtosecond laser-assisted cataract surgery: a consecutive comparative cohort and literature review. Clin Ophthalmol, 12: 1701-1706

Luo ZL, Zhang LX, Yue YG, et al, 2014. Treatment countermeasures for common problems in dacryocystorhinostomy under nasal endoscope. Int Eye Sci, 14 (4): 771-773

Machemer R, Buettner H, Norton EW, et al, 1971. Vitrectomy: a pars plana approach. Trans Am Acad Ophthalmol Otolaryngol, 75 (4): 813-820

Mamalis N, 2009. Correction of astigmatism during cataract surgery. J Cataract Refract Surg, 35 (3): 403-404

Michel O, Oberkder N, Neugebauer A, et al, 2000. Preliminary Report: long-term results of transnasal orbital decompressionin malignant Graves' ophthalmopathy. Strabismus, 8 (2): 113-118

Nel JT, 2006. Minimal access or minimal invasive surgery. S Afr Med J, 96 (2): 87

Noble BA, Simmons IG, 2001. Complications of Cataract Surgery: A Manual. Oxford: Butterworth -Heinemann. 1-40

Nubile M, Carpineto P, Lanzini M, et al, 2009. Femtosecond laser arcuate keratotomy for the correction of high astigmatism after keratoplasty. Ophthalmology, 116 (6): 1083-1092

Oshima Y, Wakabayashi T, Sato T, et al, 2010. A 27-gauge instrument system for transconjunctival sutureless microincision vitrectomy surgery. Ophthalmology, 117 (1): 93-102

Pandey S. K, Werner L, Agarwal A, et al, 2002. Phakonit cataract removal through a Sub-1. 0mm incision and implantation of the ThinOptX rollable intraocular lens. J Cataract Refract Surg, 28: 1710-1713

Popiela MZ, Young-Zvandasara T, Nidamanuri P, et al, 2019. Factors influencing pupil behaviour during femtosecond laser assisted cataract surgery. Cont Lens Anterior Eye, 42 (3): 295-298

Qayumi AK, Cheifetz RE, Forward AD, et al, 1999. Teaching and evaluation of basic surgical techniques: the University of British Columbia experience. J Invest Surg, 12: 341-350

Rahimy E, Wilson J, Tsao TC, et al, 2013. Robot-assisted intraocular surgery: development of the IRISS and feasibility studies in an animal model. Eye (Lond), 27: 972-978

Robert S. Feder, Christopher J. Rapuano, 2006. The Lasik Handbook. Lippincott Williams & Wilkins

Roberts HW, Wagh VK, Sullivan DL, et al, 2019. A randomized controlled trial comparing femtosecond laser-assisted cataract surgery versus conventional phacoemulsification surgery. J Cataract Refract Surg, 45 (1): 11-20

Rootman J, Stewart B, Goldberg A, 1995. Orbital Surgery. NewYork: Lippincott Raven

Rosen M, Ponsky J, 2001. Minimally invasive surgery. Endoscopy, 33 (4): 358-366

Schauer P, Chand B, Brethauer S, 2007. New applications for endoscopy: the emerging field of endoluminal and transgastric bariatric surgery. Surg Endosc, 21 (3): 347-356

Seibel BS, 2005. Phacodynamics: mastering the tools and techniques of phacoemulsification surgery. Thorofare: Slack incorporated, 2-321

Shah AA, Ling J, Nathan NR, et al, 2019. Long-term intraocular pressure changes after femtosecond laser-assisted cataract surgery in healthy eyes and glaucomatous eyes. J Cataract Refract Surg, 45 (2): 181-187

Shajari M, Rusev V, Mayer W, et al, 2019. Impact of lens density and lens thickness on cumulative dissipated energy in femtosecond laser-assisted cataract surgery. Lasers Med Sci, 34 (6): 1229-1234

Shao D, Zhu X, Sun W, et al, 2018. Effects of femtosecond laser-assisted cataract surgery on dry eye. Exp Ther Med, 16 (6): 5073-5078

Soll DB, 1982. The anophthalmic socket. Ophthalmology, 89 (5): 407-423

Soong HK, Malta JB, 2009. Femtosecond lasers in ophthalmology. Am J Ophthalmol, 147 (2): 189-197

Spoerl E, Mrochen M, Sliney D, et al, 2007. Safety of UVA-riboflavin cross linking of the cornea. Cornea, 26 (4): 385-389

Suter AJ, Molteno AC, Bevin TH, et al, 2002. Long term follow up of bone derived hydroxyapatite orbital implants. Br J Ophthalmol, 86: 1287-1292

Ti SE, Tseng SC, 2002. Management of primary and recurrent pterygium using amniotic membrane transplantation. Curr Opin Ophthalmol, 13: 204-212

Tseng SCG, Prabhasawat P, Lee S-H, 1997. Amniotic membrane transplantation for conjunctival surface reconstruction. Am J

Ophthalmol，124：765-774

Tsirbas A，Mango C，Dutson E，2007. Robotic ocular surgery. Br J Ophthalmol，91：18-21

Vajpayee RB，Tyagi J，Sharma N，et al，2007. Deep Anterior Lamellar Keratoplasty by Big-BubbleTechnique for Treatment Corneal Stromal Opacities. Am J Ophthalmol，143（6）：954-957

Venter J，Blumenfeld R，Schallhorn S，et al，2013. Non-penetrating femtosecond laser intrastromal astigmatic keratotomy in patients with mixed astigmatism after previous refractive surgery. J Refract Surg，29（3）：180-186

Wollensak G，Spoerl E，Seiler T，2003. Riboflavin /ultraviolet-a-induced collagen crosslinking for the treatment of keratoconus. Am J Ophthalmol，135（5）：620-627

Wu SL，Zhang L，Yao YZ，2015. Clinical research ofdacryocystorhinostomy for the treatment of chronic dacryocystitisusing nasal endoscope. Int Eye Sci，15（7）：1274-1276

Yang Y，Xu C，Deng S，et al，2012. Insertion force in manual and robotic corneal suturing. Int J Med Robot，8：25-33

Yu J，Chen H，Wang F，2008. Patient satisfaction and visual symptoms after wavefront-guided and wavefront-optimized LASIK with the WaveLight platform. J Refract surg，24（5）：477-486

Yuan X，Song H，Peng G，et al，2014. Prevalence of Corneal Astigmatism in Patients before Cataract Surgery in Northern China. J Ophthalmol，2014：536412

Zaldivar R，Davidorf JM，Oscherow S，et al，1999. Combined posterior chamber phakic intraocular lens and laser in situ keratomileusis：bioptics for extreme myopia. J Refract Surg，15（3）：299-308

Zhang F，2019. Femtosecond laser-assisted cataract surgery versus conventional cataract surgery comparison. J Cataract Refract Surg，45（6）：889

Zhang X，Yu Y，Zhang G，et al，2019. Performance of femtosecond laser-assisted cataract surgery in Chinese patients with cataract：a prospective，multicenter，registry study. BMC Ophthalmol，19（1）：77